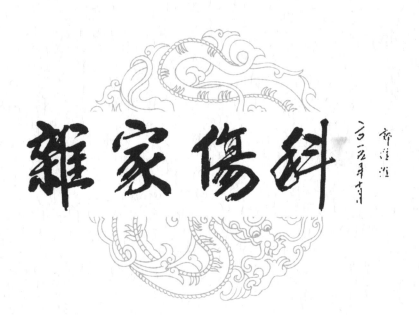

雜家傷科

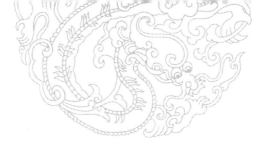

国家古籍整理出版专项经费资助项目

古代中医伤科图书集成

杂家伤科

主　编　丁继华

副主编　余瀛鳌　施杞

特约编委（以姓氏笔画为序）

王和鸣　王咪咪　石仰山　石关桐　邬扬清

刘柏龄　苏玉新　李同生　何天佐　秦克枫

郭维淮　萧劲夫　董福慧

编　　委（以姓氏笔画为序）

丁怀宇　王　宏　王　勇　王宏川　朱淑芬

刘　茜　刘白羽　刘福英　苏　静　苏继承

杜　宁　李　智　李飞跃　李金学　李家红

连智华　吴子明　邱德华　张世明　陈　晶

范少云　范婵娟　赵宏普　奚小冰　郭艳幸

程爱华　蔡静怡

中国中医药出版社

·北　京·

图书在版编目（CIP）数据

杂家伤科 / 丁继华主编 . —北京：中国中医药出版社，2021.1
（古代中医伤科图书集成）
ISBN 978-7-5132-3974-5

Ⅰ . ①杂…　Ⅱ . ①丁…　Ⅲ . ①中医伤科学—古籍—汇编　Ⅳ . ① R274

中国版本图书馆 CIP 数据核字（2017）第 006644 号

中国中医药出版社出版

北京经济技术开发区科创十三街 31 号院二区 8 号楼
邮政编码　100176
传真　010-64405721
山东临沂新华印刷物流集团有限责任公司印刷
各地新华书店经销

开本 787×1092　1/16　印张 34　彩插 1.25　字数 699 千字
2021 年 1 月第 1 版　2021 年 1 月第 1 次印刷
书号　ISBN 978 - 7 - 5132 - 3974 - 5

定价　182.00 元
网址　www.cptcm.com

社 长 热 线　010-64405720
购 书 热 线　010-89535836
维 权 打 假　010-64405753

微信服务号　zgzyycbs
微商城网址　https：//kdt.im/LIdUGr
官 方 微 博　http：//e.weibo.com/cptcm
天猫旗舰店网址　https：//zgzyycbs.tmall.com

如有印装质量问题请与本社出版部联系（010-64405510）

《古代中医伤科图书集成》
编委会

主　　编　丁继华

副 主 编　余瀛鳌　施　杞

特约编委（以姓氏笔画为序）

编　　委（以姓氏笔画为序）

丁继华（1932—2016），浙江奉化人氏。1954年毕业于哈尔滨医科大学，曾任中国中医研究院骨伤科研究所所长、研究员、主任医师，硕士研究生导师，中国中医骨伤科学会顾问。丁氏擅长创伤外科和中医内伤的临床医疗工作，多年潜心研究伤科理论和伤科文献，先后编撰了十余部伤科专著，并发表了数十篇学术论文。1986年，丁继华被英国剑桥传记中心录入《国际知识分子名人录》，1992年获国务院政府特殊津贴。

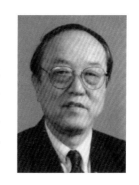

余瀛鳌，1933年生，江苏阜宁人氏。1955年毕业于上海第二医学院，曾任中国中医研究院医史文献研究所所长、研究员、主任医师，博士研究生导师，现为国务院古籍整理规划小组成员。余氏擅长中医临床工作，潜心研究中医临床文献，系我国中医医史文献学科带头人之一。余氏编撰出版了众多著作，发表学术论文170余篇。被英国剑桥国际传记中心收录入《国际知识分子名人录》，1992年获国务院政府特殊津贴。

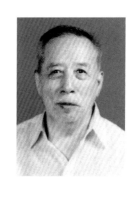

施杞，1937年生，江苏东台人氏。1963年毕业于上海中医学院，曾任上海市卫生局副局长、上海中医药大学校长，主任医师、教授，博士研究生导师，兼任中华全国中医药学会副主任委员、中医骨伤科专业委员会理事长。施氏擅长伤科临床医疗工作，主持参加了许多伤科的临床和实验研究，主编出版伤科专著60余部，发表学术论文数百篇。1993年获国务院政府特殊津贴。

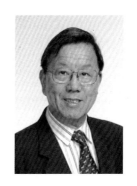

余 序

在人类繁衍迄今的漫长岁月中，骨伤科疾病素以常见、多发著称于世。从文献记述而言，早在《周礼·天官》中已有医学分科的载述。当时所分"食、疾、疡、兽"四科，其中的"疡科"包括了外科和骨伤科。特别是"折疡"和"金疡"，几乎可以涵盖骨伤科的所有病证，亦可视作骨伤科疾病早期分科的渊薮。

现存最早的骨伤科专著，则系唐·蔺道人的《仙授理伤续断秘方》（简称《理伤续断方》）。须予指出的是，《理伤续断方》虽为较早期的骨伤科专著，但其学术奠基的"深广"与"高水平"为历代医家所重视。该书载述了骨折、脱臼、跌仆损伤、出血等病症，实施牵引、手术复位、扩创、填塞、止血、缝合诸治法，并有若干经验效方；难能可贵的是，书中载述了较为成熟、切于临床实用的整骨手法及其施术步骤。从诊疗学发展的角度而言，当时我国骨伤科在世界各国处于领先地位，是毋庸置疑的。嗣后，历代不断有骨伤科著作问世，尤以明、清更为丰富多彩。举其要者，如明·薛己《正体类要》，该书重视整体施治，强调手法须与脉理和人体虚实互参以决定治法。清·钱秀昌《伤科补要》，则详审经穴，明辨骨度之长短与断裂情况，以测其预后。邵勤俊之《跌打新书》，在手法上详于擒拿、运手、点穴。另如清·吴谦《医宗金鉴·正骨心法要旨》、赵竹泉《伤科大成》、胡廷光《伤科汇纂》、江考卿《江氏伤科学》等书亦各具特色，并有较大的学术影响。

释、道中的骨伤科名著，如明·异远真人之《跌损妙方》，该书根据人体损伤部位，分之为七门，药用平稳，立法精审。而少林寺伤科，清代有多种编著传世。其中如《少林寺跌打损伤奇验全方》《少林真传伤科秘方》等书，列述骨折、金疮、夹打、跌损、坠压、闪挫等多种病证，其中《少林寺跌打奇验全方》载方多达500余首，或"以方列病"，或"以证论方"，使读者易于学用，而该书选方之多，在清以前于骨伤科专著之类亦享有盛誉。军事家如元、明之际刘基（伯温）等，曾撰著《金疮秘传禁方》等书；拳术家如清·王瑞伯，撰著《秘授伤科集验良方》等书，再如《中国医学大成》所收编之《伤科要方》（作者佚名）等书，在内容方面均各有侧重。前者详于内伤脏腑之方药治疗；后者着重指出人体108穴中有36个大穴最易伤损，如打中某穴，可见何项外证，用何方加减施治，服药后见何证可治、何证不可治等，均予备载，可谓辨证详明，切于实用。又如《沈元善先生伤科》，沈氏在清乾隆年间曾任镖师，书中介绍接骨上髎、取箭破弹、气血流行之生理病理，辨析腧穴明堂和受伤轻重，均能突出重点，并附经验效方……

在我国自春秋战国至明清，骨伤科专著不足200种（包括一些散在于民间、有较高学术和临床价值的古抄本），但综合医著及其他临床医学古籍文献中，抑或有伤科章节及散在性的伤科论述。

丁继华教授寝馈于中医骨伤科领域不下数十年，在学术临床方面多有建树，论著丰富。在担任中国中医研究院骨伤科研究所所长期间，广泛收集有关古代伤科的专著、章节、其他名医名著中有关骨伤科病证的载述，与国内众多的伤科专家一起，首次将伤科分成经典、儒家、道家、佛家、兵家、民族、汇通、流派、导引、杂家十类伤科，予以分别列述、阐析，明示各个学派的学术临床特点及其同中之异，突出其诊疗（治法包括手法及方药等）诸法。难能可贵的是，丁继华教授又组织全国骨伤科专家合作，将此十类伤科分别编成十册本的丛书，在"十三五"规划的感召下，由中国中医药出版社组织出版。

敝见认为：本套丛书具有以下学术特色：①这是一套划时代的骨伤科宏编，编著体现了继承与弘扬相结合的高水平的学术风貌。共参阅了300

余种医籍、文献，由我国现代的伤科权威专家书写各书按语（含书法），突出了学术中继承与弘扬的编撰风格；②本套丛书始终以"学术与临床并重"作为编写的主旋律。现今存传于世的骨伤科专著颇多，但大多详于临证施治，而在学术方面论析不足。本丛书重视学理的论析，具有丰富的骨伤科病证学术内涵和丰富多彩的治法、方药。在"传其学验，阐其蕴旨"方面下了一番功夫，如此丰盈的集成之作，堪称骨伤科前所未有的宏编；③本套丛书在治法上"去粗存精，去伪存真"，作者重视反映不同学术流派的治法和方药，均足以体现其"方、术并重"的施治特色；④作者阐论诸章节，又能适当注意融贯中西医学，在某种程度上反映了当前骨伤科在治法上的改良与创新，使中西医结合治疗的综合疗效能明显提高，并将使中医骨伤科在"步出国门，面向世界"方面加快步伐，促进中医药学为世界各国人民的医疗保健做出新的贡献。我在访问日本国时，オリエント出版社社长野濑真先生对我国医学界在挖掘和整理古代文献资料方面所做的工作亦予高度赞赏。

编撰、刊行《古代中医伤科图书集成》这套伤科传世之作，是中医学术临床界的盛举。我在欣忭之余，不顾识谫学陋，引笔以为序言。

余瀛鳌

二〇一五年十二月

前　言

　　1983 年，卫生部责成中国中医研究院骨伤科研究所召开伤科发展座谈会，由卫生部下文给全国各省市卫生部门，分别推荐 1～3 位伤科专家来京，时任卫生部中医司田景福司长主持会议，卫生部钱信忠老部长亲临会场指导。会议达成三项共识：①尽快成立伤科学会；②尽快组办伤科杂志；③尽快开始发掘伤科古籍。

　　历经近三十年伤科古籍的收集，1999 年，经众多伤科专家努力，达成伤科十大分类的共识：①经典伤科：历代伤科医家公认并常引用的伤科医籍；②儒家伤科：儒医撰写的伤科论述及医籍；③道家伤科：崇尚道学的医家撰写的伤科论述及医籍；④佛家伤科：崇尚佛学的医家撰写的伤科论述及医籍；⑤兵家伤科：历代带兵的医家及军医撰写的伤科论述及医籍；⑥汇通伤科：西方医学与中医伤科相结合的伤科论述及医籍；⑦民族伤科：少数民族医家撰写的伤科论述及医籍；⑧流派伤科：流派创始人及后继掌门人撰写的伤科医籍；⑨导引伤科：从事导引的医家撰写的伤科论述及医籍；⑩杂家伤科：上述九类之外的医家撰写的伤科论述及医籍。

　　在国家中医药管理局第十三个五年规划感召下，中国中医药出版社按伤科十大分类编制了十册本的《古代中医伤科图书集成》丛书，它们既是医书，亦是史书。本套丛书收载了自春秋至明清的有关伤科论述、章节和专著，同时书中还载有 19—20 世纪对伤科发展有贡献、有作为的专家们的学术思想和观点、治伤经验、崇高医德和珍贵墨迹。

　　本套丛书共计十册，分别由名家题写书名。原卫生部部长钱信忠先生题写《经典伤科》书名、著名儒医施杞教授题写《儒家伤科》书名、道学专家李同生教授题写《道家伤科》书名、著名医家余瀛鳌教授题写《佛家伤科》书名、原八一骨科医院院长何天佐先生题写《兵家伤科》书名、我国当前汇通派掌门人唐由之教授题写《汇通伤科》书名、原伤科学会副会长李国衡先生题写《民族伤科》书名、当前补肾学派掌门人刘柏龄教授题写《流派伤科》书名、体育运动系专家何天祺教授题写《导引伤科》书名；伤科权威专家郭维淮教授题写《杂家伤科》书名。众多大家名医助阵本套丛书的出版工作，以飨读者。

丛书中不同的专辑可能出现书目的重名，如《仙授理伤续断秘方》是经典专辑，故于《经典伤科》中全文录载，但有学者因其著者名为"蔺道人"而误将其列入道家伤科。其实隋唐时期称"道人"者系指有道之人、有学问之人，而非一定是道家的道士。另如，《秘方》系头陀所传，为正视听，《秘方》在《佛家伤科》一辑中仅挂名而略文；又如《跌损妙方》系道家异远真人所撰，但又系经典著作，故其文归入《道家伤科》一辑，名挂《经典伤科》一辑等。

本套丛书内容翔实，图文并茂，对从事伤科专业的同道及骨伤科爱好者来说，不失为一套实用的工具书及参考书。

丁继华　识

丙申年三月十六日

継承发展中医骨伤，振兴创新祖国医学

乙酉年秋月于洛阳 郭维淮

伤科学会副主任委员郭维淮题词

"继承发展中医骨伤，振兴创新祖国医学"

伤科学会副主任委员沈冯君题词

"读破万卷书始出，初澜博涉后专精。
一生贵有铁骨气，方信君非浪得名"

沈冯君条幅

"朝辞白帝彩云间，千里江陵一日还。
两岸猿声啼不住，轻舟已过万重山。"

郭维淮按

郭维淮（1929～），男，平乐郭氏正骨第六代传人。幼承庭训，在父亲郭灿若（郭氏正骨第五代传人）、母亲高云峰（郭氏正骨第五代传人）孜孜不倦的教诲和亲传秘授下，14岁便开始独立应诊。1952年后，历任洛阳专区医院中医门诊部副主任、主任，洛阳市第二人民医院骨科主任。1956年，郭维淮和母亲高云峰院长一起创建了以平乐郭氏正骨为特色的洛阳专区正骨医院，并于1958年创办了全国第一所中医骨伤科高等学府——河南平乐正骨学院，开创了中医骨伤科学化、规范化教学的新纪元。历任讲师、骨科主任，并组织编撰了《平乐正骨讲义》，创立了一整套平乐郭氏正骨教学方法，培养出的学生遍及全国各地。

几千年来，祖国传统的伤科医术为保障人民健康做出了卓越的贡献，它是长期以来劳动人民在生产劳动生活中同伤病斗争的经验总结，集体智慧的结晶。同其他学科一样，中医伤科学也经过了从产生、发展到逐渐完善的过程，尤其是从唐代以来发展更为迅速。现存最早的一本中医伤科学专著（蔺道人所撰《仙授理伤续断秘方》）的问世，标志着中医伤科疾病的诊断及治疗体系已基本形成，促使伤科从繁杂的医学学科中分离出来，成为一个专门学科。其概括总结了一整套伤科治法总则，尽管现在看来其中不失偏颇、谬误之处，但其对伤科治疗学的贡献仍是巨大的，有着划时代的价值和意义。该书精辟地指出了骨折的复位手法要领和牵引用力要领，指出要在辨明骨折的移位方向后对之施以手法；应靠近折损部牵引，尽可能避免跨关节牵引而造成牵力的耗损，影响牵引效果；同时又明确提出了开放性骨折应先清洗后再复位、缝合的早期朴素的清创观念；强调了对骨折的固定要尽可能照顾到关节功能的恢复；划分了新陈损伤，指出1个月以内的新伤在临床上较易治疗及恢复，超过1个月的旧伤则较难以应用手法治疗，功能恢复受影响也较大，这些论述与现在的骨伤科分类法基本吻合。在辨证用药方面，提出了凡损伤之证必有瘀血留内的学术论断。强调治疗上应先通便祛瘀，而后方可接骨疗损，不可先用疗损药物及酒，以避免其热瘀相结，瘀不去，则新不生，不利于伤损的治疗。还强调伤重者须先服理气药，以益气行气通瘀而疗损，并明确指出在伤科治疗中，乳香、没药的接骨、活血、止疼等不可或缺的重要作用；记载了鳖甲散、匀气散、四物汤、大小承气汤、桃红散等沿用至今的经典方剂在伤科中的应用原则。这些理论和方法对伤科的发展做出了突出贡献，同时有重要的现实借鉴价值和意义。

明清时期为中医伤科发展的鼎盛时期。宋以后战乱叠起，伤科病员大量增加。在治伤过程中，一些伤科理论逐渐被总结出来，治伤经验不断丰富，不断出现发明创新，如危亦林的脊柱骨折过伸复位法等。当时正骨科被太医院列为九门方科之一，名医辈出。明代异远真人的《跌损妙方》把中医伤科学推向了一个新的高峰，明确指出了伤科治病应求因，辨证施治，证因不明者，不可盲目用药，以免误治；强调了早期治疗的重要性，指出延误治疗可导致瘀血久积，顽固不化，指出方剂应辨证予以灵活运用，随证加减。《跌损妙方》中所记载的七厘散等方剂，至今仍为伤科治疗折伤瘀血的良方。然其针对穴伤配以具体专用方剂，范围极窄，且虚实轻重不分，一概而论，实为不妥，与其所述学术思想自相矛盾，当为后人戒之。

清·钱秀昌《伤科补要》问世后，伤科学在理论上有了长足进步。《伤科补要》记载了骨度尺寸，在当时没有更精确的测量方法的情况下，为临床提供了一套较为科学的统一度量系统，为当时伤科的统一诊断标准提供了基础依据，也为后世精确测量和诊断等奠定了基础。其周身名位骨度注释，对周身各器官部位予以较为详细的描述，有了基础解剖学概念，在当时对于临床统一规范性诊断和治疗具有明确的指导意义。其所载述的固定器具，如攀索、叠砖、腰柱、木板、杉篱、抱膝等，虽尚原始、直观、简陋，但颇具科学性，后世固定器具有不少是在其基础上演变完善而来的。在治法治则方面，明确指出跌打损伤"专从血论""血随气转"，实为伤损内治之精要；提出伤科治法中逐瘀理气、和营止痛之理论，总结出"瘀祛经通痛除"这一被现代伤科一再证明的科学论断。强调临证应审脉之虚实、症之轻重，人分老幼强弱，而配药伍以君臣佐使，治分上、中、下三焦别之，使整体辨证思想在伤科领域有了长足的发展，所有这些，都反映了当时伤科诊断治疗在理论方面取得的突破性进展。这些朴素的学术思想和理论至今仍指导着伤科诊断和治疗，奠定了骨伤科的整体观、筋骨并重观的基础，对后世提出内外兼治、手法药物并重、动静结合等治疗原则起了促进作用。在手法治疗方面，明确指出要先明了局部的解剖结构，筋脉走向与骨的关系等，审明病证病情，根据伤损的不同情况分别施以对应之法，心手相应，施以巧法，方可收到良好结果。若不明其病因、病症、病情，则不仅达不到预期的治疗效果，反而会形成一些变证，造成不良后果。明确认识到骨髓炎患者须清除死骨，方可痊愈，对骨髓炎有了更深刻的理论认识，促进了骨髓炎的治疗。所载玉红膏、抵当汤、生肌散均为沿用至今的经典方剂。总之《伤科补要》的问世使我国伤科进入了一个崭新的阶段。

胡廷光《伤科汇纂》的问世，把我国的伤科又推向了一个新的高峰，使伤科的定义、诊断、治疗走上了科学化、规范化的道路。它汇集了各家之萃，提出了"正骨科"之称，又名"伤科"，结束了以前称谓繁乱的局面。胡廷光概括地总结出了治伤六法，即摸、接、端、提、按、推，使治疗手法得以规范化；并提出凡损伤之症不宜用咸寒之品之精确论断，指出"得寒胃气不生，运气不健，瘀血不行，腐肉不溃，新肉不生"。提出了肉伤当补脾，脾健则肉自生的科学见解。指出凡疗损医伤之药物均为性味温热之品，可生气血；强调了乳香、没药的散血止痛作用，并肯定了土鳖虫的接骨疗伤作用，至今凡此类方剂多用之。这些理论和方法被后世医家所反复证明是正确的，并且在临床广为运用。

清·赵兰亭集其多年的临床经验及前世医家之遗籍，撰《救伤秘旨》，其突出贡献是：①认识到了三十六大穴部与体内重要脏器相对应，深刻地认识到其穴部伤的严重性，对生命的威胁与对功能的危害，强调穴部伤须引以重视，及时治疗。②认识到断臂、断指须用水蛭等抗凝活血祛瘀药，才能收到良好效果。水蛭目前在断指再植中仍被中医同道广泛应用。③将开放伤的清创提高到了抗菌水平，改过去水洗创口为三黄散洗，认识到三黄散有清脓血之功，这在中医创伤处理中是一个突破性进展。并认识到异物是导致伤口不愈合的主要原因之一，治伤须先清除异物。所有这些都是颇具价值的重要发现。④指出了两胁筋骨折断不必用外固定物；髋关节脱位患者，患肢短缩者（后脱位）容易复位，患肢伸长者（前脱位）不易复位，可见其对疾病的观察之详细与准确。⑤明确提出伤科用药的引经观念，主张伤科用药应随虚实不同，给予相应药物加减，灵活应用，根据部位不同施以引经药物，以引药物直达病所，尽施效应。提出了伤科六脉纲领：浮、沉、迟、数、滑、涩，以及筋、骨、精、皮、血、脉、气、骨节、脏腑之间的关系，对临床准确辨证诊断与施治有重要指导作用。

胡青昆《跌打损伤回生集》对不同损伤病证的诊断和治疗作了详尽的描述，明确指出伤损患者固定不可过紧，紧则气血不通，骨肉不生易坏死。阐明了医源性损伤观念及其预防方法。

清·赵竹泉所撰《伤科大成》系中医伤科之经典著作，指出伤损者应先审穴道吉凶，即重要器官有无损伤，阐明了"命重于伤"的正确观点，其次要看伤之吉凶；提出了朴素的微循环观念，即要根据指甲、趾甲、结膜、足底等颜色及压放试验观察病之轻重，与现代医学的肉眼微循环检查不谋而合，可见我国古代医家对疾病的观察之详细，认识之深刻。书中指出，在当时的医疗条件下，严重复合伤往往为不治之症。《伤科大成》在伤损分类诊断及手法方面也有其突出的贡献，如将骨折分为横折、碎折及斜折三种，脱位分为全脱位与半脱位，筋伤分为弛纵、挛缩、翻转、断裂等，对后世伤科学发展具有明显的指导价值。

《全体伤科》是清代王焕旗对伤科的重要贡献，提出了因人、因时、因地制宜的观点，阐明了天人合一的大整体观，使伤科治疗更为科学和有效。对跌、打、损、伤给以详细释义。治疗上指出诸多原则性大法，如跌宜祛瘀下气，引血归经；打宜宣通经络，调和气血；损宜温养脾肺，祛风散寒；折宜和肝补肾，散瘀止疼等。阐述了骨之生长、消长、衰亡规律，指出十六岁时像春天一样，骨质生长旺盛，三十岁时骨质坚实，四十岁以后开始衰败，六十岁则骨枯发黄，从中医理论体系上对骨的生理有了较为全面的认识。其药物引经理论和方法则更为完善。

综观伤科发展历史，骨伤科理论不断充实完善，诊断上越来越注重整体辨证，注重复合损伤，注重生命体征及微循环，注重从生物力学角度探求受伤机制，以及骨折脱位及筋伤等移位机制等。在治疗上越来越注重维持生命体征的平稳，保护重要脏器的功能；随着针麻和现代麻醉技术的发展，更加注重无痛操作；手法注重"巧"，根据受伤移位机制，针对性施以科学巧妙的手法，以达到痛苦少、损伤小、疗效可靠的目的；用药注重全面和精良，即更加注重整体辨证与局部辨证的结合施治，注重用药之精妙对症、科学合理；固定方面，更加注重固定器具符合生物力学原理，注重有效的局限性固定，注重对生理功能的维护，注重运用轻质且刚性、韧性适宜的材料，注重固定的舒适性；康复方面，注重全身与局部功能的同步锻炼与恢复，大批的康复器材不断面世，促进了康复的发展。在学科上形成了百家争鸣、科研成果层出不穷的大好局面。随着现代科学技术的突飞猛进，中医骨伤科与现代科学技术有机结合，将会以更加迅猛的速度向高效、高精技术和新型药物、高康复率、合理简便等方向发展，中医骨伤科又将迎来新的一轮发展和兴盛。

目　录

《名家跌打损伤真传》

清·不著撰人

总　论

　　跌打刀伤折骨，卒然身受，乃属无心之失，其当时本不知有跌打之将至也。而忽跌扑，气必为之一震，震则激，激则壅，壅则气之周流一身忽因所壅而凝聚一处，是气失其所矣。盖气为本运之血，血本随气而流通，气凝而血亦凝，气凝在何处而血亦凝在何处。夫气滞血瘀，作肿作痛，诸变百出，虽受跌打闪挫、受金疮、受铳创者，为一身之皮肉筋骨，而气滞血既瘀，或血亡伤损之患，必由外侵内，而经络而脏腑并与俱伤，其为病不可胜言，无从亦料矣。至于斗殴或受谴责者虽不尽矣，必然当斗殴谴责之时其气必壅，其血必凝，虽非不知有扑打之将至，其由外侵内至经络脏腑之俱伤，亦同跌扑无异也。故跌打称之伤科，其实内亦有伤。但言外伤而不言及内伤，为伤在外而病必及内，其内脏实有连带关系。然治疗之法，亦必由经络脏腑审查而治之。内则为行气、为之行血，外为敷药或施手术、按摩、割剖各法并行，而伤科之法，庶无遗矣。

　　凡治伤科大法，均以视之血瘀或血亡，应分虚实而补泻，亦当视伤之轻重，伤轻者顿挫气血凝滞而作痛，此当导气而行血已矣。若伤重者，伤筋折骨必施手术为其接驳。或受铳创，审弹丸有无藏在体内。若弹丸藏浅者，用药敷贴拔之而出，深者施以手术剖割而出，非朝夕可竟全功。除手术敷药，外伤而行气、散瘀、解毒、护心为主。大凡伤损，苦寒药切不可用，盖血见寒则凝，若冷饮，势必瘀停于心为不治。但看有外伤者用内外兼施，若外无所伤，为内有瘀血，多用苏木等治之。可下者下之，大黄一两并杏仁二十一粒，水煎服。如有神魂散失，不知人事者，唯有临时斟酌。大体跌打之症，虽要行气行血；铳伤之症虽要解毒为主，不可过用燥散之药。跌打初伤只用活血，白芍平肝、白术和中、当归补血，加童便炙炒为妙。铳伤，初伤者用熊胆，开滚水，生绿豆一两半、田基黄二两、连翘两半、莲子心钱半，用水煎开，熊胆五分和白糖一两，冲服。更有损伤，瘀血攻心，不能言语者，而用化瘀之药，竹叶清热、葛根开腠散热，再开培元活血之剂。又有伤损出血过多、头目晕眩者，先当归川芎汤服，次用白芍、熟地、续断、南星、防风、荆芥、独活水煎，童便冲服，但不宜用酒，因酒气上升，恐头目眩也。如出血少，内有瘀血，用生四物汤加桃仁、苏木等。如皮未破者，水煎酒冲服。又有坠伤，内有瘀血，腹胀不痛，或胸胁痛，而用破血药治之。如遇脑骨伤者，乃骨囟所在致命之部。如破伤流脑者不治，若仅破裂而骨尚未碎而肉未损者，可将发洗净，敷以消肿药。若骨未破，仅伤皮肉，须掺止血散、生肌药，外敷散瘀药。如血不止者，如慢流，即用止血散掺之；如猛流，则以纱纸包止血药散掩之，慎勿见风。若骨未破，皮肉未伤，只壅肿瘀痛，用跌打驳骨散药敷之，须依法用药。若洗之法，须用熟油、或药水、或温茶，各处洗之皆同。如面伤青黑，宜用去瘀散敷之以治外，然后服药以治内。至脑两角及眉棱骨、耳鼻等处，与治面部相同。如跌扑损伤牙迳，或落或碎，宜内外兼施。外掺生肌及止血散；内服散瘀药，用水煎服，不可用酒。或齿伤而未动，仅擦破皮肿痛，而搽消肿止痛散；如牙已动，用蒺藜根烧存性，擦之即固。若胸脯骨为拳所伤，外肿而内痛，则用跌打驳骨药敷之，内服破瘀药利去瘀血。如胁肋重伤，外肿而血不流通，用绿豆汁、生姜汁，用人揸住，自吐出血，再后服药，宜服破血药。如跌打扑伤胁痛，即血归于肝，宜服散瘀止痛汤。总之，跌扑压壅最怕恶心，亦必有恶血在内。先要用清心药，次用清利小便破血药，通利大肠，次第服之，每服加童便一杯冲服，立效。

如跌扑伤损重者，先服清心药，次服清利小便及去瘀药，令血从伤口出；或有结在内，则带入大肠而泄出。或瘀血未散积聚于脏腑，若在上部，瘀从口出；若在中部，引入大肠而泄。用此法治之，随服止痛散。若不逐尽其瘀血，恐积留于脏腑，而变发炎生疮之患。盖伤轻重者有别，轻伤者只须通气活血便愈，如伤重者急宜治之，更非以重药治之无效。其发热、体实者，宜用疏风散热之药；恶寒、体弱者，宜用祛寒补剂治之。如老人跌扑不转，则其治法与壮年人不同，宜先用人参、苏木、黄芪、芎、归、陈皮、甘草煎服，后服散瘀活血之剂。如小儿跌扑痛瘀，只须顺气。至若伤筋骨，则条析辨明。如胸骨或筋断，必施手术接之，宜用破血药，或敷驳骨药。或只皮破，可用生肌膏贴之。如伤腹，其肠流出或穿者不治；如肠未穿者，急以麻油润伤口，本人即剪清指甲，以猪网油包手，轻手将肠送入。若肠襟大、伤口小，难入，即煮酸黑醋，令病人嗅之，并以通关散吹之，频频闻之，一声喷嚏，其肠自入，即用药线将伤口缝合，外用拔毒生肌散掺或贴之，或用珠珀，亦可；内服以利大小肠之药，亦不猛泻，亦不可食硬物、难以消化之品，勿令结恭（便秘），以至症重难治。如手足折断或脱臼，须用手术扶正接驳之，内服生骨药，外敷驳骨药。如手足跌扑损伤，或刀斧斩伤，而即扶正，以麻油润之，次掺生肌散。如咬伤，宜用龟板散敷之。至于腰腿脚骨等处，甚属难整，诊症临时相度，随其伤处用法整顿复完。如其伤重，先用药与服，令其不知痛，方施手术。倘若夹杂骨折，其骨杈出肉外者，宜用麻药与服，急以利剪将骨峰剪去，即施手术将骨推整完位，免其骨峰插烂肉，即掺生肌散，以药棉包裹，杉皮夹之，绷带布裹扎，隔日换药。内服生骨药，外敷驳骨药，服药时加童便更好。如系纯为骨折，皮未破、肉未穿者，宜用手术扶正之，即敷驳骨药，用杉皮裹扎，三日一换，此治之法也。至脏腑因伤而累者，又当调查辨析而详明之。如伤胁肋胀痛，须大便利通。喘咳吐血者，瘀血停滞也，宜用当归导滞汤。喘咳吐痰者，肝火侮金也，宜用小柴胡汤加青皮、山栀。若肝火之火盛，本脉必大，两胁热胀，宜饮童便，宜服小柴胡汤加黄连、山栀、归尾、红花。若肝脉浮而无力，按其腹反为不胀者，此血虚也而肝胀，宜服四物汤加参、苓、甘草、青皮。若肝脉洪而有力者，胸胁胀痛按之亦痛，此必气伤肝也，宜用小柴胡汤加川乌、归尾、青皮、白芍、桔梗、枳壳。此症不论受伤轻重，或忧怒努力伤其气血，血瘀归肝，多数此病。甚则胸胁胀痛，气逆不通，或至血溢于口鼻，其症则危矣。如伤者腹痛，大便不通，按之甚痛，瘀血在内也，必须下之，而用加味承气汤；既下而痛不止，瘀血仍未尽去也，宜用加味四物汤。如腹痛按之不痛，气血伤也，必补而和之，宜用四物汤加参、芪、白术；倘之而胁胸反痛者，肝血伤也，当补之，宜用四君子汤加芎、归；既下而发热，阴血伤，宜用四物汤加垂丝柳、参、术；既下而恶寒，阳气伤也，宜用十全大补汤；既下恶寒发热，气血伤也，宜用八珍汤加垂丝柳；既下而作呕，胃气伤也，宜用六君子汤加当归；既下而泄泻，脾胃伤也，宜用六君子汤加果肉、故纸；既下而手足冷，昏愦出汗，阳气虚寒甚也，宜用大剂参附汤。若至口噤、手撒、尿遗、痰壅、唇青、体冷，虚极之坏症也，宜急用大剂参附汤。如伤者少腹引阴茎作痛，或兼小便如淋，肝经有虚火也，宜用小柴胡汤加大黄、黄连、山栀，再用养血药。不可误投以发热剂，至使二便不通、诸窍出血。如伤者肌肉作痛，营卫之气滞也，宜服通元气散。或筋骨作痛，肝肾之气滞也，宜用六味丸。或伤下血作痛，脾胃之气虚也，宜用补中益气汤。或外伤出血作痛，脾肺之气虚也，宜用八珍汤。凡下血不止，皆脾胃气脱；吐泻不食，脾胃气败也，须调脾胃。如伤者瘀气作痛，或兼焮肿发热作渴，阴血受伤也，必拔去恶血，再服药以清肝火，宜用四物汤加柴胡、黄芩、山栀、丹皮、碎补、垂丝柳。或瘀血肿痛不消，以葡萄汁调山栀末敷之，其破口以当归膏贴之，更服活血之药。此患肿黑重坠者，即瘀血也，法当重用拔恶血也，看症用药，总然知以补气血为主。如伤者血处作痛，或兼热渴、烦闷、头晕、阴虚、内热，宜用八珍汤加青皮、麦冬、五味子、玉桂、碎补，兼服地黄丸。如伤者青肿不消，气虚也，宜用补中益气汤。或肿黯不消，血滞也，宜用加味逍遥散。或焮肿作痛、瘀血作脓，急当内托，宜用八珍汤加北芪、白芷。或脓出及痛，气血虚也，宜用十全大补汤。或肿不消、瘀不消，气血俱虚也，先用葱熨患处，内服八珍汤。倘若单用行血破血药，脾胃愈虚，卫气愈滞。若敷贴凉药，则瘀血凝结，内腐益深，难以收拾矣。如伤者腐肉不溃者，或恶寒而不溃，宜用补中益气汤。或发热而不溃，宜八珍汤。或服克伐药过多而不溃，宜六君子汤加当归。或内出蒸炙，外皮坚黑而不溃者，宜服八珍汤，外贴当归膏。凡死口不溃者，新肉必不生，皆由失于补脾胃耳。如伤者新肉患处灰白，脾气虚也，宜用六君子加芎、归；或患处绯赤，血虚也，宜用四物汤加参、术。或恶寒发热，气血虚也，宜用十全大补汤加垂丝柳。或清后脓稀白，脾肺气虚也，宜用坚愈散。或寒热交作，肝火动也，宜用加味逍遥散。白日再发热，肝血虚也，宜用八珍汤。或食少体倦，胃气虚也，宜用六君子汤。脓汁臭秽，阴虚而有邪火也，宜用六味丸。或四肢困倦、精神短少，元气内伤也，宜用补中益气汤；夏月用调中益气汤；作泻而用清暑益气汤。如伤者出血于患处，或出于各窍，皆肝火炽、血盛错行也，急宜清热养血，宜用加味逍遥散。或中气虚弱，血无所附而妄行，而用加味四君子汤，或补中益气汤。或元气内脱而不能摄血，急当回阳，宜用独参汤加炮姜。如不应，即加附子。或有蕴血而呕吐，宜用四物汤加柴胡、黄芩，此皆伤科之重症。

　　总之，凡伤损及劳碌、怒气致肚腹胀闷者，误服大黄等药至伤阳络，则有吐血、衄血、便血、尿血等，络阴络阳则为血块血积、肌肉青黯等症，此脏腑损亏、经隧失职也，急补脾肺，亦可得生矣。如伤者瘀血流注腰脊，两足至黑，急饮童便、酒，拔出瘀血；先清肝火，宜用小柴胡汤去半夏，加山栀、黄芩、碎补；次以壮脾胃，宜用八珍汤加茯苓。如伤者昏愦，其重者以独参汤灌之；虽有瘀血，切不可用花蕊石散内化之，恐伤阴也，元气伤者尤当切戒。凡瘀在内，大小便不通，用大黄、朴硝；如不效者，用木香、玉桂三两研末，热酒送下，血乃生，增其热、行其寒也。如伤者眩晕或失血过多，而用十全大补汤。或元气不足，不能摄气归原，而服参、芪、草、芎、熟地、陈皮、山药、山萸、五味子、麦冬、云苓等药。如伤者烦躁，或因血虚，宜用当归补血汤。或兼白日发热，宜用四物汤加知母、黄柏、柴胡、丹皮、地骨皮。如伤者发热，或因流血过多，或溃脓后，脉大而虚按之如无，此阴虚发热也，宜用当归补血汤；脉沉而微按之转弱，此阴盛发热也，而用四君子加羌、附。或因亡血过多，而用圣愈散，或汗出不止，而用独参汤。如伤者胸腹痛、闷烦、跳跃捶胸、举重闪挫，而胸腹痛闷，喜手摸者，肝火伤脾也，宜用四君子汤加柴胡、山栀；其怕手摸者，肝经血滞也，宜用四物汤加柴胡、山栀、红花、桃仁。或胸刺痛及腹刺痛，发热晡热，肝经血伤也，宜用加味逍遥散。如不饮食者，肝脾气伤也，宜用四君子汤加柴胡、山栀、川朴、当归、丹皮。若胸腹胀痛、不思饮食者，脾胃气滞，宜用六君子汤加芎、归、柴胡。若胸腹不利、食少不寐，脾气屈结也，宜用加味归脾汤。若痰气不利、脾气滞，宜用二陈汤加白术、青皮、山栀、当归、川芎。如伤者作呕，或因痛甚，或因克伐伤胃，宜用四君子汤加半夏、生姜、当归。或因忿怒伤肝，宜用小柴胡汤加茯苓、山栀。

　　若因痰火者急消痰，宜用二陈汤加山栀、黄连、姜黄。若胃气虚者急扶胃，宜用补中益气汤加半夏、生姜。若因流血过多，或溃发热，宜用六君子汤。若因胃火者急宜清胃，宜用清胃汤加山栀、黄芩、甘草。或因打扑损伤，败血入胃，呕吐黑血如黑豆汁者，宜用百合汤或百合散。如伤者喘咳，凡出血过多而胸胀膈痛发喘，气虚瘀血坏肺，宜用参苏二味饮。若咳血衄血，气逆气蕴于肝也，宜用十味参苏饮加黄芩、黄连、山栀、苏木。如伤者作渴，或出血过多，宜用四物汤加术，如不应效，重用参、芪、全归、熟地。或因胃气伤津液而用竹叶黄芪汤，或胃虚津液不足而用补中益气汤，或胃火上征，宜用竹叶石膏汤。如小便淋涩，乃经虚热也，宜服地黄丸。如伤者创口痛，或四五日而不减，或一二日方痛欲作脓，宜服托里散。若兼头痛，时作时止，气虚也，更兼眩晕属痰也，当生肝血以补脾气。

如伤者因铳创而伤，先以止痛解毒护心，勿被火毒冲心，宜服清热护心汤，外治而先用退火制腐药。俟其火毒清、炙以退，又不宜过用寒凉克伐之药，宜照上法，外贴拔毒生肌膏，更要查察其弹丸有无藏在体内，以消息子探之，望诊查之。如有弹丸在内，浅者用拨弹神丹敷之，深者以手术割出之。

以上皆伤科之要目，乃参考群书及历代名医之立论，并余师积数年之经验，逐一分别次序列明，幸毋徒持单方，妄用克伐，过当，以至陷入于危。按症分治。机生于内，巧生于外，用药加减，临时变通。习伤科者，当毋忽焉。

脉　法

《脉经》曰：从高跌扑，内有瘀血，腹满，其脉坚者生，弱小者死。又曰：破伤有瘀停积者，其脉坚强实者生，细涩者死。若亡血过多者，其脉虚细者则生，坚强实者死。皆因病与脉不相应也。《医鉴》曰：跌扑损伤，去血过多脉当虚，若得急疾大数者死。又曰：伤及脏腑，脉见虚促者死。

主治各方列后

鸡鸣散：治跌打从高坠下，或木石所压，瘀血凝积，痛不可忍。锦大黄一两　杏仁（另研去皮尖）二十一粒　酒煎，鸡鸣时服，至晓，下瘀即愈。

下血方：功用同上。川芎二钱　当归二钱　乌药二钱　赤芍三钱　苍术钱半　青皮五分　苏木四钱　红花三钱　桃仁三钱　枳壳钱半　陈皮五分　大黄五钱　玉桂五分　另煮服，水煎服。

活血和气汤：治跌打扑伤瘀血入内，功能活血通气。川芎三钱　青皮二钱　炙草一钱　白芍一钱　滑石一钱　丹皮五分　桃仁（去皮尖）一钱　水煎服。

和气饮：功同上。苍术　葛根　桔梗　当归　茯苓　白芷　枳壳　白芍　甘草各一钱　水煎服。

独胜散：治痛不止，气滞血凝。香附　姜汁浸一夜，炒，研末，每服二钱，童便温送下，或滚水亦好。

退肿膏：治跌打破伤、肿痛伤及脑骨更效。白芙蓉叶　泽兰叶　牛膝　梧桐叶　薄荷叶　大黄各用八分　捣烂敷，留孔出气。

封口膏：治耳断、唇缺、鼻崩，俱可施补。乳香　没药　当归　儿茶　葛叶　杉木炭　象皮　珍珠各一钱　麝香二分　梅片（后下）五分　研极细末，瓷罐载，勿泄气候用。

散血膏：治跌扑损伤、散瘀、金疮、恶兽伤。泽兰叶　葛叶　捣烂冷敷患处。

截血膏：治跌打刀斧伤，能化血瘀破、退肿止痛。花粉三两　姜黄一两　赤芍一两　白芷一两　共研极细末，茶敷，伤口四围能截血，不痛。

一紫散：治伤眼泡青肿，紫色肿痛。紫荆皮（用童便浸七日晒干）　生地各等分清茶开，敷患处。

紫金膏：治法同上。白芙蓉叶　紫荆皮（生用）　生地　共捣烂，敷患处。

补肉药方：能生肌长肉，先将油蜡溶化，以散放入，搅匀成膏。香油一两　黄蜡八钱　陀僧（研末）五分　乳香一钱　没药一钱　共研末，入蜡油。

补肌散：治伤牙欲止血，除痛辟风、续筋骨、生肌肉、折伤出血。蜀椒二钱　天灵盖二钱　白芷二钱　红内消二钱　共研末，掺之即愈。

破血药：治皮肉未破，瘀血积滞内攻，不能言语或谵妄。柴胡一钱　黄芩一钱　当归一钱　枳实一钱　灵芝一钱　赤芍一钱　川芎八分　生地二钱　桃仁二钱　红花一钱　大黄一钱　苏木二钱　朴硝一钱　水煎童便冲服。

芙蓉膏（又名定痛膏）：治跌打损伤，肿痛瘀黑。芙蓉叶二两　独活五钱　白芷三钱　紫荆皮一两　南星一两　赤芍五钱　共研细末，姜汁茶开调，温敷患处。

破血消肿痛汤：治跌打伤脊骨、瘀蓄胁痛、不能饮食。羌活一钱　防风一钱　连翘二钱　当归二钱　苏木二钱　玉桂（另煮）一钱　麝香（后下）三分　用酒两碗煎至一碗，将麝香调下服之。

定痛乳香神痛散：治跌打扑伤损，瘀痛难忍并腹中作痛。乳香一钱　没药一钱　黑豆一钱　桑皮一钱　当归一钱　水煎，服时加后药末各二钱半，另加麝香三分温服，故纸（炒研末）二两　水蛭（炒令烟尽，研末）。

清心散：治跌打扑伤、腹皮伤，恶心，损折重伤。川芎　当归　生地　赤芍　黄芩　黄连　丹皮　山栀　连翘　桃仁　薄荷　甘草　灯心各等分　水煎童便冲服。

跌打总方：治跌打扑伤，筋骨断折伤重（共研细末，炼蜜为丸，如弹子大，每服一丸，酒送下）。白芷（醋炒）　紫荆皮（醋炒）　故纸（醋炒）　草乌（醋炒，孕妇勿用）　寄奴　当归　黑牵牛　赤芍　川牛膝五分　生地　川芎　乳香　没药　木通　然铜（醋淬七次）　木香　藿香　羌活　川乌（煨，孕妇勿用）　碎补　木贼　玉桂　独活各用一两　炒熟地五钱　共二十五味，共研细末。

疏风败毒汤：治跌打损伤而感风寒。川芎　当归　熟地　白芍　生地　羌活　独

活　紫苏　香附　陈皮　柴胡　白芷　枳壳　茯苓　甘草　桔梗各等分　生姜三片
水煎酒冲服。

黄末子：治跌打扑殴伤，诸般风痛顽麻，妇人血风，浑身瘀痛。川乌（酒炒）　草
乌（醋炒）　降香　松香　枫香　乳香　玉桂　姜黄　没药　细辛各五钱　当归　赤芍
羌活　独活　碎补　白芷　桔梗　牛膝　苍术　加皮　首乌各三钱　共研末，每服三
钱，酒送。

红末子：治症同上。川芎　当归　赤芍　红花　苏木　羌活　独活　南星　碎补
首乌　细辛各五钱　牛膝一两五钱　泡川乌　桔梗　降香　乳香　血竭　没药　枫香
各用五钱　共研末，每服三钱，酒送。

黑末子：治症同上。雄鸡毛（煅全性）　桑柴炭　松节（炒另研）　侧柏叶（醋煮）
各用二两　当归　牛膝　首乌　黑豆（酒煮）　制南星　碎补　赤芍　川芎　白芷　羌
活　独活各用一两　细辛　南木香　降香　灵芝　木鳖子肉　玉桂　川乌（炙）　草乌
（炙）　百草霜　枫香　乳香　没药各用五钱　共研末，每服三钱，酒送。

白末子：川芎　当归　白芍　白术　白蔹　白茯　白芷　细辛　玉桂　白杨皮
续断　碎补　乳香　没药　首乌　南星（炙）　川乌（炙）　枫香各用一两　共为细末，
每服三钱，酒送下。

散血定痛补损丹：治诸般伤损肿痛（共研末，每服三钱，酒下）。川芎　当归　生
地　白芍　赤芍　白芷　羌活　独活　防风　南星　牛膝　续断　杜仲各用一两半
加皮　碎补各用一两六钱　玉桂　乳香　没药各用一两　南木香　紫荆皮　大茴各
五钱。

活血丹：治症同四末子。桑皮炭（用生烧者）八两　黑豆（酒煮）　牛膝　南星
（制）　当归　川芎　赤芍　熟地　白芷　白蔹　白及　羌活　独活　碎补　续断　苍
术　桔梗　防风　荆芥各用二两　玉桂　大茴　地龙　细辛　川乌（炒）　草乌（醋
煮）　降香　血竭　木鳖子肉　旧京墨　乳香　没药　灵芝各用一两　共研细末，醋煮
米糊为丸，加弹子大，晒干，以漆抹手，挪漆为衣，阴干用，载袋内，挂当风处，用
时以当归水磨服。

祛痰至宝丹：治痰滞筋络，以至拘挛变作伛偻，及一切疽痰等疮、瘀积不散。川
贝母一两　生南星二两　田七一两　生半夏二两　西藏红花五钱　旧石炭四两　顶熟
烟（烟炒，泡研）四两　麝香五分　共为末，酒煮敷患处，用时加麝香。

接骨丹：治骨折断或脱臼。共研细末，加老生姜片汁同煮，敷患处，以杉皮夹好。
生南星　生半夏　大田七　木鳖子肉各四两。

泽兰汤：治跌打，一切跌伤、咬伤症（共捣烂敷伤口，留孔出气）。泽兰叶　芙蓉
叶　薄荷叶　生桑叶（捣）。

退热散：主治同上。如有寒热，用此敷之，热退用下药，或有损破，用珀膏贴

之。黄芩　黄连　生地　赤芍　北芪　当归　苍术　地骨皮　柴胡　甘草　升麻各等分　共为细末，有损破用蜜糖敷。

整骨麻药：治跌打损伤，骨断折出及剖割弹丸。草乌三钱　川乌三钱　马前半两　白芷二钱五分　当归二钱五分　乳香一钱　闹羊花（炒焦）一钱半　没药一钱　公烟（烧灰）一钱　共研细末，每服二分，不可多服，热酒送下即可，麻醉不知痛苦，可施手术。

消疽鸡酒方：治膝盖骨伤。地胆头三钱　山白芷三钱　川贝母一钱半　法半夏一钱半　香附三钱　田七一钱　生羌三斤　用生鸡仔一只，约重一斤，勿放血，干去毛，单用鸡肉，去头足，用酒洗净肉，勿用水洗，将各药切丝后放入鸡肚内，以瓦盅量，用双料酒浸过面，盖好，约炖六小时，取起空肚服之。如变成鹤膝风，瘀血不散，合用。

熊胆麝香膏：生半夏三两　生川乌一两半　生草乌一两半　生南星一两半　大黄一两半　炒山甲一两半　黄柏一两半　玉桂一两　全归二两　羌活一两　独活一两　皂刺一两半　元参一两　银花二两　生地一两半　桃仁二两　赤芍一两　川连二两　花粉一两　连翘二两　山慈菇一两半　商陆一两　白及一两半　白蔹一两　白芷一两　苍耳子二两　紫苏皮一两半　草节一两　薄荷一两　江子肉五钱　木鳖子（去壳）五钱　蓖麻子（去壳）五钱，共浸，油十斤，后入药粉三十二味。象皮一两　细辛一两　赤石脂六钱　香白芷一两　正血竭二两　儿茶六钱　武丁香五钱　雄黄一两　文蛤一两　小茴香一两　玉桂一两　云连五钱　牙皂六钱　甘松二两　芦荟一两五钱　白檀香一两五钱　十六味共研细末。两便皮　了哥王皮　黑面神皮　马前子各一两　蟾蜍（炸至打得烂为止）三十只　毛麝香　九节菜　鸡骨香　透骨消　罗伞树　黑老虎各一两半　用生油十斤，将前药浸足数日，用文火慢煎至药枯；取去渣再煎，油滚，下黄丹约四斤半，直至滴水成珠，再落后入之药末。浸药日数：春五、夏三、秋七、冬十，仿单说明书。此膏消毒止痛、化腐生肌、驱风去瘀，应验如神。将诸主治之症开列于下：阴阳疮疡、痈疽瘰疬、鱼口便毒、疥疔痔漏、痘泡乳岩、攻坚软痂、腐骨腐肉、癫癣皮肤、风湿相搏、脓水淋漓、患口不埋、脚气溃烂、风痰鹤膝、瓜藤流注、酒风手足、肋骨酸软、肌肉麻痹、痞块奔豚、月儿贴脐、跌打刀伤、无名肿毒、奇难怪症、牙痛头痛、肚痛疟疾、哮喘咳嗽、半身不遂等症，俱皆可用。

药性寒类

药有寒品，用须酌宜。黄连清心解毒，性本大寒；黄芩清凉除热用，清实火；生地滋阴而凉血；泽兰壮水以济阳；黄柏、知母滋肾水而泻阴火；大黄下大便破积惟峻，酒久蒸而性缓；桔梗、元参润喉而泄肺；朴硝通结实，斩关尤猛，倘多用而伤脏；干葛解阳之邪，除烦止渴；柴胡平少阳之热、凉胆清肝，发散；生甘草凉脾胃，能解诸毒；山栀去三焦火而清便溺，可宽小肠；地骨皮有散热除蒸之效；瓜蒌仁有消食化痰之功；花粉止渴生津，兼消食痰；葛花清肺解醉，专治酒病；麦冬清心火而润肺，火去而津生，故能止渴，便是保肺；丹皮清君相之伏火，恒为肾之用；生石膏泻脏之热，多应胃火之需；白菊花清心火而明目，为其轻散风邪，精亏者不宜用；沙参滋肺而清金，热消而痰静；川贝母化痰止咳，为其清肺（姜制，用多少无妨）；桑白皮止咳而泄肺气，兼去目翳；沙苑子清热而利小便，遂令目明；藕节消瘀血，吐血、咯血而可止；天冬止咳嗽，热咳而可除；犀角清心而凉血，善解毒而消斑疹；羚羊角凉肝而清肺，能去眼之膜；前胡去伤风之咳，亦可解肌；槐花治肠风之血，亦能治痔；瞿麦治淋之有血，茵陈除湿毒之生黄；茅根能止血衄；石韦可治浊淋；赤芍凉肝而清热；白芍补肝而敛阴；山豆根解热毒，能开喉咙之闭塞；侧柏叶止血衄，勿使血家妄行；牛蒡子润喉利膈，兼解湿毒斑疹；马兜铃入肺宁咳，能清伏火及劳伤干咳；一叶轻青凉心解毒肌，治热狂癫惊痫；红花破血，桃仁尤捷；萹蓄苦香，利水通淋，除黄疸，亦可杀虫；木通利水，冬葵子更快；石决明治肝肺，疗风眼红赤而多泪；苦参解疔毒，除阳疮肿痛而有功；紫草茸凉血解毒、滑肌开窍，毒壅堪行，但热用之有益，虚症切莫轻投；竹沥散风下痰，理皮膜内外顽痰可破，但下之可用，阴虚却非所宜；防己利水消肿，逐膀胱湿热之邪；连翘味薄气轻，疏肌表凝滞之热；葶苈大寒，善逐水肿，须知不减大黄之猛；胡黄连味苦，炒用治疳热，要识可比川连之寒；龙胆草大苦大寒，能泻实火；大戟甚寒甚苦，解毒能逐水肿；甘遂寒毒，能泻水肿而逐湿，结胸者非其不除；射干寒毒，能除痰患而攻坚，痰结核非此不破；常山去老痰、截疟恒用；苏木行血去痰；银花消肿毒，治疮皆宜；蒺藜去眼膜目翳，肺经凝滞可易除；牛膝壮筋健骨，可治腰膝肿，但性易下行，精滑者而少用；续断缝筋接骨，可医内伤、跌损，然功用归收敛，尿血者藉此可平；车前子通水管，淋浊、痛浊皆能治之；海金沙利水道，虚热、实热俱可消；钩藤疗惊热而平搐搦；胆星下惊痰而定喘胀；马鞭草止刀伤之血；蒲黄凉血去痰瘀，欲止血断者须炒用；阿胶和血止嗽，欲平咳、痢者还用炒珠；秦艽治风湿挛痹，兼理肠下风下血；白及、白蔹治痈消肿；地榆止血痢稠黏，兼疗崩漏、调经；青黛、青盐降火化痰；牛黄下惊痫之痰；滑石利六腑之敛涩，逐水通津；金箔镇心神而降火；礞石破五脏之顽癖，行痰消积；海石能化痰而通热淋，而能止咳嗽；朱砂镇急惊而去热邪，能定神魄；文蛤、药箭同降敛子肠，脱肛可收，又能理折伤生肌；象牙清心肾而消热痰，可疗惊悸；蚯蚓解惊热而化痰；珍珠明心目而去翳障，还除惊热；百合润肺止咳、利便；女贞子治眼而清肝，滋阴而降火；青葙子治眼而清肝；童便化痰血而清热、消痨积，小便而依旧路行；桑寄生去风湿于腰膝；人乳滋润补心肺，滑脾胃，脏长血，为本体之常；牡蛎涩精；天竺黄开风痰而消惊热，癫痫亦宜；丹皮止血，去瘀生新；蜜礞花理眼疾而清目肿，羞明加怵；人中白化痰润咽，喉痹、吹哦喉皆可用；寒水石坠痰、降大便结，热淋可通；淡竹茹去瘀血还止呕；石斛轻清，退火，养阴、清肺，下气而能消渴；玉竹平和，保肺润肾、止咳化痰而能平阴燥；海草咸寒，合昆布而除痰治疬；梨汁、藕汁、柑汁、蔗汁能止渴燥；白鲜皮治诸黄而祛风痹，癣疥风最有效；赤小豆通小肠而解热毒，疮疽涂尤效；绿豆甘寒而解毒；黑豆乌发、补肾、旺血；浮小麦咸寒，治虚汗、解滑精；苡仁甘淡，渗湿气、消水肿；蔓荆子治头风；枳实子解酒毒；樗皮去湿、清热，久痢赖其收敛；榆皮利窍、滑便，枯胎用此可降；龙骨涩精、固肠，治崩（漏）脱肛而收敛疮口；秦皮通淋结，下乳汁要用通草；刺猬皮和血又治肠下血痔、痔疮；石决明理眼，兼治肠热风攻痛，除目翳；芦荟治五痔之药，兼杀虫明目；夜明砂去目翳，亦可治痔；土茯苓消痈疮，亦可干脓；儿茶解毒生肌，固能收口亦生津；轻粉劫痰、消积、治疮，又可杀虫；青蒿苦寒，治骨蒸、劳热、辟邪，便可除疟；郁金微寒，能散瘀破血止痛，还可调经；商陆治水肿，兼之泻虫，能刺恶疮；益母草调经，须知治胎漏又能消乳疮；黎芦、瓜蒂二味入口即呕；磁石喜走，两者敷核即消，治癞疝、消恶疮谁知；地夫子、白头翁止血痢、解湿毒。

药性温散类

药有温散，用须细详。羌活散太阳之邪，功有发汗解热；防风祛太阳之风热，效在实表散邪；紫苏平散，通治四时感冒；薄荷性浮，概治头痛、止头风；桂枝正治伤风，发汗，其汗自流；白芷治外感头痛，疮科用以排脓，更治蛇毒；荆芥散皮毛风热，血滞用以破结，又治身痒；升麻佳浮，升阳气、提下陷，风邪兼和而散表；苍耳燥烈，上达巅顶下达足，风湿赖此悉除；天麻治风疏痰，常用于小儿惊痫及风湿顽痹；良姜暖胃散寒，胃冷可治；独活搜风胜湿，能祛平火、伏风及风痹痉痛；苏子下气快肺，喘咳可降；细辛性烈，利九窍、通关节，散表风寒，寒而燥肾，然太急、性气烈，多用令人气绝，又气温辛散，久服令人胃虚；苏梗顺气；麻黄根止汗；白豆蔻壮胃气、除反酸胃吐，化宿食而消膨胀；大腹皮消胀满；豆蔻暖脾寒，涩大肠滑泄，温下焦而健脾；紫菀滑痰；草果温中散寒，能辟瘴疬、疟疾；苍术燥皮渗湿，可逐山风邪痰；藁本祛风，而痛连脑顶自能止；香薷散暑，劳倦气虚非所宜；木香降气止痛，脾寒泄者可实；厚朴行痰化滞，腹胀满者能消；小茴香开胃亦消寒散疝；益智定魂涩精，可使痛小；沉香止痛，能壮阳道；檀香驱邪利膈，可辟臭秽；丁香温胃壮阳，冷呕秽而可降；降香驱邪辟恶，止血定痛自不难；制半夏化痰止咳，亦能止痛，实脾为燥，痰慎少用；南星胜湿除痰，亦可祛风散寒，阴虚者不宜用；香附和血顺气，利三焦、解六瘀、止诸痛，肚腹胀满而可消，胎前产后而可补；吴萸大热，散下焦阴寒之database；川椒纯阳，祛上焦凝滞之冷；陈皮宽中下气；青皮破滞伐肝；砂仁醒脾快气、化宿食、调气破结滞，赤白痢泻所必用、安胎定痛所需；山楂消肉食，一切油腻可降；麦芽消谷积，凡乎米滞可消；神曲消食开胃；粟壳止痢固肠；干槟破滞胀，尖槟治疟痢，然（干）槟则劣，而尖者则良；枳实利胸满，枳壳能宽肠，然实则猛而壳则缓；螵蛸止浊杀虫，又能治小儿疳热；阿魏破积消块，又能定诸虫作痛；三棱破血中之气，消积削积；莪术破气中之血，去瘀通经；田七散血止痛，跌打常用；姜黄破血祛风，血积可攻；元胡止诸痛，取其行气破血，须识其堕胎；益母草调经保产，去瘀生新，治胎漏带崩，兼消疔肿乳痈；蒲公英化毒解热，消肿通淋，治乳痈疔毒而能乌发擦牙；白附子逐风痰胜湿；木鳖子拔金疮而消蚌痈；蛇床子强阳益补，又去风湿，杀虫止痒复；甘松理风齿；覆盆子固精益肾，更能明目而起阳缩便；荜茇治头风牙痛；草乌理热毒，治风痰顽牙颇胜；川乌、大蓟极破血，治痈肿血淋；小蓟、续断子行水破血，祛冷气胀满；使君子健脾杀虫，消积热疳症；款冬花润肺泻热，咳嗽痰血皆宜；金沸草下气消痰，阴虚勿用；乌药消风顺气；杏仁润肺行痰；夏枯草消瘰疬结核，兼宁目珠夜痛；五加皮祛风胜湿，疗肋骨之拘挛，消风肤之肿胀；石榴皮固脾涩肠，敛泻之肛，止崩带之下血；柯子敛脾开声；枇杷叶泻肺降气；海桐皮暖血、祛风、逐湿；皂角搜风、散热、通关；辛夷解热逐风，达窍利节；郁李仁破血燥气结，并治水肿目胀；白果性涩，定喘止咳，又能化浊消滞；乌梅酸敛，涩肠止痛痢；蕤仁明目、益水、生光；巴豆为斩关夺命之将，破痰癖、削血瘕，泻脾莫及其勇，去油即巴豆霜，其性彼生稍缓；干姜为回阳复脉之主，定战寒、干厥逆、温中，谁及其强，炒焦名炮姜，其性较干姜更燥，至若祛寒发表、温胃呕止、通神明而去秽恶，而不知其乃散风遂痰、止痛定痹、治面痰而除阴痕，人称其为白附；僵蚕祛风止痕；菖蒲通窍辟邪；原蚕炒燥，去风湿；莱菔子宽胸利膈，降则定喘咳嗽，升则吐风痰，又能调下痢；白芥子利气豁痰，行则消肿，行则痛止，又能治脚气痛甚；淡豆豉除烦解表，合栀子可呕虚烦；火麻仁滑肠润燥，和苁蓉可滑大便；螵蛸通淋缩便；蛇蜕去膜；蜂房解毒；蜈蚣攻毒；全蝎追风定惊；草蚧治风温痹，又能消便除浊；泽兰和血消肿，专治跌打外伤；寄奴破瘀止血，治刀伤而实验；威灵仙去湿痰，除追积痼而功；木贼去湿止泪，常为蝉蜕之助；谷精明目去翳，功在菊花之上；浮萍散湿止痕；茨菇解毒消核；莲须涩精；榧子杀虫；山内温中而辟恶；牵牛泻肝而解毒；乳香、没药生肌止痛，能和气血；赤石脂止痛涩胀，收口长肉；樟脑、水银杀虫通窍，可治疥癞；五灵芝治一切气血腹胀，又能杀虫消积；无名异疗一切金枪损伤，又能止痛生肌；禹粮涩肠止崩，又能下胎催生；麝香通窍，透肌入骨，解毒杀虫，凡乎医疮可用，性易堕胎；梅片香窜锁惊，除痰、通关、散热，所以目疾而投，然水发火；血竭和血散瘀；雄黄解毒杀虫；硫黄杀虫治癞，谁知其可补命门相火；钟乳石通节利窍，熟识其能，补右肾真阳；枯矾干水止痕，阳起石补命门、治阴痿精乏、子宫阴虚冷；青矾化痰；炉甘石平目疾，除眼眶湿烂，可化瘀血为水；白矾解毒涌吐，又能坠痰；青礞石削胸膈壅滞，可坠顽痰如铁；胆矾吐痰、散风、杀虫，又能治疮蚀；玄明粉润燥软坚，有推泻疏通之力；玄精石泻热补肾，有扶极危逆之功；穿山甲善通经络、攻毒消痈、下乳坠胎；黄蜡性本润涩，止痛生肌，而兼止痢、续筋；石脂固肠，治崩带泄痢，而兼止血、敛疮；铜青渗湿，理风眩、烂眼，而能干水、杀虫；自然铜散瘀止痛，续筋接骨；密陀僧坠痰锁惊，消疮而杀虫；芜荑因其杀虫消积，又能去湿化食；茄根散血消肿，何愁打着扑伤；论毒莫甚于斑蝥，斑蝥惟癞，狂犬削痧，若外敷过多，则起泡烂肉；杀人莫惨于砒霜，惟药外搽，若用之太多，则肉裂皮崩；蛤粉止痢宁刺，涩精而敛汗；象皮埋口生肌，利胆于尘；蟾酥毒烈，治发背疔肿；白蜡温柔，能止血生肌；葱头通阳发表，可解一切鱼肉之毒；蒜头辟疫消水，能治一切痛疽疮核之痛；韭菜壮阳散瘀；韭子暖肾杀虫；百草霜治血流而消阳斑；伏龙肝治崩带而化丹毒，若夫米糙，醋敛血秘气，惟米糙藏久毋使多食伤津，少则开胃进食；美酒和血壮神，独贵家酝酿醇勿令过饮生湿，知其利害耶。

药性温补类

药有温补，用须得宜。黄芪补气，保元益肾，生用托散，炙用止汗；甘草和中，扶元补气，生用解热解毒，炙能补中；人参大补肺中元气，强脾胃，长精神，救气虚将极之候；鹿茸大补肾中真阳，生精髓、强筋骨，扶气将危之秋；熟地补肝肾而滋阴，生精生血，阴虚得之壮水以制阳，为肠腹胸滞者有时而暂避；当归入心肝及脾而长肉，血虚气寒者而得暖经以调营，惟肠滑脾泄者有时少用；杞子滋肾水而润肝肺，生精助阳，补虚劳、强筋骨、润颜色、添精神，聪耳明目，补相火而不同附子之热，止消渴又不同麦冬之凉；山茱萸温肝肾而固精气，强阴扶阳，安五脏、通九窍、缩小便、暖腰膝，益髓调经，治风而不同苍术之散；淮山药固脾补肺、补阴清热，精滑者用之收敛涩精，羌活之辛疗湿脾之不同；茯神开心益智、安魂定神，心虚者用之能保；玉桂入肾，性本燥甚，补命门之相火，散寒暖肾，抑肝扶脾，引火归原，除虚热暖气，血生而精神；附子入右肾，性更燥，亦补命门相火，温中散逆，回阳暖肾，常助参、芪而建大功，或辅地、柯而立速效，然桂性辛动，疏然坠胎，附性行走，孕妇勿服；杜仲补肝肾，治腰膝疼痛，强筋健骨，糯米浸炒，合续断而固枯胎；川芎主升散，治风寒头痛，好酒浸透而催生。龙眼肉益脾长智、养心补血，治思虑劳伤心脾及肠风下血；石莲子清心除烦、开胃进食，治脾冷、噤口下痢及便浊为淋；玉竹平和，补肺润肾而滋阴；黑豆甘平，补肾而乌须发；糯米涌滞热，补气而敛阳；羊肉大补荣血，补长肌肉；黄精养脏，增精髓、强筋骨，而治通体风淫，久服不饥；狗脊益气、养血、助筋，滋肝肾，而治腰膝痛疼，利于俯仰；蜜蜂糖补中暖肾，本百草之精英以酝酿成汁，此味极甘和，能解毒和药，调营卫而润大肠，止咳而除下痢；猴肉可作糍饼，消疳热而肥儿；紫河车荣血养肌，本混沌之精，以人类血补血气，其功尤捷见，故能旺血壮气，又可治虚劳而救伤损极，定癫痫而复元神；白花蛇出新州，又名蕲蛇，性温大补，追风逐湿，专治风疸而独步；乌梢蛇（钱串尾）功同蕲蛇，性亦峻补，搜风祛湿，亦治风疸而最佳；虎骨壮气血而强筋骨，追风辟邪，兼去瘀治风、拘挛及瘟瘼、癫痫，虽猪狗咬伤而无虑；羌附之列，故有风称苁蓉之号；蛤蚧补肾命而壮精阳，止咳定喘及肺痿咯血、气虚血竭，若风寒之咳非宜；肉苁蓉补肾命而兼滑大肠，壮阳益阴，治劳、遗精、腰痛及虚弱、脾涩，此味至和，主缓温而不峻；何首乌补肝肾而涩精，养血祛风，治时行恶疟，寒热及劳瘦、崩带，此性不寒不燥，功在地冬之上，故有延年广嗣之能。

跌打外敷吊瘀散：田七一两　莪术三两　泽兰四两　山栀一两　桃仁一两　芥子六两　然铜一两半　续断一两　桂枝一钱　寄奴一两半　乳香（去油）三两　没药（去油）二两　白胡椒二钱，又加生药同研　仙桃草三两　毛麝香二两　山元眼二两入地川芎（生熟同研细末）三两　用时加生姜五钱、葱一两，同槌烂，加面粉少许，和匀药散约二两，酒煮成糊，用蜡纸开敷伤处，一日换药或两日亦可，用包绑。

外敷驳骨续筋八宝散：驳骨草八钱　寄奴四钱　泽兰一两　续断八钱　然铜八钱龙骨四钱　田七八钱　象皮八钱　生羊胆五个　血珀三钱　乳香（去油）四钱　没药（去油）四钱　又生草药二味　仙桃草六钱　毛麝香三钱　共为细末。

跌打论药如何之用法

金边土鳖止痛驳骨；红花凉血去瘀；桃仁破血瘀；白芷上部去风、排脓；牛膝去风去湿，入脚；琥珀定痛生肌，经止排脓；生军入阴，滑肠；羌活去风；菖蒲通窍止痛，去风去瘀；天麻去风；川芎去风、去脓、行气；牛黄去痰，定经清热；古钱驳骨；熊胆止痛去恶；沉香顺气止痛；血竭去瘀生肌；自然铜驳骨；没药止痛；细辛去风湿；独活入下部去风；桂枝去风入手；全归活血去瘀；茜草理崩；田七止痛去瘀；神曲散气消滞，入胸膈；梅片内服通窍，外用生肌；麝香止痛通窍；丹皮小腹去水去瘀；枳实行气；小茴去风行气；广木香化痰行气；降香化气止痛；莪术散气，去瘀止痛；酒药行气，和能走周身（即酒饼）；续断理筋骨去风；茜根散血去瘀；川芎入上部去风活气；杜仲固气入腰；猴骨驳骨去风；半夏化痰；人中白定经去痰通脉；海螵蛸通脉；碎补理筋骨去痰；陈皮化痰下气；乌药去风，行气去瘀；管仲散瘀毒；茯苓皮去腹中火湿；珍珠定经去痰，止痛生肌；虎骨驳骨去骨风；桑白皮去肺火；甘草和血解毒；寄奴止血、止痛、去瘀；北芪固气血；北杏入肺清热，止咳除痰；远志安心益志，壮气散郁，充精壮阳而补心肾，使心交肾，自上达下，神志昏迷者赖此以醒，割豁惊悸梦泄者藉此以平安；枣仁宁心定志，安魂定魄，敛汗醒脾而温肝胆，解渴除烦，保神养血，胆虚不眠，炒用而安睡，胆热好眠者，生用而醒神；白术燥湿，健脾利水，佐参、茯而能补气生血，故凡阳气虚寒、脾湿下泄，投之而效；扁豆温香，开胃进食，合茯苓而能健脾补气，故凡脾胃虚弱，消暑除湿服之可收全功；鹿角、鹿胶性本纯阳，可配之纯阴，故能补阴中之阳，凡血弱气虚、寒凝痰倦，用之能补精血、长肌肉、美颜色，最为补阴之首选；龟板、龟胶性本纯阴，用之可配纯阳，故能补阳中之阴，凡精亏、火炎、虚弱、消瘦，用之亦足能补其真阴，滋肾水而补阴血，亦是滋阴之首推；鹿鞭补肾壮阳；鹿筋壮筋荣血；牛膝酒炒益肝肾、强筋骨，治腰膝瘀痛；故纸盐炒炙，补相火、暖丹田，和脾胃虚冷；柏子仁补心脾、润肝肺，养心扶脾；菟丝子补肾阴而益肝脾，益精强阴，祛风明目，治虚劳精寒淋沥，益母草止汗，治心脾虚弱惊痫；巴戟补肾祛风，强阴壮阳，能祛风湿，治脚气水肿；锁阳补肾强精、益阴虚，能兴阳痿，且润燥养筋；淫羊藿入肝肾、补命门、壮阳气、坚筋骨，治男阳绝不兴、女阴绝不育；胡芦巴入右肾补相火，暖丹田壮元阳，治肾脏常冷，阳气不归原；白芍补肝和血、敛阴济阳、止痛收汗，合熟地、芎、归为四物补血，妇科通用；白茯补肺利水，通肾交心，自上达下，同参、术、炙草号为四君子，补气，脾泄常需；芡实固肾益精、梦遗滑泄、带浊，腰膝痹痛可以除之；莲子健脾开胃，治心乱、梦遗、白浊、崩带、痹泄、久痢；女贞子补肝肾而养血，消阴火而解骨蒸劳热；骨碎补益肝肾而补折骨伤，治足痿而疗肾虚耳鸣；砂仁化气去风；桔梗开胸行气入肺；车前利水入膀胱；生羊胆驳骨止痛；木通利小水、走四肢；元胡止肚部痛；秦艽滑大肠；松节固节而入骨节；寄生行气去湿；郁金散郁气去核；山栀去三焦之火，清热凉血；朱砂定经入心；木瓜祛风去湿；象皮生肌；龙涎香行气、止咳、化痰；大茴去风活血；驳骨草驳骨止血；南杏润肺止咳；神砂入肺定心神；川贝化痰，行气止咳；枳壳用法同上，入肺；柴胡发表；升麻走上部，散表。

内服八宝接骨散：驳骨草八钱　然铜八钱　续断六钱　金边土鳖二十只　血珀三钱　儿茶四钱　乳香五钱　桂枝三钱　木通二钱　古铜钱（醋淬七次，火煅）三十个　共研细末，每服一钱半，酒送下，早晚服药，如下部空肚服，上部饭后服。

妇科万应调经种子丸：能种子调经、养神固气、祛风活血。白芍八钱　郁金五钱　当归一两半　熟地一两半　元胡五钱　厚朴五钱　杜仲五钱　饭术五钱　白胡椒一两半　枳壳三钱　桔梗三钱　砂仁一钱　法夏八钱　陈皮二钱　乳香四钱　黄芩五钱　瓜蒌仁四钱　川红花三钱　羌活三钱　蕲艾八钱　母草一两半　黑羌五钱　秦艽五钱　防党五钱　川芎八钱　生地五钱　香附四钱　炙草五钱　白芷三钱　防风五钱　天麻五钱　桃仁廿粒　共为细末，炼蜜为丸，每重三钱，用鸡二只剖净，开丸五个，炖服三二次，其经自调顺，若经闭多服一二次，其经自然有来，多服二三次其经亦能调顺，如无病服此丸，可养神活血、补气祛风，常服此丸，百病可除，有益无损，又能治妇人一切毛病，实为妇科中一圣药也，此方传自少林寺僧。

妇科坤元丸：专治妇人气虚血弱，月事不调，若身体虚寒，气血虚弱可服，应效如神，身体壮热者不可服。当归一两半　熟地一两半　杜仲八钱　蕲艾八钱　白胡椒钱半　厚朴五钱　炙党八钱　饭术七钱　香附五钱　法夏六钱　黑羌八钱　母草一两半　炙草三钱　元胡五钱　砂仁一钱　川芎八钱　白芍八钱　乙金五钱　北鹿茸三钱　高丽参三钱　防风五钱　瓜蒌仁三钱　旧陈皮二钱　羌活三钱　共研细末，炼蜜为丸，每重三钱，用蜡封固，凡妇人气虚血弱者，用黑肉鸡一只剖净，用丸三个同炖一个时辰，久服二三立效。

妇人小产妙方：川芎三钱　当归三钱　砂仁一钱　制香附二钱　川红花三钱　羌活三钱　防风三钱　荆芥二钱　黑羌钱半　枳壳二钱　川朴二钱　桃仁十粒　白芷二钱　玉桂一钱，冲煮服。

治妇人常流白带方：京柿蒂十个，煅灰为末，茶送下，多次即愈。又方：沙虫干一二两，煲（炖）瘦肉汤服，三四次自然全愈，此方流白浊日久亦愈。初流白浊方：锦军一两　海金沙一两　六一散八钱，共为细末，每服二三钱，白糖水送下，每日早午晚空肚服，要戒清口、生冷热毒等。

刀伤止血止痛生肌散：此散外用，切勿入口，记之。田七一两　寄奴一两半　儿茶一两半　象皮三两　龙骨一两　马前（制去毛）一两　白胡椒二钱　乳香（去油）二两　没药（去油）二钱　小儿满月剃头之发（煅存性）四钱　良白薯（切片，用童便浸一月，取起晒干）一斤　又加生草二味：满天星（炒）五两　入地川芎（炒）三两，生熟药共研极细末，再可候用，用药如用兵，当先察情形，汤头须注意，方见药有灵。

拔毒生肌万应膏：此膏专治花柳横痃、芒果鱼口，诸般恶毒，用之拔毒非常，并能生肌埋口兼用之，一切热毒疮无不见效如神。生军一两　黄柏一两　黄连一两　山甲二两　红花八钱　川足十条　乳香八钱　没药八钱　全虫三钱　连翘八钱　甘草二钱　儿茶八钱　龙骨一两半　象皮二两　寒水石八钱，共研细末，用猪板油五斤，切勿落水，煎油取起去渣，放药末熔煎三个字钟，再加下列各药同煎。红升丹三钱　黄升丹三钱　梅片钱半　琥珀末三钱　雄黄钱半　川白蜡七两，共放埋溶去同煎之，至两个字钟久，取起放好，数日可用。

天灵盖穴受伤，此大穴，如伤急服，如脑出破盖者即死，如未破盖、脑未出，加重伤即服药（外敷、内服）：川芎三钱　故纸二钱　没药（去油）二钱　乳香（去油）二钱　然铜（制）三钱　黄芪钱半　田七（冲服）一钱　升麻五分　桃仁七粒　碎补钱半　续断钱半　寄奴二钱　甘草五分　土鳖六只　酒饼一个，再看服后如何，再服多次，净水煎服。此症慎之而行，左右太阳太阴两穴同治，亦重要之穴处：柴胡　甘草　升麻各等分，共为细末，有损破，用蜜糖开敷。

整骨麻药：治跌打损伤，骨断折出，及剖割弹丸。草乌三钱　川乌三钱　马前钱半　白芷二钱五分　当归二钱五分　乳香一钱　闹羊花（炒焦）钱半　没药一钱　公烟（烧灰）一钱　共研细末，每服二分，不可多服，热酒送下，即可麻醉不知痛苦，可施手术。

消疮鸡酒方：治膝盖骨伤。地胆头三钱　山白芷三钱　川贝母钱半　法半夏钱半　附三钱　田七一钱　生姜三斤　用生鸡仔一只，约重一斤，勿放血干，去毛单用鸡肉，去头足，用酒洗净，肉勿用水洗，将各药切丝，放入鸡肚内，以瓦盅载（装），用双料酒浸过面盖好，约炖六小时取起，空肚服之。如变成鹤膝风瘀血不散，合用。

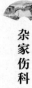
《伤科秘要》

清·不著撰人

今观五脏之所属，合参病症之危急，此法之垂，诸后昆者必俟敏志能悟之人，方可与之。曲究其术，庶几口传心授，两无负焉耳。大抵骨折在于绑捆，必用杉板，取其轻熟之故。数方之要药，珍宝不可提，伤折皆在于此。药有制度之法，煎剂在于活法，不可执一。但有染别症而得此症者，必兼而用药。至于骱中之法，一言而即可能也，然而细别其骱头，亦不可轻视也。夫人之首，原无旧骱，亦无损折，则有跌扑而损碎，若见脑髓而出者难治，骨碎如黍米者可取，大则不可取。若犯此症，即将定痛散敷之，急在避风戒欲，自宜慎之。若平则以疏风理气汤，服五六贴，到伤处平满，再服补血顺气汤，三四服而妥。若有破作伤风，牙关紧急，角弓反张之凶急，投飞龙夺命汤而愈，此方万应，不可轻忽。次观目有斗伤落珠之症，先将收珠散敷之，用银针蘸清井水，将收珠散点于血筋上，复用旧青绢温汤绑洗，则用还魂汤一二服，待其平眼，再用生血明目，服之而安。

继有鼻梁骨断之症，先用接骨散敷之，次用生肌散药油调擦，再服活血止痛散，其外自然平复。续有缺唇之症，先用代痛散敷之，次将鹌尾下绒毛护上，以油线缝合，后用生肌散调敷，内服活血止痛饮而安矣。

偶有断舌之症，偶尔含刀在口，割断舌头，垂落未断，用鸡蛋白皮软衣袋其舌，用破血丹蜜调，擦在舌根断处，再以蜜和蜡调稀，调得后敷在鸡子皮上，取其性软，能透药性也。但在口易散，务必勤勤添敷，三日全安。学者观此，则知通变接舌之妙，然亦不在师传之法，而于能悟中得也，若三日后不能即效，便用金疮药可也。

唯人头上有颏一骱，偶落即不能上，语食皆不便，肾虚者得此症。此骱如剪刀，股骼连环相纽，先用宽筋散煎汤熏洗，次以绵裹大指入口，余指抵住下边，缓缓揉上推进而止，再服补肾和气汤即愈。

又有天井骨，唯人登高，跌扑者有此症，其骱不能绑缚而损伤高肿，服喘气汤，使骨节相对，次用接骨散敷之，并用绵包裹，连肩而络，并用提气活血汤投之，三四服而安。肩骱与膝骱本似，膝骱送上有力，肩骱送下有力。欲上之，先将一手上按住其肩，下按住其手，缓缓摇动，使其筋松，患人坐低处，抱住其身，医者两手护理其肩，抵住其骨，两膝夹住其手，可齐力而上也，用绵裹如鸢蛋大，络在其腋下，敷用接骨散，服用生血补髓汤而愈。

臂骱触出，上用一手抬住其腕，下用一手按住其脉踝，按脉者，用左手平托住其臂，齐力一伸而上也，敷用接骨散，将绵裹，服生血补髓汤而愈。

其手骱跌出，上用一手按住其上臼，下用一手按住其五指，将掌用力一伸而上也。此乃会脉之所，必服宽筋活血散，先用接骨散敷之，将绵包布裹，再用阔板一片，按住伤处，又用三寸长杉板四片，扎缚七日而安矣。

手指三骱，唯中节断出，有之易出易上，用两指捻伸而上也，用宽筋活血散敷之而愈。

大肩与小肩相同

臂骱与诸骱不同，此臼出则触在股内，使患者侧卧，而出右手随内，左手随外，上手撑住其腰，下手捧住其踝，将膝掬其上，左出向右扳，一伸而上也；右出向左扳，一伸而上也，服生血补髓汤而安矣。

人之两腿易于伤损，一折则为两段，医者在于绑缚；先将宽筋散煎汤熏洗，使伤者侧卧，与好足取齐，用接骨散敷之，将绵布包裹，用四寸长杉八片，绵白布包裹均齐，将绵绳三条绑缚，内服活血止痛散三四贴，再将壮筋续骨丹而兼服之可愈。

髌骨，即盖膝骨，此骨如油盏盖盖于其上，下节骨若突上，法以绵捆一大包，使伤者仰睡，临卧时将包衬其膝，下抬住其脚踝，若使出于左，随左而下；若使出于右，随右而下，医者宜随机应变，上手挽住其膝，下手按住其脚，使白骱相对，用力一扳，推起而上也。先用接骨散敷之，膝下仍以绵包衬稳，于三日后去之，内服生血补髓汤三四贴，次服壮筋续骨丹而愈。

唯小膀有大小二骨，一胫折者易治，二胫俱折者难医。折骨有藕披者易治，两段平者难医。当有骨触皮破者凶症，若无此症，治与大腿相同。若犯此症，骨戳在皮肉之外，用染烂散，先法去其肉，而后将骨去碎镶上，亦不可汤洗，恐毒入内，随将生肌散敷之。如骨断而皮肉不破者，以接骨散敷之，如前大腿同视而愈。

足乃有踝，其骱易出，上之亦难，以一手抬住脚根，一手扳住其趾，出右偏其右，出左偏其左，脚趾上根掬下一伸而上也，服宽筋活血散。

外有促筋，用宽筋散煎汤熏洗。

又有失枕，因卧有一时之失，使其低头坐定，一手扳住其首，一手扳住其下颏，缓缓伸其直也。

有枪戳者，看其伤口浅深，致命而不致命，但伤外肉，将金疮药敷之，如伤破内膜而损胃者，即不可活也。

如斧破伤头额者，防其寒热，一见则以金疮药敷之，诊其脉细者生，洪大者危。若伤硬处，看其骨损出；若伤软处，看其伤浅深，损骨先擦骨，伤肉即生肌，内服护风托里散为上。

如人自持刀刎咽喉者，要观食管损出，食管在内，气管在外，右手持刀易治，左手持刀难医，食管断则无救矣。若气管断，先用半夏细末掺上，用青鸟尾下绒毛，佐以掺末，并封敷，外用油线缝皮，复以金疮药盖之，若有桑皮线缝更妙。如无青鸟毛，即将茅针花代之。服紫金丹，加胎骨一分和均，遂匙二药酒服，再服护风托里散。

有肚皮破而肠出外者，此症最险，医者当去指甲，恐伤其肠而反受其害。如内脏不伤，饮食如常，可即用纺车一部，对伤处摇，勿使风伤患处，温揉入内，上将桑皮线缝合，其肚皮外用金疮膏敷之，内服通肠活血汤而愈。

人之一身，十指最难，若伤其一指则连心，痛非凡矣，并中指与各指，则中指尤为易伤，先用止血散敷之。如人咬伤者，必先捏去其牙黄之毒，随以急救丹敷之，再服护心丹，若犯破伤风，急用飞龙夺命汤，如遇病人咬伤者，十难全一，不救之病也。

首 部

止血定痛散：白石脂一两　血竭五钱　儿茶二钱　黑豆三合　四味研细掺上。

疏风理气汤：防风八分　荆芥八分　羌活七分　独活八分　川芎六分　牛蒡八分　当归二钱　红花五分　枳壳七分　黄芩七分　花粉五分　白芷五分　威灵仙八分　陈皮一钱　甘草三分　水二盅，姜三片，煎八分，食远服。

补血顺气汤：归身一钱　红花三分　生地一钱　熟地八分　川芎一钱　白芷八分　黄芪六分　山楂七分　熟地八分　白术七分　陈皮一钱　青皮七钱　枳壳七分　香附八分（炒黑）　杜仲（姜汁炒）　续断八分　自然铜（煅）七分　甘草三分　五加皮八分　水二盅，枣一枚，煎八分，食远服。

飞龙夺命汤：羌活八分　独活八分　防风一钱　蝉蜕一钱　僵蚕七分　藁本八分　细辛一钱　威灵仙七分　蔓荆子八分　薄荷五分　川芎七分　白芷五分　花粉七分　天麻五分　当归七分　陈皮七分　甘草三分　水二盅，姜三片，灯心二十根，煎八分，食远服。

目 部

收珠散：龙骨（煅）五分　血竭二钱　乳香二钱　没药二钱　冰片少许　共为细末，用蘸点。

还魂丹：谷精草一钱　甘菊八分　柴胡八分　黄芩八分　生地一钱　芍药七分　连翘七分　枳壳五分　羌活八分　荆芥（炒）一钱　川芎七分　桂枝八分　乳香七分　没药八分　白芷五分　甘草二分　水二盅，灯心二十根，煎八分，食远服。

明目生血饮：谷精草八分　白蒺藜（炒去刺）一钱　甘草八分　生地一钱　当归一钱　川芎八分　枳壳六分　白茯苓八分　防风七分　羌活八分　连翘八分　山栀（炒）五分　细辛七分　薄荷叶八分　荆芥八分　甘草三分　水二盅，灯心二十根，煎八分，食远服。

鼻　部

接骨散：敷之其骨自接。羌活一两　独活一两　防风一两　荆芥一两　续断八钱　官桂五钱　自然铜（煅）一两　马兰头一两　皂夹核二十粒　白及一两　乳香五钱　没药三钱　五加皮八钱　俱为细末，酒浆调敷。

金疮药：明矾一两　白松香一两　儿茶二钱　血竭三钱　象皮（切片，用糯米炒脆为末）三钱　冰片一分　共为末，菜油调敷，湿者干掺。又方：血余炭敷更妙。

金疮膏：芸香一两　樟脑一两　乳香一两　没药一两　蛭粉一钱　血竭一钱　白占一两　各研细末，用猪板油三斤熬化，先入白占在内煎，后下芸香，次下樟脑，火待冷，再入乳、没、粉、竭，收好涂于伤处，数日痊愈矣。

又方：藤黄一两　儿茶三分　血竭三分　冰片三分　白占七分　用麻油四两，先下藤黄溶化，次下白占，待炀下细药，收好听用。

活血止痛汤：当归八分　红花五分　续断七分　五加皮七分　陈皮八分　芍药八分　羌活八分　独活八分　防风六分　荆芥八分　苏木一钱　桃仁八分　木通七分　川芎八分　乳香一钱　没药一钱　甘草三分　水、酒各一盅，灯心二十根，煎八分，食远服。

敷代痛散：川芎二钱　草乌一钱　乳香一钱　没药一钱　花椒末一钱　共为细末听用。

下　颏

宽筋活血散：羌活一两　独活一两　防风二两　荆芥四两　当归一两　红花一两　木通一两　枳壳一两　青皮一两　乌药一两　威灵仙一两　官桂五分　大茴香五钱　小茴香五钱　白芷一两　甘草一两　共为末，每用五钱，加葱一把，布袋盛药，煎滚熏洗。

补肾和气汤：黄柏八分　知母八分　当归八分　红花八分　续断一钱　五加皮一钱　杜仲一钱　白芍一钱　茯苓八分　白术八分　木通八分　香附七分　枳壳七分　青皮（炒）七分　陈皮（炒）一钱　加味子八分　牛膝七分　水二盅，枣二枚，煎八分，食远服。

天 井

喘气汤：竹沥五分　甘草三分　川芎六分　白芷五分　桔梗一钱　杏仁八分　陈皮七分　桂皮七分　干葛七分　皂荚末一钱　青盐五分　水二盅，煎七分，顺卧服。

吊嗽饮：川芎七分　白芷七分　桔梗一钱　桑白皮八分　羌活八分　陈皮八分　皂荚八分　芍药七分　桂枝七分　甘草五分　水二盅，煎五分，顺卧服。

提气活血饮：川芎七分　桔梗一分　芍药八分　当归一钱　红花七分　羌活八分　陈皮三分　苏木三分　续断三分　黄芪三分　五加皮三分　桂枝五分　自然铜（煅）一钱五分　甘草三分　水二盅，枣八分，食远服。

肩臂同敷接骨散

生血补髓汤：当归一钱　干姜一钱　芍药一钱　白术一钱　茯苓一钱　红花八分　生地八分　熟地八分　丹皮八分　续断八分　枳壳八分　香附一钱　杜仲（炒去燥）八分　五加皮一钱　川芎一钱　黄连八分　牛膝一分　羌活四分　独活一分　防风八分　自然铜（煅）五分　荆芥一钱　陈皮八分　甘草三分　水二盅、枣二枚，食远服。

手敷接骨散

宽筋活血散：羌活八分　独活七分　防风八分　荆芥四分　当归一钱　红花七分　苏木一钱　五加皮一钱　枳壳六分　杜仲（炒去燥）七分　自然铜（煅）一钱五分　花粉八分　甘草三分　水、酒各一盅，灯心二十根，煎八分，食远服。

手指，服活血止痛汤。

臀骱，服生血补髓汤。

腿，服活血止痛散。

次服壮筋续骨丹：羌活一两　独活一两　防风一两　荆芥穗四两　当归一两　红花一两　木通一两　枳壳一两　青皮一两　花粉一两　乌药一两　桂枝五钱　五加皮三两　续断三两　芍药一两　玄胡一两　自然铜（煅）一两　苏木一两　牛膝一两　桃仁五钱　木瓜五钱　杜仲五钱　神曲五钱　麦芽五钱　川芎五钱　黄芩五钱　柴胡三钱　丹皮一两　生地一两　陈皮一两　白术一两　香附一两　地鳖虫五钱　甘草五钱　共为末，砂糖调酒下，每服大人三钱，年轻者二钱。

膝盖，敷接骨散，服生血补髓汤，次服壮筋续骨散。

膀膝同脚骱，服宽筋活血散。

《秘传伤科》

郑海溶抄

秘传伤科总诀

凡人周身一百零八穴，三十六个大穴，受伤者丧命。七十二个小穴，受伤亡。

华盖穴，在两乳正中，上二寸受伤者不省，痰血迷心窍，三日痰闭而死，即时用药可治。又发者，十个月而死。

背后肺底穴，在只骨下分两边一寸，伤者一年而死，后必双鼻出血而死。

左乳上一寸三分，名上气穴。打中者，三十二日发寒热而死。又发者，一百六十日而亡。左乳下一分，名正气穴。受伤者，十二日而死。又发者，十八日死。左乳下一寸四分，名下气穴。伤三十六日死。又发者，一月而死。右乳上一寸三分，名上血海穴。打者，十六日吐血而死。又发者，九十日死。右乳下一分，名正血海穴。打中者，吐血，十八日死。又发者，六十四日而死。右乳下一寸四分，名下血海。受伤者，三十六日下血而亡。两乳上一寸分开两旁边三分，名一计害三贤，受伤七日死。

当中挑心骨，名黑虎偷心穴。拳打回气绝，临时救之无妙方，服药不除根者，一百二十日而亡。下一寸三分，名霍肺穴。当时用打法救好无妨，服药不除根者一死，二十日而亡。下一寸三分边左过，名翻吐穴。伤者，三日而死。若服药不断者，后又发，一百七十日而死。

脐下一寸五分，名气海穴。受伤者，二十八日死。脐下二寸，名丹田穴。受伤者，十九日死。脐上一寸正中，名分水穴。伤者，腹痛而死。脐下三寸，名连里穴。受伤者，大小便不通，腹胀十三日死。又发者，大小便利血，一百六十四日死。关元穴，在脐下三寸旁两边一寸，伤者，五日死。左合肋毛中，名血海门。点中者，六个月而死。右合肋毛中，名气海门。点中者，五个月而死。左边合精骨尽处，名池门穴。伤者，一百五十日死。

右边肋梢尽处，名章门穴。伤者，六十日死。再下一分，左名血囊穴。伤者，四十二日死。右名气囊穴。伤者，四十日而死。

头顶心，名泥丸穴。伤者，二日死。轻者，耳聋、头眩，六十日而亡。

背心第七节骨二边下一分，开寸五分，打中者，吐血十个月亡。下一寸一分，名气海穴。伤者，一日半死。鸠尾骨尽处下一分，名海底穴。点中者，七日死。

两小腹腿中，名鹤口穴。伤者，一年死。足底，名涌泉穴。受伤者，十四个月死。

大凡三十六个大穴，用药须要细心。夫穴者，人有长短，骨有疏密。何为穴处，人有中指中节有横纹者，为一寸，取穴吉用。

图（略）

各穴引经之药主

华盖穴受伤：枳壳　贝母　良姜　瓜蒌　行心胃二经之瘀血。肺底穴：背后第三个骨，拳打九日死，引经药为百部。上气穴受打：沉香　肉桂。正气穴用：青皮　乳香　白芥。下气穴用：乳香一钱二分　白芥子　广皮一钱五分。上血穴用：郁金一钱五分　寄奴一钱五分。正血穴用：郁金一钱五分　寄奴一钱五分。下血海：五灵脂一钱二分　蒲黄一钱二分。乳下一寸旁三分用：石菖蒲一钱　枳壳一钱五分。黑虎偷心用：肉桂一钱　丁香一钱　同煎。霍肺用：桔梗八分　川贝一钱。上脘穴受打，心要翻吐：红豆蔻一钱五分　广木香一钱五分。气海穴用：木通一钱　桃仁（去核）一钱。丹田穴：木通一钱五分　三棱一钱。分水穴用：蓬术一钱　三棱一钱。关元穴用：车前一钱　青皮一钱。气血门：五加皮一钱　羌活一钱。章门穴：归尾一钱　地鳖　苏木一钱。血海门：当归一钱　柴胡一钱。曲池穴：丹皮一钱　红花一钱五分。血囊穴：蒲黄一钱　韭子一钱。百会穴：羌活一钱　苍耳子一钱五分。百胃穴：杜仲一钱　故纸一钱。后气穴：故纸一钱　乌药一钱。背经穴：桃仁一钱　红花一钱。命门穴：桃仁一钱　前胡一钱。海底穴：大黄一钱　朴硝一钱。涌泉穴：木瓜一钱　牛膝一钱。鹤口穴：牛膝一钱　苡仁一钱。听耳穴：川芎一钱　细辛一钱。

加减十三味煎方：五加皮一钱五分　砂仁三个　杜仲一钱　归尾一钱五分　寄奴一钱　香附一钱五分　青皮一钱　广皮一钱二分　灵脂一钱　红花五分　肉桂一钱　蒲黄一钱　葱白为引，酒煎服。

新伤十三味煎方：寄奴一钱　青皮一钱　桃仁一钱　香附一钱五分　红花八分　木香一钱　蓬术一钱五分　苏木一钱　砂仁一钱　赤芍一钱五分　台乌一钱　三棱一钱五分　碎补一钱五分　归尾一钱五分　玄胡一钱五分　酒煎服出汗，伤重大便不通，加生军二钱、葱白三根引。

飞龙夺命丹：朱砂　蓬术　桂枝　苏木　韭子　蒲黄　赤芍　秦艽　羌活　归尾　三棱　枳实　肉桂　麝香　灵仙　寄奴　广皮　土狗　乌药　胎骨　前胡　地龙　自然铜　加皮　青皮　川贝　香附　硼砂　广木香　玄胡　葛根　血竭　共细末，轻者一二分，重者三四分，酒冲服。

接骨骨吊伤外敷方：飞罗面半斤　山栀仁一钱五分　樟冰三钱　麝香一钱五分

生大黄末三钱　赤芍一钱五分　研末，鸡蛋清、烧酒调敷伤处。

又吊伤外敷方：樟冰三钱　生军三钱　柏米二钱　当归三钱　红花二钱　麝香五分　乳香三钱　没药二钱　赤芍二钱　血竭二钱　为末，糯米饭捣烂，烧酒和匀涂敷患处，外用新棉花缚捆，盖暖为要，切勿见风，待数日其伤吊出，自愈。

劳伤药酒方：当归六钱　生地五钱　红花五钱　杜仲五钱　故纸三钱　牛膝五钱　桃仁四钱　川断三钱　黄芪五钱　秦艽五钱　乌药五钱　麦冬五钱　丹皮五钱　泽泻五钱　虎骨五钱　枳壳三钱　加皮五钱　志肉五钱　桂枝三钱　玄胡四钱　枸杞五钱　生酒娘十斤　煮三炷香透用退火，七日再服。

接骨服没药：羌活八分　大黄一两　然铜（醋煅七次）五钱　桂枝八分　雄小狗（胎骨）　归尾一两　地虎（去头足，火煅，酒炙）各一两　土狗（酒炙，火煅）四十九个　血竭五钱　胎骨　连翘五钱　乳香五钱　没药五钱　碎补（去皮毛尖，炙干）二两　白占半斤　以上药各制为末，每服一钱，酒下。

膏药透骨散：荜茇　肉桂　胡椒　雄黄　麝香。

断节外敷药方：桑根白皮　推车客虫　苞水虎　韭园蚯蚓　苞山虎　葱根不限　先用生姜一片，搽毛孔后，将糯米饭和药同捣，敷患处。

炼便神效伤方：远年尿砖，内外俱黄者，以醋煅七次为度，研细末，每服二钱，好酒送下，盖暖出汗。

莫不轻贱神仙奇方：每服二三钱愈。

上部伤方：白芷一钱　血竭一钱　细辛八分　乳香（炙）一钱　羌活二钱　青皮二钱　朱砂三钱　没药（炙）五分　生地二钱　虎骨一钱　能麻一钱　归尾一钱五分　碎补八分　郁金一钱五分　桂枝一钱五分　川芎一钱五分　好酒煎服，尽饮出汗为度。

中部伤煎方：白芷一钱　地鳖三个　五加皮一钱　川芎一钱　秦艽八分　乳香一钱二分　川断一钱　没药（炙）八分　血竭一钱　甘草八分　猴骨一钱　陈酒煎服，出汗为度。

下部伤煎方：五灵脂一钱　防己一钱　碎补一钱　南蛇二钱　秦艽一钱　加皮一钱　木瓜一钱　脚樟一钱　然铜一钱　生地八分　归尾一钱　牛膝一钱　川芎一钱　赤芍八分　肉桂一钱　杜仲八分　故纸八分　肿不消，加三棱、赤芍。脚下不消，加牛膝、加皮各一钱。

左边伤煎方：陈皮一钱　甘草一钱　首乌八分　桃仁一钱　半夏一钱　三棱一钱　郁金二钱　杏仁八分　赤芍一钱　莪术八分　乳香（炙）五分　龙胆草八分　玄胡一钱　灵脂一钱　没药五分　红花一钱　赤苓一钱　菟丝子八分　红枣三个。

右边伤煎方：苏木一钱　首乌八分　姜黄一钱　木香一钱　红花一钱　玄胡一钱　公英　归尾一钱　厚朴一钱　郁金一钱　丹皮一钱　桃仁一钱　牛膝一钱　赤芍一钱　灵脂一钱　甘草五分　香附二钱　龙骨一钱　血丹五分　水酒煎服。

筋骨腰腿疼痛酒方： 全当归一两　川膝（酒炒）六钱　五加皮五钱　川芎五钱　川断（盐水炒）一两　独活五钱　桂枝四钱　附子（制）八钱　防己四钱　灵仙四钱　桔梗（微炒）三钱　用火酒三斤煮一炷香，退火三日，临卧时服下一杯，出汗为度。

周身损伤方： 照前添引。麒麟一钱五分　肉桂一钱　生地一钱五分　琥珀一钱五分　乳香（炙）二钱　白豆蔻一钱　灵仙一钱五分　没药一钱五分　寄奴一钱　归尾一钱　川金二钱　枳壳一钱五分　木香三钱　血丹一钱　紫金皮一钱五分　台乌二钱　身上脑前分两剂，用酒煮出药性，冷酒冲服，复渣再煎服。身上两服可愈，重者，再两服。

引经之药立后

伤头加： 防风二钱　羌活一钱　藁本一钱五分。伤胃呕吐加：藿香一钱　楂肉一钱五分　砂仁一钱五分。小腹伤，小便不通加：木香一钱　车前二钱　赤苓三钱五分。肚腹伤，大便不通加：黑丑一钱　大黄五分　桃仁五分。伤两胁加：胆草二钱　茜草三钱。伤背上加：秦艽三钱　青皮二钱　香附米（生研）一钱。腰上加：杜仲一钱　故纸一钱　川断一钱五分。两手加：桂枝一钱　羌活一钱　此二味春夏加一钱五分。两足加：牛膝一钱　五加皮一钱五分　木瓜一钱五分。两边加：白菊一钱五分　白蒺藜一钱　蔓荆子一钱。

前方十六味为末，照伤处汤头，无不应验。

八厘散： 治瘀血攻心，将死，灌下即醒。土鳖（三个）二钱　乳香（炙）一钱　然铜（火煅）二钱　碎补二钱　血竭一钱　归尾一钱　硼砂二钱　为细末，每服八厘，酒冲服效。

跌打损伤方： 人中白（不拘男女者）用炭火炼，红醋淬七次，研末，酒冲服效。又方：生蟹（小者三个，大者一个）揽热酒炮下，除蟹不用，酒下效。不论手足，伤筋，肿痛通用。又方：接骨疼痛，远行，筋骨节痛。土鳖　生半夏　草乌（同炒）然铜（火炼七次）一两　为末　每服三钱，酒冲服效。

打青肿： 生栀子（饼）罗面粉　酒糟　鸡子青　同捣搽之，拔伤愈。

退方打胎： 红娘子　青娘子　草麻子　花斑蝥　麝香　紫花　桂枝　必姜　吉性子（又名观音脂甲花子）加海马　此方不可乱用，共酒煎服，胎任立下。

太乙紫金锭诀

观五行： 凡医跌打损伤，必须先看五行，次观伤处轻重，再察生死穴道，后诊脉诀。凡看五行，先看面部。夫面者，先看鼻，鼻乃属土，带微黄色者吉，若深黄色者，不治。青色者，木克土也，亦凶。黑色者，土不能克水，脾胃受伤也。先用开胃散，再随症用药。凡看眼目，必须看此，看眼内有神无神，有神者易治，无神者必凶。去黑味混者，血积肝也，用洗肝散治之。双目紧闭，须看眼内。有伤者，用破血行肝之药主之。无伤，不醒（省）人事者凶。眼眶黑者令青，可治。凡看天庭，印堂汗出如油，不流不动，人不能言，遍身筋跳，气促如烟者，皆不治。或带微黄、微汗，身体发热气促，顺气凉血药治之。凡看唇皮上下四边，黑者不治，微黄、微红者可医。凡看满面纯红者，上膈受伤破血主之。满面青者，护心镇心、活血主之。面黄者宜养血活血、健脾主之。满面漆黑者，宜下宜破主之。不转色者，不治。满面微黄带气色者，亦有哮病，宜先利痰化痰顺气之药二服，再随症下药。看伤处轻重，或伤皮肤，虽重亦轻，用活血通经一二剂。或伤筋脉者，虽轻亦重，又有后患，可用宽筋活血主之。又伤骨者，虽未断，亦难愈，必须看明或破血，或壮筋可全。或腹内受伤上膈者，宜破血化痰行气主之。或下膈受伤者，宜下血散血，去淤主之。脑前高凸者，不治。大小二便不通者，不治。凡看生死穴，或伤天顶盖，囟门骨碎者，左右太阳骨碎，脑后健骨散者，天疸骨碎者，耳后一寸三分法肾骨耳根腮骨塌者，印堂碎者，天柱骨断者，结喉断者，皆不治之穴。两眉下凤凰科穴，损伤红肿高起者，不治。两手掌心肿起者，不治。胸前双乳下第一根骨对中，第二根对胁下，第三根胁中下，第四根五根标尖，第六根尽处，受伤重者，皆不治。心窝穴伤者，不治。穴下一寸五分，亦不治。脐下二寸，丹田穴伤者，不治。玉茎卵子碎者，不治。或伤双骨直下插花穴，手按之即晕者，不治。背后双搭手，骨内天聪穴伤者，难治。腰骨断者，不治。肾俞伤者，不治。八字骨开者，不治，恐成偏风。双脚心伤者，不治。

夫损伤者，从高处或屋上或树上坠下，须问左右平正跌之，或顺或倒。坠下倒者，待人扶定，踏低背心，用手掌打之，伐心顺转，宜用镇心散主之。若针骨断者，不治。或顺下者，恐伤心蒂吊断，面色黑青，满口白沫者，不治。如无此症，用护心破血，后用养血活血治之。或左右侧下者，左伤肺肝，宜养血活血。有瘀血者，宜破宜治之。肺宜顺气行血、消痰行气治之。或手仰下者，或俯脑下者，必有瘀血，宜破下。二便闭者，宜通之。或坐下者，恐血攻心，以致不救。或双肋筋别外骨节塌损，必须残疾。再问饥饱而下，饥下可救，饱下恐伤肠胃。人多好困，脾绝不治。不困者，吉用和胃活血主之。

治跌打，要分老幼妊妇，兼病不可乱治。凡老者受伤，宜养血活血、消痰补气主之。损伤诸症，壮实之人，宜破血去瘀下、散血治之。凡妊妇，宜安胎散胎气和血调气主之。或身发热，口渴不宁，不知疼痛，或遍身，此乃伤寒受伤，宜散风清血，以除外感，再看伤处症候下药。或高低跌扑，自不能言，不思饮食，以致好睡，唤醒又吃，后又睡，此为血闷。用护心散，活血汤亦可。或腹中疼痛，如无定处，此乃气凝，用顺气汤主之。凡损伤者过七日以后发大热，口渴甚者凶，从内烂出，渐阔无血，脓又无痂皮，此乃血气虚，故用人参活血汤送下。外敷生肌散、玉红膏亦可。不知伤，辨伤症。凡看损伤，难辨患处，先叫患人伸手于我，自能伸者，无重伤也。再将患人手扯之何处，痛者即是伤也。又看双脚能伸者，下身无重伤也。将脚扯之，照前同法，万无一失。

损伤脉症

诊有浮、沉、迟、数、洪、细，急促、慢弱。如洪浮大者，实一息四至或五至者易治，若九至十至，一日必死。再若急促，必伤于气，亦难治。沉细弱如丝者，不治。迟脉三迟二败一至，一息即死。若有失血之症尤可，大细约脉于病相应者吉，若不应者，凶。

以上看症辨伤，诊脉吉凶，后学医者，宜细详之。

夫损伤者，有新久伤处，有真穴偏穴，轻重伤。又有伤筋动骨，亦有骨节损塌，亦有骨断，亦有内外二伤，外者易见，内者难辨，先用此治之，立效。

接骨箭散：治刀伤，筋骨脉断者，用此敷上立效。血竭　象皮　乳香　没药　龙骨　土鳖　各制为末，敷之立效，服之亦可。

开胃散：治损伤，不思饮食，上膈积淤，用此主之。归尾　赤芍　青皮　乌药　厚朴　红花　荆皮　羌活　甘草　用酒煎服。

当归活血散：治损伤，不问上下，并皆治之。当归　川芎　赤芍　红花　荆芥　生地　川膝　黄草　猴姜　防风　甘草　酒煎服。发热甚者，水煎。疼痛者，加苏木。

大川芎汤：治头面俱肿，或有处不知痛处，用此方。当归　川芎　羌活　藁本　赤芍　防风　荆芥　白芷　甘草　南星　细辛　丁皮　酒煎服之。

桂枝汤：治双手受伤，或肿胀、疼痛，此方主之。归尾　赤芍　羌活　茜草　紫丹　加皮　木瓜　白芷　桂枝　甘草　酒煎服。

顺气汤：治脑胁损伤，促不闰者，用此方。归尾　赤芍　乌药　荆芥　陈皮　青皮　防风　枳壳　血竭　半夏　甘草　木香　另磨冲服，或青香煎服亦可。

清肝养血汤：治伤肝止血，用此方主之。当归　白芍　川芎　生地　血竭　五加皮　丹皮　赤芍　红花　香附　连翘　甘草　酒煎服。

顺气化痰散：治伤肺或气喘，用此方。羌活　当归　赤芍　南星　半夏　木通　黄芩　藕节　香附　君顺　甘草　酒煎服，加茅草根。又方：当归　红花　荆皮　川膝　玄胡　灵脂　苏木　赤芍　肉桂　茜草　羌活　益母　酒水煎服。

散风清血汤：治外感发热，口渴者。羌活　防风　荆芥　白芷　当归　花术　台乌　黄柏　木通　甘草　水煎服。

逐瘀汤：治腹中胀满，痛甚方。赤芍　灵脂　大黄　枳实　苏木　红花　故纸

玄胡　甘草　归尾　水煎服。

独活散：治腰痛背痛，天聪受伤。当归　杜仲　川芎　肉桂　红花　猴姜　川断　加皮　赤芍　苍术　甘草　羌活　酒煎服。

猪腰饮：治腰痛横伤，腰不时疼痛。杜仲　故纸　川断　苑沙　雄猪腰（同药酒者去药，酒腰服）一对。肾虚者，加杞子。腰骨塌者，加土鳖一对。煮服甚效。

活血承气汤：治损，大便闭方。当归　赤芍　红花　桃仁　大黄　枳壳　苏木　木通　丹皮　甘草　酒煎服。大便一顺，去大黄，加玄胡、五灵。

治小便不通：脑腹满，用之。归尾　赤芍　瞿麦　猪苓　红花　防风　荆芥　宅舍　甘草　琥珀（另磨冲服）小便出血，加干漆、灵脂，水煎服。

双宽散：腿脚损伤不能行，此症或成偏风，用此方。川断　加皮　肉桂　川膝　木瓜　当归　防风　防己　木耳　虎骨　川芎　猴姜　甘草　酒煎服。

活血宽节汤：治双脚损伤，不能行走。当归　牛膝　赤芍　川断　防风　乌药　桂枝　木通　灵仁　黄柏　加皮　鲜皮　甘草　酒煎服。

还童汤：治老人受伤及凌弱之人，并用之。当归　熟地　川芎　赤芍　猴姜　红花　木耳　加皮　淮膝　杜仲　甘草　酒煎服。妊妇受伤，加砂仁、益母、黄芩、香附、丹皮，去淮膝不用。

夺命汤：治皮破伤孔，或肉碎，不见血者用之。南星　防风　乳香　没药　当归　川芎　血竭　丹皮　生地　香附　白芷　甘草　煎亦可，为末亦可。

生肌散：珍珠　轻粉　螵蛸　石脂　寒水石　为末听用。

香园叶：同砂糖打烂，敷上立效。

煎药方：南星　防风　白芷　天麻　羌活　白附，水煎服。

治吐血断根神方：尖槟榔　广皮　白茯苓　甘草　共为末，酒冲服。

损伤先服之药：必须带表去风为要，次服损伤为妙。南星　白芷　红花　紫草　羌活　防风　丹皮　荆皮　生地　川加皮　枳壳　乌药　甘草各六分　水煎服。

损伤没药：治远年伤。紫荆皮　当归　桂心　川芎　白芷　没药　乌药　红花　苏木　甘草　川加皮　乳香　血竭　独活　羌活　珍珠连　蒙草　为末。如远年痛不止，加珍珠、琥珀。头痛不止，加倍川芎，水煎服亦可，老酒送亦可。

打伤没药：川归　大茴　肉桂　红花　苏木　乳香　川加皮　血竭　没药　桃仁　乌药　羌活　牛膝　甘草　白芷　连翘　虎耳朵　红仙骨　自然铜　骨碎补　紫荆皮　为末，每服一钱五分，好酒送下。忌房事、奚鱼煎炒、生冷发物。

跌伤骨折：天灵盖（炭火炼透，存性为末）　每服二钱，黄酒送下，被盖暖为妙，后服一锭金。

一锭金：乳香三钱　没药三钱　小茴（炒）五钱　川归五钱　朱砂三钱　自然铜（醋炙七次）三钱　为细末，好酒送下三钱，能进饮食，生肌。

破伤风：不怕刀斧跌打。南星片（姜汁制透）　防风外加半分　为末，酒调，数服即愈。炼存性，入前二味，为末，敷患处即消。又方：纸燃　或大灯心　麻油浸透，点烧痛处，其肉即生，不用药敷。口上或流出黄水，其肿即消。

损伤方：常用极验。小南藤，此藤阴山有，如柳叶相似，梗如粗铁条，勿青，或一根发起，有两三根发起，亦有四五根发起。或靠山，或靠石壁，或一根发起，第二根发在本身边，必缠先发一根，两开者亦不缠。遇薪柴亦缠，不趾者一钱，深山里密生，阴山亦有生，此等药为上好。川加皮根　紫荆皮根　土牛膝根　四叶抖　地苏木（即茜草）　天竹根　干果根（大叶者用，小麦、干果不用）　金苍耳（又名野芥，荠菜同，根黄色，耳相似，老者飘落水者如金苍）　九重葛根（此药又能治痰、垂杨毒疮与手痛四者）　野苎根（好苎子飞外山者为野苎根，人家种者不用，山上堪边者不宜用，叶子皮大不相同不用）　大叶毛藤根　凶者加山楂根　前药量人大小加减，或大或小，用时生酒，或好酒，或淳酒煎煮服之，盖出汗为度。

护心散：外科通用。乳香（炙）三钱　没药（炙）二钱　川归（酒浸）二钱　白芍（炒）五钱　白芷三钱　明雄（炒）三钱　朱砂二钱　甘草一钱　绿豆核（阳纸炒去油）二两　细末，酒调服。

五虎丹：能护心，亦能复生，肿毒通用。土砂鳖虫　陈灰厨虫（即干茅内生的地神）　蚯蚓（白胫者佳）　上树国鸣（即小蛤蟆）　青竹蛇（糟尾不用）　为末，好酒服下。

损伤折骨：俱治神效。红花五钱　海马四对　血竭一两　细辛一两　川芎五钱　麝香五分　川膝三钱　然铜五钱　云苓五钱　菟丝子五钱　生地三钱　儿骨五钱　桂枝五钱　三七三钱　龙骨五钱　鹿血六钱　枳壳五钱　凤凰衣五钱　铁力子二钱　虎骨（煅）一两　羊血五钱　土鳖四对　官桂三钱　乌药三钱　猴骨（煅）一两　山羊血五钱　五加皮五钱　当归一两　乳香五钱　没药五钱　木香三钱　甘草　为末，冲酒服一钱五分，药引列后：头，果木、当归。手，桂枝、加皮。胸，桔梗、青皮。肚，赤芍、小茴。腰，杜仲、大茴。脚，牛膝、木瓜。小便，小木通。大便，大木通。酒煎，冲末送下。

壮筋骨药酒方：当归身　淮山药　远志肉　川杜仲　五加皮　白茯苓　熟地黄　川牛膝　牡丹皮　益智仁　川郁金　枸杞子　骨碎补　虎胫骨　元眼肉　净砂仁　好酒十斤　用袋将药盛贮入内，煮熟为度，退火七日，再服。

跌打末方：南星一两　白芷五钱　防风一两　为末，每服一钱。

损伤伤骨：俱治。五加皮（酒炒）一两　归尾（酒炒）一两　紫荆皮一两　马蹄香一两　地苏木一两　赤芍八钱　草乌头（姜制）六钱　茅廷根一两　地桑子（酒炒）一两一钱　落得打（童便炒）五钱　假象皮（酒炒）五钱　凤毛草五钱　土牛膝八钱　大麦梗根八钱　臭头连根五钱　上乳香（炙）五钱　没药（炙）五钱　防风八钱　百草霜五钱　威灵仙一两五钱　桂枝八钱　香附子二钱　川断（童便制）八钱　骨碎补

（酒炒）八钱　香白芷五钱　共末，酒服。

全身受伤疼痛不止方：防风　三七　桔梗　枳壳　甘草　红花　白芷　没药　丹皮　荆芥　滴乳　前胡　熟地　倘嗳气不来加：杏仁　黄芩　木瓜　牛膝　米仁　酒煎服。

头上受伤方：防风八分　丹皮一钱　木瓜八分　红花一钱五分　桔梗八钱　甘草五分　荆皮一钱　羌活一钱二分　白芷八钱　灵仙八钱　瓜皮一钱　三七五分　枳壳三分　酒煎服。

手上受伤：防风一钱　荆芥一钱　天麻一钱　姜虫一钱　川芎八分　白芷七分　碎补二钱二分　羌活一钱　灵仙一钱　枳壳一钱　金皮一钱　青木香一钱　桂枝二钱　秦艽一钱　独活一钱　甘草五分　酒煎服。

伤骨俱治：归尾一两　牛膝一两二钱　川断八钱　碎补八钱　乳香五钱　没药五钱　龙骨五钱　虎骨一两五钱　马蹄香八钱　五加皮一两　荆芥八钱　紫金皮一两　青木香八钱　白蜡八钱　防风八分　栀子一两三钱　细末，每服一钱二分，酒冲下。

胸前受伤：防风一钱　白芷一钱　桔梗一钱　归尾一钱二分　红花一钱二分　青木香一钱五分　枳壳一钱　乌药一钱　川芎一钱　碎补二钱二分　三七五钱　甘草三分。

胁中受伤：枳壳　防风　木瓜　红花　白芷　青皮　芥子　羌活　归尾　木香　川芎　灵仙　甘草。

腹里受伤：防风六分　赤芍五分　丹皮一钱　瓜皮八分　桃仁一钱五分　三七胃口开，加郁金、枳实、好桂皮。

小腹受伤：通草一钱一分　小木通一钱五分　蚯蚓一钱　青木香五分　丹皮一两五钱　红花一钱三分　三七三分　防风八分　乌药八分　木瓜二分　扁竹一钱二分　荆芥一钱　王不留行八分　黄柏八分　甘草三分。

足上受伤：牛膝二钱　木瓜　苡仁一钱六分　马蹄香　乌药八分　红花一钱　加皮一钱　荆芥一钱　归尾二钱　灵仙一钱　狗脊一钱二分　酒煎服下。

肩背受伤：羌活一钱二分　薄桂一钱二分　归尾一钱　赤芍一钱　枳壳一钱　三七一分　灵仙八分　附片一钱　抚芎一钱　甘草三分。

腰上受伤：牛膝一钱　赤芍八分　杜仲一钱五分　桔梗八分　乌药五分　桃八分　故纸一钱　当归一钱五分　秦艽八分　甘草二分　枳壳一钱　狗脊一钱二分。

心闷不知人事方：南星　石菖蒲　当归　防风　川芎　瓜蒌子　朱砂　甘草　水煎服。又方：青丰　南星　广皮　苏叶　荆芥　半夏　白芷　全虫　桔梗　细辛　赤芍　川芎。

破损臭烂方：蝉蜕一钱　荆芥一钱　全虫三个　归尾一钱　黄芪一钱　甘草五分　黄柏一钱　防风一钱　细辛八分　银花一钱　大腹皮一钱　连翘一钱　用豆腐切片煮

药，将豆腐贴之，其效如神。

破伤风：羌活二钱　细辛一钱　全虫一钱二分　红花一钱　桂枝一钱二分　归尾一钱　南星一钱二分　灵仙一钱　麻黄三分　青木香一钱　川芎一钱二分　防风一钱　甘草三分。

血不止：蒲黄炒　黑栀子　陈棕炭。

听夹打不死：红花一钱　苏木八分　桃仁八分　牛膝八分　丹皮一钱　赤芍一钱　甘草一分　枳壳八分　大黄一钱　此药不可乱用，用至五钱止，生酒煎服，盖暖为妙。

四五日不能撒尿粪，此方甚美：杨柳根白皮（去外苦皮）　旧陈棕（烧存性为末）临时冲入，将柳皮捣烂，酒煎，冲棕末服之，盖被出微汗即通。

又仙方：小便不出。土狗（生捣）　冲酒服，即通如神，再服损药。

跌打损伤，肿痛血闷及污血大效：大黄（此味不可乱用，生死何如，观人虚实）一两　当归（或归尾）五钱　桃仁五钱　苏木（渣）四钱　丹皮四钱　老酒一碗，入童便煎，空心服，泻下污血即效。

跌打通：极重，大小便不通，瘀血不散，肚腹膨胀，上攻心，腹闷心闷，闷乱至死。先服此药，打下死血，方可服损伤药，不可用酒煎，量人虚实而用，妊妇、小儿勿服。大黄二钱　芒硝二钱　枳壳二钱　厚朴一钱　当归一钱　陈皮一钱　木通一钱　红花一钱　苏木（渣）一钱　甘草五分　水煎，热服，以利为度。

跌打损伤：松树秧三四寸长者，取三百根，将一半用生白头酒捣细煮服，盖被取汗；另一半，用小鸡一只四五两重去毛，同松秧捣碎为泥，又加盐、生酒糟，全捣敷上。老是伤骨用杉树皮缚扎，松秧酒常服亦可。或损伤药常服定痛，痛放开。有人言，热早米饭同捣。

跌打单方：芙蓉根皮（微捣）　生好酒浸一日，再煎服。被厚盖，身俱痛为妙。可常断根，此药只可常服最妙。

一方：量人虚实、大小、老幼，减而用之。但前后方不可分数，一定而行。苏木（渣）　归尾　桃仁（去皮尖）　红花　赤芍　木通（小便行，不用）　车前（炒同上）　木瓜　枳壳　甘草　防风（高坠下必用）　紫金皮　茜草（即地苏木）　川加皮　青木香　延胡索（炒去）　丹皮　牛膝　大腹皮（腹胀加用）　瓜蒌子（有痰用）　杜仲　香附子　各加减分明，生酒煎服。

接骨收攻方：四味仙丹兵险症，任他跌打有何妨，肠断接节神仙效，珍珠传授琥珀功。见血水来即止痛，落得象皮不破风。陈松香末三钱　雄黄二钱　血竭（炒）三钱　没药（炙）三钱　珍珠一分　琥珀一分　象皮一钱五分　为末，敷之即收口。

损伤膏药：红花一两　大黄一两　川乌一两　南星一两　葱头二两　半夏一两　赤桂一两　生地一两　川柏一两　百草霜二两　生姜八分　川归一两　细末，麻油二斤，熬至滴水不散，再下细末微熬，再下陈松香八钱，调匀成膏听用。凡损伤风气逢阴天寒冷有痛，贴之无不应验。

损骨膏：川乌（煨）四钱　乳香五钱　黄香六两　当归七钱五分　古钱（火煅酒淬七次）三钱　木香　碎补五钱　没药五钱　川芎五钱　共为末，香油一两，米和末成膏，贴患处，如骨碎节断，贴之后，续如初。

白膏：专治跌打，刀斧损伤，诸毒。白及一两　樟脑四分　芸香四钱　轻粉三钱乳香三钱　没药三钱　儿茶三钱　片脑五分　各另细末，雄脂六两，化开先下，白及次下，芸、樟六时取出，离火又下乳没，候冷又下轻粉、片樟脑，搅匀，将患处洗净，贴之神效。

麻药方：南星　半夏　川乌　红蓼草（阴干）　野乌子（俱生科）　推车汉（阴干，即推粪虫）　为末听用。

万应灵仙膏：治跌打、风气、肿毒俱效。乳香一钱五分　荆芥三钱　紫荆皮二钱防风三钱　没药一钱五分　全蜕三钱　苍术三钱　川芎三钱　碎补三钱三分　苦参三钱　全当归五钱　木瓜三钱　川断三钱　半夏三钱　生地三钱　白蔹三钱　川乌三钱三分　细辛三钱　银花三钱　白及三钱　红花三钱　儿茶二钱三分　全蝎三钱　羌活三钱　大黄三钱　血竭三钱三分　白芷三钱　南星二钱　灵仙三钱　香附子二钱　独活三钱　乌药二钱　蜈蚣五条　草乌三钱三分　赤芍三钱三分　青木香三钱　大腹皮三钱　象皮三钱　秦艽三钱　连翘三钱　甘草一钱五分　石菖蒲三钱　天麻三钱　石南叶三钱　川柏三钱　角刺三钱　山甲三钱　广七三钱三分　官桂三钱三分　牛膝三钱　加皮三钱　丹皮三钱　紫草二钱　玄胡三钱三分　山慈姑三钱　寄奴三钱三分　海风藤三钱　紫草地丁三钱　黄草地丁三钱　土茯苓三钱　鳖甲二钱三分　蛇蜕一条麻油三斤半　将药煎黑去渣，煎滴水不散，正离火，下黄丹，收油成珠为妙，每油一斤下黄丹半斤。

万宝应仙膏：冰片四分　黄蜡三钱　半夏五钱　柴胡五钱　灵仙五钱　南星五钱木瓜四钱　麝香三分　药珠四钱　血竭四钱四分　乳香四钱　白蜡三钱　轻粉四分川芎五钱　川乌五钱　桂枝六钱　羌活五钱　巴豆四钱　白芷五钱　防风一两　象皮三钱　牛蒡子六钱　银花一两　细辛五钱　山甲（炒）五钱　乌药五钱　蜂房一个赤芍四钱　木香六钱　苍术六钱　三七六钱　牛膝五钱　牙皂四钱　僵虫五钱　黄芩四钱　蜈蚣五钱　全蝎五钱　香附四钱　大麻子四钱　当归五钱　官桂二两　花粉五钱　槟榔五钱　熟地五钱　草乌五钱　秦艽五钱　小生地五钱　角刺五钱　石菖蒲五钱　血余一团　甘草五钱　紫苏四钱　天麻五钱　黄丹二斤半　麻油六斤半　没药四钱　同前煎法。

膏方：贴损伤、风气、肿毒等症效。紫金皮一钱　川乌一钱二分　乳香一钱五分红花一钱五分　草乌一钱五分　没药一钱五分　广七一钱五分　土茯苓一钱二分　乌药一钱二分　轻粉五分　桑白皮一钱　白蔹一钱五分　白及一钱五分　蜈蚣七条　阴

茜叶五分　象皮七分　秦艽一钱二分　石菖蒲一钱二分　血竭一钱五分　天麻一钱五分　川断一钱五分　儿茶一钱一分　灵仙一钱一分　碎补一钱五分　赤芍一钱二分　全归一钱二分　苍术一钱二分　狗脊一钱二分　生地一钱二分　大黄一钱五分　石斛一钱一分　石南藤一钱　苦参一钱五分　南星一钱五分　寄奴一钱一分　抚芎一钱二分　半夏三分　何首乌一钱一分　三棱五分　䗪虫一钱一分　海风藤一钱　蓬术五分　羌活一钱二分　防己一钱二分　角刺一钱五分　山甲一钱五分　独活一钱二分　青木香二钱　照煎同法。

膏药方：三七五钱　冰片一钱　乳香一两　没药一两　防风五钱　银花五钱　赤芍五钱　全蝎十五个　红花五钱　荆芥五钱　全蜕十五个　连翘五钱　秦艽五钱　羌活五钱　当归五钱　蜈蚣十条　血丹二斤。

疯气：通身疼，骨节手指节俱红肿，一身不能移动，甚痛。此药验过。川断五钱　川附子五钱　苡仁五钱　宣木瓜四钱　何首乌七钱　防己五钱　粉草二钱　全当归五钱　川牛膝一钱　川杜仲八钱　石斛六钱　川独活五钱　川羌五钱　川加皮一两　川乌一钱半　草乌一钱五分　白芍四钱　兆五味三钱　生好酒二十斤　将药装麻布袋内，吊入酒坛，煮至一炷香为度，退火七日，每日服三四小杯，空心服。早、中、晚三遍，不可多，忌荤腥、火酒。

治头破伤方：香园叶同砂糖打烂敷上，后服煎药。

煎药方：南星　防风　白芷　天麻　羌活　白附子　水煎服。

阴症方：龙黄栗　壁喜窠　共烧灰，酒送下。

治干杨梅疮方：铜绿　黄柏　大黄　樟脑　石膏　麝香　冰片　细末，菜油调搽，煎药列后。

煎药：车前　木通　甘草　土茯苓　夏枯草　金银花　酒煎服。

水杨梅：均佩　桑木灰　白蜡　紫草　大黄　麝香　冰片　为末，菜油调搽。煎药照前。

神仙碧玉膏：治杨梅结毒，溃烂脓臭，疼痛不饮，臁疮等症，但效。轻粉一两　白占五钱　乳香（炙）三钱　没药（炙）三钱　樟冰二两　雄猪脂五钱　脂、占二味熬化，内入前药和匀，放水内待冷取起，用时将指甲挑起，放手掌心搓化，摊油纸上，患处葱汤洗净，再贴。

结毒紫金丹：咽喉鼻破，诸方不效，必用效。治远年近日杨梅结毒，骨节疼痛，腐肉烂臭难闻。龟板（酒炙佳，黄研细末）二两　石决明（炼，童便浸，研末）二钱　朱砂二钱　细末，饭捣丸如米大，每服一钱，看患上下，食前后酒送下。腐烂，土茯苓煎汤下。重者，四十日愈。

绣球丸：治疥疮、脓窠、烂疮，痒无度者效。冰片　轻粉　川椒　枯矾　水银　雄黄各二钱　共末，大桃肉一百粒，另研，同枫肉前末共捣和匀，加柏子油一两化开，和药作丸，圆眼大，于疮搽之。

三仙收功接乳：三仙丹三钱　梅片三分　乳香五钱　原寸一分，共研细末。

通关散：治跌打先锋。防风五钱　公丁香五钱　北细辛五钱　七角巾五钱　广陈皮五钱　共研细末，吹入鼻内，进通关急救，即愈。

万灵丹方：正川朴　川羌活　槟榔片　炒枳壳　北丰玉　广陈皮　香白芷　炒苍术　香菰草　紫苏梗　制香附　乌姜片各三钱　共细末，姜汤送下。又方：山楂核　赤茯苓　广文术　广青皮　川山朴　大川芝　炒月芽　北细辛　黄精子　全洲曲　甘草梢　煨草果　净伏毛　北杏仁各三钱　共末，姜汤送下。

损伤丹方：蓝田七　川羌活　乡赤桂　天台系　双海马　制香附　制伏水　全当归　威灵仙　红花尖　骨碎补　广苏木　上血力　炒枳壳　北细辛　桃仁尖　上土鳖　吐丝饼　过山龙　灵北茂　正淮山　川六汗　西党参　大元枝　原杜仲　焦白术　广陈皮　自然铜　结云苓　炙甘草　上元寸二分　破故纸　当归尾　净玉活各二钱　共末，好酒、白糖双冲服。

喉结方：云连　西豆　苏薄　硼砂　甘草　青胆　四六　中黄　建代。

生肌方：熊胆　雄古　寸香　血竭　鹅不食　明雄　正连　明石　龙黄　宜片　朱砂　珍珠。

目疼方：通用。西月　齐粉　元寸　花香　四六　元粉。

经通方：通用。天麻一两　香附八钱　北翘一两　金定八钱　双花一两　虫蜕五钱　蒙石二钱　荡前三钱　飞朴四钱　大黄三钱　枳壳五钱　前仁三钱　夏曲一两　赤芍一两　甘草二钱　北细辛五钱　荆芥一两　前胡一两　依序酒欠为丸，朱砂为衣。

大麻风第四十八保安万灵丹：麻风用接治。茅术八两　全蝎一两　石斛一两　明天麻一两　当归一两　炙甘草一钱　羌活一两　荆芥一两　防风一两　麻黄一两　北细辛一两　川乌（汤泡，去皮）一两　何首乌（汤泡，去皮尖）一两　明雄黄六钱为细末，炼蜜丸，弹子大，每药分作四份，按一两作九丸，三等做下。

麻风酒方：通用。防风　当归　虎骨　秦芄　羌活　苦参　牛膝　僵蚕　松节　鳖甲　苍术　枸杞子　白茅根各三两　蓖麻子仁一两　用好雪酒二十五斤，用药袋盛，浸酒内封坛，煮香二枝，取起，水内浸一伏时，取服数杯，自效。

黄连解毒汤：疗毒用。黄连六分　黄芩一钱　黄柏一钱　山栀一钱　连翘一钱　牛蒡子一钱　甘草一两。

疗疮没药方：白矾三钱　葱白七茎　共研作丸，酒下。

内托散：脑疽发背用。白芍一钱　黄芪一钱　川芎一钱　当归一钱　防风一钱　桔梗一钱　花粉一钱　银花一钱　肉桂五分　白芷一钱　乳香五分　没药五分　甘草一两　西党一钱　共研末用。

万灵丹方：白川朴　川羌活　山香核　槟榔片　炒枳壳　庆文术　广陈皮　川三

棱　香白芷　炒苍术　炒月芽　香茹草　紫苏梗　甘草梢　制香附　乌药　净茯毛各二钱　共细末，姜汤送下。赤茯苓　花青皮　大川芎　北细辛　全草曲　煨草果　北杏仁　合前头一起。

又方：扬花疮、杨梅疮行用。西庄二钱　扫盆二钱　川蛉二条　同六五钱　三仙丹二钱　明矾五钱　川连二钱　淮米二钱　黄柏二钱　明雄五钱　共末，水油调搽。

又烂脚方：甘石二钱　扫盆五分　明雄五分　广香五分　海蛸二个　乳香八分　儿茶二钱　明矾八分　共末，水油搽。

治杨梅结毒兼医烂脚神效：飞石一钱　净红粉一钱　飞朱砂五分　净扫盆一钱　元寸香五分　元珠竭八分　大泥二分　川黄连一钱　红竭珠八分　古铜绿二分　用油调搽。

吐血药丹：里元参一钱　陈皮一钱　甘草一钱　香附一钱　焦术一钱　杏仁一钱　羌活五分　苍术一钱　细辛五分　生地一钱　双白一钱　当归一钱　牡丹一钱　北风一钱　黄芪一钱　天门冬一钱　知母一钱　地榆一钱　莲子为引。

煎药方：治杨梅。车前二钱　木通二钱　甘草五分　土茯苓二钱　夏枯草二钱　金银花二钱　共酒煎服下。

保命复生仙丹损伤打药：珍珠二钱　琥珀三钱　孩儿骨三钱　朱砂二钱　元寸二分　四六三分　再仙丹少许　又加百草霜二钱　共研末。

听夹打不死，四五日不能撒尿粪，心气：风科四钱　乌梅四钱　广皮四钱　红枣三个　荔枝三个。

黄疸病：尖槟榔五钱　神曲（炙）八分　皂矾六钱　明苍术粉七钱　粉草一钱　海金沙二钱　丁香皮六钱　衢陈皮八钱　香附米六钱　白米仁五钱　大腹皮五钱　紫厚朴八钱　净砂仁七钱　乌药八钱　红枣一个　去骨合丸，每服五丸。

蛇头方：石斑鱼配，山东酒糟合，治诸般肿毒出脓，久不收口者用。市巴树皮刮去外粗皮，取内白皮不论多少，晒干为末，用水调成膏，涂四围，自然收口。

棉花疮：百草霜四两　胆矾二两　白矾二两　水银五钱　将三味入水银内并研，以不见水银为度。分作七处，用香油和成块，每用一块，手心脚心，前心后背，不论已发结毒，如此七日，并效。

用千里光：轻粉　冰片　杏仁　陈京墨　血丹　凤凰胎　猪油调涂。

吃药方：白芷三钱　山甲四钱　大黄五钱　牙皂四钱　槟榔五钱　贝母五钱　细茶四钱　共为末，白酒调下。

十四味羌活汤：煎服。防风　荆芥　羌活　连翘　桔梗　川芎　白芷　生地　归尾　银花　槟榔　各五钱　蝉蜕十个　蜈蚣（去头）二条　甘草四钱　四剂，忌风。

毒蛇咬、蜈蚣咬：用土天南星一个，将竹刀锉开，在患处擦上，吃二食饭之时，待血水出，即愈。

古账：广木香　白芷　陈皮　山楂。

良印拳付古草方：萝卜子　广皮　木瓜　青皮。

付敷药方：下林付。生南星三钱　乳香一钱五分　红花三钱　香白芷三钱　没药一钱五分　皂角三钱　川三七五分　共研细末，麦麸敷，好酒调良。

治小儿惊风：用青蒿捣汁，和水飞朱砂少许，乳汁送下盆黄汤。陈皮一钱　丁香二分　青皮五分　诃子五分　炙甘草五分　用水煎服。

羌活膏：治小儿风寒，外感内积，发热喘促，咳嗽痰延，潮热搐搦。人参　羌活　独活　前胡　川芎　桔梗　天麻各五钱　薄荷　地骨皮各三钱　生草二钱　蜜丸，芡实大，每服一丸，姜汤送下。

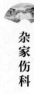

《外伤科》

化痞方：麝香二分　天竺黄七分　木鳖子七分　阿魏七分　儿茶九分　红花九分　姜蚕（洗）一钱　归尾（酒洗）一钱　茅皂一钱　甘草一钱　芦荟一钱　穿山甲（炒）一钱半　大黄五钱　共为细末，每服九分，木香汤送下，外贴膏药。

痞块膏药方：大贝母子肉四十个　大杏仁四十个　广木香三钱　象皮（油炙）三钱　乳香三钱　没药（炙）三钱　儿茶三钱　血竭三钱　陈皮三钱　轻粉三钱　铜绿一两　香油二两　冬月加油二两，共为细末，先用松香一斤熬化去渣，入药在内，共捣如泥，新饼成之听用。

乌发方：五倍子（焙黑）一钱　榆面三分　绿矾半分　食盐半分　先用淡盐汤水调药内水中蒸熟，用皂角水煎洗净，须药过夜，早起洗去，连搽三夜即黑。火酒调药夜间搽之，又能助兴。

补心丹：白术一两半　小茴香五钱　沉香三钱七分　当归一两　胡芦巴一钱半　人参一钱半　黄芪（蜜水炒）五分　制附子二钱半　白芍五钱　木香一钱七分　故纸（盐水炒）一两　丁香三钱七分　共为细末，山药四两打面糊为丸，外以朱砂为衣，每服一钱五分，白汤下。

比金膏：硇砂　雄黄　白矾　生南星各五分　麝香一分　研成细末，用竹针刺破，涂药少许，立刻黄水出而疮即愈。治疗疽恶毒等疮，未成者即消，已成者即拔去毒，即溃出。

红君散：治疮口不敛。寒水石（烧红研末）二两　黄丹五钱　共为细末，搽入疮口，止疼痛、去恶水、生肌长肉如神。又方：秦艽为末，搽入疮口即合，如神。

槐角丸：治内外痔并五种肠红下血。槐角（去根炒）一两　地榆　当归（酒炒）防风　黄芩　枳壳（面炒）各五钱　共为细末，酒糊成丸如桐子大，每服五十丸，米汤下。如外痔长出者，用槐花煎汤常洗亦效。

麻药方：川椒　草乌　南星　蟾酥各等分　共为细末，敷止肉上，不知痛痒。

代针丹：治一切肿毒，有脓未破者，将湿纸盖肿上，先看干之处，疮头上用药一小粒点之即破。新石灰　木柴灰各六两　牡蛎灰一两　三味合一处，用井花水三碗共熬数滚，以棉纸二层放在笊篱内去渣，取汁熬一杯，入硇砂一钱，锅内汁焙干，用刀刮起，入磁器内盛之，疮不拘大小可用，待脓水出尽，外用生肌散，长肉收功。

治火烫不收口者：用一二十年陈谷子，瓦上煅灰存性研末，冬间用麻油调敷止即好，暑夏用雪水调敷亦好，此方神验。

大便不出神验单方：用青菜五斤在锅内煮烂，连水取出放在净桶内，坐在上不泻气一个时辰，大便即出，不怕二十三日者亦能通便，真仙方也。

肌疳疮方：能治绣球疯，三日即好，亦能拔毒清良也。黄柏末　青代各等分　天花粉（加倍）共为细末，又加冰片少许，用真菜油调搽。

口疳方：用枣子去核，用泥包枣子在内，在火上煅过，存性研末，加冰片少许，吹入患处数次即好。

围药方：用闹羊花（炒）　白芥菜子（炒去壳）共为末，葱白头捣烂，加蜜调敷即消，须要安食之，即死不可入口。

小汤疝气方：荔枝核（焙黄色，研末）每服三分，大酒下。又方：鸡蛋黄同温水拔破，服之即效。

小肠气疾：用鹅蛋壳烧灰研末，每服一钱，酒下。又方：用连蒂老丝瓜煅灰，存性为末，每服三钱，热酒送下，盛者不过二三服即消，用土汲一大块烧红，用水泼过，将草纸五十张包裹患处，肚中吃饱，坐在土汲上熨热肾囊，消温去纸十张，再温又去十张，以不热为止，满身出汗，一次即好，永不再发。

治膈食方：用染坊内蓝靛水一盅饮之即愈。

害耳方：杏仁　石膏各等分，为末，吹入耳中即好。

脚指烂了方：白蜡二钱　冰片二分　研末搽之愈。

口噤不开方：白矾二钱　生姜一块　绞汁调灌即效。

蛇头脂方：雄黄少许　同糖、鸡粪调敷之就好。

白玉膏：甘草五分　煎数滚去渣取汁。用炉甘石一两放在银罐内，以武火周围申之，以烧红色取出，才入甘草汁内浸透，把火烧红炭又取炉甘石，喷出水入罐中，在火内申透，以七次为度，取起放在地下一夜，出其火气，倒出药，同冰片一分研末，用腊纸上将麻油湿之，以药在洒筛内筛在纸上，随多少剪来贴在患处，外用扎住，每张三日一换，真乃长肉之良方也。

疥疮药方：厚朴　硫黄　樟脑　枯矾各等分为末，用麻油调搽即好。治腊疮刮去毒血，连搽五日即效。

半丹：真胆黄二钱　天竺黄三钱　麝香五钱　冰片五钱　九套胆三钱　南星三钱　酥合油一两　蕲蛇（要一条）一两五钱　乌梢蛇五钱　姜蚕三钱　蝉蜕一钱　人参一两　白豆蔻五钱　丁香五钱　木香五钱　乌角一两　沉香一两　川贝母五钱　虎前膝（一对）七分　鹿茸（一对）七分　乳香三钱　没药二钱　琥珀四钱　血竭四钱　白附子二钱　两头尖三钱　川附子七钱　地龙（七条）四钱　砂仁二钱　玄胡二钱　羚羊角七钱　苍术一钱半　白术一钱半　菖蒲二钱　乌药五钱　厚朴五钱　川连五钱　川芎二钱　辰砂五钱　雄精二钱　柏子仁二钱　防风二钱　北细辛二钱　薄荷二钱　白

芥子二钱　玄参二钱　当归身二钱　淀粉二钱　明天麻二钱　安息香四钱　此药系外国来的，烧起能格邪鬼。此系半丹，只是蕲蛇要买整条方好，取头尾用，择天医吉日修合，共研细末，药品要道地，依雷公炮制炼蜜为丸，湿重一钱五分，将朱砂为衣，再贴金箔晒干，用蜡包藏。将治病用引开后，一治中疾不语，姜汤下一钱七分；口眼歪斜防风汤下三分；咽喉炎寒姜汤下半丸；小儿脐风薄荷汤下半丸；慢惊风痰涎雍塞，薄荷汤下四分；手足麻木姜汤下三四分，每日服二次；痰迷心窍姜汤调砂仁三分，药四五分下；大人小儿哮喘，每日姜汤调二三分下；痰咯不出，夜啼不止，灯心汤下一分；大人肥盛常有痰声，预防中风，每日姜汤下二三分。此丸共有四十九味，束郁详活经络，化痰搜风，安神宁心，固元气之药也，其功难于尽述，将蜡环护愈久更好，侍济人之危，其功大焉。

　　灵药方：名曰五仙丹。水银一两　白矾一两　火硝一两　皂矾七钱　食盐五钱共为细末，入大银罐内，放火炖干，取起倒合于大碗，四围将粗纸湿蜜土泥精调封口，洁净之所，鸡犬男妇忌，冲炕一地潭，再将松泥架住碗底，再用炉架照好银罐，将炭架在炉内，升线香三炷为度，须案五音，出火听用。又用红砒不拘多少，放旧瓦上炭火煅，白霜将尽，取起用一钱，白矾不拘多少，烧用一钱，乌梅烧灰二钱，三味同研极细，加丹一起研合。遇有痔疮，不论内外远近大小肛口，津润温手指，拈药于痔头上，痔身上搓一日，用药二次。初上药一二日即肿消，五六日出臭水，待臭水将尽，其痔干枯，不必上药。轻小者七八日脱落即好；重大者十日半月痊愈。但有此药，不论男妇，世上断无不愈之痔也。此药能治外科百病，在痔漏中未显全功，最能救人性命，数条开于后。一丁疮不论长在何处，百药不效者，甚至边身豆日俱肿，名曰走黄世上，竟无人可救，惟用此丹，一些寻疔起脚处，以良簪挑破四围，流出毒血，将丹填入缝内，其疔根或自跳拔而出，或化为败水而愈，余肿立消。一杨梅结毒不论俱结在何处，数年不愈，脓臭难堪，疼痛难嚜，此丹用冷水调搽二三日大效，六七日收功。一杨梅结于咽喉之内，名曰喉癣，疼痛，汤水难进，甚至喉咙等处烂穿流脓，命在不保，用丹五分、真青黛七钱研均，用管挑药吹入喉中，并破烂等处，二日内臭水臭涎从口中流尽，五日长肉收功。一顽癣生于颈项头面腰腹之内，以刀轻轻刮破，将丹用水调，手指搽癣上，其癣皮即发泡，三四日癣皮脱落，若十日半月尚未痊愈，如前法再搽，永可除根。一咽喉急症，不论乳蛾喉闭阴阳症，如肿疼异常，水米不进，用针在手背甲内（侧名少商穴）刺出毒血，以丹半茶匙，入好醋一碗内，鸡翎搅均，即以鸡翎蘸醋探入喉中，引出顽痰，务要将顽痰吐尽，再以丹半茶匙，加青鱼胆一分、冰片五厘、真青黛三钱研合，吹入喉中，一日四五次，倘喉中火蛾并高肿之处，用竹刀刺破，然后吹丹更妙。一头面鼻耳或天泡疮，或黄水疮及无名肿毒，破烂流水，以丹用水调，鸡毛搽即愈。一杨梅生两角内，或及肚门内，凡一切药点之不效者，以丹用猪脊髓调均，点之三次即愈。

杨梅丸药方：三仙丹药五分　番木鳖一钱　滑石五分　乳香五分　共研为末，面糊成丸，银珠为衣，每服三分，黄酒送下，空心服，服后食饭肉为妙。

三仙丹：水银五分　芽消八钱　明矾七钱　盛于铁锅之底，将碗合之，以醋油调泥封口，升三炷香取出火，揭起碗仰做候少良，坐水内片时。

一暴发无名肿毒方：用五仙丹药少许，生半夏加醋调均，将柳木笔点于毒头上即愈。

远年烂腿灵方：东胆　石膏　黄柏各三钱　加三仙丹一分　以真小麻油调搽即愈。

治发背：用人中白与麻油调治之。

移毒方：蜗牛　蝉酥　麝香各等分　为末，离毒五六寸，用银针挑破，将药用针引入，其毒即移于此也。

治臁疮：龙骨（煅过）三钱　黄柏（炒黑）三钱　松香（炼）五钱　轻粉一钱共为末，敷上即好。

秘授癣方：水银一两　白矾两半　硝两半　三味共升线香三枝为度，看霜去用三钱、硫黄一两，化倒石板上去毒，加白信一钱、雷丸五钱，用酒制过存性，加芦荟三钱、百草霜不拘多少，共为细末，用上上米醋调搽，七日痊愈。

治杨梅疮方：马前子三钱　苦参三钱　茯苓（土制）三钱　五加皮三钱　地骨皮三钱　酒水各一碗共煎服，如不愈，去五加皮，换地骨皮即好。

止血生肥散：治一切刀伤跌损见血，用此散即止生肌。半夏（生）　白芷（生）白及（生）各等分　研为细末搽之。先将鸟毛数根放于伤处，将药搽上，闭口即愈。

青鹅消卵散：治一切痔漏，初者三服痊愈，年远者三十服，永远除根，神效。青柿饼（连蒂带核炒）一个　鹅卵石（煅存性）二两　共为细末，每日早上空心滚水调服二钱，洗用金棉草，把焦根煎洗。

杨梅疮搽药方：麝香一分　冰片一分　水银一钱　乌铅一钱三分　朱砂五两　海螵蛸五分　共研末，将乌铅化开，再将水银一分落，致死取起，用前药共研为末，搽之即好。

天泡疮方：寒水石三钱　黄柏末三钱　研末，同丝瓜叶捣汁调搽。

水肿膨胀贴脐膏：大田螺四个　大蒜五根　车前子三钱　研末，共捣为丸，入脐内用布缚之，不过半日，从小便出水不止，二三服即好。

蛇窝疮方：用火药不拘多少，加硫黄五钱为末，在疮上之忍痛将药搽二三次即好。

京生散：治一切肿毒久不收口者，用此药立效。冰片三分　珍珠三分　儿茶五分朱砂三分　滑石粉五分　如下疳加黄柏末二分、陈白果三个，共为末，搽之即好。

臁疮方：贝母子三两　嫩松香（葱制）一两　黄蜡二两　血竭一两　铜绿一两冰片二钱　共捣千槌为膏作饼，三日一换，十日好。

口疮药方：冰片　牛黄　青代　白硼　辰砂　雄黄各二分　黄连　黄柏各二钱

研末吹口即好。

生肌散：治顽毒脓水不收用此散。珍珠粉二钱　儿茶二钱　冰片一分　麝香半分　轻粉二钱　牡蛎五分　共末取用。

取夫骨方：磁石（制过）三分　乳香　没药各三分　血竭　珀末各二分　共为细末，以膏药作条，插入疮口内，外用豆粉和贝母子调均鸡蛋白，调敷疮口，一夜内腐骨自出，后用生肌散。虎骨　猫骨　血竭　陀僧　磁石　大黄　儿茶各一钱　再用过街老鼠烧灰存性研末，加麝香少许，以膏贴之，即收口。

立效丹：治牙根舌上生疮作痛咽，以致语言饮食不便，用此丹。立明粉一钱　细辛一钱二分　川连五钱　研末，每用一匙，轻点患处，或新汲水调涂，或清茶送下一钱。

血疯臁疮方：葱　松香　水粉　石灰各等分　猪油锤成膏，贴疮上即好。

专治一切疔疮痈疽、发背附骨，服此不痛即愈。即痛以溃收口已成便愈。蟾酥（干者酒化）一钱　麝香五分　冰片五分　血竭一钱　胆矾一钱　乳香二钱　没药二钱　透明雄黄三钱　轻粉五分　铜绿二钱　朱砂二钱　寒水石一钱　天龙一条　蜗牛（去壳）二十个　研为泥，共为细末，将蜗牛和前药为丸，如绿豆大，朱砂为衣，每服二三丸，重者四五丸，又用葱头三个，令病人嚼碎吐于手心内，男左女右取裹，此葱白内热，酒送下出汗为度，倘人虚弱无汗，再服三丸即愈。

流火方：马兰子三十粒　当归五钱　金银花五钱　木瓜一钱　牛膝二钱　甘草八分　酒煎露一宿，早晨空心服，敷药五倍子为末，醋敷。

一切肿毒内硝方：柴胡二钱　玄参一钱　苦参一钱　青木香一钱　胆草一钱　连翘一钱　槐米一钱　生地二钱　升麻五钱　酒水各半，不见铁器盖口，煎服立效。

七厘散：治打伤。土鳖虫（新丸煅酒浸）一个　麝香二钱　乳香四钱　归尾（酒浸炙五次）一两　自然铜（醋煅七次）六钱　硼砂四钱　血竭四钱　没药四钱　大黄（酒伴蒸五次）四钱　骨碎草（酒浸炙五次）五钱　共为细末，每服七厘，酒送下闷汗一身即好。

下肛方：川乌　白干姜　百草霜　牙皂　皂角　磁石（醋煅）各等分　研为细末，井水调服，肛门即入。

发窍出血方：连翘一钱　栀枝八分　红花六分　丹皮八分　槐花（炒）　当归　生地　花粉各七分　升麻四分　川羌三分　香附　芎劳各三分　薄荷一钱二分　水煎服，若血不止，用见血愁、牛粪敷上即止。

四治丹：明雄黄（打碎，如果大绢包煮一夜）三钱　大附子　川乌　草乌各三钱　宫粉一两　川椒（拣开口者）一两　山慈菇（晒干为末）一钱　当门寸一钱　升麻一钱　共为细末，蝉酥（火酒化开）一钱，同药为丸，如绿豆大，或成条亦可，每唾津涂搽龟头上，如梦遗搽上莫洗，可保一切。牙疼咬于痛处，流出清水即好，如肿毒俱可搽之。

治玉茎生疮： 以牛蹄甲烧灰，油调敷之即愈。

治大麻疯仙方： 此方治人甚多，但须耐心服完，未有不愈者，连下药酒须半年始完。大风子肉（米泔水浸三日，浸以水煮烂捣成糊，以灯心盖面，清水浸三炷香炙）一斤　蝉蜕（去土净）一两五钱　姜蚕（断丝）一两四钱　川芎（酒蒸）一两五钱　川羌一两八钱　胡麻一两六钱　防风一两六钱　苦参一两八钱　白附子（酒炒）五钱　当归（酒蒸）五钱　七夕梨一两八钱　麝香三分　共为细末，以大风子肉糊为丸，如不壳，再以米糊凑之，如桐子大，每日三服，先饭后吃白汤下，忌盐醋，第一服。第二服，半饱服。川羌（用贵竹做，同以药入内，以泥封口，慢火煨，候竹黄色取用）二两　川乌一两　淮乌一两　荆芥二两　防风二两　全蝎（去毒）二两　苦参二两　胡麻二两　川连六钱　川芎二两　七夕梨二两　白附子（酒炒）二两　净牙皂一两　当归一两　麝香三分　大风子肉半斤　如前制药丸服，此数味药料俱要如法制过，不可草率，致于大风子，犹要精制，须要转甜味方妙。第三服，空心服。天麻（姜汁制）一两八钱　羌活二两　当归一两　丹皮一两　柏子仁（纸锤去油蒸）一两　防风二两五钱　麝香三分　七夕梨（酒炒）二两　苍术二两　秦艽一两五钱　续断一两五钱　苍耳子（去刺）一两　川芎一两　黄柏一两　米仁一两　川牛膝一两五钱　全蝎（制）一两　白芍二两　姜蚕一两五钱　儿茶一两　生地一两八钱　枯苓一两二钱　白附子一两三钱　冰片六分　大风子二斤　俱要依分两足，陈米糊为丸，俱依前制，每日三服饮之。

收功药酒方： 姜蚕　寄生　风藤　秦艽　续断　草乌　川乌　南星　肉桂　川桂枝　木瓜　牛膝　虎骨　石斛　加皮　防己　防风　羌活　威灵仙　甘草各四钱　枸杞子三两　杜仲　白附子　天麻各四钱　白术一两　苍术四钱　薏仁四钱　共享绢袋盛下，悬于坛内，入好酒八壶、烧酒三壶水内煮三炷香，取起埋于地下，三日退火毒，听饮。

仙方药酒： 专治手足不能动，或十二年、二十年疯在床上，用此酒神效。牛膝二两　川芎二两　羌活二两　草薢二两　秦艽二两　枸杞子（炒）五两　晚蚕砂（炒姜黄色，用绢袋盛之）二两　鳖甲（醋炙）一个　苍耳子（酒炒捏碎）四两　荔枝肉（蒸）八两　虎胫骨（酥炙）四两　前药用瓶盛好，每料用无灰酒一斗，以布袋盛药浸酒中封固，二七开坛，时时饮之，不可间断饮酒。以完取药渣同酒糊为丸，每日空心酒下五十丸，忌动疯之物。此药能治七十二种疯症，其效如神。

追疯丹： 治男妇远年近日风湿筋骨疼痛，半身不遂，左瘫右痪，四肢麻木，风邪入骨，手足拘挛，言语失音，心能行动，暴中风邪，不醒人事。又治中风、破伤风、小儿急慢惊疯等症。川乌（制）三两　川芎三两　赤小豆三两　甘草（炙）三两　麻黄（去节）三两　羌活三两　白芷三两　川附子（制）三两　香附（童便浸）三两草乌（去皮尖）三两　苍术（制）三两　南星（制）三两　首乌三两　白芍药三两　独活三两　细辛三两　地龙一两　茯苓一两　甘松一两　肉桂（去皮）一两　防风一两　天麻（酒浸）一两　没药一两　白胶香一两　白附子一两　乳香五钱　麝香五钱　全蝎五钱　沉香三钱五分　白术三钱五分　当归一两　朱砂（为衣）三钱　以上共三十二味，乳香、没药、麝香（另研），前药共为细末，炼蜜为丸，如弹子大，朱砂为衣，每服一丸，无灰酒下，无酒以茶化下亦可。小儿急慢惊疯，生姜五片捣汁，好酒化下。

追疯去痰丸：治诸疯痫症，二日一丸，后服不发。防风五钱　天麻（酒洗焙）五钱　姜蚕五钱　牙皂五钱　白附子五钱　全蝎五钱　木香（生用）五钱　白矾五钱　半夏六两　南星（一半矾水浸，一半皂角水浸，焙干用）二两　为细末，姜汁为丸如梧桐子，朱砂为衣，每服七八十丸，姜汤下。

金鸡丸：治中风瘫痪，半身不遂，此方日渐服之痊愈。凡人赖服二三料，可保一生无此症也，服者全好甚多，不必轻传。大生地一两　大熟地一两　史君子肉（去壳白净为妙）二十五个　川贝母（去心）三钱　米仁五钱　白茯苓（制过）五钱　土牛膝叶二两　以上七味，用老线鸡一只照常宰杀，去毛去肠，留肝胆，有力者加人参三钱五分听用。将前药入肚内用线缝口，盛瓦盆、盛锡盆，加开无灰酒半斤盖好，重汤炖烂，用淡酒送入，食鸡肉时尽将全骨俱留，再将加牛膝叶二两，同鸡骨并肚内之物，药捣成饼子焙干，研为细末，炼蜜为丸，早晚用酒送下三钱。症候已成，如左边半身不遂，属血虚，加当归五钱、川芎三钱；如右边半身不遂，属气虚，加嫩黄芪五钱、人参三钱、川独活三钱；若通身瘫痪，不能行动者，系气血两虚，加川、归、参、芪并用，凡人预服者照前方，不必加减。

金箍翠云绽：大青石（研）一两　铜绿（研）五钱　淀粉（研）五钱　白降丹（研）五钱　阿胶一两　用黑铅四斤，剪碎如米大，放在锅内将水浸着，煎至铅水一小盅，去净铅渣，再将阿胶入内熔化，将各药末和均为锭，外用金箔为衣，晒干，每用将乳香磨水，再将定子磨浓，用新毛蘸药敷上，即痛忍大毒三次痊愈，其功甚大，不可轻传。

保安万灵丹：诸毒可服。茅术八两　全蝎　石斛　明天麻　当归　甘草（炙）　川芎　羌活　荆芥　防风　麻黄　北细辛　川乌（汤泡去皮）　草乌（汤泡去尖）　何首乌各一两　秀明雄黄六钱　共为细末，炼蜜为丸，如弹子大，每药一两，分作四丸，一两分作六丸，一两分作九丸，三等做下朱砂为衣。

枯矾散：治脚了内作痒，后湿烂或足底弯曲处痒湿出水者。枯矾　石膏（煅）　轻粉　黄丹各三钱　共为细末，以温汤洗净搽之。又方：五倍子（炒）　苍术（为末）　枯矾（少加）　搽之立效。

腮漏方：乌梅肉（捣烂）　麝香一分　贴上取管即愈。

神秘丹：治牙疼立止。真川椒　雄黄　蝉酥　麝香　荜茇各一钱　共为细末，以枣肉拌药为丸，如黍米大，塞一丸于患处，其虫化为黄水。

碧绿膏方：麻油一斤　生地　黄柏　当归　白芷　共下油煮，以后下黄蜡二两五钱、铜绿五钱收用。

风损膏：能治跌打损伤。松香一斤　桐油半斤　葱管黄捣为汁一大碗，火炼成膏听用。

拔疔膏：蓖麻子一两　杏仁五钱　铜绿二钱　巴霜一钱　共打成膏用。

万应膏：黄连一钱二分　当归一两　铜绿三钱　生地一两　槐米一两　白芷五钱　乳香二钱　没药二钱　胎发二钱　麻油十二两　桐油四两　将桑炒黄色，加冰粉六两收用。

铅汞散：治一切疳疮鱼口等症，蛀虫甘坏烂蚀，长肉舌头咬的亦痊愈。乌铅一钱熔化入水银一钱，化均取出候冷，研为细末，加轻粉一钱、煅过净寒水石三钱、冰片一分，共为细末，搽上疮口，先用葱头花椒汤洗熏，再搽药，加乳香、没药。

脓窝疥疮方：油烛五钱　轻粉八分　花椒三分　茶叶二钱　明矾五分　水银一钱水银将茶叶制，共为细末，煎存块搽三日痊愈。

瘰疬不收口：用生薄荷末、飞丹少许吹入即愈。又方：夏枯草熬膏，贴之即好。

治半身不遂口眼歪斜：人参一两　黄芪二钱　当归三钱　半夏一钱　白术五钱甘葛八分　甘草四分　红花四分　枝桂五分　水二碗，加姜三片、大枣二枚煎服，此症人多用症气药治，殊不奏效，此方调理气血，故获速效，分两不可加减。

药线方：元参一两　甘遂三钱　明矾一钱　江子十粒　红娘子十个　斑蝥十个冬花二钱　白信三钱　白青水线二两，煮干听用。

汗班方：陀僧八分　枯矾三分　黄土八分　人言四分　共末醋调搽。

治大小子：皂子肉三两　大茴香　小茴香各五钱　共为末，每服二钱，空心酒下。又方：大茴香　小茴香　川芎　橘核　荔枝核（煨过）各等分为末，空心酒下。

一青膏：治染须发极妙。生胡桃皮　生酸石榴皮　生柿子皮　先将石榴剜去子，入丁香装满，共称过分两，然后将胡桃、柿子皮等分晒干，同为细末，用牛粪和均，盛于锡瓶中，封口埋于马粪内，十日取出，将白线一条扯紧，点将于中试之，如走两头皆黑者药即中，如不然，再埋十日，即照此法染须发神效。

白降丹：水银一两　朱砂三钱　雄黄三钱　硼砂五钱　食盐二两　白矾二两　皂矾二两　火硝二两　先将雄黄、朱砂、硼砂研为细末，入盐、矾、硝共研，均水银不见铁器为度。

红粉霜：水银一两　火硝七钱　枯矾八钱　入锅内升线香三枝为取霜，用甘草、乳香煎汤煮过粉霜，加冰片三分为末，听用。

鲜砒毒：明雄黄一两　甘草八钱　炉甘石一两二钱　如夏月，多加数钱更妙　滑石一两，各为细末，收贮磁瓶内，每服二钱，甘草汤调，下次再用米泔水送下一钱二分，可保无危矣。若服毒者面色赤热甚，每服加黄连末数分，忌酒煎炒一切辛热之物，半月为妙。

汉钟离方：枸杞子四两　菟丝子八两　酒洗沙酒煮，共为细末，蜜炼为丸，每服一钱，空心盐水送之。服之一七轻身，服十日面色红如粉服，半月声语出利，百病不生，颜如童子，立地升仙此方也。

消滞丸：香附子（炒去毛）一两　五灵脂（水飞过净）一两　黑牵牛（炒，用豆捣末，第二次末不要用，他豆末要用细的）二两　为细末，醋滴为丸，每服一丸白汤下。

制牛膝叶法：将四五月采牛膝叶，水净阴干，去根蒂，用无灰酒伴蒸，晒干再蒸，二次为度，不可黄色。

六制虾蟆丸：治五疳疔淫露，面黄肚大，发竖食泥等症极妙。干虾蟆六只　山楂肉（去子）二两　干漆（炒）二两　槟榔二两　麦芽（炒）二两　枳壳（去麸炒）二两　萝卜子（炒）二两　每只用药一味，陈米醋一碗，砂罐内煮干，双双如此制过，共并一处，又用醋三碗再煮干取起，焙干为末，糖饴为丸如小圆眼大，每服一丸，米汤化开，十丸痊愈。

伤寒方：其名神散。白芷一两　生甘草五钱　枣一个　葱白三寸　姜三片　豆五十粒　水二碗煎服取汗，不汗再服。

白金丸：治颠狂失心疯，郁金非金玉也。白矾三钱　郁金七钱　共为细末，打糊为丸如桐子大，每服六七十丸，温汤送下。昔有一人颠狂失心数年不愈，后遇异人传授此方，初服觉心胸有物，脱去神气，清爽再服顿愈。此病因忧郁得之，痰涎入包络心窍，此子能去郁痰开结气闷，故能获效。

龙凤丹：治疟痢，五月五日午时合，无不应效。辰砂五钱　人言一钱　雄黄二钱五分　飞丹一两　桃仁（去皮尖）一百粒　独蒜一个　研末为丸，如绿豆大服一丸，用大枣一枚包药，向东冷水送下。

噤口痢方：鹿角（煅存性为末），每服大人三钱、小儿二钱，好酒下，立时便好。

治痰火方：贝母（净末）二两　干姜（净末）一两　硼砂（净末）六钱　款冬花（净末）六钱　每用一分，男左女右，手心合入口内即愈。

水泻方：寒水石一两　枯矾二两　共为丸如绿豆大，每服一丸，米汤送下。

治疟疾：当归一钱　赤乌三钱　白首乌三钱　陈皮一钱　白茯苓一钱五分　枳壳八分　紫苏七分　秦艽八分　槟榔八分　赤茯苓一钱五分　甘草三分　水煎，空心服。

健步虎潜丸：此药添精益气补髓，滋阴助元，阳壮筋骨，人服驻颜益寿，黑发乌须，兼治半身不遂，瘫痪虚弱，五劳七伤，其效如神，每服三钱，空心盐汤滚水伴下。
虎胫骨（酒制）四两　淮牛膝二两五钱　真锁阳二两　川黄柏四两　拣白芍一两五钱

当归身二两　败龟板四两　肥知母二两　淮熟地二两　广陈皮七钱五分　共为细末，蜜炼为丸，如桐子大。

沉香定痛丸：此药治胃脘痛胸中烦闷，停痰积块，滞气壅塞，不拘远年近日，服之无不应效。沉香一钱　乳香二钱　没药五钱　大黄（炒）五钱　延胡索（酒炒）三钱　莪术（酒炒）三钱　丸垄子（醋煅）二钱　共为末，醋打神曲为丸，绿豆大，每服九丸，壮实者十一丸，白滚汤送下，行二次米汤饮补之。

沉香滚痰丸：大黄（酒伴蒸九次）半斤　黄芩（酒伴炒）半斤　沉香一两　礞石（飞炼）一两　共为细末，水酒为丸，每服二钱，泉水送下。

治小儿外五疳：大皂一个　小皂五个　共烧存性为末，加轻粉三分，用麻油调搽即愈。又方：儿茶五钱　血竭五分　明雄黄五分　枯矾三分　共为细末，再用清油一两煎滚送下。

愈痛散：治急心痛并胃脘痛。高良姜　玄胡　五灵脂各五钱　蓬莪术二钱　当归二钱　甘草一钱。

补心丹：白术一两五钱　小茴香五钱　沉香三钱七分　当归一两　胡芦巴一钱五分　参二钱五分　黄芪（蜜水炒）五分　附子（制）二钱五分　白芍（酒炒）五分　木香三钱七分　故纸（盐水炒）一两　丁香三钱七分　共为末，山药四两打糊为丸，朱砂为衣，每服一钱半，白水送下。

安胎饮：白术一钱　陈皮五分　当归一钱　川芎八分　白芍七分　砂仁六分　香附六分　条芩一钱　紫苏二钱　人参五分　甘草三分　胎气不安，或腹微痛，或腰痛，或饮食不进，俱宜服之，或五六个月，常服数贴最妙。

玉容丸：治男妇雀斑、酒刺及身体皮肤粗糙，并用此洗即好。甘松　山奈　细辛　白芷　白及　白蔹　防风　姜虫　山栀　天麻　羌活　独活　陀僧　枯矾　川椒　檀香　藁本　菊花　荆芥各一钱　红枣七枚　经上共为细末，用去净弦糯肥皂一斤，同捶作丸，如秋冬，加生蜜五钱，洗之即去也。

诞生丸：治妇人心疼气痛闷。白术（制）六两　人参一两　附子（制）一两　沉香一钱五分　木香一两五钱　丁香一两五钱　故纸（盐水炒）四两　小茴（盐水炒）二两　胡芦巴（生用）三两　研为末，淮山打糊为丸，每一钱五分即好。

难产催生急救方：母丁香六分　琥珀六分　冰片五厘　麝香三分　明雄黄二钱　蛇蜕（去头尾）一条　朱砂一钱　轻粉五分　雄鼠肾一对　先将诸药研为细末，再将鼠肾入内捣烂和匀，为十二丸，朱砂为衣，临产时用一丸，白酒吞下即产。

治妇人横产数日不下：服此一剂即产，临月三四日前不安者服一剂，临产万全。当归一钱五分　菟丝子一钱四分　荆芥八分　川芎一钱五分　厚朴（姜汁炒）八分　贝母（去心）一钱　白芍（冬月不炒）一钱二分　蕲艾七分　羌活七分　甘草五分　姜三片为饮　水煎服，空心下。如胎前任危，服此一剂，救全母子。

治横生数日不下：苍术三钱　厚朴三钱　陈皮三钱　甘草七分　芒硝（半生熟，虚人少用）七钱　水、酒各一盅煎服，如肚内略转动，再服一服即下。

种大葱一棵，盆内候活，取中间一枝去顶，用蚯蚓七条填内，再用麝香三四分填于葱管内，封固葱顶，四十九日取出，和淀粉拌半干，收匣内不令出气，用时取五六厘，用津调搽，左手心中间鼻闻土解。

治黄病：用鸡子一个，连翘烧灰存性，研酢酱一合和之，温服，鼻中虫出为效，及黄不过三五服即好。

肠中痞块方：金丝荷叶捣汁半盅，空心饮之，胡桃肉过口三五次即消。

骨痛不止方：玄胡索末，好酒服二钱，日进二次即愈。

治远年痰火方：官桂（炒）　甘草　款冬花（炒）　旋覆花（各）各一两　川贝母二钱　共研细末，用芦管不时吹入咽喉，肺窍开则咳嗽，不妨再吹，但不宜过多，徐徐为妙。饴糖二两、豆腐浆一碗煮化，频服即愈。

方：巴豆一两　细茶七两　松香一两　黄蜡一两　艾叶四两　香油四两　渐渐加纸，研末成捣膏药，用油纸做隔纸膏，须刺几个孔，好看皮肉上起泡，待痒时，将红纸蘸香油点看，有红泡即揭起，另用收脓膏贴之，其痞自化结好，再用生肥散敷之，即愈。

眼科神验秘方

治妇人血症目疾有障者丸方：川归　熟地　菊花　香附（醋炒）　白茯　白芍各三钱　川芎　草决明　川莲　山药　甘草　杏仁各一两　共为细末，陈米糊为丸，如桐子大，每服七八十丸，空心送下。

紫金丹点药方：石斛（炼红醋制七次，能明目）一钱二分　磁石（同上制，去虫开障）一钱二分　血竭（焙干，散血碗感）六分　玄胡粉（通肾淳血）二分　朱砂（凉瞳人）五分　雄黄（解毒）五分　螵蛸（纸包水浸，火煨去皮，止泪）五分　青蒙石（罐盛炼红，醋浸三次）一钱二分　龙骨（罐盛炼开膜）五分　甘泉石（同石斛醋制，凉血）五分　铜青（杀虫）四分　胆矾（凉血）四分　石燕（炼水浸七次，凉血开窍）五分　具齿（药水制四次，开瞳仁）三分　枯矾（止泪去虫）四分　石决明（炼红，童便制）三分　硼砂（凉血）六分　龙胆（碗盛汉干）二钱二分　没药（同上制，止泪通心）一钱二分　麝香（通窍）二分　青盐（用水澄过焙干，杀虫散血风）六分　黄丹（水飞过，焙干，上号药八丹八分）　桑柴灰（研成细末，上号药入）二分　甘石（罐盛炼红，菊花色，入童便浸七次，药水澄过，焙干用）四两　共合成胚，筛极细听用。

散热饮：治眼目暴赤肿痛。防风　羌活　菊花　黄连　当归　赤芍　荆芥　夏枯

草　薄荷　川芎　白芷各等分　如大便闭塞，加大黄、芒硝、枳壳，水煎服。

四物龙胆肠：治暴赤发作，生泪眵痛难甚，此乃血虚上壅头目。当归　川芎　赤芍　荆芥　地黄　羌活　菊花　薄荷　龙胆草　防风　白芷各等分　水煎食后服。凡暴赤肿，以黄芩、防风泻火为君，当归、地黄养血为臣；再白精红，少加白豆蔻；久病昏暗，必要养血安神为主；肥人风热肿痛，宜加防风、荆芥、羌活、地黄；瘦人目赤乃是血少，须用养血，少加风药。

菊花汤：治肝受风邪热毒攻眼，昏蒙渐生，眵膜。菊花（家园者佳）四两　蝉蜕（去头足）二两　蒺藜（炒）二两　羌活二两　木贼（去节，童便浸一夜）二两　荆芥二钱　水煎服。

明目流气饮：大黄（炮）　牛子（炒）　菊花　蒺藜（炒）　细辛　防风　荆芥　蔓荆子　木贼各五钱　草决明二钱　苍术二钱五分　水煎或为末，每服三钱，酒送下。此药能治肝经不足，内受风热，上攻于目，视物不明，不见黑花，迎风多泪难开、生眵胀，妇人血气时眼暴赤。

眼常疼痛方：川芎五钱　白芷四钱　防风四钱　赤芍　元参各五钱　细辛三钱　黄连五钱　荆芥五钱　羌活五钱　共为细末，每服六钱，菊花汤送下。

羚羊角散：治小儿斑疹余毒不解，上攻于目，生红羞明，眵多血丝，赤痛闭涩，此宜服。羚羊角（炮末）　黄芩　黄芪　草决明　车前子　升麻　防风　大黄　芒硝各等分　水煎服。

除风益损汤：治为打伤者，上下左右因而目疾。熟地　川芎　当归　防风　前胡　藁本各七钱　白芍一钱　共七味水煎服，须要食后服。此方以地黄补肾以为君，睛为肾水，水子补其母也；以当归补其血睛为所养；今伤则血病，芍药行血、补血又补气血；病气亦病也，过以川芎治血虚、头痛；藁本通血气、去头风为佐，前胡、防风通瘵风邪俱不凝流为使。无治亡血过多之症，病伤于眉骨者，病自目而下，以手太阴有治也，加黄连治之；伤于颠者，自底过而上；伤于耳中者，自锐眦入，以其手太阳有治也，加柴胡治之；伤于额颠耳上角及脑者，病自目内背而出，以其足太阳有治也，加苍术治之；伤于耳前者，病自客主定斜下；伤于颠者，病自锐背而入，以其手少阳有治也，加枳壳治之；伤于颠及额者，病自目系而下，以其足厥阴有治也，加五倍子治之；伤此者从权加大黄泻其败血，眵多羞明涩痛赤肿，加黄芩治之。

芎归补血汤：治男女衄血便血，妇人产后崩漏，亡血过多，以致睛珠疼痛，不能视物，羞明酸涩，眼睫无力，眉骨太阳俱痛。当归　熟地各六分　川芎　牛膝　白芍　甘草　白术　防风各五分　天门冬（去心）四分　生地五分　共十味，水煎食后服，如恶心不进饮食，加生姜为引。

忌热煎炒物：此方专为补血而制也，故以归地为君，芎、膝、芍为臣，以具却风续绝，定痛而通，补血也；甘术和胃气为佐；防风、生地补肾升提，除风；天冬治血热漏，止血生风，以使也。

平常点眼药方：白硼二钱　朱砂五分　雄黄　轻粉　牙硝　枯矾各三钱　乳香　没药　片脑　麝香各一分　以上诸药研细末，收磁瓶内听用。

洗药方：天茄扭汁，和研细的真铜青，如芡实大，入碗内盛之，取一丸将水化开红绿色，以线花球块醮水洗。又方：胆矾　杏仁　木瓜　铜绿各等分　冲水洗。又方：胆矾　黄连　黄柏　菊花　红花　杏仁　郁李仁　归尾各等分　冲水洗。

吹火眼药方：牙硝三钱　鹅不食草二钱　飞丹二钱　麝香　片脑各一分　痛甚，加些没药为末，如患左眼，令病人含水在口中，将药吹于右鼻内。又方：南川芎（用六北）一两五钱　乳香（瓦上焙干去油，成笋烘之）五钱　没药五钱　朱砂一钱　雄黄二钱　火硝（晒干）三两　石膏（火烧）二两　共为细末，左眼吹右，右眼吹左，吹时令患者含水一满口，吹过将水吐去。

奇验方：治多年老膜重瘴，全不见光者点之即效。此乃仙方，不可轻传。甘石（制）一两　乳香　龙胆　没药　硇砂　轻粉　血竭　白丁香　白硼砂　铜青　朱砂　雄黄　胆矾　黄丹（飞过）各三分　石斛　石燕　琥珀　青邙　珍珠各五分　枯矾　儿茶　麝香　苏仁各二分　螵蛸　冰片和一分　共为末，看症用药。

栀子胜奇散：治同上并治眵羞难开。蝉蜕（去头足，洗净）　菊花　防风　芥穗　白蒺藜（去刺炒过）　谷精草　草决明（炒）　川芎　羌活　蒙花　甘草（炙）　蔓荆子　川木贼　栀子　黄芩各二钱　共十五味，为末服之。

黄芪防风散：治眼积紧急，以至拳毛倒睫损睛生翳，及上下睑皆赤烂难开。蔓荆子（炒）　细辛　干葛各一钱五分　黄芪　防风　黄芩　甘草各一钱　共七味，水煎，食后服。此方以蔓荆、细辛为君，除手太阳、太阴之邪，为之母子均平，母旺则治其子也；以葛甘为臣，治足太阳、阳明弱，肺为二经之子，薄母子单，以虚则补其母也，黄芪实皮毛防风滞气为左，黄芩泻湿热，治目中赤肿，为使。

滋阴降火散：当归　川芎　熟地　赤芍　知母　黄柏（炒）　防风　荆芥　菊花　黄芩　甘草　黄连（酒炒）　白术（土炒）　前药水煎食后服，头疼加石膏、藁本，筋红加生地、归尾，白睛红肿加桑皮，眼泡肿加大黄、芒硝，烂弦加牛蒡子，泪多加木贼、夏枯草，有眵膜加谷精草、蝉蜕、蒺藜，久痛加当归、熟地，血瘴加红花、苏木。

白障眼方：当归　白芍　川芎　蝉蜕　木贼　防风　荆芥　白茯　菊花　蒺藜　羌活　生地　蔓荆各等分　水煎食后服。

活血退肿方：治打损眼目立效。当归　泽兰　白芷　乳香　没药各六钱　共为末，荆芥酒送下二三钱。

还阴救苦汤：治目中火病，白睛变青色，黑睛稍带白色赤环，如带视物不明，行走如烟雾中，暗高低不平，其色红放心不光泽，口苦舌干，眵多涩痛，着明上焦，应有风邪热也。升麻　苍术　甘草　柴胡　防风　羌活　川芎　桔梗　红花　黄连　黄

柏　黄芩　知母　连翘　生地　细辛　藁本　当归　胆草　共十九味，细制为片，每服七钱，水二碗煎一碗，食后热服，令上明也。

壮水丸： 治肝肾不足，眼目昏时常生花多眼泪，此药壮水镇阳先明目，补肾养肝生心血。人参一两　当归（酒洗）一两　熟地（酒煮）二两　生地（酒洗）二两　麦冬（去心）二两　天冬（去心）二两　石枣（酒蒸去核）二两　枸杞子（酒洗）六钱　五味子一两　菟丝子（酒洗）一两　茯神（去皮，酒洗）一两　川牛膝（酒洗）一两　柏枣仁（去壳炒）一两　泽泻一两　丹皮（酒洗）一两　菊花一两　黄柏（乳伴，晒干炒）二两　知母二两　白豆蔻（去壳净）三钱　此药能去一切尘垢臆膜。共为细末，炼蜜为丸，梧桐子大，每服百丸，空心盐汤送下，忌生冷。

治丁疮恶肿方： 用黑牛耳垢敷之立效。

胡桃散： 治无名肿毒。胡桃一个（去肉）　将全蝎填满，用黄泥封好，煅灰存性，冷定去泥为末，每服三钱，无灰酒下，出汗为度。

小儿惊风痰症方： 朱砂一钱　青蒙石五分　苞霜二分　金箔二十张　共为细末，磁器收用。

抱龙丸： 白茯苓　茯神　白术（土炒）　全蝎（去头足）　淮山　防风　胆星　天麻各一两　薄荷（酒洗晒干）　人参　南木香　云香　荆芥种心　天竺黄　肉蔻（面包煨去油尽）各五钱　珍珠　琥珀　滴乳香　朱砂（水飞）甘草各三钱　以枣肉为丸，赤金二十张，入药内和均，每丸五分，又用金箔为衣，用烛封好听用。

八宝丹： 专治一切劳眼火眼，攀睛云翳难症。冰片五分　玛瑙二钱　朱砂二钱　琥珀三分　甘石二钱　珍珠五分　牛黄三分　麝香三分　月石五分　各为末，井花水调，银簪脚点眼即好。

黄连甘石散： 治湿热破烂红赤眼。甘石四两　龙脑一钱　将黄连研末，煎水浸一夜，次日将甘石火炼，碎入连水内，以水干为度，日晒夜露为末，同龙脑研极细，黄连水调，点内眦破损处，七日即愈。

止痛方： 乳香　没药各三钱　防风　甘草　川芎各五钱　为末。

诸眼可服方： 当归一钱　生地八分　川芎七分　甘草三分　赤芍八分　香附一钱　胆草　防风各六分　荆芥　柴胡各五分　白芷　连翘　羌活　蒺藜　木贼各三分　黄芪八分　黄连八分　栀子（炒）六分　夏枯草一钱　水煎食后服。有红丝膜加白豆蔻一钱、苏子八分、紫草六分，右目重加苍术，左目重加香附，有眼眵加蜜炙桑白皮，气重加木香、紫苏各一钱，有泪加木贼、夏枯草，昏多加楮实子、石菖蒲、葱根，羞明加人参、当（归）、黄芪。

治头风目痛方： 羌活　川芎　藁本各一钱　升麻　防风　薄荷各六分　白芷　蝉蜕　天麻　细辛各八分　水煎热服，微汗即愈。

红障眼方： 归尾　生地　赤芍　川芎　蝉蜕　菊花　白芷　黄连　夏枯草　防风

丹皮　羌活　白茯　红花　桑皮各等分　水煎食后服。

白障眼方：当归　白芍　川芎　蝉蜕　木贼　防风　白茯　荆芥　菊花　蒺藜　羌活　生地　蔓荆各等分　水煎食后服。

磁珠丸：治内瘴方。磁珠（即磁石，醋制）二两　朱砂二两　神曲四两　共为末，陈米糊为丸，每服二三十丸，空心滚水送下。

迎风冷泪不止：苍术三两　木贼一两　当归五钱　香附（醋炒）五钱　共为末，每服三钱，空心米汤入烧酒三分调下。

治内外眵瘴，三年不见及物，伤瞳仁破者。苏仁　石决明（煅）　黄连　精石各一两　白羊肝（晒干）一付　共为末，米糊为丸，每服三十丸，茶送下。重者一日见效。

治眼昏：夜明砂　真蛤粉　共为末，每服二钱，用猪肝一块三指三入药内，外用线捆好，陈米一合同煮熟，只吃肝。

治血灌瞳仁及暴赤肿生眵膜：龙胆草　细辛　当归　防风每用三钱　水盅半　砂糖一小块　同煮。

治疾疹睛毒入眼：蛤粉　薄荷　防风　胆草　蝉蜕　绿豆　枳壳　甘草　滑石各一两　共为末，每服二钱，米饮下。

治小儿痘目全不见者：真蛤粉　谷精草　夜明砂　共为末，每三钱，猪肝一片重四两，披开掺药于内，用线扎定，清米泔汁取出待冷，临卧时细嚼猪肝汤下。

治眼流泪：木贼（去节）一两　夏枯草　当归　熟地　苍术　楮实子各等分　为末，炼蜜为丸，菊花汤送下。

除昏：黄连　夜明砂　枸杞子　青葙子　防风　羌活　菊花　蝉蜕　石决明各等分　或煎服，或糊为丸，每次服二三十丸，食后茶送下。

退热：黄芩　栀子　胆草各五钱　石连子三钱　甘草四钱　共为末，每服三钱，薄荷汤下。

去风散血：细辛　甘草　防风　川芎　蔓荆子各三钱　白芷一两　生地　赤芍　泽泻　花粉各等分　水煎服。

凉血消肿：大黄　赤芍　黄芩　连翘　川芎　粉草　防风各一钱　为末，白水下。

治去翳胀神验方：用鹅不食草不拘多少，每两用皂角三分、木贼草一两，共为末，水跌为丸，每服一钱，白水送下。忌鲜鱼、猪、雄鸡、虾、芥菜等物。

当归养荣汤：治痛甚难忌者，用本方加细辛、牛蒡子、蔓荆子、杏仁、川连，其痛即止。防风　白芷各七钱　白芍　熟地　当归　川芎各二钱　羌活七分　共七味，水二碗煎一碗，食后服。

此方，因七情劳后饥饱重伤脾胃，多气多血，脾胃受伤，气病则血亦病，睛之珠属肾，生翳已不上升及血虚不能养睛，故睛痛，不忍痛者，以防风升发，白芷解利，引入胃经为君，芍药止痛益气，过承接上下为臣，熟地壮肾水镇阳为佐，归芎行血补，羌活除风，引入少阴为使，血虚为邪胜。睛珠者亡血过多之病，俱宜服此药，后睛痛惟除眼睑无力，常欲闭肿减者，助阳活血汤主之。

点眼上匎肉方：杏仁（蒸热去皮尖研，滤去水入）一百粒　胸砂一钱　杏仁　水煮化研，取用点眼药。

五灵丹：治咳嗽、食积痞块、吐泻疼痛等症。砂仁三钱　泽泻四钱　甘草四钱干葛四钱　薄荷四钱　干姜四钱　白茯苓四钱　麦曲（炒）四钱　陈皮六钱　厚朴（炒）六钱　香附（童便浸）一两　藿香二两　苍术（炒）一两　麦芽（炒）一两　紫苏叶一两　枳壳一两　研末，每服二钱，伤风咳嗽姜汤下。伤食积痞，米汤下酒亦可。吐泻姜汤下。心气痛、肚痛，木香汤下。

四神消积丸：消酒积，消面积，消痰积，消食积。东皮（洗去玄白，炒用）三两青皮（醋伴炒）二两　槟榔（炒）二两　厚朴（姜汁制）二两　枳实（炒）二两　神曲二两　三棱（醋伴炒）一两　莪术（醋伴炒）二两　山楂肉二两　麦芽（炒黑）二两　香附（醋伴炒）二两　芥子（炒）五钱　茱萸（绝去苦水炒）一两　藿香二两砂仁（生用）一两　木香（生用）五钱　半夏（姜汁伴炒）二两　为末，每服一钱五分，萝卜汤调白水送下。

治癖痞良方：凡大小好食物遂生癖痞，从左胁如茄坠下，毒气上升，其耳目口鼻皆烂，毒气下滚，即发痈疽肿胀，不能食，痛苦万状，虽余症易效，实难除根。不寿南人少此病，盖因饮食柔软，易于克化，北人且多食面物，胃弱食而化。另有一等，因寒因怒种种所感，气滞血凝，遂成窠囊，若胞胎渗血，日长消癖，即元气虚，补元气即痞块气盛，即如痨瘵传染，伤孚实为痛根，故立此服药二三日，饮食渐进，五六日癖痞渐消，屡效。干蛤蜊（酒油炙）一只　麝香五分　三棱（醋炙）五分　莪术五钱　广木香五钱　丁香六钱　川连（姜汁炒）六钱　胡连六钱　龙胆草八钱　赤茯苓八钱　白术一两　芦荟一两　人中白一两　人参一两二钱　五谷虫二两　研末，神曲打冷水为丸，每服八十丸，食后滚水下，每日三次，忌口气懦。

治多年瘰疬从不收口方：木鳖子（去壳存性）　血余（存性）　百草霜（烧纸座）大蛤（生用）　半夏　飞罗面各等分　桐油调敷，醋亦可，外用纸盖。

治九子疬方：硝矾　皂盐各五钱　水银三钱　升取灵药三分　早米为丸，每用一丸入疮内，次日以平刀去核，如未破者，用沙古牛二三个为末，作饼贴疮上，再以膏药罨之。

治瘰疬方：验过多人。山茨姑二两　浙贝二两　姜蚕五钱　漏芦一两　半夏五钱昆布五钱　天竺黄五钱　镶乳粉五钱　川连（酒炒）五钱　海带五钱　防风五钱　荆芥五钱　玄参五钱　玄粉五钱　郁金（酒炒）五钱　甘草三钱　以上共为细末，酒酿打为丸如桐子大，服五十丸早晚服。

自消瘰疬，名为八仙过海：全蝎（洗净）三钱　姜蚕（炒）五钱　穿山甲（土炒）

五钱　蝉蜕（炒）三钱　龟板（煅过）五钱　海螵蛸（醋煮）三钱　白药一两　黄药一两　首乌（俱酒炒）一两　紫背天葵一两　生熟大黄各二钱　儿茶五钱　明雄五钱灵药三钱　朱砂（为衣）五钱　要上好斑蝥（蛋制过，糯米炒去头足）四十五个　共为末，酒酿成丸，早空心酒下三分，晚服二分，忌煎炒、五辛、鸡、鹅、羊肉、生冷动风之物。

治肚痛：轻粉三钱　急性子三钱　红娘子十二个　青娘子十二个　杏仁三钱　甘草三钱　麝香一钱　当门子　马前子一个　清水煎服。

蜡矾丸：治切肿毒未破出毒丸。黄蜡　白矾各五钱　炼净为丸，如绿豆大，每服七丸，酒下。

鹅掌风方：青松毛　野荞麦　真川椒各等分　共烧烟熏三日，前痊愈。

寒疝攻痛及偏堕方：不论老少病在左。荔枝核一岁一粒，慢火煅存性研末，空心好酒调服，如年纪多，不妨作数次服，须一日服之。如病在右，小茴香（盐水炒研末）空心烧酒调下三钱即愈。

阴症方：腹痛身冷欲绝者。明硫黄四分　胡椒六分　为末，每服三五分，烧酒调下。醋炒麸皮布包熨脐上，盖被出汗即愈。

治乳痛生疮方：天花粉　半夏各三两　老人一钱，少年一钱五分，姜汁半，伴炒为末，用好酒服。

头风方：石菖蒲根同米醋入磁瓶内，隔水煮滚对鼻闻气，如冷再煮，闻之即好。

痔漏方：蒲黄五钱　血竭五钱　为末，每用少许贴患处即愈。

三黄宝蜡丸：专治一切跌打损伤，药箭棒枪之伤，蛇虫咬伤及破风并伤力成痨，妇人产后恶露不净，致生怪病，或瘀血奔心，痰迷心窍，危在顷刻者，只要口有微气，重者一钱，轻者三分，用无灰酒调下，立刻回生。倘有受伤，日火病热甚重者，连服数次能令周身瘀血化尽，如被炮枪打伤，铅子在内不能出者，或被药箭所伤，见血封喉，危在顷刻，如服一钱，多饮酒数杯，睡卧一时汗出，其铅子即从伤口而出，即愈。藤黄四两　天竺黄　雄黄　血竭　红芽大戟各三两　朴硝一两　归尾五钱　儿茶　水粉　乳香（去油）　琥珀　水银　麝香各三钱　刘寄奴三两　以上诸药研为细末，分量要足，如无真天竺黄，用九转胆心三两、醋炙丸垄子一两代之，再用好黄蜡二十四两炼净，滚汤坐定，将药搅入，不住手搅均取出，以磁收用。

蛇咬急救方：用生贝母为末，每服一二钱，黄酒和下，新者即愈，久者毒从疮出矣。

治蛇毒方：若毒大不知痛痒处，须用曲作圈，圈住咬处，以明矾一两为末，将铁杓溶化倾于面圈，少顷，矾化为水，毒从此出。又方：蛇咬伤垂危者，并毒虫咬及犬咬等。云间有人被蛇伤，昏死，一道人以麦冬汤调香白芷末灌之，黄水腥秽自口中吐出，良久遂苏。经山寺僧为蛇伤一脚，溃烂，百药不愈，以新水洗净，去腐、见白筋，拭干，以白芷末入胆矾、麝香少许掺上，恶水汹涌而出，旬日平复。

疯犬咬方：用胆矾为末敷之立愈。卫生方云：此乃九死一生，病急用斑蝥七枚，以糯米炒黄，去米，将斑蝥为末，酒一杯煎半碗，空心温服，取小肉狗形三四十枚为度，如数再服，无狗形为安，永不发矣。

定痛散：治扑打损伤金疮方。乳香 没药各二钱 败龟板（酥炙）十两 紫荆皮一两 当归须 穿山甲（火炮） 虎骨（酥炙）各五钱 为末，每服一钱，黄酒送下。

接骨奇方：黄牛角（灰火炙存性为末）一只 飞罗面三钱 用陈醋一大碗，以布滤去渣，熬作稀膏，摊纸上，贴患处，外以布包三日，骨自接，只此一次。或破损有未收口，以生肌散抹上即收功矣。又方：能接折骨。乳香 没药 龙骨 自然铜（火煅碎醋炙）各等分 麝香少许 土鳖一个 将土鳖一个阴干，临时旋并入药，另以前药为末，每服三分，入土鳖以酒调下，须先对正骨缝乃服药，不然，恐接错也。

痔疮经验神效方：用漏芦熬水熏洗，如冷再熬洗，内用白矾一分一块，用腐皮包好凉水送下，次服加半分，每日加之，至七分后，每服抽去半分，轮回二三次，其效如神，不可轻泄，慎之慎之。

七宝散：治双单乳娥。真姜蚕十个 全蝎十个 白硼砂 雄黄 牙皂（炙去皮弦子） 明矾各一钱 胆矾五钱 为细末，每用二三分，以竹管吹入喉中即愈。

独龙丸：治双单乳蛾神方。用滑石一两，火煅入地，去火气，研极细末，生蜜为丸，如圆眼大，令病人仰卧噙化三丸即愈，终身不犯。

吹咽救苦散：治乳蛾并喉闭。盐水锭一两 硼砂三钱 冰片五分 共为细末，以竹管吹入喉中即愈。

蜡烛膏：此膏能生肥长肉，虽阳物烂去半截，舌头咬去其尖，用此膏敷贴亦能长肉如旧，此方得自异传，屡经验过，切勿轻以授人。铅粉四两 血余四两 鸡蛋三个 通草 白芷各二两 白蜡五两 真麻油一斤 用铜锅先将鸡子清、血余、通草、白芷以油熬枯，滤去渣，方下铅粉，再熬柳枝，不住手搅，见有红花色起，方下白蜡又搅，蜡化如水，取起锅冷定，摊软纸上，或高丽纸更妙，贴患上，一日三换，一七后还其本，真海上仙方也。

治干咳嗽：梨汁 姜汁 韭汁 乳汁 竹沥 白萝卜汁 百药煎 秋石 共熬成膏，任意滚水调服，内加鲜地黄汁、杏仁膏更妙。

痰火方：用贝母 茅茶各三钱 为末，蜜和丸，夜卧不时噙化。

痰气厥：昏死不醒牙关紧闭，用绿胆矾凉调服灌之。

英雄丸：治刑杖。不治诸般只治刑，乳香没药共无名，地龙去土木鳖子，醋盐淬碎自然铜，三七木香加一处，炼蜜为丸弹子形，白蜡五钱研酒服，随如细嚼美如神。

还魂汤：治刑伤立起。小狗胎骨（醋炒黄） 地龙（洗净焙，二味共末每一处）四十九条 归尾 红花 桃仁 苏木 厚朴 陈皮各一两 砂糖二两 上药用酒三碗煎服即活。

治夹棍伤或骨损折：用红梅花根捣烂，入好酒少许、猪油少许再捣，加麝香少许捣均，敷其上，其脚腿先将酒糟煎汤洗净，然后以敷药裹住，永无后患。又方：能治杖伤并接骨火灼伤。以瓶盛麻油，用筋就杉树夹，取黄葵花收瓶内，勿犯人手封贮，遇伤者，以油涂之神效。

定风散：治破伤风。天南星 防风等分 为末，每服二钱，温酒下，更搽患处，若牙关紧急，腰背反胀者，每服三钱，童便调下，虽内瘀血亦愈，至于昏死，心腹尚温连二服，亦能保全。又可治疯犬咬，以嗽口水洗净，用药搽之神效。又方：治破伤风病发热。用蝉蜕炒研，酒调服一钱极妙。

解箭毒方：以松枝绞汁灌之。又方：人发煎汤饮之。又方：治金刀打扑抓破等伤，打扑淤痕，水调半夏末涂之，一宿即愈。治抓破面皮，姜汁调轻粉末搽，可无痕迹。又方：治破伤，何首乌为末敷之即好。

接筋断方：取旋覆根自然汁，以筋相对，用汁涂之，即如故。

从高坠下方：琥珀捣末以酒调服二钱，或加蒲黄末二茶匙，日服四五次，神效。

神仙百解散：治伤寒勿论阴阳二症，其间所用药味各随经络，如伤在表未传经，发热恶寒腰疼，连进二服，汗出即愈。若已传经，胸满气短，肢体烦疼，眼目微痛，耳聋口燥，咽干或渴或不渴，或手足自温，或四肢厥逆，或利或不利，或小便反服之，调中顺气，去逐寒邪。如头面感寒，风伤腠理，头疼顶强，发热憎寒，鼻流清涕，咳嗽痰涎，及风湿相传，骨节烦痛，肢体沉重，洒淅恶风时自汗出，此药大能调顺三焦，解表救里，温润肺经，正四时之气，升降阴阳，进羹饮食，不问伤风伤寒，中暑中膈，骨蒸头疼，气逆胸满，失饥吐逆，眩晕恶心，及已经汗后不解，下之不当，吐之不中，莫不神效。此药清而不凉，温而不壅，无论老人、虚人、妇人、男子、孕妇、小儿并皆可服，一时连进二服，无不见效。春常服免瘟疫之症，夏常服不中暑渴病，秋常服不生疟疾，冬服之不感寒毒，真神仙卫生之药，功妙不能尽述。山茵陈 柴胡 前胡 人参 羌活 独活 苍术（米泔水浸炒）甘草 干葛 白芍 升麻 防风 藁本 藿香 半夏（姜制）白术各一两 立春以后不减不加；立夏以后，一料内加柴胡、赤茯苓、黄芩各五钱；立秋以后，减去所加柴胡等三味，只加炮姜、肉桂各一分，麻黄去节五钱；立冬以后无加减。为细末，每服五钱，加姜三片、枣二枚，水盅半煎一盅热服，不拘时，并进二服。若欲表散，加葱白三寸、淡豆豉三十粒，同煎服，以被盖汗出而愈。

排脓散：治诸疮毒不破者一服自透。蛾口茧一个，烧灰存性，用黄酒调服，即透不可多服，一个可透一孔，其效如神。

五种蛊毒方：此术在要良，岭南人中此毒，入咽欲死者，用马兜笭一两为末，温水调服或水煎服，当吐蛊虫，如未尽，再服土人呼为三百良子药。

治肠红下血方：晚蚕沙（拣净）一斤　食盐（化水伴温蚕沙）五钱　将药入锅炒香，以青烟起为度，每服三五钱，空心盐汤下，数服而愈，若多服则再不犯矣。又方：治大便下血。当归（酒洗）一钱二分　白芍　大生地　地榆　枳壳　侧柏叶（炒黄）蒲黄（炒）　干姜灰　条芩　槐花（炒）　阿胶珠各一钱　栀枝（炒黑）六分　生甘草四分　乌梅一个　合一剂，水二盅煎一盅，空心温服。

急救方：治大便闭。玄明粉三钱　蜂蜜一两　用该水化服，大便即下。

治小便不通及淋症如神：木通二钱　甘草梢一钱　水一盅二分煎至七分，入琥珀末三分、麝香三厘调服，立刻即通。又方：治小便疼痛。通草二钱三分　滑石（水飞）车前　牛膝（酒洗）　瞿麦　炒栀仁各一钱　灯心一缕　甘草节七分　水煎空心服，如头上与心口有热，加炒石莲肉五分。

治肾囊痒方：夜更痒甚喜抓，抓后腹痛。牡蛎　蛇床子　故纸　紫苏　官桂　薄荷各等分　每服片料一两，水四碗煎熬，先熏后洗，如冷再温，日洗数次。

治汗斑白癜风：羊蹄根二两　独科浸帚头一两　枯矾五钱　轻粉一钱　生姜五钱同捣如泥，先以汤洗浴抓患处起粗皮，以布包药搽之，暖取汁即愈。

乾坤丹：治痔疮。男指甲　女头发　红褐子　杭粉　四味各烧存性研末，以米泔水洗净，敷之即好。

勒马回疔散：治一切疔疮，其功甚速验过。朱砂（水飞）　硼砂（水飞）　飞盐白矾（火飞）　各等分为末收固，以银针挑破疮头，用药厘许入口内，其毒即刻回消，勒马可待，上以膏药盖口，以防冒风，次日再上厘许，即收功矣。如竹针挑破亦可，若疔有红丝者，挑破红丝上药。疔肿昏死者，用鲜菊花捣汁一升，灌服即活，如无花根亦可代之。

僧授丹：治杨梅毒疮，今日服之，明日即效。轻粉　槐子　枣子（去皮核）　核桃（去壳）　四味各二钱，入石臼内捣烂为丸，作九丸，三日服之即效。

治广东恶疮：系武定侯府内传。雄黄一钱　杏仁（去皮）三十粒　轻粉（为末）一钱　雄猪胆汁　将疮洗净，用雄猪胆汁调上，二三日即愈。百发百中，天下第一良方也。

茴香汤：治恶疮痛肿，或连阴卵髀间疼痛，挛急牵入小肠不可忍，一宿即死者皆效。用茴香苗捣汁一升，日三四服，以其渣贴肿上，冬月无鲜者用根，此外国神方，永嘉以来起死回生者不少。

治疔毒：凡一切毒疔初起并已成形者皆治。贝母子一味，和蜜醋捣烂敷患处，留出疮头，以薄棉纸一张中间留一孔，将药糊住，不多时脓即出，若已破者敷之，亦能收口。

治伤风咳嗽方：紫苏一钱　陈皮八分　桔梗　前胡　半夏各八分　甘葛六分　茯苓八分　甘草三钱　枳壳一分　感寒重者加川羌活一钱、防风八分、荆芥六分，肺经受寒加桑皮八分、杏仁八分，用伏姜为引，煎热服。

断疟方：寒少热多。柴胡一钱　鲜何首乌二钱　当归　知母　黄芩各一钱　泽泻八分　陈皮八分　甘草（滞重者）加五分　山楂（口渴者）加一钱　乌梅一个　用河、井水各一碗，同煎服。又方：寒多热少。陈皮　柴胡　当归　赤茯苓　桂枝　赤芍　甘草各等分　煎服。

神明透项散：专治杨梅毒已出者，七八日即愈，未出者或半月、一月，自手足心发出，如豆大数粒，出净永无后患，虽生子亦无遗毒，屡经效验，只用一服，不可再服。鹿茸（蜜炙）一钱五分　穿山甲（海粉炒成珠）一钱五分　川贝母　白芷　知母各四分　姜蚕三钱　大黄一两　先将大黄五钱同药合一处，用好酒二大碗、水二大碗煎至一碗，再入大黄五钱，煎三滚，取起去渣，露一宿，天明时加麝香一分，乳香、没药各一钱，去油为末，俱入前汤药内搅匀温服，行二三次即愈，其便处宜预先挖坑，便后即埋，勿令人遇，遇必染也。

脚气丸：干湿皆可治。生地　归尾　白芍　苍术（炒）　牛膝各一两　条芩　桂枝各五钱　母槟榔三个　为末，以蒸饼和丸，如桐子大，每服百丸，用白术、木通煎汤，于空心送下。

治折骨方：半两钱（火烧红淬入醋中，抢下铜花些须为妙）一个　土鳖虫（煅存性，象房产者最佳，以此二味用银器盛米醋浸之，候干研末）一个　骨碎补三分　大半夏一分　血竭五厘　为细，用磁器收贮，有跌扑打伤，以药一分，用高黄酒调服，仍嚼瓜仁一片，以通药力，随即消其肿痛，去淤顽之血，然后所损之处须嗖闻之呖呖有声，一切折伤皆可痊愈。

小金丹：治诸症。沉香二钱五分　木香三钱　丁香一钱三分　郁金二钱　青皮二钱　莪术一钱七分　三棱（醋煅）一钱七分　陈皮一钱五分　大黄（酒浸一宿炒）二两　巴豆霜（去油）五钱　用乌梅肉五钱浸煮烂，共和神曲末三钱，打糊为丸，如芝麻大，梅肉亦入内，每壮者服二十一丸，量人加减。一疟疾，用茶叶一钱、姜三片煎汤下。一白痢，姜汤下。一红痢，麦糖汤下。一胃气疼，元胡煎汤下。诸气杂症，滚汤下。一牙疼，取一丸，绵裹塞患处。

治癣奇方：芦荟　炙甘草各一两　二味研末，以温浆水洗患处，拭干敷之，立干即愈，真奇方也。

治秃疮方：蛇床子　五味子　硫黄　白矾　松香各等分　为末，以香油、猪油搅和药搽，以毡帽覆之，对时即愈。

新生小儿洗浴方：益母草五两煎汤洗，洗之不生疮疥。

瘰疬未破方：野菊花根捣烂，煎酒服，以渣敷之，自消不消亦自破也。

辟寒丹：雄黄　赤石脂（粘石者佳）　丹砂（光明者佳）　干姜各等分　为细末，蜜同松香为丸，桐子大，以酒下四丸，服十日为止，冬令不着棉衣可行水内。

辟暑丹： 雌黄（研水飞）　白石脂（水飞）　丹砂（研末，黄泥裹烧）　各等分为末，人乳同松香为丸，小豆大，空心汤下四丸，服三两之后，夏日可衣裘，炎气不侵，此二方用仙传也。

健忘方： 龙骨　远志　龟甲各等分　为末，酒服方寸匕，日三服二钱，每服一钱。又方：以远志一分捣末，戊子日服方寸匕，开心不忘。

唐猊铠： 先用透骨草五斤、萝卜子三斤、八清百斤，煮二百滚去渣，入穿山甲五张、大同盐三斤、皮硝三斤、硝石五两、硼砂半斤，锅口封密，煮一昼夜，取盖以勺铸如牛皮厚，其款式不一，如匙头、柳叶、鱼鳞、四方，方长之类穿作甲轻利，南方多用之者。

人马平安散： 治一切人马肚痛，可用吹鼻点眼神效。朱砂三钱　雄黄一钱　硼砂一钱　白矾一分　冰片一分　麝香一分　火硝三钱　加牛黄一分，共为细末收蜜。

吹口药方： 治小儿破烂。青袋一钱　雄黄五分　硼砂（煅）五分　朱砂五分　黄柏七钱　黄连七钱　杏仁（去油）二分　甘草三分　花粉三分　青果（烧灰存性）十个　冰片一钱五分　加牛黄一分更妙，共为末收蜜，用者先用甘草、乌梅、清茶煎汤绞净，口吹药，一日一次立效。

扶弱保元丹： 杏仁（捣烂去皮尖）五两　芡实一两五钱　茯苓二两　核桃仁（水泡去皮）二十一个　山药二两　莲肉（去心）二两　菱米一两五钱　白蜜一斤　牛骨髓一斤　以上各为细末，先将牛骨髓炼净，次将白蜜倾下搅匀，即将各药放入油、蜜内搅匀，盛于磁瓶内封固，重汤内煮三炷香，取起埋于土内，七日取出，每日服五六茶匙，久服则童颜鹤发，体健身轻，其功之妙终难尽述，真乃神仙之方也。

坚补丸： 虎骨（酥炙）半斤　牛筋（酥炙）半斤　紫河车（酥炙）一个　龟板（酥）半斤　甜瓜子（盐水炒）六两　鱼鳔半斤　朱砂五钱　天清八钱　前为细末，炼蜜为丸，弹子大，每服一丸，或黄酒下或盐开水下。

种子保元丹： 专治男妇一切虚弱之症。当归（泉酒伴，焙黄色）三两　枸杞（酒煮捣膏）二两　生地（酒伴焙干）三两　茯神（人乳伴，微炒黄色）二两　麦冬（去心焙）一两　远志（去心炒）二两　巴戟二两　白芍（酒伴炒黄）三两　杜仲二两　泽泻一两　山药（人乳炒）三两　山梗（酒伴炒干）二两　苁蓉（酒煮拣膏去鳞甲）四两　牛膝（酒伴炒）二两　柏子霜（去净油子）一两　破故纸（酒伴炒）二两　拳鸡十只（酒炮三日）　辰砂四两　先将拳鸡用酒泡一二天后，将鸡入前药一处，内加童便一碗，将鸡和药拌匀，向日晒半日，即将此药入蒸笼内隔水炖一炷香，取起至晚露一宿，每日如式蒸晒，九日为止，三日内加童便、人乳各一碗，九日加三次后，便晒干为末，用头胎子河车，用酒制炼成膏，和前药为丸如桐子大，外用水飞，辰砂为衣，每日空心服五钱，桂圆七个亦可，小母鸡更妙。服保元丹用法，取小母鸡一只，只用五六两重为上，将鸡闷死，滚水退尽毛衣，并去头尾脚翅，用水洗净，将刀平背破开，挖净肚中之物，不可下水洗，将鸡平放宫碗内，入锅中隔水炖一炷香久，内加陈酒一杯，入鸡肚内一杯酒，入碗中加姜汁三茶匙，仍炖半炷香，久候天将微明，令病人坐起，面向东方，先将鸡吃完，即用碗内之汁服保元丹一服，后略睡片时为妙。

药料茶汤方： 白茯苓四两　建连肉　鸡头米（共为末）各一斤　红枣（煮烂去皮核）四两　新小米一升　白糖一斤　白蜜一斤　以上七味搽成一处，不俱早晚，随意滚水冲服，不论老少多可服之，乃大补之药也。

治腰痛神仙保真膏： 丁香　木香　骨梗　杏仁　陈皮　藿香　沉香　朱砂　官桂　硫黄　雄黄　醉炙　五加皮　苍耳子　生白矾　穿山甲　以上各一两，外加麝香二钱，共为细末，炼蜜为丸约重一钱，朱砂为衣，用时先将姜汁少许放盏内，入药一丸化开，将手缓缓细搽腰上，以棉暖腰裹护片时，腰如火暖，搽三丸之后，周身血气遍畅，每日搽一丸，可以返老还童，可成地仙，妇人搽之亦能受胎也，其妙如神。

砂仁丸方： 专治虚黄，气血不足，饮食停伤，四肢无力。砂仁（用陈醋浸一日二夜，将砂炒研筛）半斤　糯米（陈的更好，炒研末）十二两　二味合用清河水、井水调匀，丸如梧桐子大，病重者每服三钱，轻者二钱，清晨空心白滚汤下。忌油腻生冷盐酸。

生肥散： 龙骨一两　白占一两　冰片一钱　共研细末，收磁瓶内。

千金散： 治小儿一切痰喘，急慢惊风神方。全蝎（炙）三分　姜蚕（去嘴炙）三分　川连四分　天麻（煨）四分　甘草二分　朱砂一分　真牛黄六厘　真胆星二分　冰片一分　共为细末，每服六厘，薄荷、灯心、金银花煎汤，不拘时服。

一粒金丹： 能治诸般肿痛水泻，宿食停滞，疟痢等症。牙皂　缸砂　葶苈　丁香　黑丑　巴豆　乳香　没药各八分　共为细末，红枣肉打丸，量人壮弱服。

治雀朦眼神方： 五灵脂五钱　雄羊肝（用鲜明）二两　银柴胡五钱　黄蜡二两　将羊肝切薄片，和前药并黄蜡入铜锅内炒透熟，傍夜只食肝，其双眼自明矣。

火丹方： 水仙花根捣烂，入银珠一钱半，拌匀调敷患处立效。

疔疮方： 紫花地丁草，连根并叶捣取汁一盅服之，再将渣敷于疔上即消。

鼻甘疮方： 如不医烂通孔。鹿角一两　明矾（俱在瓦上煅过）一两　头发（灯上煅过）五钱　共为细末，花椒汤洗净后搽药在甘上，三四次即好。如不收口，用丸松烧灰存性，干搽之好。

刀口药方： 生半夏四两　陈石灰八两　大黄四两　同石灰炒黄色，入半夏共研为末，遇患者搽上即愈。

治咽喉十八症妙方： 石青一钱　青袋一钱　朱砂一钱　白硼砂一钱　山豆根二钱　胆矾五钱　玄明粉五钱　人中白五钱　冰片二分　共为细末，小磁罐收贮，遇患者吹上四五厘即效。

治喉风方： 番木鳖磨水，挑入喉中即好。

治头上流火丹方：生鸡蛋一个，去黄用清，并取青石末调涂即好。

金疮圣药神方：拣好鸡骨炭掷于地上，有声者不拘多少，同好松香各等分，细心捶成一块，再多用老姜汁拌入阴干，如此捶拌过三四次，阴干研为细末收贮，如遇刀枪伤者，将药搽之，其疼立止。三月三日、五月五日、七月七日，合药处心制之，其妙如神。

观音露：治一切肿毒未出头者极效。蝌蚪七十枚　没药二钱　乳香二钱　蟾酥二钱　麝香一分　茫硝七钱　以上六味共入磁器内，用黄蜡封口，埋土内，七日七夜化为清水，连瓶收贮，临用将羊毛笔点上患处，随手立消。

治顽疮不收口方：白蜡研成细末，糁慎患处，长肉如神。

治鼻中息肉方：鼻孔中生一嫩骨形碍，动，最痛者是也。皂矾不拘多少　红枣打成条　寒入鼻内，其息肉自化，百发百中，真化方也。

内伤骨节疼痛，一服即愈方：川乌一钱　羌活一钱　防风一钱　荆芥一钱　红花一钱　桃仁一钱　灵仙一钱　当归二钱　杜仲一钱五分　陈皮一钱五分　知母一钱　乳香一钱半　没药一钱半　沉香一钱五分　下部痛加牛膝，大酒二碗煎一碗，服出汗为度。

八宝丹神效方：不俱疮毒多可用。血竭　儿茶　轻粉　红丹　松香　雄黄　甘草各一钱　冰片一分　乳香　没药（各煅）二钱　红枣核十个　青果核（各烧灰存性）十个

共为细末收蜜，将疮口或用葱汤、或花椒汤、或甘草汤、或猪芽汤洗净上药外。

《跌打损伤接骨》

清·不著撰人

秘 述

一、相度损处，削杉木板，量长短阔狭夹之。如在臂上，当里面削短，可便展舒余处，可以类推。

二、骨骱入而出者，用力拔之，使归入骱。

三、察症贴药，用神圣散。

四、夹缚药用辛香散。

五、贴药用生肌散。

秘 诀

有损终须活，无方不可攻；肢损用木夹，血涨必须通；腐烂辛香洗，浮沉姜乌烘；生肌油有效，发汗必须攻；安得头中髓，消除症内风；贴伤神圣散，止血必桃红；相度生机变，仙方显异功。

方内所用油，必要麻油，以其凉血、解毒、止痛、生肌。

用酒者以其行血也；用酸醋者以其散瘀也。

看验头脑

夫脑者诸阳之首，所取太阳穴、脑门、灵盖等处，须剪去近疮之发，然后用药。如疮口大，用灯心桃仁散塞之，孔小则不用，且看其伤何如。若有脓而烂，用辛香散汤煎洗，切忌当风恐伤，则头面皆肿，寒热为恶，用消风散。又以白金散清油调搽，又以安髓散茶调服，皆愈。

睛被打出

夫面有七孔，眼居其一，受伤最难治也。若被打，睛出于外，法难复入，但以神圣散敷贴之，听其自然。若破黑睛胆水出，其目必坏，尚在胞内，可轻轻拨转转原，用神圣散敷贴之，又用住痛散清茶调服。

牙龈骨打断

牙龈骨被打断，先用两手揣搦，令断骨接归原，以神圣散敷贴于外，后用布缝袋兜住，缚在髻下。牙龈已落去之，未落拨正归原之。出血不止，用桃花散断血。又以白金散饮汤调搽噙口内。

跌缩头骨

高处坠下，跌缩头骨。令患者仰卧，绢袋兜其下胁，开其颈发，两手揪定，伸两足抵其两肩，微微用力，拔之归原，恰好为则，不可太伸。用神圣散、自然铜汁和调，贴封固，常服乳香寻痛散。

咽喉割断

咽喉有二道，左为气喉，右为食喉，二者割断三分之一二犹可治，法用红绢线在药内抽过，缝伤处，用断血桃血散搽之入疮口，用神圣散敷贴四傍，然后看病势若何如，深亦难治。

井栏骨打断

颈下井栏骨被打断，须用夹板，将手揣正归原，用竹一节，量长短宽狭，阄入骨内，绢袋兜在胁下，服乳香寻痛散，立愈。

饭匙骨跌出

饭匙骨被打跌出，须伸其两手，揣其骨归原，用神圣散敷贴，后用绢袋从胁兜缚缠掺肩上，服活血住痛散即愈。

腕骨跌出

腕骨跌出治法，如在肩拔之归原，神圣散敷贴，后以杉木薄板一片，中剜一孔，裹夹伤处，对缚四道，令腕骨可伸舒，绢袋兜悬颈上，日服乳香寻痛散，立愈。

手臂骨断

手臂骨断，以手揣定归原，神圣散敷贴，杉木薄板二三片，用一片长夹住外，二片在内托之，四道绳线缚定，使臂可曲，近身半节以渐放宽，令血气贯通，则骨自接。日服住痛散，二日一换，夹板削薄使渐宽，有肿则服神圣散加朴硝。

手腕骨断，治法同腕骨。手指骨断，治法同井栏骨。手掌骨断，揣定归原，用神圣散敷贴，以杉木皮量掌为则，一托骨内，一托骨外，用苎绳缚好三道，服寻痛散。

两胁骨断

两胁骨断，用棉被一床，摺铺凳上，令患者侧卧于上，如在左以右卧之，在右以左卧之，揣断处，以手按筋骨尾则断骨自起矣，自相接矣，用神圣散敷贴，后用杉木一片起患处，以绢缚之，日服寻痛散，渐自安妥。若见寒厄及秽物自出，则自断骨刺胃矣，不治。

刀刺伤胞腹

刀刺伤胞腹，若腥者，伤肝也，除治疮口外，用洗肝散、木瓜汤煎酒末服。咳嗽者，伤肺也，用桃仁散断血封固四边疮口，勿令冒风，易好。

破伤肚腹

破伤肚腹，肚肠出在外者，可治。如肠破者，不可治。若狂言乱论，神思恍惚，此伤心也，呕吐秽物，此伤胃也，两脸红色皆为不可治之症。

腹破肠出

腹破肠出者，以绢袋缚其两手于梁上，以砖一二块衬其两足，令手伸直，去足下砖，则肠于内，以手轻轻送入内，亦要随时用药调治。如夏月，则以暑药灌之，冬月则正气散灌之，除寒暑之气。或用四物汤补血，不然以新汲水喷人面上，使忽然惊动而肠自入，必先将衣被遮覆患处，勿令生水沾肠，肠既入，以绢线、头发缝之，用桃花散断血封固。倘疮口干燥，以乳润之，日服住痛散。如疮口不合，用白金散清油调搽，用药必随症加减。

又煎方：当归 川芎 白芷 羌活 生地 赤芍 柴胡 防风 陈皮 甘皮 木通 厚朴 荆芥 乌药 枳壳 青漆 牛膝 防己 地南蛇（无则不妙）等分 每服姜一片、酒一碗，温服。如损在上，去牛膝；如热，加柴胡；不止，加大黄；肿甚，加防己。此二方初服加寻痛散，势稍定，制药服之。

刀斧伤方（初时先断血）：韭菜根半斤 葱根四两 马齿苋半斤 旱莲草半斤 风化石灰半斤 先将四味捣烂，后下石灰末。为饼阴干，用时为末掺患处，手指捻定勿令出血，布绢扎裹，侍后用洗药去之。

敷药方：乳香（去油） 没药（去油）各一两 麝香 僵蚕 全蝎（洗 甘草各五钱 黄丹（飞） 片脑 蛇含石（火煅）各一钱 血竭一钱 白芷二钱 芦甘石二钱连柏二味煮 硼砂三钱 龙骨八分 朱砂二分 珍珠一分 赤石脂（煨）二钱 雄黄六分 白石子（煨）一钱六分 蛇含石（煅而不过，红遏而不碎者，不可用）共为末，磁罐收贮，用时以水洗干净，掺患处，干便见风亦要防也。此药极易长肉收口，恐其外平内腐，当从容用。

灵妙膏：黄连 甘草 生地 当归 郁金 黄蜡 猪油。

腰骨跌出

腰骨跌出者，令患者伏卧，以绢袋缚紧两手在凳上，又缚两足在凳下，医者，以两手用力压入其骨，使归原，用神圣散敷贴，日服寻痛散立愈。

尾际骨断

尾际骨断破，揣令归原，以神圣散敷贴之，绢袋缠缚，日服住痛散立愈。

阴囊肾子出

阴囊内外破碎，肾子突出，但不伤其总根可治。以手牵囊皮纳入肾子，用桃花散搽疮口断血，以药线缝之，毋缝其筋脉，恐二子不能运转，则阳不能举。必以断血药封固，或疮口干燥，或小便流出，用白金散清油搽乳润之。

膝头骨出

膝头骨出，用手揣定归原，以神圣散敷贴，后用布如护膝样四围兜缚之，日服住痛散可安。

胫膝骨出

胫膝骨出，令患者侧卧凳上，软棉被铺簟患处，向左右卧，医者以手揣归原，重者，以扁担揣压之，神圣散贴之，用杉木板四边夹缚，日服住痛散，姜酒下。

跌打刀伤

跌打刀伤，不省人事，不论男女，先饮以木香汤，使神气稍定，然后下手用药。

跌扑损伤

跌扑损伤、腰痛腹胀、刺痛不止、大小便闭，急用五通丸下之，通后服乳香寻痛散，不问男妇皆可治。

四肢疼痛气

四肢疼痛、腹内气促不安、筋骨折断，急将止血药调服，徐徐拔伸，夹处不宽不紧，宽则骨动难接，紧则血气不通。又服住痛散，去腐肉生新肉，散瘀消肿，止痛活血，无如此药，每服或午后、或卧，临服姜酒调下。疮口干燥，以姜汁润之，二七日即愈。

刀斧伤

刀斧伤者入水，浮肿潮热，不省人事，用消风散治之。

金枪出血

被金枪出血过多，疮口痛疼，不省人事，饮食少进，朝轻暮重，四肢不举，呕恶气逆，急用活血住痛散，每服水一盏，煎二三沸，加好酒盅半，去渣温服。如疼痛寒热、不时心神烦闷，除厚、桂二味，用水煎，空心服，一日四进，渣再煎。伤处生浓腐恶臭，以辛香散入盐撮许，煎水洗。

手足折断

手足骨折断，经久无力，举止不便，行步疼痛，服寻痛散加走马散治之。打扑伤小便不通者，以通关散用葱打烂炒热，敷小腹上即通。

折伤腰脊骨

折伤腰脊断二三日，大小便不通，是血入肚内，兼发寒热，以五通丸服之，后服活血住痛散。若变症发火热，恶气逆，则服消风散，后加寻痛散，再加走马散，一七可行，二七便好，用神圣散、万应膏贴患处，多加保养为佳。

打扑损伤

打扑损伤，皮骨紫色，用半夏末清油调贴患处，待患转本色，以神圣散敷贴患处，服活血住痛散。手足筋骨断折，宜服回春再造饮，没药降气饮，百一选。筋骨断折金疮伤重将死者，用神效佛手散、鸡鸣散。筋骨断折疼痛不止者，宜服续命丹、乳香寻痛散，外用葱白捣烂，炒热敷患处，冷则易之，其痛立止，火行气法尤妙。十指折断或刀割断，急以苏木散敷之，外用蚕绢包扎，数日如故。损伤后或举动疼痛，可用姜散治之。夹骨入骱，其痛非常，可用麻方。割去阳物，即以所割者火煅为末，老酒调服，久久长出如故。被牛挑出肠，急以手送入在内，用麻线缝之，外敷花蕊石散，勿裹包，恐作脓。

诗 曰

破损诸伤眼睛晕，定主身亡难救命。若见气喘与寒呃，且看一七内中应。

凡遇跌扑打伤、手足折断、腰脊疼痛、日夜不安、痛不可忍者，其煎药一时未备，先服乳香寻痛散，后看伤处重轻，用药治之。贵得其宜，今将治法并用药方于后。

计 开

乳香寻痛散：乳香　没药　血竭　羌活　南木香（即马兜铃根）　沉香各五钱　小茴（土炒）七钱　麝香一钱　独活　川芎　当归（酒洗）　角茴　白芷　粉草　木香　赤芍　川山甲（土炒）　紫荆皮各一两　厚桂（生）七钱　草乌（制）一钱一分　淮乌（水泡去皮，生用）五钱　上药二十一味，如法制度，总为细末，姜汁好酒调服，服后不可便饮食。若伤在头，去厚桂，以清茶调服。如骨断，加虎骨、自然铜二样共一分。此药不易得，宜谅之。

活血住痛散：归尾　川芎　独活　厚朴　木瓜　白芷　乌药　甘草　赤芍　防风　枳壳　青皮　桔梗　加皮　大黄等分　每服姜一片，酒水各半碗，温服。如损在下，去桔梗，初贴下大黄，潮热加柴胡，各等分，熬成膏，以前药敷患处，次用此膏贴掩住。

追虫立效散（治伤破恶毒未尽，感冒风雨，湿烂生蛆）：桃仁（炒）五钱　香圆五钱　柑叶五钱　共为末，清油调贴四围，即追虫出。

辛香散：治患处生脓烂腐恶臭，将常煎洗去毒。苍术　甘草　赤芍　明矾　苦参　羌活　独活　藿香　柏叶　当归　白芷　冬藤　泽兰各三钱　荆芥一两　五倍子一两　刘寄奴（去根）一两　好茶　飞丹各一撮　煎汤温洗，然后用药敷之。

花椒石散：金疮打扑出血不止，用此化血为水。花椒　石灰二味为末。

又方止痛：金疮打扑出血疼痛。龙骨三钱　五倍子二两　黄连　枯矾各一两五钱　乳香五钱　无名异一两　没药五钱　共为末，掺患处，不怕风，不作脓，止痛如神。即被杀将死，而喉舌未断可治，用女人裙带烧灰汤服，外以女人月红烘热，熨之立止。

暑天腐烂：恐生蛆虫，外难平满，为害不小，宜用猪油切片，引出蛆虫。白蔹　蒺藜　贯众等分，上为末，香油调敷，其虫自减。

金枪闷绝：日不省人事。童便调琥珀末一钱，服之。

又方：用葱白二十节　麻子三升　水七升煎二升，一次服尽，吐血脓自愈。

又方：用蒲黄五钱　热酒服下即愈。

又方：用槟榔四两　橘红一两　为末，每服二钱，蜜汤下。

箭头入肉不出：白蔹　半夏等分　为末，每服三钱，日服三贴，老酒下，至验。自出者用花椒、石灰（煅七次）为末，掺在四围，箭头自出。

又方：用蝼蛄打烂，敷伤处即出（即土狗）。

紫金丹接骨神效：自然铜（醋煅七次）　血竭　归尾　大黄　乳香　没药　硼砂　地鳖虫　补骨脂各等分　为末，每服八厘酒下，十日后骨自接。

接骨入骱方：乳香五钱　没药五钱　自然铜一两　滑石二两　龙骨三钱　赤石脂

三钱　麝香三分　共为末，以老酒三盅炒干，用黄蜡为丸，每服，酒下一钱。

又方：砖壁上蜘蛛连窝取下，薄绵包扎，每日酒下七枚，七日后骨自归原。

又方：生蟹三只，打烂绞汁和老酒服，即以蟹渣敷患处，连续几次，骱自归原接好。又方：黄香　归尾　半夏　川芎　没药　川乌各四两　乳香三钱　骨碎补四两　古铜钱三钱　木香一钱　共为末，麻油煎成膏，贴患处，骨碎能自全。

活血住痛散：专治跌打损伤，手足疼痛。川芎一两　当归一两　羌活　独活　木瓜　甘草　川山甲　赤石脂各一两　淮乌（生）五钱　草乌（生）一两　厚朴　白芷　桔梗各一两　小茴（炒）七钱　麝香一钱　厚桂七钱　共为末，姜酒调服。如伤在头，去厚桂，清茶服。如手足骨断，加走马散，要速效，加川乌。

安髓散：止血住痛，感冒风寒，面目浮肿，不省人事，发热，不能吞咽，服此散，渣煎洗疮。川乌　白附子（泡洗）　白芷各一两　甘草五钱　香附（炒）二两　为末，茶调服，在头仍服活血住痛散。

五通圆：治打伤肚腹、瘀血作热、闭涩恶逆，立效。巴豆（纸包打五七次）七粒　生姜一块　剜一孔，入巴豆在内，纸包火煨，或为末，或煎汤与患人服之，勿进饮食，待通后，以米汤补之。用药必看人体之虚弱结实，不通者，再用前药，通而不止者，用大附子一个，火煨姜十片煎服。

神圣散：此药大能接骨，若伤打有肿，则宜缓进，不宜太急，用药过多，恐筋寒贴肉，不能举动伸舒，反成患矣。淮乌　白芷　赤芍各二两　枇杷叶七两　韭菜（连根）一束　芙蓉叶七两　为末，自然铜、姜汁调敷患处。有肿，加朴硝，入韭根捣烂调贴，不可用水；若刀伤，用蜜调贴。凡用此药，必是折伤肢骨，然后用此法，先以油纸敷药于上，量处大小整理，如法裹贴药上，以杉木片夹患处，不要乱动，动则骨不能归原难接，倘皮破骨出，须仔细看验。

桃花散：专治破血不止，其效如神。大黄四两　无名异　龙骨　半夏　风化石灰半斤　共为末，铜铫内炒桃花色为度，纸包放地上，待冷，绢筛过，敷患处，止血如神。

白金散：专治刀斧伤破，皮肉杖疮并症。白芷梢（如灯心大，干净不虫蛀者，不拘多少）　为末，清油调搽患处，油纸贴，绢缚之。

生肌住痛散：治刀斧破伤皮肉并杖疮。乳香五钱　没药五钱　龙骨（煅）五钱　轻粉五钱　水粉一两　雄黄五钱　硼砂五钱　血竭五钱　白芷梢五钱　赤石脂五钱　蜜陀僧（用黄连、橙汁、童便浸煎，水浸七次）　为末，油纸绢条扎缚，清油调搽患处，三两日一换。

消风散：治破伤着水，冒风浮肿，潮热不省人事，牙关紧急，四肢强直等症。人参　南星　白芷　防风　独活　川芎　柴胡各四钱　当归五钱　细辛五钱　防己　桔梗三钱　僵蚕三钱　全蝎三钱　姜三片，水煎服。

大圣末药散：治四肢疼痛，手足无力，用此发汗。乳香　沉香　檀香　木耳　小茴　当归　牛膝（酒洗）人参　细辛　黑丑　干姜　白术（炒）白茯　山药　黄芪（盐水炒）各一两　角茴　白芷　白芍　木瓜　厚朴　降香　羌活　独活　破故纸（炒）白豆蔻各一两　防风二钱　没药五钱　淮乌（水泡，姜汁炒）五只　共为末，姜酒调下。若要为丸，以糯米粥托服，或人参汤、木瓜汤调服。如老人虚弱，可加川乌、附子，去草乌、甘草，神恍惚加朱砂、麝香，为丸再加南星、半夏。

麻黄散：治新旧损伤，四肢疼痛，行步难艰，当用表汗。苍术（炒）藿香　陈皮　细辛　麻黄（去根）川芎　甘草各五钱　半夏三钱　白芷五钱　水一盅、姜五片、葱三根煎服。

木香汤：治打扑损伤、不省人事，先服此顺气。枳壳一个　槟榔一个　木香三钱　甘草三钱　沉香三钱　桔梗三钱　血竭三钱　水一盅、姜三片煎服，如不愈，再服。

桃花破血散：治伤损在里内，肚胀气促，寻常不可用。红花　苏木　木瓜　乳香　甘草各五钱　麝香一钱　没药　厚桂　淮乌　草乌　蒲黄　当归　杜仲（姜汁炒，断丝）五灵脂　百草霜（炒烟尽）各五钱　川芎　白芷　小茴　白芍　羌活　独活　牛膝　生地　枳壳　黑丑　破故纸各一两　共为末，以木瓜汤入麻油少许，姜汤、童便调服。若煎服，姜五片、酒水各半盅，煎好加童便、麻油服。

如神散：治失跌腰痛等症。当归　厚朴　枳壳　小茴　白芷　乌药　玄胡索各一两　青木香一两　乳香　羌活　甘草各五钱　破故纸（炒）二两　上为末，姜酒调，空心服。痛甚，加乌豆二粒，为末。

神仙接骨散：治伤损，要断根服之，不可轻用。虎骨一两　血竭一两　羌活一两　厚朴　乳香　没药各一两　淮乌一两　麝香一钱　小茴一两　白芷　当归　自然铜（醋淬七次）各二两　厚桂五钱　为末，姜酒调服二三钱，立效。

姜乌散：治伤损，时常举发疼痛。生姜（切片炒热）大川乌　淮乌各等分　贴敷患处，效。

百一选方：川芎　当归　桂心　甘草各一两五钱　附子　石兰各一两　椒七钱五分　为末，每服三钱，酒下。

没药降气散：当归　没药　乌头　白芍　乳香　自然铜各一两　骨碎补一两　川乌一两五钱　生地一两　五钱　为末，姜汁和蜜丸，每服二钱五分，苏木酒下。

回春再造饮：自然铜　麝香　木香各一钱　古铜钱（醋煅碎）五钱　为末，令病人口内先嚼丁香一粒、乳香一粒，酒服前药五厘，如骨不断，不可轻服。

续命丹：地龙　乌药　青皮　茴香　五灵脂　川芎各二两　草乌（炮）二两　红娘子　没药各五钱　木鳖子　骨碎补　威灵仙各二两　金毛狗脊二两　麝香一钱　自然铜二两　禹余粮（醋淬）四两　为末，每服一钱，酒下。

鸡鸣散：人参　白茯　阿胶　白芍　白术　黄芩　桔梗一两　麦冬　甘草各一两

用公鸡一只去肠，入前药，加姜、枣，砂锅内煮烂，去渣，食鸡并汁。

铁固散：生地五钱　熟地五钱　骨碎补三钱　五加皮五钱　苏木一两　桃仁四十九粒　没药　乳香　血竭各五钱　地龙（酒炙）四十九条　自然铜　上药为末，砂糖酒每服二钱。

又方：自然铜　无名异　当归　苏木　木鳖子　地龙　各等分为末，每服一钱。

通关散：牙皂末　麝香少许　用葱白打烂，同二味置脐中脐下。

神效佛手散：鹿茸　肉苁蓉　菟丝子　紫石英　五味子　桑螵蛸　川芎　当归白芍　琥珀　干姜　茯苓　杏仁　牡蛎　艾　禹余粮　覆盆子　各等分，姜枣水煎服。

接骨神效散：地鳖虫　巴豆　半夏　自然铜　乳香　没药　各等分为末，每服酒下七厘，不可多服，服后盖患处，勿令见风移动。

麻药方：用此药昏沉者，盐水解之。牙皂　木鳖　半夏　乌药　川芎　草乌　川乌　小茴　白芷　紫荆皮　土当归　鹅掌草各五钱　木香少许　上为末，酒服二钱，即麻木不知痛痒，或用刀割、夹骨入骱皆可也。

如圣散：治打伤等症初时服。猪苓　泽泻　赤苓　香薷　扁豆　厚朴　白术　枳壳各五钱　小茴七钱　用水煎服。

和解散：治伤损贴药过多，浮肿不退。肉桂　南星　赤芍　白芍各一两　淮乌二两　白芷五钱　乳香五钱　芙蓉叶二两　枇杷叶四两　共为末，生姜汁、自然铜制酒调服，浮肿即退。

一片雪：治伤损伤血作肿。黄芩　黄柏　郁金　黄连　茯苓各一两　枇杷叶　芙蓉叶各四两　为末，蜜调敷患处，流出疮口立效。

黑神散：治腰疼痛，不可忍者。杜仲八钱　小茴　角茴　生姜各四两　共为末，贮磁器内，每服加一钱。

退伤散：治打毒重伤，遍身红紫，以此药敷，即无伤痕。山栀五钱　飞罗面三钱姜汁调敷患处，一昼夜无痕。

又方：加葱头打拦，用老酒糟打成膏，敷患处札缚。

又方：麻油二两　老酒二碗　同煎数沸，饮毕卧火烧地上一夜，无痕。

夹棍伤足方：大黄四两　桂皮一两　共为细末，砂糖成饼，厚覆四围伤处，以厚絮裹之，毋令见风，贴下不痛，至夜半大热动了，次早能行，不日全愈。

杖疮秘方（专治跌打，凡将杖之，先切勿食饱。英雄丸，凡临预服，血不寝心）：乳香　没药　地龙（焙干）　木鳖（去壳）　川椒　蜜陀僧　自然铜（醋煅淬七次）各等分为末，蜜丸如弹子大，每服一丸，酒化下，须以蜡护之。

固命灵丹：护心止痛。乳香三钱　没药三钱　血竭三钱　丁香三钱　枳壳（麸炒）三钱　归尾五钱　红花五钱　玄胡索三钱　苏木五钱　桃仁（皮尖去）三钱　发灰三钱　大黄四两　麝香五分　凤凰衣（烧灰存性）一钱　共为末，炼蜜为丸如弹子大，朱砂为衣，临刑时以酒磨服二丸，即打后再服二丸，就止痛进食宽胸，免血冲杖毒之患，以蜡护之，新合更妙。

杖后服初服药方：临进衙门预服好，以瓦罐隔汤温热，刑后即服，免血冲。归尾一钱二分　赤芍一钱　苏木一钱二分　桃仁（去皮尖）一钱　红花七分　乌药八分　青皮八分　槟榔四分　牛膝一钱　官桂（夏天减半）四分　续断一钱　木瓜五分　五加皮一钱　用水、酒各一盅，煎八分温服，加童便一盅，核桃肉去皮，红糖过口；小腹痛加大黄，量入加减，只用一贴。第二贴去苏、桃、槟、乌四味，加白术、香附（童便浸炒）各一钱；身热加用柴胡、丹皮各八分；口渴加花粉八分、黄连（酒炒）三分；胸不宽加枳壳（麸炒）八分；呕恶加生姜三片；头痛加川芎（此以上第三、四服用，第五、六服方开后）当归一钱一分　白芍（酒炒）一钱　红花五分　香附（便炒）一钱　牛膝（酒洗）　杜仲（盐酒炒）　五加皮各一钱　续断（酒洗）一钱　木瓜五分　黄芪（炙）一钱　人参五六分至一钱止　熟地一钱二分　甘草（炙）二分　肉桂一钱（去皮，夏天不用）　水煎，食前服，饮酒助之。

被拶手指痛甚：用生半夏末，或烧酒，或酒浆调敷，继用麝香膏贴，一昼夜后不须加麝，只用膏药，必要裹热。

被拶服药方：川芎八分　川归一钱二分　桂枝三分　白芷五分　桔梗六分　赤芍一钱　桃仁一钱　香附一钱　苏木一钱　红花六分　酒煎，临服加乳香五分、没药五分　二服后，去苏、桃二味，加减如杖方。

被拶即以杖方：加骨碎补（酒炒）八分，临服以地鳖虫二个，瓦上炙脆，自然铜（醋淬七次）三分，为细末，童便少许并加之。

又方：用韭菜　肥皂　打烂和匀，厚敷患处，绵絮裹热，一昼夜即好，不可汤洗。

紫金膏：治杖疮初，加麝香，后不可用，并治一切咳嗽、背痛腰痛、湿气以上诸症，臁疮肿毒俱用。麝香　乳香　没药　血竭　归尾　乱发各四两　蓖麻子八两　苦参四两　川山甲四两　土木鳖六两　松香一斤　桐油三斤　黄蜡（熳火）四两　先将各药熳火煎枯，滤去渣，加入松香五分、乳香、没药、血竭，再煎，滴水成珠不沾手，方加蜡又煎一时，倾入水缸内，临用加麝香。

生肌长肉细药：乳香二钱　没药二钱　面粉三钱五分　白硼砂一钱五分　血竭二钱　发灰五分　真降香三钱　珍珠（珠用蚌壳对合于内，以铁线扎紧煅过）一钱　牙屑（如无，以象皮代，切薄片，占米同炒）二两　鸡内金（不经水者，揩净烧存性）二个　共为末，摊入膏内贴，生肌。

紫金灵丹：治远近湿毒臁疮灵药。水银一两　明矾一两　绿矾一两　朴硝二两　雄黄　辰砂五钱　先将明绿矾硝三味，同酒六两，入铜铫煮干，如摊鸡饼样，俟冷铲出研细，加辰砂、水银、雄黄一处研末，不见星为度，贮罐内，以铁油盏盖口，盐泥封固，择地以长钉为鼎足之形，置罐钉于上，用眼炉，初用文火打官香，后用武火半接通红，水擦盏，又打一官香，取起候冷，冷开用取出药时刮去着盐浮者，用油纸一层包之，入地内七日取用，愈久愈妙。

白玉灵丹（跌损腐蛆，溃烂发痒）：水银二两　朴硝一两五钱　食盐三钱　明矾三两　除水银，将三味炒干，法如上，制治一同。

退肿消毒膏：玄参（去梗，洗净晒干）三斤　花油一斤　浸法煎法俱如粉收。

黑虎膏（退肿毒）：当归二两　玄参二两　熟地三两　黄连二两　白芷二两　官桂二两　杏仁二两　槐柳各一束　头发一束　虾蟆一个　麻油三斤　煎法同煎丹收。

内府八珍膏：能壮阳补肾，兼治筋骨虚弱。虎骨膏一斤　龟板膏一斤　淮地牛膝　甘枸杞　杜仲（盐水炒）　萸肉　当归（共膏）一斤　用阴阳水熬成膏，以桑柴火罐内煎，收贮磁器中。

治一应诸毒通不可忍：乳香　没药　蓖麻子　二味和蓖麻子各研，捣烂随毒大小涂抹，片时其痛即止。

红玉膏：白蜡　黄蜡　官粉（细研）各一两　乳香　没药　血竭　轻粉（研细　樟冰各五钱　冰片一分半　用牡猪油十两　切碎入锅内熬油去筋，复以油入锅，先下黄白蜡，次下官粉、乳没、血竭，煎数沸，下樟冰，又次下轻粉，即取起搅匀，稍冷取出，贮罐听用，摊油纸上贴一二日，换之立效。

《跌打损伤应验良方》

徐宗显揣摩

穴道总诀

凡人周身一百零八个穴道，七十二个小穴道不妨，三十六个大穴道伤命也。前脑名为华盖穴，后为肺底穴。左边乳上一寸三分为上气穴，右边乳下一分为正气穴，乳下一寸四分为下气穴，右边乳上一寸三分为上血海，乳下一分为正血海，乳下一寸四分为下血海，左右二边乳下一寸二旁边三分为一记害三侠，三侠者心、肝、肺也。心口中为龙潭穴，打中者刻时昏花，人事不醒，拳为气绝，如若就救，不妨。心口下一寸三分为霍肺穴，又下一寸三分偏左一寸三分为翻肚穴。脐为气海穴，脐下一寸三分为丹田精海穴，下一寸三分为分水穴，下一寸三分为关元穴。左边肋脐毛中为气海穴，右边肋脐毛中为血海门，左边肋梢尽软骨梢处为章门穴，下一寸三分为气囊穴，右边肋梢尽软骨梢为池门穴，下一寸三分为血囊穴。头顶为泥丸宫，两耳下半分空处为听耳穴。背心第七个骨脊为肺底穴，下二旁边一寸一分为百会穴，下一寸三分为后气海。二腰眼中左为肾经穴，右为命门穴。尾梢尽下三分为尾闾穴，下一寸大小便交界之处中间为海底穴。两手背中为蟹壳穴，二小腿中为鹤口穴，二脚底中为涌泉穴。

跌打损伤应验良方

天关穴：在眉心上六寸，与涌泉穴通属脾肺二经。

顶门穴：在天关穴下二寸，属心脾二经。

天星穴：在发之间，属肺心二经。

眉心穴：在两眉中间义骨中。

耳后穴：在离耳后穴一寸三分，属心经。

骨枕穴：在天关穴后四寸二分，属心肺二经。

伯劳穴：在头上第二块脊背上。

膏肓穴：在盖身骨枕量肩六寸，伯劳穴平量至肩五寸，属肝经。

肺使穴：在伯劳穴正量下六寸依盖骨内，属肺心肝三经。

对心穴：在伯劳穴下六寸，中指中节长短。

章门穴：在乳头上正量下一寸三分，属肾肺二经。

奇门穴：在胁下七寸九分，属肝肺心三经。

京门穴：在奇门穴下之，下约三寸二分，属肝心二经。

泰山穴：离枕子骨四寸六分，属心肺二经。

转喉穴：在梭子骨尖上，横量至左边一寸，再直量下一寸。

闭气穴：在梭子骨尖上，横量至左边一寸，再直量一寸，属心经。

心井穴：在心窝膻内软骨。

封门穴：在右乳尖，横量至胸前一寸六分，属心经。

扇门穴：在右胁尖，横量至胸一寸六分。

血浪穴：在乳尖，直量至上二寸。

五定穴：离京门穴下二寸五分。

七劳穴：在胁下一寸二分。

丹田穴：在肚脐下一寸三分。

命门穴：在对心穴下八寸，要看人长短，属心肝肾三经。

鹤口穴：在脊骨尽处内，即肾脉，属肝肾二经。

海底穴：在粪门穴前一寸二分，阴囊后八分，属心经。

环跳穴：在大腿大骱，属肝肾二经。

盖膝穴：在盖骨一寸，属脾经。

对膝穴：在膝骨下一寸。

膝底穴：在腿弯上八寸。

前关穴：在膝盖骨下九寸三分。

竹柳穴：在小肚子上，膝弯下九寸九分，属五脏。

脚佳穴：在脚面上高骨，起似头之旁，属肝肺二经。

涌泉穴：在脚底中心，属五脏。

跌打损伤方：如服立效。甘松六分　山柰六分　红花七分　当归三分　川乌六分草乌六分　自然铜五分　铜绿四分　白及三分　川芎五分　六轴子五分　共研极细末，用陈黄酒送下，分二服。此药心结异，不可乒风，务要风避。

天癸关穴：陆渊电。红花一钱　寄奴二钱　陈皮一钱四分　续断一钱四分　灵仙一钱五分　乌药二钱　当归一钱五分　赤芍一钱五分　苏木八分　川芎一钱　乳香一钱　加皮二钱。

伤轻者，头上浮肿，其势反重，用原方治之，膏贴穴内自愈；伤重者，穴内一块，反不肿，似势轻，其血一阻，周身之血不通，伤血即入脾经，一二日，遍身皮上如刀刺，至六七日，转入肺经即肿，肿胀十日后，肺渐断虫。至十五日准断死，期内医治亦用原方，将膏贴涌泉穴内，约半日，其血流通即愈。打破者，以象皮汤抹净，不可惹头发在内，用掺药玉红膏收之，煎药原方加骨碎补。百会穴在天关穴左边一寸，此穴在天顶门交界之所，受伤时须看何穴治之。

顶门穴：当归二钱五分　银花一钱五分　灵仙一钱五分　乌药二钱　赤芍一钱四分　加皮二钱　川芎一钱　枳壳二钱五分　陈皮二钱五分　泽兰一钱五分　红花一钱。

伤轻者，将膏贴穴内，煎药用原方；伤重者，伤血入心经，眼胀头疼，口发谵语，第二日转脾经，遍身紫胀，原方加三棱、蓬术，不可用破血药，第七日还入心经，则无救矣。破血出似喷不止，四生汤止之，用掺药玉红膏贴之，后用附子、肉桂等热药散之。

天星穴：泽兰二钱　归尾一钱五分　三棱一钱五分　续断一钱五分　陈皮一钱五分　加皮二钱　红花一钱　川芎一钱五分　桃仁一钱五分　乌药二钱　蓬术一钱五分　赤芍一钱四分　苏木八分　姜皮五分　碎补二钱　木香一钱五分。

看伤轻重者，以此方随宜加减用之。若打破者血不止，急用四生汤止之，再用象皮汤抹净，外以掺药玉红膏盖之。

眉心穴：泽兰一钱五分　归尾一钱　陈皮一钱　续断二钱　蓬术一钱四分　红花一钱　乌药一钱五分　银花一钱　三棱一钱五分　草决明一钱二分。

损伤不论轻重，损破其势甚平然，一百二十日眼即清盲。

耳后穴：川芎八分　当归（酒炒）一钱五分　泽兰三钱　乌药一钱五分　蓬术（醋炒）五分　红花八分　姜黄八分　加皮三钱　三棱一钱　肉桂（去皮）四分　碎补二钱　陈皮一钱二分。

伤轻者，七日耳内流血化；伤重者，七窍流血死。其药宜重剂二三分。不医者，后必发毒。左为天毒，右为锐毒疽。先用原方清理出毒之后，用十全大补，其毒又损伤，其色紫黑，不由损伤起者，其色红白，竟用肿毒治之，出毒之后，亦用十全大补汤。

骨枕穴：当归（酒炒）一钱五分　陈皮（炙）一钱　乌药一钱四分　赤芍一钱五分　续断一钱五分　川芎五分　猴姜（去毛）四钱　银花一钱　泽兰四钱　红花四分　威灵仙一钱五分　加皮三钱。

重伤者，三日内头颅发胀而死；甚者，爆碎而死；伤六七分者，满头胀痛，用原方治之；三四分伤者不医，后发毒，名为玉枕疽，初起其色白，有脓反红，切不可用刀针，须用巴豆半粒捣烂，安膏药上贴之，半刻自穿，但脓不出，将火罐拔之，有鲜血流出可救。无火丹，用罐，有血便止，无血者，不愈之症；可救者，出毒之后，先用八珍汤救剂，后服十全大补汤；脓黄者，心经发脓；脓白，肺经。

伯劳穴：寄奴一钱五分　当归一钱五分　加皮三钱　续断三钱　赤芍一钱五分　陈皮一钱　红花八分　姜黄四分　乌药一钱五分　川芎四分　猴姜（去毛）三钱　银

花八分。

重伤者发肿，其首、浑身俱能，原方膏上刺数孔贴之。伤轻不医，其伤反要转入脏腑。伤入心经，呕血甚多，将前药同捣烂，用水煎成膏，入白糖霜搅匀，每日晨服一盅，自愈。伤入肝经，浑身发热，不能行动，两目昏花，口齿出血，先将热血方服数服，后用清凉。伤入脾经，身似蛇皮，发风病，将蕲蛇一条，童子鸡一只，干净去毛膈，不可见水，将蛇入鸡肚内，蒸熟去蛇，淡食鸡肉即愈。伤入肺经，似痰火而无痰征，有紫血呕出，先服四生汤数剂，后用六味地黄丸自愈。伤入肾经，经是怯症，肾水阻滞，然先用原方四剂，后用六味地黄丸。

膏肓穴： 防风八分　当归一钱五分　灵仙一钱五分　银花一钱　桔梗八分　赤芍（酒炒）一钱五分　红花八分　姜黄四分　陈皮八分　肉桂八分　乌药一钱五分　柴胡一钱。

此穴平素担重肩挑俱不能伤，倘或受伤，手臂不能举动如脱。须用膏药两张，一张贴穴内，一张贴在胁下，煎原方加升麻。

肺使穴： 红花六分　姜黄四分　蓬术八分　陈皮一钱五分　银花一钱　当归一钱五分　三棱一钱　肉桂四分　乌药一钱五分　桔梗一钱　赤芍一钱五分　加皮三钱。

伤时不肿，浑身酸痒者无救，三日死；肿痛者，用原方可救，加红花、归尾七八分，加苏木。

对心穴： 陈皮一钱　猴姜（去毛）三钱　红花八分　姜黄四分　加皮三钱　三棱二钱　乌药一钱五分　当归一钱五分　灵仙一钱五分　肉桂四分　赤芍（炒）一钱五分　蓬术二钱　木香八分　藿香一钱五分。

伤时即刻死去不醒，疑有气息。救法，在百会穴内用艾火灸之，以醒为度，不可灸重，重时头要爆，并醒时用原方加桔梗。

章门穴： 红花八分　三棱八分　姜黄四分　猴姜三钱　赤芍二钱五分　寄奴一钱五分　灵仙一钱五分　当归二钱　蓬术八分　肉桂四分　乌药一钱五分　陈皮八分　加皮二钱。

伤重者，三日死。轻者，二十一日死。当日即医，用原方。第二日，原方加半夏。第三日，用葱姜捣烂敷伤处，用火熨七次。原方内加归尾、桃仁，破血为主。破仍痛，去破血药，用大黄下之自愈。

奇门穴： 红花八分　川断（酒炒）一钱　赤芍（酒炒）一钱　猴姜三钱　银花八分　加皮三钱　当归一钱五分　泽兰四钱　乌药一钱五分　陈皮一钱五分　灵仙一钱五分　姜黄四分　三棱八分　蓬术（醋煮）四分。

伤重，五日死。轻者，九日即死。隔二三日医，用原方。隔四五日，原方加肉桂、附子。但用附子须看病人禀气，厚可用，薄者不可用，换苏木。若痛不休，加破血药破之，仍痛，用葱姜照前熨六七次，再加升麻之药服之。

京门穴：归尾（酒炒）二钱　红花八分　灵仙一钱四分　陈皮一钱　泽兰三钱
胡索（酒炒）一钱四分　川断三钱　猴姜（去毛）四钱　乌药一钱四分。

伤重者，一日半死。轻者，三日死。当日医，原方外再加破血之药；二三日医，
原方加大黄。

泰山穴：红花八分　川断三钱　胡索（酒炒）一钱五分　泽兰三钱　秦艽一钱五
分　茯神二钱　当归二钱　赤芍一钱四分　乌药一钱五分　陈皮八分　丹参一钱五分
远志一钱五分。

伤重者，即时发喘，日死。轻者喘，其日，用原方。二三日医加破血药缓缓治之，
外将葱姜照前熨之三四次，病稍退后，用养血行血药服之即愈。

转喉穴：红花一钱　乌药一钱五分　金石斛三钱　陈皮八分　丹皮一钱五分　赤
芍一钱五分　当归一钱五分　藿香一钱　姜黄四分　加皮三钱　丹参一钱五分　川断
（酒炒）二钱。

伤处痛如刀刺，有时不疼。重者，七日喉闭而死，治法当用葱姜照前熨数次，煎
药如方，稍松好治，不松加肉桂、天蚕即愈。轻者不医，后必喉痛，痛时用清凉药
治之。

闭气穴：泽兰三钱　红花八分　生地一钱五分　丹参一钱五分　木通八分　川断
三钱　枳壳一钱五分　乌药一钱五分　丹皮一钱五分　陈皮一钱　赤芍一钱五分　木
香一钱。

伤重者，即刻闷倒，内周时医，用原方专治过，郁金、沉香、木香之后，用原方
照前，用葱姜熨之。

心井穴：红花七分　半夏一钱　陈皮一钱　银花一钱　赤芍一钱五分　当归一钱
五分　泽兰三钱　猴姜二钱　乌药一钱五分　木香八分　肉桂四分　金石斛三钱。

伤附轻重，积血皆重。伤重者，三日死。伤轻者，七日死。俱用原方加五加皮，
照前熨之。极轻者不医，伤血侵入脏腑，后必发出。伤入心经，心痛，用心痛方治之。
伤入脾经，则成痢疾，用山楂、枳壳、苏叶煎，将砂糖冲入药，内服。伤入肺经，成
痰火，用苏子一两、白芥子三钱、菠菜子（去壳）二两，共炒研为末，将砂糖在锅内
烊，将没药一钱调入糖内，候冷，白汤送下，每日一服，连服数日即愈。一切远年，
皆妙。伤入肾经，白浊，以三圣丸治之即愈。遗精、受泄皆妙。

封门穴：木香八分　红花四分　泽兰三钱　乌药一钱五分　肉桂四分　当归一钱
五分　赤芍一钱五分　陈皮八分　秦艽一钱五分　猴姜（去毛）三钱　胡索一钱五分
藿香一钱。

伤重，五日死。轻，四十九日死。期内医治不妨，俱用原方。若呼气痛，吸气稍
痛，加苏木、生地各三钱。

扇门穴：泽兰三钱　当归一钱五分　乌药一钱五分　川断（酒炒）三钱　灵仙一

钱五分　红花八分　加皮三钱　陈皮一钱　赤芍（酒炒）二钱　姜黄四分。

伤重，浑身发热，气短，口齿皆焦，发臭，七日死。舌所必烂，不烂，用原方加麦冬、萆薢、射干、玄参立愈。轻，四十九日，咽喉闭塞，饮食不能进而死。

血浪穴：红花八分　归尾二钱五分　赤芍（酒炒）一钱　乌药一钱五分　加皮三钱　寄奴二钱　陈皮一钱　姜黄六分　银花一钱五分　续断三钱　猴姜（去毛）四钱。

伤重者，浮胀。轻者，但痛不胀，俱六十日死。重者，原方加桃仁、苏木，或用大黄；轻者，只用原方。

五定穴：红花四分　泽兰二钱　加皮三钱　桂枝四分　猴姜（去毛）三钱　当归一钱五分　赤芍（炒）一钱　蓬术一钱　乌药一钱五分　银花一钱五分　陈皮一钱　三棱（醋炒）一钱五分。

伤重者，立发寒热，三次即死。次者，照前熨之，原方加肉桂、草乌、大黄、神曲。三次者，加桃仁、桂枝、升麻去血稍，仍用大黄下之。轻者，竟用原方。熨法，用葱白头、生姜同捣烂，炒热敷患处，上盖一粗纸，将熨斗慢火熨之，热少停，再止，如法七次，行血消肿，毒出。

七劳穴：赤芍一钱　红花八分　加皮三钱　猴姜（去毛）三钱　姜黄四分　灵仙一钱五分　泽兰一钱五分　当归一钱五分　乌药一钱五分　陈皮一钱　肉桂四分　银花一钱。

伤重者，七窍流血。伤轻者，发狂。伤左边，加桔梗、苏木。再轻，但加苏木可也。其熨法，俱照前。七孔流血者，二日死。初流时，用四生汤主之，缓缓以用原方治之。

丹田穴：红花　川断　木通　泽泻　陈皮　当归　灵仙　猪苓　乌药　姜黄　泽兰　赤芍。

伤处痛如刀刺，出血积血甚重，小便不通，用原方治之，过九日，不救之症。

命门穴：红花　杜仲　肉桂　猴姜　加皮　姜黄　归尾　泽兰　赤芍　川断　乌药　陈皮。

伤重者，九日死，以原方治之，即愈。伤轻不医，后必发毒，名为肾毒。先去其伤血，用肿毒药消肿，稍松为治，不松难治，后必肾水耗尽而死。凡属三经，以第一经为主，次则去。属心经，次属以肝，再次传以肾，故属此三经。

鹤口穴：归尾三钱　赤芍（炒）一钱五分　川断一钱五分　灵仙八分　寄奴一钱五分　陈皮一钱　猴姜三钱　乌药一钱五分　红花八分　木瓜五分　加皮三钱　泽兰一钱五分。

伤重，立时软摊。不痛者，凶。痛者，次凶。须在伯劳穴内灸，后用原方治之。不医，五日死。轻者不医，后发毒，名为鹤口疽。用黄芪汤出毒。毒入内脏，不救之症。

海底穴：红花八分　泽兰八分　灵仙八分　猪苓八分　泽泻八分　没药一钱　当归一钱　川断一钱　赤芍八分　木通五分　乳香四分　猴姜（去毛）三钱。

伤处虚肿，积甚重，小便不通，龟头肿胀，用银丝打进六寸上，用艾火烧之，将银丝取出一寸，再用艾火烧之，再出一寸，如是者四次，取出银丝，其即原方治之。

环跳穴：归尾一钱五分　川断三钱　猴姜三钱　陈皮八分　木瓜五分　乌药一钱五分　银花八分　生地三钱　加皮一钱五分　红花四分　石斛一钱五分　牛膝一钱五分。

伤重者，不能行动，酸痛非常，腿上皆缩，用原方，先服一剂，后熨九次，再用原方服之即愈。若轻不医，后发贴骨疽，用另药先围之，内用黄芪汤、托里散二剂。出毒后，用香附顺气汤，后用白术汤服之。

盖膝穴：胡索一钱五分　丹皮一钱二分　赤芍一钱九分　川断一钱五分　红花九分　银花八分　猴姜三钱　牛膝一钱　乌药一钱五分　加皮一钱五分　苏木八分　归尾三钱。

伤重者，立刻坐倒，腿不能伸直，筋缩。用原方加升麻，服之一剂，后服桃仁、当归破血主之，数剂即愈。

对膝穴：红花五分　当归一钱五分　萆薢一钱五分　泽兰一钱五分　牛膝八分　加皮三钱　猴姜三钱　石斛一钱五分　续断一钱五分　乌药一钱五分　陈皮八分　灵仙一钱。

伤重者，周身紫胀，周时即死，即刻就医，用原方加苏木、桃仁。轻者，三日嚼碎舌头而死。期内，用前方，再加升麻、桂枝照熨。

膝底穴：红花八分　归尾一钱五分　木瓜一钱　银花一钱　牛膝一钱　赤芍一钱五分　乌药一钱五分　猴姜二钱　陈皮八分　川断一钱　加皮三钱　肉桂四分。

伤重者，原方治之。轻者，除肉桂。损破，亦用原方。不医者，名为破伤风，后一百二十日成烂腿，至二百日及愈。伤毒瘀血行之，烂穴。内正穴发毒，无气穴之左右发者，名为肾俞。发在左边者，可治；右边者，即死。用鹤口毒治之，皆上亦有封扇两穴，在肺使穴下二寸六分。

前关穴：红花八分　乌药一钱五分　牛膝一钱　川断一钱五分　泽兰一钱五分　当归一钱五分　陈皮八分　碎补一钱五分　肉桂四分　加皮三钱　赤芍一钱五分　丹皮一钱五分。

重伤者，三日内不肿不痛，三日后其色发紫，已在内作脓，用原方治之。但伤散者，其脓自消七八分。伤轻者，其伤处肿痛，并用活血方治之。伤左用左，上用右方。二三分伤者，人不知觉。虽其伤自愈，但伤血上行攻心，至一百零六日后，中焦生定发背之毒，先痛然后现形，其色胭脂，见形之后反不痛，皆伤血凝之，故法先服内伤三剂，破血为主，后用肿毒药治之，其毒痊后，腿上无小肚子，不能行动，终属废人也。

竹柳穴：归尾一钱五分　泽兰一钱五分　陈皮一钱　银花一钱　牛膝一钱　丹皮一钱五分　红花八分　赤芍一钱五分　川断一钱五分　木瓜五分　乌药一钱五分　灵仙一钱。

但十分伤重，用原方治之。伤轻不治者，后则病发五种。伤入心经痴呆，得此不省人事。入肝胃二经，遍身虚黄。发重入肺经，顶门发毒，名为佛顶珠，其色赤。伤毒入肝经，遍身筋骨酸麻。入肾经，小便流血。入心经，在穴内灸三次，后在百会穴灸三次，先以原方服数次，后用天王补心丹即痊。入肝胆二经，用上部活血方，外加引经药服之，二三剂后，用六味地黄丸，食则即痊。入肺经，发佛顶珠后，用上部活血方，服三剂，再用肿毒药治之。入脾经，用舒筋活血方。入肾经，照此方。

方：红花　陈皮　泽泻　连翘　猪苓　当归　银花　木通　黄芩　赤芍　泽兰甘草。

脚佳穴：胡索一钱　丹皮一钱五分　红花八分　猴姜三钱　生地一钱五分　陈皮八分　归尾一钱五分　赤芍一钱五分　川断一钱　牛膝一钱五分　泽兰一钱五分　加皮三钱。

重伤者，立时痛甚，七日后，入于经络。前用原方，七日后加升麻、桂枝，并引经之药服之。轻者，肿胀不治，亦为脚发背。若用肿毒之药治之，腐烂不能收功，须用参补为妙。当用参在身护燥，研末擦上即痊。不烂者，用养血药治之。

涌泉穴：泽兰　猴姜　生地　加皮　羌活　红花　乌药　牛膝　当归　陈皮　赤芍　肉桂。

不论伤轻重者，但不知觉顶重者，其血不能流通天关穴，一周时遍身犹如虫钻，服原方加川芎即愈。不医，伤入心经则眼红，鼻内流血，将参汤先服，后以原方。入肺经，在左半身软瘫，犹如半身不遂，用原方加香附、胡索治之。入脾经，则浑身发疮，犹如水泡，其疮穿作臭烂，不可闻，先用活血药加脾经引经药治之，外用水龙衣煨灰，即螺狮壳研末，用生鹅油调敷疮上即痊。入肺经，肺气伤痛而疡，十五日转入脾经，即发流注。入脾肾经，则小便不利作痛，用原方加木通、猪苓、泽泻，小肚上用葱姜照前熨之。

曾氏秘传内伤神效方

凡人跌打损伤诸伤，男人伤上部易治，下部难治，以气上升故也。女人伤下部易治，上部难治，以血下降故也。凡伤，须验何处。按其受伤深浅，明其受毒远近。男气从左转，女气从右转，阴阳之理明矣。予为千方易得，一效难求，以方之得不精也。此集成内伤科分其脏腑，又验期之迟速，百投百中，有起死回生之效，不比世人之依稀仿佛。

四季伤

春伤肝必死，夏伤心无救。秋伤肺危，冬伤肾凶。四季伤脾，必死。前体者死缓，伤肩背死迟。伤左边，气促、面黄、浮肿。伤右边，气缓、面白、少作痛。先服活血汤，次进流伤饮，后进药酒。若不治者，一日死。两胁者气喘，睡如刀刺，面白、气虚浮，凶。服活血汤，次进续神汤。不医者，三日死。以上诸伤，俱可药疗。惟断盖心骨，耳内脑衣穿，阴囊、阴户伤极甚，难疼难忍，恶血迷心，若不丧命，未尝闻也。

偷鸡伤方：六轴五分　五林子一钱　穿山甲一钱　五加皮一钱　杜仲一钱　红花五分　甘草五分　共研细末，陈黄酒送下。又伤方：自然铜三分　山奈一个　甘松三分　柴胡三分　红花五分　白芷三分　铜绿一分　共研细末，陈黄酒送下。

一太阳　二胸头　三心口　四食肚　五两腰　六小腹　七大肠　八小肠　九膀胱　十阴囊　十一阴户　十二气眼　十三血海　十四两胁　十五背后　十六胸前　十七脑门　十八肝　十九骨　二十丹田。

诸方开载于后

小续命汤：山楂八分　红花八分　苏木六分　通草八分　香附八分　麦芽八分　当归（酒洗）一钱　赤曲八分　丹皮八分　陈皮八分　乌药六分　甘草八分　山甲（炙）一钱　水煎服。

中续命汤：归尾一钱　红花八分　赤芍八分　丹皮八分　苏木八分　乌药八分　蓬术六分　麦芽六分　陈皮八分　赤曲（炒）六分　山甲（炙）一钱　柴胡八分　木香八分　乳香八分　没药八分　酒煎服。

大续命汤：桔梗八分　乳香一钱　没药八分　桃仁一钱　官桂八分　生地八分　山楂八分　麦芽八分　当归八分　苏木八分　山甲八分　红花八分　通草八分　丹皮八分　香附八分　陈皮八分　乌药八分　甘草八分　酒煎服。

护心养元汤：红花一钱五分　归尾一钱　川芎一钱　赤芍一钱　香附（炒）一钱　桃仁一钱　杜仲（盐炒）一钱　紫苏八分　青皮八分　木香八分　甘草六分　陈皮六分　苏木六分　连翘六分　牛膝六分　独活六分　枳壳六分　柴胡六分　水两盅煎服。

降气活血汤：加皮一钱　红花八分　苏木八分　官桂八分　杏仁八分　当归二钱　牛膝六分　赤芍六分　丹皮六分　桃仁（炒）一钱　香附八分　乌药八分　水煎，童便冲服。

流伤饮：刘寄奴三钱　骨碎补一钱　延胡索七钱　水煎，童尿冲服。

和中丸：当归一两　红花九钱　桔梗一钱　赤芍一钱　陈皮八钱　香附八钱　丹皮八钱　麦芽一钱　山楂六钱　青皮六钱　赤曲二钱　苏木二钱　山甲六钱　半夏（姜汁炒）六钱　乳香三钱　没药三钱　通草五钱　甘草三钱　上药共为细末，炼蜜丸如桐子大，空心酒下三钱。

通圣散：通草一钱　赤芍（炒）一钱五分　苏木一钱　麦芽（炒）一钱　生草五分　红花（炒）三钱　香附（童便炒）二钱　山楂八分　归尾（酒洗）二钱　丹皮八分　乌药二钱　山甲二钱　胡桃五钱　水酒煎服。

七仙散：大黄一钱　肉桂一钱　当归一钱　生地一钱　黄连五分　熟地一钱。

凡跌打损伤重者，用褥子靠起，烧沉香、降香以鼻边，以降其气。如遍身用陈酒烧洗浴，以和其血。用黄麻皮灰一两，老酒送下。如伤在胸背、血海、气眼、胁腹、心、背、口、食肚、丹田，皆可膏药贴痊。俱属用葱打烂，炒热包麻布，内紧熨之，然后贴。其忌糯米、食面食、生冷、油腻、甲胥等物。

普救方：此方治跌打损伤、吐血、劳伤、心痛之症，治一切病。廪米一升　巴豆（米同炒黄色）四十九粒　苍术七两　木通五钱　蓬术五钱　三棱五钱　枳壳五钱　枳实五钱　藿香四钱　半夏五钱　川朴（乳浸晒干）五钱　陈皮（姜汁炒）五钱　山药四钱　当归五钱　上药共炒，研细末，米糊为丸，如桐子大，每服四钱，小人减半，宜白滚汤送下。

护心丸方：生蟹二只　地鳖十个　五苔头根三钱　自然铜（煅）一钱　蚯蚓干三钱　乌公鸡　同活血丹共一剂，好酒煎，一日三服。作末，药酒调服亦可。

七厘散：巴豆一钱　赤小豆一钱　乌药一钱　槟榔一钱　麝香二分　参三七　共为末，三日用七厘，三四日用一分，日多不用。

膏药方：白及四钱　白蔹五钱　土木鳖（去壳）五钱　当归五钱　官桂五钱　杏仁五钱　乳香五钱　槐柳枝一两　血竭二钱二分　陈皮七两　白芷五钱　麻油二斤　煎滴水成珠为度。

八厘散：跌打损伤。红花　桃仁　苏木　碎补　当归　甘草　乳香　血竭　地鳖各一钱　为末，酒送下。

又方八厘散：地鳖　乳香　没药　硼砂　血竭　半夏　当归　江子　研末，酒服。

用此方：伤皮不破，浮肿出血。紫荆皮二钱　苍术二钱　猪牙皂角二钱　鸡脚风膝二钱　骨碎补二钱　共末，调敷患处。

跌打损伤煎方：归尾　红花　丹皮　赤芍　乌药　香附　官桂　青皮　碎补　加皮各一钱　如治重，加苏木一钱、地鳖一钱；胃前不宽，用摩木香六分冲；痛甚，加乳香、没药各一钱，自然铜研末一钱，好酒送下。

金枪方：治跌打损伤，收口生肌。丹皮五钱　乳香二钱　没药二钱　辰砂二钱　血竭四钱　寒水石（煅）一两　天灵盖骨灰一钱　共为末，麻油调敷患处。

治骨碎筋断，立刻生肌：生乳香二钱　生首乌二钱　生没药二钱　自然铜（醋煅）二钱　公鸡腿骨（取上下四块，煅成灰）一付　儿茶二钱　血竭一钱　地鳖六个　共为末，用酒送下。

治跌打损伤脏腑，不省人事，活命不死方：茄根灰（白佳）一两　大黄四两　为细末，酒送下四钱。

治破伤风方： 防风　地榆　赤芍　苍术　天南星　川芎　当归　藁本　人参　北细辛　水煎服。若身热，加黄芪二钱。大便不通，加大黄二钱。另外浸湿，下大黄服。小便不通，加土狗（煅去足用）一个。

夺命七厘散： 黄麻皮灰五钱　大黄三钱　桃仁（生用一半）三钱　自然铜三钱　乳香一钱　没药八钱　骨碎补（去毛）一钱　血竭一钱　肉桂三钱　共研为末。

内伤药酒方： 当归一两　红花七钱　桔梗八钱　赤曲八钱　山楂八钱　陈皮八钱　香附八钱　丹皮八钱　苏木五钱　青皮七钱　麦芽五钱　山甲六钱　半夏三钱　乳香三钱　没药三钱　甘草三钱　木通三钱　沉香一钱　降香三钱　花粉七钱　用布袋将药装好，清酒煎服。

药酒方： 白芍药三钱　虎骨三两　延胡索三钱　乌药三钱　独活八钱　青皮二钱　香附（炒）五钱　茯苓五钱　牛膝四钱　木瓜一钱　五灵脂（炒）五钱　米仁四钱　松节二两　官桂二钱　碎破五钱　桔梗二钱　甘草一钱　枳壳二钱　陈皮一钱　生地二钱　加胡桃十个　用陈酒十五斤。

跌打损伤敷药方： 用黄狗头（烧灰）一个　飞面（炒）一两　骨碎补　乳香　没药各二钱　松香（去油）四钱　共为末，黄酒调涂。

面上打青黑肿方： 用橄榄肉打烂，敷患处即退。

力伤腰痛跌打腰痛方： 将腰子煎酒药，加砂仁、胡桃肉八个，神效。

跌打内伤方： 将雌雄蟹二只浸半日，泥裹煅过，为末用，煮酒送下。

接骨膏药方： 当归一钱五分　川芎一两　碎补一两　没药一两　广木香一钱　川乌（煅）一钱　乳香五钱　古文（酒煅七次）一钱　松香一斤　各为末，油三两，煎热下前药，和油成膏，碎处筋断而得效。

接指方： 沉重苏木为末，敷断处，外用蚕茧包缠完固，数日即愈。

刀伤煎方： 止痛长肉。黄芪（蜜汁）一钱　当归四钱　白芍（酒炒）一钱　茯苓四分　青皮二分　羌活一钱　橘红六分　防风一钱　苏梗四分　乳香（去油）三分　没药三分　碎补一钱　上部加川芎、白芷、天麻，下部加牛膝、木瓜，水、酒各半煎服。

外伤收口药方： 乳香（去油）一钱　没药（去油）一钱　五倍子（炒）一钱　象皮（蛤粉炒）一钱　龙骨一钱　冰片少许　为末。

跌打损伤方： 红花　当归　白芍　桃仁　乳香　没药　续断　陈皮　木香　牛膝　枳壳　地鳖虫　香附　乌药　杜仲　加皮　碎补　丹皮　川芎　薤白　地榆　荆芥子　凶，吐血，加童便　酒煎服。

跌打损伤，瘀疼止痛方： 红花　苏木　桃仁　当归　陈皮　续断　槟榔　乳香

没药　丹皮　木香　官桂　血滞之气分，加川芎八分；遍身作痛，加五加皮一钱；气滞血凝，加枳壳、香附各八分；腹中有瘀血，加大黄三钱；下部破伤血出不止，加血竭三钱、参三七三分、牛膝三钱；膈闷痛，加青皮（醋炒）一钱　酒煎服。

跌打损伤方：古文钱（醋炒）十四个　加皮一两五钱　归尾二两　碎补（去毛打）一两　乳香六钱　川续断一两　没药（去油）三钱　红花五钱　麝香五分　大茴香五钱　川牛膝一两　桃仁（炒）五钱　大黄（炒）一两　参三七五钱　酒煎服。

外伤收口养血方：当归　黄芪　白芍　川芎　生地　续断八分　羌活五分　枳壳六分　陈皮六分　甘草四分　河水煎服。

打伤腹出紫黑色方：栀子末　百草霜各等分　酒药　飞面少许　酒板糟　调敷患处即愈。

刀伤药方：降香末　苏木末　陈石灰（放在牛胆内，隔一年可用）　研细末。

跌打将军散方：有恶血可行。红花一钱　归尾二钱　桃仁一钱　白芷一钱　大黄三钱　乌药一钱　苏木三钱　如人肥者，大黄用五钱。先将酒浸炖好，煎药冲下，再加童便同服。如大便连来四五次，看有血无血，将米汤吃下即止，加厚朴硝二钱亦效。

打扑伤青黑流注方：大黄　姜汁　调涂，或半夏为末，酒调涂，或自然铜末，猪油调涂亦效。

清心除火方：劳伤亦可用。门冬（去心）一钱五分　白芍五分　生地一钱五分　知母二钱　丹皮二钱　山茱萸（去核）一钱　泽泻二钱　黄柏（盐水炒）一钱　天花粉二钱　水煎服。

接骨法方：将鸡一只，重十两，用手闷死，去毛，将刀切细，加风化石灰三钱，研细，和打成膏，用油纸包围患处，煨暖。又服骨丹三钱。

打伤重恶方：天南星（用滚水洗二次）　防风等分　为末，童便调，灌二盅即醒。

跌打瘀血心痛方：红花二钱　当归一钱　大黄一钱　桃仁一钱　苏木一钱　山甲五钱　花粉五分　枳壳五钱　水煎服。

跌打后，心气痛久不愈者，立效方：砂仁（炒）一钱　桃仁（炒）二钱　木香二钱　五灵脂（醋炒）二钱　共为末，姜汁为丸，白滚水送下。

使拳筋骨痛方：归尾二钱　红花八分　大川芎二钱　杜仲（盐水炒）一钱二分　续断二钱　牛膝八分　加皮二钱　痛甚加乳香、没药各一钱，酒送下。

内伤丸药方：名三十六天罡，治伤气劳力，跌打损伤，并筋骨疼痛，胃膈饱闷。五灵脂（醋炒）二两　地鳖虫（酒炙）二十个　五加皮（姜汁焙炒）一两　牡丹皮三钱　红花七钱　赤曲（炒）三钱　赤芍（醋炒）一两　白术（土炒）一两　黄芩（酒炒）六钱　三棱（蜜汁）五分　小茴香（炒）五钱　炙甘草三钱　白茯苓四钱　归尾（酒拌晒干）一两　苏木（酒拌晒干）一两　神曲（黑外四钱打和）一两　延胡索一两各为末，蜜丸。

闪气痛方：用凤凰衣煅过，为末，老酒送下。

紫金丹：治跌打损伤，骨断可接。又洛血如神。硼砂　土鳖虫　乳香　没药　血竭　归尾　大黄　碎补　乌药　木耳灰　黄麻皮灰　自然铜　麝香　各等分，末，每服一分，酒送下，其骨自接。吐血者，一分，酒冲童便服。其余打伤损折，但用七八分，酒送下。看病轻重，重者三四服，轻者一二服，不可多服。

骨断自接没药方：自然铜二两　续断一两　赤芍五钱　灵仙（酒炒）二钱　乳香（去油）五钱　没药　加皮　红花　牛膝　猴姜　共为末，每服三钱，砂糖调酒冲，空心服。

接骨散：防风一两　荆芥一钱　续断一钱　官桂五钱　白芷三钱　乳香三钱　加皮一钱　马兰头一两　皂荚核二十个　自然铜（醋炒）五钱　羌活一两　独活一两　共研末，酒调敷。

止血散：白石脂一两　血竭五钱　孩儿茶五钱　黑豆三合　各研末，搽上愈。

长肉糁：治刀斧损伤，诸药不能收口，敷之必效。龙骨一两　血竭五钱　牙稍三钱　珍珠一钱　冰片五分　麝香五分　儿茶三钱　共研末，少许搽之。

专治金枪刀箭损伤、打破，立效。芸香五钱　樟脑二两　乳香（去油）五钱　没药（去油）五钱　轻粉二钱　血竭五钱　共研末，先将菜油四两、猪板油三两，共入铜勺内熬热，下白及一两，煎到白及黑色，捞去。下黄占一两，烊完，下樟脑，化开。冷下前细药，收瓷器内。如用，抹上效验如神。可用当归一两。

跌打内伤方：羌活一钱　红花一钱　枳壳一钱　桃仁（双仁不用）一钱　归尾（酒洗）一钱　生地（酒洗）一钱　青皮（酒洗）一钱　加皮二钱　赤芍（炒）一钱　续断一钱　乌药一钱　五灵脂一钱　真沉重，加苏木酒二大盅，煎八分。如凶，加一盅童便服。头上，加川芎；恶心、吐，加藿香；腰痛，加杜仲、威灵仙、破故纸、沉香；如脚膝，加牛膝、木瓜、胡桃肉。

跌打损伤回生方：加皮一两五钱　川牛膝（酒拌）一两五钱　当归（酒洗）一两　炙甘草一钱　生甘草一钱一分　木耳（蜜炙）一两三钱　黄麻皮（炙灰）五钱　鹿胶面（炒）一钱　自然铜（酒炙九次）一两一钱　穿山甲（炙）一两一钱　猴姜一钱七分　今方自然铜在外，各药俱研细末，和匀煮酒，打老米饮，和药为六十几丸，加自然铜三分，用朱砂为衣，老酒送下。用菜油调下石灰，敷患处，即血水出后，无病即行。满身打凶恶者用此方，将巴豆去油，和大枣子去核，好酒送下，即时无害。将巴豆纸包好去油，多则大枣三个，不宜多少。

五龙夺命汤：治拔碎伤，牙关紧闭，角弓反张，万应。羌活八分　独活八分　防风一钱　荆芥一钱　蝉蜕一钱　僵蚕七分　灵仙一钱　蔓荆子八分　天花粉五钱　河水三盅　淡姜三片　灯心十根　煎八分服。

内伤煎方：羌活八分　红花一钱　蔻仁（研）五分　归尾二钱　灵仙一钱　没药

五分 青皮一钱五分 加皮二钱 杜仲二钱 赤芍八分 续断一钱五分 乌药一钱 乳香五分 细生地二钱 五灵脂一钱 破故纸一钱二分 河水煎。

英雄壮力方：辰砂一两 乳香五钱 没药五钱 当归一两 熟地十二两 五铢钱（火煅，醋拌七次）五钱 米仁一钱 贝母五钱 苦瓜种三钱 上药研末，用壮蟹四只，石臼内打烂如泥，再入前药打和，用荞麦面为丸，如豆大，每日清晨淡盐汤送下三钱。

药酒方：当归 红花 黄芩 白蔻仁 生地 砂仁 杜仲 茯苓 玉竹 牛膝 川断 新会皮。

内伤发热煎方：红花六分 当归一钱 川芎六分 赤芍八分 苏木一分 甘草八分 香附八分 陈皮六分 桃仁八分 连翘八分 牛膝一钱 杜仲八分 独活八分 柴胡八分 枳壳八分 木瓜萎分 伤损瘀血，加杏仁（去皮尖）三十五粒，研大黄一两，酒蒸一盏，煎服。

瘀血心痛煎方：红花一钱 当归一钱 大黄一钱 桃仁一钱 苏木一钱 山甲五钱 花粉五分 枳壳五钱 水、酒各半煎服。

后心痛，久不痊，立效方：砂仁（炒）一钱 木香五分 五灵脂（醋炒）二钱 姜汁为丸，白滚汤送下。

信道散丸方：治跌打损伤，瘀血不散。大黄二钱 芒硝二钱 枳壳二钱 厚朴一钱 当归二钱 陈皮一钱 木通二钱 红花二钱 苏木一钱 甘草五分 桃仁（炒）三钱 痛甚，加乳香、没药各一钱。

治瘀血不散煎方：大黄二钱 红花三钱 天花粉二钱五分 甘草一钱 赤芍一钱 桃仁二钱 苏木二钱 酒煎服。

内伤神效药灵膏：川乌六钱 草乌六钱 大黄六钱 当归四钱 生地四钱 白芷五钱 白及四钱 乳香一钱五分 没药一钱五分 白薇二钱 连翘二钱 阿魏二钱 轻粉二钱 射干二钱 熊胆一分 乌药 赤芍 元参 肉桂四钱 柳桃四钱 朵槐春四钱 木鳖肉 麻油一斤 共为末，后下。此膏治一切风寒湿气，跌打损伤，心胃气痛，俱贴患处。湿痰流注，遍疼哮吼，喘嗽疟痢，俱贴背心。水泄痢痰，贴在丹田穴。一切无名肿毒，痈疽发背，对口疔疮，贴患处。诸般恶症甚妙。

接骨紫金丹：治跌打损伤，骨碎，昏迷不醒。地鳖（炙，去足，煅净，为末）二钱 归尾（酒炒）三钱 血竭一钱 大黄（酒炒）一钱 自然铜（煅）一钱 骨碎（去毛，打碎 酒拌，研为末）一钱 白硼砂一钱 共为末，新瓦罐收贮听用。伤重，恶血攻心，好酒送下八厘，骨折自接。吐血及经水不调，用红花、当归、桃仁汤加麝香七厘，送下一服。通，再服，不必用麝香。及腹痛，及夹棍伤者，俱好酒送下。

喉咙作痛方：先用。鲜生地（洗净）一两 黑元参二钱 江枳壳一钱五分 金银花三钱 焦山栀二钱 黄柏片一钱 丹皮二钱 黄芩一钱五分 胆草一钱五分 淡竹

心　河水煎服。

喉咙作痛方：晚用。大力子（研）一钱　连翘心二钱　薄荷豆一钱一分　蝉衣（去足）三十只　白前胡一钱　大贝母（研）三钱　桔梗一钱七分　山栀一钱　荆芥一钱　马勃四分　河水煎服。

跌打后吐血不止方：半夏　陈皮　茱萸　黄芩　白茯苓　炙柏　甘草　黄砂各等分　水、酒各半，煎好入童便半盅，煎服即止。

打伤骨方：乳香　没药　龙骨　自然铜　地鳖虫　共为末，酒下三钱。

破肉血，取箭顽方：川乌　草乌　川椒　南星各等分　为末，姜汁调好，搽于患处。

箭伤方：用田鸡打烂，搽患处，箭头自出。如寒天，用灶鸡亦妙。

壮筋健骨丸：牡蛎四两，将丸净末，用雄猪肚子一个，煮烂，将前药一同打和，再用白蜜炼热，再捣。梧桐子大，空心淡盐汤送下三钱。

冷嗽病方：霜桑叶一钱　川贝母（去心，研）一钱五分　新会皮（去白）一钱　杏仁（去心，研）三钱　云茯苓一钱五分　制半夏一钱五分　枳壳（曲炒）一钱　桔梗一钱　桑皮一钱五分　甘草三分　加淡姜一片，河水煎服。

湿毒方：矾灰　黄烟灰　黄柏　水银　厚朴　雄黄　人中白　寒水石　白纸灰　桐油调。

烂脚趾科方：轻粉　枯矾　东丹　石膏。

竹木刺入肉内不能出：用灶鸡、黄鳅，共打烂，涂上即出。又方：用蓖麻子打烂，涂之即出。又方：牛膝打烂，涂之亦出。

冷药方：寒水石二两　滑石二两　黄芩一两　黑山栀一两　牛膝梢一两　万年青根打汁。

疝药方：白芷　土槿皮　细辛　樟脑　共入大糟，烧酒四两浸一周，时字搭在疝上立效。

头眩方：若头眩时，光用荠菜花、荸荠同煎服。

牙痛方：若痛时，用菖蒲汁。左边痛，放在左边耳内，右边亦然。如汁热，换。

孔圣枕中丹：治读书忘，久服令人聪明，每服一钱，陈酒送下。败龟板（酥炙）远老九节菖蒲　龙骨　研末，入鸡腹中煮一宿，将四味等分为末，水泛丸，或没药亦可矣，每两三分。

骱　伤

两条手骱送出，一手接其五指，一手按住其手，旧手掌掬起，手骱掬下一伸而上也。此乃位脉之所，以桂枝汤调服吉利散。骱出不用绑缚，若断骱，方用绑缚。先贴接骨膏，棉布包裹，用阔板一片，按住患处，亦用杉木四片长三寸缚好，待痊愈，方放手。指有三骱，中节出者有之易上，两指极伸而上也。以桂枝汤调服活血止痛散。惟连心之痛难忍，中指比别指尤难。若染破伤风，即将疏风理气服之，将金枪药外敷之。如人咬伤，将童便先捏洗去其牙龈之毒气，用龟板煨灰末，以真麻油调搽患处，再将纸钉蘸麻油点火，远指熏其患处。若犯破伤风，宜服疏风理气汤一二剂，后用吉利散。人咬伤者，有毒气难治，必内多服退毒定痛散。有病人咬伤者，十有九死，治之更难，不可不辨矣。

提气活血汤：自然铜　桔梗　续断　五加皮　黄芪　陈皮　桂枝　甘草　苏木　当归各一钱　芍药　羌活　川芎　红花　加淡姜二片　水煎服。

代痛散：川乌　椒末　甘草　乳香　没药各一分　共研细末，听用。

疏风理气汤：治伤胸者，伤心口，食堵者，伤肝者，亦此用。再服吉利散用之。防风　白芷　独活　陈皮　红花　细辛七分　当归　紫苏　羌活　川芎　枳壳　威灵仙　黄芩五分　五加皮三钱　苏木二钱　青皮一钱　甘草三分　水酒一盅，加砂仁末一钱，煎八分，不拘时服。

宽筋活血汤：治脚踝骱。羌活　枳壳一钱五分　苏木　木通　杜仲一钱五分　续断一钱　桃仁　五加皮　当归　防风　花粉七分　独活　香附　甘草三分　乌药二钱　红花五分　加灯心，水酒煎服。两脚断者，用壮筋续骨丹，再用吉利散。

神血顺气汤：归身　白术　杜仲　川芎　自然铜七分　陈皮　熟地　香附　生地　青皮　五加皮八分　白芍一钱　枳壳　黄芪　红花　热艾　山楂　甘草　加圆枣二个、水二盅，煎服。

破血丹：花粉三两　赤石脂二两　姜黄　白芷各一两五钱　共为末，干掺患处，或调涂。

和中丸：即大内伤丸。当归　山甲　桃仁　地鳖虫　香附一两　赤芍　苏木二两　乌药　枳壳　蓬术　延胡索　甘草六分　乳香　姜黄四钱　没药　白芍五钱　土狗　木香　麝香五分　槟榔　沉香　共为末，用红糖油丸，每服三钱。

活血止痛散：五加皮　木通　乌药　乳香　陈皮　桃仁　当归　红花　羌活　苏木　独活　荆芥　没药　防风　川芎　芍药　续断　甘草　加灯心二十寸，水酒煎一服，送下。

护心丸：乳香　没药　木耳灰各三钱　血竭一钱　牛黄五分　辰砂三钱　共为末，蜜丸如鸡豆大，每服三丸，看轻重加减，好酒磨化，大小减服，送下。

琥珀膏：治生肌长肉之要药。归身一两　尖圆五钱　生地一两　郭用一两　上用菜油四两、板油二两，将归身、生地与菜油熬枯去渣，将猪板油熬烊调和，将黄占收嫩，不拘多少，贮盛瓷器听用。

吉利散：或伤肩背，或伤左右两边，行气活血汤。青皮　杜仲　木香　羌活　归身　红花　丹皮　陈皮五分　木通八分　苏木　甘草三分　水　酒各一盅　加砂仁一钱，煎八分服。如身发热，加柴胡一钱。

调理药酒方：归身 乳香 羌活 没药一两 红花 虎骨二两 甘草五钱 陈皮 骨碎补 山楂各三两 淫羊藿二两 五加皮四两 续断 杜仲 牛膝 生地 木瓜 丹皮 熟地 用陈酒三十斤，加砂仁一两、胡桃肉四两、大黑肉四十个，夏布包好，入酒煮三支香为妙。

护风托里散：枪戳者用，以刀斧圻伤头颅者，亦用之。羌活 荆芥 花粉 威灵仙 当归 白芍 白茯苓 僵蚕 薄荷 生地 黄芪 细辛 黄芩 甘草 防风 独活 川芎 加姜、枣煎服为妙。

补中和气汤：刀勒咽喉用之，先用护风托里散。人参 柴胡 升麻 橘红 白术 陈皮 枳壳 当归 甘草 防风 水煎一服。

金枪药：治血不止神方。龙骨（煅）三钱 五倍子（生熟）一两半 乳香（去油）二钱 没药（去油）二钱 无名异一两 共为末，煅油服。

封口金枪药方：治刀斧伤破腐烂，流血不止，久不收口，封之能生肌肉，第一圣药。乳香（去油）五钱 没药（去油）五钱 芸香一钱 血竭一钱五分 獐冰一钱 白及四钱 白占（看老嫩酌用） 冰片五分 用猪油（熬净，去筋，另放）半斤 惟以菜油八两，炭火熬。先用白及熬至枯，滤去渣，然后猪油、菜油调匀，下细药，再以夏布滤净，再下白占，调至极匀，候生油熟透，收贮瓷内，隔五六日去试火气听用。每用，要油纸覆外，外仍用青布式青紫绢裹。此方系本家之秘本，不可轻传他姓。

金枪圣方：象皮（糯米炒）一两 乳香（去油）一两 没药（去油）一两 滑石（煅）一两 白芷一两 赤石脂二两 共为末。凡筋断脉绝，血尽人危，须用绳索及绢带扎住血络路，然后用此药，以清茶调敷，用绢缚之，少血立止，其肿顿轻。若金枪着水者，必泛花，可用韭汁调敷疮口，两膀以火微灸之，或用稻秆烟熏之，疮口水出，避风即愈。

避风止痛方：治金枪初伤者用。当归（生）五钱 川椒（生，去目闭眼者）五钱 泽泻五钱 川芎一两 附子（去皮脐）一两 共为末，温酒调服一钱，日三服。

治金枪疼痛不可忍者用：防风 天南星（汤泡）各等分 每服一钱，水酒两盅杯，生姜一片煎服。

治金枪血出不住：龙骨一两 川芎一两 乌獐根二两 突厥白一两 鹿茸（去毛，炒，存性）一两 共为末，敷之即愈。如服，温酒二钱，每日三服。

夹棍长肉方：头发灰二钱 象皮（蛤粉炒）二钱 冰片五厘 共为末，听用。掺碎，口即愈。

三厘散：南京梁接骨传。生半夏（瓦上焙黄）二钱 巴霜二分 半两钱（醋煅末）一个 地鳖虫（酒浸焙）二钱 共为细末，每服三厘，陈酒送下，不必细扎。睡醒来时，听见骨响，其骨自接好了，神效方。

金扫帚：治刀斧切破等症。瓜蒌皮（连壳烧灰）五钱　枯矾　柏末一钱　白占一钱　乳香　没药（去油）各一钱　轻粉五分　血竭五分　孩儿茶　明矾一钱　共为细末，每诸伤损，掺药神效。

跌打损伤方：治须论，远年近日，服之即效。甘松　山奈　白芷梢各三钱　共为末，轻服二钱，重服三钱，每一钱内加麝香五分，陈酒调服。

紫金接骨散：自然铜　血竭　归尾　乳香　大黄　没药　地鳖虫　补骨脂各八分等为末，每服二钱，陈酒送下，十日后，其骨自接也。

一厘散：治跌打骨折，用一厘陈酒送下，如重车行，十厘之后，其骨接之有声。南京孙都督传。地鳖虫（大者佳，酒焙）八个　巴豆（去壳）一粒　半夏（生用）一粒　乳香　没药五厘　自然铜（醋炙七次用）　共为末，每服一厘，陈酒送下。

金枪药方：桂圆不拘多少，烧灰掺上，神效方。

治跌打损伤，神效仙方：地鳖虫（酒浸七次，晒七次）五两　土狗五两（即蝼蛄，制同地虫）　乳香（去油）五钱　没药（去油）五钱　当归（酒炒）一两　红花　苏木各五钱　炙甲片五钱　自然铜（醋碎七次）一钱　共为末，每服一钱，用童便一盅，韭汁半盅，陈酒一碗，热服。

治夺命金丹：重伤用方。黄麻皮（煅末）一两　桃仁（炒）五分　自然铜（醋煅七次）五钱　地鳖虫（烧酒浸入麝香，下炙在性）二钱　共末，每服一钱，陈酒送下，不拘时服。

取箭方：箭头入骨，不可拔出，用此药。箭中，人号叫不已，急用麻油灌之，使药不行，其痛即止。蜣螂　乳香　麝香少许　共为末，搅动掺之。

治吐血方：棕榈灰　灯草灰（入竹筒内煨）　侧柏（凡水煮滚张干末）　各等末，每朝滚水送下。

五皮煎药方：治新久远近重伤，更可煎服之妙。丹皮　地骨皮　陈皮　五加皮青皮　当归　乌药　虎骨　骨碎补　杜仲　木瓜　红花　三棱　蓬术　木香　山栀桃仁（去皮尖）十粒　赤苓　甘草　刘寄奴　香附　乳香　没药　赤芍　木通　如浸酒，加肉桂三钱，再加生地、牛膝。如煎，加砂仁末一钱，陈酒煎服，送下为妙。

凡人受打伤之后，满身酸软疼痛，将淫羊藿半个、五加皮半斤、黑枣七两、陈酒五斤，煮热，服之立效。

神仙挈活方：生半夏为末，吹入鼻中即醒。铁珠、箭头入肉方，用蝼蛄打烂，围患处。

吊夹棍药方：樟脑七钱　箬竭半个　轻粉五分　真粉一钱　用鲜猪油研和，以油纸摊患处，棉絮和暖，白布扎紧，不时收紧，其肿立消，止痛神效方。

揭铁散：治箭头入肉用。灵磁石为末，水仙根取汁，调敷即出为妙。

没药散：治刀箭伤，止血定痛。风化石灰一两　乳香　没药各五钱　定粉　枯矾

三钱　共为末，掺口患处。

接骨定痛散：川乌三两　草乌一两　五灵脂　木鳖子　骨碎补　地龙　青皮　威灵仙　金毛狗脊　小茴香　陈皮　防风　牵牛各五钱　红娘子　乳香（去油）　没药（去油）各五钱　禹余粮四两　共为末，醋煮，面和为丸，如绿豆大，每服三钱立丸，温汤送下。

收珠散：乳香　没药　血竭各二钱　龙骨五分　冰片三分　共为末，银针点立效。

宽筋活血散：当归　苏木　木通　五加皮　续断　防风　桃仁　枳壳六分　羌活　荆芥　乌药　花粉各八分　独活　香附　杜仲各七分　红花　自然铜各五分　甘草三分　加灯心二下寸，水、酒各一盅，煎服送下。

壮筋续断丹：荆芥四两　乌药　桂皮　续断二两　白芍　桃仁　羌活　延胡索　红花　丹皮　川芎　香附　生地　甘草　木通　陈皮　木瓜　独活　自然铜　杜仲　防风　苏木　神曲　花粉　柴胡　枳壳　白术各一两　黄芩各三两　青皮　地鳖虫一两五钱　当归　牛膝　五加皮二两　麦芽　共为末，调砂糖，热酒送下，每服五钱，小儿减一半，三钱立效。

生肌散：寒水石（煅）一两　赤石脂一钱　白石脂二钱　血竭五钱　乳香　没药各二钱　石灰（蜡浸）一两　共为末，掺口上。

疏风理气汤：当归　陈皮　独活　花粉　细辛　荆芥　甘草　蒡子各八分　羌活　黄芩　枳壳　防风　白芷　灵仙　川芎　红花　加水，姜三片，煎服。

宽筋散：此熏洗方。荆芥　甘草　枳壳　羌活　大茴香　乌药　当归　红花　木通　防风　官桂　青皮　独活　小茴香　威灵仙　白芷　共为末，将生布包，煎汤熏洗而安矣。

仙正散：亦是熏洗方，若脚筋脉拘，不得屈伸，行步艰难，亦可用之。荆芥　苍术　防风　白芷　当归　桂心　延胡索　赤芍　加荷叶二片，煎三碗，去渣，于损处熏洗。及冷，用被盖覆，温暖再熏可也。

黑龙散：治跌打损伤，筋骨碎断，一切出臼，先用熏洗，后敷此药。穿山甲　土当归一两　枇杷树根五钱　亦可用百草霜（焙研末，姜汁调）五钱　丁香皮各六两　或打生地黄汁调，或用酒浆调皆可。或摊布上，或用顶皮纸，量损处大小摊贴，次用松木皮约如大指，疏阔扎排好，小绳三层缚之要紧，三日一次，如前淋洗，先挽药贴里，不可去夹，毋摇动，候骨生牢复旧，方可去夹。若刀箭破伤，则留孔，以风流散填之。

清心和气汤：治跌打损伤吐血后用。门冬　百合　桔梗　紫菀　丹皮　苏木　青皮　山药　厚朴　香附各八分　槐花二钱　甘草三分　加灯心，水煎。小便不通，用琥珀散。内有瘀血，用大黄汤。

风流散：凡遇破伤，血出不止，用此填之，可免破伤风患。血竭二钱　降香五钱

苏木　灯心（一扎）各一钱　乳香一钱　没药　当归　龙骨　红花各二钱　桔梗三分
要用乌骨鸡一只，重二两以下者，连毛屎醋煮后碎之，用黄泥固济之，文武火煨干，
为末掩之。如血出不止，多掩之后，血药将干，又用清油调涂。

治跌扑伤没药妙方：少林朴和尚伤方。桃仁（去皮尖）一两　五加皮四两　虎
骨（醋煅）四两　楂肉二两　刘寄奴一两　红花二两　当归二两　延胡索（酒炒）　牛
膝（酒炒）　丹皮　香附各一两　蓬术　青皮　苏木　枳壳　川芎　三棱　降香　赤芍
灵仙　槟榔各二两　乳香一两　大黄　凌霄花各二两　共为细末，每服二钱，量轻重
加陈酒、童便调，热服送下。

黑丸子：治跌打损伤，筋骨断碎，百节疼痛，瘀血不散，浮肿结毒，一切风疾，
四肢疼痹，筋萎力乏，浑身急倦，手足软弱，行步不前。妇人诸般血风劳损，并宜服
之。二十九丸，用煨葱煮，酒下。孕妇忌之。白薇　牛膝六两　赤小豆一分　土当归
四两　芍药　川乌三两　百草霜一两　南星六两　骨碎补八两　共为末，醋糊丸如桐
子大，每服三十粒，大小加减。

寻痛散：止痛清心，行气活血汤如神。草乌　乳香　五灵脂各二钱　没药　麝香
二分　共为末，酒和丸如弹子大，朱砂为衣，每服二丸，薄荷、姜汤送下为妙。

钻骨散：用蝼蛄打烂，敷之。或蝼蛄头晒干为末，水调，敷之神效。

拔箭方：巴豆半粒　蜣螂一个　同研，敷伤处，微痒且忍，至极痒不可忍，即撼
拔。将黄连、贯众汤洗，以牛胆、制石灰敷之。

接骨膏：又名损伤膏。当归　僵蚕　防风　蝉衣　蛇蜕半条　川芎　川乌　荆芥
贯众　蜈蚣（此二种可有可无）五条　赤芍　草乌　大黄　龟板　杜仲　羌活　黄柏
白芷　独活　银花　穿山甲　角刺　倍子　连翘　以上各一两　莶泥五钱　上用真麻
油五分，渐下诸药油煎，滴水不干，候药可滤净去渣，将东丹二包炒至紫色，以筛渐
入调匀，滴入水内，老嫩，再加下乳香、没药各五两，樟冰一两，蟾酥末三钱，略蒸，
调匀，至半个时辰，倾入水中，逐渐隔水，去火气，听用。每一膏重四钱，再加麝香
二三分更妙。如布摊，用前数，如纸头摊，用二钱可矣。

琥珀丸（一名内伤丸）：专治跌打重伤，新旧损伤。此方加铜雀蜜于上三件更妙，
各三钱。归身　白芷　乳香（去油）　黑豆二合　苏木　独活　没药　羌活　续断　五
加皮四两　牛膝一两　白术土炒　杜仲（盐水炒）二钱　生地　木瓜　甘草　熟地
陈皮　黄芩　青皮　薏仁六钱　肉桂二钱　南星　桂枝（皮）　琥珀三钱　丹皮　赤芍
桑皮二钱　为末，用红糖油调为丸，每服重三钱为则，作两次吃，空心服，陈酒送下。

打胎方：斑蝥一个　巴豆六粒　川乌一个　滑石一钱　辰砂二钱　硼砂五分　用
水煎好，加陈酒冲服。又方：辰砂一钱　斑蝥一个　巴豆七粒　当门子五分　滑石三
钱　用水煎好，加陈酒冲服。

烂脚神效方：炉甘石　三仙丹　轻粉　金芦底　煅龙骨　儿茶　梅片　海螵蛸

共研末，干掺上。

黄水疮方：东丹三钱　大黄三钱　黄连一钱五分　黄柏三钱　烟胶二钱　甘草一钱五分　铝粉二钱　花粉三钱　共为细末，麻油调敷之。

水臌病丹方：要用寒天大蒜头，搏白一大碗，同童子黑鱼一斤，再用老陈黄酒同煎，好吃得陆己下，百发百中，泻子就好矣。看见横经吃二三个矣。

岁在己酉年，杏月中旬立，徐宗显揣摩

《跌打伤科》

清·王锡林

外伤第一

夫跌打扑者，有内伤外伤之别，有瘀血积血之故。且如外伤肌肉有损，或紫或青，或肿痛不可忍。轻者，预用先锋散；欲先散血，以散血汤；若心闷，以心闷红花苏木散；又有心中闭闷，以心中闭闷汤。重者，先服护心散。外伤，先论轻重次随，服保合太和汤。全身受伤，此汤服之更效。倘全身疼痛，以悦乐汤；头上受伤，以保元汤；腹里受伤，以护脐汤；腰上受伤，护腰汤；小腹受伤，细腹汤；手上受伤，股肱汤；下身受伤，季体汤。又跌损并风气，以双理汤；又损伤心之以下，常用以护体汤。最轻者护身汤，若统用保合太和汤尤妙，盖以保合汤在损伤称为独品，诚谓最稳，此真治跌扑之良药也。又损跌心中极热，以六一散或用甘草汤俱可。又有内伤致命、续骨接筋、骨伤骨碎、新旧积血、破损伤风、诸般吐血，变易难症，各汇分列，俱录于下，此未及详注也。

先锋散：治外伤平常用。歌曰：先锋散内用灵仙，茜草首乌必占前，更加荆红共研末，方知服药最为先。上用灵仙　茜草　加皮　荆皮各一两　首乌（姜汁炒）三两　红花五钱　上药共为细末，体厚者每服一钱，体薄者每服四五分。

散血汤：治损伤先散血。歌曰：散瘀活血红苏木，枳壳归尾最思慕，再加牛膝生地随，伤损散血何须卜。上用红花　苏木各六分　枳壳　牛膝各一两二钱　归尾　生地各八钱　上药分作六剂，好酒煎服。

保合太和汤：治内外损伤统用此汤，若全身受伤更效。歌曰：保合太和荆枳防，红甘三附茜结邦，乳没蒂丁加丹芷，前随增补合全方。上用防风　荆芥　枳壳（麸炒）茜草　紫花地丁草　加皮　丹皮　白芷各四钱　红花　香附　前胡　乳香（去油）桔梗各三钱　三七五分　甘草（炙）二钱　上药分作四剂，好酒煎服外，以随患增补合用，倘若唤气不来，加橘红、黄芩。脚腿受伤加木瓜、牛膝、米仁。头上受伤加川芎、羌活。手上受伤加桂枝、木瓜。腹内受伤加桃仁（去皮尖）、桔梗。若胃口不开加枳实（麸炒）、郁金。小腹内受伤加萹蓄、木通、通草、黄柏、生蚯蚓，又加数百古松节，每剂一钱，入前药同煎更妙。

内伤第二

予思外伤既以鲜明，而内伤岂不细说，故又既内而言之，其伤有拳打棍戳，有手指点戳，又有戥子稍点戳者，此等不一之伤未可概论，若此者俱为内伤，有致命之处，又有偏者，皆宜速治，不可稍缓。就拳打而论，亦有偏正轻重之殊，拳骨点打正者重，平拳打偏者轻，轻者预服先锋散与克敌散，或保合太和汤，外用伤损寒痛丸等。重者先服护心散与克敌散，外用取内伤散瘀血法随服御侮散，内吐其损伤大小之形核，必服羽林散，使去其核令不疼痛而愈。又有棍戳及手指点挫，至戥子稍挫，并新旧损伤积血者，俱为重伤，然亦有偏正之易，正者更重，尤宜仔细，俱宜先服护心散，再服克敌散，外用取内伤散瘀血法，或用雌雄火，或使雷火针，因患而施，令内吐其核，将火针法消去其核，凡吐有核者，俱用此针，刺出瘀血至。若新旧损伤积血，治法同此，虽无形核，亦宜刺出瘀血更好。如果重者用回生膏盖贴，轻者用太乙膏盖之，或轻重者用增补红毛膏贴之亦可，最轻者不用膏贴亦可。无论轻重，外俱用绵包裹为佳，随服羽林、护卫、鹰扬等散，使得全愈无误。或全身遍打伤内者，必服保合太和汤为始，再以冲和为中，终服此前载羽林等散最稳。且如从高坠堕而未经损破皮肉者，必有瘀血流入脏腑，人必昏沉不醒者，二便必难，先以护心、镇心二散，随即飞敛，又当速以大成汤通二便，护服重伤汤亦可，其人自醒，如不醒，独参汤救之。寻常坠堕轻者，以复元活血汤，如此等症，既服通利药，随当俱服，以调中二成汤调之。或有骨硬不软者，动多掣肘，当服软骨散，或以保合、太和、冲和等汤择而用之可也。理治者当随机应变，切勿偏执用之，谨之慎之毋忽。

克敌散：专治内伤。歌曰：金丝钓鳖克敌神，川乌草乌百草成，乳香没药金沸草，研末和匀服最灵。上用金钓鳖　金沸草各一两　川乌　草乌（俱姜汁炒）各五钱　乳香（去油）　没药（去油　百草霜　上药共为末，每服四五分，酒服。

冲和汤：治损伤兼内损冷症效。歌曰：冲和汤内紫金皮，独活菖蒲赤芍宜，白芷随方加减法，诸般百症共称奇。上用紫金皮（炒）五钱　独活（炒）三钱　赤芍（炒）二钱　白芷一钱　石菖蒲一钱五分　上药酒煎服，外合研末，或葱汤或热酒俱可调敷肿伤筋处。药中紫金皮乃木中之精，能破气逐血消肿。独活土之精，动荡凝滞血脉，散骨中冷痛去麻痹湿。石菖蒲水之精，善破坚硬，生血止痛，破风消肿。白芷金之精，能去风生肌定痛。赤芍药火之精，能生血活血，散瘀除涌，盖血生则肌肉不死，血活则经络流通，故肌活不致烂痛，经通不致壅肿，此为散风行气，活血消肿，祛冷软坚之良药也。其中五行相配用者，再无不效之理，兼内损冷者尤效。

续骨第三

尝谓跌扑者，不可不分内外，而内外即以分之，则又当辨其续骨之理，故就续骨者，先服宽筋散，随将手足跌碎处，倘有碎细曲骨触在肉内，外必用铁城散涂搽，然后动手用以钳箝去碎骨，可将骨扶正，敷以关圣散，或以如圣金刀散，即用杉树皮夹上，或以回生正副玉真理风等散，速服华佗神散而愈。如骨节出白者，必使归原，外以绵包裹，内预服宽筋散，随服华佗神散效。如指受伤痛不可忍，内服理风等散，外以裂痛丸。至若骨伤能伸不能屈，初服宽筋，次服羽林、护卫、鹰扬等散。重者附骥神散，最重者以华佗神散。最重倘骨碎者，用正理骨碎神散，或副理骨碎神散，俱可得愈。然而又有理说也，大凡治跌扑续骨等伤症者，用药其性多热，当以强固精神，无使走泄，早得康健，必服固精散为要，然后究续骨等伤症调理为妥。后之学者当细详而熟玩之，不可造次而混使也。

宽筋散：治续骨损筋效。歌曰：宽筋内药真有灵，损骨损筋首队人，荆防 当归各五钱，木瓜一两即安宁。上用防风 荆芥 当归各五钱 木瓜一两 上药共为细末，每服二钱，温酒稠下。

铁城散：即名曰麻药。天南星 半夏 胡椒 草乌 川乌 石藏花 上药等分共为细末，用胡椒水调和涂上。

破损第四

破损者，乃刀斧所伤，有深浅之不同，迨至血流不已。深者先服理风、脑风、回生、玉宝、正副玉真等散，及镇险保元汤，随用冷水洗法，次以桃花散掺之，其血自止，或止血散；或以两全散，或关圣散、锋芒散敷之。若以冷水洗法时，独用关圣散敷更效，至二三日后，若洗以祛毒散，或脓多以豆腐膏贴，再以关圣、锋芒等散敷之。如头面打破，将收口时使其无疤，敷以无瑕散。若出血过多，昏沉不省人事，以独参汤，以八珍汤补助为要。又浅者先以理风，随以冷水洗，次用桃花散掺之，或止血散或以关圣散，敷至二三日间，洗以祛毒散，绵挹干仍敷关圣散收敛，此乃深浅之法，而外无余秘矣。

脑风散：治头脑打破去风兼破脑伤风者。防风 白芷各三分 南星三钱 上药焙干为末，每服一钱，用滚汤调之。

无瑕散：治刀伤破损，愈后无疤痕者。小麦麸（以绢罗细末 真米醋 上二味凉用，若干调匀，或以布或绢，摊上醋拌麦麸，盖包贴缚着破损患处，将敛口后一二日之间解开，仍以米醋浸绵洗洁净，以干绵挹干，再敷关圣散，愈后自然无瑕矣。

关圣散：治跌扑破损并刀斧所伤，头上打破神效。乳香（去油）　没药（去油）　象皮（炒）各一钱　珍珠（豆腐内煮数沸，布包捶碎，研末）三分　龙骨（火煅）一钱　苏木二钱　血竭五钱　儿茶一钱　冰片一分半　赤石脂（童便浸煅七次）二钱　上药共为细末，用法以破损初时，随用冷水洗之，挹干敷于患处，以至二三日之后，即用祛毒散，其散以滚汤泡之，或以水煎沸滚，俱候冷即洗之，掺干敷药。倘未用药时，具会作脓，亦宜祛毒散，洗敷同前。

《跌打新书》

清·邵勤俊

光绪乙丑年 七月十二

序

盖闻灵枢玉版，古有遗篇，金匮龙条，世传秘旨。故自心腹重疾，以及疥疬微疵，莫不存主治之方，着为书以垂世，至详且备也。独至跌打一症，今少传书，而世之偶窃奇方者，无不珍之重之，秘为传家宝，使求医者不贿以重货，则坐视弗救也。故虽有起死回生之力，而不免贪图寸利之私，其于良医济世之心不大相刺谬乎。吾友邵先生勤俊业究轩歧，术精卢扁，断筋折骨，运药即痊；痈毒金疮，傅膏辄愈。既得异人秘授，遂与良相同也。由是苦心考究，苍萃群方，辑成一卷，可谓藏诸箧箱，不若传诸人间，因付剞劂，而以序属余。余素不知医，安能窃其妙术，而相赠以言，然展而读之，见其论症制方，皆切切焉有深意，且绘图以分部位，使后学一见了然。洵非九转臂、三折肱者不辨。至其不私于家，而必公诸世，则又济人利物之怀，与董氏之杏林并艳，苏家之橘并同芳者也。谨缀数言于编首，为先生表其美，而不自知其词之拙云。

光绪十六年，庚寅仲夏，通家弟南海罗汝霖敬书

跌打损伤用药论

凡治跌打损伤续筋驳骨皮未破者，而伤于肉，必有瘀血积停蓄血，身热，二便不通。首先去热、去瘀，先通二便，即服散瘀汤，看症照方用药，轻重加减，不宜执一，热食。如大便已通，小便短小，宜服六一散，二便既通，宜服田州三七一钱，用热酒调服，或山羊血撞酒，或木香擂酒，俱用钱外服，可去瘀止痛，略见稍愈，宜饮接骨药酒，但不可重伤皮，不穿破者，宜远饮之。打伤损破者，待伤口痊愈，然后饮之，折骨续驳而蓄身血热，宜速饮之。若损伤而亡血过多者，宜调气养血，当补脾胃为主，即服乳香黄芪汤，并服补血汤。口或干渴，不宜多饮茶汤，宜用炙芪数钱、正生晒圆眼肉数钱，煎汤作茶饮，亦不宜过多，并食炒拳鸡。间或打伤于皮，亦有瘀血

停积，切勿服也，恐其补气血反作为害。治跌打损伤、接骨续筋，不论破与未破，及血流过多者，宜速服止痛丸一个，服毕半时即服接骨止痛汤，倘或伤口太大，血流不止，即用神符止之。或有不洁，倘见污秽不灵，即写解秽符，后服止痛散止之。外用立效散掺住伤口，用扁鱼皮一块盖住上面扎实，勿令见风，或扁鱼皮不便，即用生鸡皮或拳鸡连毛开肚去头足扎实亦合，或用赤石脂（存性）数两研细末，用童便开成糊，敷住伤口扎实，亦能止血生肌自愈。倘骨折并有损伤处者，首先住血，次治续驳筋骨、治折骨皮破者，止住血勿流，开参珍散掺住，仍用鱼皮或鸡皮盖住，然后用接骨敷盒药，和生蜜糖调匀敷之。如不穿皮，照方用法。治驳续筋骨时，先服止痛丸一个，次服接骨地黄汤，并服接骨止痛汤。待做起敷盒药，仍服止痛丸一个，然后看他伤何处部位，用手法轻轻查擦，勿令瘀血结聚，整正筋骨，即用接骨敷盒药敷住，仍用杉木皮盖住扎实。日久切勿见风，并污秽四眼，孝服人等更宜避之。服前药瘀血上未尽散仍作瘀痛，再服泽兰汤，并服失笑丸。若下风，仍作瘀痛，用去风散；或血虚，神不守舍，心慌自汗，宜服安神定志丸，并服归脾汤；或日夕心惊，用清心散；倘胃口不开，用开胃汤；或余肿未消，用消肿散；或伤口损烂，脓水常流，损口寒白色，用当归身煎水洗伤口处；或肿红色，加鳖肉、川生大黄洗毕，湿刀伤药搽之。或用宝腊丹搽之，仍服生血补气汤；倘身有潮热、面肿气喘，用索血散；或损伤喉内，宜服乳香黄芪汤，并珠珀散；被风湿气，日久疼痛，用去风散，并去风补血汤；但人身体虚弱，先服内托参芪汤，后用泽兰当归汤；瘀血结聚、疼痛，服当归泽兰汤；倘或打伤腰部痛，服桃仁汤；饮食呕吐，用止吐汤；跌扑在卧转侧如锥之刺者，用泽兰丹皮汤；或被破伤风而邪风窥入，是以人事昏愦，用天麻汤；跌扑瘀血内归心而致心痛，用手拈散；蓄血热，用清热行气血汤；自汗盗汗不止者，用参芪汤；瘀血结聚疼痛，以手按之而拒按者，此系瘀血积聚未散，用当归泽兰汤，或用止痛散瘀汤；或大汗不止、筋挛、手足搐搦，用白术汤；孕妇被跌搐搦，用当归饮。如被重伤，须用照方调治，不可执一。或年老体弱者，用药须要加减，在人灵变，至千分生死之症，看被伤之人手指甲，气不走散而无浑气者，兼脉微弱及耳缩口缩，难治。或损伤口大，用缝者，宜先止血，用银针打作花针样小，要长些，用桑树根皮捶烂刮薄作线，用药油制过方用，缝毕即用参珠散掺住患处，仍用扁鱼皮或生鸡皮扪住，扎实伤口，勿令见风并污秽等物。冬月每日一换，夏月每日二换，须要谨慎，切勿怒气、酒色、生冷、煎炒、毒物，须用照单而食，切勿过犯。倘别人先医已经月余，而筋骨尚未生合，恐用生草药凉血太过，至于筋络被药凉冻而消入于内，亦被邪风所感，是以未能生合，宜用生鸡一只，约重十两，外去头足，切勿失去鸡血，连毛舂至极烂，加些烧酒和舂烂净毛骨取起，加敷盒药调舂匀，用杉木皮扎实，照前法治之，夏月一日换，冬月二日一换。倘筋骨略见生合不用，敷盒药调治。生合至于上部、中部、下部，及活血散瘀汤，内托消毒汤、发散汤，看症而用玉真散。治跌打伤风、牙关紧闭、角弓反张，甚者咬牙缩舌，服之大效。万金丹治跌扑筋骨、挛骨节闷痛、步履艰辛、手足无力纵筋，敷盒方治跌扑闷挛骨；小金丹治跌扑大便结实，日久不通；消肿膏治跌扑头面眼肿，间有日久下风骨节疼痛，宜服去风补血汤，并饮祛风补血散、瘀药酒兼防风羌活汤煎水洗，并用去风散治之。但与人医治，至要小心自量，不可执一，贫者转送，不宜过取，尚有方未序于此，看症而用。

宜食： 木耳　蟹　精肉（木耳炒）　鲤鱼　醋　韭菜　狮子咸鱼　草鱼　大头鱼　鲫鱼　香信　腐竹　瘦火腿　蜡鸭　泰蟮　瘦腊肉。

目　录

撇破乾坤下降　六见两点尘埃　横行日月照天台　中间一企无挂碍　八大天王四大金刚　三千无极世界　十方阿弥陀佛

凡治打跌损伤，或从高坠下，皮肉不破者，恶血于内，不分何经之伤，皆由肝之所主，盖肝主血也，故凡败血瘀沸从所属而必归于肝，多在胁肋小者，皆肝经之道也。若其壅肿或发热自汗，皆当诊脉分其虚实，宜以调血行经之药治之。《内经》曰：肝脉搏坚而长，色不青，当病堕搏，因血在下胁，令人呕逆，出血不止，其脉来大者难治，脉滑细者易治；从高跌扑皮不穿破者，内停瘀血腹胀，脉坚者易治，小弱者难治；若血过多者，脉细小则易治，浮大数实者难治；皆为脉病不相应，故治法：凡胸满胁胀者，宜用开胸行血之药，老弱者宜行血活血，腹痛者宜下血，瘀肉不遗者或溃而不敛，敛者宜大补气血。若跌扑坠下稍轻者，别无瘀血等症易治，或瘀痛不止者，惟和气血、调经脉，其痛自止，更以养气血、健脾胃则无不效。亦有痛伤胃气作呕或不饮食者，加四味君子汤治之。若内有瘀血，不先消散者，凡先服补剂则成定之祸，故治此症，须察所患轻重，有无瘀血及元气虚实，不许概行攻下，致成败症。盖跌扑坠，皮肉不破，肚痛腹痛，必有瘀血在内，宜用加味四君四物补宜行之。若血多而烦躁者，皆血虚也，名曰亡血，宜补其血，即用四物、八珍、十全等汤。

凡跌打损伤，不问老少及有无瘀血停积，俱宜饮热童便，以酒佐之。夫童便能产除致新，其功甚大。若胁胀、或作痛、或发热、烦躁、口干、喜冷，惟饮童便一盏，胜服他药。脏腑不伤，气血万无一失，惟脏气作呕及中寒泄泻，不宜服童便。凡跌打折骨之法，首先服止痛丸一个，先要做便外敷合药，担正骨，敷药扎实，勿令见风，即再服接骨丹，后服地黄汤，再依方后调治。

凡治受刑之法，但受刑之时号叫则伤气，忍痛则伤血，悲愤则致气血俱伤虚，若不培补则赢困日甚，况脾主肌肉，脾气受伤则饮食必减，血脉伤坏则肌肉俱病，故凡既刑之后，但察其虚多实少。滞，即宜参芪、归术、地黄、甘草之属，专理脾气，以托气血健脾，即元气日足，肌肉自生，可保无虞。或有伤骨而作痛者，察其有无瘀血及形气之虚实，酌而治之。凡诸变症之法，宜于跌打损伤方调辅，参通订用之，不可执而一药用之。

经验驳续筋骨止痛丸：此丸治打跌损伤、接续筋骨有起死回生之效，立时止痛消肿、散毒去瘀生新、活经络、去风去湿，能救官刑，临刑并下三五盏，任他从朝打夹到晚，功效如神，笔难尽述，须要照方制炼。无名异　自然铜（用银窝一个，载住炭火烧红透，米醋潜水是七次，用甘草煎水浸一宿，取起研末，用水飞过，晒干收贮听用）　炙乳香（去油）　炙没药（去油）　猿骨（炙）二分　正田七　地龙（去土清水洗，再用盐水洗过，开肚晒干，用瓦存性，取韭菜果地白颈佳）　白蜡　血竭以上各一两　血珀（研末、水飞、晒干）八钱　生地二两　珍珠（用豆腐煎水，隔去豆腐取水泡过，珍珠研末用水飞过，晒干）八钱　木鳖（用清油搽壳上，炭炙至蕉色，去壳取肉，如无，择香代之）一两　苏木（研末）八钱　红花（用双花酒润湿透，晒干）九钱　牛黄五钱　熊胆（用双花酒一大盅化匀，入在蜜糖内炼丸，净胆）　儿茶八钱　大梅片钱半　麝香钱半　续断八钱　土鳖（去头足，用南星三钱六分，去南星半夏，勿用）三十只　半夏（和炒）三钱六分　以上二十三味照制炼，研末炼蜜为丸，每丸重三钱或一钱半或一钱，朱砂为衣，晒干收贮听用，童便开服，如无童便，烧酒开服，大人服一丸，小儿服一半。看人大小轻重而用，见官恐有加刑，先服一丸能止痛，血不归心免患，刑后再服一丸，去瘀消肿，至明日又服一丸，永保无虞。或不加刑即用生甘草节四钱、绿豆二三合，煎水作茶饮以解之。治跌打，不论皮伤破并折骨驳续，俱即服一丸，待坐起敷盒药仍服一丸，然后担正筋骨，用药敷。以上各症口虽干渴，不宜饮茶汤，宜开黑背木耳煎水作茶，并宜食木耳散。用黑背木耳半斤洗净、晒干、炒、研末，收贮听用，每服二三钱，烧酒开服，如不饮酒，用牛膝三四钱，煎水或煎酒开服。忌食：肥腻、牛肝羊肝、生冷毒物。宜食：蟹、韭菜、瘦肉、香信、木耳。

止痛丸方：滴乳香（去油） 滴没药（去油） 正蟾酥（酒化） 木鳖仁 朱砂 沉香 葶苈 红黄精（研末水飞过，晒干） 寸香一片 人参 血竭以上各一钱五分 熊胆（乳汁化）一钱 硼砂三钱 牛黄二钱 樟脑七分 血珀三钱 以上十八味除熊胆、蟾酥勿研，其余各项共研细末，乳汁化，熊胆、蟾酥和药调匀为丸，如绿豆大，金箔为衣，每服一钱五分，照前开服。

散瘀汤：治跌损伤接续筋骨，蓄血身热，大小二便不通，服之立效，并治杖后。防风二钱 羌活二钱 赤芍一钱半 归尾一钱 苏木三钱 甘草一钱 枳壳二钱 薄荷叶一钱 连翘一钱 桃仁（去皮尖）一钱五分 木通一钱五分 生大黄三钱 朴硝（亦看人身体用）三钱 水二碗煎至半碗服（如大便不通，再服二三剂，仍未通，即服小金丹）。

柴胡退热汤：治跌打杖后畜血，身潮热，大便不通，小便短少。柴胡一钱 黄芩（酒炒）钱半 赤芍一钱半 元胡一钱 甘草一钱 用水煎服。

泽兰当归汤：治跌扑并杖后通夜阴胀中瘀血，活命之灵丹也，如大便不通加生大黄二钱或三钱。泽兰五钱 当归五钱 红花一钱 丹皮三钱 青木香钱半 桃仁（去皮尖）十粒 赤芍一钱五分 水一大碗半煎至四分，倾碗内加热酒一大盅冲匀服。

六一散：治小便少。川滑石六钱 生甘草一钱 共研细末，滚水开服，加木通三钱更妙。

接骨药酒：治跌扑后圣药也。五加皮一两五钱 当归一两五钱 川芎一两五钱 红花六钱 牛膝五钱 没药三钱 血竭三钱 续断一两五钱 田三七一钱五分 寄奴五钱 九子一两五钱 丹参一两五钱 苏木一两 乳香三钱 双料酒十斤共入酒内，其痛处用手按之，拒按者，痛瘀血积聚于处也，喜按者邪风带瘀，加虎骨一两，酥炙打碎，宜先用酒一斤将药煮，三支脚香久拈起，加料九斤，共浸四五六日，然后可饮，将搽油炒黑背木耳送下。

乳香黄芪汤：治跌扑损伤亡血过多，而疼痛者服之。乳香（去油） 滴没药（去油研末，另包一钱，分二次搅服）各一钱四分 炙芪二钱（若无人参，加倍用） 罂粟壳（去净筋膜，蜜炙）一钱 人参一钱 炙草八分 川芎一钱 归身三钱 酒芍八分 陈皮八分 大熟地二钱（酒洗） 水煎服，或有损伤于嘴面，宜用珍珠（豆腐煲过，研末晒干）、人参（炒）各五分，搅在汤药内服，宜食炒拳鸡数只，间或打伤者切勿服。

补血汤：治跌扑损伤亡血过多，而食二三斤。人参八分 当归一钱 白芷七分 白茯七分 炙芪二钱 砂仁两粒 陈皮五分 丁香三分 川芎钱半 枳壳七分 牛膝

七分　苍术一钱　茴香二分　炙草五分　加生羌三片、枣肉二枚，水煎服，如无人参、炙芪加倍。

正骨紫金丹：丁香一钱　木香一钱　瓜儿血竭一钱　儿茶一钱　红花一钱　熟大黄一钱　归身二钱　莲肉二钱　云苓二钱　白芍二钱　丹皮五分　甘草三分　共为末，蜜为丸，每服三钱，童便调下，或黄酒亦可。

万应跌打膏药：宽根藤一两　透骨香一两　紫丁香根一两　当归一两（酒洗）　自然铜（醋淬七次）一两　半夏（制）三钱　瓜儿血竭一两　没药一两　川芎八钱　赤芍二两　半两钱（醋淬）一枚　红花一两　川牛膝五钱　五加皮五钱　外菖蒲五钱　茅山苍术五钱　木香三钱　秦艽三钱　蛇床子三钱　肉桂三钱　制川附子三钱　石斛三钱　荜茇三钱　虎胫骨一对　麝香二钱　松节一两　除血竭、没药、麝香三味各研细末另包外，共二十三味，先将香油十斤浸透后，将群药入油内熬黑为度，去渣，加王丹五斤，再熬至滴水成珠，离火后，将前三味入内搅匀，取起去火气用合。

接骨止痛方：治跌扑及接续筋骨杖后散止痛药，真圣方也。五加皮二钱　五灵脂二钱　桃仁（去皮尖）二钱　生大黄钱半　元胡一钱　炙乳香一钱　水煎服。手，加玉桂一钱；大便结实，加川生大王三钱，宜先食许得隆先生接骨地黄汤，后服此方。

止血散：治跌扑打伤破血流不止，服之能止痛止血生肌，此第一方也，外用立效。此散方屡屡奇效，血出涌线服之立止，神符奇大验，但有污秽不洁不验。上好白蜡研末，先用刀刮下研钵，然后研为细末收贮听用，大人服三钱，小儿服钱半，或二钱，或一钱，烧酒开服，童便亦可。

立效散：治跌打损伤血流不止，用立效。散内用止痛血散外，用此方治之，内外相捷，大有奇功，亦能止臁血流不止俱效，贮久妙，京柿存性放地下处半日，去火毒后研细末收贮听用，如遇流血血不止，掺之立止。或损伤口大，用扁鱼片或生鸡皮一块扪住扎实，勿令见风，倘效用赤石膏四钱、象皮四钱、龙骨（煅）四钱、乳香（晒干）四钱、没药四钱、儿茶四钱、归身（晒干）四钱、白术三钱、白蜡一两五钱　共研末，用蜜糖和药，捶烂为丸，用扁鱼皮或用生鸡皮一块，将药开作膏药模样，掺效为散，然后贴住伤处，扎固立止。或用赤石脂存性，研末收贮听用，如用，将童便开作调糊样敷住伤口，亦能止气血生肌，看症服药，止血用参珍散埋口。

参珠散：治跌打伤损圣药也。黑毛黑肉鸡仔一只，如无白毛黑肉泰和鸡代之，其鸡用出壳取一个，去壳，用瓦钵一个载住，用炭煅至烟拈起，放地下处局去火毒，研末听用，每用五钱。人参一钱　珍珠（制）二钱　田七二钱　象皮（炒焦色）龙骨（煅）　血珀（照止痛丸制法）　血竭　以上各一钱半　没药（去净油）二钱　梅片七分　川远八分　儿茶二钱　共研听用。

接骨敷盒药方：治跌打骨能接续驳回永无后患，天下第一奇方也，亦须看症用药加减。如痛肿骨不折，田七　白蜡　自然铜　白及　多加红花　生栀子　大生地　刘寄奴。如筋骨折断，多加田七、白蜡、自然铜、白及、乳香、没药。如骨折皮损破者，多加儿茶、象皮、赤石脂（炒）、龙骨、白蜡、黄柏（去皮的）、自然铜（照上止痛丸制法）、五加皮、乳香（去油）、没药（去油）、生栀子、刘寄奴、红花、川大黄（生）、川乌、黄姜（手臂勿用）、生黄柏、白蜡、血竭、黑背木耳、香信、无名异、白及、大生地、全归、桃仁（去皮尖）　以上各四钱，土木鳖三十六只　樟木树青皮六钱三分共研末，不宜炒，用米醋煮灰面加双料酒一大盅，老姜汁一茶盅，葱头或葱白一两外，蓉树叶八九两，将米醋合蓉树叶葱头搊烂取汁去渣，然后加烧酒、姜汁共灰面和煲成稀糊拈起，待火气略泻，开药调匀敷，如皮破损，用生蜜糖开药。

驳骨法：预先服止痛丸一个，待做起此药，仍服止痛丸一个。先将杉木皮刮削好度长短，用双料酒炙焙至透略湿，看他骨出皮外，宜先止血，次用参珍散用扁鱼皮、生鸡皮一块扪盖，然后轻轻担正，用生蜜糖开药调敷，用各叶或蕉色叶炙软作膏药样敷盒药住，然后仍用杉皮盖扎，但治之时切勿见风并秽污人等，夏月一日换，冬月二日换或三日换，初换二三次，宜服止痛丸，候至一个时辰久即换药，初用盒药散，每两加麝香二钱、冰片二分，研药散内至四五次，勿用麝香、冰片盒药，盒至十日八日后有白泡，即用象胆磨酒搽之，立消。如皮不穿破者，照方醋煮灰面开药亦用担正骨，然后敷药扎实，倘骨打碎，用药敷之，自然生合，切勿洗冷水，如洗用老姜葱炙烧酒、炙米醋洗，但先洗时勿令见风，洗毕即用敷盒药铺住。

立愈散：能止痛消肿、散瘀生肌，接骨时用熊胆六七分，酒化和药调匀擦患处，然后敷盒药铺之，或官刑打腿即搽患处，免至瘀血积停日久，仍服止痛丸并汤药，可保万全耳。川连八分　儿茶一钱　川生大黄　生黄柏　血竭　乳香　没药　田七　血珀　生栀子　刘寄奴　象皮　大梅片　麝香各七分　红花钱半　木耳钱半　共研末收贮听用，如接骨，加加皮五钱。

泽兰汤：治跌打狂言谵语、乍见鬼神间，有败血上冲，有血虚，神不守舍。大抵败血上冲，则胸腹胀痛，恶露不行，宜速服之，并食失笑丸。若血虚神不守舍，则必心慌自汗，胸腹无苦，宜用安神定志丸，并服归脾汤。此因心脾血气不足，神思不定所致，即用补养元气，切勿视为定症而攻之误，慎慎。泽兰钱半　大生地（酒洗）钱半　当归钱半　炙草五分　桂心（去净）三分　象皮四枚　生姜三片　水煎服。

失笑丸：治跌打败血未散，胸腹上冲，恶露不行宜服。五灵脂　生蒲黄各二两共研末，醋糊为丸，每丸重二钱，淡米醋煲服，不宜炒，宜晒干收贮听用。

祛风散：治跌扑被风湿气，日久肿疼，骨闷宜服。防风　羌活　南星　半夏各三钱　虎胫骨（醋炙）五钱　炙乳香　炙没药（去油）每二钱　共研细末，每服二钱，烧酒开服。

安神定志丸：治跌扑血虚，神不守舍，则心慌自汗，胸腹无苦，此症因心脾血虚不足，神思不宁，并治产妇。白茯　茯神　人参　远志各一两　石菖蒲五分　龙齿

（研末，水飞过，晒干）五钱　当归一两　川芎五钱　共研细末，炼蜜为丸，重二钱，朱砂为衣，滚水开服。

归脾汤：治症安神定志丸。白术（土炒）一钱　人参一钱　当归钱半　枣仁（炒）一钱　白芍（土炒）一钱　炙芪钱半　远志七分　炙草五分　生晒圆眼肉数枚　水煎服。

清心散：治跌扑后日久心惊。没药（去油）　血竭各五分　朱砂三分　珍珠二分　田七五分　血珀五分　共研末，分作三朝，温酒开服，忌饮茶汤，以黑背木耳煎汤作茶。

开胃汤：治跌扑损伤并杖后胃口不开宜服。白术（土炒）一钱　茯神钱半　炙草七分　陈皮（土炒）一钱　泽泻一钱　厚朴（炒）一钱　淮山（炒）一钱　水煎服。又方：炙党二钱　白茯二钱　苡仁（炒）二钱　枳壳（炒）二钱　山楂一钱　生姜二片　黑枣二枚　水煎服。如无滞气，去枳壳、厚朴、山楂，加血竭（炒）一钱、炙草一钱、陈皮八分。

消肿散：治跌扑杖后瘀血痛肿。黑豆　当归　红花　泽泻　桃仁重者各二钱　轻者钱半　水一半、酒一半煲好，倾出碗内，加百草霜（水飞过，晒干）一钱（轻者五分）、童便一茶盅、白糖两茶匙，共调匀，空心服，回渣仍入童便、百草霜（照制煎服）。

湿刀伤药：治跌伤刀伤，日久有脓者，但凡利气日久不磨，必生铁性，所伤症重者，必有铁性，血结停于内，至于日久不能痊愈，宜用红火炭研末，热饭和捶烂敷患处，每日换两三次，待其铁性瘀血出尽，然后搽药并用。归身　鳖肉　蜂房三味各等一分，用猪脚一只，水五大碗煲好，取出猪脚，将汤倾钵内，吹净肥油后，汤回罂入药再煲数十余滚，拈起待火气略泄，用软绸一条，洗净患处，如伤口深烂，用羊毛软笔洗入烂口内，如外皮结实脓，即用去疗用膏搽之，其痂自去，即用药水洗，然后搽药或用宝蜡丹更佳，去疗用膏方在后录明。人参（炒）一钱　珍珠（照制）一钱　血珀（研末飞过晒干）二钱　田七一钱　乳香（去油）一钱　没药（去油）二钱　血竭三钱　儿茶四钱　黄柏（炒）四钱　川连（炒）钱半　丹头　白蜡　黄丹（水浸过，晒干）　血余（乃系头发洗净，晒干，入罂煅）　白及　象皮（炒焦色）　龙骨（煅）以上各一钱　共研末，加木香、土鳖肉各三钱、生地一两、川生大黄三钱、当归一钱、萆麻仁五钱，共浸正麻油八两，浸至七日，煮至焦色，拈起隔去渣，下白蜡五钱、黄蜡五钱，再煮至化熔二蜡，拈起待火气略泄，然后下药散搅匀成膏，或用每两加梅片二分，研末更妙。

宝蜡丹：治用湿刀伤药更胜十倍也。象皮（炒焦）钱半　血珀（研末，水飞过，晒干）二分　乳香（去油）二钱半　没药（去油）二钱　儿茶二钱　血竭三钱　黄丹（水浸淡，晒干）一钱　大梅片二钱半　老姜（去汁晒干）一钱半　熊胆四钱　珍珠（照止痛丸制）一钱半　龙骨一钱半　共研末，另用白蜡五两、黄蜡五两，先将正麻油二两煮二蜡化熔，拈起火气略泄，下药散搅匀成膏，挪丸收贮听用，临用时取剜鸡膏煎油去渣和丸，煎化亦能久贮。此方不论新损伤，以及日久未愈者，俱皆能立效，至于官夹损烂并汤火所伤，并治打伤者，入口嚼烂，童便送下，亦能盒损口，挪丸或二三钱、一钱，做法随便，服者二钱，此方孙透花寨山七所做，用得云与此也。

生血补气汤：治跌打损伤并杖后其肉溃烂，日久未愈宜服。人参一钱　白术（土炒）　白茯　归身　酒芍　陈皮各钱半　大熟地（酒洗）三钱　香附（童便制）　炙草七分　川贝母（去心姜汁制炒）各一钱　桔梗八分　水煎服，如有寒热往来，加柴胡、地骨皮各一钱，如口干，加五味子三分、麦冬八分，如脓清水流，加炙芪二钱，如脓多者，加川芎一钱，如骨皮迟生，加白蔹一钱、官桂（净肉）五七八分。

索血散：治跌打并杖后身体潮热，面肿气喘，被伤风骨闷者。羌活　防风　细辛　赤芍　甘草　官桂　干葛　桔梗（炒）各一钱　生姜二片　葱白三条　水煎，空心服。

珠珀散：治损伤喉肉者服之，并用乳汁黄芪补血汤二方在前。人参（炒）二钱　珍珠（照止痛丸制）三钱　象皮（炒）五钱　龙骨（煅过，研末，水飞，晒干）三钱　血竭二钱　儿茶四钱　乳香（去油）四钱　血珀（研末，水飞，晒干）二钱　没药（去油）四钱　白蜡（刮研末）一两　田七四钱　白及三钱　共研末，每服二钱，搅粥水慢慢吞咽，不急吞，每日服三两，处忌饮茶汤。

祛风补气汤：治跌打被风湿气，日久瘀痛骨闷，并服去风散在前。大熟地三钱　归身二钱　白术（土炒）一钱　白茯一钱　干肉钱半　杜仲（盐水炒）一钱　羌活五分　秦艽六分　半夏一钱　南星五分　炙草二钱　防风五分　续断二钱　虎骨（炙）三钱　枣肉三个　水煎服，上部加白芷二钱半，加桂皮一钱，下部加牛膝二钱，酒洗。

内托参芪汤：治跌扑皮未伤破，而人身体虚弱，宜先服之，后用泽兰汤，并用泽兰当归汤（二方在前）。人参八分　炙芪三钱　白术　归身（或用全归）　赤芍各三钱　茯神三钱　五味十粒　麦冬八分　炙草七分　川芎五分　大生地钱半　生栀子五分　水煎服。

当归泽兰汤：治跌扑腹痛，以手按之拒按者，此系瘀血、积血溃停，当以去瘀生新。全归（或用净归，属看症而用）钱半　泽兰钱半　赤芍二钱　川芎钱半　大生地钱半　延胡索一钱　红花一钱　香附（童便制）五分　丹皮钱半　桃仁（去皮尖）十粒　水煎服，临服童便一茶盅，热一服。

桃仁汤：治跌扑腰痛，并治产妇腰痛。桃仁（去皮尖）十粒　当归三钱　泽兰三钱　苏木二钱　牛膝二钱　水煎服，临时入酒一盅，空心服。

止吐汤：治跌扑并杖后，饮食呕吐，照桃仁汤。藿香三钱　干姜一钱　桃仁（去皮尖）七粒　水与童便各半煎服，倾碗内，入飞朱砂三钱，搅匀服，立愈，如未十分止者，再服一剂照法。

泽兰丹皮汤：治跌扑，瘀血内蓄，转侧如刀者，服之立效。泽兰三钱　丹皮二钱　牛膝二钱　红花一钱　桃仁（去皮尖）十粒　归尾五钱　田七一钱　赤芍钱半　水煎服，临服入酒一盅，如大便不通，加川生大黄三钱。

天麻散：治跌扑伤风与致脑邪风窍入，以至手足搐搦，人事昏愦，服之。天麻　南星　防风各一两　荆芥三两　共研末，每服五钱，连须葱白几条煎水开服。

手拈散：治跌打扑日久，致瘀血不散即停，空心服之如神。延胡索（醋炒）香附（童便制）五灵脂　乳香　没药（去油）木香（研末）以上各五钱　共研末，每服三钱，热酒开服，日久症深血老者，加红花三钱、桃仁（去皮尖）十粒，二味煲酒，煎至一大碗开服。

清热行血汤：能清热凉血、散瘀止痛。桃仁（去皮尖）一钱　红花一钱　丹皮二钱　五灵脂二钱　甘草五分　大生地二钱　山甲一钱　赤芍钱半　水煎服。

参芪汤：治跌打日久，虚汗不止，因服凉血之药过多，致有此症。人参八分　炙芪二钱　防风钱半　炙草钱半　麻黄根一钱　水煎服。

止痛散瘀汤：治跌扑瘀血凝滞，已至结聚瘀痛，并用当归泽兰汤。丹皮二钱　红花二钱　桃仁（去皮尖）二钱　乳香钱半　没药钱半　元胡一钱　苏木三钱　灵脂钱半　生地钱半　赤芍二钱　厚朴一钱，水煎服。

白术汤：治跌扑损伤、大汗不止、筋挛、手足搐搦。白术（土炒）三钱　葛根三钱　升麻一钱　黄芩（酒炒）一钱　赤芍四钱　甘草四分　水煎服。

当归饮：治孕妇跌打扑大效，凡有孕被跌扑重者，须要照此方加减用药，大便不通，用生大黄研末，生蜜糖捶烂，挪条插入粪门内，即通。当归五钱　川芎二钱半　木香钱半　甘草三钱　童便制，水煎服，临时入童便一茶盅。

药油方：凡治损破口大，用桑皮刮薄作线，并银针要此药油浸也。鳖肉二钱　熊胆钱半　大生地二钱　桃仁（去皮尖）二钱　红花二钱　赤芍二钱　乳香（去油）二钱　没药（去油）二钱　白及二钱　大梅片一钱　血余一钱　用正麻油四两，除去熊胆、梅片，其余各项放下内浸至七八日，然后煮至焦色汤去渣时过一宿，放熊胆下去研搅，又将梅片研末，放下再搅，封固收贮听用。

散瘀止痛上部汤：治跌扑损伤于上部瘀血积停，未散瘀痛。川芎钱半　白芷钱半　防风钱半　羌活钱半　赤芍二钱　乳香二钱　没药一钱　生地二钱　全归二钱　桃仁（去皮尖）二钱　红花钱半　苏木三钱　水煎，临时入童便一茶盅，饮后服。

散瘀止痛中部汤：治跌打伤于中部瘀血，凝滞疼痛服。杜仲（盐炒）三钱　防风钱半　羌活钱半　元胡一钱　乳香一钱　没药一钱　生地二钱　全归三钱　木香（另磨）一钱　红花钱半　桃仁（去皮尖）二钱　枳壳二钱　苏木三钱　赤芍二钱　水煎服，若手伤，加桂枝一钱，临服入童便一茶盅，半饱饥服。

散瘀止痛下部汤：治跌打伤于下部，瘀血结聚疼痛。牛膝二钱　加皮二钱　防风

钱半　羌活钱半　赤芍钱半　乳香一钱　没药一钱　生地二钱　红花钱半　苏木三钱　桃仁（去皮尖）二钱　全归三钱　空心水煎，临服入童便一茶盅。

活血散瘀汤：治跌扑并杖后，瘀血流注肠胃作痛，恐防结生内痈及伤痛，大便燥热者宜服。川芎一钱　归身（或全归）钱半　赤芍二钱　苏木二钱　丹皮二钱　枳壳一钱　瓜蒌仁一钱　桃仁（去净）一钱　槟榔八分　生大黄三钱　乳香六分　没药六分　水煎，空心服。

内托消毒汤：治跌扑并杖后四五日见甚者，只因未服煎药，至有浑身潮热气作者。赤芍一钱　白芷五分　木通五分　银花　乌药　桃仁各七分　牛膝　枳壳　首乌各七分　贝母　皂刺　甘草　茴香　赤术各五分　半酒半水煎，临服入童便一茶盅，空心服回渣照法，干葛　半夏　川芎　防风　羌活　升麻各八分　桔梗八分　白芷　甘草　细辛　香附　红花各六分　葱白三条　生姜二片　水煎服。

玉真散：治跌扑破痛、牙关紧闭、角口反弓。南星　防风　白芷　天麻　羌活　白附子各三钱　共研末，服二钱，烧酒开，症重者童便开，并治狗咬，亦用二钱，烧酒并掺住伤口。

万金丹：治跌扑损伤接续筋骨，或筋挛瘀血凝滞，或时心气痛骨闷，四肢无力，并饮祛风补血散瘀药酒。元胡二钱　灵脂二钱　秦艽三钱　天麻三钱　虎骨（炙）五钱　续断三钱　全归三钱　生地一两　田七五钱　防风二钱半　羌活二钱半　赤芍五钱　桃仁（去皮尖）　红花　苏木　乳香　没药　枳壳　杜仲（盐水炒）三钱　丹参共为末，炼蜜为丸，每朝服三钱，烧酒或滚水送下，上部加川芎二钱、白芷二钱；中部加木香二钱；手伤加桂枝二钱；下部加牛膝二钱、川木瓜二钱。

纵筋敷盒方：治跌扑挫闪，伤于筋络，手足俱挛甚效。五加皮三钱　纵筋藤五钱　刘寄奴三钱　桃仁三钱　樟树二青皮一两　川大黄三钱　川乌三钱　乳香　没药　羌黄（手臂勿用）　生半夏　生南星各三钱　共研细末，每药散一两加麝香二钱，梅片二钱，榕叶、葱头各七两，老姜七两，半酒半醋同擂至极烂，揸汁加灰面煮成稀糊拈起，待火气略泄开药，调匀敷，夏月一日一换，冬月二日一换，外面仍用杉木皮扎实，勿令见风，并饮去风散瘀补血药酒，先用水洗，然搽药扎。马前五钱　虎骨（炙）一两　川乌　防风　草乌　羌活　故纸　生半夏　乳香　生南星　没药　苍耳子　以上各二钱　用半水半酒煎洗，并宜服万金丹、补风补血汤，续断数钱煲猪脚，或用纵筋藤或用牛膝、川木瓜俱可。

小金丹：治跌扑瘀血结实疼痛，大小二便不通，木耳煎汤送下，大便日久不通，热茶送下，治中毒腹痛，烧酒送下甘草五分、绿豆半合，煎汤送下立止，酒顶腹痛烧酒下。巴豆（去油壳）钱六分　全蝎（酒洗烧干去头足）　白僵蚕（取酒炒）　牙皂（去皮弦炒）　血竭　灵脂　郁金　生大黄（加倍）雄黄精（研末水飞晒干）　朱砂（飞）　乳香（去油）　没药（去油）各八分　沉香（研末）　木香（研末）　檀香（研末）各七分　丁香七分　元胡七分　以上十七味共研细末，炼蜜为丸，每丸生三钱，金箔为衣，收贮听用。男人服十丸，女人服九丸。如贮日久药气走泻，每服加多五丸。以上各症服后必泻黄水为验，服至半日不泻，再服十丸，如泻不止，食冷白粥可保无虞耳，惟老弱之人及孕妇忌食鱼腥、生冷、煎炒、毒物。

消肿膏：治跌扑损伤，头面眼鼻肿痛，搽之立效。苏合油四两　白芥子四分　麝香二分　大梅片四分　先将白芥子研末后，入麝片研匀，然后再苏合油搅匀收贮。

祛风补血散瘀药酒：治跌扑并杖后，能祛风补血散瘀、壮筋骨、活经络、祛湿、止痛、消肿，并服祛风补血汤。大熟地　生地　炙芪　全归　赤芍各三两　杞子二两　苁蓉七钱　干肉两半　虎胫三两　牛膝二两　杜仲两半　女贞子八钱　川木瓜一两　薏仁一两　羌活四钱　灵仙五钱　鹿鞭三两　川芎四钱　独活四钱　骨碎补两半　秦艽五钱　扁豆三钱　续断两半　松节五钱　加皮二两　钩藤三钱　砂仁一钱　草薢三钱　乳香四钱　没药四钱　枳壳三钱　故芷五钱　红花五钱　苏木五钱　苏合油一两　共浸双料酒三十斤。

羌活防风汤：治跌扑日久骨闷疼痛。防风　羌活　白芷　苍耳　乳香　独活　川乌　牛膝各三钱　加皮五钱　桂枝五钱　羌活一两　葱头二两　柚皮二钱　用米醋烧酒各半煎洗患处。

去被殴瘀黑痕：治跌打损外有瘀黑痕，半日不见，任他清官府验伤并无黑痕，虽然医好，至于日久必然有患，不可为大伤阴功也。山顶黄泥一大茶盅，研细筛过，用童便一大碗搅匀，从清温热服立效。又方：正麻油大碗、黄酒一大碗，煎至半碗，服毕卧于火烧过地上一夜，立效，不如黄泥快。

去疔甲膏：治被损破伤口日久未愈，外皮结厚脓痂，长流臭水，此方搽之，其痂自去，然后用宝蜡丹、或湿刀伤药、或生肌拔毒膏俱能痊愈，宜先服猪脚汤，然后搽药，并服生血补气汤二三剂，立愈。鸡蛋清二个　麝香（研末）二分　二味用银簪打匀成稀水，每日搽七八次，先用猪脚汤洗过抹干，然后搽其痂去尽，亦用猪脚汤洗后，用宝蜡丹搽之。

生肌拔毒膏：治伤口日久未愈。乳香（去油）　没药（去油）　宜茶　雄黄精（研末飞过）　以上各三钱　丹头　石脂（煅）　黄丹（水飞晒干）　龙骨（煅）二钱　血竭　珍珠（照上止痛方制）　陀僧（研末，水飞过，晒干）　血余　血珀　以上各二钱　轻粉一钱　铅粉（水飞晒干）三钱　共研末，用猪膏半斤煎油去渣，再煎入黄蜡、白蜡各一两化熔，拈起火气略泄，下前药末，搅匀成膏，待火气略泄，下梅片（末）一钱，收贮用。

当归膏：治损伤跌扑日久未愈，并治痈疽发背、疮疡汤伤烂疼痛等症，去腐生新甚效如神。凡洗拭换膏，必须预备快手，因新肉畏风故也。此药并生肌止痛。归身二两半　原地二两半　同正麻油八两　入下去浸四五日，熬至黑焦色，隔去渣，入白蜡二两，化熔拈起片时，和后药散搅匀成膏，乳香　没药各三钱　宜茶三钱　田七四钱血珀四钱　珍珠（豆腐水洗煎）三钱半　象皮（炒焦）二钱　川济石四钱　寒水石四钱川石脂二钱　共研末，和入上药油搅成膏，候冷，入梅片二钱，研末搅匀，收贮听用。凡治时，预先宜用此方洗之，然后贴膏可也。当归身五钱　乳香　川芎　银花　鳖肉防风　赤芍各三钱　如过色白者，加附子一钱、官桂二钱；如色红者勿用此方，宜用生地黄汤：生地　荆芥　全归　大黄各三钱　银花五钱　连翘二钱　乳香二钱　鳖肉二钱如痒加鲜皮三钱，二方俱用猪脚一只煎水六七大碗，取出猪脚，取出倾在钵内，吹净肥油后，回罂内入药同煎十余滚，承热湿洗患处，洗毕即贴回膏药，切忌透风。

驳骨丹：治跌打损伤，骨瘀血伤之重者。降真香（用节佳）　乳香　没药　苏木松节（在水浸日者佳）　自然铜（照止痛丸制）　真血竭（磨透手用者佳）　川乌（炒）以上俱研细末，各重一两足，地龙（照止痛丸制）、龙骨（飞）各二钱，土狗（用麻油烧干）十只。此方分开上、中、下服，以上十味共研细末，每服五钱，小儿一半，烧酒开服，自觉药从顶门而至遍身，换至痛处则飒飒有声，筋骨渐愈，真奇方也。立斋曰：脾主肉，肝主筋，若肝脾气血虚损或血虚，有热不愈，当求其本而治，若既无瘀血在内，肚肠不痛、胸膈不胀，宜服：人参　黄芪　白术　当归　川芎　肉桂　甘草　白芷　厚朴　以调元气，秉怯或年高虚弱者，必用地黄汤、补中益气汤，以固根本为善。

生四物汤：治跌扑血热者大效。大生地　赤芍　当归　生大黄　朴硝各三钱（大黄、朴硝二味者大便通不用）　川芎　田七　丹参　丹皮　红花各三钱　桃仁（去皮尖）钱半　水煎服。

加味八珍汤：治跌扑日久气血虚弱者。人参一钱　归身三钱　川芎钱半　大熟地（酒洗）三钱　炙草五分　炙芪钱半　白术三钱　白茯　厚朴　酒芍各一钱，水煎服。

加味四物汤：治老弱跌扑服之，然后看其虚实择方用之。生地（酒炒）三钱　当归三钱　川芎　酒芍　山甲　田七　丹参（酒炒）各二钱　水煎临服入酒一盏。

补中益气汤：治老弱者跌扑日久，气血虚不能摄血者。人参钱半　炙芪钱半　白术（土炒）钱半　炙草钱半　归身一钱　陈皮五分　升麻三分　柴胡三分　枣肉二枚姜二片　水煎服。

花蕊石散：治跌扑损伤，腹中瘀血胀痛服之，血化为水，如神方也。硫黄（明者）四两　花蕊石一两　共研末，用瓦罂一个，小瓦碟一个，固罂口扎实外用，红筋盐泥共研，封固候干，另在砖上出八卦方位，用炭三十斤煅之，待冷取出研末，每服一钱，童便开服。

定痛丸：治跌扑损伤筋骨疼痛、或瘀血壅肿、或外感风寒、肢体作痛、或手足软弱如气血弱者，与补药并服。百草霜（飞过晒干）　赤芍各一两　川乌（炮）南星各三钱　赤小豆两半　白蔹两半　白及　骨碎补（去净外皮毛，饭面酒蒸晒干九次，员眼树生佳）当归各八钱　牛膝六钱　共研末，酒糊为丸，每四十粒，盐汤烧酒送下，孕妇勿服。

当归导滞散：治跌打瘀血在内，胸腹胀满，或大便不通，喘咳吐边。生大黄　当归　各等分，共研末，每服三钱，温酒送下，另阳气虚加些官桂。

复元气血汤：治跌打扑损伤。瘀血流于胁下作痛，或小腹作痛以及瘀闷。柴胡钱半　花粉　山甲（炒）一钱　当归（酒沉）川生大黄　红花各一钱　甘草七分　桃仁（净）二十粒　酒水各半煎服。

养血当归地黄汤：治破伤风，气血俱虚，发热头痛，新旧可服。归身（酒拌）二钱　熟地（酒洗）二钱　酒芍　川芎　苏木　防风　白芷　北辛　京子各一钱　水煎食远服，甚者加烧酒一盅，临服入之，如身潮热头不痛者，四物加柴胡一钱、黄芩（酒炒）钱半。

保命丹：治跌补损伤或刀破伤风重者，牙关紧急、腰背反张大效。天南星　防风各等分　共研末，每服二钱，温酒开服。若于牙关紧急、腰背反张，童便调，每服三钱，至昏死，心腹尚温者，连服二剂。

金枪散：治跌、人口咬伤，日久损烂，内服补剂龟板（存性），收贮听用，临服每次一钱，加片糖三厘研匀，清油开搽，如日久有腐肉溃烂，臭气难闻，宜先用巴豆膏搽去腐肉，用此药理口。

巴豆膏：治溃烂腐肉大效。巴豆（去净油）四十九粒　信石一钱　雄黄精钱半　乳香（去油）　没药（去油）各一钱（后四味研末）斑蝥（研末）十只　用麻油一盅，入巴豆煮至焦色，隔去渣，入信石四味搅膏，候冷入梅片（研末）二分、麝香二分，再搅匀收贮听用。此方洗：龟板五钱　银花五钱　乳香三钱　附子一钱　官桂二钱　水煎洗。

治炮铳弹入肉方：并治跌刺入面所腐亦效。铁蜗虫三只　土狗四只　虎边下鱼（即凤尾鱼）六条　扁鱼四钱　霜枚一个　共捶烂敷患处，中留伤口妙。又方：白毛老鹅公屎承热敷之，冷即换，如患出了，即用母艾捶烂敷伤口处，待其铁锈水流尽，用宝蜡丹或用当归膏埋口。

治仆跌筋缩拘挛：五加皮五钱　纵根藤五钱　刘寄奴三钱　大黄三钱　草乌三钱　乳香三钱　没药三钱　南星三钱　半夏三钱　防风　羌活　独活各三钱　共研细末，用芙蓉加烧酒擂烂，榨干取汁，加老姜汁一大茶盅，葱头二两捶烂，入灰面共煮成稀糊，拈起开药敷患处，外用冬叶盖住扎实，切忌透风，宜用此方洗。马前（去油）五钱　草乌　川乌　防风　羌活　独活　南星　半夏　乳香各三钱　虎骨（炙）一两用米醋水煎洗。

通导散：治跌扑损伤、二便不通，此原瘀血不散，肚痛腹胀，上攻心腹闷乱欲死者，先服此药，打下死血，然后取服补剂，不宜饮酒。生大黄　朴硝　枳壳各二钱

厚朴　当归　陈皮　木通　红花　苏木各一钱　甘草五分　水煎服。

木耳散：黑背木耳洗净，晒干挤碎，炒过，细末收贮听用，每服二钱，酒开蒸肉食亦妙。

生肌散：治杖后其肉溃烂疼痛者。梅片五分　麝香二分　川连　田七各一钱　生栀子三钱　没药　乳香　黄芩　黄柏（炒）　血竭各二钱　木耳（煅）三钱　共研末，清油开搽。

止痛散：生大黄　宜茶　槟榔各二钱　血竭七厘　元胡一钱　黄柏五分　黄精三钱　冰片一分　珍珠五分　木患子（存性）三钱　朴硝三分　木耳（炒）一钱　麝香一分　共研末，每服二钱，酒开服。

散毒止痛散：治跌打并杖后疼痛。元西仁　儿茶　木耳（炒）　归尾各一钱　生大黄一两　没药四钱　血竭六钱　乳香三钱　川连二钱　丁香二钱　防风一钱　共研清油开搽。

生肌拔毒散：治合拳重伤。石膏（煅）一两　没药　乳香各五钱　血竭一钱　梅片一钱　生大黄　黄芩　血珀　黄柏　川连各一钱　共研末，如皮烂加儿茶五钱、象皮一钱、牛胆灰一钱、桃仁（净）四钱、白蜡二钱、沉香一钱，共研末。打腿时，倘皮穿烂，用生蜜糖开搽，麻油亦佳；如不穿烂，用熊胆一钱，酒化和药调匀搽。

治跌扑药酒方：丹参　泽兰　寄奴　牛膝　苏木各三钱　三七　元地　赤芍各五钱　血竭　乳香　没药各钱半　虎胫（炙）一对　防风　羌活　枳壳　厚朴　独活各二钱　续断　碎宝各四钱　共浸双料酒五斤，先用酒半斤熟药，加红花三钱、全归五钱，上部加倍，川芎三钱、白芷二钱、中部加杜仲二钱，手加桂枝二钱，下部加牛膝三钱、川木瓜四钱、加皮五钱。

止血符：一便念子丑寅卯辰巳午未申酉戌亥时，一字便写（马马），男人写两个马字，女人写一个马字，写贴血符在伤口，血即止，逢青即止。

止痛符：第一道用剑手书于伤口处，立时止血止痛，（封）咒曰：一刀斩断长江血不流，左流左封，右流右封。吾奉太上老君急急如律令。第二道（闭）咒曰：闭了大江山，闭了小江山，天破云来补，地破土来填。吾奉太上老君急急如律令。

大封血符：用清水一盅，先书封闭二符，千水盅口吸后，用剑手书断血合口符盖在伤口上，其血即止。䨻，䨺，䨻，䨺，此四字符次第书之。

加四味君子汤：治跌扑打伤损痛，胃口不开。人参一钱　白术四钱　白茯二钱炙草五分　炙芪二钱　白扁豆（炒）一钱　水煎服。

六味丸：治跌打日久，元气虚弱及年高者。大熟地四两　干肉二两　淮山二两丹皮两半　泽泻两半　白茯两半　共研末，炼蜜为丸，每朝服三钱，空心白盐汤服下。

归黄二圣散：治跌扑大便结实立效。锦纹大黄八钱　当归三钱　共研末，用黑黄糖化炼为丸，如绿豆大，每服一钱五分，酒下，气虚者加桂一钱。

生四物汤：治跌扑瘀血，内攻胸满胀痛，大效。元地三钱　川芎钱半　赤芍（酒炒）二钱　丹参（酒炒）二钱　丹皮三钱　元胡钱半　红花钱半　桃仁（净）三钱　归尾钱半　苏木二钱　甘草一钱　三七钱半　水煎服。

万样骨符即食即止：菱硝一两　蜜糖一两　其用并煎口食或金忍，即万骨能化。

接骨止痛八厘散：半两钱一钱　麝香一分　血竭三钱　丁香五分　番木鳖（炼油去毛）一钱　苏木面一钱　红花一钱　自然铜（照前制）四钱　乳香一钱　没药一钱　巴豆（去皮尖）三粒　共研末，每服一分或五厘至三二分酒服。

散瘀汤：治跌扑瘀血攻心，两便不通。防风　羌活　川枳　连翘各三钱　赤芍　归尾　甘草　薄荷各一钱　苏木　红花　朴硝　生大黄各三钱　桃仁九粒　水煎服，煲好后下朴硝，再煎一滚取服。

接骨敷盒药：生大黄三钱　生黄柏三钱　生栀子（去壳）二十个　共研末，用灰面加酒、姜汁、葱头煮成稀糊，开酒敷住。

取炮弹方：樟木子七钱　麝香一钱　凤尾鱼（存性）五条　三味共研末，扁鱼皮一两，和药捶匀敷之，中间用小孔。

接骨地黄汤：此方服黄先生止痛丸后服此药，屡屡应验。大生地三钱　田七钱半　灵脂钱半　薄荷一钱　防风一钱　羌活一钱　碎补（去毛酒蒸）二钱　王不留行一钱　牛膝钱半　独活一钱　续断二钱　红花一钱　水煎服。

刀伤药：鸡内金（全性）十剂　儿茶　螵蛸（浸淡酒，存性）　雄黄精　白及　石脂　乳香（去油）　没药（去油）各五钱　龙骨（煅）四钱　龙泉粉　蛤粉　朱砂　血竭各四钱　熊胆二钱　麝香二钱　牛黄二钱　金箔二十张　银箔二十张　珍珠　共研末，清油开搽，干用亦可。

止痛丸：小榄许德隆先生方。乳香　没药　无名异　地龙（照前制）生地　全归　白蜡　古铜钱（童便洗七次，煅）各三钱　血珀（照前制）　土鳖二十只　珍珠（照前制）　地龙三钱　碎补（去皮毛，酒蒸洗）三钱　鳖肉三钱　续断三钱　共研末为丸，每重三钱，朱砂为衣，童便或酒开服。

散痛汤：大黄　枳壳　归尾　苏木　厚朴　桃仁　木通各一钱　红花　甘草　朴硝各二钱　水煎服。

接骨敷盒药：五加皮　生地　生栀子各五钱　乳香　没药（去油）各三钱　黑背木耳八钱　樟木树二青皮二两　全归　共研末，不宜炒，照前黄先生方开敷此方。如别人先医治过，不效，宜用生鸡仔一只，重十余两，去头足连毛捶烂，择去毛骨和药，加些双料酒调匀敷之。

歌　诀

归尾与生地，槟榔赤芍推。四味尤为主，加减任君移。头痛加羌活，防风白芷随。

背伤加乌药，灵仙效最奇。两胁柴胡进，别甲与加皮。两手桂枝用，内添五加皮。胸前加枳壳，桔梗不可离。胃脘附姜在，两味可联施。腰痛加杜仲，故纸并大茴。肚角如有患，青皮白芍宜。若是伤得久，桃仁七粒医。两腿不能移，牛膝木瓜皮。肉红又兼肿，泽兰效果奇。不通在小便，车回薇与之。不通在大便，硝黄正及时。粪门大黄在，味七脂桂医。口口麻芒用，蒿羌青碎施。此是各部药，医者当切记。处方无差错，未有不效的。

目　录

各穴受伤用药论

鸟枪砂子入肉：鸟枪砂子入体肉，用陈年腌肉皮，连膘揭下，贴伤处，膘油化尽又换，频换数日，砂子渐出。针误入肉，亦用此方即出。

箭镞铅子入肉：苋菜鲜者佳，干者亦可，和砂粒捣涂之自出。

铳子入肉：蜂蜜不拘多少，冲好酒饮醉即出，黄蜡亦可。

自刎急救方：凡刎颈气道已断者不治，如只断食道，用桑木皮肉白作线缝断处，外用少公鸡干拔去毛，割取胸前皮一块，带热贴上，勿令透气，七日后长好；如不能手缝，只以鸡皮贴之亦佳，迟则风入血干，不治之症。

打出眼睛：凡眼睛打出或触伤或火炮，番瓜瓤捣烂厚封，外用布包好，勿动即肿消痛定，干则再换。如瞳神未破仍能视，瓜以愈老愈佳，有鲜地黄处用地黄亦可，番瓜即都中呼为窝瓜者是。

接骨神方（东平展子明傅）：雄黄牛角一个，火上兵干一层剥一层，黄米面不拘多少，荞面亦可。榆木皮白裹不拘数，花椒亦七粒，木皮不拘数，如无亦可。共研末，以陈醋熬成稀糊，用青布摊贴，再用长薄柳木缠住时刻，看骨肉响声不绝，俟定即接。如牛马跌伤及木株被风折者，以此药照人法治之俱效。

治钉针入肉诸药不效者：用活膳鱼一条，捣烂作馒头样敷患处，过夜即出。断招及刀斧伤，真苏木挫末敷之，外以半两包固，不可见风。

一刀杖跌打，吊缢等伤：木炭一寸许烧通红，加红糖一两，共捣千杵，急敷伤处，七日后即愈。

认症辨伤法

两目朝上定伤脑顶穴，舌尖在外定伤牙关穴，

两手不起定伤耳耸穴，吃饮作寒定伤拔山穴，

脑抬不起定伤大岭穴，气不相接定伤成扁穴，

两手无力定伤凤翅穴，咳嗽不转定伤背心穴，

面如黄色定伤上三穴，咳嗽不止定伤气眼穴，

移步难行定伤扁池穴，呕吐不止定伤粪门穴，

两脚难移定伤鬼眼穴，两脚心烧定伤童肚穴，

痛死不止定伤架梁穴，单脚作闭定伤侧足穴，

卒死在地定伤囟门穴，晕死不转伤人中穴，

两目晕花定伤山根穴，两目不明定伤眼角穴，

牙关作闭定伤嘴唇穴，吃饮不下定伤咽喉穴，

两气不接定伤气海穴，天昏地黑定伤粪门穴，

打死在地定伤顺门穴，立时生死定伤丹田穴，

全身发烧定伤鲁岈穴，吐血不止定伤闲门穴，

人事不知定伤中窝穴，打伤嘻笑定伤腰子穴，

打伤嘻笑定伤盆位穴，打伤嘻笑定伤双肾穴。

看症定生死法

医家看症必须看清穴道，某穴可定，某穴必死，照图用药，罔有不效。若是死穴，药亦难治。然虽是死穴，而伤轻者亦可治，四肢乃通血脉穴道，要分上、中、下三部，又要看头关，二、三、四关，只要四关分清，看其形便知其情，伤处看清详细斟酌。人身七十二穴，共药七十二方，内有一穴伤者，头、手、足、四肢，往后此名乌鸦症，无救。内又有打得五劳七伤，坐卧不安，所谓五劳者，伤于五脏之内；七伤者，伤于七窍之内也。仔细看清形色，仁者，白能污也，紫者血死也，红黄之色半死半活，死者用破血之药，红者用活血之药，如红肿有救，青紫赤肿加引薄荷、防风；肿者加青木香，青紫黑者天昏地暗、不知人事，又无脉者真无法治之，应用急救丹救之。

准定擒拿跌打生死总论

夫跌打损伤之症妙诀，实要辨其阴阳，分定男女老幼，审明穴道部位、轻重，伤痕方可用药行针。方位按春夏秋冬四季之分，勿以恍惚乱为，须察受伤之处，审其穴道之真，看其筋骨损肿，辨其形色青红，用药必须地道，方可应验如神。

八死症要诀

跌打损伤脸皮青，任是神仙难救命，不宜气喘眼邪观，一七之中命必亡，心胸亦有红筋现，三日中晚见阎王，汗出如珠心乱跳，顷刻之中必定亡，伤分男女分四季，老幼须逆分阴阳，上中下部须斟酌，受伤之处仔细详。

分伤轻重赞

辨伤之法察重轻，伤若过分不须擒，纵伏擒拿开关通，妙药仙丹也不灵。

准定穴道受伤生死时候赞

正中穴道一时寒，左右死穴有三天，背后死穴按一七，其余月半过三年。

擒拿通手妙诀赞

擒拿之妙用通关，救死回生妙难言，男左女右吹入鼻，喷嚏一发转回还。

擒拿走手推法论

春用葱汤夏用油，秋冬羌酒用一瓯，擒拿开窍真妙诀，救死回生不须忧。

周身穴道尺寸论

擒拿之法最为良，五寸三穴秘真方，世人知得其中意，救死回生不用忙。

擒拿开气窍诀

擒拿开窍要药攻，先擒后药妙无穷，擒拿之后无药方，瘀血依然任归宗。

侧面点穴重伤名

头面受伤分上、中、下三伤，若耳门受伤，名黄蜂剿窝；两胁受伤，名侧鱼偷胆；如腰眼受伤，名铁门栓关；太阳受伤，名玉皇开锁，点此三穴，至重慎慎。

七十二擒拿秘诀总章

如跌打昏闷，不省人事，不知闭塞何窍，看其形色，审其斗殴之地，怎样跌打倒地。先用通关散吹鼻，看其有嚏无嚏，然后动手为妙。如自仆跌或轻斗殴者，尤重审其轻重，恐有牵累之处，切记切记。

初动擒总诀

七十二擒不须多，阳关打马过天河，起死回生真妙诀，通窍开关笑哈哈。

二用总手诀

气海神关是总推，后开幽门入天池，命门及至通谷穴，玉堂双擒展转回。

三擒移定生死诀

见前八死症要诀。

又擒分阴阳双单诀

擒拿之妙有双单，伤左开右须阴阳。男左女右真妙诀，阳单阴双里面藏。

擒拿定度秘诀

擒拿之时三三手，些微三五定位详。其中元如君知名，过分恐防去反张。

擒拿秘诀总手论

七十二擒不须多，阳关打马过天河。神关穴内定生死，起死回生秘诀歌。

擒拿用药论

擒拿之后要药攻，先擒后药妙无穷。擒拿开窍无药力，依然伤处复归宗。回生夺命生酒引，理气破血瘀即通。真人活命是良药，行气破血窍开聪。

回生夺命丹： 乳没 结茶 川归 槟榔 赤芍 生地 川芎 独活 广皮 丹皮 桂皮 杜仲 故纸 年健 大茴 牛膝 共研细末，磁器收贮，如有全身受伤之症，生酒冲服没药五钱，不效即内有瘀血，再服破血散。

真人活命散： 乳没 结茶 红花 六旦 年健 川归 田七 大麻 升麻 杜仲 故纸 生地 槟榔 川姜 二陈 牛膝 木瓜 苡仁 元胡 碎补 桔梗 乌药 灵仙 枳壳 海金沙 香附 朱砂 桂枝 土鳖 甘草 元寸（少许） 泽兰 共为细末，磁器收贮听用，如有此症，生酒冲服五钱，发汗再服后药。

平胃开中散： 护心散加飞砂五钱。香附 砂仁 木香 沉香 二陈 加皮 枳壳 粉草 肉桂 泽兰 焦术 瓜蒌 羌枣为引。

理气破血散： 三棱 莪术 甘草 归尾 红花 苏木 桃仁 元胡 干漆（烧灰）三钱 生军 朴硝 边霜 广皮 枳壳 丹皮 生酒为引。

活血和中散： 归尾 生地 二陈 青皮 乌药 灵仙 枳壳 沉香 没药 首乌 甘草 泽兰 生酒引服后，有各药各伤加减之妙。玉堂穴伤：加枳壳、川芎、桔梗、石斛。腰眼穴伤：加杜仲、故纸、大茴、桑寄生。委阳穴伤：加牛膝、木瓜、苡仁、矮脚樟。遍体穴伤：加石蟹、土鳖、地龙、土狗，生酒、童便引，发汗为妙。

摛拿总推救死回生诀

气海神关是总推，后开幽门及天池，命门及至通谷穴，玉堂双开展转回。

均气散： 木香　附子　小茴　木瓜　枳壳　砂仁　香附　赤芍　甘草　天台乌当归　二陈　佛手片　内有四季加减之妙，春夏月：加香薷、香附、扁豆、厚朴。秋冬月：加香术、桂枝、麻黄、广皮。不能言语：加石菖蒲、茯神、枳实、神金。不思饮食：加砂仁、沉香、洋参、木香。生酒为引，四季分清加减，效验如神。

七星丹： 此丹急救，戬分七厘，不可多吃。土鳖　地龙　乳没（另飞）　结茶　神砂　神金　明雄　元寸　白及各等分　共研细末，磁器收贮，如有急症，跌打昏闷者，宜服此丹，分其老幼后有加减。左右耳门寸、听宫俱穴受伤宜加：天麻　升麻　川羌三七各三钱，左右凤翅、肩井、缺盆俱穴受伤加：桂枝　松节　杉节　桔梗各三钱，左右缺盆、玉堂穴受伤加：枳壳　川芎　红花　泽兰各三钱，中脘、心窝、鸠尾穴受伤加：砂仁　木香　朱砂　茯苓　枳壳各三钱，左右腰眼、气门受伤加：杜仲　故纸大茴　桑寄生各三钱，如周身受伤加：全身丹一两，生酒为引，冲服，发汗，此乃妙药。

接骨定痛麻药丹： 南星　半夏　川乌　草乌　防风　皂角　闹羊花　细辛　白及麻兜　如断骨，先用此药一敷，一时定痛，另换接骨还原丹。

接骨还原方： 乳没　结茶　石蟹　五爪龙（煨）　大接骨（煨）田七　元寸　金钗石斛　骨补　生姜　共研细末，用糯米饭一碗、雄鸡一只约重半斤合药饭用，碓捣烂敷伤，此对朝换药看，老幼敷之，不可过时刻，恐生子骨，另换妙药。

接骨还原服药方： 田七　人参　土鳖　全归　元胡　白芍　骨补　没药　乳香红花　生地　泽兰　二陈　加皮　六旦　年健　寄奴　甘草　川归　元寸　金不换生酒、童便引。搽敷患处，对朝改换，真妙药也。接骨炒药加元寸一分、麻兜一两，煨熟合敷。

金枪还原丹： 乳没　结茶　田七　轻粉　龙骨　象皮　白蜡　甘石　元胡　白及海螵蛸　古墓灰　磁石　甘草　冰片　元寸各等分　共研细末，磁器收贮，如有刀斫斧劈棍打，各伤皮破血出之症，敷之神效。

铁扇散： 花蕊石（脱胎）　磁石（脱胎）　乳没各六钱　结茶二钱　朱砂八分　辰砂八分　龙骨五钱　象皮五分　甘石（脱胎）五钱　黄柏二钱　白蜡二钱　儿茶五钱轻粉一钱　白及五钱　大黄五钱　冰片五分　元寸一分　元胡二钱　共研细末，磁器收贮，有刀斫斧劈，皮破血流敷之，用扇扇之，止痛止血生肌立愈。

开手发蒙秘诀

大凡死六用通关，救死回生妙难言。此乃跌打真之妙，开气行伤即时痊。

十不治症

跌打损伤入手肺者，纵未即死，二七难过。左胁下伤透至肉者。肠伤断者。脉不实重者。症候繁多者。老人左股压碎者。血出尽者。小腹下伤肉者。伤破阴子者。肩肉耳后伤透十肉者。以上十症皆不必用药。

各穴受伤用药图式如下

左右太阳穴受伤，此乃大穴，昏闷在地，两眼流血，不省人事。先用通关散吹，吹之宜服：琥珀　云苓　结茶　乳没　紫菀花　神砂　田七　广皮　红花　加皮　川羌　续断　甘草　生酒引。如不止痛，加天麻、乳没三钱，合煎药同煎服。

眉心穴受伤，双目流血，眼不能开宜服：川归　蜜芪　茯苓　红花　木香　乳没　结茶　川羌　二陈　千年健　甘草　泽兰　生酒、童便引。

迎香穴：迎香即架梁穴，鼻内流血不止，昏迷不省宜服：川羌　乳没　结茶　天麻　白及　红花　骨补　续断　二陈　川归　甘草　生酒引。如痛不止加元胡、槟榔、东实、木通，生酒、童便引。

睛明穴受伤，宜用八宝珍珠散点之：琥珀　珍珠　玛瑙　珊瑚　甘石　四六　元寸炮炙，先研细末点之，不止痛，即用人乳令点方保眼睛不坏，宜服后方。田七　天麻　川归　川羌　乳没　加皮　二陈　红花　结茶　甘草　生酒、童便引。

天庭耳寸听宫穴：耳寸听宫穴，此二穴乃通关大穴，通脏腑脾、肺二经之症。如伤此二穴，人事不省，昏闷在地，用通关散吹之，看有噎无噎、伤轻重，服后方。二花　虎茨根　川归　淮山　云苓　木香　川羌　二陈　乳没　三七　甘草　续断　加皮　生酒藕节引。

天庭穴、顶心穴此乃大穴，不宜有伤。如受伤，看症骨损与未损、破与未破，此乃逆症，不可包治，急服：田七　大海马　蛤蚧　川羌　乳没　结茶　全归　红花　广皮　桂枝　天麻　加皮　骨补　续断　甘草　土鳖　生酒、童便引。

血仓咽喉穴：左右血仓穴、咽喉穴，此三大穴人一身之主宰。如有伤，饮食不进，头抬不起，呼吸有碍之症，宜服。麻　升麻　川羌　泽桂　三七　云苓　红花　桔梗　枳壳　川归　甘草　生酒引服。倘有噜出不收，用冰片研末，擦之即收。如不服，用萝白种煎水，吮之即收，再服后药。川归　川芎　红花　槟榔　赤芍　丹皮　广皮　碎补　寄奴　石蟹　石斛　土鳖　枳壳　桔梗　年健　甘草　泽兰　结茶　生地　续断　然铜　生酒引服。

玉堂缺盆穴：玉堂受伤，名为仙人损印，此乃大穴，呼吸疼痛，饮食不进，泛血之症，先用擒拿平推之，宜服。乳没　结茶　枳壳　川归　红花　独活　桂皮　加皮　丹皮　细辛　甘草　元寸　生酒、灶心土引服，加泽兰；如痛不止，又服真人活命饮、回生夺命丹。

真人活命饮：乳没　结茶　红花　续断　年健　川归　田七　天麻　升麻　杜仲　故纸　生地　槟榔　土鳖　甘草　元寸（少许）　川羌　二陈　牛膝　木瓜　苡仁　然铜　骨补　桔梗　乌药　灵仙　枳壳　海金沙　香附　辰砂　桂皮　共研细末，磁器收贮，如有此症，生酒冲服五钱，发汗。

面生夺命丹：乳没　结茶　川归　槟榔　赤芍　生地　川羌　独活　广皮　丹皮　桂皮　杜仲　故纸　年健　大茴　牛膝　木瓜　寄奴　红花　香附　骨补　田七　半边莲　金不换　甘草　土鳖　共研细末，磁器收贮，如全身受伤，生酒冲服五钱，不效即内有瘀血，再服破血散。

缺盆穴受伤，三朝一七泛血之症，四体麻木，不思饮食，呼吸有喘，急服：乳没　结茶　川归　红花　香附　槟榔　赤芍　枳壳　砂仁　加皮　土鳖　桔梗　甘草　木香。

心窝左右乳下穴：心窝穴受伤，此乃大穴伤，名太阳针，心乃一身之主宰，百节之关键，命危旦夕，吐血不止。如心力伤，饮食不进，冲流不止，人事不省，先用护心散开水冲服，以正其心不动，口不能开，即用尖口刀开，用快子一双横含在口，方可入药，口内如不下咽，即在神关穴按一把，即刻下咽。不可包治，看他缘法如何，再服后药。海金沙　神砂　大朱砂　人中白　然铜　乳没　结茶　砂仁　枳壳　广皮　川羌　川归　如痛不止，肉有瘀血，急服理气破血散，再服回生夺命丹、平胃开中散即愈。

中脘穴：左右乳下二指穴，三天之候，此乃大穴，宜服护心散、理气和均散，慎之慎之。中脘穴受伤，此乃大穴，心腹痛不能呼吸，疼痛不止，饮食不进，气往上逼，宜用擒拿手推之顺开气门，后服：大神砂　石斛　枳壳　厚朴　砂仁　白芷　云苓　川芎　二陈　红花　桔梗　续断　甘草　生酒引。如痛不止，加乳没、结茶、白术、车前、木通、然铜、土鳖，去神砂，生酒、童便引。

乳下二指穴受伤，此乃大穴，呼吸疼痛，饮食不进，先用擒拿手推之，顺开经络气门，宜服：乳没　结茶　枳壳　川归　红花　木香　广皮　加皮　丹皮　甘草　生酒引。

期门穴：左右期门穴受伤，此乃大穴，呼吸疼痛，偏体麻木，饮食不进，吐噜不止，先用擒拿手推之，宜服：乳没　结茶　二陈　沉香　赤芍　杜仲　故纸　大茴　续断　元胡　年健　寄生　川归　生酒引。如呼吸气疼痛，服理中汤、中部定痛散。

神关穴受伤，此乃大穴，人一身不宜损伤，汗流不止，先用通关散吹之，擒拿总手推之。枳壳　枳实　乳没　结茶　红花　续断　青皮　金毛狗　骨补　木香　年健　甘草　生酒引。再服中部定痛散。

气海膀胱穴：气海鲁山二穴同治，此乃大穴，先用拿法推之，通关散吹之，宜服：茯苓　乳没　结茶　川归　二陈　六四　青皮　加皮　赤芍　槟榔　小茴　金不换　车前　木通　旱莲草　丹皮　红花　甘草　生酒、童便引。

左右膀胱穴受伤，其尿不止，此乃大穴宜服：青皮　广皮　加皮　乳没　结茶　大茴　小茴　红花　独活　菟丝子　枳实　槟榔　矮脚樟　地菊花　甘草　生酒、童便引。

今将背面各大穴共三十六穴形图　开载用药无不应验。

发际穴：发际受伤，察其棍打石伤、铁尖跌打等症，此乃大穴，看骨伤与未伤，如骨有损伤不可包治，宜服：乳没　结茶　川归　天麻　川羌　白术　红花　广皮　续断　青皮　半夏　骨补　熟地　土鳖　金不换　甘草　生酒引。如痛不止，渣敷伤处，宜服夺命丹、天官散。（见前缺盆穴、玉堂穴）

天官散方：天麻　川羌　加皮　红花　天台乌　田七　木香　乳没　结茶　生酒引。

枕骨穴与发际穴同治，宜服：肉桂　田七　乳没　结茶　生地　红花　天麻　加皮　然铜　续断　土鳖　年健　还魂草　五爪龙　生酒、藕节引服发汗。

对口、千斤二穴：对口、千斤二穴同治，看其口流血者不可包治，此乃大穴，头不能抬，饮食不思之症，宜服：乳没　结茶　樱山虎　金不换　川归　红花　二陈　青皮　加皮　桔梗　川羌　天麻　骨补　母草　生酒、童便引，加木香一钱冲服，如痛不止，即服回生夺命丹，再服十全大补汤。党参　洋参　红花　熟地　蜜芪　建莲　淮药　云苓　大枣　枝元　人乳一杯　生酒同煎服。

天宗穴：左右天宗穴又名挂榜穴，两手麻木，不能抱香，四肢无力，宜服：乌药　灵仙　乳没　结茶　生地　二陈　加皮　三七　红花　桂枝　续断　石斛　年健　然铜　土鳖　骨补　甘草　生酒、童便引。

风门穴受伤，此乃大穴，三朝一七泛血之症，宜服：乳没　结茶　藁本　加皮　川归　川羌　乌药　灵仙　骨补　土鳖　红花　三七　续断　茜草　甘草　生酒引，如痛不止，内有瘀血，宜服理气破血汤。

肺俞、肺俞、心俞穴：肺俞、肺俞、心俞三穴受伤，名为背漏，此乃大穴，咳嗽疼痛，呼吸有碍，即用擒拿推之宜服：乌药　灵仙　续断　乳没　结茶　红花　川归　骨补　生地　防风　二陈　田七　茴草　甘草　生酒、童便引。如痛不止，内有瘀血，宜服破血散一钱，再服：三棱　莪术　苏木　桃仁　巴霜　大黄　芒硝　车前　木通　郁李仁　红花　归尾　甘草　生酒引。

命门、肾俞穴：命门、肾俞二穴，此乃大穴，受伤即应前心疼痛不止，头昏胸胀，不思饮食，先用擒拿手推开气门，宜服：金毛狗　川归　乳没　结茶　乌药　王不留行　灵仙　白芷　杜仲　大茴　车前　木通　六旦　年健　红花　甘草　生酒引。

腰眼穴：即重门穴受伤，四肢无力，不能动摇，此乃大穴，宜用擒法顺开此门，宜服：寄奴　然铜　杜仲　故纸　大茴　乳没　川归　红花　年健　独活　田七　土鳖　加皮　车前　木通　生酒引。

膀胱尾底穴：膀胱穴受伤玉胫流血，此乃大穴，恐怕缩阳之症，先用拿法推开伤处，宜服：青木香　桑寄生　寄奴　故纸　归尾　生地　红花　川芎　六曲　田七　樟木蔃　土鳖　甘草　生酒、童便引。

尾底穴：即龟尾，受伤名铜壶滴漏，必伤粪门，屎尿长流不止，宜服：青木香　乳没　结茶　桑寄生　川归　六旦　碎补　虎骨　元胡　二陈　生地　熟军　槟榔　车前　木通　如有全受伤，昏闷在地，不省人事，看四肢有损无损，骨节断与未断，用通关散吹鼻，有嚏无嚏，倘泪嚏俱无，乃死症也。看二字缘法，宜服回生夺命丹（方见前），生酒冲服五钱，如不效，即内有瘀血，再服破血散、和平散。

正面全身受伤图未画。

服真人活命散方见前。

生酒冲服五钱发汗，再服平胃开中散、护心散。

挂膀穴、委阳穴：挂膀穴即两腋受伤，先用拿法推之，宜服：桂枝　桂皮　二陈　川归　红花　泽兰　桔梗　松节　杉节　甘草　骨补　三七　土鳖　乌药　灵仙　生酒、童便引，如痛不止，加杜仲、故纸、地龙、元胡同煎。

委阳穴受伤，腿不能动，坐卧不安，看骨椎损否，即用拿法，方用后药：淮山　木瓜　苡仁　乳没　结茶　云苓　川归　白及　泽兰　骨补　六旦　年健　牛膝　生地　生酒、童便引。

开空穴：跌打损于两耳，名黄蜂巢耳，又名开空穴。太阳穴受伤，血窜两耳，晕死在地，口中出血，流泪欲死，三朝一七自内发出，方不能医，不可包治，看他功德如何。神砂一钱　龙骨一钱　三七二钱　山羊血一钱　土鳖一钱　琥珀八分　血竭一钱　元胡一钱半　沉香一钱半　红花一钱半　人中白一钱　共研末，每服一钱，酒引，水冲服。

点八宝丹：珍珠一钱　玛瑙一钱　滑石一钱　甘草一钱　元寸五分　硼砂一钱　乳香一钱　荸荠粉一钱　琥珀一钱　研细末点眼。

胁下受伤乃飞燕入洞：四肢无力，气血走于七孔，此乃大穴，急宜服药：桂枝八分　腹皮一钱　青皮一钱　陈皮一钱　半夏一钱　川羌八分　桑白皮一钱　云苓一

钱半　木通一钱　柴胡一钱　赤芍一钱　甘草一钱　生酒、童便引酒冲服。橘红一钱　丹皮一钱　青皮一钱　陈皮一分　红花一钱　桃仁七粒　云苓一钱半　乳香一钱　没药一钱　桂枝一钱　秦艽一钱　半夏一钱　赤芍一钱　柴胡一钱　鳖甲莲子引，酒煎服。又服：党参一钱　云苓一钱半　银花一钱　香附一钱　红花一钱　苍术一钱　藕节酒引。

右飞燕入洞：飞燕入洞在右伤者，半身不遂，气血走于七孔，急宜服药。当归一钱半　秦艽一钱半　木香六分　血竭一钱　朱砂一钱　甘草一钱　童便、生酒引。

脾骨穴：脾骨受伤或拳打或棍伤，看他轻重，或伤骨伤皮肉伤血，均急服药。木香一钱　灵砂一钱半　花粉一钱　虎骨一钱　丹皮一钱　红花一钱　然铜一钱　川乌一钱　矮脚樟（即樟树蔃）一钱　独活一钱　牛膝一钱　乳香一钱　没药一钱　桃仁七粒　甘草一钱　生酒煎服。外敷药：栀子仁十个　花椒一钱　地龙　土鳖　元寸一分　生乳香　生没药　红花　细辛　文蛤　研末，共前药捣烂，麻油调敷，再服七厘散。血竭一钱　人中白一钱　三七一钱半　乳香一钱半　没药一钱半　朱砂一钱　石耳一钱　柏叶一钱半　木香一钱　云苓一钱　元胡一钱　当归一钱　生地一钱　龙骨一钱　研末，肉汤化，服后看病症如何，倘身热，又服后药：紫河车一个　乌药一钱　白芷一钱　神曲一钱　枳实一钱　砂仁一钱半　木香一钱　肉桂一钱　桔梗一钱　熟地一钱　云苓一钱　茜草　研末，肉汤化服。

挂膀穴：挂膀穴受伤，此乃大穴，伤者遍身麻木，或寒或热，伤在五内，积血成块，四肢无力，急服药：大黄　红花　苏木　泽兰　陈皮　桃仁　当归　土鳖　寄生　木通　寻风骨　苡仁　甘草　姜引，酒煎服。又服后方：生地　砂仁　黄芪　赤芍　红花　肉桂　云苓　山药　没药　甘草　元肉五钱　乳香　酒煎服。

凤尾穴：左右尾骨受伤，此乃大穴，气血不行，腰膝疼痛，又肿又黄，必定打断凤翅。如断，积血成块，大便不通，身体不和，急宜服药：寄生　百合　半夏　故纸　加皮　红花　木香　升麻肉　木通　土鳖　山甲　乳香　没药　地龙　藕节引，酒煎服，后敷：乳香　没药　土鳖　曲红　五爪龙　生姜　葱头　麻根　糯米饭共捣烂，敷患处，再服：秦艽　土鳖　红花　麻骨　木香　续断　肉桂　生地　加皮　琥珀　甘草　童便酒煎服。杜仲　白术　红花　柏叶　血竭　茜草　桔梗　独活　乳香　葱引酒煎服。

印堂穴：印堂穴，此乃大穴急服药。香附　红花　桂枝　苏梗　泽兰　半夏　升麻　白芷　陈皮　甘草　葱引酒煎服。

舌咽受伤服平胃散：苍术　陈皮　川朴　甘草　加皮　香附　砂仁　酒煎服。

鼻梁穴：鼻梁骨名架梁穴，宜服药。香附　红花　桂枝　苏梗　南星　半夏　麻黄　白芷　广皮　甘草　灯心引，酒煎服。

麻药方：川乌　细辛　军羌　古月　南星　共研细末，烧酒调搽患处不痛。

咽喉正穴：咽喉正穴，此乃大穴，饮食不进，气血不行，昏闷在地，用五虎下西川药。没药 寸香 元参 木香 半夏 山楂 母竹根 共研末，酒化服，如不纳，看他轻重，后方十金分气散：木通 半夏 桂枝 赤芍 云苓 川羌 桔梗 桑白皮 陈皮 红花 紫草 乳香 没药 甘草 腹皮 酒煎服，看他气血如何，倘不行，再服后药：寸香 木香 羌活 桃仁 云苓 木通 生地 活血丹 三七 甘草 藕节引，酒煎服。

项圈受伤，移掇归位，再敷后药：生栀子 花椒 加皮 土鳖 韭菜根 葱头 老姜 古月 捣烂敷患处，服后方：土鳖 红花 木香 虎骨 鹿筋 甲珠 酒煎红枣引。

牙腮牙骨受伤，看他在左在右，移掇本位后，再用药：铁马鞭 骨补 加皮 寄奴 金不换 八楞麻 活血丹 麻骨 牛膝 泽兰 白骨丹 研末捣烂，加面灰葱酒调敷。

命空穴：命空穴受伤，此乃大穴，呼吸疼痛，咳嗽带血，久则成劳，吐血而死，急宜服药：枳壳 川朴 红花 麦冬 菟丝子 细辛 血竭 砂参 当归 然铜 七厘 云苓 生姜、童便引，酒煎。又方：川芎一钱 七厘一钱 独活一钱 白芷一钱 瓜蒌一钱 栀子一钱 桔梗一钱 升麻五分 附子八分 白蜡八分 红花一钱 甘草一钱 姜引，酒煎服。

肚角穴：肚角受伤，此乃大穴，饮食不进，气注上涌，腹中疼痛，冷汗不止，伤于肠胃，急宜服药：小茴一钱 附子一钱 石乳一钱 肉桂八分 木香五分 良姜一钱 白芷一钱 故纸一钱 杏仁七粒 枳实一钱 红花一钱 酒引，再服后方：肉桂八分 云苓一钱 柴胡一钱 佛手一钱半 枳壳一钱 厚朴一钱半 熟地一钱 丹皮一钱 木香八分 甘草一钱 姜引，酒煎服后，看他轻重，如重再服后方：黄芩一钱 赤芍一钱 甘草 乳香一钱半 没药一钱半 白术一钱半 红花一钱 藕节引，生酒煎服。

童子骨受伤，看他断与未断，红肿连节骨疼痛难当，胁下如刀割，或伤在中在肩眼，在下脘中脘，或骨碎或脱节，俱要处理敷药扎好，不可遗误一处，致有后患。

敷药方：土鳖十个 大节骨 然铜一钱 乳香二钱 没药三钱 小毛鸡一只 糯米饭一碗 捣烂敷上，服后方：然铜一钱 当归一钱 虎骨一钱 小茴一钱半 白芷一钱 丁香一钱 羌活一钱 乳香一钱八分 没药一钱八分 肉桂五分 血竭五分 龙骨五分 共研末，每服二钱，酒引，忌牛肉生冷。

对口穴：对口穴受伤，重者舌尖在外，饮食不进，言语不清，头抬不起，急宜服药：肉桂一钱 云苓一钱 红花一钱 熟地一钱半 寸香一钱 枳实一钱半 木香一钱 甘草一钱 佛片一钱 酒引，水煎服。

背漏受伤即人空穴，此乃大穴，半年一载咳嗽黄肿，四肢无力，子午朝烧，急服药：当归一钱　泽兰一钱半　骨补一钱半　寄生一钱　川芎一钱　地榆一钱　菟丝子一钱　金毛春一钱　良姜一钱　尖槟一钱　乳香一钱半　没药一钱半　苍术一钱　广皮一钱　甘草一钱　元肉引，酒煎服后，再服后方：桃核壳一钱　桃仁七粒　归身一钱半　红花一钱　乳香一钱　没药一钱　秦艽一钱　续断一钱半　紫苏一钱　黑枣引，酒煎服后，服平胃散。

平胃散方：苍术一钱　陈皮一钱　川朴一钱　黄芪一钱　砂仁一钱　枸杞一钱菟丝子一钱　香附一钱　黄芩一钱　炼蜜为丸，如梧子大，每服三钱，忌葱。

胃脘穴：胃脘受伤，此乃人空穴，为死穴，血气并出，昏闷在地，吐血不住，气注上逼，须要擒拿，然后服药：灵仙一钱　山羊血一钱　三七一钱　木香一钱　陈皮一钱　桂枝一钱　黑羊肝三片　桔梗一钱　赤芍一钱　半夏一钱　石脂一钱　甘草酒煎服，童便引。

心窝穴：心窝受伤，此乃太平针，实属大穴，人以口为重，口中吐血，心如刀割，不食不寝，冷汗不止，夜间烦躁，命在旦夕，看他缘法如何，不可包治，俱要细心。金沙二钱　银砂三钱　虎骨六分　血竭一钱　山羊血一钱　人中白八分　然铜八分三七一钱　甘草一钱　灶心土引，酒煎服，如心略止痛，再服后方：朱砂五分　沉香五分　当归一钱　红花一钱　三棱一钱　莪术一钱　官桂一钱　麦冬一钱　枳壳一钱神曲八分　桔梗一钱　甘草一钱　姜引，后煎，再服后方：当归一钱半　生地一钱半良姜一钱　腹皮一钱　丹皮一钱　甘草一钱　寸香二钱　枳壳一钱，童便引。

中管穴：中管穴，此乃大穴，如受伤太重主死内伤，饮食不纳，气注上逼，两节不通，急宜服药：朱砂一钱　乳香一钱　厚朴一钱　砂仁一钱　白芷一钱　云苓一钱半　故纸一钱　黄芪一钱半　红花五分　元肉五枚引，酒煎服再后方。又方：白芷一钱　白术一钱　管仲一钱　柴胡一钱　大茴一钱　小茴一钱　木通一钱　甘草一钱红枣引，酒煎服后，看他呕不呕，再服后方。又方：黄芪一钱　桔梗一钱　木香一钱栗壳一钱　附子一钱　黄芩一钱　丁香六分　龙骨一钱　枳实一钱　甘草　生酒引，如止呕，再服后方。又方：香附一钱半　木香三分　连翘一钱　加皮一钱　红花一钱乳香一钱　没药一钱　广皮一钱　故纸一钱　甘草一钱　童便引，酒煎服。

肚脐穴：肚脐穴，此乃六宫之穴，如受重伤，出汗下血，四肢麻木，腹中疼痛，伤于五脏六腑，上吐下泄，气不能敛，不可包医，服药：党参一钱　生地一钱半　红花一钱　桔梗一钱　乳香一钱　没药一钱　故纸一钱　白蜡一钱　龙骨一钱　甘草一钱　姜引，再服后方。又方：槐角一钱　柴胡一钱　当归一钱　地榆一钱　小茴一钱附子一钱　云皮一钱　灵砂一钱　白腊　血竭一钱　紫荆皮一钱　乳香一钱　没药一钱　龙骨一钱　三七一钱　寸香一钱　然铜一钱　人中白一钱　木香一钱　腹皮一钱共研末，酒化服。

敷药方：寸香一钱　红花一钱　白腊一钱　银朱一钱　苍术一钱　共研末，小毛鸡一只，合药捣烂敷患处。

膀胱穴：膀胱穴受伤，肚胀不消，小便不通，此乃死症，不可包治，急宜服药：猪苓一钱　泽泻一钱　车前一钱　槟榔一钱　小茴一钱　木通　桔梗　陈皮一钱　青皮一钱　杜仲钱半　桑寄生　良姜一钱　麻黄一钱　半夏一钱　甘草一钱　灯心姜引，水煎服。

又方膀气通肝散：白细辛一钱　猪牙皂一钱（过火炮过）　香白芷一钱半　元寸二分　共研细末，倘再昏死在地，将此药吹入鼻即效。

胃脘穴：胃脘穴名二仙传道，如受重伤，四肢麻木，胸膈膨胀。当归一钱半　桂枝一钱半　川羌一钱　红花一钱半　细辛一钱　射干一钱　木香八分　猴骨一钱　乳香一钱半　没药一钱半　牛蒡子一钱半　灶心土一钱半　酒引水煎服。又方：川芎一钱　三七一钱　沉香一钱　红花一钱半　枣仁一钱　当归一钱半　云皮一钱　菟丝子一钱半　半夏一钱　甘草一钱　大枣童便引，酒煎服。

左边气门血腕大穴：左边气门大穴受伤，三朝一七吐血而亡，血乃养身之原，四肢难动，上下不接，急宜服药：苍术一钱　川朴一钱　陈皮一钱　枳壳一钱半　香附一钱　砂仁一钱　木香一钱　神曲一钱　加皮一钱　菟丝子一钱　甘草一钱　灯心引，酒煎服，用金银花枚肉吃，再服打血汤。朴硝一钱　苏木一钱　红花一钱半　桃仁七粒　小茴一钱　牛膝一钱半　寄奴一钱　骨风一钱　甘草一钱　酒煎服后，看他血紫黑如何，再服后方：朱砂八分　三七一钱半　故纸一钱半　赤芍一钱　云苓一钱　乌药一钱　独活一钱　当归一钱半　甘草一钱　红枣引，酒煎服，看红肿如何，再服后方：生地一钱　当归一钱半　山药一钱半　白芍一钱　肉桂一钱　黄芪一钱　引酒煎服。

右边气血乳下二指：右边气血乳下二指气门受伤，此乃大穴，昏闷在地，人事不知，用手拿沟子穴，再服药饵。木通一钱半　桂枝一钱　赤芍一钱　半夏一钱　甘草一钱　红花一钱半　青皮一钱　陈皮一钱　川羌一钱　苏木一钱　桑白皮一钱半　葱引酒煎服，再服后方：桃仁一钱　红花一钱二分　乳香一钱半　没药一钱半　当归一钱半　半夏一钱　砂仁一钱半　木通一钱半　甘草一钱　姜酒引，水煎服。

净瓶穴：净瓶穴受伤，此系死症，作寒作热，咳嗽不止，吐血，潮烧不退，急宜服药：三七一钱　木香一钱　桃仁七粒　红花一钱半　乳香一钱　没药一钱　生地一钱　血竭一钱　苍术一钱　升麻八分　苡仁一钱半　樟木一钱　甘草一钱　藕节引，酒煎服，后敷方敷药：水银五分　栀子　红花　加皮　木香　白术　共研末，毛鸡一只，合共捣烂敷伤处。又方：官桂八分　地肤子　七厘一钱　生地一钱半　桑白皮一钱　莪术一钱　甘草一钱　百合一钱　藕节引，酒煎服。

凤翅盆穴：凤翅盆穴受伤，此乃大穴，三朝一七不思饮食，气往上逼，口中无味，软便麻溏，心中烦躁，吃不下咽，此乃绝症。川羌一钱　乌药一钱　半夏　木通八分

石乳一钱　红花一钱　桃仁七粒　杏仁一钱　血竭一钱　丹皮一钱　槟榔一钱　木香六分　升麻六分　故纸一钱　小茴一钱　红曲一钱　古月三分　酒煎，姜、童便引，再服后方：肉桂一钱　红花一钱　三七一钱半　陈皮一钱　枳壳一钱　川朴一钱　加皮一钱　杏仁一钱　牛膝一钱　君子一钱　酒煎，红枣引，看他轻重再服后方：黄芪一钱　云苓一钱半　当归一钱半　故纸一钱半　砂仁一钱　乳香一钱半　没药一钱半红花一钱　桂枝一钱半　桔梗一钱半　木通　黄柏一钱　连翘一钱　木香一钱　甘草一钱　童便引，酒煎服。

左右将台穴： 将台受伤，通于血仓，伤于胃脘，三焦不足，吐血而亡，急服药品：肉桂一钱　桔梗一钱半　云苓一钱半　郁金一钱　青皮一钱半　沉香一钱　砂仁一钱　朱砂一钱　红花一钱半　木香一钱　香附一钱　甘草一钱　酒煎童便引，服后若轻，再服后方：朱砂一钱　红花一钱半　神曲一钱　七厘一钱　乌药一钱　枳壳一钱三七一钱　川朴　鬼学一钱半　川芎一钱　酒煎，姜汁三匙为引，如重伤服：沉香一钱　云苓一钱半　赤芍一钱　乌药一钱　血竭一钱半　木香一钱　红花一钱　三七一钱　熟地一钱　紫草绒一钱　神曲一钱半　白芍一钱　木通一钱半　乳香一钱　没药一钱　白芷一钱　甘草一钱　糯米合炖熟如末，炼蜜为丸，如桐子大。

腰骨腰眼穴： 腰骨腰眼受伤，此乃大穴，或棍打或拳伤棍伤，不必服药，拳伤尚可医治，腰连背筋腰不能起，头不能抬，脚不能移，急宜服药：肉桂八分　龙骨一钱鹿筋一钱　枣仁一钱　加皮一钱　红花一钱　虎骨（醋炙）一钱　土鳖一钱　木香一钱　甘草一钱　乌药一钱　鱼骨头一钱　故纸一钱　杜仲一钱　藕节引，酒煎。外敷药方：肉桂一钱　北香子六分　乳香一钱　没药一钱　共研末，鸡蛋清调敷，再服后方：茜草一钱　桂枝一钱　云苓一钱　丹皮一钱　骨补一钱半　寄奴一钱　故纸一钱酒煎，童便引。

尾底穴： 尾底穴即龟尾穴，又俗名米节骨，受伤名铜壶滴漏，此乃大穴，重伤主死，大便不通，小便长流，腹内疼痛，急宜服药：陈皮一钱半　乳香一钱半　没药一钱半　元胡一钱　小茴一钱　升麻八分　甘草一钱　车前一钱　故纸一钱　酒煎，红枣引。服后，看他轻重，若重，血入小便，不必服药。大便已收，小便未愈，再服后方。须防头二三关限期。故纸一钱　猪苓一钱　车前一钱　桂枝一钱　丹皮一钱　元胡一钱　泽兰一钱　滑石一钱　沉香一钱　木香一钱　乌药一钱　白腊一钱　红枣引，酒煎服。

下窍封门穴： 下窍封门，此乃大穴，伤者看他轻重，晕死在地，肾子入腹，即用手往下拽，不然主死，药方：鸡旦十个　灶心土一撮　放于鸡蛋内研末，取入酒锡罐子，用手拿定，往下且推复，用手钩出，然后服药。服药方：琥珀一钱　乳香一钱没药一钱　牡蛎一钱　五味一钱　禹余粮一钱　艾叶一钱　故纸一钱　木通一钱　肉桂一钱　丹皮一钱　覆盆子一钱　红花一钱　茯苓一钱　木香一钱　大茴一钱　独活

一钱　甘草一钱　灶心土引，酒煎再服。又方：滑石一钱　龙骨一钱　乌药一钱　枣仁一钱　朱砂一钱　人中白一钱　茯神一钱　秦艽一钱　续断一钱　紫荆皮一钱　厚朴一钱　云苓一钱　甘草一钱。

膝盖穴：膝盖即鬼眼穴，或跌伤打伤先要移掇抬，然后服药：加皮一钱　红曲一钱　栀子一钱　花椒　古月　紫苏　白芷　五爪龙　末捣烂，灰面醋调敷，又服后方：白芷一钱　加皮一钱　牛膝一钱　升麻八分　苍术一钱　脚樟一钱　独脚连一钱　土鳖一钱　白茄根一钱　酒煎服。又敷方：土鳖　红曲　栀子　乳香　没药　花椒　葱姜　共捣烂敷。又服药方：当归一钱　脚樟一钱　牛膝一钱　虎骨一钱　乳香一钱　生地一钱　南饱（即南星）一钱　木瓜一钱半　槟榔一钱　赤芍一钱　白茄根引，酒煎服。

寸关尺穴：寸关尺受伤，或棍子打或跌断，先要移掇扎好，服后方：丹桂一钱半　香附一钱　毛姜一钱　秦艽一钱　猴骨一钱半　虎骨一钱半　元胡一钱半　乌药一钱半　乳香一钱半　没药一钱半　白蜡一钱　血竭一钱　红枣三个　生酒引。南蛇一钱　生地一钱　当归一钱　樟木蔃一钱　牛膝一钱　灵仙一钱　骨补一钱　寄奴一钱　红花一钱　木通一钱　木瓜一钱半　乳香一钱半　甘草一钱　酒煎服。

敷药方：铁壳蟹子九个　土鳖九个　毛鸡一只　糯米饭一碗　接骨丹一两　活血丹二两　合药捣烂敷患处。

背春穴：背脊顶梁之穴，此乃大穴，肝胆于此，受伤屈而不伸，头抬不起，疼痛难当，吐血咳嗽，伤于肺腑。如骨已断或歪斜不正，脉骨开裂高起，法当令病人俯卧，再着一人，以两足踏其两肩，医者向彼开裂高起之处，宜轻宜重，或端或拿或按或揉，令其合缝，然后用通木逼之，方无后患。凡用通木，先以绵絮软帛贴身垫之，庶免疼痛。服方：地榆一钱　桃仁一钱　红花　虎骨　寄奴　粟壳　梁隔　木香　士鳖　骨补　甘草　红枣五个　童便引，酒煎服。外敷药方：金毛狗　地于　茄根　没药　红花　共捣拦敷患处。又方：熟地一钱半　云苓一钱半　白芷一钱　秦艽一钱　沉香一钱　桔梗一钱　羌活一钱半　杜仲一钱　鹿筋一钱　甘草一钱　龙骨一钱　梁隔一钱半　续断一钱半　泽兰　酒煎服。

脚背穴：脚步背大穴，肿者不宜钉刺，只用药敷。红花　肥皂　乳香　没药　共研末，鸡旦清调敷。服药方：升麻八分　元胡一钱　当归一钱半　没药一钱　红花一钱　加皮一钱　乌药一钱　灵仙一钱　矮脚樟一钱　红结一钱　牛蒡一钱　木通一钱　甘草一钱　藕即七个　酒煎服。

双凤朝阳穴（二龙戏珠）：白芷一钱　天麻一钱　荆芥一钱　川芎一钱　升麻八分　当归头一钱半　乳香一钱　结茶一钱　没药一钱　紫苏一钱　栀子一钱　连翘一钱　芝麻一钱　酒引煎服。如破皮出血伤眼睛，用八宝丹点。

八宝丹方：珍珠一钱　玛瑙一钱　滑石一钱　甘草一钱　元寸一钱　硼砂钱　乳

香一钱　轻粉一钱　共研极细末，点患处。

仙人套印：飞燕入洞，下为仙人套印，受伤者，呼吸疼痛，急服药：青皮一钱　鳖甲一钱　柴胡一钱　红花一钱　苏叶一钱　乳香一钱　没药一钱　土鳖一钱　陈皮一钱　半夏一钱　槟榔一钱　生地一钱　当归一钱半　童便藕节引，酒煎服。

麒麟环跳穴：麒麟环跳二穴，此乃大穴，因跌打坠伤，筋骨以致闪错，瘀血凝结肿痛，不能步履。如骨错者，先服止痛散，然后用手法推按，正筋骨复位，外用纵筋敷盒散，宜服正骨紫金丹，调治其患自愈矣。此症日久，断难痊愈，药方列于前。又外敷方，先用纵筋敷盒散，后此方用墙脚所生青苔，酒糟各等一些同舂烂煮热敷患处，多次立愈。

损伤清水神符：咒曰：哧哧扬扬，日出东方，一收不住，金刀狎煞；二收不住，雪如飞脱住；三收龙现爪，四收虎翻身，五收天崩石烈，六收海水倒底，千龙退衣，虎利皮，百鸟林中退毛衣。吾奉太上老将军，急急如律令敕。

霤　霅　霾　靐　靈　霳　霣　霠　霡　霆　此符书于碗水内，将水与受伤人吃一口，书符口含，一口喷于伤处，再书摄字七回于伤上，再将口喷上。

又损伤符：咒曰：化为千年杨根，寅时栽了卯时生。皮断皮相逢，骨断骨相接，筋断筋相连，筋断筋相接。天缺云来补，地缺土来填。一书二书祖师亲书，书到痛处永无踪，吾奉太上老君军急急如律令。

霄　霦　霻　雪

金枪铳炮神效方：龙骨（醋煅为末）一两　百草霜（醋炒为末）一两　猫儿（黄泥包，炼干为末）一只　石灰（醋炙为末）一两　紫河车（煅为末）一具　上五味共研末，如遇杀出肠，用药搽口，鸡皮包贴，或出气用鱼皮贴之，此方切勿乱传。

诗　曰

龙骨石灰锅底煤，猫儿全身不可遗，孩儿包衣新瓦煅，出肠出气鸡鱼皮，破皮断骨须扎紧，铳炮刀伤任尔为，这个军门传妙法，如人切莫漏天机。

任打不痛方（名铁布衫）：乳香　没药　无名异　地龙（去土）　番木鳖　自然铜（炼红醋炙）。

不救诸般只救刑　乳香没药要无名　地龙去土番木鳖　炼红醋炙自然铜　六味取来同制末　醋炼如丸弹子形　临刑一丸三杯酒　不怕黄昏到天明。

孕妇受伤胎动冲心将死者用此方：元参一钱　当归二钱　阿胶二钱　川芎二钱　甘草五分　艾叶一钱　水酒煎，童便引服。如伤肚肠痛甚加：杜仲二钱　加皮二钱　气虚者加党参二钱、茯苓二钱，倘服药不效，用瓦一块烧红，将好醋泼入瓦上，冲鼻回生矣。

动胎下血昏闷方：当归五钱　炙芪五钱　益母草二钱　分作七剂，童便引，酒煎服。春季用羌活、防风、柴胡为主；夏季用香薷、扁豆、木通、车前为主；秋季用厚朴、苍术、广皮为主；冬季用柴苏、荆芥、麻根为主。

又治跌打孕妇方： 当归一钱　香附一钱半　骨补一钱　广皮一钱　甘草八分　赤芍一钱　羌活一钱　续断一钱　茯苓一钱半　木香一钱　生酒引。

外加所伤各断部位药： 头加藁本一钱、白芷一钱半、桔梗一钱半；咽喉加桔梗钱半；左右手加秦艽一钱、桂枝一钱；胸前加枳壳一钱、枣仁一钱半、桔梗一钱；腰加杜仲一钱、故纸一钱；肚腹加腹皮（酒洗）一钱；腿加牛膝二钱、加皮一钱；左右足加牛膝二钱、加皮一钱。

韭药散方： 韭莱　石灰　二味同捣成饼，粘壁上，候干研细，筛下敷患处，止血如神。

桃花散方： 加河车煅灰，研末更妙。陈矿石灰四两　大黄二两　伴同炒至银红色为度，拣去大黄不用，将石灰碾极细贮瓶，如遇金刀伤，血出不止，敷上即止血生肌，神效。

神效九分散方、统治跌打损伤： 马前子（去皮毛）四两　麻黄（去节）四两　乳香（去油）四两　没药（去油）四两　上四味各研细末，再合研极（细），收磁瓶内，勿令泄气，遇有受伤之人，即准与九分服下，与无灰酒调服。外伤处破者干上，若未破，只见青肿，用烧酒调敷，服药后如觉胸中发闷，周身发麻，此事药力行动，勿恐。若受伤重，服后不见动静，过一个半时辰，再用无灰老酒调服九分，仍无动静，过一个半时辰再服九分，如此敷服，无论何样重伤，皆能起死回生也，真破伤第一方也，孕妇忌。

神妙金疮药方： 生白附子十二两　白芷一两　天麻一两　生南星一两　羌活一两　防风一两　共研极细末，细罗筛过敷破处。伤重者黄酒浸服数钱，青肿者水调敷上，一切破烂皆可敷之，即愈，不避风，不忌嘴。

治跌打损伤八厘散方： 土鳖虫（焙）一钱　乳香一钱　没药一钱　血竭一钱　雄黄一钱　当归五分　巴豆霜五分　生半夏五分　砂仁五分　甜瓜子五分　共研细末，收贮封固，每用八厘，小儿三厘，好酒送下，凡破打损伤，入口即活。

少林接骨方： 折伤肢骨，此方最效。生绿豆干捣成末，砂锅炒紫色为度，乘热沃以黄酒，调作厚糊，于损伤处厚敷，用布包扎，将骨凑好，外用柳木板夹好捆住勿动，内用土鳖三四个，焙研黄酒送下，盖暖令睡，其骨渐接，上加自然铜或汉古钱，俱用炭火煅红醋淬七次，研成粉，用七厘同服更妙。

少林接指方： 真苏木为极细末，掺于断指开接定，外用蚕茧围缚牢固，数日即如故，亦治刀跌伤。

金疮奇验方： 降香（切片，火上炙出油）　荔枝核　血竭　上三味等分，如细末，敷患处，虽断亦能续也。

接骨丹方： 自然铜一两　天雷石一两　砖屑（即粪窖陈年砖上之秽者）一两　先将三味用猛火煅九次，醋淬九次，再入后药：猫头骨（醋淬九次）一个　凤凰蜕（即鸡子壳烧灰）五钱　没药二钱　乳香二钱　血竭一钱　上为细末，每服二钱，黄酒送下。

接骨膏方： 当归一两五钱　川芎一两　骨碎补（火煨）一两　木瓜一钱　乳香一钱　上降香一两　老古钱（酒制七次）七个　上药为末用。香油二两熬熟和药，如膏油纸摊贴，碎骨依旧，筋断如初。曾有断喉者，以此二方治之即活。凡接骨后，俱忌荸荠，因各方俱有古钱、自然铜故也。

治箭镞刀刃在胸膈诸处不出者方： 用鼠肝五具，捣烂敷之，兼以鼠脑髓或鼠头血涂之并良，亦治针折入肉，并诸竹木刺在肉中不出，皆效。

治箭镞入肉取不出痛甚者方： 用巴豆炒，同姜即捣涂，须臾痛定，必渺痒忍之，待痒极不可忍，乃撼动拔之立出。

治中药箭方： 昏闷倾倒即死，急饮麻油，以人粪涂伤处。

箭头入肉方，附毒箭方：（见金铠）箭头入肉钳不出，解骨丸纳羊脂敷。

惟铜毒箭金汁解，射罔中人蓝汁涂。

箭头入肉

钳不出者，宜解骨丸纳伤口内，外用羊肾脂细嚼贴之，觉痒忍之，极痒箭头渐冒，撼敷拔出，即以人尿洗之，贴陀僧膏，日换伤口自敛。

又有毒箭二种，交广蛮夷用焦铜作箭甚毒，若中之，才伤皮肉，便闷脓沸而死，急饮金汁，外亦用金汁抹之，倘一时不得金汁，即淮人粪汁并外敷，大非此不能解毒也。又有以毒药喂箭名为射罔，人中之甚毒，急依葛氏方，用蓝靛汁一碗灌之，外亦用涂抹伤处。一法用大豆猪羊血内服，外敷解毒亦效。

解骨丸方： 蜣螂（研）　雄黄（研）　象牙末各等分　共和匀，炼蜜为丸，如黍米大，纳伤口处。

陀僧膏方： 此膏专贴诸般恶疮，流注瘰疬，跌破扑破，金刃误伤等症，用之有效。南陀僧（研末）二十两　赤芍二两　全当归二两　乳香（去油研）五钱　没药（去油研）五钱　赤石脂（研）二两　苦参二两　百草霜（筛研）二两　银黝一两　桐油二斤　香油一斤　血竭（研）五钱　孩儿茶（研）五钱　川大黄半斤　先将芍归参黄入油内煠枯，熬至滴水不散，再下陀僧末，用槐柳枝搅至滴水将欲成珠，将草霜细细筛入搅匀，再将群药及银黝筛入搅极匀，倾入水盆内，众手扯干，余下再收入磁盆内，常以水浸之。

铁砂子入肉方与沿子入肉并治： 花蕊石火煅七次，研末敷伤四围，自出。花蕊石即黄石，中间有淡白点者亦名花乳石，合硫黄同煅研末，敷金疮神效。如疮猝不及煅制，但刮末傅之亦效。花蕊石治一切金刃箭镞及打扑损伤，狗咬至死者，急以药搽伤处，其血化为黄水，更搽便活，更又疼痛。如内损血入脏腑，煎童便入酒少许，热调一钱立效。畜产羝伤肠出不损者，急纳入，桑白皮线缝之，掺药血止立活。

治一切火药伤方：即取鸡蛋清与多年阴沟泥和匀敷之，神效。

花炮火药冲眼方：急令其人倒地解热小便浇之，徐用自己小便洗眼即明。

天下第一金疮药方：雄猪油四两　松香一两五钱　黄蜡一两五钱　面粉（炒筛）一两　麝香一分　樟脑七钱五分　冰片二分　血竭二钱半　儿茶二钱半　乳香钱半箸皮（上烘去油）　没药二钱半　以上各药研极细，先将猪油、松香、黄蜡三味熬化，滤去渣，待将冷，再入药末搅匀，磁器收贮，不可泄气。凡刀斧损伤，跌扑打碎，敷上即时止血止痛，更不作脓。凡跌扑损伤，可用血结为极细末撒之，大小便通利者，可用广三七二三钱，酒煎饮之，或服泽兰汤，若大小便不通，加大黄。

泽兰汤方：泽兰五钱　当归五钱　红花一钱　丹皮二钱　赤芍钱半　青木香钱半桃仁（研去皮尖）十粒　大小便不通，加大黄二三钱，酒炒水煎酒冲服。

通关散方：皂角　生半夏（多过皂角些）　共研末便是，用天行痘巴末掺入乳汁调匀，棉花条浸透，塞小儿鼻中亦可，种痘数十年吹鼻者，即此法而吹鼻，更猛于塞鼻。

枪子入肉方：推车子牛粪堆便有取，不损爪脚者，连所推之粪珠新瓦煅灰存性，研末，麻油调圈，敷伤处自出。

跌打刀伤方：生南星三钱　生栀子三钱　麝香三钱　红萆麻三钱　防风三钱　生半夏三钱　羌活三钱　苍术三钱　天麻三钱　白芷三钱　乳香三钱　独活三钱　泽兰三钱　归尾三钱　续断三钱　细辛三钱　姜黄三钱　红花三钱　泽泻三钱　没药三钱青风藤三钱　共为细末，用老葱头、老姜头每样三文，双料酒一斤，先将姜葱打烂后，用新钵头一只煮干水，后用药末，双蒸酒合埋煮沸，用新布一块，灰面三文，先酒灰面，然后用药开贴患处，但药凉再煮热，再敷三四次之间，敷到第四次，煮热开膏，将麝放上药面，用布扎紧实，一二时辰乃可启开，即愈。

小肠气痛应验良方：龙眼核　黄皮核　荔枝核　橙核　柚核（或用白果核亦得）以上青黄赤白黑五核各四十九粒，和同王不留行仁，或木文头叶盖王不留行即俗之木文头也，同煎好，冲顶上，甜玉桂净肉七分，一茶盅空心服，竟止痛如神。

阴阳恶毒大疮：当归　甘草　北芪　银花　净水煎服。

身上各阴疮方：鱼口亦合。熟地一两　鹿胶三钱　麻黄五分　炮姜五分　玉桂一钱　甘草一钱　净水煎服。

新吐血方（用生草药）：红灵薳，净水煎服。

疮科用（生草药）：白麻头（去皮为末）　金黄散　开搽。

生蛇头缠指无冬恶大疮方：塘虱鱼　红黄　冰片　老灰头　舂烂，用双料酒煮热，敷之可也。

手指疮方：银花二钱　白术二钱　乳香八分　没药八分　当归二钱　防党三钱

北芪四钱　地丁三钱　生蒲英一两　用酒冲服（手指疮用水煎服）。

发冷方：常山　草果　石菖蒲　香干　共为末，将药末敷肚脐立效。

产后生肠不收流血不止：用当归一钱，煎水开服。此药丸每服用丸一个，连服三朝，早晨空心服食丸者，即日不用食鱼腥，切戒煎炒、热毒、生冷面食等物，此保照单应验如神，孕妇切勿食。

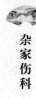
《接骨全书》

清·不著撰人

夫人之跌打损伤者，此血气壅滞，不能流行故也。因此聚成血块，死血作痛，或昏迷不醒人事，或寒热往来，或日轻夜重，变症多端。医者不审其原，妄投药剂，枉死多矣，予深惜之。临病之际，贵得其宜。或受伤半月，死血已固，医者疏通水道。但看仔细轻重，加减服药，验其受伤处，如轻红色，此活血将愈，后服进金不夺散，庶得全愈。凡病人牙关紧闭，可将还魂夺命丹随用别药。如口内入药者，不死；如不纳药者，不治。要忌当风处及坐卧地下，并冷物冷药之类。如遇重伤者，先令人解开衣服，视病遍身形色何如？脉调和者，活；如不和者，死；沉细者，生；山根好阴囊内尚有子，可治；如肾在小腹内，不治。急用佛手散入病人口内，服此方略醒，可救。凤仙子一匙　沉香磨水吞下，随护药护之，再服药可治。凡遇气管断，不死可治。顶门骨不出，可治，食饱受伤及跌，三日不死，可治。耳后受伤者，不治。心胸紧痛，青色裹心，可治。心口受伤，不治。男子两乳受伤，可治。妇人两乳受伤，不治。正腰受伤身突肿，立死。小腹受伤吐粪，不治。气出不收眼者，不治。妇人有胎受伤，不治。肾子受伤入腹者，立死；未上小腹，可治。如眼未直，虽粪无害。口如鱼口，缠风不治。囟门出髓即死。心口内肿，七日死。夹骨断者，不治。小腹受伤，不分阴阳，难治。两腿受伤，虽然无事，如有损，煎方于后。

接骨全书序

夫医各有科，皆赖先圣传授于世。惟骨科一症，遍阅书未得其详。予游江湖，适遇一人，称云日本国，视其异言异服，学业粗通，讲之甚明，上骱有术，接骨有法。予以不吝金帛待之若父，随走数载，不惮辛苦，以得传授，试之屡有效验，诚为养身至宝矣。今将原伤骨骱按论，实肺腑不传之妙，得之不易。我后子孙，勿一字轻露，勿与俗人言，莫使庸医见，宜谨慎珍藏，毋违至嘱尔。

接骨论

盖人之首，原无臼骱，亦无损折，验之则有跌扑损伤之症，若见脑髓出者，难治，骨青难治。骨碎如黍米者取，大者不可取。若犯此症，先将止血散敷之，使其血不涌流，而后将生肌散敷之，避风戒欲，患者宜自慎之。但平则疏风理气汤服之五六帖，至伤口平满，再投补气汤三四帖，而安。别有伤风、牙关紧急、角弓反张之凶候，急投飞龙夺命丹而愈，此方万投万应，后人不可忽。

目有斗伤

次观目有斗伤落珠之症，先将收珠散敷之，用银针醮井水，将收珠散点血筋，次用旧青绢温汤挪上，则用还魂汤一二帖，待至平复，再用明目生血饮，服之而安。

鼻梁骨断

续有鼻梁骨断，先用接骨散敷之，看骨，次用生肌散菜油调敷，再用活血止痛散敷其外，自然平复而愈。

颏骱偶落

人之头面独有下颏一骱，偶落而不能上，语言饮食不便，多有肾虚者得此症。此骱如剪刀骰环相连扭，先用宽筋散煎汤熏洗，次用绵裹大指入口，余指抵住下边，缓缓擎上推进，再服补肾和气汤。

天井骨断

则有天井骨极难损折，人有登高倒跌者，多犯此症，其骨不能绑缚，多损骨出外，须用喘气汤服之，使骨相对，次用接骨散敷之，用棉包裹，连肩背落之，又提气活血汤投之，三四剂而愈。

筋骨损伤

观其筋骨，多有损伤，头不能相对，若非吊嗽饮，焉能医此症乎，外用接骨散敷之，内服生血补髓汤。

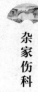

豚骱臼出

豚骱比诸骱，惟此最难，此曰出，则触至骰内。使患者侧卧，出内手随内，出外手随外，上手擎住其腰，下手捧住挽将膝鞠其上，出左扳于右向，右扳伸而上也；出右扳于左向，左扳伸而上也。内服生血补髓汤而安。

两腿折伤

易折于人之两腿，伤之则为两段。医者在于绑缚，先用宽筋散煎汤熏洗，使患者侧卧，与无患足取齐，次用接骨散敷之，用棉布包裹，包用杉板片，每长四寸，俱以棉纸裹外，以绵绳三条与杉板均齐绑，缚内缚好，内服活血止痛散三四帖，又用壮筋续骨丹而愈。

盖膝迭出

盖膝骨又名水骨臼，油盏骨在上盖之，其骱有迭出于上，治之必绵箍。患者仰卧，一人抬起脚踝，若使出于左，随左而下，出于右，随右而下，医者缓缓双手扶擎绵箍至于膝下，上手挽住其膝，下手挽住其脚，湾出于右，下手偏于右，湾出于左，下手偏于左，使臼对膝，上手则擎膝，下手则抬起必上矣。先用接骨散敷之，棉布包裹，绵箍按其患处，内服生血补髓汤三四帖，次服壮筋续骨丹而安。

小膀茎断

小膀有两骨，一大一小。一茎折者，则藕劈者易治，两段者难治。若有骨出触皮破之凶候，若夫此症则与大腿同治。若犯此症，骨必在皮骨上，则用染烂散去其肉，而将骨对，不可汤熏洗，恐伤毒入内，次将生肌散敷之。如骨折皮肉不破，可将接骨散敷之，后照前绑缚，用杉板六片，每长三寸五分。如上骨断，上板长五分；下骨断，下板长五分。取其担力，惟此症最痛，先必服生血补髓汤三四帖，次服壮筋续骨丹，数服即愈。

脚踝骱出

脚踝骱易出，上之亦难，一手抬住其脚跟，一手扳住其指，掬下一伸而上也，必服宽筋活血散。

肩膝骺同

肩骺与膝骺相似，其膝骺迭上，肩骺迭下，有力可上之，先用一手上按其肩，下按住其手，缓缓转动，使其筋舒。患者坐低处，使一人抱住其身，医者两手叉捏其肩，抵住其骨，将膝夹住其手，齐力而上也，用绵裹如鹅蛋大，落其跨下，敷用接骨散，次服生血补髓汤而安也。

臂骺触出

臂骺出触于上，一手抬住其手挽，一手按住其脉踝，先掬其上，而后抬起挽，一伸可也，敷用接骨散，棉包布裹，服生血补髓汤而安也。

手骺迭出

若手骺迭出，一手按住其五指，一手按住其臼，手掌掬起，手骺掬下，一伸而上也，此乃会之脉所，必服宽筋活血散。骺出不可绑缚，先用接骨散敷之，棉布包裹，用阔板一片按住患处，共用杉木四片，长三寸，用缚七日而效。

手指骺出

手指则三骺，惟中节出者有之，易出易上，而手捻伸而上也，药服活血止痛散而安。

大小臂骺

大臂与小臂折伤，大腿小腿同治，惟服下部药则加牛膝、木瓜，上部则加桂枝。

绑缚议论

此说略言其意，如后效学，必择贤者传之，使坐定逐一细讲其术，牢记其心，正谓口传心授。大抵骨折在于绑缚，用杉板取其轻熟之故。此数方之要药，万金而不可传得，折伤皆在于此药。有制之法，煎剂在于活法，不可执一，但有染别病而得此症，必兼而用药。其上骱之术，一言而足可能也，亦细别其骱，头术不可轻也，外有促筋、失枕、刀斧砍伤、碎骨补骨之奇，亦要细讲言之。

促　筋

大抵舒筋骨，必用宽筋散煎汤熏洗为主，手足之筋，皆在于指动，动者则此筋也，就此筋用汤挪洗，微微缓动伸舒也。

失　枕

失枕，有卧而失，有一时之误失者，使患者低处坐定，一手扳其首，一手扳其下颏，缓缓伸之直也。

金枪戳伤

有金枪戳者，看其伤处至命不至命，伤处深浅。至命处而伤不深者亦无害，若伤在腹，必探其浅深，恐深伤于内脏者难治。伤于口直者，先取止血定痛散敷之，伤口深者，将绵针探之，干燥其口，待其血水流定，再将生肌散封口，内服护风托里散而愈。

刀斧砍伤

有刀砍伤头额者，防其寒热，勿使见风，护风为主。大抵要诊脉，沉细生，洪大者难治。伤其硬处者，看其骨损否，伤于软处者，看其浅深，损骨先疗骨，伤肉则生肌。刀斧砍伤比戳者不同，敷用生肌散为主，服用护风托里散为上，更详前手论原臼骱内参用。

自勒咽喉

有人自勒其咽喉，巡视其刀之平不平，而有湾者深，无湾者浅，两刀勒者易，一刀勒者难。若破其食喉，先取油线缝合，次将生肌散封固，内服护风托里散而安。水喉若穿者必死，用丝线缝其缺喉。

腹穿肠出

有肚腹皮伤而肠出外者，此症故险而无害。医者当去其指甲，恐伤其肠而返受其害，此人必死。但内脏不伤，汤药饮食如常，可保终吉。用纺车一部对患处转摇，勿使风伤其患者，将温汤揉上后，取油线缝其皮，先将生肌散敷外，内服通肠活血汤而安。桑白皮线缝亦可。

十指心痛

人之一身十指最要，若使伤其一指，则连心之痛难忍，中指比余指尤甚，况易染破伤风，先将止血散敷之。如人咬伤者，必捏出其牙根毒气，敷药必投护心丸以安其心。其若犯破伤风，急服飞龙夺命丹汤而愈。且刀斧所伤者易，惟人咬伤尤毒难治，内服追毒定痛散。如病人咬伤者，十有九死，难治之症。

骨碎如粉

有骨碎如粉者，看其伤处，破则必取碎骨，不破则用钻骨散穿取，后将生肌散封固，内服生血补髓汤而愈。若取碎骨不尽者不愈，用心看取，自然而安。

接骨药性

夫自然铜接骨之要药，除敷药不用，其汤盏剂内不可忘之。续断、五加皮为佐；活血归、红为主，枳壳、青皮理气为佐；破血以桃仁、苏木为君；补血以芍药、生地为最。若要疏风，先须理气。活血要顺气为先。足必用木瓜，手必用桂枝。方虽在于家传，用药亦宜随变，制度修合不可不精也。

各汤头丸散丹

止血定痛散（血如水滴出，不可惜药，将药多敷上，再无不止）：白石脂一两　血竭五钱　儿茶一钱　黑豆三合　各为细末掺上。

生肌散：寒水石（煅）一两　赤石脂三钱　血竭五钱　乳香二钱　没药二钱　小鼠浸石灰一两　赤剥小鼠（水浸化干为末）二个　上药共研为末，或干掺，或菜油调。

疏风理气汤：防风八分　荆芥八分　羌活七分　独活八分　川芎六分　牛蒡八分

当归一钱　红花五分　枳壳七分　花粉五分　白芷六分　细辛七分　灵仙七分　黄芩五分　陈皮五分　甘草三分　水二盅，姜煎服。

补血顺气汤：归身一钱　红花三分　生地一钱　熟地八分　川芎一钱　白芍一钱黄芪七分　山楂七分　熟艾八分　白术七分　陈皮七分　青皮七分　枳壳六分　香附（煅黑）七分　杜仲（姜汁炒）八分　自然铜（煅）七分　五加皮八分　甘草一钱　水二盅、枣二枚，同煎服。

飞龙夺命汤：羌活八分　独活八分　防风一钱　荆芥一钱　蝉退一钱　僵蚕七分白芷五分　细辛八分　藁本八分　灵仙七分　薄荷五分　川芎七分　花粉七分　天麻五分　蔓荆子八分　当归七分　陈皮七分　甘草二分　水二盅、姜三片、灯心二十节，同煎服。

收珠散：龙骨五分　血竭二钱　乳香二钱　没药三钱　冰片三分　研细末，井水调，银簪脚。

还魂汤：谷精草一钱　甘菊八分　柴胡八分　黄芩八分　生地一钱　芍药七分　荆芥穗（炒）一钱　连翘七分　枳壳六分　羌活八分　川芎七分　桔梗八分　石韦（炒）一钱　乳香七分　甘草三分　没药八分　白芷八分　水二盅、灯心二十节，煎服。

明目生血饮：谷精草八分　白蒺藜（炒）一钱　甘菊八分　生地一钱　芍药一钱当归一钱　川芎一钱　茯苓一钱　枳壳六分　防风七分　羌活八分　连翘五分　山栀五分　细辛五分　甘草三分　薄荷七分　荆芥八分　水二盅、灯心二十节，煎服。

接骨散：羌活一两　独活一两　荆芥一两　防风一两　续断八钱　自然铜一两官桂五钱　马兰草一两　白及一两　乳香五钱　没药三钱　皂荚核二十个　五加皮八钱　共为细末，用酒浆调敷。

活血止痛散：当归八分　红花五分　续断七分　五加皮一钱　芍药七分　防风六分　羌活八分　独活八分　荆芥八分　苏木八分　桃仁八分　木通七分　乌药七分川芎七分　陈皮七分　乳香一钱　没药一钱　甘草三分　水一盅、酒一盅、灯心二十节，煎服。

代痛散：川乌二钱　草乌一钱　乳香一钱　没药一钱　川椒末一钱　共为细末，敷患处。

长肉粉（刀斧砍伤，不能收敛者，用此应验如神）：龙骨一两　血竭五钱　儿茶三钱　牙硝三钱　珍珠一钱　冰片五分　麝香三分　共研细末，擦患处。

补肾和气汤：黄柏八分　知母八分　当归八分　红花七分　杜仲（盐水炒）八分续断八分　芍药八分　香附八分　枳壳（炒）八分　青皮八分　牛膝八分　白术八分茯苓八分　木通八分　五味子八分　陈皮一钱　五加皮一钱　水二盅、枣二枚，煎服。

喘气汤：川芎六分　白芷五分　桔梗一钱　杏仁八分　陈皮八分　桂枝七分　干

葛七分　甘草三分　皂荚末五分　水一盅煎五分，临卧服，加青盐五分、竹沥五分。

吊嗽饮：川芎七分　白芷七分　桔梗七分　桑白皮八分　羌活八分　陈皮八分　半夏五分　皂荚末八分　芍药七分　桂枝七分　甘草五分　水一盅煎五分，临卧服。

提气活血汤：川芎七分　桔梗一钱　当归一钱　芍药八分　红花五分　羌活八分　陈皮一钱　甘草三分　苏木一钱　续断一钱　桂枝五分　黄芪一钱　五加皮一钱　自然铜（煅）八分　水二盅、枣二枚，煎服。

生血补髓汤（此方大能生血补髓）：当归一钱　红花五分　生地一钱　熟艾八分　干姜七分　芍药一钱　续断八分　茯苓一钱　丹皮八分　白术一钱　川芎七分　枳壳一钱　香附八分　牛膝七分　自然铜（净）五分　五加皮八分　独活七分　防风八分　杜仲八分　荆芥一钱　陈皮八分　黄芪八分　甘草三分　熟地一钱　水二盅、枣二枚，煎服。

壮筋续骨丹：羌活一两　独活一两　当归一两　红花一两　防风一两　香附　木通　枳壳　青皮　花粉　乌药　苏木　桃仁　玄胡索　自然铜　牛膝　丹皮　陈皮　生地　白术　木鳖虫以上各一两　桂枝五钱　续断二两　木瓜五钱　杜仲五钱　神曲五钱　麦芽五钱　荆芥穗四两　五加皮二两　川芎五钱　柴胡三钱　黄芩二钱　甘草五钱　共为末，砂糖、热酒调服五钱，小儿减半。

染烂散：人言二分　轻粉二分　共为细末，用少许即烂，此敷烂药，非服药也。

宽筋散（治跌损伤，又以宽筋散煎汤熏洗，以接骨散敷之，棉布包裹，如有碎骨取出）：羌活八分　防风八分　荆芥八分　乌药八分　花粉八分　独活七分　香附七分　桃仁七分　牛膝七分　续断七分　杜仲（炒）七分　自然铜五分　五加皮一钱　木通一钱　苏木一钱　当归一钱　红花五分　枳壳六分　甘草三分　酒水各一盅、灯心二十节，煎服。

护风托里散：羌活八分　独活七分　荆芥一钱　薄荷七分　僵蚕五分　灵仙八分　细辛七分　花粉七分　黄芩八分　川芎八分　当归一钱　芍药一钱　生地八分　黄芪一钱　茯苓八分　升麻一钱　甘草三分　防风一钱　水二盅、姜一片、枣二枚，煎服。

通肠活血汤：枳壳八分　桃仁五分　陈皮七分　青皮八分　乌药八分　续断七分　五加皮七分　玄胡索一钱　羌活七分　独活七分　当归一钱　红花五分　自然铜五分　大腹皮一钱　苏木八分　抚芎七分　大黄一钱　木通七分　甘草三分　酒水各一盅，煎服。

护心丸：牛黄五分　辰砂三分　血竭一钱　乳香三钱　木耳灰三钱　为末，炼蜜为丸，如芡实大，每服用酒磨化三丸，如小儿减半。

退毒定痛散：金银花　独活　防风　川芎　黄芪　续断　五加皮　连翘　羌活　荆芥　花粉各七分　当归　乳香　没药各一钱　甘草四分　自然铜（煅）三分　酒水各一盅，煎服。

钻骨散：用土狗捣烂敷，次取土狗晒干为末，调敷亦可。（土狗又名蝼蝈）

碣铁散：取箭头，用水仙花汁调碣铁石末敷，其箭头即自出。（碣铁石即引针石）

金枪方（治刀斧枪伤）：降香一两　五倍子（炒）五钱　自然铜（煅）五钱　有血者干掺，无血者油调敷。

接舌方：治大小人偶含刀，以割其舌，垂落而未断者，用鸡子壳内白软衣袋舌，以破血丹蜜调敷舌断处，却以蜜水调和蜡稀稠得所，敷在鸡子衣上，取性软薄，能透药味，但药敷口中易溶散落，如散动添敷，三日接住，方可去鸡子衣，即用蜡蜜调药勤敷，七日全安。学者看此则变通活法，妙用不在师傅。如不速效，即取金枪药参用之。

破血丹：花粉　僵蚕　白芷　赤芍　为末，每用少许干掺，用蜜调涂亦可。

宽筋散：防风二两　荆芥四两　羌活　独活　当归　红花　木通　枳壳　青皮　乌药　灵仙　甘草　白芷各一两　官桂五钱　大小茴各五钱　共为细末，每贴五钱或一两，加葱白五茎捣烂，以布包药煎汤熏洗。又方：生葱　荆芥穗二两　五加皮　杜仲　土当归各一两（川归亦可）上锉散，每贴五钱，水五碗，看伤处大小多少，加减煎汤，熏洗患处。大约五碗煎三碗，去渣熏洗，或五钱，一两煎至五碗八碗为率。

仙正散（**治男妇骨断用此煎洗，后整骨碎以黑龙散敷之，如穿破者，用风流散填涂，次用黑龙散敷缚而愈**）：肉桂（去皮）二钱　归身三钱　荆芥四两　苍术一两　防风一两　延胡索五钱　白芷五钱　赤芍五钱　俱锉散，每次五钱，用水五碗、干薄荷十二片，煎至三碗去渣，损处熏洗，及冷水风脚筋脉，但急不得屈伸，行步艰难，方可用此药，熏洗蒸热，被盖覆暖，温洗自舒。

黑龙散：治跌打损伤，筋骨碎断，差拗出臼，先煎宽筋散或仙正散，看疮转重，而用淋洗拨伸整擦，而筋骨相续平正，方用生姜汁或生地黄汁或酒浆，和水调稀敷患处。将热布或皮帛量伤处大小，薄摊贴患处，次以杉木（板）皮约如指大，疏挪周匝，细绳三度缚之要紧，三日一度，如前淋洗，换药贴裹，不可去夹，毋令摇动，候骨生牢，穗骨如白，方可去夹。

若被刀箭虫兽等伤，或伤瓤烂肌不生，并用姜汁调敷。如有破则留口，以风流散填之。川山甲（炒黄）六两　丁香皮六两　土（川）当归二两　枇杷叶根（去毛）五钱　百草霜五钱　俱为细末，用姜汁调，或地黄汁和酒调敷亦可。

风流散（**如遇伤处出血，破脑伤风，用此药填涂极妙**）：血竭（另研）二钱　降香四钱　灯心一钱　龙骨（五色者佳，另研）二钱　苏木（同降香研）一钱　红花（焙）二钱　乳香（同灯心研）五钱　没药（研）二钱　桔梗三钱　当归（酒洗）三钱　小鸡一只（同毛屎醋煮，然后碎之，以黄泥封固，文武火煨干为末）约二两以下　上各为细末，每用少许，干掺疮上，如血流不止多罨之，候血药将干，再用菜油调敷，制一料可备急用。

损伤均气散（**如伤重者，先敷此药调气，后服伤药**）：茴香　青皮　厚朴　白芷

乌药　杏仁（去皮尖）各五钱　陈皮一两　麦芽一两　前胡　桔梗各一两　苍术一两　粉草一两　俱为细末，每服二钱，水一盏、姜三片、枣二枚，空心服。

护风托里散（即排风汤，治男妇风虚寒湿，邪气入脏，狂言妄语，精神错乱；或刀斧破伤，或跌扑成破伤风，角弓反张脑症，服此即安）：当归（酒洗）　官桂（去皮）　白芍　杏仁（去皮尖）　甘草（炙）　白术　白鲜皮各一钱二分　独活　麻黄（去皮）　茯苓（去皮）各一钱六分　俱锉散，作二帖，水二盏、姜三片，煎随服。

黑丸子：治打扑损伤、驴马跌坠、筋骨碎断、百节疼痛、瘀血不散、浮肿结毒、一切风疾、四肢疼痛、筋痿力乏、浑身倦怠、手足缓弱、行步不前，妇人诸般血风劳损，并宜服之。每服二十丸或三十丸，用煨酒下，或茶下亦可，孕妇勿服。白蔹（焙）一斤　白及（焙）四两　南星（焙）六两　芍药七两　土当归四两　骨碎补四两　川乌三两　牛膝六两　百草霜七两　赤小豆（如无，五加皮亦可）一斤　俱焙为末，醋糊丸如桐子大，量人大小加减，服法如前，病在上食后服，在下空心服。

当归活血散（治刀伤跌扑，筋断骺出骨折，进一二帖，后服当归续骨散）：黄芪　当归　白芍（酒洗）　生地　熟地　白术　陈皮　苏木　白芷　甘草各等分　俱锉散，每帖一两，水盏半煎七分，筋伤骨折随服。

当归续骨散：治跌扑损伤、皮肉破碎、筋骨寸断、瘀血壅滞、结肿不散、或作痈疽、疼痛至甚。因伤后肿风，手足痿痹，不能齐动，筋缝纵挛缩不舒，及伤劳肩背，四肢疼痛，并宜服此，大能续骨续筋、生髓补血，克日收功。泽兰　当归（酒洗）　牛膝各一两　芍药　白芷　川芎　肉桂心各五钱　川乌　川椒各二两　桔梗　甘草各四两　白杨皮（加皮亦可）五两　细辛五两　共为细末，每服二钱，热酒调下。

乳香续骨散：治跌扑损伤、皮肉筋骨寸断、败血壅滞、结肿烂坏、瘀痛至甚，或劳役所伤、肩背四肢疼痛、损后肿风、手足痿痹不能举动，筋乖纵挛缩不舒，大能补筋续骨，甚奇效。随服随能止痛生血补髓，每服二钱，温酒调服。牛膝　肉桂　干姜　羌活　川芎　细辛　姜黄　芍药　川乌　草乌各四两　白芷二两　当归六两　苍术六两　没药（另研）五两　乳香（另研）八两　桔梗十两　骨碎补六两　何首乌十四两　赤小豆一升　木鳖（麸炒去壳）六两　乳没（另研）　俱为末，续入乳没，每服三钱，酒调下。

寻痛清心丸（止血清心、行气活血，神效）：草乌（去皮尖，生用）　乳香（另研）三钱　没药（另研）三钱　灵仙二钱　麝香（少许）　俱为细末，酒糊为丸，如弹子大，朱砂为衣，每服二丸，薄荷药汤送下，随服止痛。

没药止痛散（治打扑伤损痛不可忍者）：白术（土炒）一两五钱　当归（酒洗）　白芷五钱　乳香（另研）五钱　没药（另研）五钱　肉桂五钱　俱为细末，每服二钱，酒下。

接骨定痛散：川乌（泡）　草乌（泡）　灵芝　木鳖（去壳）　骨碎补各五钱　地龙

（去土）五钱　乌药　金毛狗　青皮　防风　灵仙各五钱　自然铜（醋煅七次）五钱　小茴五钱　乳香（另研）　麝香　红娘子各一钱五分　黑牵牛五钱　没药（另研）一钱五分　禹余粮四两　共为细末，醋糊为丸，如绿豆大，每服二三十丸，病分上下而服。

小承气汤（其效同大承气比较，男妇小儿皆可）：大黄五钱　厚朴二钱五分　枳壳四枚　此方量人大小加减，水煎服，以利为度。

当归导滞散（治坠打压连肿满疼痛并宜）：归尾五钱　大黄一两　麝香（另研）一分　共为细末，热酒调服一钱五分，以瘀血通利为度。如骨节痛甚，服之更妙。局方只用大黄、归尾，不用麝香。

紫金散：治续筋整骨、生肌止痛、内伤肝肺、呕血不止，或于心腹胀满、四肢无力、左右半身不遂风痪，并宜服之，神效。紫金皮　降真香　琥珀　当归（酒洗）　骨碎补（炒）　桃仁（去皮尖）　蒲黄　大黄（煨）各三两　续断五两　牛膝（酒浸一宿）各二两　无名异（火酒淬七次）二两　朴硝（热汤泡化，以花叶纸滤七次）五分　共为细末，用苏木煎酒，日进二服，以愈为度。

四物汤（治伤重肠内瘀血者服，宜空心下）：川芎　当归　白芍　熟地　各等分，每服用六钱，水二盅煎服。

五积散（凡被伤头痛，伤风发热发寒，并治如神）：人参　川芎　肉桂　厚朴　半夏　芍药　当归　麻黄　干姜　甘草　枳壳　桔梗　陈皮　苍术　白芷　茯苓　上药除枳壳、肉桂、陈皮余外，并一处生捣粗末，以酒拌匀，晒十分之六，锅内文武火炒黄色，摊冷，放陈皮、枳壳、肉桂和匀，每服五钱。水二盅、姜三片，煎一盅，出汗即愈。

七气汤：治年久损入经络服药无效，腰背拘急，咳嗽痰涎，风劳发动，日渐羸瘦形枯，每到秋来损病复发，不问男女并宜治之，奇效。青皮（炒）　橘红（炒）　三棱（湿纸包煨）　北梗（去芦）　肉桂（去粗皮）　藿香（去梗）　益智（炒）　赤芍　甘草（炙）半夏（泡）　乌药　羌活　独活（去芦）　真降香各一两　俱锉散，每服五钱，水一盅半、姜三片、枣二枚，煎七分，早晚二服，分病上下。

没药散（治刀箭伤止血定痛）：定粉　风化石灰各一两　枯矾三钱　乳香（另研）五钱　没药（另研）五钱　俱为细末，敷化患处，即止血生肌长肉。

取箭头方（治箭入骨不可拔者）：蜣螂　乳香　等分，加麝香少许，俱为细末，扒动掺之，即效。蜣螂取牛屎中更佳。又方：巴豆半粒　蜣螂一个　同研敷患处，微痒且忍，至极痒不可忍时，即扒动拔之。以黄连、贯众汤洗，再用牛胆制石灰，敷之而愈。

药箭伤痛方（治药，人身中药箭，号叫不已）：急用麻油溶之，使药毒不行，其痛自解，而毒自消，黄泥水更佳。

金枪单方：用紫檀香一味为末，敷患处即愈。

花蕊石散：治一切金刃箭镞中伤，及打扑伤损，猫犬咬伤，或至死。急于伤处掺药，其血化黄水，再掺药便治，更不疼痛。如内伤血入脏腑，以热童便入酒少许，调药一钱灌下立效。若牛抵肠出未损者，以细丝桑白皮尖绒为线缝合，肚皮缝上掺药，血止立泣。如无桑白皮，麻缕亦可，不必封固疮口，尽满恐生浓血。如疮口干，以津润之，方可掺药。如妇人产后败血不尽，血迷血晕、恶血奔心，胎死腹中胎衣不下，或欲至死，但心头微热暖，急以童便调药一钱服下，恶物如猪肝片行下，终身不患血风之气。若上膈血化为黄水，即时吐出，或大小便下。硫黄（用明色者为粗末）四两 花蕊石（为粗末）一两 二味和匀，先用纸筋和胶泥固济瓦罐一个，内可溶药，候泥干，入药罐内，紧密封口，焙笼内烘燥令热，置之四方砖上，砖书五行八卦，用炭一秤，笼叠用匣，从巳至午时，自下生火，渐渐上彻，如有坠下火炭，旋夹火上，直至经宿，火冷炭消，又放经宿，罐冷取出，研细绢罗筛过，置磁瓶中，依前法用之，神效妙不可述。

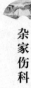

《秘传伤科全书》

撰人不详

秘传跌扑损伤精要全书

秘传跌扑损伤序　损伤治论　饥饿所伤　久远劳伤　内伤　跌扑青肿　远年拳泛
战伤阴户　跌磕　砖瓦碗掼　耳尻重伤　鼻伤　唇破　轻生自刎　伤腹肠出　食饱受
伤　正腰伤重　孕妇胎伤　被踢外肾　小腹被踢　墙坍屋覆　拳伤于乳　损伤诸症

论内诸方

五加皮饮　柴胡复元活血汤　桃仁承气汤　复元通气散　导滞散　鸡鸣散　通血
饮　通血散　紫玉丹　紫金丹　小七厘散　中七厘散　大七厘散　保命散　琥珀丸
胜金丹　紫灵丹　黎洞丸　补中益气汤　至宝劳伤丹　蒲黄韭子饮　牛黄英雄丸　加
皮护心丸　落得打方　铁布衫（又名铁罗汉）　铁布衫　搐鼻散　佛手散　提伤散　地
龙散　通阴滤精饮　调荣活络饮　乳香趁痛散　过街笑　避军丹　军中一捻金　揭棺
丹　截血散　枪金散　金枪散　生肌长肉散　生肌散　护风托里饮　麻药酒　疏风理
气汤　补血顺气汤　飞龙夺命丹　收珠散　还魂汤　金枪散

　　图（略）

秘传跌扑损伤序

自古以来，人之生死，系乎疾病。故古昔圣贤，以及后之名流，立书著方，以垂
万世。而人庶有不致夭枉之苦也，然正科及外科而外，具系乎人之生死者，尤在跌打
一科，不可不究心焉。存亡在呼吸，治疗贵及时。苟能细心参订，而神明其术，则可
起死而回生矣。兹录也，方法备图穴明，司是业者，其当以此帖为良璧也，则庶乎其
近理，俾之传世行远，其后引掖之，后学津梁也夫。

损伤治论

夫跌扑损伤者，或被人打踢，或从高跌坠，或奔走努力，或物撞胵闪，或困屈懊怒，或跑跳捶胸，或负重劳伤，或饥不充胃，或过饱内伤，轻则一时不觉，过至数日或半月一月而发者有之。重则一时闷倒，或半日一二三日而发者而有之。一般寒热交作，其心胸胁下小腹之分，察其痛处，手难重按，甚至瘀血冲心，昏迷不醒，如死之状，良久复苏，与伤寒相似，当察其有痛处以别之。总以五加皮饮加减，轻用复元活血汤，重用桃仁承气汤，或以复元通气、导滞、鸡鸣、通血、紫玉、紫金、七厘、保命、琥珀、胜金、紫灵、黎洞等药，量其元气，下其瘀血，消息以调之则愈。伤在上部，宜饮韭菜汁、童便，和酒冲药服之，切忌乘热渴时饮冷水，盖得寒而凝滞，如引一线死血入心，即死。盖肝为血海，蓄积于心胸、胃脘、两胁、小腹，乃肝部也。脉必数大或长芤，乃内伤瘀血，必自汗、面黄、腹胁有块，小腹淤痛而小便如常者，蓄血症也。宜用桃仁承气汤加以五灵、延胡、赤芍、红花、苏木等药，消息行气止痛，和经养血以调之，如久则流于脏肺矣。小腹奔豚血、瘕血，缕法当逐血破结，须用棱术、干漆、甘遂、大戟、芫花、虻虫、水蛭、桃仁承气、黎洞等药，乘其元气壮盛，荡涤脏肺血垢，随以补中益气汤调胃养胃。《内经》所谓：去淤生新，调和气血，使内无留滞，统摄脾胃，兼固本元。丹溪所谓：攻补兼施之法，如饥饿所伤，怠惰软弱，四肢无力，饮食不思，怯症相似，胃脉必应。宜服补中益气汤，调中治中等药。

又有久远劳伤，面黄肤白，四肢乏力，唇舌皓白，尺脉虚细，时愈时发，须服至宝劳伤方。

如内劳饮食，胸膨嗳气，舌苔黄燥，夜卧不眠，身热恶食，胃脉大而有力，内经所谓：内伤手心热是也。节庵以类伤寒例治之。

又或跌扑青肿，或皮不破而有块，内蓄瘀血，外现形症，胸腹胀满，其脉坚强者生，小弱者死，宜服蒲黄韭子汤加减治之。有等狂徒用英雄、护心、乐得打、铁布衫等药预服，交拳不致受刑入脏。如伤重而牙关紧闭，急用通关搐鼻、佛手散等，然后如前随症施治以救之。

若远年拳泛鱼际间，有脉者生，无脉者死。汗出如油，喘急不休，五日内死。眼目直视，青黑者死，胃虚食者生，先用提伤之法，内服地龙散治之。

狂夫采战伤阴户，强徒盗众，或轮奸精滞胞门，阴户肿溃脓，癃闭痛难通，内服通阴滤精饮、辛香敷，外去阴蚀。胵闪失腰疼痛甚，调荣活络饮相宜，乳香止痛相煎服，外点过街笑更奇，避军须悬一捻愈，若下死胎桂香散，吊溺产危暴死者，急灌揭棺灵丹治。以上内伤诸杂症，随机应变更无难。

若跌磕刀枪，外伤失血过多，脉当虚细。若数大而急疾，风邪乘之，必死之候也。

如枪伤胁腹软处，须量其伤口浅深大小。若致命处，虽浅必死。如内脏不损，非致命处，以止疼截血等药先敷，次以金枪生肌散掺敷。伤口深者，纸丁蘸药，待血水流定，再以金枪散封固，内服护风托里散而愈。

如砖瓦碗掼，或跌磕，或刀斧头颅，若脑髓流外，骨碎入者，不治。若皮不破碎，顶骨陷者，有皮碎、骨碎如黍米者，而不致伤脑者，先服麻药酒，次以冷甘草水洗之，用银钳取出碗锋碎骨。略大之骨，不可取去。用胎骨、翠蛇、生肌散止血封敷。避风，戒欲。急服护风托里散、疏风理气汤六剂，再服补血顺气汤而安。如失血过多，头必眩晕而痛。脉见虚细而缓者，吉；数实而大者凶。治宜止痛和伤，养血顺气，护风调胃。丹溪曰"使人静而生阴"是也。若伤口平复如故，忽然头痛如裂，角弓反张，牙关紧闭，名曰破伤风。乃瘀血攻冲，风邪入脑。其脉大而有力者生，虚细无神者死。轻则飞龙夺命丹，重则多致不救。

如耳尻伤重，一时晕倒则死。又有手指，耳聋耳鸣，或炮兵震聋湿痒，溃脓肿痛，内服清热解毒之剂，外涂敷药自愈。如打伤两目，珠挂面上，急用青绢温挪入内，令其珠正。随用多珠散敷之，或银针蘸调收珠散，点红筋，内服还魂汤二三剂。俟平复，再用明目生血饮调理自愈。若鼻伤而皮不破，血从孔出不止者，甚则头晕目眩，满闷不食，盖失血过多。脉当虚细，如数大者凶。先用琥珀、山羊血、人参等化其血而安其神，随将童便和酒摩凉墨，冲矛根、藕汁服之。止血之后，宜养血，四物、八珍、归脾、益荣、生脉等药调理而安。

有唇破血流，疼痛难忍，以代痛散片刻，或用麻药酒饮之。然后将油麻皮丝缝合，用生肌散敷之，内服活血止痛散而愈。独穿腮一症最难调治，初以止血生肌封敷，有旬日不愈而成漏者，必用大升丹加真珠，外用象皮膏封，内服补中益气汤数剂而愈。有断舌一症，查注方书，自有接法。

有轻生自刎，左手持刀，气管先断者不治；右手持刀，先轻后重者不治；如先重后轻者，食管虽断，犹可治也。急以桑白皮打熟，取丝为线，蘸油，缝其管外。以热鸡肫皮乘热带血固外，周围以截血散敷之，或金枪药封，外贴象皮膏，不使进风，令息调和，呼吸顺气，内服八珍、护风托里散数剂而愈。

有伤腹肠出，内服生肌宝剂饮，外以手指轻送入腹。细嚼象皮、柿饼填其口外，桑皮线缝口，象皮、鸡血调涂，细研磁石及飞面、滑石各六钱，米饮调服。如肠不收，令病人卧席，四角令其举动，摇荡须臾即入。如再不收，用小麦五升，水九碗，煎去半，待冷，不令病人知，喷其或背或面，自然伸缩，而渐渐收入。勿令人见，亦勿言语喧哗。如腹破，内脂放出，以银匜方或铜刀刮去破口，以竹甲夹住，敷药于伤处。吃粥数日，勿令太饱而安矣。如伤口燥裂，用生鸡血涂之。盖此症最险，须看内脏不伤，轻手渐送入内，勿使损伤，或以温汤揉挪上，或以纺车于病人之左顺摇，勿令风入腹，以桑皮线缝口，外用生肌散敷，象皮膏贴，内服通阳活血汤而愈。又此一法。

有食饱受伤，至于翻肚，目定口呆，吐血吐粪者死。如其口能言而吐能止，后心下一寸五分，以手重指而能令其正，初服去淤、润下之药，后补中益气汤调理自愈。

如正腰伤重，一气笑绝者死。或以气出能回，可于泥丸宫处一手重拍而生。腰腧夹脊断者，不治。肋稍后吸是穴，插手重伤，深入于内隐隐疼痛者，总难医治。

如孕妇胎伤疼痛难忍，若从跌坠，轻则安其子，重则下其胎。或被踢，胎死腹中，兼口不能言，气出不能回，唇舌皆青黑。可怜母子命须臾，其或唇红舌青黑，子死母生各分张，宜服桂香下胎药，回生速下救其娘。

如被踢外肾，上升腹痛不可忍，一时内死。如胞脬破碎，睾丸外坠，筋未断者，急急挪进，桑皮线缝口，象皮生肌散敷之，以热鸡皮封之，内服护风托里散而安。睾丸筋断落地者，将大米饭同肾子捣为丸，黄柏汤送下，其伤如前封固。若寒热不食，而阴囊肿痛，加天麻、参、术、升、柴之类。如小腹被踢，水火不通者危，或服八正散，去生地、小栀等药，加润肠活血之品，幸活者，有之。

有墙坍屋覆，压折股骨碎者，少年血旺而可治，老人气脱而难痊。肩井被伤，久则成漏风，入膏肓者难治。

拳伤于乳穴，左乳下，肥人一寸五分，瘦人一寸是也。男子左乳则难治，右乳轻伤，可治。女人被殴，伤重者必死。若蓄血于内，久则溃而为疖、为岩、为癖，腐烂不堪。宜服顺气散，加红花、赤芍、归尾、木通、通草、王不留行、蒲公英等清凉苦寒、养血去淤、宣通六气，升麻敷药，内外兼施。后服补中益气汤愈。大凡诸伤症，须看脾胃强弱，本元虚实。其或富贵之人，恣欲无度，尽丧真元，元气必虚。又有先天不足，形体瘦小，胃气失充，饮食失调，虽轻伤非致命处，恐其变症多端，而医者不可轻忽。有平素保养之人，气旺血充，腠理固密，胃壮能食；或清闲之客，其性潇洒，内无七情，其体豁达者，法当行气消淤、峻利攻克兼施可也。或伤人腰，腰属肾命门致命穴，亦属肾外，上升则死也。

关元，脐下四寸。丹田，脐下一寸三分。胃脘，翻肚。鸠尾，中庭下一寸软骨间。天突，缺盆会骨中。璇玑，天突下一寸。囟会，耳后。太阳，在眉梢耳前中。百会，天顶。颅息，耳后。契脉，耳后。脑户，后顶下二寸。膏肓，两旁三四根肋骨中。命门，脊骨十四节是也。玄枢，脊骨下十三节是也。玉环骨，耳后。喉底，在颈右肺管通气处。呼吸，两乳当中。神阙，属脐。耳门，耳后窍中。腰腧，即内肾附命门两旁。华盖，璇玑下一寸。天柱，脑后三节小骨是也。行气，右肋。中庭，心窝上会口。肩井，颈骨两旁分别头处。平毒，脐下二寸。膻中，中庭上一寸。泥丸，在泰山顶。八定，后心上二寸。听会，耳门上五分。血海，即血风，在左乳下二寸处。鸟飞，两目是也。四真，睹后。儿完，阴下三寸。赵州，在软肋下。翻江，喉头分别处。回生，印堂一抵即生。

皆属神伤莫救，其或伤而可救者，如伤人之环珠穴在腮边，如剪服连扭也，虎口穴手后，不生穴足底，连鸟穴脚后跟骨，重披穴脚上面，龙眼穴足骨上二寸五分，此六穴，以药饵、手法救之，幸或可活。

若见神清拜气爽，总然危笃也无妨。神昏食不能下咽，气喘喉鸣命必休。伤后遗精莫可疗，腰疼遗溺也难医。肛被踢，粪流外，气脱升提不必忧。眼有红丝并及缕，圈青血点困危因。心胸绞痛痛难当，验有红丝无秘方。口中气出不复回，鱼睛定目犹如蛇。阴阳混浊俱难治，胎肠鱼口立时死。便癃少腹痛难禁，热闭虚癃属太阴。一时被踢胞伤损，医疗无门命不存。饭爪鼠油治箭伤，敷伤汤火用冰霜。请君熟读心传诀，吉凶斟酌有奇方。

论内诸方

五加皮饮：治内伤，随症加减用。加皮　红花　归尾（君）　桃仁　赤芍　猴姜　苏木　乌药（臣）　乳香　没药　枳壳（佐）　香附　新会（使）　胡桃　藕节（引）。

本方首以加皮能舒筋活络、祛湿除风，得红花、当归活血养阴、去淤生新，得枳壳、乌药能破血有功，入乳香、没药止痛立效，入陈皮可开胸补胃，用香附能快气宽膈，使气降而无壅滞之苦。

如骨碎补为入骨提伤之要药，而成万全之功也。

如春秋伤而夹风，加荆芥、防风、羌活。喘嗽，加桑皮、杏仁、苏子、前胡、甘草、桔梗。恶风有汗，单加桂枝。冬受严寒，或涉水斗殴，重加羌活、独活。欲发汗，加麻黄。时遇霍乱，加滑石以利窍。身热胸满、食嗔胃而欲呕，加干葛、山楂、厚朴、面萆、莱菔子之类。恶心干呕，加半夏、茯苓、竹茹以温胆。夏月受伤忌辛香之品，加香茹、藿梗。服药即吐，先炒姜汁，徐徐嚼咽。

夹寒而呕，加丁香、柿蒂、木香、沉香、砂仁。气逆呃寒，非香辛走窜难通。咳血，加荆芥、泽兰、茅根、蒲黄灰。鼻血，加犀角、地黄、栀子。鼻糜烂而生血泡，加羚羊角、白及。溺血，加山栀、小蓟、蒲黄、荷叶蒂。便血，加侧柏、荆芥、地榆、槐花。心口拳伤必吐血，后心一指而能生。如胃受伤必呕血，食相兼而紫色，加红花。心经活血加郁金，以解郁结。枳、朴以导滞气，佐香附以快心脾。如瘀血冲，心必闷，切忌冷水入口，恐瘀血入心，必死。先用山羊血、牛黄、琥珀以安其神。若谵语狂言，须银花、人参、朱砂以定其志。若一时气上冲心，加豆豉必效。失音不语，加天麻、丁香、石菖蒲，能开九窍。然后，轻则桃仁，重则大黄，心胸积血俱消。欲止失血诸症，加木鳖、紫檀、海桐皮、花蕊、石灰散之类。大便燥结，加大黄、生地等剂。小便遗尿，加厚朴有功。便溏，加黄芪补气，诃子敛湿，升麻、桔梗以升提。粪门气出不收，用补中益气汤。伤重，水火不通，必加八正。翻睛吐粪，加丁香、南星、半夏、砂仁、竹茹之类。大腹膨胀，加木瓜、腹皮、莱菔子。喘，加木香、桑皮、苏子、葶苈子。脐腹绞痛，必有瘀血，加五灵脂、良姜、玄胡。背重痛，气多滞也，加秦艽、续断、杜仲、补骨脂、茴香、厚朴、牛膝。折腰止笑，重用蒲黄。小便右边一点痛，加白及、连翘、草果。如呼吸左腹点点痛，加葱白、小茴、赤苓。如胸膺一点隐隐痛，咳血侧卧者，不治恐生肺痈，少阳寒热，必佐紫苓。左肋肝气作痛，再加钩藤、青皮、黄连。右肋疼痛，加柴胡、枳壳、桑皮。遍体发肿，加荆芥、防风、金沸草。痛而不能转侧，加杜仲、红花、巴戟、忍冬藤。头晕目眩，加钩藤、川芎、黄芩。手足动摇不息，加茯神、远志、枣仁以安其心神。虎骨强筋，龙骨敛志，胡黄连、白附子、截干木通风而振摇自息。因怒气撞挑而胸中懊恼，加柴胡、山栀平肝降火。肠中绞痛，必用黑豆汁和老酒煎药服之。如昏沉气短，言语恍惚，研琥珀、硼砂、木香、朱砂浮于药面服之。血气攻心夹食者，用乌母鸡汁同老酒煎药服之。久不欲食，加猪蹄、精肉四两入药同服之。腰筋疼痛，加急性子。腿受伤，加槟榔。骨节疼痛，加灵仙、寄奴、续断、秦艽。上部，加川芎。中部，加青皮。下部，加川牛膝。和伤下淤，童便酒煎。久远受伤，加韭子汁。

柴胡复元活血汤：治血蓄，心腹疼痛不可忍。柴胡　花粉　归尾　山甲（炮）　桃仁　大黄（酒浸）　甘草　水煎，加酒服，以利为度。

桃仁承气汤：治大实大痛，手按腰有块者。桃仁　生黄　芒硝　安桂（或桂枝）枳实　甘草　生地　丹皮　红花　归尾　降香　山甲　水煎，以利为度。

复元通气散：治挫闪跌扑，气滞腰痛也。当归　乳香　没药　香附各五钱　山甲角茴二钱　白丑　甘草　元胡一两　共为末。每服二钱，温酒送下。

导滞散：大黄　当归二钱　为末，酒调服。

鸡鸣散：治重伤，瘀血攻心。大黄　桃仁　白芷　归尾　酒煎鸡鸣时，再加红花、苏木、木通、泽兰、枳壳，去白芷，用童便和酒煎服饮用。

通血饮：即鸡鸣散合四物汤，如下诸煎药。秦艽　续断　青皮　加皮　杜仲　补骨　骨碎　牛膝　蒲黄　苏木　桂枝　陈皮　酒煎，温服，取汁下冲。

通血散：乳香　没药　木香　砂仁各二钱　共为末。

紫玉丹：治受伤后风邪入骨身疼。自然铜（醋炒）　大黄　骨补　雄黄　朱砂　泽兰　没药　土鳖子　归尾　延胡　降香　半夏　乳香　麝香　研末，黄蜡为丸，每服三五分，酒、童便送下。

紫金丹：治受伤久远，拳泛等症。巴霜五钱　然铜　血竭　骨补　乳香　没药一两　生雄蟹四只　地龙四条　胡桃一两　土鳖　藕节各含四枚　韭菜根四两　研末，用烧酒、醋红炭煮药丸如弹子大，每服三钱，童便化服。

小七厘散：治损伤，不论新久，瘀血攻痛皆用。血竭　朱砂　归尾　乳香　没药大黄　骨碎补　桃仁　然铜　共研为末，每服一钱，好酒调服。

中七厘散：即前方内加巴霜、硼砂、半夏，酒送下。

大七厘散：即小七厘散再加草乌三钱，苏木二两，滑石一两，川乌、山甲五钱，干漆三钱五分，红娘子三钱，白芥子三钱，为末。每服三分，酒浆调下。如小便出血，以粥补之。

保命散：然铜　硼砂　血竭　乳香　没药各五分　地鳖　大黄　肉桂　灰　归尾各三分　麝香二分　共为末，每服二钱。

琥珀丸：治跌打重伤，以利为度。然铜（童便煅）　血竭　地鳖（去头足）　乳香　没药　桃仁　补骨脂　巴霜　麝香少许　为末，水泛为丸，朱砂为衣。每服一钱，陈酒下。

胜金丹：红花　当归一两　虎骨　乳香　没药　姜黄　然铜　地鳖各一钱五分　猴姜　补骨　灵仙各一两　为末。每服二钱，酒调服。

紫灵丹：即桃仁承气汤加血竭　地鳖　然铜　乳香　没药　骨补　硼砂　共为末，陈酒送下。

黎洞丸：山东东莱，即来洲府高密县，即墨县人赵伯传授于姑苏洞庭山人王琰。此方治远年近今内外诸伤，牛马蹄踢，官刑夹打，斗殴重伤，牙关紧闭，不省人事，角弓反张，灌药不进者，用此方。琥珀　人参五钱　胎骨（醋炙三次）　虎骨（醋炙七次）　骨补（忌铁打碎，晒干炒末）　川膝（炒）　血竭（研）　然铜（醋煅七次）　儿茶　郁金各一两　乳香　牛板筋（剁碎）　没药（去油）　山羊血一钱　雄黄　朱砂　阿魏（研烂）　大黄各二两　香附（童便、酒、醋三制）　巴霜四钱　砂仁　智仁　乌药各七钱　石菖三两　山甲（炮）　三棱　蓬术各八钱　姜黄　延胡各六钱　蒲黄　灵脂各二两　苏木　骨脂　续断　赤芍各一两　桃仁一两　红花一两五钱　当归四两　蛤粉（炒）一两七钱　地龙四十条　地鳖二两二钱　韭子五合　陀僧七钱　硼砂三钱　半夏一两五钱　藤黄（生衣）五钱　木香　丁香　降香　檀香　麝香　龙脑香　安息香　苏合粉各六钱　五加皮一两七钱　江鱼剽（锉碎）一两七钱　千年石　白木耳灰各七钱　前药用胎羊血一斤共浸一日夜，晒干。又用蛋皮包裹入粪池一日夜，晒干。共为细末，蜜蜡和丸，每粒重五分，金箔为衣，童便和酒化服。孕妇忌之。

补中益气汤：人参　黄芪　白术　陈皮　归身　升麻　柴胡　甘草。

至宝劳伤丹：琥珀　地鳖　血竭　然铜　朱砂　乳香　没药　红花　川芎　当归　赤芍　香附　牛膝　苏木　广皮　续断　猴姜　加皮　延胡　灵仙　麝香少许　前药酒浆为丸，弹子大，金箔为衣，黄泥封固。酒磨化服。

蒲黄韭子饮：蒲黄（生）　韭子　归尾　乳香　没药　红花　香附　荆芥　泽兰　生地　苏木　加皮　桃仁　灵仙　赤芍　大黄　心胸胲肚无处不用，加角刺少许，酒煎热服。

本方用蒲黄、韭子、大黄、红花、归尾、赤芍、桃仁、苏木，而新旧之瘀血在脾胃者，则下流。在经络者，佐以灵仙入骨，而亦破血。未成者，能消。成块者，再加三棱、蓬术、水蛭、虻虫、芫花、甘遂、大戟等逐散之。荆芥、泽兰散血祛风有功。乳香、没药极能止痛。香附快气，加皮祛风。颠顶肿痛，加藁本、白芷、桂枝。眼目伤重，加草决明、蔓荆子。鼻衄肿块，加辛夷、鳖甲。左耳肿痛，加石菖蒲、磁石末浮在药面服。右耳两旁颐肿痛，加辛夷、独活。穿腮，加石膏。唇肿，加升麻、秦艽、牛膝。舌长拖地，加僵蚕、伏龙肝、姜汁一匙。舌短难言，加人参、黄连、石膏。齿痛者，加谷精草。齿动未落者，加独活、细辛。另以五味子、地龙为末，擦牙根。左齿加青皮，右齿加升麻。手指肿痛，加百合、贝母、桂枝、漏芦杞、禹余粮、乳香、姜汁。左胁痛，加柴胡、枳壳。右胁痛，加白芥子、升麻、黄芪。苛痛项肿，加木香、香附、羌活、独活、骨碎补。骨节痛，加苍耳子、骨碎补。肿块淤结不消，加药不散，以银针刺应天穴二分，出黑血即效。肾子被踢，上升入腹，先用樟水三钱、麝香二分研匀，将萆苣子打烂，入樟、麝再研作膏。贴脐中，肾子即出。肛门被踢，肿痛难忍，加炒大黄、槟榔、槐米。腿足有伤，加五加皮、米仁、牛膝、木瓜、石斛、苏梗。脚底有伤，加芸香、紫荆皮。如行路劳顿，脚肿起块，步履难行，先用白葡萄同杜牛膝打烂，敷伤处一宿，拔出血水，无伤痕即愈。如水火不通，先用五倍子末、麝香各二分，葱白头三个，田螺一枚，同打烂，敷脐上即通。去药之后，姜、苏发散之。脐上再贴保元暖脐膏。如二便不禁，再用生姜、白附子、胡桃打烂，涂脐上。如面白虚肿而痛，加人参、附子。肿处晄白，加大茴香、巴戟、菟丝子、骨脂。面黄肿而痛，下午发热，饮食减少，此属内伤。加补中益气汤，去升麻。寅卯日发热，再加黄芩、黄连。青肿潮热，加山药、白术、山栀、砂仁、厚朴。胀满肿痛，加杜仲、苍术、赤芍、熟地之类。

牛黄英雄丸：预服临刑，护心不痛，痛则乱矣。牛黄　然铜（童便煅七次）　地龙（瓦上煅干）　白蜡　木鳖　密陀各一钱　乳香　没药　木耳灰各三钱　朱砂三分　血竭　胡桃一钱　共为末，蜜丸弹子大，每用一丸，酒化服。

加皮护心丸：预服交拳。加皮　麻皮灰　木耳灰　朱砂一钱五分　儿茶　雄黄三钱　乳香　没药一钱　当归六分　为末，酒和丸，每服二分起至一钱止，陈酒送下。

落得打方：护心保命。白苎（煅灰）一两五钱　白木耳（瓦煅）二两　白头地龙（焙）七条　红花　乳香二钱　石菖蒲　胡桃各三钱　猴骨六钱　麝香三分　加人参、胎骨更妙。为末，用桂圆肉打和为丸，每重三钱，金箔、朱砂为衣，陈酒化服，疼痛立止。

铁布衫：一名铁罗汉，少林僧传。地鳖虫（末）五钱　自然铜（醋煅）　无名异　木耳灰各一钱　乳香（去油）　没药（去油）　砂仁各五钱　木鳖子　白头蚯蚓（瓦上煅，研末）十条　生地　当归二钱　共为末，蜜丸弹子大，朱砂为衣，每服一丸，酒磨化服。如不打，甘草汤下。

铁布衫：预服受伤后，不做病。尿浸砖为末（醋煅七次）　自然铜（醋煅七次）

棕榈灰　木耳灰　黄麻灰　茶若灰　黑黄牛（磨末）　共为末，大人服六分，中人服四分，猪脑和酒冲服。

搐鼻散：治人自缢、产危，不省人事。生半夏末吹鼻内可苏。

佛手散：治重伤口噤，急服下咽可活。沉香　急性子各一钱　共为末，水调下，护心可活。

提伤散：挖地潭尺余深入，红炭三斤烧赤地潭，用社醋三斤、陈酒三斤、红花四两、肉桂三钱、自然铜、神面、米仁二钱、乳香、没药、木瓜、牛膝五钱、葱头十五个，共入醋内，熬煎数滚，入童便二碗，煎数沸，倾入潭内。将伤者或腿脚放下，棉被盖好，其伤自出。

地龙散：专治拳泛。地龙（或晒干为末）一两　乳香五钱　酒和童便调服。

通阴滤精饮：治妇人被众盗采花，或娼妇遇狂夫热精壅塞阴户，溃脓作痒，内肿者。金樱子　生蒲黄　桃仁　赤芍　归尾　苏木　藁本　泽兰叶　荆芥　石斛　寄奴　灵仙　水煎服。如阴内出蛆，用甘松、山奈、白芷、小茴等分，为末，用公猪肝一具，煮熟，切象阳物，入本汁浸湿，蘸药末投入阴户中良久，则换虫尽出为妙，外用前药渣，煎水洗净。

调荣活络饮：治失腰蓄血，痛甚不已。四物汤者，芎、归、地、芍也。内加大黄、桃仁、牛膝、羌活、红花、桂枝，水煎，空心服下。

乳香趁痛散：治打坠腰疼。然铜　虎骨（醋煅）　败龟板一两　白附子　血竭　白芷　乳香　没药　骨补三两　苍耳　天麻　牛膝　加皮　羌活　槟榔三两　当归　赤芍三两五钱　共为末，每服一钱，酒下。

过街笑：本方去麝香，加冰片，名火龙丹。冰片、麝香俱全，名走马平安散。专治痧气，去风寒。麝香　雄黄　火硼　硼砂等分　为末，遇折腰，点眼潭，男左女右。

避军丹：雄黄　雌黄　蒺藜　萤火虫　鬼箭羽等分　为末，每两加醋三厘，羚羊角三厘，研如飞面，入雄鸡冠血和鸡蛋黄为丸，如杏仁大，以纸做三两袋盛五丸，悬户上阴干，系腰间及左肾，入军中可避一切刀兵鬼肿，并可治狗咬。

军中一捻金：端午日将蛎灰不拘，入生韭菜根汁，拌作饼阴干，加刀伤破口，掺之生肌止血。

揭棺丹（又名急救丹）：治吊死、溺死、产死，心口有热，灌下即活。丁香　木香　沉香　乳香　没药　巴霜二钱　共为末，蜜丸如弹子大，蜡封固。酒调灌下。

截血散：金枪血流不止。花粉　姜黄　赤芍　白芷等分　研末，茶、酒调涂伤之四围，其血即止。

枪金散：檀香　降香　龙骨（煅）　牡蛎（煅）　象皮　矿灰（水飞）　为末，干敷。

金枪散：治伤处腐烂，出黄水、脓血。先以甘草水净敷伤内外，以油纸封扎，日换一次，即愈。白芷一两　象皮　樟冰　血竭五钱　朱砂煅　乳香　没药八钱　雄黄一钱　地鳖五钱　麝香三分　共为末，放于盆内熬，猪升如膏，覆地退火三日，听用。

生肌长肉散：儿茶　轻粉一分　桦皮灰五分　龙骨　赤石脂　血余炭三分　苍术（炒）三分　麝香五厘　龙骨片　宫粉四分　为末，掺伤处。

生肌散：猫头（阴干，火煅）　白芷　乳香　没药　五倍子　龙骨　赤芍　儿茶。

护风托里饮：生地　当归　川芎　白芍　灵仙　升麻　荆芥　防风　茯苓　羌活　黄芪　黄芩　独活　细辛　薄荷　花粉　僵蚕　甘草　加姜、枣，水煎服。

麻药酒（一名梦汁药）：服之令人麻木多梦。蟾酥一钱　荜茇　川椒　胡椒　川乌尖三钱　生半夏　闹洋花六钱　共末，每服五厘，入酒服，顷刻大醉如麻梦，甘草汤解之。

疏风理气汤：羌活　独活　荆芥　防风　川芎　当归　细辛　白芷　红花　陈皮枳壳　甘草　黄芩　花粉　大刀　灵仙　生姜　河水煎服，加桑皮、桑枝、广胶、泽兰、乌绒树、合欢、血见愁、砂仁、佛手柑、童便、老酒、韭汁，随便为引。

补血顺气汤：加皮　川芎　白芍　乳香　没药　甘草　楂肉　广皮　青皮　白术枳壳　杜仲　香附　黄芩　加姜、枣煎服。

飞龙夺命丹：治破伤风，头痛，风入头顶等症。羌活　独活　灵仙　荆芥　防风蝉蜕　细辛　天麻　当归　广皮　花粉　蔓荆　白芷　甘草　加姜、灯心煎服。

收珠散：斗伤目出水，调银针蘸药，点肷肉上。血竭　乳香　没药各二钱　煅龙骨五分　冰头三分　为极细末，点目妙用，井水调，银针点。

还魂汤：肝经养血，保精固神。生地　川芎　白芍　羌活　乳香　没药　连翘谷精草　甘菊　黄芩　桔梗　枳壳　白芷　荆芥炭　柴胡梢　甘草节　灯心为引。

金枪散：止痛生肌。珍珠　银屑　血余　血竭　爪甲灰　共为末，干掺伤处，止痛、生肌、收口。

卷之一终

下二卷目录

汤　当归导滞散　紫金丹　四物汤　五积散　七气汤　没药散　又方　金枪单方　花蕊石散　代伤酒　七厘散　沉香化气丸　异方木香槟榔丸　夹棍后痛煎方　膝盖骨破煎方　鬼箭风神方

青囊目录金枪全书

前部至腰穴

囟门：即天庭，骨碎髓出不治。截梁：即山根，两腿对直，过处便是，打断不治。两太阳穴：重伤者不治。喉突：喉咙之结喉，断者不治。喉塞：结喉下，横骨上空陷，打伤者不治。胸前：塞下横骨一直至人字骨，每余二寸三分为一节。人字骨上一节伤，一年死。二节伤，二年死。三节伤，三年死。心坎：即人字骨处，打伤登时晕闷，久后血发。气门：在乳上动脉处，重伤气闷，不过三个时辰必须急救。痰门：右属痰。血海：右下软肋处属血。两乳：左伤发嗽，右伤发呃。心前：后背相应，伤久要成发热劳怯。食肚：即心坎下，若打伤，恐成反胃。丹田：脐下一寸三分。气海：丹田下一寸三分内，膀胱腑倒插伤，一月死。

后部至腰穴

脑后：骨碎与顶门同看。天柱骨：与喉突同看。百劳穴：与塞对看。两肾：在背脊，左右与脐同，若打碎，或笑哭不治。尾宫穴：若打碎，当时尿出，或成脾泄。海底穴：大小便两界处，重伤不治。小膀胱：若打碎，黄病无力。

凡诸穴，向上打者，为顺气；平打为塞气；倒插为逆气。为患伤，故总怕倒插，凡气逆，即为患也。

立紧要绝症法

两眼白睛上血丝多，内有瘀血亦多者，或直视无神，难治。扳揿中指甲，放手稍停还原可治。如不还原，倘黑色不治。阳物缩者难治。脚指甲同手指甲看，脚底黄蜡色不治。五绝症内有一二件不犯者，或可治。

治　法

囟门及两太阳，同服麻苇丸。截梁不断，服紫金丹，验过。结喉伤，紫金丹。咽喉二管，气喉在外，食喉在内。割喉者，右手持刀易治，左手持刀难治。食管断者，不治。气管断者，先用麻药，生半夏末掺上，次用青章尾下绒毛，或以乌鸡皮，用活者，取其气血可通，贴上。佐以人参封药敷之，用桑皮线缝其皮上。先用麻药，然后缝之。又用血竭膏敷护在外。如无章绒，茅针花亦可。调理用甘桔汤，又可服紫金丹，酒送二服，逐匙而进。缝皮不可线穿，恐伤也。伤眼用麻芎丸。

下颏落，以大指挖口内，捏着骱掇上，服紫金丹。两耳打伤，闷晕，及脑后破损，同服紫金丹、麻芎丸。胸前横骨下三节伤，必吐血红痰，服紫金丹，童便、老酒下，胜金丹助之，煎剂收功。心坎下伤，必口噤心闷，行不得，只服夺命丹。心坎以下至小腹，可用行药，先服虻虫散二三剂，次服行药。如肠中不痛，不必行矣。膀胱伤致小便闭结，用灵脐法即通。若喷嚏不出，知其膀胱必碎，不治。诸伤煎剂下。阴囊碎破，用参末敷药，并青章绒毛敷之，或竹条夹之，将油纸线缝之，不便夹，竟缝，可服麻芎丸。左乳伤，必然发嗽，先服紫金丹，助以胜金丹，次用六味丸，加止痛。停手，用落得打草煎服浸洗。停腿，用两头尖膏敷用。海底穴伤，血必上冲，当时耳内嗡声一大震，心昏闷晕，先服护心散止痛。此症，伤虽在上，为患在下，用活血汤煎剂。若便结，用熨脐法。外肾伤，与上同治，外肾恐其上升，须一人靠其背后，用两手跟从小腹子两旁，从上缓缓压下，不可热水浴洗。尾闾伤，服车前子末七钱，米汤下，或先熨运，后服表汗之剂。膀肚子打伤，服紫金丹，次服煎剂，加入茵陈等治黄疸之药。痰门伤，必口噤、目翻、身强。如五绝症内有件不犯，在七日内先服夺命丹，再接服紫金丹。七日后，要用煎剂下之。血海伤，久则成血痞，用朴硝熨法，不必用没药，用胡桃酒法，再千捶膏，其痞即消。先服夺命丹，后贴膏药，再用虻虫一料愈。气门伤，为塞气，目翻口噤，身强直视，如死人。遇此急症，过勿得三个时辰，如救迟，其气下降，大便浊出，必无救矣。此时不可慌张忙乱，急以我耳侧近患人口，候其气息有无，如无气者，必为倒插拳所伤，速揪其发，伏我膝上，在背上摩运轻敲，病人气从口出，复苏，不必用药。左右部位受打，皆有闷晕，俱不可服表汗药，左以紫金丹，右以夺命丹。甚有三日后发热，然后再用发汗药以祛风。凡重伤者，牙关紧闭，先用吹鼻，少许以芦管吹，男左女右，不嚏，两鼻管内吹入，倘或不嚏，再将灯心蘸药，唾滚药捻鼻，如有嚏，并痰吐出者为妙，否则凶，不可投药入内矣。凡上部等症，以散血为主，用夺命汤一日三服，不可用红花、当归。凡小儿伤，以洗净为主，服药次之。凡老人，力怯，药宜轻用。凡骨折，先用瓜皮散点，贴鼠菜膏。又用在膏药上用运法，其骨自接。凡新伤，七日内宜血归经，只服七厘散，如七日后，用行药下之。凡去宿血，必虻虫散。吐血，紫金丹。危急，夺命丹。发表，冬瓜散。调理，用编成师父十三方。凡服药时，忌睹鸭、兔、鸡等肉，还宜戒色，郁怒三月。凡有不肖之人，过意用劫药，不过生半夏、草乌二味为末，遇此毒者，三个时辰毒自解，不必用解。

四法运熏炙倒

最轻者运之，先服瓜皮散，即用运法。内有宿血，伤在皮里膜外，面皮浮肿、色黄，用不得行药。先服瓜皮散，后用熏法。最伤者，用倒法。患人口不能言，药不得入，必使吐出恶物，先服硫射散倒之。

运法： 麸皮一升　黄色陈壁泥半斤　葱白头一大把　白酒药十丸　香附五钱　醋炒为末，共杵，和锅中炒热，以社酒烹之，布包运患处。

熏法： 取落得打草、陈小麦柴、艾叶，共煎水一大锅，入小缸内，用板一片，放下患人坐板上取汗，初着气，必骤然一凛，身不可动，恐汗止，病根不尽耳。如手足落骱，即以此汤倾入瓮内，以手足浸之，棉絮裹瓮口，使热气不泄。

炙法： 用炭烧红地皮，醋烹摊稻柴，以单被为席，将患人卧上，厚被盖暖，其汗如雨，然后进胜金丹三四服。

倒法： 用生硫黄一钱、元射一分，为末。用时只服一分，吐出恶物为度。如不吐，以患人卧被上，使六人两旁牵被，滚左滚右，使不得停滚转，自然吐出。不然，不治。若吐出恶物后，可服虻虫散一二服。

熨法： 用干面量痞大小，四围作圈，使痞无从逃避，圈内置朴硝，恐倒边卸落，以脚带捆之，又衬纸三十余层，将熨斗火熨之，肠中有响声，乃痞消之验。朴硝易烊，须过用。如芒硝，不必炒也。

炙脐法： 治膀胱伤，小便闭结，神效。将元射一分先置脐上，将盐盖上，大小厚薄如铜钿大，盐上用艾炙，三次即通，去射。

各种丸散膏丹药方开列于后

紫金丹： 硼砂一钱　乳香（去油）一钱　血竭一钱　骨碎补一钱　没药（去油）一钱　大黄一钱　地鳖虫（酒炒）一钱　归尾一钱　元寸一分　乌药一钱　自然铜（醋煅）一钱　木耳灰一钱　麻皮灰一钱　为末，每服一分酒下，其骨自接。若吐血者，服一分。妇人血崩，酒、童便服一分。其余打伤损折，俱七八厘，看轻重可服三四服，每日一服，不可多进。

夺命接骨丹： 地鳖虫（酒煅）七钱　骨碎补二钱　雄黄二钱　乳香（去油）二钱　归尾三钱　儿茶二钱　古铜钿（醋煅七次）一个　麻皮灰三钱　大黄一钱　没药（去油）二钱　爪竭二钱　红花一钱　麝香（孕妇忌服）五分　然铜（醋煅七次）五钱　桃仁一钱　朱砂二钱　为极细末，收贮锡瓶内，不使气出。每服一分二厘，烧酒送下。临危者，入药即活，切思饮食，乃血气散浃之验。一日内，或一夜内可服。下药时，先用吹鼻散打嚏，若牙关紧闭，必用开关散，然后进药，又恐吐出，须抬起下颔，逐匙送进，倘不受药，便为凶症。

虻虫散： 牛虻虫二十个　丹皮　二味等分为末，若宿血在骨节中，酒服，寸血化为水。

胜金丹： 降香一两　归尾一两　地鳖虫二钱　为末，每服三分，火酒下。

冬瓜散：冬瓜皮一两　牛皮胶一两　以上末，同入勺炒，俟胶软，切作小块，炒成以松脆为度，研末七钱，好热酒服，再饮酒微醋，盖被取汗，过一宿不痛，再服他药。腥气，加厚砂糖调，挑在舌上，以老酒送下。若凶症危急，不可遽用，并不可运，先服护心散，然后用此。

开关散：将乌梅一枚，自己嚼碎，涂病人牙上，自愈。开，然后进药。

封药方：乳香　没药　轻粉　雄黄　各等分为末，贮好听用，油调敷患处，常有香灰敷好，包头绢等物扎缚，或进风作脓痛，血板疼痛者，先将甘草汤缓缓洗净，软绢轻轻揭去前药，敷之。又用旧黑伞纸护外，仍以包头扎紧，其痛立止。又方：降香（膜去油）　五倍子　研末，或人参少许敷之，恐血不止，以青皮掩之，即止。

鼠绿接骨膏：鼠粪（两头尖者佳，晒干，研）　绿豆粉（炒黄色，研细，如飞面佳）　将板猪油去筋，和前药捶之成膏，略炒热熟，敷之患处，外以热棉絮裹之。将竹片夹好，骨内有声念。

千捶膏：蓖麻肉　生松香　二味同捶烂，贴之，纸护，调理用编师十三方。凡先服没药，后可用此：当归一钱五分　红花一钱　生地一钱　桃仁一钱　苏木一钱　广皮一钱　羌活一钱　独活一钱　加皮一钱五分　然铜（内不可用）七厘　为末，临服加元寸少许食。

麦壳散：此方妙不可言，能越墙走马，拜诸损伤。乳香五钱　全归五钱　血竭三钱　草乌（姜汁炒）二钱　然铜（醋煅）等分　为末，左部者，食前服，上部者，食后服。此乃绝妙方，匪人莫与说，每日进七八厘，酒不可多饮，内有草乌，病人服之不可见风，须在帐内吃药，睡一忽，另用面等运熨，故云麦壳散矣。

桃仁承气汤：此行药也，以七日前，不论新久伤，在血海下部俱可用，别处不可用。立方于后。桃仁一钱五分　归尾一钱五分　红花八分　厚朴八分　乌药一钱　苏木一钱　广皮一钱　青皮一钱　肉桂一钱　水煎一碗，余去渣，加大黄末，同煎药滚，临起，加朴硝，去渣服。硝、黄二味，看病人强弱加减，如壮盛者，用大黄八钱、朴硝六钱为止；如脾胃弱者，减一半药渣、大黄渣，再服以作催药，行尽为度，不必用止。

麻芎丸：明天麻（面，包煨）五钱　川芎一两　为末，蜜丸如弹子大，每服一丸，好茶汤磨下，老酒亦可。

吹鼻散：牙皂　白芷　细辛　千年霜（即头羹饭）　等分为末，吹鼻。

行药丸：巴霜少许　滑石　大黄　等分为末，端午以棕尖为丸，每服一丸，重一厘，每吹七粒，酒下。

升药方：治打伤，作脓破穿，及发背疔疮，皆可用之。花蕊石（为末，水飞）　胎骨　搽面粉　冰片少许　为末，敷之。

去伤痕方：取九月九日收老黄茄子干，炙，存性。每服一分，老酒送下，遍身伤痕尽去。

胡桃方：治血痞。每岁用桃一枚，敲损，老酒浸，每桃加朴硝二分同煮，酒干为度，老酒送服。

在脐下一寸三分，丹田穴二寸，关元穴三寸。气海穴，灸气海，用杜艾叶灸七壮，治救阴寒法，何谓阴寒、呕逆、吐利、腹痛，身如被杖，四肢厥冷，昏沉不省，六脉或沉或绝，心下胀满坚硬，冷如冰，汤药不受，唇面指甲皆青黑，或郑声舌卷，囊缩烦躁，冷汗不止，腰背腿疼，即用蒸脐法，后随用熏法。吴萸、紫苏、葱头煎热熏洗，此中产后之症也。

脉细四肢暖生，四肢冷脉大即死。急宜姜汁酒投之。

腰痛方：补骨脂　凤凰衣　厚杜仲　等分为末，以猪腰子，以竹刀劈开，入前药，绵扎，盐、老酒服。

洗疮膏：麻油二两　黄占二两　东丹五钱　乳香三钱　先将油煎，次下占，再下丹，离火后，入乳香调和，冬天可用油四两。

敷药方：小鲫鱼（去鳞肠，研烂）一个　铜末（醋煅）一两　胡桃肉二两　老酒糟一两　同研，敷之即愈。又方：治金疮出血不止，无不速效，敷之不作脓，不腐烂。山羊血二钱　人参（切，烘，研）二钱　象皮（炒）三钱　青章三钱　三七二钱　花蕊石五钱　硫黄（盐泥包煨）一两　古矿灰五钱　胎骨二钱　以上俱已得法，为末敷之。

青囊书上卷终

跌打损伤方论目次下卷

接骨歌　总论　全骱论

骨骱穴道

首　目　鼻梁　缺唇　颊　天井骨　豚骱　膝首　足踝　肩　手指　肋　喉　肚腹　骨碎　失枕　刀　斧磕伤

接骨诸便方

紧要用法

紫金丹　夺命丹　虻虫散　升药方　敷药方　入骱活血方　生肌散　封药方　破伤风　内托散　救睛散　接骨丹　秦艽丸　柴胡汤　沉香化气丸　镇心丸　青皮汤　九龙丸　牛膝汤　又方　黑龙汤　回生丹　接骨丹　飞龙夺命丹　舒筋汤　七厘

散　十全大补汤　窨法　窨后用药方　将军方　木香丸　纽落川方　救珠散　附杖刑方　箭锋伤方　黎洞丸

夫医各有科，借赖先生传授，惟骨科一症，遍阅诸书，未得其详，今得其书，实出异人，不可轻视。慎之！慎之！

接骨歌诀

有损须当审，内伤宜早通，外伤堪活络，行血气宜通。持打初活血，跌久苏（木）桃（仁）攻。骱推宜久缚，骨断接先攻。初伤宜活络，久淤必须攻。破血苏（木）桃（仁）饮，活络独（活）乌（药）攻。胃风宜发汗，血破勿当风。筋断难相接，吐血大忌攻。吐血须当补，还宜养卫荣。嗽痰伤肺气，桑枝桔梗蓬（术）。呕吐逢逆者，木（香）砂（仁）乌（药）香（附）通。面黄身发热，伤久渐成脓。四肢筋骨断，痛色过温风。中寒筋脉挛，血虚不养营。可服青囊赋，诸伤立见功。

跌打损伤接骨总论

夫跌打损伤者，此血气壅滞，不能流行故也。因此聚成血片，血死痛，或昏迷不省人事，或寒热往来，或日轻夜重，变症多端。医者须审元气，妄投药剂，枉死多矣。余深惜之，故临病之际，贵得其宜，或受伤至半月而后医者，死血已固，疏通水道，但细看其轻重，加减投剂俟，伤处轻红，此血将活，愈后用金不夺散，庶得痊愈。如牙关紧闭，须还魂夺命丹，随用止药，然口内入药者不死，不入药者死。切忌当风，及地上坐卧，并一切冷物。如伤重者，先令解开衣服，遍身照看形色如何。脉调和者生，如不至者死。沉细者生。山根好，阴囊内有子，可治。小腹内者，不治。用佛手散。如病人口内入药不进者，可用此方，服药后略醒，可救，用凤仙子、沉香、佛手散。已下，遂用护之。一气管断者，不死可治。顶门骨破，不出髓可治。食饱受伤及跌三日不死，可治。后受伤者，不治。心胸紧痛，青色裹心，偏者，可治。正心口受伤，不治。男子两乳伤，可治。正腰伤，自笑自哭，立死不治。小肠伤，吐粪者，不治。气出不收，腹闻者，不治。胎妇受伤小腹，不治。外肾受伤入肠者，立死。未入肠者，不医。眼不直视，虽粪出，无害。口如鱼缠风，不治。阴门出髓，不治。正心口青，七日内死。夹脊断，不治。小腹伤，不分阴阳，难治。两眼有伤，虽无伤，亦有损，难治。

跌扑伤腰子急治丹方：用座台上帛纸片浸童便内，护腰眼，捆好，其笑止，可治，难治。

接骨全骱论

夫人之首原有旧骱，亦无损折。验之，则有跌扑损破之症。若见脑髓出者，不治。

骨青者，难治。骨碎如米者，可取，大则不可。若患此症，使瘀血不能涌流，先将生肌止血散敷之，避戒欲，患者宜慎之。但平则以疏风理气汤服之五六帖，至汤平满，即服补血顺气汤三四帖而安。若有破伤风，牙关紧闭，角弓反张，口凶候，急投飞龙夺命丹而愈。但此方万投万效，不可轻忽视之。

次观目者，有门伤落珠之症，先将收珠散敷之，用银针蘸水将前收珠散点血筋，次用青绢温汤挪上，则用还魂汤一二帖，待其平复之，用明目生血散饮而安。续有鼻梁骨断之症，先用接骨散敷之着骨，次用生肌散、菜油调敷，再用活血止痛散而安，其外自然平复而愈。

人之缺唇之症，先将用代痛散敷之，次将油线缝合，后将生肌散敷调，内服活血止痛散而安，丝线缝其缺唇。

人之头面独有下颏骺，偶落而出，不能言语，饮食不便，多有肾虚者如此。此骺如剪刀般连环相纽，先用宽筋散煎熏洗，次用棉裹大指入口，余指抵住下边，缓缓揿下，推进而上，再用补肾和气汤而愈。

人有天井骨，最难损折，或有登高倒插，路扑则有此症，其骨不能挪缚，若有损骨出外，须用喘气汤服之，使骨相对，次将接骺散敷之，用棉布包裹连肩背络之，用提气活血汤投之三四帖而安。观其肋骨多有损折，头不能相对，若吊嗽饮使骨相对者，外用接骨散敷之，内用生血补髓汤数服而愈。

豚骺比诸骺最难医，骺出则触在股内，使病人仰卧，出内手随内，出外手随外，上手揿住其腰，下手牵住其腕，将膝鞠其上，出左扳其右，向右扳伸而上也；出右手扳于左，向左扳伸而上也。内用生血补髓汤而安。豚骺出右出左，此为易折于人之两腿，伤之则为二股。医在于挪缚，先得用宽筋散煎汤熏洗，使病人仰卧在床，与无患足俱齐，次用接骨散敷之，用棉布包裹，必用杉板八片，长四寸，棉纸包，外用棉绳三条于杉板均全挪缚，内服活血止痛汤三四帖，又用壮筋续骨丹，间服而愈。

盖膝骨一名冰骨，此旧骨，油盏骨在上盖之，其骺有逆出于上，治之必用棉箍，使病人仰卧，一人抬起脚踝，若使出于左随左下；出于右随右下。医者缓缓双手挟紧棉箍之于膝下，上手挽住其膝下，手按住其脚湾，出于右下手偏于右；出于左下手偏于左。使旧骺对膝，上手则揿膝，下手则抬起必上矣。先用接骨散敷之，外用棉布包裹棉箍，按其患处，内服生血补髓汤三四帖，次用壮筋续骨丹而安。

惟小膀有二骨，一大一小，一条折者易治，二条折者难治。折之则藕劈者，易治，二段者难医。尚有骨髓皮破之凶候，若遇此症，则与大腿同治。若犯此症，骨必在皮肉上，则用染烂散去其肉，而后将骨对，不可用汤熏洗，恐伤毒入内，将生肌散敷之。如骨折皮不破，可将接骨散敷之，后照前挪缚，用板六片，长三寸五分，上骨断，上板长三寸五分；下骨断，下板长三寸五分，取其担力。惟此症最痛，必先服生血补髓汤三四帖，次服壮筋续骨丹数服而安。

脚踝骱之症出，上之亦难，一手抬住其跟，一手扳住其指，出右手偏左，出左手偏右，足指鞠上，脚跟鞠下，一伸而上也，必服宽筋活血汤而安。

肩骨与膝骱相似，其膝骱送上，肩骱送下，有力可上之，先将一手按住其肩下，按住其手，拨转摇动，使其筋舒。患人坐于底处，一人抱住其身，医者二手叉捏其肩，抵住其骨，将膝夹其手，徐伸而上也，用棉裹如鹅蛋大，络其胯下，敷用鼠绿膏，服用生血补髓汤。

臂骱簇出，于上一手抬住其脱，一手按住其脉，踝先鞠其上，而后抬住其脱，拨一伸而上也。敷用生血散，棉包裹后，服生血补髓汤而安之。

手骱迭出，一手按住其五指，其旧手掌鞠起，手骱捺下，一伸而上也。此乃会脉之所，必用宽筋活血汤。骱出不用挪扎，惟此则用挪扎。先将鼠绿接骨散敷之，棉布包裹，用杉板一片接住患处，共享杉板四片，长三寸，扎七日可放。手指则有三节，惟中节出者有之，易出易上，两指捻伸而上也，用活血汤（即止血散），不捻，最疼痛也。

大臂与小膊伤折，与大腿、小膀同治。惟药引下部则加牛膝、木瓜，上部则加桂枝。有枪戳者，看其伤处致命不致命，伤处口深不深。致命处伤不深，亦不为害。若伤在腹，必探其深浅，恐伤深于内脏者，难治。血不外出而入腹者，亦难治。伤口直者，先取止血定痛，即止血散敷之。深者，将针探之，干掺药其口，待其血水流空，再将生肌散封固，内服护风托里散而愈。

有刀斧磕伤头额者，防其寒热，一则护风为止。大抵要诊，脉沉细者，生；洪大者，死。伤于硬处者，看其骨折否。软处，看其内之浅深。损骨先疗骨，伤肉则生肌散。刀斧磕伤比簇处不同，敷用生肌散，服用护风托里散。

有以刀自勒其喉者，观其刀之平不平，而有弯则深，不弯则浅。左为气喉，右为食喉。食喉者，可治。而二刀勒者易治，一刀勒者难治。若伤其食喉者，先将油棉缝合，次将生肌散封固，内用护风托里散而安。水喉若伤，则死。

肚腹皮伤而肠外出者，此症虽险而无害。治者当去其指甲，恐伤其肠而反受其害，此人患必死。凡内脏不伤，若饮食照旧如常，可保终吉。用纺车一部，于患处顺摇，勿使风伤，将患揉上后，取油棉缝合，将生肌散敷之，后服通肠活血汤而安。

人之十指最难，若使伤其一指，则连心才痛难忍，中指与诸指不同，犹难，最易染破伤风，先将止血散敷之。如人咬伤者，必捏去牙根毒气，而急投护心散以安其心。若犯破伤风，急以飞龙夺命丹。且刀斧所伤者易，惟人咬者难。有毒即服退毒定痛散，如病人咬伤其中指者，十有九死，则难治矣！

有骨碎如粉者，看其伤处，碎则必取碎骨，不破，则钻骨散穿取后，将生肌散封固，内服生血补髓汤而安。如若有破骨不尽而不愈者，须用心看取，自然愈也。有失枕卧，而失者一时之误失，使其低处坐定，一手扳其首，一手扳其下颏，缓缓而伸上也。其数条者，略谈其意，学者要验法，必择贤者传之，使其坐定，逐一细讲，其术牢记在心，正所谓口传心授。大抵骨损在于挪缚，用杉板取其轻热也。此数方之要药，药金不可多得。折损者，皆在此药。有制度之法，煎剂则有活法，不可执一。俱有染前症而得此病，而必兼用药，其上骱之术，可执一言而足也。亦要先辨别其骱头，术不可轻也。

外有促筋、失筋、失枕、刀斧磕伤，骨碎骨补之奇，亦要讲言之。大抵舒筋用宽筋散煎汤熏洗为主，手足皆然，在于指，指动者，则此筋动也，用汤洗，微微缓动伸舒也。

接骨诸便方

夫自然铜者，接骨之要药，除敷不用，不可忘之。续断、加皮，相信活血止痛。当归、红花为上。青皮、枳壳理气为佐。破血，木通、桃仁为君。补血，以生地为最。若要散风，必理气为先。足必用木瓜，手必用桂枝。在于家传用药，必宜随时制度，务要道地。

附诸要方

紫金丹： 自然铜　补骨脂　乳香　没药　大黄　归尾　血竭　黄麻灰　木耳灰　乌药　麝香　以上等分为末，每服好酒送下一分，其骨自接。吐血者一分。妇人血崩，酒浸，童便服，重者不过三服。

按堕车落马、打扑闪肭、剑伤刀破，皆损伤也。其症血肉筋骨受病，不在气分，专从血分，大要宜分血之虚实。如破皮而出血过多者，血虚也，宜兼补而和之。如皮不破而积瘀血者，血实也，宜破血和伤而攻之。出血之脉虚细者生；数实大者，死。损伤瘀血，服满脉强者，生。细弱者，死。俗医损伤惟指瘀血停滞一症，故予以并载之。

和伤活血汤： 治损伤瘀血在内，腹胀壅肿，暗青痛，昏闷一似死者，最重服之。山甲　归尾　红花　苏木　生地　灵仙　加皮各二钱　川芎　乳香　没药　花粉各五分　甘草三分　桃仁四十九粒　血竭三分　大黄五钱　以上用水、酒各一碗煎，加童便一盅服，泻出瘀血为要，效后服活血丹。

活血丹： 桃仁　红花　刘寄奴　当归　加皮　山楂　地鳖虫（酒浸，煅）各四钱　淮膝三钱　元胡（醋炒）三钱　降香末　丹皮　香附　冬术　凌霄花　青皮　苏木　尖槟榔　枳实　三棱（醋炒）　赤芍　威灵仙各三钱　乳香　没药（去油）各一钱　大黄（陈酒煮干）　前法制为末，每服一钱，壮者三钱，陈酒送下，核桃四五枚过口。

透骨丹： 治伤骨髓，或阴天作痛，或远年四肢沉重无力，此药主之，神方也。闹洋花子（火酒浸三次，童便浸炒七次）一两　乳香　没药（不去油）　爪竭各三钱　为末，再加元麝一分，收贮封固，每服三分，壮者五六分，不必用夜膳，酒服尽量醉晕，用猪肉过口，或用豆腐过口，有微汗为效。忌房事、酸、寒、茶、醋等物。血弱者五日一服，壮者三日一服。

还魂夺命丹： 地鳖（去头足，煅）五钱　归尾（炒）三钱　红花三钱　古文钱（醋炒）一个　雄黄一钱　麻黄灰三钱　麝香五分　乳香（去油）三钱　桃仁十粒　为末，收贮。临危灌入即活，要吃食，乃血药散清爽之验。或一日内，或一夜内，可进三服，下药时先用吹鼻散取嚏，若牙关紧闭，必用开关散，后进此药，恐其吐出，须用手抬下颏，逐匙送进。受药可治，不受药死症也。

虻虫散： 治打伤，瘀血在内着骨骱，妊妇忌之。丹皮一钱　牛虻（晒干，去足翅）三十个　研末，每服酒下。

升药： 花蕊石（碎黄煅）　胎骨（焙研）　胡粉　以上为末，加冰片少许，敷上立效。

敷药： 大黄一钱　糯米（炒焦）二合　乳香一钱　白芷一钱　为末，敷之，外纸封。皮破，加血蚓。

入骱后活血方： 苏木　红花　骨碎补　自然铜。

生肌散： 寒水石一钱　赤石脂三钱　血竭三钱　乳香三钱　没药三钱　鼠拌石灰三钱　为末，干用，菜油调湿则干掺，其妙如神。

封药方： 刀斧重伤。连翘三钱　蓖麻肉二钱　神曲二钱　血竭一钱　龙骨一钱　乳香一钱　没药一钱　儿茶一钱　降香一钱　冰片少许　轻粉二钱　为末，掺之立应。烂脚不可治。

煎剂方： 或破伤肌骨，进风发热用。红花　桃仁　荆芥　柴胡　当归　防风　苏梗　白芷　赤芍　丹皮　川芎　细辛　食远服，宜出汗。

治跌打损伤，或破头面皮，出血不止，两脉不起，昏迷不醒。用此方：红花　当归　加皮　细辛　川芎　赤苓　远志　枣仁　乳香　没药　升麻　苏梗　酒煎服，尽量饮之。

内托打伤，瘀血在内： 五灵脂二钱　腹皮一钱　没药二钱　酒煎，食远服。

打伤，眼睛突出： 红花　当归　细辛　川芎　白芷　连翘　生地　木通　陈皮　寄生　赤芍　灵仙　加灯心，水煎服。

入骱接骨方： 川乌二钱　肉桂二钱　牙皂二钱　麝香二钱　葱头七枚　韭根七根　酒药四丸　以上用乌骨鸡一只，将药和饭入鸡，烧酒、社醋各半盅，乘热时用青布扎痛处，用熨斗隔布外熨之。又用三白酒三斤、胡桃半斤，煎滚盛于盆内，罩熏五次，自接其骨，自入其骱，自止其疼痛矣。

打伤背脊用秦艽丸： 红花一钱　当归三钱　丹皮三钱　赤芍一钱五分　杏仁三十粒　苏叶一钱　羌活一钱　肉桂八分　秦艽八分　续断一钱　加皮二钱　然铜三钱

元胡三钱　灵脂三钱　苏木三钱　以上酒三碗，煎服。忌服蛋、面食、栗子，气重等物。

跌打腰痛柴胡方：此方医钱友巨效，验过。红花一钱　当归二钱　柴胡一钱　地龙三条　苏木二钱　山药一钱五分　黄肉一钱　杜仲三钱　丹皮二钱　胡桃四枚　泽泻一钱　骨脂三钱　川断一钱　用陈酒二碗煎服。

沉香化气丸：气门用。沉香一钱　木香一钱　香附一钱　枳壳二钱　陈皮一钱五分　红花一钱五分　当归三钱　丹皮二钱　软痰，加胆星一钱、薄荷一钱。寒热，加白芍一钱、黄芩一钱。口渴，加麦冬一钱、桔梗一钱、砂仁一钱。水、酒各一碗煎服。

镇心丸：治心坎受伤。红花一钱　当归一钱　然铜三钱　枳壳一钱　广皮一钱　香附一钱　乳香五分　没药五分　灵脂一钱五分　琥珀五分　元胡一钱　千年冰（即头砖，煅）三钱　远志三钱　神曲三钱　辰砂五分　砂仁五分　水煎服。

青皮汤：肚肠伤用。青皮一钱　当归一钱　苏木一钱　丹皮一钱　腹皮一钱　木香一钱　乌药一钱　枳壳一钱　红花一钱　厚朴一钱　苍术一钱　灵脂一钱　大黄一钱　三棱一钱　赤芍八分　桃仁十五粒　木通六分　乳香二钱　没药二钱　元胡二钱　酒煎，冲大黄服。

九龙汤：散瘀血，用破下之法。琥珀一钱　当归一钱　红花二钱　赤芍一钱　丹皮一钱　杏仁四十五粒　苏木一钱　乌药一钱　元胡三钱　灵脂二钱　然铜二钱　木香八分　土狗（醋炙）三十个　酒煎，冲葱汁、童便服。

牛膝汤：归尾一钱　赤芍一钱　加皮一钱　灵脂六分　红花一钱　木通一钱　申姜二钱　木瓜一钱　水、酒煎服。又方：同上用。甘蔗节四节　乌药八分　牛膝一钱五分　防风一钱　桃仁十粒　羌活一钱　地鳖十个　米仁二钱　腹皮一钱　酒煎服。

黑龙散：同上用。归尾二钱　桃仁一钱　丹皮二钱　赤芍一钱五分　赤小豆一钱　乌药一钱　乳香一钱　没药一钱　黑丑一钱　骨补一钱　沉香一钱　地龙干一钱　白芷一钱　木香三分　木瓜一钱　加皮一钱　虻虫七个　为末，每服三钱，酒下。

回生丹：破血清理气。牛黄　琥珀　沉香　麝香　地鳖　地龙　龟头　土狗　千年冰（醋煅）　万年霜（即头羹饭）　牛黄　为末，每服一钱，陈酒送下。

接骨丹：黄牛髓一两　地鳖虫二十个　乳香三钱　加皮二两　骨补一钱五分　没药三钱　古文钱（醋煅）一文　乌骨鸡（闷死，去毛，洗净。用胡桃一两，入鸡腹内，用三白酒三斤煮干，去椒，瓦上炙燥，和药）一只　为末，每服三钱，白酒送下。

飞龙夺命丹：治跌打，昏迷不醒在地，不开口，不饮食，大小便闭。

生肌散：寒水石（煅）一两　赤石脂三钱　白石脂三钱　血竭五钱　乳香二钱　没药二钱　鼠拌石灰一两　用赤剥小鼠五只，将石灰拌，打烂为末，干用，菜油调敷。

补血顺气汤：归身一钱　红花三分　生地一钱　熟地八分　川芎一钱　黄芪七分　山楂一钱　熟艾一钱　白术八分　陈皮一钱　青皮七分　枳壳二分　香附八分　杜仲

八分　白芍一钱　加皮八分　然铜五分　水二碗　大枣一枚　煎八分，食远服。

明目生血丸：目之要药。甘菊八分　生地一钱　当归一钱　川芎八分　枳壳六分　防风七分　羌活八分　连翘七分　山栀一钱五分　细辛七分　薄荷七分　荆芥八分　甘草三分　白芷一钱　茯苓八分　白蒺一钱　谷精草八分　水二碗，灯心煎服。

接骨散：羌活一两　独活一两　防风一两　荆芥一两　川断一两　官桂五钱　白及　乳香五分　没药五分　加皮八分　马鞭草一两　皂荚子二十粒　自然铜一两　为末，酒调敷，冲服。

活血止痛散：疏风后用此。当归八分　红花五分　川断七分　羌活八分　防风六分　独活八分　荆芥八分　苏木一两　桃仁八分　木通七分　乌药七分　川芎七分　陈皮七分　乳香一钱　没药一钱　甘草三分　加皮一钱　白芍八分　水煎服，加灯心送下。又方：麻灰一钱五分　毛竹节内片（煅）　为末，名夹棍药，好酒送下。又方：雄黄　申姜（煅）　为末，好酒送服。若骨碎，其骨自响而愈。

被杖内伤：将糙米杵粉，用醋调，厚青布摊贴，干再换。此方海上传来，真奇方也。

箭锋伤：狗橘栗子五钱　当归二钱　生山栀　桃仁（打碎）三十粒　羌活二钱　以上用陈酒半斤煎服，取汗为妙。

黎洞丹：子羊血拌藤黄，摊在盆中，三七日以儿茶、竹黄、血竭、大黄各四钱　乳香、雄黄各二钱五分　牛黄、冰片各四分　炼蜜为丸，如黄豆大，伤损，每服三钱。

杖后止痛方：龙须草一两　大黄三两　上味入油煎焦枯，去渣，加樟冰一两五钱　麝香四钱　冰片四钱　降香一两　乳香五钱　没药五钱　然铜一两。

青囊书终

接骨全卧丸、散、膏、丹及诸汤方

止血定痛散：血水涌流，不可惜药贵重，将药一捧掺上即止。白芍脂一两　血竭五钱　儿茶一钱　黑豆三合　降香三钱　五倍三钱　蕊石三分　矿石灰五分　各为细末用之。

七厘散：地鳖四钱　乳香、没药各二钱　归尾、血竭、申姜、大黄、硼砂、然铜各一钱　麝香五分　为末，每服三分，老酒送下。研，桐油调敷一伏，洗去，贴红玉膏自愈。

内鬼代杖丹：黄麻灰、木耳灰、无名异各一两　乳香、没药各一钱　为末，炼蜜为丸，重三钱，朱砂为衣。临服，酒磨下一丸。最能护心活血，如未服鬼代杖丹，后急用。

鬼代丹：杖后急用。归尾二钱　红花一钱　赤芍一钱　加皮二钱　肉桂五分　川芎一钱　苏木二钱　牛膝一钱　麻灰二钱　酒、水煎服。

外鬼代杖丹：生南星　生半夏　山奈　草乌等分　为末，生猪油去筋膜，研烂，揩涂，刑杖不痛；如不杖，甘草汤洗自解。

杖丹方： 黄柏一两　乳香　没药　轻粉各五钱　为末，井水、蜜调敷。

冯江南杖丹方： 积尔灰底下者，童便浸，煅七次，研末，桐油调抹。加黄柏、南星、半夏、天灵盖、狗脊（煅）　为末，名挽捶膏。

夹棍痛甚者： 用螃蟹一只，瓦上炙脆为末，每服三钱，酒送下，其痛立止。

鬼代杖丸： 徽州酒药研末，稀面为丸，弹子大，辰砂为衣。临杖，酒化下。如不杖，用饮凉水解。

鬼代丹： 刑宪衙门不可无，加毛竹节煅存性，乃为全方。胎元（炙过）一个　黑狗对前脚顶骨（酥炙存性）一副　麻灰　麝香　乳香　没药各五钱　以上为末，蜜丸，桐子大，每服三钱，好酒送下。小便不通，加通草。身痛，加黑漆、木瓜各五钱，蒌仁一两，秦艽一两，同煎，老酒送，不可轻用。

木香丸： 红花一钱　当归一钱五分　赤芍一钱五分　桃仁三十粒　苏梗一钱　木香一钱　元胡一钱　灵脂一钱　然铜一钱　广皮二钱　枳壳一钱　大黄一钱　川芎一钱　杜仲一钱　故纸一钱　乌药一钱　地龙三钱　童便炙。

救珠散： 乳香二钱　没药二钱　冰片三分　血竭二钱　赤石脂二钱　用井水将前药点血筋，次用旧青绢温汤挪上，然后用药。

初杖方： 用白鹤花揉软，贴之便着，重者只在一二日内即好，不须别治，其用热水揉软。又方：矿灰化水，倾出他物，内用菜油绞厚，敷上立愈。又方：蛇怕草，或晒干，或炒为末，菜油调敷，瘀血立散，绝妙。

又狼兵方： 梧桐叶醋煮软，温水洗净，拭干贴上，作痒为愈。

又方： 初杖时用。酒枚糟拌莱菔子，研末涂伤处，油纸护，扎一宿，拭干去，随用五倍子、降香等分为末，日掺二三次，不过三日平复。

将军散： 治跌打丹田脏腑，大小便闭，内有死血，肚硬。大黄、当归各一两　厚朴二两　桃仁四十九粒　红花、乌药、木通、灵脂各一两　元胡一钱　木香、然铜各五钱　水七碗，煎三碗，加童便一盅，葱汁半盅，冲服一碗。如肚硬不通，再服一碗。如大便连下四五次，哈米汤止之。

纽落川方： 归尾三两　申姜五钱　苏木一两　红花五钱　青皮五钱　陈皮五钱　桃仁五钱　赤芍五钱　枳壳三钱　生地五钱　甘草一钱　加皮一两　补骨五钱　地鳖七个　然铜二两　牛黄三钱　麝香一钱　地龙五条　莉子一钱　沉香七钱　木通五分　琥珀三钱　羌活一钱　川芎四钱　辰砂一钱　麻仁三钱　桃仁七粒　广皮六钱　泽兰五钱　元胡五钱　木香八钱　乌药二两　胆星一两　大黄三两　灵脂二两　车前四钱　砂仁一两　枣仁三钱　牙皂三钱　千年冰二两　皂角刺三钱　凤凰衣五钱　以上俱为末，蜜丸如龙眼核大，辰砂为衣，黄蜡为壳，入瓷瓶，不可气出。即病人晕死，只消一匙送下，立醒。三白酒送下。此方药灵，不可轻视，又不可轻易传人也。

舒筋散：木瓜、米仁、桂枝、申姜、红花、加皮各一钱　郁金六分　木通八分　松节三个　寄生一钱　地龙七条　风藤一钱　老酒煎服，忌食面。

七厘散：治跌打行药。巴豆（去油）五钱　黑丑五钱　槟榔四钱　大黄五钱　木香五钱　麝香五分　挂山如五钱　乌药四钱　广皮五钱　木通五钱　厚朴四钱　赤小豆五钱　共为末，生蜜为丸，三日者七厘，五六日者一分，七八日者不用，忌葱。

十全大补汤：人参五钱　红花三钱　白术一钱　茯苓一钱　当归一钱　升麻四分　生地三钱　黄芪三钱　骨补八分　酒煎，加桂圆四个，取活鸡一只，取皮包住阴囊，将油棉缝合，封药敷之，立效。以上七厘散不可轻用，十全大补恐未全。

代痛散：即麻药。川乌二钱　草乌二钱　乳香一钱　没药一钱　桃末三分　为末用。

长肉粉：无论诸般刀斧伤，不能收敛者，敷之有效。龙骨一两　儿茶三钱　珍珠一钱　冰片五分　爪竭五分　麝香五分　牙硝三钱　为末掺。

提气活血汤：川芎七分　桔梗一钱　红花五分　当归一钱　羌活八分　白芍八分　陈皮一钱　苏木一钱　川断一钱　桂枝五分　黄芪一钱　加皮一钱　甘草三分　然铜一钱　枣仁二枚　水煎。

补肾和气汤：黄柏八分　知母八分　当归八分　红花七分　川断一钱　杜仲七分　枳壳七分　青皮七分　陈皮一钱　香附七分　白术七分　木通八分　牛膝七分　加皮一钱　五味一钱　白芍七分　茯苓八分　加大枣三枚，煎服。

喘气汤：川芎六分　白芷五分　桔梗一钱　杏仁八分　陈皮七分　桂枝七分　葛根七分　甘草三分　竹沥五分　青盐五分　皂荚五分　水煎，临卧服。

吊嗽散：川芎八分　桔梗一钱　羌活八分　半夏五分　桂枝七分　甘草三分　白芍七分　桑皮八分　皂荚末八分　水煎服。

生血补髓汤：当归一钱　红花五分　生地一钱　熟地一钱　干姜七分　丹皮八分　白术一钱　川断一钱　香附一钱　黄芪一钱　熟艾八分　川芎七分　白芍一钱　枳壳一钱　牛膝七分　羌活八分　独活八分　茯苓一两　防风八分　荆芥一钱　甘草三分　杜仲八分　加皮七分　然铜一钱　加枣子三枚煎服。

壮筋续骨丹：羌活、独活、防风、当归、红花、花粉、香附、木通、枳壳、青皮、乌药各一两　荆芥四钱　桂枝五钱　川断二两　桃仁五钱　牛膝、白芍各一两　木瓜、神曲、麦芽、川芎各五钱　柴胡三钱　元胡一两　黄芩二钱　生地、陈皮、白术各一两　甘草五钱　加皮二两　杜仲五钱　丹皮、然铜、地鳖各一两　为末，砂糖调热酒过口，每服三钱。

染烂散：轻粉三分　信石一分　研末用之。

羌活散：羌活、独活、川芎、红花、加皮、碎补、熟随子、川断、小茴各一两　秦艽、桃仁各五钱　木香、防风各二钱　杜仲三钱　为末，红糖调服，老酒送下。

八仙丹：巴霜二钱　然铜五钱　炮姜五钱　血竭五钱　月石三钱　半夏三钱　生大黄五钱　乳香三钱　没药三钱　归尾五钱　无名异五钱　为末，每服酒下一钱。

象皮膏：治骨断皮破。生地、当归、大黄、川芎各二两　肉桂二钱　红花、川连、甘草各五钱　荆芥三钱　白及　白蔹五钱　先用片香一钱溶化，即入炒，药片同熬浓，柳条搅入。待色枯，再下黄苦、白苦各三钱。又将及、蔹末同麻油一斤同煎，滚久，用麻布滤清，倾入水缸，药渣倾去，候油完，将胶在水中捻长作段，渐入大锅内溶化，膏沸，水气油花泛满锅，直看红花黄色渐渐化尽，其膏面滴入水中，试看老嫩，得法为度。加百草霜二两收膏，配细药摊贴。土鳖一两　血竭　龙骨　象皮　没药　乳香各五钱　螵蛸三钱。

九龙散：治远年内伤，遍身筋骨疼痛甚者，三服而愈。人中白　自然铜　归尾　苏木　红花　儿茶　牛膝　乳香　没药等分　为末，每服三钱五分，轻者一钱五分，老酒下，以醉为度，宜汗妙。

宽筋活血汤：治夹打损伤，再宽筋散煎汤熏洗，敷接骨散，棉布包裹，外伤有碎骨，取出妙。羌活、独活、防风、荆芥各八分　当归一钱　花粉八分　红花五钱　苏木一钱　杜仲七分　乌药八分　香附、桃仁、牛膝、枳壳各七分　加皮、木通、川断、然铜各一钱　甘草三分　水、酒煎服，加灯心。

通肠活血汤：枳壳八分　桃仁五分　陈皮七分　青皮八分　乌药七分　元胡一钱　川断七分　羌活　独活七分　当归一钱　红花五分　茯苓一钱　苏木八分　川芎七分　大黄一钱　木通七分　加皮　然铜五分　加葱，酒、水煎，热服。

护心丸：牛黄五分　辰砂分三分　血竭一钱　乳香、没药各三钱　为末，蜜丸如豆大，每服三丸，好酒磨化。

退毒定痛散：连翘　羌活　独活七分　防风八分　花粉七分　当归一钱　黄芪八分　川胆七分　乳香　没药一钱　银花七分　甘草三分　川芎、加皮各八分　然铜七分　水煎服。

钻骨散：将蝼蛄打烂敷上，即蝼蛄头晒干为末，井水调，敷上。

金枪碣铁散：降香一两　五倍子五钱　然铜五钱　为末，有血者敷干，用菜油调。

宽筋散：羌活一两　独活一两　防风二两　荆芥四两　当归一两　大茴五钱　红花一两　木通一两　枳壳一两　青皮一两　乌药一两　小茴五钱　官桂五钱　白芷一两　甘草一两　灵仙一两　粗末，加葱头同煎，布包熏洗。

破血散：姜黄一两五钱　花粉三两　赤芍三两　为末，少许掺上，或调敷。

接舌方：治大人、小儿偶含刀在口，舌割断，舌头垂落未断，用鸡子壳内白皮袋住断舌，调敷破血散涂舌根，断处以蜜调和，蜡稀调敷在鸡子皮上，取性软薄，能透药性也。如在口溶散，勤添敷，三日舌处接住，方可去鸡子皮，只用蜡蜜调敷，七日全安。学者观此，则知活法变通，妙在用，不在师传之，巧如无速，以金枪参治。

代痛散：即麻药。川乌、草乌、乳香、没药各一钱　为末，敷患处。

金枪方：用紫檀香一味，为末，敷之即愈。

破血丹：花粉三两　姜黄一两　白芷一两　赤芍二两　为末，用蜜调敷。

接骨全骱书终

伤科诸汤方

接骨全骱书附录

药箭伤痛：用麻油灌之，使药毒不行，绝之止痛。

顺气活血汤：当归、生地、羌活、红花、牛膝、桔梗、陈皮各一钱　甘草三分　水、酒煎，加砂仁。

行气活血汤：伤左右两边用。青皮、羌活、当归、红花、苏木、生地、杜仲各一钱　木香、陈皮、丹皮、木通、川芎各八分　甘草三分　水、酒各半，加砂仁煎服。

调气药酒方：当归、羌活、红花、杜仲、碎补、牛膝、羊藿、木瓜各二两　川断、陈皮各一两。

五香没药：大茴三钱　木香一钱　当归二钱　独活三钱　没药二钱　元寸二分五厘　紫金皮二钱　小茴二钱　草乌二钱　然铜二钱　骨皮二钱　沉香一钱　川芎二钱　南木香二钱　甘草二钱　白芷二钱　赤芍二钱　乳香二钱　爪竭二钱　羌活二钱　肉桂二钱　川乌一钱五分　虎骱三钱　碎补二钱　山甲二钱。

枪伤敷药：降香一两　五倍子三钱　人参七分　象牙二钱　为末，敷。

金枪药：白矾、松香各一两　儿茶三钱　血竭三钱五分　象皮（切片，和糯米炒脆，研末）冰片五分。

煎药方：归尾一钱五分　碎补三钱　然铜七分　羌活三钱　独活一钱　生地一钱　川芎一钱　青皮一钱　赤芍一钱　枳壳一钱　桃仁三钱　杏仁三钱　丹皮一钱　枳实一钱　加皮二钱　乳香七分　没药七分　苏木四分　贝母七分　干姜七分　杜仲一钱　上部加柴胡一钱，下部加牛膝一钱，肚痛加大黄三钱，陈酒三碗煎，加童便一盅冲服。

附录诸方

宽筋散：生葱（切断用上）一条　杜仲二两　荆芥二两　当归一两　锉末，每帖五钱，用水五碗，为则看伤处多少加减之，煎汤熏洗，五碗约煎三碗，去渣，五钱至一两，七碗至八碗。

仙正散：治男女骨断，用煎洗后整骨，不破，黑龙散敷之，若破，用风流散填涂后，用黑龙散敷。肉桂二钱　当归二钱　荆芥一两　苍术一两　防风一两　白芷五钱　元胡五钱　赤芍五钱　锉散，每次五钱，用水五碗，干荷叶二张为则，煎至三碗，去渣。于损处熏洗，及冷水脚筋脉拘急，屈伸行步艰苦，用此药热蒸，将被盖暖，温熏洗。

黑龙散：治跌打损伤，筋骨碎断簇出。先将宽筋散或仙正散，看轻重煎洗，拔伸整擦，筋骨相续平正后，即用生姜汁或生地汁和水调稀，酒浆和之亦可，将皮纸看伤处大小，薄摊贴之，次以杉木皮约指大疏排，周匝小绳三度缚之，要紧，三日一次，如前淋洗换药，摊贴裹，不可去夹，毋令摇动，俟骨生牢，碎骨复如旧，方可揭夹。若被刀箭、虫兽等伤，或疮烂肌肉不生，生姜汁和水调敷。有破，则留口，以风流散调之。穿山甲六两　当归二两　丁香二两　百草霜五钱　枇杷叶（焙干）五钱　为末，姜汁水调，或生地汁调，用酒浆调亦可。

风流散：血竭（另研）二钱　灯心一钱　龙骨二钱　桔梗少许　苏木一钱　降香四两　红花二钱　乳香五钱　没药二钱　当归三钱　小鸡（重二两以下，去全毛，醋炙）一只　为末，每用少许压疮上，如遇损伤碎骨，立用黄泥封固，文武火煨干为末。皮肉破或破脑伤风，血流不止，多撮之，候血药干，再用清调涂疮口，宜备一料，必预备。

损伤匀气散：凡重伤者先服此药，匀气后服损药。茴香　青皮　厚朴　白芷　乌药　杏仁各五钱　陈皮　麦芽　前胡　桔梗　苍术　甘草各一两　为末，每服二钱，水一盏，姜三片，枣三枚，煎服。

护风托里散（即排风汤）：治男女虚冷，邪气入脏，狂言忘语，或精神错乱，刀斧磕伤，跌扑，破伤风，角弓反张之凶候，服之而安。官桂　当归　白鲜皮各一钱五分　白芍（炒）一钱　杏仁一钱一分　防风一钱一分　川芎一钱一分　白术一钱一分　麻黄一钱一分　独活一钱六分　茯苓一钱六分　锉散，分二帖，每服水二碗、姜三片煎，分食远服。

黑丸子：治跌扑损伤，马坠，筋断骨碎，百节疼痛，瘀血不散，浮肿结毒，一切风疾，四肢麻痹，筋萎力乏，浑身倦怠，手足软弱，行走不能。妇人诸般血风劳损，并宜服之。每服二十丸或三十丸，用葱、酒下或茶下。孕妇忌服。白蔹一钱　白及四两　南星一两　赤小豆四两　川乌三两　牛膝二两　白芍一两　当归四两　碎补八两　五加三两　百草霜一两　星、归、补、膝、芍、赤用土产者，草霜釜下，取用研，醋和丸，桐子大，量大小加减服之，病在上，食远服。

当归活血汤：治筋断骱出，骨折，用此三服，然后服当归续骨散。黄芪　当归　白术　陈皮　甘草　苏木　白芷　生地　熟地　白芍　各等分　每服一两，水盏半，煎七分，病上，食后服。

当归续骨散：治筋骨寸断，瘀血壅滞，结毒不散，诸般等伤。泽兰　牛膝　当归

川芎　川断各一两　白芷　肉桂各五两　白芍五两　川乌三两　川椒三两　桔梗　甘草各四两　细辛五两　白杨皮（加皮不可代）三两　为末，每服二钱，酒送下。

乳香续骨散：治损伤，败血壅滞，肿烂疼痛，此药续筋接骨，验。肉桂　干姜三两　牛膝　姜黄　草乌　川乌四两　白芷二两　当归　苍术二两　桔梗一两　乳香八两　没药五两　首乌四两　碎补六两　白芍四两　木鳖六两　一方用海桐皮、赤小豆一升，炒为末，每服二钱，酒下。

寻痛清心丸：此方止痛清心，行气活血，神效。草乌　乳香二钱　没药二钱　五灵二钱　元寸少许　为末，酒浆丸，朱砂为衣，弹子大，每服三丸，姜汤磨服。

没药止痛散：治跌扑损伤，痛不可言。白术五钱　白芷　乳香　没药各二钱　当归　肉桂各五钱　甘草五钱　研末，每服二钱，酒下。

接骨定痛散：川乌（炮）　草乌（炮）五钱　地龙（去土）五钱　乌药　青皮　陈皮　防风各五钱　土木鳖五钱　灵脂　灵仙五钱　麝香一钱五分　碎补　小茴　牵牛　然铜　金樱　狗脊五钱　红娘子二钱五分　乳香　没药各五钱　禹年粮（醋煅）四两　为末，醋煮，面和丸，萝卜子大，每服三十丸，酒下。

小承气汤：大黄　厚朴　枳实。

当归导滞散：治一切打坠追压，腹中疼痛，患宜服之。大黄一两　归尾五钱　元寸五分　为末，以热酒调服，以瘀血痛利为度。不正，或心腹胀满，四肢无力，左右半身风痪，并宜服之。归身　桃仁　牛膝　碎补　紫金皮　真降香　无名异（酒煅）各二两　川断　蒲黄　大黄各一两　煨朴硝五钱　热汤泡，为末。

四物汤：熟地　当归　川芎　白芍。

五积散：白芷　陈皮　厚朴　当归　白芍　川芎　桔梗　茯苓　枳壳　茅术　半夏　干姜　麻黄　桂枝　甘草　姜、葱并煎为良，伤后积寒者宜之。

七气汤：治伤病复作，腰被拘急，痰嗽风劳等症。陈皮　桔梗　青皮　肉桂　三棱　藿香　益智　香附　半夏　乌药　羌活　独活　赤芍　降香　甘草各一两　为末，每服五钱，姜汤送下。

没药散：治刀箭伤，止血定痛，为末和敷。风化石灰　定粉各一两　枯矾三钱　乳香　没药各五钱。

又方：蜘蟥一个　巴豆半个　同研，敷伤处。微痒且忍，极痒难忍，即撼动拔之。以连众汤洗，用牛胆制石灰敷上。连众汤，即黄连、贯众二味。

金枪单方：治刀斧磕伤，破碎皮肉，紫檀香敷上即止。

花蕊石散：治一切箭镞伤中及跌扑损伤，疯狗咬或至死，急取此药掺之，其血化为水，再掺便活，更不疼痛。若内伤，血入脏腑，童便、酒服。若牛触肠出未损者，急纳入，用桑皮丝尖为线缝合，掺此药，血止即活。妇人产后，败血不尽，血迷血晕，恶血奔心，胎死腹中，胞衣不下至死，急以童便调此药一钱服下，恶物如猪肝片，终身无患血风血气。若上膈有血化为水，及时吐出，或随小便出，立效奇方。硫黄（上色者，为粗末） 花蕊石（打粗末）一两 上二味拌匀，用纸筋和胶泥封固，瓦罐子一个，内先入药，随密封罐口焙，龙干焙令热，放在方砖上，写八卦五行字，用炭一秤笼迭周匝，自己午时从下生火，令渐渐上辙，月坠下火上，直至经宿，火冷炭尽，又放经宿，罐冷取出研，用绢筛细末，瓶收藏，勿使出气，依法用之。

代伤酒：治同乳香续断散。当归一两 红花五钱 桃仁五钱 乳香三钱 料豆一升 没药三钱 木耳四两 枸杞四两 桃肉四两 大枣二两 锉，装入绢袋，用陈酒二十斤，煮一炷香，次七日服。

七厘散：地鳖 巴豆 生半夏 然铜 乳香等分 为末，每服七厘，酒送下。

黄孤山沉香化气丸（真方）：治一切气症。丁香 沉香 肉果 官桂 白蔻各四两 木香六两 檀香五两 山药 厚朴 丁皮 茯苓 半夏 南星 益智 甘草各四两 草果 三棱 蓬术 苍术 草蔻各六两 槟榔 菖蒲 枳实各八两 砂仁一两 青皮 陈皮 山楂各一斤 良姜六两 卜子二升 紫苏二升 香附十斤 三十三味为末，每药末与黑丑末同兑，和醋调丸桐子大，每服三十五丸，姜汤下，或百丸亦可，如不利，再服，以利为度。

异方木香槟榔丸：理气宽胸，破痰逐饮。槟榔一钱五分 木香二钱五分 丁香二钱五分 蓬术二钱 三棱二钱 黑丑（生二钱，炒二钱） 巴豆（去油，醋煮二次）二钱五分 晒干研末，面为丸，如桐子大，每服三五七丸，食远服，姜汤送下。虚者，不宜服。被酒伤，津液下。赤痢，甘草汤下。白痢，干姜汤下。呕吐，藿香汤下。心脾痛，木香汤下。腹痛，姜汤下。小儿疳积，卜子汤下。常服陈皮姜汤下，临卧服。

夹棍后痛煎方：羌活六分 独活四分 防风一钱 牛膝一钱五分 加皮八分 红花五钱 当归一钱 木瓜一钱 用陈酒二碗煎服，再加白芷五分，服四帖痊愈。如夹后麻痛，用吊药方敷在脚背面块上，用丝棉扎紧外脚带裹，可四日愈矣。

吊药方：山栀六两 没药 乳香各五钱 神曲一两 飞面（炒）一两 酒调敷脚上，又一师治法。

背脊骨：凡人偶有登高坠下，兼跌扑损伤，不拘上下脊折者，看骷出否。若出又破者，将骨轻轻擎上平复，以止血定痛散敷之，及金枪散敷之。恐染破伤风，投疏风理气汤。若无寒热，服补中益气汤。如骨不出，又不破者，贴损伤膏，服吉利散，调理而愈。

膝盖骨破碎，将膝伸直，擎骨平复，用箆片照膝大小做一圈，将布卷于圈上，再用布四条扣于圈，连下缚之，着肉贴损伤膏，用布摊厚，不必换，即服止痛接骨丹治之，饮食用鸭煮烂，食汤汁，可食几只。患足放于床上，不可下床，半月后，用软棉放脚弯处，每日增高填起，如是后可以挽回，不然虽愈，恐不能行动。若急曲骨高，恐碎骨未长合，倘伤故也。痊愈，可放袜箍，不可冷水洗。

煎方：当归　羌活　丹皮　生地　乳香　没药　川断　陈皮　赤芍　红花　木瓜加皮　牛膝各一钱五分　甘草三分　发热加柴胡、桔梗各一钱五分。肿不退加黄芩，水、酒各半煎，空心服七八帖，用丸补愈。

阴囊破碎：人有伤碎阴囊而拖出外者，若子碎不治。否，以指擎进缝合，将金枪药封护。不发热，服吉利散，次服托里止痛散。若寒热，服疏风理气汤。若伤阳物，看小便，若不通，服琥珀散行之。若通，服吉利散治之而安。

治斩落四肢法：或有斩落臂脚者，此症其趁气血热，凑上为妙。凡伤处之血冷，则骨不能接矣，虽不死，然不能定其体也。如血热，急凑上，将止血散敷之，再以金枪散封护，内服托里止痛散调理而安。

鬼箭风神方：泽兰叶五钱　白薇三钱　穿山甲（炒）一钱。

窟法：治跌伤晕死，两脉不起，口不开，目不动，鼻中有气，用此法即活。附子一两　白杨皮一两　川乌一两　当归一两　牙皂一两　羌活一两　草乌一两　防风一两　荆芥二两　紫苏三两　加皮一两　独活一两　肉桂四两　落得打八两　泽兰四两以上药，用酒十五斤，将药入醋，掘地穴，六尺长，五尺深，将炭火十五斤煽红在地，候穴有红色，将酒、药、醋烹在炭上，以草荐盖上，将病人赤身，用被裹身，放在荐上滚之，如此四次，扶人在床上，用被盖好，然后服药用方。

又煎方：当归一钱　红花　赤芍　丹皮　桃仁各一钱　泽兰二钱　申姜二钱　川芎二钱　羌活二钱　木香五钱　广皮八分　酒煎温服。

吴氏秘传伤药方：真硼砂八钱　真血竭八钱　地鳖虫一两五钱　生锦纹八钱　炙归须八钱　单桃仁一两五钱　明雄黄八钱　滴乳香八钱　净没药八钱　自然铜一两五钱　台乌药八钱　净儿茶八钱　骨碎补一两五钱　原红花八钱　上燥当门子五分　漂辰砂一两　前十六味为细末，粥、油和丸，辰砂为衣，丸桐子大，每服七八丸，陈酒送下。

吴氏保珍膏：上安桂八钱　制南星八钱　净没药八钱　制川乌八钱　滴乳香八钱蓖麻子八钱　为细末入药，肉内摊贴伤处。

《验方》

撰人不详

诗云： 用尽工夫费精神，不可轻传与他人。悉得精通备急用，此穴果然值千金。

前为华盖穴，打者不醒人事，三日用药不妨，三日后无救，后发者十个月死。此症血迷心窍，宜用琥珀行血。（膏肓穴打中者，三个月死，其穴在咽喉下第三根骨节，属太阳膀胱经。左膏肓穴，右俞肺穴。后膏肓打中者，七个月死，其穴在右边胸下一寸二骨节。右边三焦俞穴，在上胶上一寸三分，肚脐为包肓穴，上名上胶空处，下左胶，右中胶。）后肺底穴打中者，九日而死，两鼻孔出血而亡，又拳泛发者，足一年必死。左边乳上一寸三分，名上气穴，打中者三十二日发寒冷而死，又发者一百六十日必死。乳下一寸四分，名下气穴，打中者三十六日死，又发者六个月死。乳下一分名为正气穴，打中者十二日死，又拳泛发者四十八日必死。

两腰腿中，左为肾经穴，打中三日必死。右为命门穴，打中一日半必死。右边乳上一寸三分，名上血海穴，打中者十六日吐血而亡。又拳泛发者，九十日必死。右边乳下一寸四分，名下血海穴，打中者三十六日下血而亡。乳下一寸两旁偏三分心中下，名为一计害三贤，心肝肺受伤打中者，七日而死，轻者十八日必死，又拳泛发者一百二十日至死。心口中名为黑虎偷心穴，打中者立刻眼目昏花，拳收气绝，不醒人事，即救不妨，医不断根，又拳发者，一百二十日必死。心口中下一寸三偏一分，名为隔肚穴，打中者一日必死，服药不断根，又拳泛者，一百零七日死之。心口中上寸，名为霍肺穴，执用打发，救好服药，医不断根，一百二十日死，此症不用行血之剂者不治，催人四十七日而亡。脐为气海穴，打中者二十日死。下一寸三分丹田穴，试中者十九日死，点中者十九日必死，重者八日而亡。丹田下一寸三分，名为水穴，试中者大小便不通，十二日满地滚死，又拳泛发者，一百六十四日死。左边肋脐毛中者，名为气海穴，点中者六个月死。水穴下一寸三分，名为关元穴，打中者五日死。右边肋脐毛中者，是血海穴，点中者五个月死。下一分名气囊穴，打中者四十二日死。右边肋梢软骨，名地门穴，试中者六十日死。下一分血囊穴，打中者四十日死。

头项心泥丸宫，打中者二日死，轻者耳聋头眩，六十四日必死。太阳太阴二穴耳下一分空处，名听耳穴，点中者，二十四日死。尾梢尽下一分，名海底穴，点七日必死。

两小腿中名鹤口穴，打中者，一年死。脚底板名涌泉穴，打中者，十四个月死。

一治眼睛打出：蓖麻子（打烂）四十九粒　左眼左太阳，右眼右太阳，擦上即收。

又方肠出：蓖麻子（打烂）四十九粒　擦上发际，即效。

小水不利方：畬糠三升　用水三碗煎好服药，小水立通，即效。

内伤方：胡椒五钱　乌梅五钱　线麻灰五钱　丁香五钱　木香五钱　青皮五钱
陈皮五钱　萝卜子五钱　为末，每服三钱，陈酒送下立效。

药酒方：妙甚，言不尽也。当归五钱　牛膝　白茄根　黄芩　何首乌　白术　熟
地　枸杞　杜仲　白芍　楮实子　五加皮　谷精草　故纸，以上各五钱　川芎　苍术
苍耳子　羌活　独活　秦艽　桔梗　桂枝，以上各色三钱　白茯苓五分　虎骨（麻油
制）一两　金莫子一两　火酒十五斤　老酒十斤　加胡桃肉半斤　连隔大乌枣肉一斤
大龙眼肉四两　此后三项另装袋，前诸药用一袋，将二袋并酒朕一枝火，三日后方可
取用，早晚用一二杯，第五日取起胡桃、龙眼肉、枣肉先吃，不可浸久，恐药酒反
酸矣。

牛黄膏：乳香二两　黄占三钱　白占五钱　丁香一钱　锡一钱五分　汞一钱五
分　松香一两　麻油二两　蓖麻子三钱　江子仁一钱　番木鳖七个。又方：松香一两
石膏五钱　板油一两。又方：板油四两　麻黄四文　大风子（去尖）四十粒　樟脑四
文　明矾枣大　斑蝥八个　姜汁三两　葱汁三两　广胶一条　麻油一杯　麝香（研粉）
五分

余药方：生山药　蓖麻子（去壳）　蜉蝣　捣和围上。

金不换方：能治诸病，伤风头痛，邪气等症，将药点眼头中，男左女右，忌妇人
有孕。冰片一分三厘　麝香一分三厘　神砂一分三厘　白硝三分　蟾酥一分三厘　赤
金箔七张　共为研细末，收瓷器罐内，用蜡封口，要用方可取，勿得出气。

神功跌打伤损验方：如遍身骨损筋伤者，用此方一服即见功效。麝香（伤重轻者
量用）一两　老姜（打汁）十片　香糟数斤　共捣烂炒热，敷患处即愈。若一遭夹棍
之刑，加肥皂仁，共打烂，敷之即愈。

伤头引经：荆芥、川芎为君，佐以防风、苍耳子开气。

咽喉：玄参为君，佐以红花、当归、降香开气。

胸前：桔梗引经，枳壳开气，红花、赤曲、降香、丹皮。

两肋：柴胡引经，木香开气，佐以青皮、桃仁、苏木、红花。

中脘痛：当归为君，佐以延胡索、红花、苏木，以芍药引经，厚朴调气。

如小腹：桃仁为君，佐以当归、红花、莪术，以青皮引经，槟榔破气。

如腰痛：姜黄　杜仲为君，佐以牛膝、木香。

如伤腿足：木瓜　牛膝引经，佐以苡仁、防己。

抱龙方：牛黄二钱　陈胆星三钱　冰片三分　朱砂六钱　金箔一帖　琥珀二钱
白附子（姜汁炒）四钱　天竺黄六钱　麝香三分　菖蒲（焙）二钱　半夏（姜汁炒）

一钱　乳香（去油）二钱　没药（去油）二钱　雄黄一钱　全虫（水净炒）三钱　姜虫（水净炒）三钱　硼砂二钱　四安息三钱　苏合油六钱　珍珠二钱。

英雄大力丹：凡祸不测，事出非轻，好酒先化一丸服，甚并棒打酷拷，甚至一日一夜，自无损痛。没药（去油）二钱　乳香（去油）一钱三分　川羌二钱　血竭二钱五分　独活一钱五分　地龙（去土净）三钱　川木鳖（土炒）三钱　川牛膝一钱五分　自然铜（醋煅七次）二钱　土木鳖二钱　无名子（醋煮）二钱　共为细末，蜜丸重三钱，化服一丸。如不打，将葱姜热服一碗即解。

神功接骨丹：月石　血竭　猴姜（制）　自然铜（醋煅）各一两　归尾　地鳖虫（制）各二两　生大黄三两　共为末，健人每服三分，好酒送下。如年深月久者，十服痊愈。新伤者亦可接骨，如跌打断骨重伤者，不知人事，先服闹羊花半分，好酒服，避风盖暖出汗为度，再吞是丹三分，好酒送下即愈。

跌打七厘散：桃仁　杏仁　乳香　没药五钱　硼砂　血竭　自然铜　地鳖虫　木香　巴豆各等分　细末，每服七厘。

又七厘散：地鳖虫　乳香　没药　生大黄（各制焙）各三钱　自然铜　血竭　生归尾各色二钱　骨碎补二钱　白硼砂一钱　巴霜一钱　每服七厘。

跌打抹药丹：土鳖（制）一两　自然铜（煅）六钱　骨碎补四钱　桃仁（去皮尖研）四钱　杜仲（盐水炒）二钱　归尾（酒炒）二钱　红花（焙）一钱　神砂（研碎）二钱　血竭四钱　麝香六分　乳香　没药各四钱　此药要好酒送下，胡桃饮酒尽量，每四五分，熟大黄四钱，共十三味，为细末留用，不可出气。

五马破曹跌打神方：川乌（要一两为妙，冬月将一半面涂上，火里煨热，夏月不用煨）一个　五倍子（面涂上，将一半火煨）五钱　甘草节五钱　麻黄（一半根、一半身）一两　草乌一两　共为细末，体弱者用三分，体厚者用五分，好生酒送下，照量饮，要出汗，不可见风，如若身弱，受药不住，姜汤解之。

金枪口刀方：藤黄四两　白蜡四两　用菜麻油一斤先熬熟，将二味入油，搅匀成膏，收瓷瓶留用。

寸香活命丹：五车古钱（醋煅七次）五钱　杜仲（酒炒）五钱　骨碎补一两　乳香　没药各一两　桃仁五钱　红花三钱　鹿衔草（晒）一两　硼砂二钱　好朱砂（明为佳）一两　血竭（明亮佳）一两　地鳖虫（制）一两　熟大黄五钱　归尾一两　真麝香三钱　山羊血二钱　用陈酒煮胡桃肉冲药饮，每服用五分，服此药忌生冷发物、面食之类，慎之慎之。

接骨神方：半夏一个　大土鳖一个（二味一处，捣烂炒黄色一两）　自然铜二钱　古铜钱二钱　二味烧红，醋淬七次，研细末和匀，用导带散二钱搅匀，热酒调服一钱行药，患处其骨自接，次日进神丹三分，导滞散五分，重者神丹亦用五分。

跌打损伤名为七厘散：可服三分，只用好酒冲服。相思根（即刘寄奴根）一两

苎麻根一两　金不换根（又名七重塔根）一两　雨蛤（阴干）一两。

跌打七厘散：土鳖虫　自然铜　半夏　儿茶　乳香　没药　硼砂　血竭　生熟大黄（各半）各色五钱　巴豆三十粒　共为细末，每服七厘，不可多用，陈老酒送下，倘行下泻者，用米汤止之。

八珍汤：川芎一钱　白芍　当归　人参　熟地　白术　茯苓各一钱　甘草三分能治调营卫，顺阴阳，滋养血气，进饮食，和表里，退虚热，为气血俱虚之大药也。

跌打伤手腿骨断者妙方：用老元鱼壳一个，放在火炭上焙至酱黄色时，用老醋头三盅，漫漫滴在壳上，候阴干醋，研末，老酒送下即愈。

九宝丹：治跌打遍身疼痛、腹胀瘀血等症，兼治黄病，如神。当归　五加皮　秦芁　丹皮　红花各四两　黄麻皮灰半斤　乳香　没药各一两　猴姜（去毛）六两　九味共为末，用瓷器收贮，每服二钱，好酒送下，服药以后，酒多饮几杯。

导滞散：治伤重，腹内有瘀血，服此药。生大黄三钱　归尾（酒炒）一钱　二味为末，每服用一钱，童便酒调冲服，若血不尽，再进一服可也。

如圣金刀散：松香七两　枯矾一两五钱　共为细末，用罐收贮。凡刀所伤，皮破筋断，飞血淋漓，擦上即愈。

打腿方：大黄三两　樟脑九钱　贝母九粒　枳壳五钱　用水调敷。

治金疮跌打损伤，皮破骨损敷之，即效如神。血流不止，药多些。黄狗头（火煅存性）一个　老松香半两　飞罗面四两　苏木　骨碎补各二两　乳香　没药灰　各五两　共为细末。凡遇刀斧所伤及跌打损伤，敷之血即止，如血不止，药多些，不可太过，包头抱热，不可见风。

消腰散：专治五劳七伤。棱术（土炒）三两　白芍药　丹皮　枳壳　谷芽各二两柴胡三钱　归身三两　茯苓三两　黑山栀一两　生甘草三钱　麦冬（去心）一两五钱水泛为丸，酒服三钱送下。

壮筋骨丸：大首乌四两　旱莲草四两　牛膝草三两　马料豆三升　柳木屉蒸二丸，诸药五六碗，将药在屉底内蒸九次方用。

舒筋丹：川芎二钱　当归四钱　赤芍药三钱　红花一钱　秦芁三钱　川断四钱加皮六钱　申姜四钱　玄胡三钱　香附三钱　广皮二钱　泽兰二钱　乳香二钱　没药二钱　头上伤者加川芎，下伤者加牛膝。

跌打损伤方：牛皮胶一两　干冬瓜皮（炒）一两　为末，每服五钱，热酒服下，再饮酒二三盅，暖卧微汗出，痛止一宿，接元气复旧。

止血金枪药：儿茶　血竭　龙骨　乳香　没药各三钱　降香五钱　赤石脂三钱共为细末，擦上即止。

神金散：此药能接骨，如打伤有肿，只宜少用。淮乌　白芷　赤芍各三钱　枇杷叶　芙蓉七两　韭叶连根一把　前药共为末，用自然铜、姜汁调敷患处。有肿用海螵蛸，将韭根打烂调贴，不可见水。若刀伤口，用蜜调贴，此药必是。折伤断骨，然后用此法，先以敷药于油纸上，量伤处大小长短整理，裹贴疮上，以杉木板夹伤处，不可移动，动则骨不接。倘皮破骨出，存性细看验。

护心丹：乳香　没药（俱去油）　地龙（去泥，酒洗焙）　土木鳖子（去壳焙研）　血竭　自然铜（醋制）各等分　为末，炼蜜丸，酒下二钱。受打不伤，如不打，将盐汤洗即解。

万应金疮药：取远年冷坑内砖一块，炭火内烧红，用社醋内淬七次，每两加血竭五钱，研无声，加去油乳香、没药各一两五钱和匀，将麻油洗去血，以药敷之，刀枪所伤，用此药。

葱罨法：凡跌打损伤，皮破血出处痛不可忍，乃风寒所著。将大葱一把杵碎，入盐少许，炒热罨痛上即止，冷再炒热再罨。

七厘散：血竭　自然铜各五钱　地鳖虫　硼砂各八钱　为末，红枣炖热为丸，每服七厘，用温粥汤送下。又巴霜八钱，同酒食。倘不止，将温粥送下即止。

接骨神膏：治手足骨折者。童鸡一只，带毛，放石臼内打烂，入酒酱糟再打如膏，敷罨患处，将嫩柳皮周围缚一遭，外用大柳皮缚一遭，任其热痒，切勿解去，过一昼夜去其缚，自接骨，神效。

封药：治刀斧伤，血出不止，神效。乳香　没药　轻粉等分　雄黄少许　同研细末，将菜油调涂患处，外用旧绢扎缚，如先用香灰等敷，或进内风作脓者，将甘草煎汤洗净，乃敷掺封药上，将旧伞纸揉软，量大小剪护，外用旧绢扎缚紧，止痛速愈。

桃花散：乳香　没药（各等分）一两　千年石灰一斤　灯心灰三钱　川大黄（切小块）八两　赤石脂（煅）一两　血竭　轻粉　头发灰　自然铜（煅七次）　龙骨（煅）各五钱　铜勺内入灰，同炒至红色，去大黄，用石灰盖，乳香一盖下，共研细，入磁罐内收贮听用。

接骨膏：两头尖（晒干为末）　绿豆（炒黄，研细，等分）　为末，将猪板油打和上药成膏，略热敷伤处，以糕匣板夹缚，骨咯咯有声，愈矣。

敷药方：治跌打痛。山栀仁（炒研）五钱　胡椒（焙研）一钱　紫荆皮（焙研）一钱　乳香　没药各五分　肉桂一钱　俱为末，将飞面、老酒糟同前药，捣烂如膏，敷痛处一日夜即愈。

胜金散：治遍身跌打疼痛。真降香末一两　归尾（焙研）一两　地鳖虫（制）二钱　共为末，烧酒下二分半。

冬瓜散：治跌打痛方。冬瓜（晒干）一两　牛皮胶（透明）一两　同入锅炒，候胶软断为小块，再炒泡松，取起候冷，研细，老酒下，砂糖调下亦可，服后再饮酒，被盖出汗，过一夜不疼也。

虻虫散：牛虻二十个，大而饱血者佳，晒干，研去羽，牡丹皮焙研一两，为末，热酒服二钱，血化为水。

壮筋骨丸方：当归五钱　红花三钱　杜仲（盐水炒）四两　大原顶三两　熟地三两　五加皮四两　沙苑蒺藜（童便浸一宿）六两　续断三两　枸杞子四两　玉竹（密水拌蒸）四两　胡首乌（制）四两　广天胶（蛤粉炒成珠）六两　申姜四两　川牛膝二两　共为细末，每服三四钱，淡盐汤送下，酒亦妙。

舒筋丸：海桐皮一钱　没药一钱　血竭一钱　木香一钱　肉桂二钱五分　牛膝二钱五分　虎骨二钱五分　防风　木瓜　天麻各二钱五分　乳香三钱　甜瓜仁六钱五分　沉香一钱五分　楮实子五钱　自然铜一钱　当归一钱　前为细末，炼蜜为丸，如弹子大，每服一丸细嚼，温酒送下，忌热物末，服药先饮酒半盅，后服药为妙。年纪五十以下者，加山漆四钱、胎骨二钱、自然铜二钱、割碎二钱。

飞龙夺命丹：乌梅（去核）八个　胡椒四十八粒　青皮　陈皮　丁香　木香各五钱　巴豆十六粒　各为末，研匀，入瓶收贮，每服三分，酒浆调下，如跌打伤重者不省，再将姜汁酒调更效。

护心保命丹：乳香　没药　当归　麦冬　香附　白芍药　五加皮　地榆（俱酒炒）各一两　连志肉（甘草汤泡）一两　为末，蜜丸如欠实大，朱砂为衣，每服一丸，砂仁汤送下，此丹治跌打伤垂危者。

脱力劳伤药酒方：大生地一两五钱　白芍药（酒炒）一两　川牛膝（酒炒）八钱　厚杜仲（盐水炒）六钱　秦艽七钱　川续断（酒炒）七钱　当归八钱　红花五钱　五加皮（水净）一两五钱　用好酒一坛，加胡桃肉八个，蒸熟，阴三日后服之。

接骨神方：将要喙破、未出之卵，在瓦上多炙，后去壳去毛，再用象皮、千年木成灰，一同捣烂，摊在青布上，捆患处即愈。

跌打损伤：用九龙草成末，只须一钱，将炭红炙热，其地摆就椅凳，令患人坐上，以三四条棉被裹密，黄昏时用前药二分，好陈酒尽量服之，半夜再用三分，仍如前服，五更再用五分，仍如前服，周身汗透，天明即愈。

金枪药：将小鼠一窝，每个加水银二分、石灰二钱，放在猪尿泡内固口煮熟，取出打捣烂，再炙干为末。

跌打没药方：苏子　胎骨　红花　龙骨　山羊血　落得打　地鳖虫　竹叶小青　虎骨　地龙各等分　为末用。

金枪止血封口丹：真象皮一两　绯丹三钱　千层蚌壳一个　血竭五钱　黄蜡八钱　密陀僧三钱　白蜡八钱　以人乳煎熬诸药之渣，轻粉收。

逍遥散补方：顶头鼠尾四两　粉丹皮　白归身　白芍药各二两　鲜玉竹四两　白云苓　淮山药　枣仁　杜橘红　金石斛各二两　麦冬　黑山栀各一两　炙甘草三钱　或蜜丸，或水泛，或煎膏，俱可用。

加减逍遥散：莪术（制）　茯苓　归身各二两　丹皮一两　黑山栀一两　柴胡三钱

生甘草三钱　白芍药一两　谷芽一两　枳壳一两　麦冬　共为末，水泛为丸，每服三钱，空心白滚汤送下。治胸膈不宽，一切虚症损伤症痊愈，将此药调理。

刀斧伤出血不止者用此方：荔枝（烧灰）　降香末等分　敷上即好。

金枪药方：治刀伤竹木石伤，一切割碎跌破等伤，兼治虎咬、蛇咬、狗咬、蜈蚣咬等毒，不论俱水涂之，止痛止血，即便收口，奇验。松香一斤　生半夏八两　白术一两　雄精五钱　此药要在五月五日午时合，不可放在铁器内。

千里健步散：治远行两脚肿痛，用之可行千里，轻便神妙。细辛　防风　白芷　草乌　前药为末，掺在鞋底内，如底干，则以水微湿过，掺着脚底行走，自不吃力，再不肿。

健步丸：治平生好饮酒，多伤于脾肺，膝中无力，伸不能屈，屈不能伸，腿脚沉重，步履艰难并效。苦参（酒洗）　防己　羌活　柴胡　滑石　瓜蒌根　甘草各五分　防风　肉桂各三钱　泽泻一两　川乌（泡）二钱　前药为细末，酒糊为丸，如桐子大，每服三十丸，空心温酒送下。

救生散：治疯犬咬伤。用斑蝥（去头翅足）七个　沉粉一钱　同研，空心温酒送下，一时许，小便行出，血片白脂乃恶物也。如便疼，煎甘草汤饮之自利，如毒未尽，次早再一服，以小便清白为毒尽。

治疯犬咬效方：被咬之人顶上必有红发一根，急须拔去，以追风如圣散敷伤处，抽毒气，服救生散。

追风如圣散：细辛　防风　川乌　薄荷　草乌　川芎　白芷　苍术各一两　雄黄四钱　共为末，温酒调敷。

内伤筋骨疼痛方：川芎三钱　秦艽三钱　续断　木瓜　淮生地　当归各五钱　骨碎补　杜仲　赤芍各四钱　牛膝六钱　防风三钱　陈酒十斤　浸五日，不拘时服。

打伤方：蟹（双合）二大只　陈麻皮灰四两　浣砂（醋煅七次）　为末，陈酒吃。

打伤肿毒痛方：无名异二钱　研末，酒服。

大力丸方：虎骨（酒浆炙）二两　枸杞子二两　肉苁蓉（酥油炙）二两　川牛膝二两　用黄鳝一条，重一斤四两，竹刀劈开，酒浆炙干为末，连前药炼蜜为丸，桐子大，其血亦入药内，清晨每服二三钱，淡盐水送下。

打伤方：杏仁　桂枝　槟榔　羌活　乳香　没药各八分　瓜蒌仁七分　红花一分　五加皮三两　生地二两　归尾二两　独活八钱。

治打新旧久病方：木香　乳香　草薢　肉豆蔻各一钱　大腹子二钱　共为末，每服三钱，老酒送下。

黑发壮筋骨方：立冬日桑叶（阴干）半斤　大乌枣肉一斤　乌豆一升　乌麻（炒）一升　木瓜（炒）一升　枸杞　胡桃肉　大龙眼肉　上白糖各一斤　青盐二两　共炼一千余下，为丸桐子大，每早滚汤送下，或龙眼大亦可用也。

吐血方：郁金一钱　贝母一钱　桃仁五钱。

鼻红擦抹药方：枇杷叶（去毛蜜炙）三钱　山茶花三钱　炙为末，每服二钱，酒送下。

和中丸：当归（酒炒）一两　白芍五钱　姜黄五钱　甘草五钱　槟榔五钱　麝香五分　玄胡二钱　乳香一两　山甲五钱　香附一两　沉香二钱　没药一两　赤芍五钱　苏木一两　乌药五钱　降香二钱　地鳖五钱　桃仁一两　枳壳一两　蓬术二钱　朱砂为衣，每服一钱，加山楂、琥珀，空心童便冲服。

黎洞丸敷药方：麻油半斤　葱白头（入油内煎枯，听用）一把　紫荆皮二两　生半夏一两　白芷一两　黄占六两　藤黄五钱　乳香　没药（各去油）　血竭各一两五钱　麝香五分收贮，下细药听用，名曰黎洞丸，损伤之神丹也，兼治跌扑重伤紫高肿，夹棍重刑，置于掌心，拈羊涂之，外用棉絮盖之，请壮士一位，频吹入气透入，疼痛立止，高肿渐消，紫黑立消，永无后患。

止血方：硫黄四两　花蕊石（煅三次，不过不用）一两　又放瓶内煅一昼夜，过放在地上炼冷，研细末，如有出血不止，放在患处即化为黄水矣。又方：白蜜　白面又用三种草，不居一种，马兰草、旱莲草、韭菜，打烂和前二味涂上，即止血化为黄水矣。

黄疸方：黄瓜蒂阴干，研碎，吹鼻涕水出立愈。

黄疸方：毛脚草，捣烂涂小猪肉，上称壳合，扎法包好。

治黄疸病方：用白芥菜子（打碎）三钱、麦面（水拌做饼）三分，放在人心前，再用清凉膏贴之，即退黄矣。又：用鸡蛋白一个、生明矾三分，研细末，放在蛋白内，将好热酒冲服，轻一二服，重者二三服即愈。又：用河内螺蛳二三合，洗净打烂如泥，取汁一茶杯，用无灰好酒冲服，三日吃三四服，其黄立好。

黄疸没药方：生地瓜蒂藤，要平地木草煎汁，并浸三次，水上炙拈末。

五疸论

《脉经》曰：凡黄候，寸口脉近掌无脉，口鼻黑色，并不可治，大抵脉夭者死，微细者生，无脉鼻气冷者，不治也。久渴欲饮水，小便不利者，必发黄。《内经》曰：诸湿肿满皆属脾土，夫黄病为病肌，内必虚肿而色黄，盖湿热郁积于脾胃，久而不散，故其土色形于面与肌肤也。盖脾主肌肉，肺主皮毛，母能令子虚，母病子亦病，是故有诸中者，必形诸外，其病有五：曰黄汗，曰黄疸，曰酒疸，曰谷疸，曰女黄。虽有五者之分，然无寒热之异。丹溪曰：不必分五，同是寒湿热，如合曲相似，故曰：治湿不利小便，非其治也。又曰：湿在上，宜发汗，湿在下，宜利小便，二法宜用，使上下分清，消其湿则病无，有不安矣。

黄疸方：葫芦灰（煅过，盖在地下，研）五钱　车前子草（去根晒干，研末炒黑）十两　野蓼花草（要梗园叶，晒干研末，炒黑）十两　为末，收瓶内，每服一钱，酒冲或砂仁汤亦可，五六服愈，忌火酒、醋面、椒姜蒜、猪头肉、鱼、鸡、牛羊肉、炙补肝肠、诸热及发物、诸血寒豆、芥菜、麦，永不可食，茄不可食。

茵陈五灵散（煎方）：茵陈二钱　白术五钱　赤苓五钱　猪苓　泽泻各一钱　苍术　山栀　滑石各一钱二分　官桂二钱　加灯心煎服。

论治色疸额黑，身目黄甚至浑身，小便赤涩不利，因房事后水湿所搏而得三也。

煎方：羌活　防风　藁本　独活　柴胡　白茯苓　泽泻　猪苓　白术　苍术　黄柏　人参　葛根　神曲　甘草　升麻　水煎服。

论湿热发黄疸，尿赤及寒热，呕吐而渴欲饮冷水，身目俱黄，水便不利，不思饮食及食无味，用茯苓渗湿煎方。

茯苓渗湿煎方：猪苓　泽泻　苍术　白茯苓　陈皮　枳壳　黄连　黄芩　山栀　防己　茵陈　木通　加生姜三片　水煎服。如饮食不思及伤食，加砂仁、神曲、麦芽、谷芽炒。

论五疸俱是脾胃湿热相蒸，以致遍身发黄，如栀子水染青是也，病延日久，医误以寒冷之遇误损伤元气、脾胃，以致身体黑瘦、四肢陈困、增寒发热、不思饮食等症，宜以加味益气血汤。

煎方：黄芪（蜜炙）　人参（炒）　当归　茵陈　苍术（制）　栀子（炒）　猪苓　泽泻　赤苓　黄连　滑石各一钱　陈皮八分　柴胡　升麻　甘草各五分　白术（炒）二钱　加生姜煎服，以六味加苍术、茵陈、黄柏各二两，蜜丸相兼而进之。

治发黄疸，全身发如金色，小便如浓煮柏汁，诸药不效，用后方。

加味解毒汤：黄芩　黄连　黄柏　栀子　柴胡　茵陈　木通　龙胆草　滑石　升麻　甘草　前锉，加灯心煎服，大热加大黄，目睛黄加龙胆草。

治黄疸，倦怠脾胃不和，食少，小便赤，宜以后方。

平胃五灵散：苍术　陈皮　厚朴　甘草　猪苓　泽泻　白术　官桂　白茯苓　滑石　酒疸　心下懊痛，胫肿发班，由大醉当风入水所致，用鸡柜子，如无，用葛根。

治黄胖饮食无味，四肢无力，移步倦怠，脉涩而濡或胀有积块胀满，用后方。

加减胃苓汤：苍术　陈皮　厚朴　猪苓　泽泻　白术　白茯苓　藿香　半夏　大腹子　山楂　萝卜子　三棱　蓬术　青皮　加姜三片　枣二个　水煎服。

治小儿黄疸寒热，呕吐而渴，或饮食冷，小身体面俱黄，小水不利，用后方。

茯苓渗湿汤：茯苓　茵陈　山栀　黄连　黄芩　防己　白术　苍术　陈皮　青皮　枳壳　猪苓　泽泻各五分。

论胎黄者，背乳母受热而传于也，儿生下，面目遍身皆黄，壮热，大便不通，小便如黄汁，乳食不思，啼哭不止，宜以后方。

地黄汤：生地　赤芍　川芎　当归　花粉　猪苓　泽泻　赤苓　茵陈　甘草各等分　水煎服。

三疟方：陈皮　枳壳　槟榔各一钱五分　知母　青皮　茯苓　柴胡各一钱　丁香　常山各五分　全蝎七个　甘草四分　以上用三白酒二斤，凶日后第一日清晨，能饮酒者汤盅，每早一碗，三日三碗，量浅者，用一茶盅其酒，用加气劳色即除。又方：常山三钱　槟榔三钱　香附二钱　红花五分　用河水煎八分，露一夜，加酒半碗，来日清晨送下。

疟症煎方：柴胡一钱　升麻三分　甘草八分　广皮一钱五分　当归一钱五分　厚朴一钱　萝卜子一钱五分　木香四分　加生姜二片　煎服，察病是否用。

又接服方：柴胡一钱　黄芩（蜜炙）一钱　广皮一钱五分　升麻三分　煨木香五分　制首乌五钱　白术（土炒）一钱　当归一钱　甘草四分　加生姜二片　大枣二枚煎服。

疟病论

风寒暑湿四气皆能客而为疟，或于肠胃之外，或客于荣气之舍，或客于脊骨之间，或于五脏之幕原，浅深不同，或先寒后热，或先热后寒，或寒多热少，或热多寒少，或但寒不热，或但热不寒。内伤七情，外感六气，皆得郁而成痰者，而成疟者，内外所伤之邪，客于荣气之舍，故发有常期。夫荣卫之舍，犹人之传舍也，营卫日行一周，历十二经之界分，每界分必有其舍，内薄之邪与日行之营气会则疟发，离则疟其正发也，且勿服药，恐反伤胃气与天真之气也。必待阴阳并极而退其营卫天真，营卫离而复集，过此邪客之，然后治之，当其发迎而夺之。有外邪者必须汗解，若是虚人，先以人参、白术实胃，然后取汗，但汗须之足乃佳，取汗非必汗药，但开通经郁则自散。

疟疾方：苦草晒干磨末，用糯米饭不可烂，同末打为丸，如桐子大，每服三钱，半陈酒送下，要在寒热未至前一时空心服，如重者一服即轻，再服即愈，必须三四次寒热方可服，准期可服，忌荤腥，避风寒。

煎方：二陈汤、四灵散。橘红五钱　半夏二钱　茯苓二钱　甘草一钱五分　加车前草　水煎服。初起发散：白术一钱五分　猪苓　泽泻各一钱　疟不过寒热，但小水不利。又方：三日疟疾，膏药上放没药，贴在茎上第三根骨节下，用红石（米大）半粒，红石研末，膏药不拘。

痦积论

脉宜微小不宜浮洪，宜滑大不宜玄急，寒则生，热则死。痢者右之滞下是也，多由感受风寒暑湿之气，反饮食节，有伤脾胃，宿积郁结而成也。其症大便窘迫，里急后重，数至圊而不能便，腹中疼痛，所下或赤或白，或下鲜红血，或豆汁，或鱼脑浓汁相积，或如屋漏水，此为痔之有轻重，积之有浅深，其湿热积滞，干于血分则赤，干于气分则赤白，兼下气血，俱受邪也。虽有赤白二色，实无寒热之分，通作寒湿治之，但分新久，更量元气用药。凡痢初患，元气未虚，必须下之，下后未愈，随症调之。痢稍久者，不可下，下胃虚故也。痢多属热，亦有虚与寒者，虚者宜补，寒者宜湿，年老及虚弱人，不宜大便，了而不可者血虚，数至圊而便者气虚。丹溪曰：痢赤属血，自小肠来，痢白属气，自大肠来，下若屋漏水必亡，下若尘腐色者必死，下纯黑者死，下竹同直出者死，下纯红者难治。下痢不治症，下鱼脑半生半死，身热脉大者是奕概之耳，小便绝、不通谓胃绝。

疳积痢疟方：须油腻生冷青菜，痢下后须服补脾药。紫厚朴（制，去皮净，姜汁炒末）九钱　橘红（晒干末）一两五钱　青黛三钱　甘草末八钱　上芦荟（净末）七钱　薏苡仁（炒）一钱五分　百草霜（七八九月山柴烧火锅煤，筛细）二钱　共为细末，收贮瓶内，或将半黑糖汤泛丸亦可，因若难服，每服一钱，糖汤送下，小儿每岁一分，服后捍下积痢无则已，或先服煎方，轻者亦可，愈则不可。

煎药：防风三分　金银花四钱　紫苏三钱　槟榔三钱　加佛手一钱　肚内痛者加白芍（酒炒）二钱、木香一钱。如积，加红糖、连翘五钱；或白，加黄芩五钱；食积，加山楂、神曲。

补脾方：白术（制）　苍术（制）　山药　白茯苓　薏仁　车前子　如久泻泄加二陈汤、肉桂、补骨脂，加五味子、吴茱萸、诃子肉。

肠红方：陈茶叶一两　雪里青五钱　刘寄奴三钱　用水二大碗煎一碗，食前二三服即愈。

肠血下红方：赤白浊亦用此方。细光粉一块，火内煨红，鸡蛋白亦用六个，同饭打烂为丸，每服三钱。

痢疾方：谷树叶焙干为末，黑即止，不俱红白。

黄病方：失力软黄，走不动，不能饮食，三四服即愈神效，每服二钱包愈。核桃肉四两　绿矾（炙枯）二两　白豆蔻五钱　广皮二两　木香一两　飞麦面二两　黑大枣肉四两　去核打烂为丸。

绿矾丸：脱力劳伤用此方，兼治黄病腹胀。皂矾一斤　中容（火煅赤金色）四两　香附八两　麦芽八分　末，枣肉丸。又方：苍术二两　厚朴　陈皮　甘草各二两　砂仁三两　每服三钱，酒送下。

感应方：治新旧宿积神方，虽有巴豆，不令人泻下，其积自然消化。南木香　肉豆蔻　丁香各一两五钱　干姜（炒黑）一两　巴豆（去皮心膜，去油）七十粒　杏仁（去皮尖）一百四十粒　百草霜一两　上四味为末，外入百草霜研，与巴豆、杏仁另研细末，七味和匀，用好黄蜡六两融化滤净，以好酒一斤，于沙锅内煮蜡数滚，倾出酒，冷其蜡自浮，取蜡称用。又用清油一斤铫内熬令香热，法下蜡四两，同熬成汁，趁热拌和前药末，丸如绿豆大，每服三十丸，姜汤送下。

黄病方： 乌梅四两　大砂仁二两　胡椒一钱五分　人中白二两　绿矾二两　川黄柏二两　茵陈二两　白豆蔻二两　冬瓜皮四两　皮胶二两　水泛为丸。

黄病方： 生地四两　当归三两　白芍四两　苍术四两　厚朴四两　陈皮三两　甘草五钱　秦艽三两　山栀　川断各三两　共为末，入丹头一两二钱，炼蜜丸桐子大，朱砂三钱为衣。又方：苍术　厚朴各四两　陈皮三两　甘草五钱　丹（醋煅）六钱枣肉丸。

收口膏（金枪）： 象皮三两　雄黄一两五钱　龙骨二两　五倍子一两五钱　黄蜡二两　蜈蚣一两　白蜡一两五钱　乳香　没药各一两五钱　血竭六钱　赤石脂一两五钱蛇壳一条　轻粉一两　豆毛三两　用净黄丹、麻油煎收成膏，神愈。又加紫草一两、归身二两、白芷五钱、甘草一两。

千追膏： 治无名肿毒，疮疖佳用。桐油二两　松香（为末筛净）一斤　乳香　没药　雄黄　蜈蚣　蛇壳　大枫子　巴豆　蓖麻子　桃仁　杏仁　龙骨　五倍子　血竭轻粉　大黄　儿茶一两　头发二两。

跌打膏药方： 当归三钱　生地五钱　续断一钱　香附五钱　姜黄一钱　玄参五钱石菖蒲二钱　蓬术一钱　巴豆一钱　元胡二钱五分　蒲黄一钱　穿山甲五片　杜仲二钱　白芷　五加皮　三棱　草乌各一钱　骨碎补　官桂各三钱　桑寄生　川乌　川牛膝　苍术　乌药　红花各一钱　桃仁三钱　桂枝一钱　紫荆皮　赤芍各二钱　麻黄寄奴　姜蚕　蓖麻子各一钱　番木鳖五钱　茜草三钱　桑皮　丹皮　木瓜　秦艽　羌活　独活各一钱　细药在内在后　干松一钱　磁石（研细醋煅）五钱　乳香（去油）五钱　没药（去油）二钱　血竭一钱　广三七二钱　附子二钱　麝香一钱　丁香二钱儿茶二钱　肉桂二钱五分　龙骨（煅）二钱　用好菜油五斤、丹四包。

洗疮膏： 麻油三两　黄占一两　血丹五钱　乳香（末）三钱　先将油煎滚，次下占，又煎滚，丹离火下麝香，搅匀倾水中。如冬天加麻油二两，夏天麻油只用一两。

万用紫金膏： 治跌打损伤兼寒热湿风毒。真麻油八两　威灵仙三两　入油内煎枯去渣，用生姜汁一碗、葱汁一碗，同下锅再煎，候二汁将尽，入沥青末二斤、土木鳖（去壳研烂）二十个、蓖麻子（去壳）一百粒　研烂搅匀下锅，再入乳香、没药（去油）各一两，不住手搅，将凝，加麝香五分、冰片五分、木香末二钱搅匀，倾入水中，扯拔后收贮摊贴。

敷贴膏： 自然铜（煅）一钱　铜青三钱　黄占二两　雄猪油三钱。

接骨膏： 南星四两　土木鳖（去壳）三两　紫荆皮　芙蓉叶　独活　白芷　官桂枫香以上各一两　乳香　没药各五钱　小麦面三两　俱为细末。如遇折骨出白，将社醋、姜汁少许入酒调药，摊油纸上夹缚，冬月热敷，夏月温敷。

定痛膏：若跌打磕压等伤，骨肉酸痛，有紫黑色者，未破其肉，加草乌、肉桂、良姜、姜汁，和前药温贴，如紫黑色已退去，良姜、肉桂、草乌，将生姜温贴。芙蓉叶三两　独活　白芷　官桂　风香　紫荆皮　南星各五钱　为末，用马兰菜、黑丰菜各一两，打烂和上药末一处，用生葱汁，老酒炒暖敷之。

金丝万应膏：治跌打损伤手足肩背并寒湿脚气，疼痛不可忍，兼小儿脾甘泻痢，咳嗽不肯服药者，以上诸症贴如神效。沥青三斤半　威灵仙二两　黄蜡二两　明没药（去油）一两　滴乳一两　麻油（夏天用二两，春秋冬三季用四两）　蓖麻子（去皮壳打烂）二百粒　木鳖子（去壳打烂）二十八粒　先将沥青同威灵仙先下锅熬化，将槐枝搅，候焦黄色，重棉滤过，将沥青入水盆，候冷成块，取出净称二斤，再下锅熔开，下麻油、黄蜡、蓖麻子泥，不住手槐柳枝搅匀，须慢火滴水中不沾手、扯拔如金丝一样方可，如硬，旋再加麻油少许，如软，加沥青，试得如法，却下乳浸末起锅，在炭火上再用槐柳枝搅数百次，又将粗布沥下水盆内，扯拔如金丝，频换水，却用小铫盛炖。如落马坠车被伤，疼痛处穴上炙热，贴透骨肉为验，连换热水数次浴之，则热血聚处自消，小儿脾甘泻痢贴脐上，咳嗽贴背心上即愈。

保真膏：一名花间采战膏，一名采花膏，一名玉环膏。商隐先生直言：千段锦能镇玉地存津，无漏泄食养龟不死，通二十四脉，道却老固本体形，龟不困海水常盈，强健户百战百胜，老人用之追还童颜，且无小便。凡交接并不泄漏，可战十女，要泻将妇人经住日，去膏药，其妇人便成孕，用此法百无禁忌。赤石脂　舶上硫黄　天门冬　麦门冬　熟地黄　生地　菟丝子　肉苁蓉　母丁香　木鳖子　紫梢花　沉香（不见火）　广木香（不见火）　厚肉桂（去皮）　没药（另研）　鹿茸　杏仁　虎骨以上各二钱　阳起石（赤者佳）　川牛膝（酒浸）　远志肉（去心）　续断（去芦）　蛇床子　谷草精　龙骨（煅）以上各二钱　附子（泡去脐）　乳香（研）各五钱　蟾酥　麝香各一钱　甘草（去皮尖）　净松香各二两　雄黄（另研）四两　前药用地道真样药材料为末，用香油六斤四两，桑柴火慢烧砂锅，先将甘草末下五七沸，滤去渣，然后将节次入锅内慢火煎熬，用桃柳枝左右不住手搅，滴水不散为度也。休老了，去火气，下乳香末、雄黄，如法再搅，如温了，加麝香、蟾酥，勺用白瓷罐盛放，用粉纸封口，入水中去火毒五七分，绯绢上摊，自将腰眼洗净贴上，用绢裹肚扎紧，功难俱述。若保养天真，贴脐上将棉裹肚。若要泻精，候女子月经将断，三日前早用车前子一钱，空心温水送下，至行房方泻，受孕定生男子。初贴膏时，七日不可行房事，五劳七伤，遍身疼痛，腰软脚弱，贴膏肓二穴、肾俞二穴、足三里二穴。痰喘气急咳嗽，贴肺俞二穴、膻中一穴。遗精白浊，赤白带血崩，贴关元一穴、肾俞二穴。赤白痢疾，贴丹田一穴。腰痛，贴命门一穴。疝气，贴膀胱一穴。偏头风，贴太阳，正头风，贴风府穴。心气疼痛，胃寒作酸，腹痛肠鸣，贴中脘一穴。

万应清凉膏：商陆根十二两，用刀切片，用麻油一斤煎枯去渣，用密陀僧八两，桃柳枝搅和成膏，以瓷罐收贮。如肚痛痞积，另称膏药一两，加麝香一钱。疟疾贴算盘珠第二根骨上。痢疾用胡半粘贴脐内，不止再贴。风症加：乳香 没药 蟾酥 阿魏 木香 芸香 丁香 半夏 生南星 沉香（研末）各二钱。

三仙膏：桐油一斤 麻油五两 丹皮五两 山甲一两 方八一两 文蛤一两 先将三件煎好，后水米一齐下，干松三钱、三棱四钱为末，文武火滴珠，柳条纸搅匀。

罂粟膏：治汤泼火烧，皮肉损，烂痛，若焮热、起泡、流水，麻油、罂粟花五十朵，无花以壳代之，浸油内煎枯滤清，将油再入勺内，下白占三钱熬化，倾入瓷罐内，待四边将凝时，下真轻粉末二钱，搅匀水内，顿冷取起。临用将泡挑破，用抿脚挑膏手心中，捺化擦患处上，软绵纸盖扎，一日换二次，其痛即止，次日将棉帕净腐皮，再擦之自愈。

九宫膏：每味煎过去渣，再下一味，用桃柳枝搅。当归（第一下）一斤 生姜（打破，第二下）一斤 葱头（三下）一斤 川椒（四下）半斤 艾叶（五下）六两 西河柳（六下）不拘多少 白凤仙花（七下）一斤 活鲫鱼（第八下，二个）一斤 蛤蟆（九下）三只 密陀僧（第十下，飞末收之）十二两 淘丹（飞频下，看老嫩）八两 麻油六斤煎，看老嫩，滴水成珠，以后下密陀僧丹收之。此膏治损伤风寒入骨。

癣方：用滴花烧酒浸，不时擦。土荆皮 白鲜皮 苦参 斑蝥 槟榔 生矾。

癣药方：用上好安息香二两 次用白糖（即水白糖）六两 二味和匀入碗内，用钵头一个，用水三四碗，将糖香碗放在钵头水上，又用大钵头一个盖在上，将风炉炭火烧水滚，碗内糖香发气，上大钵头上下来糖油收留，擦癣永不再发。

癣方：皂角 杜大黄根 红凤仙花 枯矾 雄黄 荆皮 将好米醋共前药打烂，入瓶留用，将穿山甲挖癣，此药擦数次，永不发。

癣方：用石榴皮打烂，醋擦即好。

又一方：黄柏末烧酒调擦，生于头者，剃头擦之自愈。

癣方：土荆皮 白鲜皮 大风子 麝香 香附 槟榔 火酒浸擦。

白带方：乌木煎汤，作炭研末，砂糖为丸，付浆服。

赤白浊方：赤浊、白浊皆壮年之时，或酒与行房，或小解而不解，即乘兴行房，或偷奸行房，将泄之时遇人所见，不得尽泄，精留半道，不得归于原处，留近则患赤白浊，留远则发横疾，便毒肾痛，或致梦遗不禁，必将水火既济，坚其脾土，流清则愈。固真丸治元久虚，小便赤白浊，妇人赤白带、崩漏下血，并宜服之：苍术四两 川乌（去皮尖，泡制切片）一两 并将楝子（和皮枝锉，同炒术黄去乌）一两 炼苍术四两 用川椒（去目合并口者）一两 破故纸（同炒）一两 术黄去椒、纸苍术四两 用好酒醋各半斤煮三沸，取术焙干听用。苍术四两，用茴香一两、盐一两同炒，令术黄为度，去茴、盐，共研细末，用煮药酒醋打糊为丸，桐子大，每服三十丸，男子温酒盐汤下，妇人醋汤下。

失精方：牡蛎（醋煅）三钱　金樱子二钱　益智仁二钱　白茯神二钱五分　厚杜仲（面炒断）三钱　熟地黄（酒炙）二钱五分　巴戟天三钱　白术（土炒）二钱　丹皮二钱　炙甘草八分　莲须二钱　荷叶梗三钱　水煎，清晨以伏龙肝当茶吃。

白浊方：先服大黄二钱，不用盐、油摊鸡蛋，酒服。

铁珠入肉方：用火腿肉贴患处即出。

刺入肉方：用土狗打烂，涂上即出。

铁钉箭头入肉方：用象牙锉屑，浸水一大碗，浸洗，其铁即出，箭头自出。白蔹一两　半夏一两　研细，每服三钱，一日吃三次即出。

蛇皮风方：翠云草，打烂取汁冲酒服。

头风方：鹅见不食草，塞止鼻管立愈。

惊风方：用隔年竹一根，取一节，将灯心常实，又用泥封口，炭火上煨，不生不熟取下，放地上将钵一个合阴取灰，临用加冰片四文、麝香一分，糖拌，每服一匙，服后一时食。

鹤膝风方：虹箍三个，用鸡蛋挖一小孔，入内封口炖熟取蛋食，饭锅上炖更妙。

鹅掌风治验：因由治经火热血燥，外受寒凉所凝，致皮枯槁，又疮余毒未尽，亦能致此，初起紫斑白点，久则皮枯厚破裂不已，用二矾汤熏洗即愈。

二矾汤：熏洗越重越效。白矾　皂矾各四两　儿茶五钱　白药八钱　水十碗　同药煎数滚听用，先以桐油擦患处，将油蘸纸条点燃，以烟焰面患上黄之片时，方以前汤乘热滚贮净桶内，手架上，用布盖，以汤气熏之，勿令泄气，待微蘸洗良久，一次可愈。忌七日，不可下汤水，永不再发。

缠喉风方：用胆矾入青鱼胆内阴干，研末，吹少许入喉，去痰即愈。治喉风，吹半字立愈。火硝　硼砂五分　冰片三分　僵蚕（研）一钱四分。

赤面游风方：黄连　黄芩　川黄柏　石杖末各一两　为末，开水调敷。

鹅掌风：用鸽粪以火熏之，将桐油擦之，三四次即愈。

蜡烛泻方：下甘与此二方同用，箸竭一个　冰片八分　研末。

胃气痛：橘饼一个　麻油四两　煎干为度。

痞块方：黑狗头脑子髓一个　黄枝十个　白葱头十个　酒糟一盅　四味打烂，又用狗皮一块，将四味做成膏药贴痞上，一日或一夜立去矣，神验。

痔疮丹方：用川椒六两，每日空心用一钱，将滚水泡出，饮椒水吃下，将椒原晒干，若天阴，火炙干，并留好，候食完二个月，川椒再炒黑色研末如面，每日用汤水用椒末三分吃完，其痔即愈，永不再发。

又一方：用川云耳，拣小厚者一斤，晒洗净，晒干为度，研细末，每服只用三分起，吃一日加一分，服到三钱止。又一日减一分，吃到三分，服完一料，肠红痔疮立愈。

痞块效方：荸荠（连尖）一斤　花头海舌（浸淡）一斤　灵仙（切片）四两　用陈元酒三斤煮热，去灵仙，将荸荠过酒，三服痊愈。

心痛方：饮食不下吐水，此方服之即愈。蒲黄　五灵脂　赤芍药　陈皮　木通各一钱五分　乳香　没药各一钱　水煎好一碗，又用苦盐卤三小茶勺，临痛时服之。

治嗝噎仙方：白扁豆　绿豆　大麦仁　原米　细粟米　用烧酒法取气汁留瓦瓶内，一次只饮一酒盅，多可留，此乃五谷之精，年高者用其气汁可以立愈。

嗝气仙方：用十足纹银三钱，放在银罐内，炭火炙红，又用硫黄三两，分作十包，一包一包慢慢下，炙红银内银上炼过，候冷研末，留瓶不可出气，遇嗝噎一服，后可食十日，内服二三服痊愈。若遇番食吐饭，遇此丹一服即止，神妙。用真白滴花烧酒送服下，其药服吃五六厘，不可多吃，千万千万。女人有喜在身不可用，病人烧酒量好，吃药后再饮酒一二盅也可。

治冷哮：紫菀　兜铃　款冬花　天竺黄各一钱　日晒夜露半月。

治胃气痛：菜油一小杯，锅内煎熟，用洋糖少许，入油内服下。

煎方：柴胡一钱　升麻三分　甘草五分　广皮一钱五分　当归一钱五分　厚朴一钱。

心痛煎方：延胡索二钱　当归一钱五分　川断　艾叶　金银花各一钱　赤芍药一钱二分　香附二钱　生地二钱　加砂仁末五分　炒用即愈。

急心痛方：乌梅一个　枣二个　杏仁（一处捣）七粒　男酒女醋送下去，不害心痛直到老。

九种心痛方：青黛一钱五分　磁石一钱五分　乳香　没药　五灵脂　白豆蔻各二钱　延胡索三钱　丁香五分　共为细末，空心服。又：沉香五分　乳香　没药　蒲黄　延胡索　五灵脂各三钱　共为末，每服三分，加醋二匙，白汤送下。

流火方：要金丝荷叶，不拘多少，加食白盐五六分，再用好真米，醋要鲜红者，同打烂，敷在流火痛处，一二个时辰立愈即好。

流火方：生地一两　川芎　当归　芍药（煨）　牛膝　黄柏（炒）　山栀（炒）　黄连（炒）　羌活　防风　知母（炒）　苍术（制）　白术（制）　白芷　陈皮各一钱　甘草少加　如红肿加柴胡一钱。先用老酒二盅入药，在罐拌匀封好，午间浸起，至申时入水二盅，煎至半盅，分做二服，空心服，两帖即愈。

脚腿上湿疮方：火毒连疮，亦可治之。大黄　黄柏　黄芩　黄丹　石膏　明矾　枯矾　白芷俱各一两　轻粉三钱　共为细末，先将清水调敷三日后，用麻油调擦，七日痊愈，其药先用三日者，引出湿气毒也。

痒疥疮煎方：防风　荆芥　连翘　苦参　归尾　豨莶草各一钱　生地二钱　黄柏八分　金银花三钱　甘草五分　不加引，水煎。

大风子：烟交　硫黄　雄黄　蛇床子　水银　信石　枯矾　花椒　槟榔。

臁疮方：白占五两　黄占六两　青铜六两　黄蜂巢三个　陈烛油一斤　麻油一斤　冰片三钱。

生肌散：乳油一两　没药（俱去油）五钱　血竭三钱　龙骨（煅）一两　石膏（煅）八钱　轻粉三钱　共为细末，掺之，疮疖不能收功，用此药立愈。

治疗疮发贝方：核桃半个将粪包内，用黄蜡片包住，上下通气，用午艾三片即愈全效。初起未现苗痛发疼，可用此方。

疮疥煎方：苦参　荆芥　石菖蒲　威灵仙各三钱　生首乌八钱　丹皮二钱　大胡麻二钱　金银花八钱　酒水煎，空心服吃七八帖除根。

疮疥敷药方：天花粉　赤芍药　白芷　穿山甲　黄柏　研末，醋调敷。

梅花五气丹：治痈疽发背，诸般疗疮，初起寒热交作，筋骨疼痛，有以伤风，恶心呕吐俱未成者宜服。梅花　冰片　麝香　轻粉　乳香　没药　儿茶（一两血）雄黄　蟾酥以上各二分　各为细末半分，以端午日合之，蟾酥膏为丸，如小肉圆大，以时晒干，午用椒二十七粒、灯心二十七根，同收贮器内，将蜡封好口，不出气。凡遇恶疮大毒，先用美餐食饱，用无根水漱口，再含以口少许待湿，用葱头五寸，同水搅即烂咽下，随时将药丸按放舌下，睡时暖处，将被盖之，药化若水，徐徐咽之。热大者二三丸亦可，药尽汗出即到如淋。如冬自难出，将葱头白滚汤推之。如暗疗入所不知者，反知热失治者，毒气入于里者，人便不知昏沉，一中便到，急用白葱头七个，煎酒一杯，研药灌下，药气到心，患者即醒，此为科之方也。

降痈散方：治痈疽诸毒，消毒止痛，散毒未成者即消。已成者，即溃敛毒，速溃可愈。凡汤毒炽盛而疼痛势凶者，宜用此方，其解毒消肿如神。如坚顽深固者用后方：薄荷叶（新佳）　野菊花（连根叶）　毛根各三两　土贝母一两　前干者为末，鲜可打烂，同贝母研匀，外以毛根煎浓汤去渣，用调煎末，乘热敷患处，仍前剩汤类，热不时润于药上，但不可用冷汤，冷则不散不行，反能为痛，约敷半日即宜换之，真妙方也。

后方敷药：凡疽毒坠固深顽及痰滞结核等症，宜用此方。脑荷蒂（焙用）　生南星　土贝母　朴硝　石灰（凡化者亦焙用）　共为细末，以盐卤杵稠粘敷患处，经宿干则易之，不必留头，若浓成者，恶头亦可，或炒热摊绢上，隔绢贴之亦可，或用麻油、或用热毛根汤亦可。如欲止痛速效，急加麝香一分、冰片一分，即刻止痛。

梅花点舌丹方：专治发背疗毒，痈疽大头，瘟时症头风，遍身肿痛皮痒、癫疮，喉闭喉痛及爆发赤眼，兼治虫毒便毒，热痈破伤风，一切怪病肿毒恶疮，并小儿科服，其效如神，有起死回生之功。凡疮毒，黄酒送下，再用一丸放在舌下，待自化下。又小儿赤游丹毒，服一丸，黄酒化下，再用一丸口下化下，其余白滚汤水下。朱砂　雄黄　乳香　没药　血竭各五钱　珍珠三分　蟾酥五分　冰片五分　牛黄　沉香五分

麝香三分　熊胆三分　苦葶苈二钱　母丁香五分　郁金五分　各为极细末，称准，将蟾酥一半入药，一半用奶男孩乳化开，同药末为丸，绿豆大，珍珠为衣，毒在身上食远服，毒在身下空心服，如毒甚重，不拘时服以救命。如眼痛以凉水下，诸痛以白滚汤送下。

治一切无名肿毒敷药神方：赤小豆（最早收小而紫暗者，研极细）二两　真川贝母（去心，不用炒，极细）五钱　蓖麻子（去壳净仁，去油）一两　肥皂夹（去皮尖弦，切片为末）五钱　前各件研细，并和再研，捣芙蓉汁，花叶根皮俱可，如无，鸡蛋津调、葱汁调、醋调患处即消，总不若芙蓉汁调更妙。如毒热甚，敷上即干，以鸡鸽羽频频上汁，肿毒消除可立日而待。

败毒散煎方：金银花一钱　白芷　乳香　没药　天花粉　赤芍　穿山甲　防风　皂角刺　贝母　甘草各一钱　酒水煎，出汗，空心服。

连疮湿毒及一切无名肿毒：麻油二斤　鲫鱼二斤　巴豆一斤四两　蓖麻子八两　面粉一斤四两　东丹四两　先煎鱼去骨，后下巴豆、蓖麻子，子枯下丹粉。

痒疥疮煎方：苦参三钱　甘草六分　大胡麻三钱　地丁草二钱　荆芥二钱　丹皮二钱　金银花三钱　威灵仙二钱　连翘三钱　花粉二钱　生首乌六钱　石菖蒲四钱　酒水煎服七帖。

烂脚仙方：用陈松罗茶嚼好并放在患上即愈。

又煎汤洗方：豨莶草一根　白凤仙一根　砂罐内煮，洗三二次即好，治疗疮及诸恶毒初起，坚硬但未成浓者，服之即愈。白矾末三钱　葱白七根　二味同捣烂，分作七块，每块热酒一盅送下，服毕用厚被盖之，再吃葱汤一盅，少顷汗出如淋，从容去其覆物，其病若脱。此虽味涩，其效更妙。凡居乡村之处，有紧病不及诸治，只传此方服之，活人甚众，诚为良便方也。

真君妙贴散：治痈疽及诸恶疮，异形异类，顽硬大恶，该疮不作脓，宜用此药。不痛者即痛，痛甚者即止。明净硫黄（为末）十斤　荞麦面五斤　白面五斤　共一处，用清水微拌，干湿得宜，木箱内晒成片，单纸包裹，阴干收用，临时再研极细，用新吸水敷，如皮破血流、湿烂疼苦等症，麻油擦，天泡、火丹、肺风、酒刺，染布青汁调擦并效。

冻疮烂痛方：锦衣　大黄　为末掺上，耳面手足冻成死血，虫解螯壳烧灰为末，菜油调敷。

板疮方：轻粉　杏仁（去皮尖）七粒　猪脊筋一条　打烂涂上即好。

湿毒疮方：东丹　松香　葱白　猪油　捣烂，用油纸钻眼，半边不用眼，隔纸膏，五日一换。疮疼松少用，如发痒多用。

疥疮方：烟膏　朴硝　雄黄　樟脑　花椒　枯矾　蛇床子　大风子肉　水银二钱　猪油调。又：烟膏　朴硝　黄柏末　桐油调。

《验方》

193

失毒方：猪骨髓三条　白占二钱　东丹一两　轻粉一钱　白矾少许　麻油四文　青竹一节　内藏灯草，用泥涂，加麝香一分、冰片半分。

臁疮方：白占　黄占　桐油少许。

黄板疮方：枯矾　石膏　桐油调。

臁疮方：伞叶　轻粉一钱　铁锈四钱　甘草　花椒　金银花　煎夹膏。

化毒丸：羌活四两　乳香四两　没药二两　白矾（生用）二两　僵蚕（净炒）三两　甲片（炙）三两　蝉蜕（去泥）二两　蜈蚣（炙去头足）二十条　皂刺（炒）四两　全蝎（炒）二两　共为细末，白蜜丸，辰砂为衣，每丸重一钱，灯心汤服。

疬子疮方：肥皂肉一斤　白占二两　好杜醋二碗　煎膏，用红糖收好。

疬子疮方：鲫鱼（一个去肠）一斤　皂荚子　将子实在鱼内炙过，细末，每服五分，老酒送下立愈。

牙痛方：蝴蜂枯一个　白矾　白糖醋。

瘰疬方：消毒化坚汤。黄芩　当归　白芍药　柴胡　桔梗各一钱　甘草四分　花粉六分　连翘一钱五分　昆布五分　胆草四分　黄芩五分　玄参六分　羌活七分　牛蒡子七分　陈皮八分　升麻七分　加生姜，食后服。

妇人乳疬方：牛皮胶，和浮皮同炒黑色，同研末，老酒送下效。

安胎方：白豆蔻（研）一钱　甘草三分　天苏梗一钱　黄芩二钱　紫厚朴（姜汁炒）一钱　艾叶（醋炒）二钱　香附（醋炒）二钱　广皮一钱　加熟杏仁末一钱，水煎服。

安胎方：白豆蔻（研）一钱　甘草三分　大桔梗一分　加熟砂仁末一分，水煎服。

麻药方：夹棍用。草乌　南星　生半夏　川椒（去核研）　川乌各等分　为末，和匀收贮瓶内，将唾调敷患处，少顷即不知痛。

草乌散：白芷　川芎　土木鳖（去壳切片焙研）　猪牙皂角（去皮研焙）　乌药　生半夏　紫荆皮　当归（焙）　川乌（切片晒研）各一两　大茴香　草乌各五钱　木香二钱五分　各为末和匀，每服一钱，热酒调服，即麻倒不知痛。医治后倘昏沉者，将盐汤与饮立效。

整骨麻药方：草乌三钱　当归（焙研）二钱五分　白芷（晒研细末）二钱五分　用热酒调服五分，便麻倒不知疼，然后好用手整理破伤骨肉。川乌　草乌　南星　生半夏　川椒（去核研焙）各等分　为末，和匀收贮入瓶，将唾调患处，少顷即不知痛矣。

防夹预敷方：肥皂（独核者佳）十个　威灵仙（研末）一两　血竭二钱　猴骨（醋煅研）二钱　乳香二钱　没药（俱去曲）二钱　川乌二钱　草乌二钱　牙皂（去皮弦）二钱　蓖麻肉二钱　樟脑三钱　党门子八分　狗油二两　先将皂荚打烂，入老酒二斤煮，将干汁尽，再研细烂，入前诸药末搅和，再入狗油和匀，于临审前夜炖热，作四块药榻饼，在油纸上罨两脚踝上，外盖粗纸，棉絮包好，至明日临审前去药，将湿布揩之，将药并收贮，可以常用。如夹后不成，仍用药并薄敷之即愈，此药大收则微痛，无血奔之患。

初放夹后敷药方：生姜四两　胡葱（各打绞汁）四两　上好白花烧酒三两　飞面四两　鲜山栀（大者去壳研）四十个　樟脑六钱　共和匀，调作厚涂拐骨及脚面上，油纸盖絮包以布，扎好，须露出脚趾头，过二日去药，则恶血吊出，皮肉青黑色，不可下水，即用。又方：黄芩　黄柏　乳香　没药各四钱　樟脑四钱　广三七　银珠　血竭各三钱　大黄末六钱　麝香三分　各为细末，白蜜调摊油纸上，贴伤处拐骨上，外里旧絮贴七八日，去药乃用。又：荆芥　蕃白草　金银花　樟木　川椒　红花　当归　甘草　葱头各二钱　入水三碗，煎汤洗揉二三次，间日一洗，外贴万应膏或水金膏一个月，即愈。

治积年夹坏失治，遇阴雨即痛，而麻木者，于干地上掘潭深一官尺许，大可容双脚，以炭火及白茄根茎烧穴通红，去炭火，浇陈米好醋一斤半，在穴内乘热即入干砻糖升余，穴内又衬棉絮，将痛脚入内，上以棉被塞好，盖暖蒸取大汗即愈。

大敷药杖疮方：血竭　红花　乳香　没药各一两　樟脑一两二钱　冰片一钱　研细入瓷瓶内，塞好口。凡杖溃烂者，先以白烧酒喷，后掺药一层，盖绵纸二层，再喷烧酒，盖油纸，用百脚布扎紧，如天热，一周时浴过贴膏，若天冷，二三日浴贴膏，浴用花椒酒脚煎透揉洗。如杖而不开腿者，将洁白糖十二两入井半鸡蛋壳，竹二枝搅韧敷上，盖棉纸，又加粗纸，外裹紧絮，用布捆好，一日一夜去即好。涂凤仙花叶茎根，白萝卜捣敷亦好，临杖前，以广三七根研末，酒下一钱，杖后尤宜屡服。凡吐血、血崩、肠红、血痢，俱酒下一钱，奇效。

治夹伤方：不能行动。用皮硝一斤、老酒三斤、木耳灰一斤煮洗，其积血孔出而愈矣。

杖伤方：千年古矿灰细末一两，先用风化石灰浸半斤，又井花水七八合搅灰淀清，取面上清水一小盅，配麻油，或好桐油，好菜油亦可，小一杯入上千年灰末，将竹箸顺搅至渐后如浆糊，用鸡毛厚涂伤肿处，将油纸盖之，不一时再涂，一日夜涂五六次，至明日再如前法调涂即愈。

大杖方：象皮五钱　瓜竭三个　白占一两五钱　黄蜡一两五钱　朱砂二钱　乳香　没药各一钱　夏天猪油煎，冬天麻油煎。

铁臂方：槐米　加皮　石榴皮　荆芥　桑皮各五钱　金银花　接骨草各三钱　加醋一碗、水数碗煎汤洗，一日洗七次，一付用七日，七付为止。

夹碎接骨四反散：细铜末二两　胡桃肉三两　葱头三枚　酒板糟三文　白蜜六文共研烂，敷患处，骨肉有声即愈。

铁布衫杖丹方：重刑难免，当预先服之，受刑不痛。乳香　没药去油　自然铜

（煅）当归　发余灰　木鳖子（去尾，火焙，切片，麻油擦）　无名异（洗去浮泥）
苏木　地龙（去土晒干）　胡椒　木耳灰各制等细分　细末，蜜丸如欠实大，每服一
丸，预先用白滚汤送下，总飞刑辱拷，可保无虞。

夹棍丸方： 乳香　没药　血竭　白鳝　朱砂　龙骨（煅）　棕灰　虎骨（炙）　木
耳灰各等分　熟地为丸。

寒湿方： 防风　荆芥　紫苏　煎浓汤后下胡葱，煎好放浴盆内，四周盖好坐中间，
汗出为度。

膝寒湿气方： 白凤仙子　枸杞子　桂圆肉　烧酒浸服。

消瘤点痣方： 虎掌草　赤蓼草　桑灰各一斤　滚水淋汁，熬膏点痣，不可点筋痣。

去汗斑方： 硫黄二两　水姜汁四两　鹅蛋（去黄）四个　新夏布一块，将药阴干
作手巾，有斑可用。

耳中出血方： 龙骨末吹入耳中即止。

小儿耳内出脓： 香附二两　密陀僧五钱　麝香一钱　共为细末，吹入，以干为度。

打血鳖方： 黑牵牛　槟榔　用白糖汤、好酒送下。

金丹塞鼻便离床，浑身疼痛最难当，若人疾痛，取一粒，时间塞鼻自然安，心中
喘痛皆由鼻，肚内疼时鼻闻香，赤白带下全然安，红白痢疾再无双，腹痛肚疼时随任，
牙痛见了笑一场，闪腰疼痛当日愈，肚肠砂胀即时安，皆将此药随身带，救人急难子
孙昌。

金丹方： 麝香二钱　松香三钱　沉香三钱　朱砂三钱　细辛三钱　大黄三钱　牙
皂三钱　天雄四钱　川乌三钱　肉豆蔻五钱　巴豆五钱　砂仁五钱　郁金五钱　硼砂
三钱　共为细末，棕尖为丸。

止耳内出浓血： 没药五六分一服，六七服即愈，老酒送下。白附子（滚水泡三次）
川乌　草乌（各姜汁浸炒）　香附　白芷各二钱。

黎洞丸： 自然铜（煅）五钱　骨碎补（去毛炙干）六两　地鳖虫（不拘多少）　刘
寄奴（煎膏打药为丸）一斤　麝香（真当门子）五分　肉桂（去皮）五钱　官桂（去
皮）五钱　半两钱（煅古钱亦可另用）　没药（去油）五钱　归尾二两　乳香（去油）
五钱　川断一两　木香五钱　延胡索（醋炒）一两　桃仁（去皮尖）五钱　羌活一两
赤芍药一两　加皮（净）一两　真珀（另研）一两　朱砂三钱为衣，前药为末，将刘
寄奴文武火煎自然膏，打入诸药，和匀为丸，如鸡豆大，损轻服一丸，重再服一丸，
好酒送下，取汗为妙。治跌打损伤，一切危险临死伤于内外之症，立刻将童便酒服之，
立刻起死回生，此乃仙方也。

时疫不病： 川芎八钱五分　苍术（制）三钱三分　甘草五钱　干葛一钱三分　水
姜三片　葱头（连根）三个　水二碗煎八分，空心服，已病者愈，未病不染。

八宝丹： 乳香　没药　儿茶　轻粉　龙骨各一钱　血竭三钱　冰片三分　炉甘石

三钱

杖疮方（文觉师传）： 白占一两三钱　黄蜡一两二钱　血竭一个　樟脑三钱　紫草一根　麻油五两　煎滚下紫草，少即去渣，又下白占化开，再下黄蜡化洋，下血竭，后下樟脑，即起口内，呼水噀去火。

蟾酥丸： 蟾酥（酒化）二钱　轻粉五分　枯矾一钱　寒水石（煅）一钱　铜绿一钱　乳香　没药　胆矾　麝香各一钱　雄黄二钱　蜗牛二十一个　朱砂三钱　以上各为末，称准，端午日午时在净室中，先将蜗牛研烂，再同蟾酥和研调粘，方入各药末，共捣极匀，丸如绿豆大，每服三丸，修合时不可令妇人、鸡犬等见。

三品一条枪： 明矾二两　白砒一两五钱　雄黄二钱四分　将砒矾二味共为细末，一小罐内，加炭火煅红，青烟尽，从起白烟，片时约上下红，微住火，取罐顿地上一宿，取出约有砒矾净末一两，加前雄黄二钱四分、乳香一钱二分，共研极细，厚糊调稠，搓成线条，阴干。

行药丸： 巴霜五分　滑石一钱　大黄一钱　为末，端午日粽尖为丸，每重一厘，每服七丸，酒下，泻不必止，痊愈。

灸法： 用炭火烧地皮红，将社醋煮，上摊稻柴被，令患人卧于其上，将厚棉被盖暖，其汗如淋，后服藤金丹三四服痊愈。

倒法： 硫黄（研）一钱　麝香一分　共研匀，每服一分，吐出恶毒为度。

熏法： 陈小麦　落得打草（即涓头草）　艾叶　煎滚水一大锅，入小缸内，将板一片放缸上，令患者坐板上，其汗立至，如初着热气，必骤然一凛，身切不可动，恐其汗止，病根不除耳。如手足落骱，即将此汤倾入瓮内，以患处熏之，将棉絮裹瓮口，使热气不走泄为妙。

开牙散： 乌梅肉嚼细，涂患人牙上，其渐开。

吹鼻散： 牙皂（去皮弦，焙、研）　白芷　细辛　千年霜（即枢上）　瓶内倒头羹饭炒研各等分，为末，入木瓮内听用。

百草煎方： 又治四肢肿胀。治百般痈疽毒疮，损伤腐肉肿痛，或风寒湿气留聚，走注疼痛等症，无不见效。百草，凡田野山间者，无论何品皆可取用，然尤山草为胜，辛香者佳，冬月可用干者，宜预采之。前不拘多少，宜多煎浓汤，乘热熏洗患处，仍用布帛沾熨良久，务令药气蒸透，后敷贴他，每日三四次不拘，但以频敷为善。若洗水臌肿胀，每次须用二三十斤百草煎汤二三锅，用大盆贮，以席罩遮风，熏洗良久，每二次内服廓清饭分利等剂。

后方： 泽泻（盐水炒）　茯苓（连皮）各三钱　枳壳（炒）二钱　厚朴（姜汁炒）五钱　陈半夏（去皮）一钱　大腹皮（酒洗去粗）一斤三钱　萝卜子（生打如中不甚者，胀能食不用）一钱　白芥子（炒研）二钱　水半碗，煎八分服。内热多火，小水热数加炒栀子、木通各一钱。如身黄小水不利，加茵陈二钱。如小腹胀满，大便坚硬不通，加生大黄五钱。如肝滞胁痛，加青皮（醋炒）七八分。胸腹气滞气痛，加乌药、香附。腹中食滞，加山楂、茅芽二钱。

景岳云：盖百草中，性之寒者可以除热，寒香者可以行气，毒者可以以解毒，无所不用，亦无所不到。汤得药性则汤气无害，汤得药则药力愈行，凡用百草煎膏者，其义亦然。此诚外科中最要最佳之法，亦传之外方人者也。

脑漏奇方：脑漏又名鼻渊，困含凝入脑户，与太阳湿热又蒸而成其患，鼻流浊涕腥臭，或流黄水点点滴滴，常温无干，久则头眩虚晕不已。藿香（连枝叶）一钱　水一碗煎七分，加公猪胆汁一枚和匀，食后和匀，食后通口服，至重者不过三服痊愈除根。但此药苦甚不堪，宜为丸服方妙。藿香二两　公猪胆三枚　将汁熬调膏为丸，每服二钱，食后白滚汤送下，此药服完痊愈。如内火盛者，宜亦六味丸服更妙。

和中散方：真干姜（冬炒黄，夏炒焦为末）二两　紫肉桂（不见火，去粗皮，切细为末）一两　吴萸（淡盐水微煮，去水气，炒干为末）五钱　前共研，瓷器收贮听用。腹痛一钱或二钱，酒送下。腹痛闷饱一钱，或加平胃散一钱，酒下。诸腹痛、痧腹痛皆效。或瘀血积滞，用之无不神效。但产后重加人参。腹胀大肚未成中满者，和中散必效。虚加人参、白术（用苍术煮过熟，去苍术，不切片，干用）、茯苓。痰加陈皮、半夏，神效。胸膈饱闷紫苏汤下。腹胀姜汤下。胀满之极，胡芦不见，水煎汤下。嗳气有痰，陈皮汤下。痢疾冷水下。久痢肉汤下。雪痢酒下。暴死童便调服。大便不通，蜜汤送下。小便不利，灯心汤下。谷疸，本体黄疸，车前子、雀麦煎汤下。阳寒邪真中阴怪，人参汤下。烦躁，黑豆汤下，盖黑豆不使邪气晋于胃中，能渗入小便去恶心，姜汤下。凡霍乱呕吐泻泄者，暑热及有火之人，皆不可服。一病症虽多，此药能上通下达，安胃和中，调服随症加引，无有不愈。但清阳发腠理，用于上焦，宜少服。去渣热服，通大便赤，如之惟加补中汤，大黄汤宜少不宜多，盖使二方为君，而中和散助其成功也。理中汤、四送汤，多用和中散，上通下达，安胃和中。倘胸膈饱闷，服之恶血上行，必加紫苏，血自下达矣。虚加人参、补中汤加和中散，必须加苏梗、杏仁，诚上通下达之妙。

镇风散：此即羊癫风，治一切猪羊癫风等症，风痫发时，昏倒不醒人事者。鳔胶（切段微焙研细）　沉粉（焙黄）　皂矾（炒红色）各一两　朱砂（另研细）三钱　共细末，每服三钱，好酒送下，热冲服，二服即愈，不发。

走马牙疳：牙疳有五不治：口臭涎秽一也，黑腐不脱二也，牙脱无血三也，穿腮破唇四也，用药不效五也。此五疑决生死议论也，走马牙疳伤人最速，不可迟延，其缘多因痧痘余毒及杂症热甚而发也，其患牙根作烂，随即黑腐作臭，甚则牙龈脱落柯黑朽，不数日即穿腮破唇，不可救矣。初起内服芦荟消疳饮，外以人中白散擦之，去腐内见红血内流者为吉。如去时顽肉不脱，腐烂渐开燉肿，外散味不止，更身热不退，俱为不治。

芦荟消疳饮：芦荟　银柴胡　胡连　川连　牛蒡子　元参　桔梗　栀子　石膏　薄荷　羚羊角各一钱　甘草　升麻各五分　淡竹药十片　水三盅煎八分，食后徐徐陆续温服，连进二三服效。

人中白散方：人中白（溺壶者佳，煅红研细末）一两　儿茶　黄柏　薄荷　青黛（各末）六钱　冰片五分　共再研极细，先温汤漱口净，吹药疳上，日用六七次吹药，涎从外流为吉，内收入涎毒里为凶，敷吹口疮亦效。

猪狗体气方：体气一名狐臊臭，此因父母有所传染者，又胡而受生者，此症腋下多有棕纹数孔出臭气，常以五香散擦之，内用蒜肚，时常做饮食之，亦可解其毒。真如欲断根，用艾灸其毛孔，待其结疤，以免后患。

五香散：沉香　檀香　木香　云香各三钱　麝香三分　共为细末，每用五厘，津调擦腋下，三日一次。

蒜肚方：公猪胆一具，入大蒜（去壳）四十九粒，入肚以线扎口，煮极烂去烂，白醋蘸肚，随便食之。如臭气甚者，加癞蛤蟆大者一个，入内同煮，肚烂去蛤蟆，大蒜用热酒食之，洗浴发汗，避风三日，臭气顿改，四五次除根。

大便不通方：黑豆二合　当归二钱　水二盅煎减半，服之即愈。

小便不通方：湿纸包食盐烧过，吹少许入尿孔中，立通。又方：蚯蚓十条捣，浸水滤去渣，澄清半碗，服之立通。又不通，腹胀如鼓，用田螺一枚、盐一斤生捣，敷肚脐下一寸三分即通。小便闭胀，不治害人，葱白三斤，锉炒帕盛二个互熨，熨小腹气透即愈。不论男女小儿大人，小便七八日不通用。

疹药方：蟾酥一两　苍术　朱砂　雄黄　木香　郁金各一两　丁香五钱　牙皂五钱　麝香二钱。

行药方：甘遂　牙皂各等分　每服三分，五更时温水调服。

老小疳药方：黄连（隔纸炒）五分　血竭（研）五分　咸矾（炒）五分　炉甘石（炒制）五分　面丸小丸，纸包火煨。

伤寒不泻方：乌桕树根皮（要朝日阳）炒灰，凶四钱，轻二钱，红砂糖酒送下。

漏肩风：姜汁　葱汁煎　明广胶　临起下陈小粉调敷肩上。

药酒方：史公验过，万病无忧，风湿风痛俱可服，半身不遂等症俱效，不可胜言也。防风二两　秦艽（去芦）三两　草薢（酥炙）二两　羌活二两　川牛膝（去芦）二两　鳖甲（大者佳）二两　虎颈骨（稣炙）二两　晚蚕沙（炒黄色）二两　当归三两　苍耳子（锤碎）四两　枸杞子（炒）五两　油松节（锤碎）二两　杜仲（姜汁盐拌炒）三两　干白加皮（饭上蒸热）八两　白术（去芦制）二两　细布盛之，入好酒三十五斤，封坛口浸十四日，满将坛入水锅悬煮一时，取坛入土内埋三日去火毒，每日清晨午后各服五七盅，大有补益。

治灭蛆方：蒺藜五钱　贯众五钱　白蔹五钱　香油调涂，其虫自灭。倘暑天腐烂，外虽平满，内实为害不小，先将猪油切片，贴之患处，引蛆而出，后用三蛆膏贴之，蛆虫减矣。

斩鬼方：雄黄四钱　朱砂三钱　麝香一钱　明矾一钱　冰片三分　硼砂一钱　龙骨二钱　螵蛸三钱　牙硝二钱　金箔二十张　以上十味共为末，瓷瓶装用，如遍染急症，即将没药吹入鼻内，或服没药，每用五厘，皆可治耳。

玉女怀春：紫梢花三钱　桂心二钱　母丁香一钱　共为末，津调二分，入阴户妙极。

美情丹：桃花一钱五分　胡椒一钱五分　海螵一钱　麝香四分　共为末，油胭脂为丸，约重二分，每用一丸入户，女情畅美。

洞房春意：雌雄石燕一对　丁香　寸香　木香各五分　紫梢花　络麻各一钱　沉香二分　共为末，蜜丸如桐子大，临行房事，特含口内，其药自化，至天明不泄，嚼茶汁解。

龙蛇散：蛇床子一分　官桂　天麻　土木鳖　地龙　良姜各等分　煎汤洗之，一月后倍长非凡，不可尽述。揭被香：麝香一分　丝瓜种一钱　人龙一条　金丝木鳖（去油）三个　共研末，油胭脂为丸如麦子大，入马口内，要解，吃红枣数枚。

塞耳仙：大蜘蛛一个　寸香一分　将小白杯一对，合此二物在内，一昼夜俱化为水，又用干茨实为末，拌前药，水丸绿豆大，阴干，用时将丝绵包一丸塞耳内，至天明不泄，要止，即去之。

又一方：安息香　朱砂　丁香　小蒜各等分　鳝血丸之如茨实大，每用一丸塞耳内，百战百胜。

沉香盒：乌梅五分　水银五分　大附子　肉桂　母丁香各三分　寸香一分　共为末，入盒内，要泄，即去吐出。

壮阳丹：生姜　砂仁　樟脑　五味各等分　为末，津调敷玉堂，有益无损。

美女丹：酸石榴皮　龙骨　蛇床子　樟脑　木香各等分　为末，蜜丸如樱珠大，津调入户最妙。

兴情丹：蛇床子　五味子　菟丝子　远志　续断　前药为末，每服二钱，时酒送下，日服二次，无妇可衔不可服。

畅情丹：丁香七粒　川椒八粒　海螵蛸　白矾　三棱各等分　为末，寸香少许，津调擦玉堂上，通宵不倦，极妙。

不泄丹：龙骨一两　诃子（煨）五钱　砂仁（炒）五钱　朱砂五钱　研细末，糯米为丸，绿豆大，温酒送下，葱、茶解之即泄。

又一方：鸦片　蟾酥　雄王　紫梢花各等分　为末，蜜丸，搽玉堂上，彻夜之妙。

水火既济丸（一名阳火丸，一名阴水丸）：大海马（蟾酥制）一对　大雄蛤蚧（鲜羊血制）一个　大石燕（火煅，童便炙七次）一对　樟脑三钱　真麝香（煨热）一钱

黄狗脊髓一条　黄狗外肾（各入寸香）一对　阳起石二钱　鹿茸（好酒浸一宿，去寸香，蒸热阴干）一两　雄鸡肾（各以银针刺孔，以寸香二粒入孔内）十个　法制为丸，如弹子大，辰砂为衣，瓷瓶收贮，以蜡封口，另制一小银合，入药一丸在内，勿使泄气，用时开合，闭右鼻，以左鼻吸之，能壮阳扶阴，助气养血，固精种子，功效。

暖炉妙： 龙骨（煅）三分　桃毛　紫梢花（隔纸炒）各一钱五分　白芷　甘松　丁香　肉桂　川椒（去核）干姜　樟脑各一钱　寸香　冰片各一分　各为末，油胭脂丸，芡实大，行房时入炉内，男女俱妙。

洗长丹： 覆盆子　肉苁蓉　淫羊霍　羚羊角　天麻　牡蛎　荷叶各等分　为末，加地龙七条，用生绢袋盛药，入罐内水煎，日洗三次，至一月后，壮伟倍长，久战不泄，亦不损耗元气。

脱阳丹： 妇乳一盅　升麻　红枣十个　共煎汤，仍用妇人口噙送，即愈。

玉容丸方： 白芷　白蔹　白及　防风　荆芥　僵蚕　栀子　藁本　天麻　羌活　独活　密陀僧　枯矾　檀香　川椒　菊花各一钱　红枣肉七枚　共为细末，用去弦净膜肥皂一个，同捶细作丸，另有甘松、山奈、细辛在内。如秋冬加生蜜五钱，如皮肤粗糙加牛骨髓三钱，早晚洗之，肌肤自然荣洁如玉，温润细腻。内务府传，宫女用此。

龟头散方： 蟾酥七分　鸦片五分　朱砂三分　雄黄五分　麝香二分　川椒八分　母丁香三分　共七味研末，入乳为丸，如痱子大小，临用时汁唾化开，涂玉茎上，行房事去不用，解可加生半夏八分，侍止酒麻盖之，不知痛，然后去玉茎上药，行房便是。

金不换： 山萸肉二两　郁金五钱　黄芩五钱　干葛一钱五分　稣木二两　米仁二两　大腹皮二两　泽泻二两　川芎五钱　红花二两　川牛膝二两　山栀五钱　桃仁二两　当归二两　杜仲二两　槟榔二两　枣仁二两　续断五钱　莱菔子二两　木通五钱　茯苓三两　茵陈二两　川椒二两　杏仁二两　楂肉二两　小茴香二钱五分　桔梗五钱　加皮二两　远志二两　厚朴二两　无名异二两　白术二两　大茴香二钱五分　丹皮五钱　木香五钱　香附二两　玄胡二两　苍术五钱　秦艽二两　豨莶二两　胡桃肉一斤　枣肉一斤　为丸，兼治七十二症，男妇黄肿，四肢无力，劳碌脱力，伤元水隔气疾，妇人经水不通，血崩痞块，心气疼痛，爱食茶叶、泥纸、盐矾、砖、炭、虫积等症如神。一日早晚三次，半饥半饱，每服初次五分，老酒送下，明日加半分，至小儿每服二分，加至五分为度，忌荞麦三年，赤豆番瓜一年，鸡鹅、羊肉、鱼腥、豆腐、面、菜、油、萝卜、柿子、柿饼、蒜葱、包蜜糖生冷等物忌百日，孕妇每服如呕吐恶心，用炒淡黄豆止之，惟猪一概不忌。

湿拔毒药： 蓖麻子肉一两，加血竭少许，研烂用。

缸片药： 以麻油摩搽疥疮、脓窠疮。硫黄一两　明矾　雄黄　火硝各二钱　共研细，放于缸片上，用炭火上融化候存性，不可大枯，放青石上，以手干捻细听用。

痔漏退管丸药： 刺猬皮（半炙）二两　穿山甲（炒成珠）二两　象牙末二两　为末，每一两加蜜三钱、白蜡二两，溶化为丸，每服二钱，重者二料而愈。

凉水膏： 儿茶一钱二分　血竭一钱二分　栀子十个　象皮六钱　山甲片六钱　麻油一斤　血余一团　麻油　用柳槐桃杏等各枝五条，长二尺剪寸许，同油熬枯，次下栀子、血余炭、象皮，熬去渣，净油下丹七两，槐枝搅成膏，再下血竭搅匀。

拔毒药： 乳香末三钱　没药末三钱　雄黄三钱　明矾　胆矾各三钱　铜绿二钱　月石　血竭　轻粉各二钱　蝉蜕一钱五分　麝香一钱　冰片一钱　寒水石（煅）八钱　儿茶二钱　以上为末，另加朱砂末二钱　浓楝水，收入瓷瓶听用。

大红毛膏： 龙骨（煅）一钱四分　乳香　没药各五钱六分　血竭三钱四分　冰片一钱二分　螵蛸五钱六分　炉甘石（煅）四钱　蜡八两　琥珀三钱　紫草一两二钱　共为末，用麻油一斤，入紫草煎老，去渣，净油入盅钵内，隔水煮蜡化，放细药末，搅匀为度。

痱子散： 即寸金丹没药方。归尾　大黄　乳香　没药　韭子　香附　乌药。

大鹅毛散： 血管鹅毛　郁金　桃仁　红花　生蒲黄　延胡　枳壳。

痛风药： 川乌　草乌　苍术各一两　制然铜末二两　石录轴五钱　水姜　葱白各四两　饮片共捣烂，放瓮内入地下七日，取起晒干为末收贮，五分、六分、八分，看病人虚实轻重。

宝蜡丸： 藤王四两　蜜溶雄黄二两　天竹王三两　血竭三两　朴硝一两　红毛大戟三两　归尾一两二钱　水银三钱　乳香三钱　琥珀二钱　刘寄奴三两　麝香三钱　儿茶二两　用好黄蜡二十四两隔水煮。

乌金膏： 红花　甘草　桃仁　灵仙　川断　川乌　枳壳　苍术　草乌　香附　防风　羌活　泽兰　元胡　白芷各色三钱　姜黄　生半夏　大黄　归尾　苏木　桂皮　生姜　赤芍药各五钱　加白凤绿根五根。

臁疮夹膏： 淘丹一两　铜绿　铝粉各三钱　枯矾一钱。

续命丹没药： 义袋灰末一两　木香末五钱　硼砂　血竭　乳香　没药　大黄　自然铜　当归各一两　麝香一钱　朱砂五钱　云耳灰三钱　生姜　童便浸炙为末一两。

金钱夺命丹： 半两二钱　乳香　没药各五钱　粪砖八钱　血竭六钱　当归七钱　自然铜六钱　草乌五钱　胎骨二钱　骨碎补（童便浸）八钱　麝香五分　各制等分。

黄水疮： 黄柏末二两四钱　过江龙末五两　熟石膏七两　蚌粉五两，水炙干掺，干者麻油调敷。

鹤膝风方： 头生酒糟四两　肥皂（去子）一斤　皮硝　五味子各一两　姜汁半盅，调匀敷膝上，干加烧酒擦，十日就愈。

舒筋丹： 川芎二钱　当归四钱　赤芍三钱　红花一钱五分　秦艽三钱　续断四钱　加皮七钱　生姜（去毛）八钱　延胡三钱　香附三钱　广皮二钱　泽兰叶三钱　乳香

（去油）没药各二钱　羌活二钱　下部舒筋丹去川芎、羌活、加木瓜、川牛膝，亦可加独活，不然加灵仙。

截血神方：治刀斧所伤血不止。天花粉五两　姜黄一两　赤芍（俱不见火）一两共为末，遇症用清茶调敷四周，血即止，头上敷胫围，手上敷臂上，若伤口内硬破风，独活末加涂，若不消风毒甚，再加紫荆末涂心即消。

金创药：象皮（沙泥拌，炒为末）一两　血竭六钱　牡蛎（煅）一两　儿茶末五钱　乳香（去油）六钱　明没药（去油）六钱　龙骨（煅）八钱　降香末一两。

升炼轻粉：与升药同。水银一两　白矾二两　盐一两　研不见星为度。又法方：汞一两　皂矾七钱　白盐五钱　市上买的多假，生石膏末不可用。

洞府宝灵丹：甘草　天冬　麦冬　远志（去心）　牛膝（酒浸）　生地（酒洗）　熟地　蛇床子（酒洗）　肉苁蓉　菟丝子（酒蒸）　虎腿骨（醋炙）　鹿茸（酒洗）　续断（酒洗）　紫梢花　木鳖肉　谷精草（酒洗）　杏仁（去皮尖）　官桂　大附子（童便制，酥油炙）　以上十九味各三钱或一两，用菜油二斤四两，将药入油熬枯，滤清，再熬至滴水成珠，加入松香四两　黄丹八两　硫黄三钱　龙骨三钱　蛤蚧一对　乳香三钱　没药三钱　沉香三钱　丁香三钱　木香三钱　麝香三钱　蟾酥三钱　鸦片三钱　赤石脂三钱　雄黄三钱　阳起石三钱　共为细末，加入油内，不住手搅，入磁罐，下井中出火气四五日方可用，每张用药三钱，摊贴两肾俞穴及丹田，又脐外用汗巾缚住，勿令走动。

吴江徐榆村春光一线：花椒四两　黄柏一两　粟壳一两　肉桂五钱　煎汤滤去渣，将细红头绳三两收干，另加入蟾酥（火酒化）四钱　雪虾蟆二钱　冰片五分　鸦片三钱　水安息三分　丁香油三分　麝香五分　肉桂（研细）一钱五分　人乳一钱　共研成糊，将药收头绳，慢慢搓之，以收尽为度，晒干。春光一线用法，用唾沫浸透，缠阴头上一时许，临时去之，一线可用二三次。

吴江徐氏兰桂丹：东洋方，一名暖炉闭宫丹。铅粉一两　枯矾五钱　白及三钱　冰片二分　麝香二分　远志三钱　丁香五分　肉桂五分　牡蛎（煅）五钱　甘松二钱　龙骨（煅）四钱　蛇床子四钱　五味子三钱　破故纸三钱　共为细末，加入苏合香一钱五分，生地膏打丸芡实大，不可干燥，装海蛤内封口，用时取一丸，用唾化开，涂阴头上，纳入阴户，能久战泄少，吸精种子。

《跌打秘方》

清·江昱

论治法

大凡头上受伤脑髓出者，难治。骨色青者，亦难治。若他处骨肉破碎，即将空痛散敷之，内服疏风理气汤五六剂，伤口平复，再投补血顺气汤。若有破伤风，牙关紧闭、角弓反张之症，急以飞龙夺命汤投之。

若目受伤，将收珠散敷之，用银簪脚以井花水蘸药点血筋上，次以青布或用旧青绢汤洗揉，随用还魂汤二服，待其平复，再服生血明目饮。

若鼻梁骨断，先用接骨散敷之，次用生肌散菜油调搽，再服活血止痛散。

如口唇缺破，先敷代痛散，随将青鹡尾下绒毛护之，以桑枝油线缝合，再敷生肌散，服活血止痛饮。有含刀在口，割断舌头，尚未见落者，用鸡蛋肉软白衣袋其断舌，将血丹用蜜调涂在患处，再以蜜和蜡调匀，敷在鸡蛋衣上，取其微软能通药力，但药在口中易散，勤勤敷之为妙。如不得速效，再以金疮药治之，如被人咬破舌头者，以生蟹杵烂涂之，亦平复。

倘下颏骷骨脱落，先用宽筋散煎汤，熏洗，次以绵裹大指入其口，指抵住下边，外用手心托住，缓缓揉上，推进骷骨而止，再服补骨和气汤。有登高跌扑，两肩天井骨受伤，不便绑扎，但见伤损肿胀，即先服喘气汤，使骨节相对，次用接骨散敷之，以绵包裹斜连搭胸背敷之，再服活血汤。

盖肩骷落与膝骷落同，而膝骷送上省力，肩骷送下省力，总属易上，将一手按住其肩，一手托住其手，缓缓摇动，使其筋舒血畅，再令本人坐于低处，一人抱住其身者，以两手又捏其肩，两膝夹住其手齐力一上，用绵包裹好，外敷接骨，内服生血补髓汤。

遇臂骷触出，上用一手抬住其腕，下用一手按其手内臁，用足踝抵住，齐力一伸而上，即敷接骨散，以绵包之，内服生血补髓汤。

若手骷跌出，上用一手按其臼，下用一手托住指掌，用力一伸而上，此乃会脉之所宜，即服宽筋活血散，以接骨散敷之，用绵包裹，再用阔板一片，又用二寸长杉椅板四片帮贴患处，扎缚七日，可得平复。

手指有三骱臼，惟中节出者有之，然易出易上，用两手抽伸法上之，服宽筋活血汤，有臂臼出而触在腹内者，当另处。人侧卧出肉，用手随内出外，又用手随内上扑住其腰下，手捧住其腕，将膝抵住其上，出左向右扳，住右向左扳，一伸即上，服生血补髓汤。

盖两腿易于伤损，伤则两段。先将宽筋散熏洗，使患侧卧，外敷接骨散，好足同敷，用绵包裹，要四寸长杉板八片绑好，以绵绳三条绑缚，服活血止痛散三四剂，再服壮筋续骨丹。

凡治膝盖骨跌脱离骱，须用绵花衣捆作大包，令伤者仰卧，将包衬于膝下，一抬脚踝，若骨偏于左随左而下，偏于右随右而下，医者扶定棉包，以上手挽住其膝，下手按住其脚，使臼骱相对用力一扳，推起入骱矣。先敷接骨散，用棉包布裹挽下，以包按之，服生血补髓汤五剂，再服壮筋续骨汤。

如小膀有大小两骨，一茎折者，易治，俱折难治。而骨折看有藕七头（七字折断，理然而成字）易治，如两骨平断者难易。更有戳穿皮肉者，尤难治也。此症与上大腿治同一法，骨戳皮外，须将碎骨镶上断处，不可汤洗，将生肌散敷之，如骨折不破皮肉，以接骨散敷之。

足踝之骱骨易出，难上。须一手抬住其脚掬上，以脚根一手扳其脚指，左出偏其左，右出偏其右，将脚掬上，以脚根掬下，不可以一伸而上，内服宽筋活血散，脚偶被伤，致令筋促酸痛，不便伸缩，宜用宽筋散煎汤洗之。

治头枕颈项强痛，令其低处坐定，一手扳其下颏，缓缓伸直矣。

凡刀枪戳，但伤及皮肉者，敷金疮药，伤内膜及肠胃者不治。刀斧砍伤头额易发寒热，脉细者可治，脉大者难治。损骨先疗骨，伤肉先生肌，外敷金疮药，内服护风托里散。自刎食管断者，先以生半夏研细末掺之，再以青蒿绒毛，以茅针花搓软代之，随用紫金丹和入胎骨一分，酒调，用匙灌下，再用护风托里散服之。有肚皮破而肠出者，先去病人指甲，如肠出、食可进者，急用纺纱车封患处，顺摇，勿使风伤患处，将温水揉之令入，用桑白皮搓线缝合破处，外敷金疮药，服通肠活血汤。

凡夹棍伤，出衙门即用热童便一盆，将足浸之，如便冷，烧红砖二块淬之，即热，直至童便面上浮起白油腻，其伤尽出，庶不□□，再用肥皂捣作泥，入鸡蛋清和匀，敷伤处，以草纸包裹，用脚带条缚紧，一夜不动即效。内服汤药、末药见后。

论伤各要害处不治

凡受伤之人，痰多及眼珠淡白者不治。唇吊者不治。失枕者不治。口鼻黑及面黑者不治。目斜视气喘者不治。喘急心高者不治。耳鼻赤色者不治。入断盖心骨及耳内脑后良，并穿破阴囊、阴户，伤重痛苦难忍，瘀血攻心，未有不死者也。囟门盖骨碎，脑髓出者不治。鼻梁两眼平对处打断不治。两太阳系空虚处，伤重者不治。小心突结喉打断不治。结喉下横骨上空潭处塞下有横骨，下直至人字骨悬一寸三分为一节，伤下一节即凶一节，不易治。心坎即前心人字骨处，受伤者必晕闷，久必吐血，血泛不治。食肚在心坎下，伤者必反胃不治。丹田脐下一寸三分，内膀胱穴，若倒插，一月必死。睾丸即外肾子，捏碎不治。外胞伤破，尚可缝。脑后与囟门被木器伤者不治。天柱骨与突对折断者不治。百旁穴与塞下相对背，伤重者不治。两肾与脐相对，在脊骨左右受伤者，或哭或笑不治。海底穴乃大小便交界空虚处，受伤不治。气门在乳上动脉处，伤即气塞，救治稍迟，三时必死。软肋在左乳下，即食肚，受伤救治稍迟，三时必死。膻门在右乳，伤重即痰涌不治。血海，右乳之下，膻门之右，是胁将尽处，伤重不治。两乳之上，伤在左者，久必发嗽，伤右者，久必发呃，医迟不治。中脘在心口下，当胃处伤重不治。肺底在腰以上，中间高处是，如伤重者不治。章门在脊骨上第三节，伤重不治。中会在中脘之下、丹田之上，伤重不治。风门在左右膈肢下，伤重不治。前心后背受伤者，久而成怯症，后背尾至十八节则是背心。小膀肚受伤者，久则成黄病。

论用药

自然铜乃接骨之要药，惟敷药不用，汤饮必须用之，以续断、五加皮为佐，活血以红花、当归为主，理气以青皮、枳壳为先，破血以桃仁、木通为君，补血以芍药、生地为最。若欲疏风，先须理气，活血亦须顺气为要。在足，木瓜为引经药；在手，桂枝、桑枝亦可。

论各穴要害之处

大凡人在胸为气门，右胸为痰火，左肋为食肚，右肋血海，前胸为龙潭穴，背心为海底穴，左乳伤发嗽，右乳伤发呃，两腰为二珠穴，伤则发笑。男子伤于上部易治，以男子气盛上升故也；女子伤于下部者易治，盖女子血盛下降故也。

盖大凡致命处则顶心、太阳、耳窍、咽喉、胸膛、两乳、心坎、肚脐、两胁、肾囊、阴户、脑后、耳根、脊膂、背心、两后胁、腰眼，并顶心之偏左偏右、额颅、额角，伤重者，皆能致命。

大凡人全体受伤者，死速。伤肩背死迟，伤左半身者气促，右半身（面黄浮肿）者气呃，面白血少。伤背者虽不速死，百日后必死，以五脏皆系于背故也，宜服延生药酒。伤胸者必嗽咳迷闷，面黑发主三四日死，以胸乃血气往来之所，服七厘散、行气活血汤。

大凡跌打伤，轻不致命，但觅两肋疼痛者，此肝火有余，实是火盛之故也。或有平日登高跌扑者，原有瘀血瘀滞，今又因新伤而发痛也，或有痰积、食积而痛者，或有醉饱房劳、脾气虚耗，肝木乘脾胃亏虚，当心连两肋而痛者，又有伤寒发热而两肋痛者，左肋痛，气与火，右肋痛，痰与湿，瘀血痛者，伤处必有红肿，若肥白色之人，身发寒热而兼肋痛者，多因气虚。黑瘦之人，发寒热而痛者，大约阴阳两亏，必日轻夜重，多怒腰痛，此亦瘀血凝滞故也。

论验轻重伤诀

一看眼，凡内伤有瘀血，白睛必有红筋，筋多瘀血多，筋少瘀少，若眼珠动运有神气者，可治，否则难治。

二看手指甲，以我手大指甲压病者指甲上，一放开血色即还原者，可治。若迟缓还原，或乌色或紫色者，不治。

三看阳道，不缩及有小便者，可治，否则难治。

四看足指，与看手指甲同一法。

五看脚底，红色者易治，黄色难治，五色全犯者不治。

六看脉息，若胃气和平者易治，六脉浮数兼有外感也难治，六脉微绝，胃气将尽者，不治。

论用药要诀

凡治跌打损伤重症，不可匆忙下药。若患者不能开口，先将乌梅嚼烂，擦其牙龈，或将皂角末吹入鼻中得喷嚏，口即开，随用韭菜根捣汁，顿热和童便服之，不下咽者难治；若纳下即同瘀血吐出，视其伤之轻重，先服夺命丹，随服疏风理气汤，外敷吊伤丹；若小便不通，用火灸法，或熏洗法；如破碎伤，用封药护之，次服接骨紫金丹；若腹痛者宜行，行后审症轻重，依方加减可也。

凡人被打，七日之内血气未曾积聚，只宜发散活血；十四日之内瘀血积胸，其势将归大肠，故肚内作痛，宜用行药。

凡人初必有气郁，或受风寒，恐血气攻心，宜服护心丹。

凡人看指甲，先看中指甲黑色者伤重，脚指甲黑色者亦重，眼内有红筋或眼白珠赤色者亦凶，面黑者大凶，睾丸（即外肾子）上升者更凶，脚底黄色者亦凶。

凡人被打伤重，不能运动，用推法，以二人挽起其头四五次，即吐出涎沫苏醒，如不吐，以牙皂末五分煮酒调灌，泻吐即醒，牙紧不开，用乌梅擦牙法。

凡人受打拳向上者，其气顺，平打者其气塞，倒插者其气逆，逆则血瘀，故倒插伤尤难治也。

凡人受打，自觉伤重，医药不及，将童便乘热饮二三匙，或以生地龙五分七条，洗净捣烂，热酒冲服，擦敷伤处，然后急医方，保无虞。

凡不肖医生遇伤症，先用劫药，将生半夏、草乌入口，即头浮面肿、眼肿、寒颤咬牙，不必惊骇，过三时自平复，为医者以救人为急务。

凡用引经之药，上部用川芎，手用桂枝，头用白芷，胸腹用白芍，脐下用黄柏，左肋用青皮，右肋用枳壳，腰用杜仲，下部用牛膝，足用木瓜，身用羌活、当归。不论跌打各伤，须药用看附方。

伤肝部者，面色青兼紫红色，眼赤发热，主七日死，先服流伤饮，次服小续命汤，后服中和丸。

伤心口者，面青气短，吐血，呼吸大痛，身体不能动者，主七日死，先服流伤饮、续命汤，后服中和丸。

伤食肚者，心下作阵痛，身发热，腹高浮如鼓皮，气促、饮食不进，眼闭、口鼻面黑，主七日死，先服大续命汤，次服中和丸，倒插伤者不治。

伤两肾者，两耳即聋，额角黑色浮光，常如哭状，主半月死，先服生血饮，次服流伤饮，后服中和丸。

伤小腹者，面肿气急，或时作痛，口吐酸水，主三日死，先服续命汤，后服中和丸。

伤大肚者，粪后血急而又涩，面赤气滞，主半月死，先服流伤饮，次服续命汤，后服中和丸。

伤膀胱者，小便痛涩，不时有尿膨胀，发热主五日死，先服续命汤，次服行气活血汤。

伤阴囊阴户者，血从小便出，主三日死，先服护心养元汤，次服大续命汤。

伤胸背者，面白肉瘦，食少发热，咳嗽，主半月死，先服流伤饮，次服中和丸。

伤气海者，气喘大痛，身瘦夜多，盗汗食少，肿痛不宁，主一月内死，先服流伤饮，次服中和丸。

伤血海者，血妄行，口常吐出，胸前板住作痛，先服活气汤，次服流伤饮，再服药酒，若不取效，主一月内定死。

伤两肋者，气喘大痛，睡下如刀刺，面白气虚，先服活血顺气汤，次服续命汤，主三日死。

论各伤主方

伤章门者用当归红花饮。伤血海者用血竭煎。伤气海者用木香饮。伤中脘者用麻黄饮。伤中会者用乳香饮。伤风门者用五加皮饮。伤丹田者用十大功劳饮。伤肺底者香附饮或五加皮饮。伤后胁者用象胆煎。伤腰者用杜仲饮。打伤扑心者用九龙饮。伤头者用羌活饮。伤手者用桂枝饮。伤囟门者及两太阳服麻芎丸，眼伤亦可服之。伤鼻梁及结喉用紫金丹服之。伤两耳必晕闷，与下伤胸同一治法。伤胸前横骨下三节，必吐血或咯红痰，服紫金丹童便浸煎，横骨下服胜金丹收功。伤心坎下，必口噤心闷，行动不得，夺命丹。伤心坎下至小腹，先服猛蝇散，再用行药。伤膀胱小腹，用灸脐散通之，再服行气活血药。脑后伤破服紫金丹、麻芎丸。阴囊碎破，先用封药，再用青鹡绒毛封之，又用桑皮线缝之，再服麻芎丸。伤左乳必发咳，先服紫金丹，次服胜金丸，再服六味地黄丸，方中加止咳药。伤右乳发呃，先用夺命丹三服，次服猛蝇散，服之后用活血理气之药。伤前胸后背，用桔梗、青皮为引，服活血理气之剂。伤手，用落得打草煎汤浸洗，服桂枝汤饮。伤腿，用两头尖膏，再服活血补血药。伤腰背，用面炒熨，再服煎剂，若腰痛，用补骨脂、杜仲、凤凰衣三味为末，切开猪腰子入药，在内扎好，加青盐、陈酒煮食。伤海底穴，必因脚踢，其气上冲，觉耳内一声响，即必晕绝倒地，先服护心散，再服活血药，若便结，用脐熨法。伤尾闾穴，在尻骨尽处，服车前子末七分，米汤下，再以麸皮、葱、姜、糟同热熨之，再服活血之药。伤膀胱肚腹，服紫金丹，次服行血活血药，加茵陈，如治缓则成黄疸。伤膻门，必口噤、目反张，在七日内服夺命丹，七日外用煎剂下齐，若伤在上部，忌用行药，先服紫金丹赶下瘀血，再服行药。伤血海诸久而成血癖，治法以水拌面，搓作长条，四围安定，中放朴硝或芒硝，以纸三四层盖之，外将脚带捆定，将炭火烧红，入熨斗内熨之，闻腹中有喘声，血癖已消，再服活血补血之药。伤气门者，气必塞，目反口噤，身僵过不得之时，救迟其气下降，撒屁则无救矣。此时不可慌张乱治，急以我耳傍其口，听候其气息，如无气者，必伤于倒插，须揪其发伏我膝上，轻敲其背，若得气从口出则醒，或气门左右受打皆致闷晕，俱不可用表散，左服药紫金，再右服夺命汤丹，至日上必发热，仍服表汗药去风可也。寸骨寸伤用虎骨煎方，再服地龙丸，或服石独鹿散效，后须辨认其何处伤重，依方法治之，候全身平复，然后加意调护补剂，方保无虞。若伤虽多不致命者，服刘寄奴饮治骨饮。各处各新伤，未曾归经，只服七厘散，再服行药活血，伤在下行血，伤在上部散血为主。

石独鹿散较七厘散功效更速。

秘传跌打水药煎方奇效录

当归红花饮：伤章门用之。当归二钱　制乳香一两　土鳖十二个　苏木一钱五分桃仁（去皮尖）二十粒　骨碎补二钱　炙没药一两　陈皮一钱五分　枳壳（麸炒）二钱　红花二钱　上血竭一钱　甘草八分　水酒煎服。

木香饮：伤气海用之。木香一钱　真角沉（二味水磨冲药）一钱　当归二钱　陈皮一钱五分　母丁香五粒　骨碎补二钱　苏叶二钱　赤芍二钱　土鳖虫二十个　五加皮二钱　炙乳香一钱　炒枳壳二钱　酒煎，临服冲童便一杯。

血竭煎：伤血海用之。柴胡二钱　骨碎补二钱　酒煎，临服冲童便一杯。

乳香饮：伤中会用之。炙乳香一钱　广木香一钱　白茄子一钱　五加皮一钱　当归二钱　生地黄一钱五分　香附酒炒三钱　赤芍一钱　丹皮二钱　广皮二钱　柴胡一钱　苏梗二钱　苏木一钱　枳壳（炒）一钱　酒煎，服入童便一盅。

黄麻饮：伤中脘用之。黄麻灰三钱　广胶炭二钱　川牛膝二钱　炙乳香一钱二分　当归三钱　芦荟一钱　砂仁二钱　赤芍二钱　胡椒一钱　沉香一钱　血竭一钱　香附（酒炒）二钱　酒煎，临服入童便一杯。

十大功劳饮：伤丹田用之。十大功劳一钱　落得打二钱　木通二钱　车前子一钱　当归一钱　蓬术一钱　蚂蝗（焙）一钱　韭地蚯蚓（去土）十二条　木鳖子一个　斑蝥（去头、尾、翅，用糯米炒，去米用之）七个　酒煎服。

五加皮煎：伤风门用之。五加皮二钱　当归二钱　白芍二钱　陈皮一钱　枳壳二钱　桃仁（净）二十八粒　红花一钱　生地二钱　骨碎补二钱　苏叶三钱　柴胡二钱　羌活二钱　肉桂七分　丁香五分　甘草五分　酒煎服。

香附饮：伤肺底用之。香附（酒炒）二钱　当归一钱五分　胡椒一钱　血竭一钱　白芍一钱五分　甘草一钱　黄精二钱　炙没药一钱　红花一钱　川续断一钱　泽兰一钱　枳壳一钱　十大功劳一钱　酒煎，入童便服。

象胆煎：伤后胁用之。象胆二钱　当归二钱　青皮一钱　柴胡一钱　桃仁（净）二十四粒　土鳖十个　红花一钱　苏木二钱　羌活二钱　陈皮一钱　白芍一钱　木香一钱　酒煎服。

杜仲饮：伤腰用之。杜仲（姜汁炒）三钱　当归二钱　炙乳香一钱　炙没药一钱　赤芍二钱　枳壳二钱　香附一钱　陈皮一钱　甘草一钱　丹皮一钱　红花一钱　桃仁（净）二十粒　乌药一钱　苏木一钱　自然铜（煅碎）三钱　蓬术一分　柴胡一钱　酒煎，服入童便一杯。

羌活饮：伤头用之。羌活一钱五分　归梢一钱　川芎一钱　香附（炒）二钱　生地二钱　半夏二钱　血竭一钱　苏叶一钱　陈皮一钱　白芍二钱　红花一钱　酒煎服。

桂枝汤：伤手用之。桂枝二钱　当归二钱　苏木三钱　青皮一钱　落得打三钱　血竭一钱　炙乳香一钱　炙没药一钱　黄麻（烧灰冲）三钱　酒煎服。

宽筋活血饮：治手足掌骱，用此煎服，将渣量之。羌活八分　防风八分　乌药八分　独活七分　官桂七分　牛膝七分　桃仁七分　杜仲七分　当归一钱　木通一钱　苏木一钱　加皮一钱　川断一钱　红花五分　枳壳三分　甘草三分　姜糟八分　荆芥八分　自然铜五分　加灯心五枚，水煎入酒半，先服，再以水、酒各半煎，将伤处先熏后洗。

独活汤：此方治伤心胸，量肾、心口、前胸、后背、气海、血海，或破伤不知人用之。独活八分　防风八分　牛蒡八分　威灵仙八分　全当归一钱　陈皮一钱　枳壳七分　羌活七分　细辛七分　黄芩七分　川芎一钱　红花五分　荆芥八分　白芷一两　前胡五分　甘草五分　加姜三片，煎服。

刘寄奴饮：伤处虽多，不致命者用之。刘寄奴一钱五分　当归二钱　枳壳（炒）二钱　五加皮二钱　芦荟三分　楂肉一钱　陈皮一钱　骨碎补（去毛）二钱　落得打二钱　青皮一钱　羌活一钱五分　炙乳没一钱　小茴一钱　红花一钱　苏木一钱　白加子五分　生地二钱　炙虎骨二钱　苏叶一钱　杜仲（姜汁炒）一钱五分　水酒煎服，或为末用亦可。

熏洗先服宽筋活血汤：治下颏脱，先熏后洗，诸骨骺脱出，诸可服并熏洗之。防风二两　荆芥四两　独活一两　当归一两　红花一两　乌药一两　威灵仙一两　续断四钱　枳壳五钱　青皮五钱　官桂五钱　大茴五钱　小茴五钱　甘草三钱　上药分作四剂，煎服。每剂加葱白十根，煎时熏患处，再以渣洗之。

生血补髓汤：治肩臂伤膝骺脱出，先以前汤熏洗，再服此剂，伤小膀胱骨及两腰并宜。川芎一钱　红花一钱　桂枝一钱　当归一钱　五加皮一钱　川断一钱　黄芪一钱　白芍八分　苏木八分　羌活八分　桂皮八分　自然铜（煅）二钱　加枣二枚煎服。

通肠活血汤：治破肚或肠出，缝好，用此煎服。枳壳八分　青皮八分　苏木八分　桃仁五分　红花五分　陈皮七分　乌药七分　羌活七分　五加皮七分　川断七分　独活七分　川芎七分　木通七分　腹皮一钱　当归一钱　延胡索一钱　大黄一钱　自然铜一两　甘草三分　水酒煎服。

飞龙夺命汤：即大续命汤。伤心坎食肚及反张之症，此汤亦可为丸为丹用服。羌活八分　独活八分　藁本八分　蔓荆子八分　防风一钱　荆芥一钱　蝉蜕一钱　细辛一钱　僵虫七分　威灵仙七分　川芎七分　当归七分　陈皮七分　白芷五分　薄荷五分　熟天麻五分　甘草三分　加生姜三片，灯心二十根，水煎服。

还魂丹：伤目用之。谷精草八分　生地八分　荆芥八分　甘菊花八分　柴胡八分　黄芩八分　羌活八分　桔梗八分　炙没药八分　白芍七分　连翘七分　川芎七分　枳壳七分　白芷七分　甘草五分　炙乳香七分　加灯心三十根，水煎服。

明目生血饮：伤目轻者用之。谷精草八分　甘菊八分　川芎八分　茯苓八分　羌活八分　薄荷八分　荆芥八分　白芍一钱　大生地二钱　当归一钱　白蒺藜（炒去刺）三钱　防风一钱　翘心七分　细辛七分　甘草六分　枳壳六分　山栀五分　加灯心三十根，水煎。

活目止痛饮：口唇缺破，诸伤骺骨出者，先煎服。当归八分　白芍八分　羌活八分　独活八分　川芎八分　荆芥八分　桃仁（去皮尖）八分　陈皮七分　木通七分

乌药七分　五加皮七分　川断七分　炙乳没各一钱　红花五分　防风六分　苏木一钱　甘草二分　加灯心三十根，水、酒各半煎服。

补肾和气汤：下颏落骱用之。黄柏八分　知母八分　当归八分　木通八分　白术八分　茯苓八分　五味八分　红花一钱　陈皮一钱　杜仲一钱　加皮一钱　川断七分　香附七分　枳壳七分　青皮七分　牛膝七分　白芍一钱　甘草三分　加大枣二枚，水煎服。

喘气汤：登高跌扑伤用之，又伤肩天井骨亦可先服。枳壳四分　白芷四分　青盐七分　干葛七分　陈皮七分　桂枝七分　皂角末（去筋，烧存性）一钱　川芎六分　甘草三分　杏仁（去皮尖）八分　水煎，临卧服，加蜜三匙。

吊嗽饮：伤左乳发嗽用之。川芎三分　白芷三分　陈皮八分　桂枝三分　桑皮八分　羌活八分　白芍三分　桔梗八分　苏木八分　甘草五分　水煎，临卧服。

行气活血汤：伤胸前者用，伤背天井骨用之，伤前胸后背及两耳者亦可用之。川芎一钱　红花一钱　桔梗一钱　当归一钱　陈皮一钱　苏木一钱　川断一钱　加皮一钱　黄芪一钱　羌活八分　白芍八分　自然铜五分　桂皮五分　甘草三分　加枣一枚，水煎服。

调经汤：凡受伤者，服药疏利之后宜服此，调其荣卫。川芎一钱五分　当归一钱五分　白芍一钱五分　黄芪一钱五分　青皮一钱　乌药一钱　熟地一钱　陈皮一钱　水煎，再入茴香末一钱、炙乳香（研末）一钱、炙没药（研末）一钱调服。

藁本地榆饮：治受伤微破伤风者，脉象浮弦，此初传在表也，宜服此方。羌活一钱　防风一钱　川芎一钱五分　藁本二钱　当归三钱　白芍二钱　甘草八分　细辛一钱　地榆一钱五分　水煎。如热者加黄芩一钱、川连五分；大便秘者加大黄二钱；自汗者重加防风、白术一钱五分；痛甚者加白芷、炙乳香、没药。

神妙泽兰饮：治损伤轻者服之，兼治贫苦之人劳伤劳力。泽兰三钱　归尾二钱　乌药二钱　丹皮二钱　赤芍二钱　红花二钱　木通二钱　防风三钱　羌活二钱　独活二钱　桔梗二钱　砂仁二钱　广皮二钱　车前子一钱五分　河水煎陈酒过口。

当归饮子：治跌打损伤奇效如神，匪类不可传。当归一钱五分　红花一钱　枳壳二钱　桃仁（打碎）一钱　五加皮一钱　甘草八分　生地一钱五分　苏木一钱七分　桂皮（即料皮）一钱七分　自然铜（醋煅七次）一钱　酒煎。倘伤腰，加杜仲（盐炒）一钱五分；伤手，加桂枝、去桂皮；伤上身食后服；伤下身食前服。盖暖三服或合末药，每服二钱，轻者减半，酒送下。

跌打损伤内服丹丸散良验方法（云光江昱辑）

护心丹：治手指咬伤或一切初被损伤可服此丹，不致气血积聚。辰砂五钱　上血竭五钱　炙乳没各五钱　归尾一两　赤芍一两　桃仁（去皮尖）一两　木耳灰三两各为末，每服一钱，酒调下。

虎骨丸：治寸骨寸伤用之。虎胫骨（火炙酒淬）一两　炙土鳖九钱　自然铜（煅）一两八钱　黄麻灰九钱　蝼蛄（焙）一两　蚯蚓（去泥焙）九钱　骨碎补八钱　虎后胫（醋炙）一两　落得打（焙）一两　刘寄奴（焙）一两　炒砂仁九钱　马前子一两　蚂蟥（焙）九钱　木耳灰九钱　广胶灰五钱　川当归（酒炒）一两八钱　川牛膝（酒炒）一两八钱　赤芍（酒炒）九钱　地肤子（酒炒）一两八钱　川椒（炒）九钱　五加皮九钱　上为末，米糊丸，每丸重一钱，朱砂为衣，瓶盛封固，如遇危症，用童便对冲热酒送下一钱，再饮陈酒，以醉为度，神效无比。

九龙散：即猛蝇散。治一切伤科重症。明广胶（炒成灰）九钱　黄麻（烧灰）九钱　木耳（烧灰）九钱　砂仁九钱　赤芍（酒炒）九钱　香附五钱　自然铜（火煅醋淬）一两八钱　全当归九钱　当归（酒炒）九钱　牛膝（酒炒）一两八钱　上为末，再服三钱，酒冲童便调下，如伤心坎至小腹，右边次用。

紫金散：即胜金散。此散能整续筋骨，兼治内伤肺肝咯血、半身不遂等症，或胸前横骨受伤咯血，左乳嗽咳。紫金皮　真降香　猴姜　川断　川大黄　无名异（酒淬）各等分　上为末，每服一钱，用苏木、朴硝各二钱，酒煎服，汤调末药服之。

接骨紫金丹：此丹能治骨断，重伤危急之症，服此再活，功胜七厘散。土鳖虫（酒淬炙去头）五钱　硇砂五分　黄麻根（烧灰）三钱　自然铜（煅）一钱　桃仁（去皮尖）一钱　归尾一钱　五铢钱（煅淬三次）一分　炙乳没各一钱　骨碎补二钱　红花一钱　孩儿茶二钱　朱砂二钱　麝香三分　上血竭二钱　上为末，瓶盛勿泄气，每服一分五厘，陈酒调下，重症服二分。再饮酒取醉，被盖卧三时，久出汗不可冒风，或自刎缝好，加胎骨一分服。凡伤中部鼻梁、结喉、胸前、咯红、吐血、吐痰、涎沫，脑后伤破，伤左乳咳嗽、膀胱、肚腹、肠胁、两肋等处，尽宜服之。

临命行药丹：此丹治一切危险之症，审明用之，不可轻试。麝香六分　朱砂一钱　雄黄六分　巴豆三钱　自然铜三钱　血竭三钱　炙乳没各二钱　归尾三钱　大黄三钱　炙土鳖三钱　上为末，每服一钱，陈酒调下，行尽恶血，再服补药。伤处再贴膏药。

七厘散：一切危症，前心后背致命，伤轻用之，功同紫金丹，临症酌宜裁服。归尾一钱　红花二钱　净桃仁一两　自然铜（煅）五钱　炙土鳖三钱　骨碎补五钱　麝香五分　炙乳没各二钱　血竭二钱　儿茶一钱　硇砂二钱　巴豆霜一钱　辰砂三钱　黄麻灰（火煅醋淬七次百年坑砖一两）五钱　上为极细末，瓶封固，每服三分，重症五分，视伤轻重，加减分两。

护心散：即养元汤。凡伤海底穴及前后分界处，踢打阴囊阴户受伤，并亦用之。木耳炭　归尾　红花　大黄　赤芍　净桃仁各等分　上为末，每服一钱，再加酒磨沉香三分、砂仁末五分，调和服之。

七粒丸：危症用之。巴豆霜五钱　滑石五钱　大黄三钱　百年坑砖（煅）五钱上为末，端午日粽尖和丸，绿豆大，每服七粒，陈酒送下。

寻痛清心丸： 凡新伤，痛无定处，服此丸则伤轻处平复，重伤则头出，然后对症用药，伤者不致久累。生草乌（去皮尖）一钱　炙乳没一钱五分　五灵脂二钱　麝香三分　上为末，酒和成丸，如绿豆大，朱砂为衣，每服五钱，姜汤送下。

代痛散： 凡遇破伤唇缺肚破用此，故先敷皮缝不致痛止定。生川乌　生草乌　炙乳香　炙没药　川椒　上为末，麻油调涂。此散见外敷良方。

壮筋续骨丹： 凡伤腿足或足骱出或骨断。羌活一两　独活一两　当归一两　防风一两　红花一两　木通一两　青皮一两　枳壳一两　乌药一两　花粉一两　白芍一两苏木一两　牛膝一两　荆芥一两　川断一两　木瓜五钱　桃仁五钱　神曲五钱　生地一两　川芎五钱　黄芩五钱　麦芽五钱　桂枝一两　陈皮一两　白术一两　丹皮一两自然铜一两　延胡索五钱　炙土鳖五钱　甘草五钱　香附一两　上为末，砂糖煮酒送下，大人服三钱，小儿二钱。

护风托里散： 即小续命汤。凡男妇伤心坎用之，或重伤不知人事，吐出瘀血，服此。如伤肝、心口、大肠，次服之。归尾　草乌　䗪虫（制）　胎发灰各五分　甘草三分　上为末，每服一分三厘，煮酒送下。凡伤小肚膀胱，先服此散。伤心坎下，口噤心闷，无先服。伤右乳发呃，用此三服。囟门受伤，下反身强，七日外用煎药。

固心丹： 咬伤手指头用之。绿豆粉一两　炙乳没各三钱　朱砂一钱　甘草一钱上为末，每服二钱，桑枝煎汤调下。

接骨定痛丹： 又名地龙丸。诸伤皆用。地龙（去土）三条　木鳖（去壳）　川乌（去尖生用）　草乌（泡去尖，姜汁炒）　五灵脂（去油生用）　骨碎补　乌药（酒炒）青皮　防风　威灵仙　狗脊（去毛，酒蒸，晒）　自然铜　小茴　陈皮各五分　炙乳香炙没药各一钱　上为末，醋为丸，绿豆大，每服三十丸，煮酒送下。

八宝丹： 诸伤皆用。花蕊石　琥珀屑　硇砂　炙乳香　朱砂　红花　古钱（煅）归尾血竭　上等分为末，饭丸葡子大，每服七丸，煮酒送下。

中和丸： 诸伤皆用，凡伤肝、心口、食肚、两肾、小肚、大胸、背脊、气海，后用收功。归尾五钱　炙土鳖五钱　血竭二钱　骨碎补三钱　自然铜三钱　枳壳五钱刘寄奴五钱　炙乳没各一钱五分　杜仲（姜炒）一两　降香节一两　延胡索五钱　上为末，砂糖捣成丸，每丸重三钱，量人老少伤之轻重再为增减，至重不过三丸，煮酒送下。

接骨散： 诸骨断者通用。生半夏（外炙）　土鳖（外炙，捣匀，贴在壁上四十九日，为末）　炙乳没各三钱　古钱（火煅醋淬七次，约三钱，为末）三个　自然铜（火煅醋淬三次）二钱五分　上为末，瓶收固，每服三分，酒送下。

盖天散： 手足断者用之。取多年屋瓦一片，男用阳、女用阴瓦，火煅醋淬九次，研末，酒下三钱，被盖避风，不可摇动，伤处其骨自接。

金鸡散： 手足断者用之。伤断手臂骨者，取雄鸡两翅毛，伤腿骨，服雄鸡用两足毛，铜锅炒淬，煮酒调下三钱。绵绢扎缚，服药后卧一周时，断骨自上。

万应紫金丹： 治跌扑损伤，骨碎骨折，筋断刺痛，一切伤科等症。紫金皮（醋炒香）　白芷（醋炒）　破故纸（酒炒）　刘寄奴（盐水炒）　川当归　生黑丑　赤芍（米泔浸焙）　川牛膝　生地（盐水炒）　川芎　木通　炙乳没　草乌（醋炒去皮）　川乌（醋炒去皮）

木香　木贼　藿香　骨碎补　官桂　羌活　独活以上各四两　熟地（盐水炒）　土牛膝（浓茶浸晒炒）二味各五钱　如孕妇，去川、草二乌。上为末，蜜丸如弹子大，黄丹为衣，每服一丸，温汤化下，或细嚼酒咽下。如被刀伤兼有外感者，用薄荷汤下。如在下部，木瓜汤下。如身热，灯心汤下。如心胸不宽，姜汤下。如年老血脉诸冷，宜加当归、川芎、丁香、人参各五钱，去白芍、生地。

统治俱伤劳折仙丹： 此方乃宋朝虎大仙秘传，最奇验，不论何处受伤，兼治劳伤劳折等症。如损伤处，用麻油调敷亦妙。归尾十两　红花五两　儿茶一钱五分　血竭二两五钱　炙乳香一两二钱　冰麝一钱　炙没药五钱　辰砂五钱　明雄精四两　上除乳没、冰麝，余药须晒干，研极细，秤准和匀，再研瓶收固，大人服八分，老人服五分，小儿服三分，煮酒调服，尽醉，被盖避风，伤重者可以服，孕妇忌服。

黎洞丹： 专治跌打损伤，瘀血奔心，昏晕不醒，兼治外科一切无名肿毒，昏困欲死等症。牛黄二钱五分　冰片二钱五分　阿魏一两　雄黄一两　麝香五钱　生大黄二两　天竺黄二两　人参三七二两　乳香（去油）二两　没药（去油）二两　血竭二两　藤黄（隔汤煮十数次，去沫用山羊血，无山羊血用子羊血亦可，拌晒）二两　上共为细末，将藤黄化开为丸，如芡实大，若干，少用白蜜，外用白蜡做壳，封固，每服一丸，无灰酒送下，外用茶磨涂。忌一切生冷发物。

透骨丹： 专治跌扑损伤深入骨髓，或隐隐作痛，或天阴则痛，或发老伤，或年远四肢沉重无力。虚弱者间日一服，壮实者，三日一服，无有不效，此药主治诸病，真神方也。闹羊花子一两（火酒浸炒三次，童便浸炒二次，焙干）　乳香（不去油）三钱　没药（不去油）三钱　真血竭三钱　上为末，秤准和匀，再加麝香一分同研，瓶收贮封固，每服三分，壮者五六分，不必食夜饭，须睡好，方饮酒服药。

余粮丸： 治劳伤脱力。此方不但治肿胀，如妇女血干劳，产后朝凉暮热，男妇反胃噎膈腹痛，小儿吐泥吐生米等物，及积年虚劳、黄疸脱力等症极重，服至六两，全愈。孕妇忌服。余粮石四两　砂仁（姜汁炒）四两　皂矾（醋二茶杯，煅至通红，放地上出火毒）八两　白豆蔻三钱　枳壳（炒）四钱　厚朴（炒）四钱　真广皮三钱　干漆（炒烟尽）一两　白芷二钱　川贝母二钱　铁梗茵陈（不见火）五钱　海金沙一钱　益母花五钱　广木香二钱　地骨皮二钱　各药末，煮黑枣为丸，缓症朝服七分、夜服八分，重症每服三钱，好酒送下，忌河豚，终身忌荞麦。

禹粮丸： 治证同上。忌荞麦、诸豆、面食、鱼腥、豆花、糟物、瓜蒂、生冷。产后去皂矾。禹粮石（醋煅透）四两　皂矾（浮麦煅红透）四两　生地（醋炒）二两　熟地（酒煮）二两　当归酒炒一两　贝母去心一两　红花五钱　香附（童便浸炒）二两　生木香一两　白术（土炒）一两　陈香圆（炒）二两　茵陈一两　杜仲（盐水炒）一两　砂仁（去衣）一两　豆蔻（炒）一两　白芷（炒）一两　川牛膝（土炒）一两　川椒（焙）一两　陈皮一两　陈松罗一两　百草霜（炒）一两　枳壳（炒）一两　菨草（酒拌晒）二两　益母花二两　上共为末，枣肉二钱为丸，梧子大，朝服七分，暮服八分，陈酒送下。

天罡丹： 专治伤科一切等症。不论何部位，皆可服之，伤处亦可用酒调敷。当归（酒炒）五钱　红花五钱　桃仁五钱　枳壳五钱　羌活三钱　香附五钱　降真香（末）五钱　陈皮四钱　川乌（去皮尖）三钱　草乌（去尖）三钱　血竭三钱　自然铜（煅）五钱　骨碎补（去毛）三钱　川续断三钱　刘寄奴三钱　炙土鳖（姜汁炒）五钱　砂仁四钱　川牛膝四钱　苏木三钱　泽兰四钱　炙乳香（去油）五钱　炙没药（去油）五钱　五灵脂（炙油生用）三钱　生地黄三钱　无名异（煅酒淬）四钱　落得打（焙）四钱　香白芷三钱　木通三钱　甘草三钱　威灵仙二钱　辰砂三钱　肉桂（不见火）五钱　赤芍三钱　木耳灰一两　麻杆灰二两　真三七四钱　茯苓三钱　姜黄三钱　生姜灰一两　上药三十九味，配天罡之数，极其功效，为官桂另研，不能见火，辰砂另包，余皆照炙研极细末，再和入辰砂、官桂二味调匀，瓶盛勿走气，每服三钱，酒调下。重症，入童便一盅送下。如伤手，桂枝煎汤，对酒送下。如伤足，木瓜汤同酒送下。如有外感，薄荷、防风、麻黄汤送下。如伤头，川芎、升麻、白芷汤送下。如身发热，灯心、栀子、生地煎汤下。如伤腰，杜仲煎汤和酒送。如伤小肚，茴香汤下。如胸膈不宽，心前饱闷，桃仁、青皮姜汤送下。如大便秘，大黄、木通、荔枝核汤下。如小便血，泽泻、猪苓、连翘、黄芩、木通、车前子、枸杞子煎汤下。如小便不通，车前、川楝子、铁马鞭汤下。如痛不忍，乳香、没药、破故纸、杜仲汤下。气虚加人参，血虚加炙黄芪、当归、熟地。如骨节脱损，预以生大蟹数只吊起阴干，研极细末，或以蟹杵烂阴干，遇此症，以三四钱配丹服。

跌打损伤破口外敷良方经验（兰陵氏云光辑）

止痛空血散： 伤破者通用。白石脂一两　好血竭五钱　孩儿茶一钱　黑豆（生用）三合　研细末，和匀掺之。

收珠散： 伤目用之。龙骨三钱　血竭三钱　炙乳香三钱　炙没药三分　研细末，入冰片五厘点之。

接骨散： 伤鼻及诸骱出诸骨折断，先敷此药，再用夹板。羌活一两　防风一两荆芥一两　自然铜一两　马兰一两　骨碎补八钱　川断八钱　五加皮八钱　官五钱

炙乳香五钱　皂角核（烧研末）二十粒　炙没药三钱　研为末，酒浆调敷。

代痛散：凡口唇破及诸破裂要缝伤处者，必先敷此麻药，后方可动手。川乌　草乌　炙乳香　没药　川椒　上各等分，麻油调敷。

金疮药：治刀斧伤破口者。明矾五钱　松香一两　儿茶二钱　上血竭二钱　冰片一分　象皮末一钱五分　上为细末，湿者干掺，干则用茶油调敷。

封口药方：治伤破者用之。降香末一两　五倍子八钱　人参末一两　炙焙研细末，掺于患处。

神仙接骨方：不拘骨折断者效。取鲜夏枯草，连根梗捣烂，入酒酿并食盐少许再捣，外敷于骨断处，油纸包裹，青绢扎之，安卧一伏时，其骨自接，再服去伤调补之药，保养六十日，强壮如故。此草本名仙人接骨草，秋冬无梗叶，觅根用亦可。

行军中第一敷方：专治跌打损伤，刀箭伤。敷上即愈，断骨即续，伤处即好，诚妙方也。生狗头一个（将肉刮净，露天火煅存性，为末）一钱　人指甲灰一钱　血余灰一钱　陈生松五钱　共研极细末，掺伤处，如未破口者敷此无益，又以四味等分，将酒内服亦可。

艾硝饼子：专治箭镞木器伤入肉内不出者，以此敷上一昼夜即出。艾绵一握，摊成饼，或将火硝细末铺上，再用大蜈蝣捣成末，铺于火硝之上，包于伤处。倘如箭镞木器是用钳子钳出者，或拔出，再用下药收口。

五香散：治金疮箭镞等伤破口者，以敷上收口，大妙。五倍子五钱　真降香一两　象皮末一两　头发灰一两　上为细末，凡遇伤破，用药掺上，扎好勿动，立见收功。又上方加生半夏、红铜屑二味为末，能治筋骨断，亦妙。

接骨集灵膏：生地二两　当归二两　大黄二两　寄奴二两　两头尖二两　闹羊花一两　红花一两　上肉桂一两　川乌一两　草乌一两　大戟一两　芫花一两　甘遂五钱　灵脂五钱　山甲二两　紫金皮三两　地鳖虫三两　野苎根四两　麻油四十两　桐油二十两　上煎丹收好，加乳香一两、没药一两、血竭一两、阿魏一两，又加桃、柳、桑、槐四枝各三两，另用地鳖末五钱、闹羊花末五钱，收膏瓶贮听用。

松肉葱白膏：专治跌打，不论破与不破，遍身青肿，不必开刀，以此敷之一夜，复原不痛。鲜猪肉（要不精不肥，去皮骨）二斤　葱白头一斤　明松香（研极细，用筛过方可）三两　以二味入猪肉内，斩为极细，摊敷患处，以布脚带裹扎紧不可宽，至周时，皮肉还原，与不打无异，床上房内最忌放毡毛皮八手物，须切记，如有脓血水，任其流放，总不妨。

半夏散：专治头面跌扑青肿方。生半夏　研末，醋调，敷之神效。

软骨饼：预备夹棍。又名小金莲方。乳香（去油）一钱　没药（去油）一钱　蓖麻仁五钱　川乌五钱　草乌五钱　肥皂（去弦并肉外筋膜）二十个　各研末，先以肥皂杵烂，再入五味药末杵匀，如遭夹厄，先一日做四饼子敷，两拐骨过一夜，次日洗去任夹无妨；如妇女裹足，则以此饼敷足上，过一夜，次日即软如绵矣。

鲫鱼糟：专治夹打伤痛不可忍。大鲫鱼（约重二三两者）一只　陈酒糟一盅　铜末五钱　胡桃肉四两　共捣，敷患处即止。

杖伤方：治初杖者，伤重用之，轻亦可用。豆腐（铺伤处，先以热酒浸揉，洗去血，再以豆腐铺上，其气如蒸，则血散矣。豆腐连敷数次）　白萝卜（煮半熟烂，打坏热上连敷，以代豆腐亦可。盖以此二味敷过不至成痈，亦不至溃烂）　日久也，再以童便乘热饮数碗，或红花汤亦可。

紫朱丹：治拶伤手指，以丹圈之凹处，自复原矣。银朱　一味和酒磨浓，依痕涂之。

慈姑消瘀散：专治跌扑扭筋，积瘀在筋骨间，隐隐作痛，治不效，则以此散敷上立消，兼治一切痈疽冷疖，均可消散。山慈姑五钱　姜黄五钱　桂皮五钱　蚤休三钱　大戟三钱　草乌尖三钱　穿山甲三钱　丁皮三钱　芒硝四钱　蟹壳五钱　芙蓉叶一两　陈小粉一两　上研细末，以酒调敷或上膏药盖之，如遇痈疽冷疖，则以瓜根汁敷之。

桃花散：专治跌打刀伤、金疮狗咬等症。年久风化石灰（炒至桃花色，存性）十升　锦纹大黄（焙脆研末，以麻油敷，十日敷更妙）一两　炉甘石　血竭　冰片　熟石膏　樟脑　以上共研末。雄猪板油和前药捣烂摊贴。

灸伤法：诸伤皆用。

此外尚有一简法，每田十亩，四围掘深沟，宽三尺，深三四尺。好炭三十斤，铺地烧红，扫开红炭，用好醋数斤泼地，将稻草衬之，扶伤人卧于草上，盖以棉被出汗，如伤入骨者，尽皆现出。

吐药方：信得伤在内者用之，不可轻试。硫黄二钱　麝香一分　为末，每服一分，白汤下，吐出瘀血恶痰为度。

熏洗方：诸伤皆用。升麻　当归　羌活　防风　刘寄奴　胡葱各等分　酒煮，先熏后洗。

洗伤手肿痛方：不传匪人。诸伤并皆治洗之。当归五钱　红花一钱　青木香四钱　广皮一钱五分　甘草一钱　樟木五钱　刘寄奴二钱　苏木一钱　酒煎净手，不时手浸在药内。

军中跌打损伤箭伤第一方洗药：可与军中第一敷方用。防风　荆芥　甘草　共煎汤，于无风处洗。

金疮膏药方：芸香五钱　炙乳香一钱　没药一钱　樟脑一两　轻粉一钱　血竭一钱　白蜡一两　各为细末，和匀，将猪油三两溶化，先入白蜡，次下芸香、樟脑，离火，再入乳香四味，好涂患处。

玉红夹纸膏：铜绿五钱　银朱五钱　湖脑五钱　儿茶五钱　血竭五钱　白占五钱　炙乳香五钱　没药五钱　各为末，再用蓖麻子肉二百二十粒，水煮过，松香二两，同捣成膏，针刺连四纸摊作夹纸膏，贴一周时，去膏洗净，连换贴三次全愈。

跌打损伤膏药方： 当归三钱　川乌三钱　草乌（去芦）三钱　白芷三钱　赤芍三钱　川芎三钱　生地三钱　丹皮三钱　皂角三钱　羌活三钱　防风三钱　荆芥三钱　川山甲三钱　秦艽三钱　大黄五钱　红花五钱　桃仁五钱　肉桂（研入拌）五钱　苏木（大碎）五钱　巴豆肉五钱　乌药五钱　川续五钱　骨碎补五钱　川椒（去子）五钱　蜈蚣一对　虾蟆（如无虾蟆，以蟾酥代）一对　葱汁一碗　姜汁一碗　自然铜（煅研细）一两　血余五钱　乳香七钱　没药七钱　木香五钱　锅墨一钱五分　樟脑（酒淬）一两　上各为末，用麻油二斤，浸药七日，武火熬枯黑去渣，再入葱姜汁，熬得滴水成不散，取起，每药油重二斤一两，沥青半，松香半，飞丹一两，收成膏，以微火熬，再下自然铜等药，用柳枝不住手搅匀，入水抽扯出火毒，贴时先将葱椒煎汤洗患处，然后贴上，以手烘热，摩百余下，令药气透入为妙。

治劳伤药酒方： 良验，兰陵泽民录。当归（炒）一两　秦艽（炒）一两　续断（炒）一两　天麻（炒）一两　川牛膝（炒）五钱　紫荆皮（炒）一两　杜仲（炒）一两　功劳草（炒）五钱　木通（炒）五钱　熟地（炒）二两　白芍（炒）一两　核桃（炒）二两　杏仁（炒）五钱　桂枝一钱　松节（打碎）五钱　五加皮（炒）一两二钱　骨碎补（炒）五钱　砂糖四两　红花六钱　桑枝（炒）二两　虎头骨（炒）二两　共二十一味，用好烧酒一斤半，浸一时，再用陈酒煮十二斤，浸七日方可服。

桃梁酒： 症服药得生后宜服此酒，日后伤处不发不作痛。当归二两　红花一两　五加皮一两　白豆蔻一两　杏仁（去皮尖）八钱　甘草节一两　炙乳香一两　苏木一两　木通一两　杜仲（水炒）二两　刘寄奴二两　自然铜（炒）一两　牛膝一两二钱　炙土鳖五钱　韭地蚯蚓（焙去土）五钱　胡桃肉（取内格梁）四两　陈酒二十斤，以绢袋药，久浸酒内，每服半不饮酒者减，二十四日后精神倍强。

紫金酒： 治一切跌打损伤，风气寒湿疝气，移伤定痛，血瘀气滞，此酒善通经络沉疴，久痛无不获效，每饮三五杯，立见痛定，若预饮之，跌打亦不见痛苦也。官桂五钱　明乳香五钱　没药五钱　广木香五钱　羊踯躅五钱　川羌五钱　川芎一两　玄胡一两　紫荆皮一两　五加皮一两　郁金一两　乌药一两　上为粗末，以好酒十斤，悬胎煮三炷香，分作十小瓶盛之。

《伤科良方》

清·撰人不详

目 录

伤科各症秘方

九龙丹：治满身损伤，不知人事。当归　丹皮　苏木各二钱　红花　苏子（炒）乌药　琥珀　胆星　木通各一钱　赤芍八分　杏仁二十粒　地鳖虫三个　地龙四条　元胡　灵脂（炒）　自然铜（煅）各三钱　木香　半夏各六分　加葱头、童便、陈酒煎服。

飞龙夺命丹：治跌打，昏迷在地不开口，不进饮食，大小便不通。麝香　沉香　木通　泽兰　羌活　辰砂各一钱　琥珀　苏子（炒）　广皮　玄胡各一钱　川芎四

钱　麻仁（炒）三钱　枣仁（炒）二钱　地龙七条　乌药　灵脂（炒）各一两　桃仁二十七粒　车前子四钱　胆星　归尾　大黄　砂仁　自然铜（煅）　千年米（炒）各一两　牙皂（炒）三钱　牛黄二钱　共为末，炼蜜丸，如圆眼大，朱砂为衣，蜡为壳，酒送下。

接骨丹：治碎骨接骨。牛骨髓一两　土虫二十个　古钱（醋炒）一文　乳香　骨碎补（炒）各五钱　白杨皮（炙）二两　没药三两　乌骨鸡一只　将鸡闷死，去毛，肚内洗净，用胡椒四两入肚内，老白酒三斤，煮干为末，每服二钱，用三白酒送下。

青皮汤：青皮　当归　腹皮　乌药　红花　枳壳　苏子　厚朴　蓬术　玄胡（醋炒）　灵脂（醋炒）　乳香　没药　三棱各一钱　赤芍　木通各八分　丹皮二钱　桃仁二十粒　大黄五分　水酒煎服。

十全汤：治伤阴囊破损流血。人参四分　白术八分　黄芪　茯苓　生地　当归各五分　加桂元肉四个、酒二杯，煎服。

将军散：治跌打丹田脏腑，大便不通，内有瘀血，兼之肚硬。大黄　当归各四两　桃仁十九粒　厚朴　乌药　玄胡（炒）　木瓜各一两　河水七碗煎三碗，加童便一杯，温服；如大便不通，再服一帖。

治尾骨内伤大便下血方：红花　当归　丹皮　沙参　黄柏　厚朴　干姜　破故纸　杜仲　知母各一钱　白芍八分　木香三分　阿胶三钱　水酒同煎，空心下。

沉香化气丹：治拳寨或跌打损伤。沉香　木香六分　香附　陈皮　红花　当归　丹皮各一钱　水煎服。

救杀伤方：凡杀伤不透膜者，急用乳香、没药各一块，如皂角子大，研烂，以小便半盏、陈酒半盏同煎，通口服下，然后再以花蕊石散，或乌贼骨为末，敷于伤上，其血立止，无妨。

花蕊石散：乳香　没药　羌活　紫苏　细辛　草乌　厚朴　白芷　降香　当归　苏木　檀香　龙骨　轻粉　南星　蛇含石（煅）各二钱　花蕊石（煅）五钱　麝香三分　共研末，先用葱汤洗伤处，后以此掺之，软绵纸盖扎，一日一换，神效。

又刀械杀伤闷地，如气未绝，急用葱头于锅内炒热，遍敷伤处，既而呻吟，易葱再敷，俟苏定，再用三七研末，以津调敷，立愈。

治杖伤法：杖后即饮童便一碗，以免血攻于心，再用热豆腐铺于伤处，其热如蒸，其腐即紫色，复换，腐再铺之，令紫色散尽，转为淡血色为度，然后再以白及末，米饮服，神效。

治夹棍伤：夹后，急用热童便一盆浸足在内，如童便冷，再将烧红砖淬之即热，直浸到童便面上浮起白油，其伤尽出矣。再用肥皂捣烂如泥，入鸡子清和匀，罨患处，用草纸裹脚缠紧，夜不可动，即效。再服末药，用人中白（煅）一两　乳香　没药二钱　自然铜（煅）　木耳（烧存性）各五钱　牛膝三钱　共研末，再用牛膝煎陈酒，调服末药，每服三五钱即效。

大黄散：治伤损左肋用药。生大黄　补骨脂（炒）　杜仲（炒）　苏木二钱　木瓜　当归　红花　赤芍　自然铜　苏梗　玄胡　灵脂（炒）　陈皮　枳壳　川芎　通草　白芍　乌药各一钱　桃仁十四粒　胡桃肉四个　地龙（童便炙）三钱　陈酒煎，食远服。

木香丸：伤损右胁。木香　红花　赤芍　丹皮　枳壳　腹皮　苏子各一钱　当归　苏梗各二钱　陈皮　川芎各八分　桃仁七粒　水酒煎服。

柴胡散：腰间打伤。柴胡　红花　续断　灵脂（醋炒）　山药　紫苏　山萸肉各一钱　丹皮　破故纸（炒）　杜仲（炒）各二钱　当归二钱　陈酒煎，加胡桃肉四枚，食远服。

秦艽汤：夹脊后伤损。秦艽　续断各八分　红花　苏梗　羌活　元参各一钱　当归　自然铜各二钱　赤芍　毛姜（酒炙去毛）　丹皮各一钱五分　酒三碗煎一碗服，忌面食。

片子丹：两臂伤，瘀血在内。片姜（炒）八分　红花　当归　丹皮　苏梗　木瓜各一钱　海桐皮二钱　桃仁十四粒　地虫（炙研）七条虫　骨碎补（酒炙）一钱五分　陈酒煎，食远服。

接骨丹：骨断痛极难忍。白秋霜　红花（醋煅）　窖脚坑砖（煅）一块　共研末，每服七分，酒下。

接骨紫金丹：骨碎发热，昏闷不醒。骨碎补二钱　土虫　乳香　没药　大黄　自然铜　血竭　硼砂各一钱　共为末，每服一钱，陈酒下，待碎骨生完愈。

内托散：治头或跌打伤，皮骨不破，内肿死血。当归三钱　苏叶　玄胡（炒）　乳香　没药　腹皮各一钱　石脂　灵脂（醋炒）各二钱　陈酒煎，食前服。

碎损皮骨进风发热方：红花　当归　防风　柴胡各一钱　白芷　丹皮各八分　细辛三分　川芎五分　桃仁十四粒　水煎，食前服，盖被出汗为度。

连翘汤：打伤眼睛肿出。连翘　红花　当归　川芎　赤石脂　赤芍　陈皮各一钱　细辛　生地二钱　木通八分　灯心二十根　水煎，食前服。

震心丸：心坎损伤。红花　当归　枳壳　玄胡　灵脂　乳香　没药　沉香各一钱　香附（制）　广皮　自然铜（煅）各二钱　千年冰三钱　砂仁五分　水煎，食远服。

跌打损伤妙方：红花　苏木　地骨皮各二钱　杜仲　枳壳　广皮　桑白皮各一钱　甘草四分　自然铜（煅醋淬七次）三钱　酒煎好，加韭菜汁、童便各一杯，冲药服。

打伤吐血方：红花三分　当归　白芍　知母　藿香　黄芩　山栀（炒）各一钱　阿胶　茶花各三钱　乌药八分　陈皮六分　加茅根一握，水煎服。

跌打损伤方：归尾　丹皮　乳香　玄胡　没药　红花　骨碎补各一钱五分　五加皮　自然铜　刘寄奴　桃仁各三钱　赤芍　苏木各八分　肉桂三分　陈酒三斤，韭菜根汁一杯，春夏浸服，秋冬煎服，每服二杯；劳乏症亦可用，跌打极凶重者，合两料，看虚实用之。

内伤方：归身　骨皮　生地　百合　白芷　黑栀　干葛　乌梅　骨碎补　苏子各一两　红花　元参　薄荷　五味　金沸草　半夏　兜铃各五钱　桔梗　冬花　知母各八钱　枸杞二两　沉香五钱　远志五钱　桑白皮六钱　胆星三钱　大枣二两　陈酒一坛煮，食远服；如色后打伤者，用茯苓、人参、桂元，二三服；如打伤水浸，发热、头痛，加川芎、羌活、前胡、升麻、防风、荆芥、葱白头三个，用二服，忌晕菜；如伤后伤食，加山楂、麦芽、陈皮、枳壳、砂仁各二两，二三服。

跌打损伤方：当归　丹皮　骨脂　五加皮　广皮各二钱　杜仲　赤芍　乌药　桔梗　羌活　秦艽　续断　官桂各一钱五分　生地三钱　红花　木通各一钱　砂仁二钱　陈酒三大碗，加水煎服。

甘桔汤：近伤酸痛。当归　丹皮　红花　广皮　香附（炒）　苏子各一钱　半夏五分　枳壳六分　甘草三分　杏仁七粒　生姜三片，水酒煎，食远服。

舒筋汤：筋肿疼痛。木瓜　五加皮各一两　米仁八分　骨碎补　红花　枫藤　松节　当归各三钱　木通四钱　地龙五钱　陈酒煎，食远服，忌面蛋。

两手出骱上法：当归　红花　白芍　木通　五加皮　苏梗　米仁　乳香　没药　威灵仙各一钱　骨碎补二钱　桃仁八粒　陈酒煎，食前服，渣用水酒、葱白洗手，后用占米包之，其骱即上，用竹片绑之。

打伤方：自然铜（醋煅）三钱　牛膝　骨碎补　陈棕皮　红花　五加皮　地骨皮　陈皮　泽兰　万年青　独活各一钱　桃仁十二粒　赤芍八分　甘草五分　酒水煎，食远服。

损伤久后痛方：龟板（去旁，煅）　乌梅肉　共捣为丸，每服二钱，陈酒下。

损伤骨断肿胀立消方：火硝　飞面　胡椒　葱白头　共捣烂，敷伤处，立效。

伤重临危方：黄牛角（炭上熏焦，碗锋刮下），轻者五六钱，重者一两，陈酒下，出汗为度。

试伤法：凡受伤者，先将百香霜少许，汤调下，如受者可治，不受者难治。

接骨紫金丹：乳香　没药　龙骨　乌药各三钱　朴硝　川乌　草乌（各姜汁制）　自然铜　土木鳖各二钱　地鳖虫十个　共研末，陈酒下。

跌打损伤方：如小伤，用药一半；大伤，全用。倘夜遗精，缓四五日服，慎之。归尾　五加皮　乌药　地骨皮　桔梗　红花　桂枝各二钱　枳壳　陈皮　丹皮　木通　自然铜（煅）　青皮　木香各一钱　桃仁二十六粒　没药八分　陈酒一斤，水二碗，煎服。头上伤，加川芎、茯苓；下部，加牛膝；手上，加续断；小腹，加车前子；左肋，加姜黄；大便不通，加大黄；右肋，伤加柴胡；小便不通，加竹叶；脚上，加刘寄奴；气不通，加松香；皮破血出，加地鳖虫；照伤加减各二钱，再加胡桃肉、隔梁二钱，用童便一杯冲服。

止痛接骨丹：乳香　没药　当归　续断　红花　羌活　加皮　苏木各一钱　青皮　白芷　丹皮各八分　甘草三分。

跌打损伤命在须臾急救方：兼能接骨。土鳖一个　麝香　当归　五加皮各三分　辰砂一分　共为末和匀，如遇打死气未绝者，用药分一厘，投入壶中，灌下即醒；如打碎者，用药一分五厘，轻者用一分为准，不可多用。又方：当归　续断　香附　枳壳　苏木　桃仁　羌活　青皮　乌药　乳香　没药　秦艽　楂肉　虎骨　自然铜（煅）　五加皮　陈皮各一钱　红花六分　桔梗八分　甘草　砂仁各五分　共为末，沙糖、陈酒调服二钱。

跌打损伤方：当归　五加皮　大黄　杜仲　骨碎补各三钱　红花　刘寄奴　乌药　赤芍　牛膝　桃仁各二钱　玄胡钱半　乳香　没药各一钱　虎骨四钱　伤轻者，陈酒煎服；重者，童便煎服，服后将被盖暖，出汗为度。又方：当归钱半　乌药　红花　赤芍　桃仁　羌活　独活　续断　五加皮　骨碎补　刘寄奴各一钱　桂枝三分　水酒煎服，如气不通，加砂仁六分。

跌伤医不省人事方：茄根灰一两　大黄四两　共研末，每服四钱，陈酒下，命活不死神方，切不可见水。

刀斧伤方：用生半夏末带血敷上，立止痛，兼能收口生肌。又方：用韭菜汁拌陈石灰，阴干掺之。又方：用嫩松香及坚实细炭，等分研末，绢筛筛之，磁瓶收贮，遇患敷，神效。

止血方：凡刀斧伤，或疮口出血不止者，将泥调水敷四边。如伤头面，敷颈周围；如伤手上，敷于臂；如伤足，敷腿。取其能截其血道，令不来潮矣。其伤口仍以膏药贴之。

治汤火伤：凡汤火烫后，最忌着冷水，防其火毒攻心，并忌寒凉药。平日取老黄瓜，不拘多少，收贮磁瓶，藏于暗湿之处，听其自烂成水，如遇烫伤，将此瓜水抹于患处，立刻止痛，且不起泡。又以人乳拌铅粉，鸡毛调敷患处，专治初经烫火者。又以白蔹、大黄等分为末，麻油调敷，效。如药不便，急服童便一杯，以护其心，使火毒不能内攻，随取大黄末和桐油敷，即被烫垂危者，皆保无恙。

跌打损伤方：凡扑压跌打，从高坠下，及竹木所磕，并落马复车受伤者，皆瘀血凝滞，大小便不通者重，通者轻，急用淡豆豉一合，煎汤服之，或用生姜自然汁和麻油温服之，再将净土五升蒸热，用旧布重裹，分作二包，更换烫之，不可太热。若骨折打碎，离脱出穴，将活蟹研烂，用淡酒冲服，任量饮之，即以蟹渣敷患处缚定，其骨自合矣。又方：地鳖虫（酒炙）十个　蚯蚓（焙）十条　自然铜（醋煅）二钱　乳香五分　骨碎补　苏木各二钱半　共为末，陈酒煎服。

踢伤方：冬青叶同煎数沸，麻油少许，取叶换贴数次，愈。

跌打损伤神效敷药方：栀子七个　桃仁二十一粒　东丹一两　老松香三钱　蓖麻

子四十七粒　共捣烂，以鸡蛋白、飞面调敷后，伤出即愈。

跌打损伤刀箭伤军中第一仙方：人指甲（煅）一两　血余灰一两　陈松香五钱生狗头（将肉刮尽，露天煅存性）一个　共研末，掺伤处，断骨即续，刀伤即愈，温酒调，内服亦可。

紫金酒：治风气，跌打损伤，寒湿疝气，移伤定痛，凝气滞，此酒善通筋络，沉疴久病，无不取效。官桂　明乳香　没药　木香　羌活　羊踯躅各五钱　川芎　玄胡紫荆皮　五加皮　丹皮　郁金　乌药各一两　陈酒十斤　共入小坛煮之，三炷香为度，每服三五小杯，立见止痛。若预饮之，则跌打不痛也。

金疮方：治刀斧损伤，跌扑打碎，敷上即时止痛、止血，更不作脓，患此不宜见水，神效。雄猪油一斤四两　麝香　冰片各三分　血竭　乳香　儿茶　没药各一两松香　黄蜡各三两　面粉（炒）四两　樟脑（研）三两　共研末，先将猪油、松香、黄蜡熬化，滤去渣，待冷入药搅匀，磁器收贮，勿令泄气。

误伤急救法：凡人被墙压死，心头温者，将身盘坐，急提其发，用半夏末吹鼻取嚏，以麻油和姜汁灌之，少顷即醒。凡人跌打损伤在胸膈，不能食者，以生猪油切细末，温水下一钱，即思食。凡人跌打破胁肠出者，急以油抹入，煎人参、枸杞汁淋之，连食羊肾粥十日，愈。或以冷水喷面更好。凡人被刀斧伤指断者，将苏木末敷之，用蚕茧包，数日即愈。

金枪药方：白占两半　黄蜡五钱　紫草　白及各三两　乳香　没药　血竭　当归各二钱　板油六两　菜油八两　先将五味同菜油浸一夜，次日煎好去渣，后将白占、黄蜡、血竭和猪油煎收为度。

火珠伤方：用陈肥火腿肉扎于患处，珠自出。

保命止血七厘散：神效。乳香　没药　地鳖虫　血竭　大黄　自然铜　硼砂　归尾　木耳灰各一钱　麻皮灰五分　麝香少许　共研末，每服七厘，骨断自接，瘀血自下；女人放血，立止。

救五绝良方：一曰自缢；二曰墙壁压；三曰溺水；四曰魇魅；五曰冻死。凡五绝，皆以半夏末，冷水为丸如豆大，纳鼻中即愈，心温者一日，可治。又治猝死，扁鹊治产后晕死法同。

救缢死法：凡自缢高悬者，徐徐抱住，解绳不可绝断上下，安被放倒，微微攘正喉咙，以手掩其口鼻，勿令透气。一人脚踏其两肩，以手挽其顶发，常令弦急，勿使缓纵；一人以手摩将其胸臆，屈伸其手足，若已僵直，渐渐强屈之；一人以脚裹衣，顶其粪门，勿令泻气，又以竹管吹其两耳，候气从口出，呼吸闭眼，仍引按不住，须臾，将姜汤或清粥灌之，令喉润，渐渐能动乃止。此法自旦至暮，虽已冷，可治活；自暮至旦，阴气盛为难救，心下微温者，虽一日已上，亦可活，百发百中。一以半夏末吹鼻中。一治自缢气已脱极重者，只灸涌泉穴，男左女右，脚灸三壮，即活。一法：

男用雄鸡，女用雌鸡，刺鸡冠血滴入口中即活，不可用茶水灌之。

救压死法：凡压死及坠死，及心头温者，急扶坐起，手提其发，用半夏末吹鼻内，少醒，以生姜汁同香油打匀灌之，再取向阳桃柳枝煎汤灌下。

救溺死法：凡溺水者，先以大刀撬开溺者之口，横放筋筷一只，令其牙卸之，使可出水，又令一健夫屈溺人两足着肩上，以背相贴，倒驼行之，令其水出，仍先取燥土或壁土置地上，将溺者仰卧其上，更以土覆之，只露口眼，自然水气泻入土中，其人即醒，仍急用竹管各于口、耳、鼻、脐、粪门内，更迭吹之，令上下相通，又以半夏末吹鼻，又用皂角末绵裹塞粪门，须臾，出水即活。一用艾灸脐中即活。一溺死，将梯乘其死人倒放，用盐塞鼻，填满，盐化即醒，及将盐堆脐上。

救魇魅法：一中恶魇死，不可近前呼叫，但唾其面，如不醒，即咬脚跟及拇指，略移动卧处，徐徐唤之，不可用灯照，待少醒，以皂角末吹鼻取嚏，凡溺缢魇死，急取韭捣汁灌鼻中，得皂角、麝香同灌更快捷矣。一男子被鬼击身，有青痕作痛者，用金银花二三两煎汤，饮之立效。

救冻死法：一冻死及冬月落水，微有气者，脱去湿衣，随解活人热衣保暖，用米炒热，囊盛熨心上，冷即去再换，或炒土灰亦可，候身温暖，目开气回后，以温酒或姜汤粥饮汤灌之，若将火灸，必死矣。又法：用雄黄、焰硝，等分为末，点两眼角亦妙。

治客忤卒死还魂方：麻黄（去节）三两　杏仁七十粒　甘草一两　水煎灌之，诸卒死通用。

狗咬方：将浓墨写伤处"五虎下西川"五字，写完周围圈七遍，往上一踢，不作脓，且其犬即死矣。

痴狗咬方：将木鳖子两个入馒头内，火上灸，存性研末，酒下即消。

毒蛇咬伤方：将天磨萝藤焙、为末，一钱，加雄黄末一钱，调服愈。

蝎子等虫咬方：将灯草数根浸香油盏内点火，吹灭，以烟熏之；峰蛋，用醋磨雄黄涂之，即愈。

人咬伤方：将龟板或鳖甲烧存性为末，菜油调抹愈。

蛇咬方：细辛　白芷　雄黄各三钱　麝香五分　研为末，清水下。

蛇咬毒方：明雄黄五钱　五灵脂一两　共研末，每服二钱，陈酒下，即将此药末用麻油调搽伤处，隔一时再进服，愈。

邪狗咬方：斑蝥（生炒）五个　加六一散二钱　共为末，温酒冲服，从小便内行下恶物，待小便清即愈；如未尽，再服之。

蜈蚣咬方：用旧毛竹筋，将圆头寸许烧焦，研末敷患处，愈。

解壁虎毒方：用青苔涂擦患处，再以败毒散入青苔末三钱，煎服。

人咬伤方：用热尿洗出牙黄瘀血，以蝉酥丸涂孔中，或嚼生白果涂之，亦妙。

咬伤指方：用人尿入，并将被伤指浸一夕即愈，再以克蛇龟壳炙灰敷之。

蛇狗咬伤方：凡疯狗毒蛇咬伤者，以人粪涂伤处，新粪更妙，诸药皆不及此，惟恐嫌污秽耳。

蛇咬方：用蒲公英捣烂贴上，即愈。又方：用鸡蛋一个，敲破头，合在咬伤处，其蛋即变黑色，再用一个合之，俟蛋内黄白不甚黑，再用一蛋合之自愈，此乃妙方也。又方：用夜壶内尿垢，用津唾研烂搽之，即愈。又方：凡人被蛇咬伤，急于伤处上下扎缚，使毒不走散，随浸粪缸内，食蒜饮酒令饱，使毒不得攻心。又方：将贝母为末，酒调尽醉饮入，顷又酒逢伤处，化水流出，候水尽，以艾圆灸之，或再用消毒药敷之。

蜈蚣蝎螯咬伤方：用手指探入鸡喉内，取鸡口内涎涂之，立愈。

蜈蚣咬方：取锅底煤搽之，立愈。

邪狗咬方：元米一撮，取香木鳖半个，斑螯（去头足翅）七个，若过一日，再加一个全木鳖，炙脆研末，陈酒下。

狗咬腐烂不愈方：用肉墩头上括下油腻，加虎骨少许，捣烂成饼敷患处，即愈。

蛇狗咬方：将贝母四钱研末，陈酒冲服，沉末即涂患处。

人咬伤方：凡人咬伤，牙黄入内不出必烂，毒难愈，重者丧命，轻者被咬处必成固疾，速用人尿浸二三时许，待其牙黄毒出，然后以龟板炙灰敷之，即愈。

解刺毛虫毒仙方：凡人被刺毛虫刺痛，将大芋艿叶梗擦患处即愈；如无叶梗，即芋艿亦妙。

狗咬方：用杏仁、甘草放于口内嚼烂涂伤处，或用银杏捣烂涂之亦妙。又方：蓖麻五十粒去壳，以井水研成膏，先将盐水洗患处，然后将药到敷上，亦可。

接断指方：用好苏木为末，敷于断指头上，外用蚕茧包裹数日后，其指如旧。

跌打损伤方：红花　血竭　没药　象贝　当归　乳香　杜仲各五钱　桃仁　水、酒各一碗煎服，如上部加川芎，下部加牛膝。

急救跌打损伤神效七厘散：上朱砂（水飞净）一钱二分　真麝香一分三厘　梅花冰片一分二厘　净乳香一钱五分　红花一钱五分　明没药一钱五分　儿血竭一两　粉口儿茶二钱四分　以上各药拣选地道，于五月五日午时共为细末，磁瓶收贮，黄蜡封口贮久更妙，每服七厘。不可多服，孕妇忌服。上药专治金疮跌打损伤，骨断筋折，血流不止者，先以药七厘，烧酒冲服，后用药以烧酒调敷伤处，如金刃伤重，或食嗓割断，不须鸡皮包扎，急用此药干掺，定痛止血，立时见效；并治一切无名肿毒，亦用前法调服，用此方调治斗殴诸伤，无不应手立痊。

《损伤妙药方》

姜圣恩记

医理而断生死妙诀，医人治者以乃神效，必须看清穴方，方下药。生死大穴妙药难治，穴道四肢皆通血脉之穴，用者要通分上、中、下三部看清，一关、二关、三关、四关、五关门分清。先观其形，使知其情，先看伤处，细详医人全身七十二穴，共药七十二方。治内有一穴伤者，头是四肢，往后名曰乌鸦落地，无救。内有人打得五劳七伤，黄黄瘦瘦坐下难。五劳者伤在五月之内，七伤者伤在七窍之内。仔细详看，青色紫黄红黑色，拏清六恶色，服药之时，见色好治，红者血能活也，紫者血能死也，红黄之色，半死半活之道理，死血乃破。红者用活血而红，红肿有救者，紫赤者红肿加薄荷；风肿加木香；紫黑色天昏地黑，不知人事，诸脉不通甚无妙药难，难快救，用急救方可也。七十二穴，余穴多救，内有人关门难治，一关要天上月，二关要龙现身，三关要深山白琥毛，四关要归鬼门关，看好除余龙胆下，日精月华做灵丹。

天门穴图（略）

受天门穴

晕死在地，两眼不开，面如土色，汗流不止，即捧顶圈穴救，转捧不回来，即捧双凤穴，即面映回生丹救之服，用水洗药调治，先看症便知，面上若黑色无治，若带白黄色即治之，药名回生丹。

回生丹： 羌活一钱　半夏一钱　桑寄三钱　甘草三分　土鳖（醋炒）五个　人参五分　血竭一钱　川芎一钱　然铜一钱　灵仙一钱　柴胡一钱　乳香（去油）二钱　香附二钱　儿茶　花红二钱　红花三钱　没药（去油）二钱　三七二钱　白芍二钱俱为煎水，入后草薢，讫此单十八味，共研细末，每服四钱，猪油汤送下，水酒引，水药良方，碎补　中白　天冬　石菖蒲　肉苁蓉　熟元支　青皮　三棱　秦艽　陈皮　血竭　寄生　槟榔，此单用好酒、童便对服药。

架梁穴图（略）

架梁穴受伤，轻者可以救，重者不可以治，头抬不起，四肢无力，饭食不进，咽喉不开，急用洗心散开咽喉，人不知东西，以用救命丹服之，即能开言。川芎一钱

桃仁一钱　白芍一钱　神砂二分　红花三钱　甘草一钱　寸香二钱　广皮三钱　木香一钱　青皮一钱　厚朴一钱　细辛一钱　半夏一钱　皮明砂为引　童便二盏煎一盏，将药煎后，入童便对药吃。虎骨一钱　地龙三钱　土鳖三钱　南蛇三钱　广皮三钱　母丁香一钱　碎补一钱　山羊血二钱　砂纸二钱　灵仙二钱　木香一钱　洋参二钱　丁香八分　土苓二钱　川三七三钱　独活一钱　小茴二钱　乌药三钱　甘草八分　沙参三钱　以上共研细末，每服四钱，月砂为引，用好酒和童便送下即愈。

左右双燕入洞图（略）

双燕二穴受伤者，以带人中穴，伤者晕死在地，伤人中穴者，舌出一寸即捧玄空穴，捧回即用长生丹救之：首乌二钱　荆芥一钱　槟榔二钱　寸香一分　续断二钱　血竭二钱　木香一钱　熟地一钱　山楂二钱　加皮一钱　白术二钱　三七一钱　山羊血二钱　乳香（去油）二钱　没药三钱　川芎一钱　皮骨三钱　乌药二钱　石菖蒲二钱　枳壳二钱　神砂一钱　人中白三钱　白芷二钱　共研细末，每服四钱，桔梗为引，用好酒送下。

水药方：广皮三钱　云苓二钱　枳壳二钱　桔梗三钱　半夏二钱　大黄二钱　桃仁（去皮尖）二十个　甘草三钱　灵仙三钱　白芷三钱　红花三钱　南蛇三钱　乳香三钱　杏仁（去皮）二十个　没药（去油）三钱　桑寄三钱　神砂三钱　用酒童便煎服。

喉大穴图（略）

咽喉大穴受伤，无言气喘不息，饮食不进，身重手轻，烧热寒冷，心中必焦躁，两眼上翻，没药救之散气，灯心引。香附二钱　木香二钱　乳香（去油）三钱　三七八分　花红一钱　细辛一钱　广皮二钱　桑皮一钱　寸香五分　甘草八分　没药三钱　茯神一钱　小茴二钱　枳壳二钱　安桂三钱　琥珀八分　红花三钱　山羊血二钱　川牛膝三钱　桃仁（去尖）一钱　杏仁（去尖）一钱　共研细末，用好酒和童便为引，每服二钱。

水药方：羌活三钱　乌药二钱　厚朴三钱　木通二钱　云苓三钱　血竭二钱　车前三钱　槟榔一钱　柴胡三钱　川牛膝三钱　泽泻二钱　甘草三分　防风二钱　广皮二钱　红花二钱　猪苓二钱，用好酒煎服，童便为引。

凤旁穴图（略）

凤旁穴受伤，两手抬不起，血气不接，体凉无力，疼痛不止，用如意通血散服之：红花二钱　生地二钱　灵仙三钱　紫茸三钱　寄生三钱　归身三钱　川膝三钱　血竭二钱　香附二钱　甘草八分　台乌一钱　乳香（去油）三钱　川七三钱　没药三钱土鳖（酒炒）二十个　五倍子二钱　石菖蒲二钱　共研细末，用好酒童便为引，再服水煎药五灵散：桂枝三钱　灵仙三钱　台乌三钱　上桂二钱　然铜三钱　土苓三钱南蛇三钱　槟榔二钱　生地二钱　红花二钱　寄生三钱　香附三钱　细辛一钱　广皮二钱　云苓三钱　半夏三钱　甘草八分　用水煎，对鸡母内同服。

曲池穴图（略）

论曲池穴伤，两手乌麻数日，闭血路不通，久深必要积成血流之疼，即用元宝散：桂皮三钱　细辛三钱　血竭一钱　台乌二钱　枳壳二钱　生地二钱　香附三钱　加皮三钱　沙参三钱　木香二钱　灵仙三钱　土鳖十五个　甘草三分　然铜（童便制）二钱　半夏二钱　土苓三钱　虎骨三钱　柴胡三钱　石菖蒲三钱　当归一钱　猪苓三钱水竹节三钱为引，共研细末，水酒冲服。

水药方： 土苓二钱　木通三钱　南蛇一钱　丁香一钱　柴胡三钱　桂枝一钱　黄芪一钱　风藤二钱　灵仙二钱　半夏二钱　川乌二钱　小茴一钱　三元子一钱　首皮二钱　三七一钱　石菖蒲三钱　甘草三分　用姜枣同引，好酒对服。

左右将台二穴图（略）

论左右将台穴受伤，气旺上冲，咳嗽不断，吐青水，饮食不进，遍身做热，疼痛不止，即速服药，命在旦夕，看二家缘法，用回生丹救之：川芎二钱　生地三钱　猴骨三钱　灵仙三钱　儿茶三钱　丁香一钱　寄生三钱　红花（酒炒）二钱　虎骨（酒炒）二钱　当归三钱　荆芥三钱　寸香八分　神砂三分　安桂三钱　香附三钱　细辛一钱　广皮三钱　血竭三钱　桂肉二两　台乌三钱　白芷二钱　三七三钱　防风三钱加皮三钱　茯苓三钱　山羊血三钱　甘草三分　用萝卜子为引，共研细末，好酒煎，和童便服即救之。

凤羽穴图（略）

论凤羽穴受伤，两膀抬不起，寒热疼痛红肿，血聚不散，用活血散治之：活血一钱三分　木香三钱　乳香（去油）三钱　郁金一钱　加皮一两　小茴二钱　贝母三钱丁香三钱　没药（去油）三钱　三七二钱　血竭二钱　川芎二钱　薄荷一钱　土苓二钱　脚樟一钱五分　甘草五分　然铜（童便洗七治）三钱　琥珀三钱　防风一钱　川牛膝二钱　土牛膝为引，共研细末，酒童便服，每服四钱。

水药方： 当归（酒炒）二钱　生地三钱　茯神一钱　台乌二钱　枳壳二钱　川朴三钱　乳香（去油）二钱　山药二钱　红花二钱　半夏一钱五分　木香二钱　甘草八分　水煎服。

三治寸穴良方： 血竭　台乌　小茴　红花　石菖蒲　生地　桂枝　灵仙　当归

然铜　加皮　羌活　风藤　儿茶　大台子　甘草。

肚角两穴图（略）

论肚角穴伤症，汗流不止，伤中疼痛不止，晕死在地，拿中管穴，上手用推转，内即服顺气散救之，药名为顺气散。

顺气散： 木香一钱　然铜（童便烧制）一钱　当归二钱　牛膝二钱　血竭三钱　神砂一钱五分　大茴一钱　红花一钱　南藤二钱　木通二钱　没药（去油）三钱　小茴一钱　加皮一钱　丁香一钱　儿茶二钱　桑寄一钱　甘草五分　顺气散用水一盏、酒一杯对，煎服后药方，用元神通气散。

元神通气散： 续断一钱　小茴三钱　桂枝二钱　碎补二钱　生地二钱　灵仙二钱　没药三钱　大茴三钱　台乌三钱　广皮三钱　茯苓三钱　紫苏三钱　半夏二钱　豆蔻半个　香附八分　槟榔三钱　乳香三钱　红花二钱　故纸二钱　血竭三钱　三七三钱　土鳖（酒炒）二十个　龙骨（酒炒）三钱　甘草一钱　淡竹叶为引，共研细末，好酒送下，每服四钱。

肚脐丹田大穴图（略）

肚脐丹二穴，伤痕无异，病症一般，肚中疼痛，饮食不进，冷汗不止，大烧大热，人事昏迷不醒，大便出血，小便不通，心口拘满，四肢不动，即用服银奎并打血散，行散血为要。海马一对　木通三钱　故纸一钱　海金沙三钱　当归三钱　寄生三钱　血竭二钱　灵仙二钱　羌活三钱　银花三钱　加皮二钱　儿茶三钱　南蛇三钱　地龙（香油炒）二钱　砂仁　山羊血三钱　小茴二钱　菖蒲二钱　乳香一钱　半夏二钱　寸香三分　广皮二钱　没药三钱　土鳖（酒炒）十个　川三七三钱　杉木节一个　甘草五分　青葙子为引，共研细末，酒对母鸡汤送下，每服三钱，再服净消补阴汤。

净消补阴汤： 沙参三钱　红花三钱　故纸三钱　前仁三钱　安桂二钱　碎补二钱　当归三钱　熟地三钱　枳实三钱　枸杞三钱　甘草五分　童便引煎服。

左右骑马穴图（略）

骑马穴伤痕乃两腿之间也，伤者两脚不知事也，有伤之处疼痛不止，脚下冰冷，皮系黄白，心中焦躁，茶水不断，速宜服药方。调筋活血散煎好，酒童便服。

调筋活血散： 熟地三钱　吴子三钱　牛膝三钱　然麻三钱　血竭二钱　寸香五分　儿茶二钱　灵仙三钱　当归（酒炒）三钱　三七三钱　乳香三钱　大活血三钱　没药三钱　脚樟二钱　红花（酒炒）二钱　脆蛇五分　天地子三钱　甘草五分　木瓜三钱　木通二钱　槟榔二钱　紫草茸一钱　活血散为引，研末，水酒调煎，每服过秤四钱，不可多服，要先服数剂水药，再服洗心散，用酒水对煎服。

水药方：柴胡二钱　川朴二钱　杏仁二钱　赤芍三钱　木通三钱　乳香三钱　没药三钱　红花三钱　白术三钱　广皮三钱　槟榔三钱　桔梗三钱　北丰二钱　枳实二钱　砂仁二钱　甘草五分。

左右气门穴图（略）

左右气门穴，晕死在地，伤左拿左边即活，伤右拿右边即活，二者心窝处，乱下药误人性命，看症不清，切勿胡治，若汗润俱全，有可救之理，即下复生丹救之，然后再用寿元汤主之即愈。

复生丹：茯神三钱　砂仁五分　神砂三钱　红花三钱　紫草三钱　血竭二钱　三棱三钱　莪术二钱　儿茶二钱　三棱一钱　良姜二钱　续断一钱　三七二钱　母丁香五分　乳香二钱　没药一钱　参西六分　青皮二钱　百合二钱　地龙（香油炒）二钱　灵芝二钱　泽兰三钱　香附二钱　小茴二钱　白醋二钱　芡实三钱　广木香一钱　甘草三分，每服四钱，用母鸡汤送下，再服：青皮二钱　杏仁二钱　桃仁（去尖）二钱　土鳖（酒炒）五个广皮二钱　花粉一钱　木香二钱　南蛇一钱　杜仲三钱　故纸三钱　桑皮三钱　细辛五分　桑寄五分　灵芝一钱　乳香三钱　没药二钱　条芩四钱　柴胡三钱　藕节一个　红花一钱　甘草五分　用酒童便冲服。

催魂丹：用桂枝　细辛二味为引。灵仙三钱　神砂五分　人参八分　猴骨（醋炒）一钱　土鳖（酒炒）八个　儿茶（醋炒）一钱　安桂二钱　土苓二钱　血竭二钱　元寸五分　木香二钱　大活二钱　常山三钱　半夏一钱　猪苓二钱　郁金二钱　加皮二钱　小茴二钱　川芎三钱　寄生二钱　红花（酒炒）二钱　泽泻三钱　广皮二钱　茯神一钱　紫茸二钱　熟地二钱　柴胡三钱　砂仁二钱　三七二钱　三棱二钱　莪术二钱　山羊血二钱　甘草一钱　虎骨（酒炒）一钱　用水酒童便送下。再服北丰洗心散：北丰三钱　半夏二钱　郁金二钱　赤芍二钱　荆芥三钱　广皮三钱　海金沙二钱　台乌二钱　砂仁二钱　血竭二钱　花红二钱　银金沙二钱　川朴二钱　灵仙二钱　五味二钱　甘草三钱　姜一片为引，水酒煎服。

中心穴图（略）

中心穴受伤者乃大穴也，人以为主，轻者可治，重者死以乃有活命因缘，有命下药之理，伤了心，人即死也，心死人活，除非仙丹难救，上了肺肝，所包不易除也，初动肺腑，即用补肺散救之。

补肺散：枣皮三钱　云苓二钱　血竭二钱　熟地二钱　桔梗二钱　丁香二钱　乳香二钱　赤芍二钱　土鳖（酒炒）三个　苡仁二钱　山药二钱　小茴三钱　当归（酒炒）二钱　灵仙二钱　红花三钱　大活血二钱　川芎三钱　儿茶二钱　山羊血二钱　南藤三钱　人中白二钱　琥珀二钱　紫茸二钱　三七二钱　甘草三分　枣仁二钱　灯

心为引，共研细末，每服四钱，用酒童便对服，先服三珠理血汤，好酒对水服童便，姜一片为引，后用三清顺气散主之。

三清顺气散： 石菖蒲三钱　枳壳二钱　青皮三钱　广皮三钱　山药二钱　砂仁三钱　当归三钱　砂参三钱　红花二钱　乳香二钱　神砂三分　柴胡二钱　木香三钱五分　乌梅二钱　没药三钱　生地三钱　甘草五分　川芎三钱　土苓二钱　香附三钱　白术二钱　广皮三钱　槟榔二钱　半夏二钱　茯苓二钱　砂仁三分　茵陈二钱　苍术二钱　川朴三钱　青水香三钱。

左右牙关穴图（略）

左右牙关伤症，伤者小穴，即以三易汤酒煎服治之。

三易汤： 红内硝一钱　红花（酒炒）二钱　血竭三钱　乳香三钱　没药三钱　甘草一钱　生地二钱　半夏三钱　台乌二钱　土苓三钱　色栀二钱　土鳖（酒炒）四个　赤芍二钱　寸香二钱　金毛狗（酒炒）二钱　儿茶二钱　紫草一钱　当归三钱　羌活二钱　再用敷药槌烂，色栀子三钱　乳香三钱　没药三钱　红花（酒炒）三钱　广姜三钱。

左右血仓穴图（略）

左右血仓两穴伤痕，腰直不起，口中咳嗽不止，先吐黄淡紫血，满过六月之久而死。此伤遍身冷汗涌出，大小便不通，即用三魂丹救之。

三魂丹： 金毛狗（醋炒）三钱　台乌二钱　地龙（油利）五钱　土鳖（酒炒）五个　当归五钱　紫金皮（酒炒）二钱　桔梗二钱　地骨皮三钱　党参三钱　茯苓三钱　血竭一钱　三棱三钱　没药二钱　熟地三钱　苦参一钱五分　川三七三钱　神砂八分　大活三钱　灵仙三钱　伏毛二钱　乳香三钱　儿茶三钱　加皮八分　丁香八个　枣三个、石膏二味为引，红花三钱　打不死草三钱　甘草五分　小鼠草二钱　共研末，每服四钱，猪肉汤（去油）冲服。病症若轻，宜服水药。

水药方： 紫苏三钱　柴胡三钱　花红一片　连翘三钱　木通二钱　熟庄八分　乳香二钱　砂仁二钱　青皮二钱　管仲二钱　木香一钱　槟榔三钱　红花二钱　没药三钱　丁香二钱　山羊血三钱　熟地三钱　甘草八分　枣三枚　水煎服。

右血痰二穴图（略）

论左右血痰二穴，伤者疼痛，大便不通，作寒作热，饮食不进，见食自吐不纳，士喂不收，血痰自吐，咳嗽不止，即服五灵丹。

五灵丹： 灵仙（酒炒）一钱　灵芝二钱　金铃子三钱　云苓一钱　猪苓二钱　生地三钱　血竭一钱　法半夏三钱　三棱一钱　风藤一钱　红内硝一钱　石菖蒲一钱

五味子一钱　细辛一钱　五瓜二片　泽泻三钱　山羊血　枳壳　南藤　红花　寸香　龙骨　儿茶　槟榔　葛根引　研末，每服四钱，酒童便冲服，酒一杯水二杯，二味煎服，再服三消散。

三消散： 红内硝一钱　石菖蒲二钱　南木香一钱　土鳖一钱　乳香一钱　条芩一钱　杜仲一钱　茯苓二钱　故纸二钱　赤芍八分　香附一钱　碎补一钱　血竭二钱　广皮一钱　苍术一钱　寸香八分　红花二钱　甘草八分。

五肠骨穴图（略）

五肠骨左右边受伤，左为盆穴，右为五肠骨下风肋穴，二穴有伤，红肿黑色，坐卧不安，寒热不散，饮食不思，发晕头昏不起犹如泰山，四肢无力，冷汗不干，日久自吐黑如无，救即用回生丹救之，可以先服洗心散。

回生丹： 人参一钱　苦参三钱　三七二钱　虎骨二钱　血竭一钱　灵羊角八分　犀角一钱　乳香三钱　灵芝二钱　猴骨三钱　天麻二钱　山羊血二钱　桑皮三钱　土苓三钱　川芎一钱　广皮五钱　白芷一钱　母丁香一钱　安桂五钱　砂仁二钱　藕节一钱　儿茶二钱　红花一钱　甘草八分　研末，母鸡汤煎服，每服二钱，其救如神，只服一剂，既回生丹末服之。洗心散用酒和水对服。

洗心散： 猪苓三钱　枳实二钱　泽泻二钱　柴胡二钱　木香二钱　条芩二钱　广皮二钱　茯神二钱　神砂一钱　青皮一钱　香附三钱　桔梗二钱　灵芝二钱　槟榔三钱　生地二钱　当归二钱　草果三个　石菖蒲二钱　甘草八分　六穴之后，再开穴形，细看症法。

左右胁肋穴图（略）

左右胁肋有伤，两胁膨胀，口吐痰血，作寒作热，饮食不进，汗流不止，三喂不停，清水不断，食无味，上气不接下气。伤处红紫色可治，黑肿难治，用立生丹治之，先服水药三圣汤为主。

立生丹： 当归二钱　地龙二钱　小茴三钱　三七二钱　郁金三钱　乳香三钱　灵芝三钱　丁香一钱　红花二钱　血竭二钱　土苓三钱　栀子三钱　台乌二钱　故纸二钱　广皮二钱　香附二钱　杜仲二钱　木通二钱　猴骨（酒炒）二钱　见骨三钱　大活二钱　桑寄二钱　神砂五分　儿茶二钱　寸香八分　加皮二钱　没药二钱　甘草八分　土鳖八个　虎骨三钱　百草霜为引　用水酒童便对服，每服三钱，再服水药方。

水药方： 柴胡二钱　条芩二钱　半夏二钱　血竭二钱　儿茶三钱　当归三钱　桑寄三钱　生地三钱　神砂三分　没药三钱　寸香三分　红花三钱　砂仁一钱　碎补一钱　甘草五分，水酒引。

球下童子宫穴图（略）

月球下童子宫、龟头杆共三，但同伤者，晕在地下，拿住一子一手，推丹田穴拿转二气，可将手启松，用药，三星丹救命甫之，此大穴之根本也。

三星丹： 珍珠（豆腐制）三钱　琥珀二钱　珊瑚二钱　参须二钱　三七二钱　山羊血三钱　南蛇三钱　金肉子三钱　肉苁蓉五钱　半夏三钱　灵仙三钱　广皮三钱　土苓三钱　生地二钱　当归三钱　金菊二钱　丁香三钱　儿骨三钱　血竭三钱　安桂一钱　伏毛二钱　土鳖（酒炒）五个　三棱三钱　翠蛇一钱　加皮三钱　红花三钱　寸香一钱五分　乳香三钱　没药三钱　茯神二钱　龙骨（醋炒）二钱　甘草　煨姜引，用淡肉汤水送下，共研末，每服三钱。

洗心散： 柴胡二钱　熟地一钱　法半夏二钱　乳香二钱　当归三钱　车前二钱　木通三分　广皮二钱　桂皮二钱　红内硝三钱　血竭三钱　茯神三钱　红花二钱　没药三钱　神砂三分　故纸三钱　杜仲三钱　甘草五分　童便引，煎服。敷伤良药，将共槌烂，敷于伤处最效。色栀三两　桃仁三钱　杏仁三钱　乳香三钱　没药三钱　红花三钱　陈石膏五钱　大黄五钱　吴茱萸一两　半夏五钱。

膝盖两穴伤痕图（略）

膝盖穴子肚侧，足地心共入穴也，俱受伤痕用药，此小穴之处也。伤者脚麻木，不知人事，只日内疼痛，服药用活血散。

活血散： 八煞麻二钱　大活血三钱　石菖蒲三钱　骨皮三钱　牛膝二钱　矮脚樟三钱　乳香三钱　血竭三钱　桑寄三钱　双皮三钱　半夏三钱　儿茶三个　三七三钱　木香二钱　南蛇三钱　细辛三钱　台乌三钱　碎补三钱　桂枝三钱　红花三钱　没药二钱　地龙二钱　土鳖二十个　甘草八分　黑豆酒引　共研末，每服三钱。

三黄汤： 血竭二钱　桑寄二钱　木香三钱　寸香三分　细辛二分　儿茶三钱　活血二钱　桂皮一钱　灵仙二钱　桑皮二钱　乳香三钱　槟榔二钱　砂仁一钱五分　半夏二钱　加皮三钱　红花二钱　脚樟二钱　当归三钱　生地二钱　牛膝二钱　紫草三钱　没药六钱　甘草八分　用水酒童便清三停，对煎服，吃二次，外加色栀二两、生半夏五钱、乳香五钱，将煎讫的药渣同共槌烂敷于伤处。

左右胁穴图（略）

左右胁穴血伤者，气不相接，肺血不连动，积血不散，人不长肉，骨瘦如柴，三年必吐黑血而死，饮食不进不觉饿，死血成块裹冷上心窝，不开活口中味水渐流，面无血色，犹如泰山一般，即用清气活血丹救之，先服水药，后服此药末、复阴散、二止汤，观病裁症用之，如咯血肺腑有伤宜服之。倘若失机无药所治，三年必成痰痨，气鸣不顺，所以图二如前一样，故而知也。清气活血丹引，用酒童便研末，每服四钱。

清气活血丹：灵芝一钱　血竭二钱　南藤三钱　生地三钱　乳香六钱　儿茶三钱　丁香八分　寸香一钱　灵仙三钱　砂仁二钱　槟榔二钱　草果一钱　阿胶三钱　木香一钱　当归二钱　神砂五分　木通三钱　茯苓二钱　车前一钱　红花三钱　香附三钱　大活血三钱　五味三钱　没药三钱　土鳖（醋炒）二十个　顺气散水服煎。

顺气散：广皮三钱　花红二钱　儿茶二钱　常山一钱　沉香三钱　血竭二钱　乳香二钱　土鳖（醋炒）二十个　三棱八分　莪术八分　红花二钱　枳壳二钱　骨皮一钱　甘草八分　将得阳散，要加川楝子研末，用好酒，每服三钱。

得阳散：血竭二钱　三七二钱　乳香三钱　没药三钱　当归二钱　生地二钱　土苓二钱　红花二钱　儿茶二钱　广皮三钱　花红三钱　苡仁二钱　紫草二钱　猴骨（醋炒）三钱　三棱一钱　杏仁二钱　广木香二钱　菖蒲二钱　然麻二钱　人中白二钱　灵仙二钱　砂仁二钱　大活血三钱　虎骨（醋炒）二钱　将三正汤要用酒和童便煎，对水一杯饮，必自愈。

三正汤：柴胡二钱　血竭二钱　儿茶二钱　乳香三钱　没药三钱　安桂五分　红花三钱　桔梗三钱　砂仁三钱　沙参二钱　苦参二钱　熟地二钱　桂枝二钱　台乌二钱　甘草一钱。

千斤穴图（略）

千斤穴者受伤，晕死在地，即拿太阳穴，即用黄金如意散：川芎二钱　黄芪二钱　白术三钱　血竭一钱　儿茶二钱　山羊血一钱　活血二钱　然铜一钱　广香二钱　当归二钱　木香一钱　柴胡二钱　寸香八分　生地二钱　土苓二钱　灵芝二钱　三七二钱　桑寄一钱　香附一钱　土鳖（酒炒）二十个　甘草三分　三台子为引，童便酒送下，研末，每服四钱。用三顺散，酒同水煎服，看症须真，不可乱治：当归二钱　乳香三钱　灵仙二钱　木香二钱　防风一钱　骨皮二钱　加皮二钱　土苓二钱　台乌三钱　青皮二钱　没药二钱　血竭二钱　甘草五分。

左右腮膀穴图（略）

左右腮膀穴，牙关不开，口莫能言，两眼红肿，大略不开收，须为小穴，其中头痛即用消肿散并回生丹二方治之可也：半夏二钱　乳香二钱　红内硝二钱　花粉三钱　香附二钱　血竭二钱　人中白二钱　灵仙二钱　土苓二钱　台乌三钱　生地三钱　当归三钱　红花二钱　桃仁二钱　没药二钱　甘草八分　再服消肿散，水酒煎服：当归二钱　白芷二钱　半夏二钱　独活一钱　三七二钱　羌活二钱　儿茶二钱　把当二钱　大活血二钱　菖蒲二钱　柴胡二钱　木香二钱　生地二钱　青皮二钱　防风二钱　灵芝一钱　没药三钱　红花一钱　沙参二钱　血竭二钱　桑寄三钱　乳香一钱　甘草三

分　百合为引　此系回生丹，研末，每服一两，酒童便冲服。

左右凤眉二穴图（略）

左右凤眉受伤，两手抬不起，遍身作寒作热，饮食不进，两膀疼痛，手指麻痹，速宜服水药元神散，后服没药永生丹救之。

永生丹：生地一钱　儿茶二钱　乳香二钱　红花二钱　没药三钱　活血二钱　麻皮二钱　半夏三钱　青皮二钱　羌活二钱　条苓二钱　木香三钱　柴胡三钱　神砂三分　然铜三钱　血竭二钱　牛膝三钱　甘草八分　元神散，水煎服。

元神散：生地三钱　当归三钱　枳实三钱　灵仙二钱　菖蒲三钱　血竭二钱　儿茶二钱　土苓三钱　香附三钱　上桂二钱　寸香二钱　川牛膝二钱　丁香二钱　山羊血三钱　乳香三钱　没药二钱　沙参三钱　茯神三钱　虎骨一钱　猴骨（醋炒）二钱　土鳖（酒炒）三十个　加皮二钱　甘草八分　灯心引，乃不清，再服永生丹没药，每服三钱，用酒童便送下即愈。

凤尾骨大穴图（略）

凤尾骨大穴有伤，屎尿不断，腰不能直，乍寒乍热，饮食不进，此乃大穴也，不必定真愚，速用三元汤、保寿散治之，先服洗心散。

洗心散：紫藕三钱　柴胡二钱　当归三钱　生地二钱　乳香三钱　没药三钱　木香二钱　神砂二分　枳实三钱　甘草八分　用水酒煎服。

三元保寿汤：用母鸡汤送下，研末，每服二钱。血竭二钱　参须三钱　三七二钱　细辛一钱　山羊血二钱　乳香三钱　碎补一钱　儿茶二钱　猴骨（醋炒）二钱　羚羊角三钱　丁香二钱　活血二钱　首乌三钱　没药三钱　儿骨一钱　台乌二钱　土苓二钱　神砂三分　土鳖（酒炒）三十个　广皮三钱　甘草八分　桔梗三钱　琥珀二钱　生地二钱　苏叶一钱　当归二钱　鹿台二钱。

鸡子骨穴图（略）

鸡子骨穴受伤痕名曰三更穴，服药相同，伤者头目昏，此乃小穴也，服药为主，不至伤损气血，如为犯之，先用水药三阳汤治之。

三阳汤：川芎三钱　白芷三钱　当归二钱　生地二钱　乌药三钱　土苓二钱　土鳖（酒炒）二十个　木香一钱　血竭三钱　灵仙二钱　龙骨二钱　青皮三钱　红花三钱　良姜一钱　甘草八分　用水酒煎服。

耳聪穴图（略）

论耳聪二穴伤者，两耳不知人事，头项抬不起，疼痛不止，宜服明耳散治之。

明耳散：桂枝二钱　淮山二钱　金毛狗二钱　赤芍二钱　天麻三钱　土苓二钱　独活二钱　乳香二钱　没药二钱　川芎二钱　台乌二钱　木香二钱　地黄二钱　地榆二钱　土鳖（酒炒）二钱　细辛一钱　桑寄二钱　红花二钱　血竭三钱　白芷二钱　茯神二钱　甘草三分　用酒煎服。

饭羽二穴图（略）

饭羽左右二穴，伤者两手不动，疼痛即用复元活血散治之，其药研末，用母鸡肺为引，每服三钱，童便酒煎服，后再用水药方。

复元活血散：桑皮二钱　枳壳一钱　川朴二钱　山豆蔻二钱　半夏二钱　乳香三钱　南蛇二钱　土苓二钱　台乌二钱　寸香三分　没药二钱　熟军一钱　生地二钱　山药三钱　桑寄三钱　川三七三钱　西子二钱　血竭二钱　红花二钱　木香二钱　然铜（童便制）三钱　藕节七个　山羊血三钱　甘草八分　防风二钱　荆芥二钱　青皮二钱　广皮二钱　桂枝二钱　柴胡二钱　红枣二枚为引。

背心穴图（略）

背心者大穴也，伤者正动肺腑，气入肺腑，血与心肺伤阳，二气不接，日寒夜热，冷汗不止，昏沉不醒，人言不知所往，即用：吴茱萸四两，糟槌烂，敷于前心，猖狂自尽，即用追命散研末，每服四钱，用酒送下，救之如神。

追命散：人参一钱　草乌二钱　苁蓉二钱　琥珀二钱　茯神二钱　神砂三分　鹿茸一钱　羚羊角二钱　任录子二钱　山羊血二钱　土苓一钱　豆蔻　甘草　珊瑚二钱　川乌二钱　红花二钱　土鳖（酒炒）四十个　三七二钱　台乌二钱　生地二钱。

左右腰眼穴图（略）

腰眼左右二穴伤者，前心脐腹疼痛犹如刀割，汗似雨点，饮食不进，寒热不知，此大穴，即用三回阳春散救之，宜先服水药灵青汤主之即愈。

三回阳春散：洋参二钱　川三七二钱　地龙（香油制）三钱　木香一钱　伏皮二钱　三棱二钱　故纸二钱　山羊血二钱　三元子二钱　熟地二钱　大军二钱　苁蓉二钱　红花二钱　土鳖（炒）四十个　川牛膝二钱　苦参二钱　玄参二钱　乳香二钱　土苓二钱　小茴二钱　杜仲二钱　莪术二钱　活血二钱　青皮二钱　木通二钱　台乌二钱　桑寄二钱　甘草八分　葱头一个为引，每服二钱，用清灵汤煎服。

左右鬼眼穴图（略）

左右鬼眼穴伤者，两腿不能引动大便作闭，粪门出血，肠中疼痛，即用夺命丹救之，宜服猪苓洗心散即愈，用酒水煎服。夺命丹研末，每服三钱，用好酒送下。

夺命丹：红枣、脚樟二味为引。灵仙二钱　玄胡二钱　条芩二钱　苍术一钱　车前二钱　川三七一钱　紫茸二钱　苁蓉二钱　土鳖二钱　赤芍二钱　红内硝二钱　羌活二钱　独活二钱　小茴二钱　白术二钱　血竭二钱　丁香二钱　碎补二钱　生地二钱　槟榔二钱　木香一钱　红花一钱　活血二钱　乳香二钱　砂仁二钱　天冬一钱　儿茶二钱　柴胡一钱　甘草八分。

太阳太阴双穴图（略）

太阳太阴双穴受伤，又名玄空穴，伤者面眼朝上，四肢出汗，身重难不知人事，口吐血，即用夺命丹救之；口吐清水不可下药，无救也。

夺命丹方：血竭二钱　神砂八分　当归（酒炒）三钱　泽泻二钱　川三七三钱　藕节十个　生地二钱　月石一钱　羌活二钱　枳壳二钱　白芷二钱　槟榔二钱　灵仙二钱　土苓二钱　月砂二钱　寸香三分　山药二钱　桑寄二钱　乳香（去油）三钱　没药（去油）三钱　广皮三钱　台乌二钱　猪苓二钱　甘草八分　共研细末，酒童便下后，即水药服之，人中白为引。

水药单方：广皮一钱　枳壳一钱　香附一钱　血竭二钱　党参三钱　当归二钱　石菖蒲二钱　乳香（去油）一钱　木香一钱　山奈一钱　加皮五分　土苓一钱　良姜一钱　川乌（童便）一钱　母丁香二钱　甘草八分　南藤为引，用酒服。

接骨水药：接骨草二钱　加皮五分　安桂二钱　灵仙三钱　大活血二钱　茯苓二钱　血竭二钱　南蛇一钱　赤芍二钱　三七二钱　虎骨三钱　白及二钱　枫藤一两　台乌三钱　乳香二两　猴骨（醋制）二钱　山药二钱　柴胡二钱　用酒煎，入后药加童便冲服，起救如神。接骨丹没药，每服四钱，用母鸡汤送下即愈。

接骨丹没药：翠花蛇二钱　天台子三钱　红内硝三钱　三红子三钱　接骨草二钱　五味子二钱　花蕊石二钱　山羊血二钱　紫金皮三钱　当归三钱　北海马一对　田七五钱　然铜（制）五钱　熟地六两　乳香一两　虎骨（炒）五钱　三七三钱　红花三钱　寸香五分　灵仙一两　儿茶五钱　上桂二钱　土鳖一两，神砂二钱　猴骨五钱　金沙（水飞）二钱　金不换　六合散　共研末，无论病症轻重，每服三钱，用水酒童便送下引。硼砂　人参二钱　田七三钱　生地二钱　龙骨三钱　琥珀二钱　没药五钱　山羊血三钱　土鳖六个　川芎三钱　川朴三钱　台乌二钱　当归二钱　六汗二钱　半夏二钱　砂仁二钱　土苓二钱　杜仲二钱　首乌二钱　儿茶二钱　杏仁二钱　丁香一钱　上桂一钱　木香一钱　血竭二钱　乳香二钱　川藤四钱　桑寄二钱　虎骨三钱　寸香八分　神砂八分　加皮三钱　故纸二钱　土苓二钱　川芎一钱　杜仲三钱　首乌二钱　天冬三钱　木瓜三钱　红花三钱　苡仁三钱　泽兰一钱　猴骨（制）三钱　石菖蒲二钱　大活血三钱　遍身加篮摘神方，研末，每服三钱，酒童便送下。

遍身加篮摘神方：人参二钱　安桂二钱　砂仁二钱　红花二钱　赤芍二钱　海马

一对　没香二钱　红内硝三钱　川贝母三钱　血竭三钱　猴骨（制）二钱　三七三钱　琥珀二钱　木香二钱　朱砂二钱　南蛇二钱　附片二钱　故纸二钱　小茴二钱　草乌（同制）二钱　紫金皮（酒制）三钱　神砂二钱　川乌二钱　龙骨（制）三钱　土苓二钱　生地二钱　虎骨（制）二钱　儿茶四钱　丁香十个　紫茸二钱　然麻二钱　灵仙二钱　杜仲二钱　寸香一钱　洋参二钱　土鳖（炒）二十个　淮牛膝二钱　山羊血三钱　当归二钱　然铜（制）一钱　槟榔二钱　桂枝三钱　沙参二钱。

接骨神救全身方：肉桂一钱　丹皮一钱　川芎一钱　乳香三钱　金沙（水飞）二钱　神砂一钱　灵仙三钱　虎骨二钱　生地二钱　木香二钱　泽泻一钱　古钱一钱　桂枝三钱　杏仁二钱　细辛三钱　田七一钱　桃仁二钱　丁香十个　龙骨（制）四钱　防风一钱　地龙四钱　红花二钱　月石一钱　熟地二钱　木瓜一钱　淮牛膝二钱　台乌二钱　荆芥二钱　茯苓二钱　南蛇二钱　柴胡二钱　土苓二钱　杜仲二钱　土鳖（炒）十个　寸香五分　血竭四钱　碎补二钱　猴骨（炒）四钱　红内硝二钱　当归二钱　然铜二钱　白蜡二钱　赤芍二钱　紫茸二钱　共研末，每服四钱，童便酒为引。

夺命丹研末每服三钱，用酒童便送下即愈：人参一钱　田三七一钱　灵仙一两　细辛五钱　川芎五钱　川牛膝五钱　安桂一钱　丁香一钱　儿茶五钱　桃仁五钱　血竭五钱　虎骨（制）一两　地龙（炒）五钱　当归一两　然铜（便制）五钱　神砂一钱　寸香五分　玛瑙一钱　海马（制）一对　没香五钱　木香一两　淮膝五钱　朱砂（水飞）一钱　乳香二两　川乌三钱　草乌（童制）三钱　龙骨一两　贝母五钱　土鳖（制）一两　琥珀一钱　珍珠一钱　红花五钱　猴骨（制）一两。

遍身应用洗心散：柴胡二钱　麦冬二钱　广皮二钱　青皮一钱　乳香二钱　防风三钱　赤芍二钱　槟榔二钱　木香二钱　苍术二钱　川朴二钱　金子二钱　苏叶二钱　半夏二钱　砂仁二钱　红枣三枚为引，酒煎服更妙。

遍身打伤药方：当归二钱　白芷二钱　莪术三钱　灵仙三钱　枳壳二钱　儿茶三钱　木通二钱　杏仁二钱　加皮二钱　红花七分　血竭二钱　蒲黄三钱　杜仲二钱　苍术二钱　三棱二钱　用酒煎服。

走上部跌打神方：附片三钱　当归五钱　然铜（制）一钱　上桂二钱　三七一钱　阳花一钱　六汗一钱　茯神二钱　桂枝二钱　细辛四钱　川膝五钱　木香五钱　神砂五分　朱砂（水飞）五分　砂仁五分　菟丝子一钱　白芷一钱　黄芪五钱　川芎二钱　乳香五钱　木瓜二钱　共研末，每服一钱。

走中下二部跌打损伤神救之：附片五钱　当归二钱　然铜（便制）三钱　鹿茸三钱　杜仲（年老多）一钱五分　小茴二钱　秦艽二钱　乳香四钱　细辛一钱　牛膝二钱　上桂一钱　神砂二钱　珍珠（水飞）二钱　黄芪二钱　茯苓三钱　故纸二钱　甘草一钱　虎骨（炒）五钱　地龙五钱　木瓜五钱　羌活三钱　灵仙三钱　鹿茸五钱　元枝二钱　血竭三钱　三七二钱　瓜霜三钱　淮膝五钱　猴骨五钱　土鳖（炒）二十

个　丁香十个　红花二钱　寸香五分　川断三钱　白术二钱　研末，每服一钱五分，酒送下。

跌打损伤方：草乌（便七制）一两　朱砂（水飞）五钱　虎骨（炒）一两　川乌一两　乳香二两　上桂二两　木香二两　血竭二两　三七五钱　龙骨（炒）一两　土鳖（炒）一两　地龙（炒）五钱　当归一两　红花五钱　灵仙二钱　猴骨（炒）一两。

一炼丹药方：马前半两　千年健四两　寒水石四两　枳实一两　然铜六两　土鳖（炒）四两　白蜡六两　婴气石四两　人中白四两　五味子四两　红花一两　土苓四两　砂仁三两　乳香六两　南蛇四两　寸香三钱　小黑豆（煮熟存）　共研细末，每日服二钱，早刻一服二次，行功三遍，一百二十功，拳棍铁尺任意所为，何道最哉。

二炼丹方：虎骨（制）四两　然铜（制）四两　马前（尿浸）二十三个　天地子（酒炒）二两　元黄（醋浸七天）二两　黑铅（酒浸）四两　紫金皮（酒炒）一两　龙骨（制）二两　乳香二两　白蜡六两　土鳖（醋炒）四十个　三七二分　木香二两　寸香二分　台乌二两　六汗三两　灵仙二钱　血竭二钱　菖蒲一两　半夏二两　红花一两　神砂一钱　神金百张　共研，将水银倒下即成，灰醋调阴干，共二十四味，先用祖传利仙家法，即炼无不效之。

论明穴道总诀

凡人周身一百零八穴，有道伤者，定然有病，三十六穴大道伤重，命休难治，看保二家缘法，祖积有德，广行阴功，恰遇神医，用药破解，法术亦未可救也。

左耳上一寸四分名为太阳穴：打重者伤，两鼻出血，半日而亡。引经药须用升麻一钱、细辛一钱，再加上夺命丹二三服，又加紫金三四服，即愈。

右耳上一寸四分名为太阴穴：打伤吐血而亡，轻者一日而亡，引经之药须用细辛一钱、藁本一钱，再用七心散一钱，又用酒引服之愈。

左耳后名为浮白穴：打伤者重，三日而亡，引经之药须用琥珀一钱、青皮一钱，又用夺命丹三四服即愈。

右耳后名为浮白穴：打伤者，五日而亡，引经之药须用七心散一钱、三七一钱、细辛一钱，再用紫金丹三四服即愈。

头顶心名为坭丸宫穴：打伤中者，即日而死，轻者引经之耳聋，头悬心六十四日而亡，须用羌活一钱、苍耳子五分，再用夺命丹。

胸前名为华盖穴：打中者，不醒人事，血连心窍，三日无救，由于气血，人之身以为主，周身血气不行，而正用热药不好，须用轻缓之药，芡实一钱、良姜一钱，用七心散，又用夺命丹。

第一个骨节肺后为肺底穴：翻重拳打中者，九日而亡，两鼻出血而死，引经之药用百部一钱、三皮一钱，煎药又用七心散、土鳖一个，再用紫金丹三四服，不愈，年亡。

左边乳上一寸三二分名为上气穴：金枪打中者，三十日发寒发冷死，引经药用沉香一钱、上桂一钱，入于药内，又用七心散、夺命丹三服愈，又拳伤者，四十六天而死。

左边乳下一寸三分为正气穴：冲拳打中者，十二日而死，引经之药青皮一钱、乳香一钱，入于药煎，又用七心散、夺命丹服之即愈，又拳伤者，九十六天而死矣。

右边乳上为上血海穴：外金枪打中者，十六天而死，引经之药木香一钱三分，用七心散行气去瘀血，再又用夺命丹治之必愈，拳伤者，九十六天而死。

右边乳下为下气穴：兜拳打中者，三十六三分而死，引经之药木香二钱、广皮一钱，入于珍汤七心散、夺命丹治之，又拳伤者，至六个月死矣。

左边乳下一寸四分为下血海穴：倒插拳打中者，三十六天吐血而死，引经之药灵芝一钱、蒲黄一钱，入加珍珠并加七心散、夺命丹服之即效，若不用药救，定然二百五十天而死。

右边乳下一分为正血海穴：劈拳打者，吐血而死，用药川芎、木香各五分，又用夺命丹即愈，再拳伤者，一百六十七日而死。

心中口为里虎愈心穴：上插拳打中者，立刻眼昏花，人事不知，就用药不妨，木香五分、上桂五分入于药内，用夺命丹三服，再用土鳖紫金丹。

心中下一寸三分为霍学肺穴：劈拳一掷就醒，服药桔梗一钱、贝母一钱入药内两占，用紫金丹二三服，次服夺命丹，如不法再拳伤者，至一百二十日而死。

论肺底穴半分，一掷拳打中者，用药川芎、贝母各一钱，又用夺命丹、紫金丹三四服，伤者可二十日而死。

心中口下一寸二分偏右一分，右翻肚穴：冲天炮上插拳打中者，一二时辰而亡，用豆蔻一钱三分、木香五分入药内，又用七心散、夺命丹二服，又加紫金丹三服，须用服，更期过四七十日而亡。

脐名为气海穴：磕膝打者，二十八天而亡，另珍用药桃仁一钱、玄胡一钱，用夺命丹、七心散服，若不吃药，重拳伤者，二十六日便死。

脐下一寸三分为田精海穴：打伤重者，十九日而死，用药八珍汤加木香一钱三分、三棱一钱三分服之，再伤者，定然五六十日而死。

脐又下一寸三分为半水穴：跌打伤重者，大小便不便，以十三日而亡，用药苍术一钱、三棱一钱，用生大黄一钱，再加七心散、夺命丹服之，若不吃药，期至二日死。

脐又下一寸三分名为关元穴：打中穴者，即日而亡，用药车前子、青皮，又加夺命丹、七心散，重者，至二十日死。

左肚下毛中为气门穴：打重者，五十日而死，即用药方牛膝一钱、加皮一钱，再用夺命丹服之即愈。

右肚脐下毛中血海门穴：打重者，五个月而亡，即用药柴胡一钱、当归一钱，服七心散、夺命丹。如断根者，不用吃药。

左边锁骨尽软骨梢，为童门穴：打重者，可五十四日而死，即用药灵芝一钱、砂仁一钱，再加夺命丹，服如不法，如遭重拳伤，至五十二日死。

左又下一寸名为气囊穴：重打者，四十二日而亡，即用药当归一钱、苏木一钱，再用紫金丹，如不吃药，一年而亡。

右边锁骨软梢为池门穴：打中者，六十日而亡，用药丹皮、红花各一钱，再加夺命丹服之，再遭拳伤，周年而死。

右又下一分为血囊穴：打中者，四十日而亡，用蒲黄一钱、韭子一钱，再服夺命丹。

背心第七个节两旁边上下为肾俞穴：打中者吐血吐痰，三四日即亡，用药杜仲一钱、碎补一钱，再服夺命丹可救。

又下一寸为后血海穴：打中者，七日而亡，用药故纸一钱、乌药一钱，又用紫金丹酒煎，治之可愈。

左边腰中为肾经穴：打中伤者，三日而亡，发笑而死，即用药桃仁一钱、红花一钱，再用夺命丹愈之，并酒药方治之。

右边腰中为命门穴，打中者，日半而死，另掺用药桃仁一钱、前胡一钱，又用夺命丹治愈。

尾梢下尽一分为海底穴：如打中，七日而死，即用药大黄一钱、皮消一钱，加夺命丹服之，不服难效。

左边小眼为霍口穴：打兜拳中伤者，二日死，三十天而软轻者，对年而亡。月珍之用药木瓜一钱、防己一钱，再用夺命丹服之。

右边小眼为霍口穴：打中者，足年而亡，即用药牛膝一钱、米仁一钱，用酒冲服之。

左脚跟为涌泉穴：打中者，十四个月而亡，即用药牛膝一钱、防己一钱、木瓜一钱，再用夺命丹即愈。

右脚底跟为涌泉穴：打伤者，四十天而亡，即用药木通一钱、木瓜一钱，再用七心散服之。

以上三十六大穴系伤命之紧要，即用药治救，必须仔细看穴下药，不可挨时有误，要紧。

诊得六脉：浮沉迟数细滑涩，亡表阳脉，浮飞滑实徒紧洪八，裹阳微泥缓迟浮濡弱九道之脉，长短曲虚动数细晕伏，六极七死脉，实牢解出，橐雀琢贞翔屋漏弹，右虾游斧柿，以上乃死脉也。

人有四海：脑为髓海，丹田为精海，脐为气海，血为血海，发为精余，指为肋余，肺底乃是皮毛之余。

五指之窍看法：舌乃心之苗，眼为肝之窍，居为脾之关，鼻为肺之穴，耳为肾之门，关窍在于心，金木水火土相连五脏。

绝症看法：鼻孔向上而黑绝者，乃肺金之绝也，不治之症；若目定终身，乃于木绝也，不治之症；两耳黑色吊起，耳聋，乃肾水绝也，不治之症；嘴唇反起黑者，脾土绝也，不治之症；舌尖黑色芒刺有胎，乃心火绝也，不治之症；头高屎阳，骨额为骨海，放重于头，犹重为额也，正额厉心金，为石打破头者，冒感风寒，发肿头大，此为破水、伤风、破伤受风，关了性命也。先要发表之剂，后用拔损之灵药，其应变之法，其药救之，妙也。

飞龙夺命丹：专治跌打损伤，远年拳伤，接骨便可救之。赤芍三钱　土狗二钱　朱砂二钱　羌活三钱　然铜五钱　桂枝三钱　木香五钱　寸香二钱　前胡四钱　胎骨四钱　文术四钱　广皮三钱　血竭五钱　杜仲三钱　枳实二钱　甘草三钱　人交五钱　玄胡五钱　寄奴三钱　苏木四钱　归尾五钱　桃仁五钱　菖蒲三钱　硼砂八分　青皮三钱　香附五钱　灵芝三钱　故纸三钱　三棱五钱　川贝三钱　加皮八钱　上桂二钱　乌药二钱　韭子二钱　土鳖八钱　琥珀二钱　共研细末，轻者服二分，重者服五分，不可多吃。

土鳖紫金丹：亦可治打伤者，则远年旁伤，皮骨黄溲腰痛。玄胡五钱　枳壳五钱　木通三钱　贝母三钱　泽泻三钱　丹皮四钱　故纸四钱　红花三钱　玉竹四钱　土鳖八钱　甘草三钱　桂枝三钱　槟榔五钱　其良三钱　虎骨三钱　苏木三钱　硼砂一钱　文术四钱　蒲黄四钱　然铜二钱　韭子二钱　灵芝五钱　碎补二钱　广皮三钱　桃仁五钱　赤芍三钱　乌药三钱　青皮三钱　朱砂三钱　黄连二钱　牛膝三钱　三棱五钱　寄奴三钱　杜仲二钱　人交二钱　加皮五钱　木香三钱　血竭五钱　土狗五钱　归尾五钱　杞子三钱　川断三钱　胎骨三钱　上桂二钱　原麝二钱　共研细末，每用六分，用酒引，服之后即愈。

七厘散：跌打损伤，血迷心窍，人事不醒，急煎中药服。血竭五钱　朱砂四钱　文术五钱　红花五钱　三棱五钱　巴霜三钱　上桂二钱　下王三钱　土狗五钱　胎骨四钱　赤芍三钱　加皮五钱　苏木二钱　乌药三钱　广皮四钱　寸香三钱　枳实三钱　灵仙五钱　青皮二钱　大黄三钱　木香五钱　归尾五钱　土鳖八钱　硼砂八钱　共研末，轻者服三分，重者服五分。

论跌打损伤至金枪刀口，箭兵刃断筋损骨，疼痛不止，新肉不生者，并用药方：乳香　没药　羌活　紫苏　细辛　草乌　厚朴　蛇含石（便虾）三钱　白芷　降香　当归　苏木　芸香　龙骨　南星　轻粉各二钱　麝香　花蕊石　童便制，用五钱。为末，罐收，总用葱汤洗净，用此掺之，软绵纸盖孔一旦，总神效，此药一时未备，可用附骨疽门中生肉散代之，暂用亦可取效，急危终也。

反后穴图、面图、侧面图（均略）

今录共四百八十步杀捉总势之法，习者细观也。

破大门，用铁扇手势；进小门，用双断时带肩风；春老门，用铁扇手；截门势，虎路马势；让门势，凶门顺势开一手；功门，用当头炮势；访门势，用背掌手；掌卖门势，查盘大门开门；大门势，用小尖步；小门势，硬马对势；侧门势，手足步，放七星手足步；封门势，用金剪手。

侧面二图（略）

凡虎口穴，用大指按并拈叩之，无不轻痛，下退后一叶，后面图春。

论鲤腮穴、反太阳穴之例，用田钉拳打落为妙，用田钉拳将五指骨略露是也；又耳钉穴，用将四指衬着指点即中；腕骨穴，若要重伤，用断时打；若小伤，用二指叩至手；膀胱穴，俱系五尖伤他，并无拳打落之理。何为五尖手？马头尖，眉为二尖，肘为三尖，膝为四尖，脚趾为五尖。所以细察其秘诀，无错尖乃硬骨穴，应用臁脚方可用中之，再盘窝穴，勿用拳棍易伤其穴，不然叉用脚挣，亦可救之。

有穴须认真下手脚，或有拳打者，有指点者，有尖伤者，有掌握者，有肘伤者，有推跤者，有逼肘打者，有杀掌打者，有指按者，有脚蹬者，有玉指定者，有五指槌者，有滚肘伤者。此种种秘诀宜谨记，但先师点此穴伤，岂有虚伪，诚恐习者未审手脚，所有多误自身，当用指尖反用掌，当用拳反用指尖，不识其理反之师训，伪穴有伪，然有录过看此打者，不妨常玩内中玄妙，一者不废邵俊神势，二则护身之宝也。

大伤七里穴用断肘打，七里背损肘终中，其余莫能，药敷之即愈。盘古穴，若用五尖伤者，不过一碗茶后即愈。如若棍棒点伤者，要本部草药敷之痊。三里穴体施，若但频步穴，用赶马势进之，有意伤他，原保练就的脚法，无不中之。若频步穴受有重伤，要觅苍蝇草，嚼烂敷之即效。

（图略）

千斤难买无价宝，传与后人紧防身，贤肖儿孙不珍视，肉眼无珠图费心。

风池穴示非死穴，若伤他，用飞掌抢之即中，头眩眼昏；七里背用并肘伤之，但饭池骨下应生穴，原系对面横拳打中穴，藏死者，仍将爷包子之拳迫，查箭打三拳即苏也；但粪门穴示条五尖伤之，又跌倒在地，恐有右尖穴伤，应着要本草部。

望风拨，过教推校；连环勾，松脚退步拨手；偷子步，偷脚进去；拔山势，系冲天砠力进；偷尖脚，偷外指肘；燕心拳，洗马步破也；断喉伤，偷脚进去；五虎山，大坐则身；山根死，中指定是；嘘气打，则掌伤喉；风池手，拳打脑后；气膀伤，滚肘打；三里脚，是针伦尖；金剪教，破双舞剑；大坐剪，用腿风打；顺风势，他退我进；连步雀，推掌再赶；风和槌，两横拳；小鬼脚，当门箭腿；龙吐珠，偷拳真打；七寸打，七里背打；相催拳，大唑势打；灌水活，命门穴藏打；脾胃伤，乳旁拳打；副脐肘，壮脐下是；冲天炮，小攒进拳功上；活擒手，步擒拿手；耳钉拳，耳尾下是；有风步，抢上开教；膀胱脚，用偷尖脚是也；盘窝击，赴步顿足；金换玉，死门进生门出；鲤腮穴，牙教上打；钉饭池，气膀打点生步；应心拿，用推拿正心打；俞门打，右列条骨横拳打；十面埋伏，下盘用天炮；四步崔门，先用硬马，后用拐右势；鼠钻地吼，下盘攒进，斜钩池脚；倒步金莲，他来封门，右手腕是；枯树盘根，用左右手腕，他膝跌；小鬼攒山，用小攒进，并肘轮膝；虎口平洋，硬马进尖，转龙依园；霸王卸甲，多人围住用退计；四手挂红，用乌爪手插他面上；照面偷槌，近教偷拳，抢他面上；功打一门，硬打脚色，铁肩进攻；破门勾子，迎风短肘，进勾子出；伯王请宴，死丰杀脚七步势；七步缠身，五掌进去双断肘；伤已拨子，他人来勾，我用拨手；征东击西，头步打洪，须步打后实；进步硬昆，进门伤他，槌步硬马；遇虎跳墙，双虎挑手，父子相催；擒拿，先出金剪，五转擒拿；卖门飞脚，偷尖伤他；燕凤八体，五肘进，勾子出；死中反生，双小鬼脚进直箭；侧面肩风，硬马赶进，封他左手；五尖手势，进门放纸，用头打；眉尖燧风，升进扇风后加；燕剪莲蓬，用双侧掌上打骨穴；平地风波，用上中下用力拳势，双进浮勾出；黄龙滚身，大唑侧身进，双手擒腰扭；金腰重腰，用双甲穴，肘拦截腰一折；痪千倒地，进门擒开教一打；贪花损命，他脚来偷阴子，将硬马收进，滚肘腰打；金印封身，用拳在胸，平出肘打；只手迎风，上面抢面打进，用勾子出；偷桃失机，用他来捉大阴子，用侧身并肘；饿虎擒羊，大坐步跳进去，用双舞剑脐落；本部硬功，专破崔地龙的打；珠宝悬崖，用双插虎拳进出，破面上打；齐燕争雄，势对势，用燕犀心拳打；犀牛望月，救侧掌进门一扭；仓蛇蜕壳，用二龙争珠功，进用背掌搅脱；猫儿觑鼠，用挡路虎门势攻进；觑门独立，前门左右步，俱用勾拨防；秋月没波，卖门伏地虎，偷茯脚一箭；风佛赶子，腰截穴肩风进，双肘左右打落；倒卷珠廉门，双掌哄手擒拿；二女争天，用莲花脚哄他，假身一箭将塞肘攻；立步擒拿，见肘潜掌，偷掌左手一攻；展势扬威，双脚进出，立将挂卯势断肘日升；风扫残灯，硬马势攻进，吼地一声，小攒速进；鱼游小畔，挡路虎左右巡穴地进门；金钱显象，用长拳头，迈身左右双打；骑罢小势，丁不丁，八不八之步，用断肘扰防；小艇飘江，大坐势，侧身进，左右勾，用拨出；大鹏展翼，用乌鸦小势带莺爪手，并虎是；金丹路掌，此一步势，草用悬骨，退步随之打落；进死门，名为死门，其实系俺门，入用端掌；月下潜游，用满盘珠之步，乘其空地打落；九死一生，进门封辟伏之，要跌名，为白马卸金鞍；一鼓擒之，先用莺爪手，进之后用；五虎擒羊，五掌俱要连催进去，任意施虎；江湖拳势，要看他用何手去，或决胜哀知矣；结死手势，看他手势，若子包偷之手必死。

江湖手势并结死手法，不但学拳者必习其经久不息，拳步认得此秘传，亦有多少妙用。凡市井中，倘有名望教师，又有学徒习过手把花拳，动与人查拳，此势就未经名师，但死手势，此出金不醒，所为多限自身。何为江湖手势？但此插拳，此势此时，二人必作一揖，若和拳不伤者，双手合就大指头仰起，此乃江湖手势，二家绝无伤其和气也，若看，爷包子之手势矣。

四季之穴图（略）

金枪药方： 象皮　冰片　龙骨　乳香　儿茶　没药　血竭　寒水石　前药等分，磁罐收用，百发百中如神。

《跌打方》

清·不著撰人

中部汤药方：杜仲　桃仁　红花　归尾　生地　防风　官桂　细辛　桔梗　枳壳　赤芍　赤茯苓　过山龙　上药各等分，水酒煎，半钱服。

下部汤药方：牛膝　木瓜　肉桂　生地　独活　五加皮　秦艽　赤芍　防风　厚朴　广皮　归尾　海桐皮　甘草梢　上药水酒煎服。

上部接骨末药方：小川芎　蔓荆子　升麻　当归　茯苓　各等分，焙干为细末，每服七分，加黄荆子三分，炒黑色为末，仙人紫五分和匀，陈酒冲服，日进三服，葱头汤过口。

中部接骨末药方：归身　白术　芍药　赤苓　黄芪　甘草　生地　秦艽　陈皮　血里梗　各等分，焙干为细末，每服一钱，加黄荆子五分，仙人紫八分，陈酒调，食远服，日进二服，生姜汤过口。

下部接骨末药方：当归　芍药　牛膝　木瓜　防己　羌活　独活　白芷　陈皮　防风　秦艽　姜黄　铁线藤　千年矮　血里梗　各等分，焙干为细末，每服一钱五分，加仙人紫一钱，陈酒调，日进二服，葱头汤过口。

夺命接骨灵丹：如死者有气，灌人可救。归尾　红花　桃仁　大黄（酒蒸）各一钱　黄麻根（烧灰存性）三钱　古钱　骨碎补（去尾，酒蒸）　血竭　自然铜（醋煅七次）　乳香（去油）没药（去油）朱砂　雄黄各三钱　土鳖虫（焙存性，去头足）麝香五分　上药各制为末，入罐内，黄蜡封口，遇症，有微气不绝者用药一分，元酒送下即活，连服数次，全愈矣。

接骨灵方：治跌打损伤，筋骨痛不可忍，十分危急者，用仙人紫一味，须要通地者佳，火煅醋淬七次，为末，每服八分，陈酒送下。

接骨膏：用小拳鸡一只，干捍去毛，捣烂，入官桂细末，再捣匀，缚断处，同时其骨接矣，即去之，如过时，恐骨多长出。又方：去肉，将全身以酥油炙为末，每服三钱，酒下，又用骨末三钱，取执鸡血，调敷患上，外用生鸡绑缚一周时即去。

接骨膏：血余　胡椒　百草霜　马骨各一钱　麝香五厘　地鳖虫末一钱　等为细末，糯米糊同揭，热敷患处。

活血定痛散：肉桂　归尾　草梢　川芎　木通　马骨　羌活　独活　白芷　生地　乌药　乳香　没药　上药水、酒各半煎，加童便服。气喘，加沉香；头痛，加川芎；虚汗，加麻根、浮麦、白术、黄芪；发热，加柴胡、山栀；发寒，加干姜；胸紧，加枳壳、桔梗；小便不通，加车前子、木通；呕吐、不进饮食，加藿香、砂仁、丁香、半夏；言语恍惚，死去活来，加辰砂、远志；不退热，加山栀、翘、薄荷；不退寒，加人参、白术、麻黄；口中积臭，加阿胶；如不止臭，用生丁香嚼之；肚中有血积成块，加三棱、蓬术、香附、草果、半夏、砂仁；如不效，即是断肠，不能治也。

杀伤刀损者，胸血泡出，清肺汤加黄阿胶。

杀伤疮口，出血甚多，以致遍身麻木，不知人事，或昏闷致死者，或痛甚不食者，加人参。

引诸漾要药

头：川芎、细辛。肩：桂枝、独活。腰：杜仲、黄柏。两胁：桔梗、杏仁。中部：归身、生地。大腿：木瓜、牛膝。小腿脚：防己、续断。背：羌活、黄芩。小便：猪苓、泽泻。腹：熟大黄、生地。

黎洞丸：牛黄三分　大黄（制）天竺黄　白三七　儿茶各三钱　雄精　唐魏一钱郁金　藤黄（铜丝扎，灯火烧红）人言各三分　共为细末，蜜丸，重六分，一丸藏好，临用酒磨服。老人、幼者一分，壮者三分，弱者二分，女人、老幼者二分，弱者一分五厘。

接骨神丹：土鳖虫　宣秋石　无名土　各二钱　全蝎　乳香　没药（去油）半铜钱（用桑紫煅，醋淬）　自然铜（醋煅）各一钱　小米　麝香　甜瓜　各一钱　巴豆一粒　等为细末，磁瓶收贮，不可出气，每服三分，各量用三分即止，陈酒三服，全愈。

治伤腰方：闪腰挫气。杜仲　马骨　红花　续断　乌药　归身　乳香　没药　破故纸　萆薢　元胡索　上药各等分，陈酒煎服。又治人损伤，瘀血不散，腹胀，大小便不通，闷乱欲绝，急用此药，待瘀血尽后服阴红阳。

阴红阳：阿胶　发灰　没药　上三味，各等分，陈酒煎服。

寻痛散：治跌打损伤，伤筋骨折及挫闷，可常服。乳香　木香　川芎　归尾　杜仲　肉桂　木瓜　续断　虎骨（火酒淬）　古铜（醋淬）　共为末，每服二茶匙，酒调下。

四足散：治打损之后不能伸直者。鸡骨节　虎骨节　犬骨节　龙骨节　共为末，入下部末药中服下，后用宽筋汤。

宽筋汤：牛膝　木瓜　肉桂　姜黄　黄芪　茯苓　当归　独活　续断　花粉　海桐皮　上药各等分，陈酒煎服。

消肿定痛散：未破先用此药敷肿处。无各异　木耳　大黄　等分，炒为末，蜜水调，围四边。

黄加清肿散：治打伤，青紫黑色，如馒馍堆起。老黄茄切片，焙干为末，临卧时陈酒调三匙送下。

生肌散：象皮　龙骨　血竭　天灵盖　荔枝　分制为极细末，擦伤处。

桃花散：治云疮跌扑破伤。风化石灰一钱　入牛胆肉阴干，取出，用大黄四两，烘燥为末，和入牛胆灰内收贮通用。

治血不止草药方：血见愁　三七　马兰豆　旱莲草　共捣，敷出血处。

地龙散：治夹打不痛，并治筋骨疼。地龙（酒炒）五分　桑寄生一钱　乳香　没药（去油）各二分　牛膝　红花　木香各二钱　归尾　羌活各二钱五分　上为细末，每服一钱，空心热酒冲服。

独活汤：治劳役腰痛折重。羌活二钱　肉桂二钱　大黄（制）二钱　防己一两　独活　泽泻各二钱　归身　连翘各四钱　桃仁五十粒　炙草三钱　黄柏（炒）一两　防风二钱　水、酒各半煎匀，做五服食。

草伤药：大车鸡　小车鸡　大茶石见川　小茶石见川　大金钱　小金钱　柳茶　自然铜　刘寄奴　五加皮　血见愁　山龙　草大金不换（此草在金绵内）。

铅弹入骨不能出：白毛乌骨鸡一只，只用头项一节，取下皮毛，剔尽肉，将砒霜入骨孔内，以湿草茎急裹，火煅存性，研细末，稳用，先用象牙三钱擦于患上，时许即发红，存铅之处，其肉更红，将鸡骨末三厘放在中间，红处一周时，铅弹即出也。又方：将水银灌于伤孔内即出。

洗药方：治骨断皮碎。赤芍　元胡索各四钱　归尾　肉桂各三钱　苍术一两　干芥茶二斤　荆芥四两　共切片和匀，每用药四两，水五大碗煎，煎酒二碗半，去渣候温，将损断处洗净后服麻药整骨，再用黑龙散敷四围。

桃花散：慎疮口，再用夹缚。

麻药方：川乌三钱　草乌三钱　南星五钱　蟾酥一钱　共为细末，每服二分，陈酒送下，后用掺麻药。

掺麻药方：即黑龙散。芋叶八分　蟾酥七分　川乌一钱　半夏二钱　黄麻花五分，等为末，酒调敷患处四围，用力整骨，没再用桃化生肌散。

麻药方：川乌　草乌　半夏各三钱　南星一钱　闹花四钱　三白草（干者）二两　共为末，每服三分，陈酒送下，即睡去不觉，如要醒，用冷水喷其面上即醒。

消痛丸：治跌扑损伤及走注历节，诸风软痛。草乌（泡去及脐）二两　熟地（生也可）　南星　半夏曲　白姜蚕各五钱　乌药五钱　上药并晒干为末，酒糊丸桐子，每服五七丸，每日三服，定心酒送下。如损伤处痛甚，用姜汁和酒研十粒涂之。卒中倒地，姜汁、清茶研五七丸灌口中，能咽立醒。

已上诸药各应炮制开后

寒水石（火煅，研）　乳香（去油）　白术（米泔水浸，切片炒）　白芍（微炒）
没药（去油）　熟地（酒蒸）　牛子（微炒，研）　杜仲（姜汁炒，盐水炒）　威灵仙
（去根）　黄芪（蜜水拌炒）　广皮（去白）　香附（童便浸炒，盐水炒，韭菜汁炒，醋
拌炒）　枳壳（麸炒）　姜蚕（元米炒去丝肠）　木瓜（酒炒）　牛膝（酒淡炒）　自然铜
（醋淬七次）川乌（治去皮尖）　草乌（泡去皮尖）　南星（煨）　枣仁（炒研）　甘草
（蜜拌炒）　琥珀（用灯心研细）　破故纸（酒拌炒黄）　苍术（米泔水浸，切片，炒黑）
泽泻（蒸熟）　黄柏（盐水拌炒）　生地（酒淬）　连翘（去经研）　龙胆草（酒拌炒）
厚朴（姜汁炒）　川连（姜汁炒）　远志（泡去心炒）　元参（去根）　肉桂（去粗皮研）
巴豆（去油为霜）　白当归（酒拌炒）　山栀（炒研）　川贝（去心研）　山楂（研炒）
桔梗（微炒）　大黄（九蒸九晒，酒、米汤、乳、醋、童便、盐水等拌，生肌，量用）
丹皮（去核炒）　半夏（姜汁、明矾煨一炷香，晒干，生肌，生用）　五倍子（略研炒）
桃仁（去皮尖，炒）　杏仁（泡去皮尖，微炒）　芒硝（汤煮提净）　地龙（生酒拌炒）
续断（酒炒）　知母（盐水拌炒）　牡蛎（煅研末）　人中白（煅研）　坐拿（酒烘炒熟）
桑白皮（蜜水）　珠子（麻尖小者一数，极细末，滚灯心，听用）　马前子（去壳，麻
油炒）　无名异（烧红，酒淬七次）　骨碎补（去皮毛炒）

滚汤荡方：杨梅皮晒干，为细末，陈药油调敷。

金疮止痛方：东丹（水飞晒干用）五钱　白矾五分　共为细末，掺患处。

破伤风方：蝉蜕（去翅足，葱涎调涂患处，流出水即效，愈）。又方：蝉蜕（焙干
为末，陈酒送下，汗出即愈）一两。

金疮方：寻旧干马，煅灰存性，麻油调敷。

杖疮方：雄黄二分　无名异一分　共为细末，酒调敷。

刺毒方：出血无脓疼痛者，用松脂二两，葱汤制过，研末敷患处，纸封。

步虚丹：龙骨（煅）黄芪（蜜炙）赤石脂　防风　细辛各一两　乌梅二两　干姜
二两　上各制为极细末，蜜丸元眼大，每服一丸，陈酒送下，一日可行二三百里，不
走时，将冷水净膝头下解药力。

犬咬方：草麻子五十粒，去壳，研烂，贴患处。

耳聋方：老鼠胆一个，入耳内即通，远志、石菖蒲三钱，每日定心服下，记事
不忘。

牙痛方：李树根白皮一两　酒煎漱口即止疼。

大小便不通方：乌桕树正根白皮一两　酒煎服下，通傍根即止。

平常发痧方：盐（煅）二钱　吴茱萸　每岁一粒，各研末和匀，滚酒送下。

稀痘方：金银花二斤　甘草一斤　每服五分，滚水冲，常常吃。

宿伤方：三月三日取白夏枯苦草五斤，每服二十斤，连根洗净，石臼内捣烂绞汁，熬成膏，每日三服，陈酒送下，一钱一服，专治多年跌打损伤，服此方永不再发。

跌打损伤方：金雀花捣汁，酒送下，擦涂伤处，无花用根枝亦可。

跌打方：蟹壳鲜汁加屋上露一宿，新瓦上焙至黄黑色，研为细末，每服一钱，或一钱五分，或二钱，酒送下。

刀斧伤论

刀斧枪棒破皮肉出血多者，只宜食淡，服黄芪六一散，兼服活阴地黄丸。出血多而作渴，将卒燥脂勾止。伤重者，血攻心，垂死，急将干海桐叶烧灰，再服二钱，酒送下，重者五钱。

跌打伤：取鲜海桐叶捣汁，酒送下，渣敷伤处。

金疮方：白占一味，填之口内，即合去满，白面亦好。

汤火伤方：秋葵花要自落者，不可手取，用筋拮起，麻油浸之，将花贴患处。又方：栀子研末，鸡子青调扫之。又：山茶花研末，麻油调敷。

挑刺方：刺在肉中，嚼青梅子敷之即出。刀箭伤血出，研敷。

刀伤方：淹杨梅连核捣烂，填其伤处，神效。

损伤方：筋骨断碎、肿痛、血瘀，嚼生栗子涂之。

昏迷方：茉莉根酒磨一寸服之，昏迷一日，二寸服之二日。

伏疮方：芙蓉花叶或花，研入皂荚少许，鸡子青调涂。

断筋方：斫断筋，用豉子花根捣汁沥伤中，仍以渣敷之，三日一换，至半月断筋即续也。

金疮第一方：鸡王炙存性，降香节，各为细末和匀，收贮听用。

鱼骨梗方：水仙花同干荷叶、赤芍各等为细末，白汤送下。

虎伤方：豨莶草连根洗净，捣烂敷伤处，每日一换，冬天二日一换。

接骨方：活雄螃蟹一只，连壳捣烂，好陈酒煮热冲服。

金疮方：化石丹　真龙骨　活人皮各等分，共研细末用，又可补缺唇。

护心丸：木耳（炒）一两　胡椒五钱　乌梅七个　朱砂五钱　各为极细末，蜜丸弹子大，临用二三丸，嚼碎，酒送下，加人参一钱更妙，如服后不打不夹，用木通、甘草各二钱煎服即解。

软骨方：乳香　没药（去油）　龙骨（煅）　儿茶各二钱　轻粉一钱　石膏五分　血竭五钱　冰片二分　共为细末，蜜为饼，隔晚先贴，用刑后，仍用药饼加蜜调敷，三五日即愈。

大伤药方：蟹灰八两　血竭五钱　儿茶五钱　白三七（酒拌炒）五钱　天竺黄五钱　独活　川牛膝（炒）各五钱　乳香　没药各一两　麝香一钱　朱砂二钱　鹿角霜四两　雄精　川芎（炒）　阿魏（酒拌蒸，再拌蒸，以无臭气为度）各二钱　红花（炒黑）三钱　共为细末，每服三钱，陈酒送下，如断骨者，一钱、二钱不寻，七服为止，多去出。

又方：脂油四两　麻油四两　白占一两　雄黄　银朱　槐花　红花　乳香各三钱　川椒五分　上将脂油熬去渣，次将槐花、红花、花椒、防风和麻油内煎枯，去药后将雄黄、乳香研极细末，同银朱、脂油共煎成膏，即放地穴，连锅入穴，拔去火气，用老棉花摊贴最验。

膏药方：真麻油二斤　飞丹（滚水飞用）一斤　羌活二钱　川山甲二钱　五加皮二钱　红花　归尾　麻子　蝉退　巴豆　甘草　官桂　麻黄各二钱　银花三钱　全蝎（去头足）三钱　荆芥三钱　乳香（去油研）二钱　防风四钱　没药（去油研末）三钱　白芷　木香各四钱　木鳖子一钱　威灵仙五钱　上将麻油浸药七日，放锅内连油煎至药枯，沥去渣，再将熬油煎至滴水成珠，然后将飞丹投入，再将乳香、没药放下搅匀，不贴指为度。

拔毒呼脓去肉膏：草麻子肉　铜青各一两　同研如泥大，蒜捣烂一碗，嫩松香一斤，胡葱汤煮，用麻油四两，煎数滚，入前药和煎滚，取出，散火气用。

湿气膏：制松香一斤　麻油十二两　麻黄　白芷　南星　草乌各五钱　半夏　川乌各五分　煎法照前。

散毒膏：闹羊花半斤　龟板二个　蛇蜕三条　蜈蚣十条　飞丹一斤　煎法照前，加乳香、没药、儿茶各五钱　麝香一钱　大蜂房（灰）三个。

湿毒肿毒膏：麻油三斤　无名异三两　煎油枯，下松香、黄占、白占各四两、樟脑二两，收法同前。

长肉收口神膏：选天医黄道日煎。连翘　羌活　当归　白芷　独活　川芎　银花　蝉蜕　血余　赤芍　花粉　百草霜　凤凰衣各一两　大黄一两　川连　蜈蚣各五钱　黄芪　天虫各七钱五分　扁柏叶一两五钱　五加皮七钱　半夏七钱　黄柏一两五钱　芭蕉根二两　乳香二两　没药二两　苍耳子三两　牛子三两　血竭三两　地丁草三两　麻油五斤　铅粉二钱　儿茶三两六钱　煎照同呼脓去肉膏。

癖块及腹中癥瘕血块通治膏：嫩松香一斤四两　麻黄　草乌　木香　大黄　元胡索　白芷　香附　川芎　南星　蓬术　官桂　半夏　急性子　蜈蚣　巴豆　川乌　归尾各五钱　山棱　鸽粪　草麻子　新红花子各一两　真麻油　上药各制煎法同前，每张膏药加麝香五厘、阿魏五分，用狗皮摊贴。

千槌拔疗膏：嫩松香二两　草麻仁二两　等打成膏，不用火煎，入膏在盆，夹水炖熟，取起入铜绿三两，研细末，渐渐投，不如菜色为度。

疬疮痰核膏：真麻油二斤　大黄二斤　铅粉八两　石灰八两　水煎照前法。

寒湿气膏：南星　半夏　川乌　草乌各二两　官桂　干姜　猴姜　良姜　苍术各一两　麻油二斤制　松香一斤　煎法同前。

制松香法：嫩松香五斤，用葱汁、姜汁、烧酒、透骨草汁各一碗，入锅内，将松香放下，慢火煮干，听用。

拔疗膏：米醋两碗，荔枝、圆眼肉各七十个，入醋内熬膏，将成时，入银朱三钱，收云，以药围四边，将霜梅皮贴药上，空疮头。

汤火第一仙方：仙人掌一两　凤尾草二钱　炙存性，研细末，香调敷。

接骨论

头　骨

夫人首原无骱应无损折者难治，骨碎未可取，大则不可取，若犯此症，先将止痛散敷之，其血不傍流，而后用生肌散，避风戒欲，平日则以疏风散理气汤服五六帖，伤口平满，再投补血顺气汤四五剂，若有破伤风，牙关紧闭急用，角弓反张之医此症，再为危险，急投飞龙夺命丹送下而安。

目　珠

凡眼目有关落珠之症者，先用收珠散敷之，用银簪蘸收珠散点筋，次用青绢温汤湿绢，揩珠净，仰止，则还魂矣。然后服还魂汤。俟待其平复，更用明目生血饮而安。

鼻　骨

凡鼻梁断之症，先用接骨散敷，次用生肌散药油调敷，再用活血止痛药，自然平复而愈

唇　缺

缺唇之症者，先用代痛散敷，利刀去其皮，用油线缝合，用生肌散敷之，内服活血止痛散。又方，生肌用芙蓉叶为末敷，外用广胶布摊贴之。

颊　骨

此骱偶落而不能言语，饮食，此固坚虚所至，此骱形如剪刀，服连环相钮，先用宽筋散煎汤熏洗，用绵裹大指入口，余指抵住下颌缓缓推上，后服补肾和气而安。

天井骨（吃喘气骨相对）

此骨最难损折，有登倒者犯之，其骨不能绑缚，多有损骨出外，须用喘气汤服之，使骨相对，用接骨散敷之，将布包裹，连肩络之后提起，服活血汤。

脉　骱

诸骱不一，唯骱最难，旧出则触在内，使患人侧卧，如出内，随内出外，随而上手捧住其腰，下手捧住其弯，将膝掬其上，出左扳于左，向右扳伸而上，出右扳于右，向左扳伸而上也，内服生血补髓剂。

肩　骱

与膝骱相似，膝骱送上，肩骱送下，有力可上，先一手按住其肩下，按住其手缓转动，使其筋舒，令患人坐位处，一人抱住其骨，用膝其手齐力而上，用碾絮裹鹅蛋大络在胯下，敷接骨散，服生血补髓剂。

臂　骱

出触于上一手，抬住弯一手。按住其脉窠，然先掬其上，而后抬其腕，一伸可上也。敷接骨散，布包裹，服生血补髓汤。

手　骱

一手按住其五指，一手按住其旧掌，掬起手骱，掬下一伸而上，此乃会脉之所，必服宽筋散活血汤，骱出不用绑，唯此骱用绑缚，先敷接骨散，布包裹，用阔板一片，按住患处，板长三寸，缚七日可愈。

手　指

则有三骱，中节出者有之易出易上，向指捻伸而上，必服活血止痛而安。

大　腿

此骨易折，医者必在绑缚，先用宽筋散煎汤熏洗，使患人侧卧，与不患之肢取齐，次用接骨散敷之，用绵布包裹，杉板八片长四寸，纸裹如法绑定，内服活血止痛散三四帖，又用续骨壮筋丹间服而安。

小 腿

小腿有二骨一大一小，一根折者易治，二根折者难医，如藕辟者易平，断者难好，如无骨触皮破之凶，大腿同治，如有此凶症，骨必在皮肉上，则用朵烂散去其肉，而后对骨，不可用熏洗，恐伤汤毒入肉，用生肌散敷之，如皮肉不破者，接骨散敷之，照前绑法，用杉板六片，长三寸五分，上骨断上板长五分，下骨断下板长五分，先用生血补髓汤三四帖，次用壮筋续骨丹数剂而安。

脚踝骱

此骱易出之，难治，一手抬住其根，一手扳住其指，出右手向右，出左手向左，脚指掬上，脚跟掬下，一伸而上也。必用宽筋活血散而安。

大臂小臂与大腿同法治之，唯服药，上部用桂枝，下部用牛膝、木瓜，凡骱之术，一言而可能也。

应要细辨其骱头，看其弱强安危，不可勿为轻视，习医之人细细详审而行矣，外有促筋失枕、刀伤石磕、斧斩剑刺碎骨等症，亦备言之，大抵舒筋必用宽筋汤熏洗，手足之筋皆在指，不能动，用汤熏洗，此筋微微缓动，伸舒可也。

失 枕

卧而失枕有时忽误而失者也，使其低处坐定，一手扳其首，一手扳其下颔，缓缓伸之而宜也。

枪戳伤

看其伤处致命不致命，伤口深不深，若伤于腹必深，伤于内脏者，难治，伤口直者，先用止血定痛散敷之，伤口深者，先用绵经条探之，干掺其口，待血流定，再用生肌散封固，内服护风托里散。

刀斧伤

伤头额者，防其寒热，护风为上，诊其脉，沉细其生，洪大者难治。伤于硬处者，看其皮内损之浅深，视其损否，先疗其骨伤，敷用生肌散，内服护风托里汤。此伤与石磕者不同。

刀勒咽喉

看其刀口平不平，有弯者深，无弯者浅，两刀勒者易，一刀勒者难。若破食喉，先以油线缝合，次用生肌散封固，内服护风托里散。若水喉穿者，必死之症，难治。

肚肠出

肚肠伤破而肠出外者，此症虽险而无害。医者先将指甲去尽，恐伤其肠而反有害，此人必死。内脏不伤，汤药如常，可保无虞。勿使风伤其患处，将温汤操上，取油线缝合，用生肌散封固，内服通肠活血汤而愈。如桑白皮作线缝之更佳。

十指伤

如伤一指，疼痛连心，中指尤难，且易染破伤风，外用止血散敷之。如人咬伤者，必捏其牙毒而急敷药，内服护心丸，安其心。若破伤风，急用飞龙夺命丹而安。刀伤者易治，人咬者难治，有毒之故也。

骨损碎如粉

看其伤处，若破则必取碎骨，如不破者，则用钻骨散，后用生肌封固，内服生血补髓汤，若取碎骨不尽者不愈。

接骨秘方

自然铜乃接骨之要药，除敷药内不用汤散，不可忘之。续断、五加皮为佐，当归、红花为君，青皮、枳壳理气为臣，破血药苏木、桃仁为使，补血芍药为君，要疏风必，先理气，活血顺气为先，足用木瓜，手用桂枝，此经之要药。

接骨神方：即止血散。白石脂一两　真血竭五钱　儿茶五钱　小黑豆三合　各制为极细末听用。

生肌散：寒水石（煅）一两　石灰一两　血竭五钱　降香（末）五钱　赤石脂三钱　乳香（炙）三钱　白石脂三钱　炙没药三钱　小鸡（炙）一只　小老鼠（石灰盐干）三个　各炙为细末。如干，用药油调敷；若湿，干掺之。

疏风理气汤：荆芥　防风　独活　牛子　羌活　枳壳　威灵仙　细辛各七分　花粉　红花　黄芩各五分　川芎　白芷各二分　当归　广皮各一钱　甘草三分。

补血顺气汤：自然铜（醋煅）　山楂　青皮各七分　归身　生地　熟地　白术　广皮　白芍　川芎各一钱　熟艾　五加皮　香附（炙）　杜仲（姜汁炒）各八分　枳壳六分　元枣二枚　煎，空心服。

飞龙夺命丹：羌活　藁本　陈皮　蔓荆子　独活六分　威灵仙七分　防风　荆芥　蝉退各一钱　花粉　天虫　当归各七分　细辛　白芷各五分　甘草　天麻各五分　加姜三片，灯心草和水煎，空心服。

明目生血饮：谷精草　川芎　茯苓　羌活　荆芥各八分　生地　芍药　当归　白蒺　木贼各一钱　枳壳　防风　连翘　细辛　薄荷各七分　甘草三分　山栀五分　灯心草，食后服。

收珠散：龙骨五钱　血竭二钱　乳香二钱　没药二钱　冰片三分　共为极细末，井水调，银针点。

接骨散：自然铜（煅）羌活　独活　防风　荆芥　马鸢草各一两　白及一两　续断八钱　乳香　官桂各五钱　皂荚子三十粒　甘草三分　灯心二十寸，水、酒各半煎服。

活血止痛散：白芍　当归　羌活　独活　荆芥　桃仁各八分　续断　广皮　木通　乌药各七分　川芎　红花各五分　苏木　乳香　五加皮　没药各一钱　防风六分　甘草三分　加灯心二十寸，水、酒各半煎服。

代痛散：川乌　胡椒各二钱　草乌　乳香　没药各一钱　等为细末，每服五分，陈酒冲服。

长肉粉：龙骨一两　血竭五钱　儿茶　牙屑各三钱　珠子五分　麝香一分　共为细末，听用。

补肾和气汤：黄柏　知母　当归　茯苓　白术　木通　五加皮　制香附　五味子各八分　红花　芍药　杜仲（炒）各七分　川断　青皮　广皮　牛膝各一钱　枳壳（炒）五分　加元枣二枚煎，食远服。

喘气汤：川芎六分　白芷五分　竹沥五分　青蓝五分　桔梗一钱　皂荚（末）一钱　广皮　官桂　干葛各七分　杏仁八分　甘草三分　水煎，食远服。

吊嗽饮：川芎七分　芍药七分　官桂七分　桔梗一钱　羌活八分　陈皮　皂荚（末）八分　桑皮八分　半夏五分　水煎，临卧服。

提气活血汤：川芎七分　桔梗一钱　当归一钱　陈皮一钱　苏木一钱　续断一钱　红花　羌活　自然铜各五分　桂枝五分　芍药八分　黄芪八分　五加皮一钱　甘草三分　大枣二枚煎，食远服。

生血补髓汤：白当归一钱五分　白芩一钱五分　红花一钱　芍药一钱　白术一钱　枳壳一钱　黄芪一钱　荆芥一钱　生地二钱　大熟地二钱　熟艾七分　丹皮七分　川断七分　香附七分　杜仲七分　羌活七分　防风七分　五加皮七分　陈皮七分　干姜七分　川芎七分　牛膝七分　独活七分　自然铜七分　人参三分　粉甘草三分　桂圆肉六枚，大枣六枚，煎临卧服。

壮筋续骨丹：羌活　独活　防风　红花　乌药　木通　枳壳　青皮　苏木　丹皮　生地　芍药　当归　花粉　陈皮　白术　荆芥穗　制香附　牛膝肉各一两　神曲　桃仁　木瓜　川芎　杜仲　焦麦芽　地鳖虫（煅）粉甘草各五分　元胡索一两　自然铜一两　官桂二两　五加皮二两　柴胡三钱　黄芩二钱　上各制为细末，砂糖调热陈酒送下，大人每服五钱，小人三钱，加减。

染烂散：真轻粉二分　白人言一分　共为细末听用。

宽筋活血散：兼治夹打损伤，内服外熏洗。羌活　独活　薄荷　花粉　细辛各七分　防风　荆芥　川芎　当归　芍药　黄芪　升麻各一钱　天虫五钱　黄芩　生地　茯苓各八分　甘草三分　威灵仙八分　加姜三片，枣二个，煎，食远服。

通肠活血汤：大腹皮　元胡索　制大黄　当归各一钱　枳壳　陈皮　青皮各八分　桃仁　自然铜（煅）　红花各五分　乌药　续断　川芎　木通　羌活　五加皮　独活各七分　甘草三分　水、酒各半煎，食远服。

护心丸：牛黄五分　辰砂三分　血竭一钱　乳香　没药　木耳（灰）各三钱　上为细末，炼蜜丸柏子大，每服三丸，量人大小加减，陈酒送下。

追毒散：连翘　羌活　独活　荆芥　花粉　自然铜　黄芪　防风　川芎　川断　银花　五加皮各八分　当归　乳香各一钱　甘草三分　水、酒各半煎，食远服。

钻骨散：蝼蛄七个　捣烂敷患处，二晒干为末，清水调敷。

歇铁散：歇铁石五钱　为末，用水红花取汁，调敷伤处，即出。

接舌方：治大人、小儿含刀在口，割断舌头，垂落未断者，用鸡子壳内软白皮袋其断舌，用破血丹蜜调，涂舌断处，如口内溶化，勤涂之可也。三日舌接住，方可去白皮，再用蜜调药敷，七日痊愈。

破血丹：花粉三两　姜黄　白芷　赤芍各一两　共为末，听用。

宽筋散：羌活　独活　白归　红花　木通　枳壳　青皮　乌药　白芷　大香　威灵仙　粉甘草各一两　荆芥四两　防风　官桂　上药和匀，每帖加葱头五个，煎汤熏洗。

跌打损伤接骨治法

一煎汤洗，二相度损处，三拔伸入旧，四用力收入骨，五樽合捺正，六用黑龙散，七风流散填，八夹缚绑扎，九服丸散汤剂，十再用熏洗，十一复用黑龙散丹，十二调和。凡跌打损伤，跌坠，及刀枪斧棍棒，一切主伤似手，气绝不能言语，一时取药不及，急捏开口，以热童便灌之，然后用药。

脑骨伤损碎者，轻轻用手撙令平正，若皮不破，用黑龙散敷贴，若破，用风流散

《跌打方》

259

填疮口，绢包缚。文不可见风着惩，若犯之，则成破伤风，若水与风入脑，则必发头疼，不可治。如发内，须剪去发，后可敷药。若伤太阳穴，此乃致命之处，九死一生之伤，不可治。肩骨出，相度如何整治，用椅围架胁，以敷衣被厚垫，使一人投定，两人拔伸，坠下手腕，人着曲着手腕，绢缚，用药调治之。

金丹骨在胁下，通损不可夹缚，只轻轻捺平正时，膏用黑龙散敷，绢缚。如伤两胁，亦如此法。

凡者，旧药先用药汤轻轻洗去，不可动损伤处，仍用黑龙散敷，文盖重伤者，必如此法也。

下颏脱者，令患人坐定，挪索脸百余遍，使张开口，用大拇指入口内拿定牙，用外指将下往上兜，即入旧矣。

凡皮破者，用风流散填之，未破者，将黑龙散敷贴之，须用杉木皮绑缚之。用杉木皮片绑缚者，周围开缝后缚方紧。如曲全凹凸之处，不可用夹缚，恐伸缩不得，只用黑龙散绵片包缚，庶可曲伸。

皮里面碎骨只用黑龙散敷贴，皮肉自烂，其碎骨自然出矣。敷药贴药用皮经油经，以水调黑龙散，将抵子脚摊匀贴损处，外用绵卷好夹缚，用杉木皮约如指阔疏排开，周匝用绳三度紧缚，三日一换贴药，先用药汤净之，凡转曲之处用药涂，绵裹缚之，后须时运动，盖屈则得伸、伸则得屈也，伤损之初，须拔伸搽止为要。

损伤骨者一月之内尚可整理，久则不可治矣。如若损骨，切记不可吃草药，如若服之，所出骨不能复旧矣。

跌打损伤吐血，且服散血药，如四物汤之类也。损后大小便不通，不可服损伤药，且服四物汤，又服大承气汤加木通，如不通，再加朴硝，待通后，可服损伤药。或伤海底穴，大小便不通，转饱膨胀欲死者，服没秘方，血余、滑石各二钱，共为末，桃根白皮煎汤送下。损伤重者，先宜理气而后理伤，除伤宜兼补，此谓要道也。浑身无故而损痛者，此乃风损也，当服排风汤、护风托里散之类。

凡服损伤药，不可食冷物、鲜牛肉，极冷极热，痛不能治，切记慎之。煎药内用酒须用无灰陈酒，有灰之酒切不可用。凡有一切末药，必要处心制度，研其极细，吃之有力。合药须用其吉日，不可轻视，三四月间，不可多合，五月尤甚，后之君子必须随时修合听用。若损伤处，有医者用火灸，此乃大误事也。灸则医难收，且服药无效。合药断不可少乳香、没药，若无，以番降香真者代之，又可代用血竭用。

凡用药，必用川广道地者佳，其功黄道，有当地土产者，不宜用，反有误。

凡有夹缚，夏天三日，冬天五日，鲜开熏洗，换药夹缚如前。

诸骱出，务要拔伸入旧，归窝平正，看轻重用药。轻者用宽筋散，如熏洗，重者用仙正散。不破者用黑龙散，如破者用风流散填。内服当归活血汤二式，止血散。《内经》曰：有所坠堕，恶血留内，有所大怒，气上而不行，干于胁内，则肝伤矣。

治 法

肝胆之经俱行于胁下，属厥阴少阳，况血者肝之所藏，故恶血必归于肝，当以柴胡为君，佐以破血药治之，接骨应验。诸秘方附后。

宽经散：荆芥穗一两　五加皮一两　杜仲一两　白归（为片）一两　加胡葱一把、生姜一两、水五大碗，煎汤熏洗，看伤处、人大小加减。

仙正散：肉桂（去粗皮）二钱　归身三钱　荆芥三两　苍术一两　防风一两　元胡索五钱　白芷五钱　赤芍五钱　共和匀，每贴五钱或一两，加荷叶两片，水煎浓，出渣，以熏洗患处。若冷水风寒，脚筋拘急，不能屈伸，亦将此药熏洗，被暖，一日三熏三洗。

黑龙散：治跌扑伤损，筋骨碎断，差交出白，先用宽筋散拭，仙正散熏洗，拔伸擦骨，相续平正后，用姜汁拭生地黄水，酒煎汁调药，用油布绢或皮，经量伤处大小，薄摊于上，贴之，次以杉木皮疏排，周匝细绳三道缚紧，三日一换，如前法，候骨生牢如旧，方可夹缚。若被刀虫兽，有破留，用风流散填涂。川山甲（土炒）　母丁香各八两　全当归（炒）二两　枇杷叶（去毛）百草霜各一钱五分　各为细末匀，收贮听用。

风流散：血竭　红花各二钱　降香四钱　乳香　没药各五钱　桔梗五分　当归三钱　小鸡（去净毛）一只，重一两八钱　米泔水浸煮，再用黄泥封固，火煅红离火，待冷，为末，将药共为细末，每用少许，罨患处。如血不止，多用之，候血药干，再用清油调涂。

损伤匀气散：重伤者先服此药。茴香　陈皮　麦芽　前胡　桔梗　苍术各一两青皮　杏仁（去皮尖）　乌药　白芷　厚朴各五钱　粉甘草一两　共为极细末，每服二钱，姜二片，枣一枚，煎汤送下。

护风托里汤：又名排风汤。白鲜皮　当归（酒炒）　官桂（去粗皮）　白芍　杏仁（去皮尖）　防风　炙甘草　白术　独活　麻黄各八分　白苓八分　姜三片　水煎，食远服，二剂。

治跌打损伤，筋骨断碎，百节疼痛，血不散，浮肿结毒，并一切风疾，四肢疼痛，痹筋痿弱，力乏，浑身倦怠，手足软弱，行步不前，妇人诸般风劳损宜服，即当归活血汤：白蔹一斤　白及四两　当归四两　南星八两　牛膝八两　芍药十两　川乌三两百草霜十两　骨碎补八两　赤小豆一升　各制为细末，醋糊丸桐子大，每服二三十丸，量人大小加减，煨葱酒送下，孕妇忌服。

治刀伤、跌扑、筋断、骱出、骨折：当归（酒洗）黄芪　白芍（酒拌）生地　熟地　炙草　陈皮　苏木　白芷　各等分，水煎，分上下服。

治跌扑损伤，及肉皮破碎，筋骨寸断，疼痛血壅，结肿不散，或作痈疽疼痛，甚至因伤后中风，手足痿痹，不能举动，挛缩不舒，及劳碌新损，四肢肩背疼痛，并有功效。

当归散：泽兰　细辛　白杨皮各五钱　当归（酒拌）牛膝　川断各十两　赤芍　川芎　肉桂　甘草　桔梗各四两　川花椒（去子）三两　川乌三两　各制为细末，每服二钱，热陈酒送下，不拘时服。

治症同前。**乳香散：**肉桂　干姜　白芷各三两　乳香二两　牛膝　羌活　细辛　芍药　川乌　草乌各四两　苍术　当归各八两　没药五两　桔梗十两　白川芎四两　骨碎补二两　当木鳖（去壳）八两　何首乌十四两　赤小豆一斤　各制为末，每服二钱，酒送下，白汤亦可，不拘时服。一方去木鳖，加海桐皮。

止痛、清心、行气、活血如神。**寻痛清心丸：**乳香　没药　五灵脂　朱砂　草乌各二钱　麝香五厘　为细末，酒糊丸弹子大，每服二丸，淡姜汤送下矣。

没药止痛散：治打损伤痛不可忍。白术　乳香　没药　肉桂各五钱　共为极细末，每服二钱，温酒送下，不拘时服。

接骨定痛丹：川乌　草乌　乌药　青皮　陈皮　地龙（去土）五灵　马前子（制）自然铜（煅）小茴香　金毛狗脊　牵牛各五钱　乳香　没药　麝香各二钱五分　威灵仙五钱　禹余粮（醋炒）四钱　各制为细末，醋糊丸桐子大，每服二十三丸，温酒送下，不拘时服。

小承气汤：大黄（九制）枳壳（炒）五钱　紫厚朴二钱五分　量人大小加减，水煎服，以利为度。

麻药安神散：牙皂　马前子　紫荆皮　当归　白芷　半夏各五两　乌药　川乌　川芎各五两　草乌　茴香各一两　木香三钱　伤重者刺痛，手近不得者，更加半夏、草乌、曼陀花各五钱，共为末，每服一钱或二钱，酒调下，麻倒不知痛处，方可用刀割开，或用剪去骨锋，以手整理骨节归原端止，或夹板缚定后，用盐汤服，立醒。箭入骨不出，亦用此法。

沉魂丹：茉莉根一寸，去心打碎，酒煎服，三日自醒无妨，用酱汤吃下亦解。

龙禽接骨丹：治打损筋骨，痛不可忍，用此。硼砂七钱五分　定粉　当归（酒拌）各五钱　共为细末，每服二钱，苏木煎汤调下，时时饮苏木汤立效，量人大小，加减用之。另作糯米粥，入药和匀，摊后红上裹伤处，绢包缚之。

大承气汤：治伤寒极重，大小便不通。大黄（九制）枳壳（炒）各一钱　陈皮红花　当归　苏木　厚朴各五分　甘草三分　木通一钱五分　水煎服。便若不通，再加朴硝六分，候大便行尽瘀血为度。临服时加蜜三匙吃，然后服损伤药，量人虚实加减，孕妇忌服。

当归导滞散：治一切堕打追满疼痛。大黄（制）一两 归身五钱 麝香一分 共为末，熟酒调服，行瘀血通利为度。

紫金散：整骨续筋，生肌止痛，内伤肝肺，呕血不止，或在心腹胀，四肢无力，左右痛疽并治，立效，一日一服，苏木一钱，酒煎送下。紫荆皮（乃子豆藤蔓身者，非木本紫荆） 紫降香 桃仁（去皮尖） 归身（酒半炒） 琥珀 骨碎补（去毛）各二两 蒲黄 大黄（煨） 牛膝（去苗，酒浸）各一两 续断五钱 无名异（烧红酒淬七次）三两 打硝（熟汤化通七次）五分 共为末，每服二钱。

四物汤：治重伤，肠内有瘀血。抚川芎 大当归各一钱五分 大熟地一钱二分 白芍二钱，水煎，定心服。

五精散：肉破伤风，头疼发寒。人参二分 川芎 肉枝 桔梗各一钱 厚朴 半夏 芍药 麻黄 全归 白芷各五分 干姜一钱三分 枳壳（炒） 白苓各二钱 陈皮四钱 苍术（炒焦）六钱 淡姜三片 水煎，食远服。

七气散：治积年久损入经络，诸药不效，腰背拘急，咳嗽，风劳发动，日渐羸瘦，每到春秋，伤损复作，不论男女，并宜服之。青皮 陈皮 三棱（用湿草包煨） 半夏（土水洗）各一钱五分 益智仁（炒）各二钱 桔梗二钱 藿香 独活 羌活 降香 肉桂各一钱 赤芍一钱二分 乌药一钱四分 香附（便浸炒）二钱五分 甘草五分 姜三片 枣二个 水煎，定心服，晚再服。

没药散：治刀箭伤，止血定痛。定粉 风化石灰各一两 枯矾二钱 乳香 没药各五钱，共研末，听用。

取箭方：蜣螂 乳香（去油）各三钱 麝香一分 共研末，搅动涂之即出。

治药箭痛方：药箭中人，号呼不已，急用麻油灌之，便毒不行，痛即止，金疮单方。用紫檀一两，锉研细末，擦疮上即愈。

苍芷石散：治一切刀箭、跌伤、咬伤至死，急于伤处掺药，化血黄水再掺，便不疼。如损血入脏，用药二钱，熟童便、陈酒少许调服立效。若牛触肠出，不损者，即送肠入，线缝合肚皮，掺药。又血可立止，不封固口，恐多作脓。如疮干，用泽润之后掺药。又治妇人产后，败血不尽，恶血送心，血晕、血奔，胎死肠中不下至死，但坎后急等症，用药一钱，童便调服，下恶物如猪肝片，终身不患血风气。又诸痛有化血为水，即时吐出，随时立效，神。硫黄八两 花蕊石（其性坚硬，形如硫黄，有白斑点者佳）一两 二味共研细末，拌匀，入罐内经筋，泥封固，晒干，透入八卦炉中，用生炭火叠叠装固，自巳辰午后，下生火，令其渐渐止，看有堕下通红，然后钳夹略起，宜至经宿，火冷尽取出，研为极细末，磁器收贮，依法制之，无不应效。

金疮药：当归　甘草各一两　白芷二两　乳香　没药　樟脑各三钱　血竭一钱　儿茶二钱　冰片三分　待煎好，离火时许，研末入药，将板油四两熬去渣，再加菜油四两，同药熬枯，去渣，研细末，收磁器内听用。

杖疮活血散：杖毕服之，见之毒气攻心。续断　当归　牛膝　杜仲（姜汁炒）各二钱　槟榔　木通各一钱　青皮　陈皮　苏木　红花各一钱　肉桂二分　五加皮五分　乌鸦眼睛草一钱五分　水、酒各半煎，入童便半盅服。

乳香散：杖疮服之神效。自然铜（煅）乳香　没药各三钱　小茴香（酒炒）四两　当归（酒炒）五钱　上药为细末，每服二钱，空心，温酒下。

贴药乳散：大黄　黄柏　黄芩各三钱　乳香一钱　猪骨髓少许，共为末和匀，冷水调摊，经绵上贴。

杖疮膏：菜油二斤　黄柏二两　黄芩一两　白术一两　苏木一两　大黄十一两　铅粉一斤　照常法煎取，槐柳枝搅后收入：血余三两　血竭　乳香　没药　儿茶各四钱　麝香一钱　珍珠二钱　冰片五分　各研为末，共入膏内收贮。又方：雄猪板油四两　黄占一两　黄丹　血竭　樟脑　黄香各一钱　共为末，入油内煎成，听用。

当归活血散：治夹损伤后，外用黑龙散敷之。如有碎骨在内，敷后俟出，服此剂。当归　苏木　川断　五加皮　杜仲（姜汁炒）川牛膝　木瓜　香附　青皮　陈皮各一钱　红花　乌药　槟榔　独活　羌活　肉桂心各五分　水、酒各半，煎服后，再加自然铜、接骨丹末各五分，冲服。

竹木刺：入肉不得出者，用羊尿捣和，水调敷之，即出。

骨鲠方：治骨鲠涎喘气急，不省人事。元参　荆芥穗　滑石　黄连　白芩　甘草各一两　管促一两　碗砂一钱　硼砂二钱　山豆根一两　寒水石（水飞新没水）一两　吞之，上为细末，每服一钱，干掺舌上后用，不拘时服。

汤火方：鸡子十个，去青熬取油，入腻粉调匀，敷疮上，永除疤痕。

人咬方：一方用米醋湿洗，更妙。咬伤久不愈者，因牙黄每故也。腐烂见骨垂死者，用烧丸泡汤，洗净松香，研细末掺之，其效如神。

七厘散：千年冰（数百年者佳）四两　大蟹一只重十四两　用白麻皮八两　细扎蟹（上外用盐泥包，放炭火中烧一炷香为度，取出，去其火气）地鳖虫　苏木　鸳鸯杨木炭　红花　四味与蟹灰配一样重，再麝香四分，枣肉为丸，朱砂为衣，每服三分，陈酒送下，鸳鸯杨木即白杨树、风杨树。

吊伤膏：姜　韭　葱　蓬　良姜　各取汁一碗，放锅内煎至一碗，用千年冰四两，乳香、没药各一两，木鳖、丁香各一两，共为末，再用桐油半斤，和汁在内，煎熬数沸，入药末于内，离火，再用黄狗脑子一个，取地狗十个，捣烂放膏内，搅自听用。

跌打损伤夺命丹：干荷叶煅灰存性，血管鹅毛活拔一只，煅灰，鹅不用，各等分，研细末，每服二钱，重者五钱，熟酒送下，四次全愈，将死而有气者即醒，秘授仙方。

接骨神丹方：杨柳树根一条，去取青皮，用青皮，火烧焦末，再烧，再刮黄牛角，亦如前治烧刮，取末，各研细末，飞面各五钱，陈米、醋调敷损处，用蚕布壳，在外用杉木皮扎缚，忌一切发物。

金疮肿毒生蛆：皂儿（飞过）一两，研细末，干掺之，其虫即死。又方：沙坊木苍炒黄色为末，患处其虫即死。

金疮炒方：霜打桑叶、白蜜，反覆涂之，炙为末，加冰片少些，搽之即愈。

治血袋：初打伤处，俨如血袋之形，开其血，止痛，用半夏八两，晒干为末，紫降香末三钱，阴阳水调敷，用百脚布扎好后，用收口膏药亦可。

收口方：制乳香　真龙骨　制没药　黄柏各一钱　川贝母二钱　生半夏　紫降香各二钱　飞过黄丹一钱五分　轻粉六分　真珠子三分，共研细末，掺。

夹棍护骨方：虎骨炙末五钱　威灵仙（炒研）一两　麝香五钱二分　用蜒蚰打成曲桐饼，如用刑，先敷，用刑过，行走如常，受刑过，用陈年小粉一两，姜炒，不可枯，存性取出，冷用，后调敷患处。

又服药：木耳灰三钱，火酒丸卧服，使血不奔心矣。

又服药：止痛除伤，壮筋骨。香瓜子三钱，炒黄色，研末，熟酒送下，停一二日服此药，恐熟催动血也。

跌打损伤膏药：少林彦水师传。泽兰　甘松　地鳖虫各二两　草乌　自然铜各四两　川椒　乳香　没药　骨碎补　透骨草各四两　象皮六两　接骨木叶四两　真川附七个　蜈蚣二十条　胡椒　干姜各三两　葱根　广山膝各八两　真虎骨八两　五灵脂五两　生成骨二付　桐油五斤　麻油五斤　铅粉五斤　煎法照常。

掺药方：古钱　龙骨　自然铜　血竭　胎骨　天灵盖　儿茶各等分　丁香　麝香少些　共研细末听用。

服药方：象皮一两　自然铜六钱　古钱三钱　乳香　没药　天灵盖各四钱　木耳灰四钱　紫河车　人中白（煅）二两　各制为末，每服一钱二分，陈酒送下。

治破伤风：角弓反张之危症。核桃壳半斤，顶上开一孔，填入粪满壳，用棍白皮，视打伤处，将壳放上，以艾火灸之，如若遍身汗出，其人大困，即愈。

闪腰挫气：夏枯草（去梗）三钱　猪夹肝三寸　同煮肝熟，食肝汤汁过，口服完，半日全愈。

又吹鼻方：胡树七粒　木香三分　共研细末，左吹左，右吹右，丰时吹三四五次立愈。

跌打伤，牙关紧闭不开：荜茇　班蝥（去翅足）各用三分　共研末，吹鼻内即开，可进汤药。

五虎下西川：肉豆蔻肉　苏木（丰炒）　红花　当归　桃仁　半酒半水煎，食远服。小便不通：蝼蛄一个，火炙，酒送下即通。

损伤神效方：干螃蟹　鹿角霜各八两　血竭　儿茶　白三七　红花　天竺黄　独活　牛膝各五钱　乳香　没药各一两　麝香一钱　阿魏　川芎各三钱　朱砂　雄黄各二钱　共为细末，每服三钱，陈酒送下，空心服。

掺药方：牡蛎不拘多少，韭菜汁制七次，为末掺之，三五日愈。

打伤方：娄门袁家方。万年冰（醋煅）二两　天灵盖（酥炙）　自然铜（醋煅七次）　骨碎补　没药　乳香　地鳖虫（煅，各净末）一两　每服二钱，如裹绑缚骨断等症，加鼠黏末一两，入内不用。

天灵盖神效奇方：黄蟮重二三斤一条者，用酒煮熟连炙骨，与大鳗鲡重三四斤一条者，亦前法制，用酒煮炙干。又用虎前右掌一只时，边只酥炙，用黄牛胫上堆肉一块，酒煮炙干，各为顶细末，黄米糊为丸，每日三钱，空心送下，其效如神，不可轻传。

吊血方：治打黑虎偷心及霍肺、血海重伤，气息全无者。用小青龙草根取汁，只用一茶匙滴在口内。若受下肚，即用有救也；若不受吐出者，难治。视鲜者，收草根，晒干为末，临用姜汁调下，凶者可用，不可轻用，上部者用此吊血，下部即服行药。

行药方：红花　当归　桃仁　杜仲　牛膝　槟榔　白术　枳壳　青皮　苏木　玄胡索　五加皮　大黄　量用，水、酒各半，空心服。

跌打祛伤续骨方：香樟木（锉碎）二两　归尾　红花　苏木　川断　秦艽各五钱用陈酒二斤半煎数沸，先患人饮其酩酊，后将药水乘温热操洗数十遍，然后用手法接之，其骨自上。

接骨神方：未啼重之鸡一只，活捋去毛，以篱竹打死，急令一刀剖去其骨，投石臼中捣烂，再投预煮糯米一升，共捣干，槌为度，加入当门子三钱，亦尽力捣匀，取出，敷于患处，以油纸衬之，用布绵紧紧缚。先令饮陈酒，尽醉，睡卧，闻其骨响，如天落雪珠之声，其骨已接上矣，俟一周时为度。

玄门紫金丹：川乌（炒）　草乌（炒）　甲片（土炒）　全蝎（酒洗，炒）　藁本（炒）　骨碎补（去毛）　杜仲（酒炒）　川断（酒炒）　破故纸（酒洗，炒）　牛膝（酒炒）　羌活　细辛　白芷（酒炒）　天虫（炒黄）　白鲜皮　当归（酒炒）　生地　甘草各一两　蜈蚣（去足炙）十条　川芎　防风　乳香　没药　马骨（酥炙）　干姜（炒）各二两　接骨虫三两　地龙八两（去土炙）　闹羊花　蟾酥（酒化）各五钱　马前子（壁土炒）一斤　上为末，麻黄六两，熬骨，打面糊为丸，桐子大，雄精、朱砂各二两为衣，每服三分至一钱，煮酒送下，取汗，切记避风，量人虚实而用，加血管鹅毛一只，烧灰存性入内，功胜黎洞丸。

掺药方：降香节　白松脂各一两　血竭一钱五分　文蛤（炒）五钱　没药五分共为细末，听用。

末药方：古钱（绿衣）　水木香（即紫荆藤）　万年冰（醋煅七次）各五钱　紫草二钱　血余灰　猴姜各三钱　为末，每服下一分，空心服，酒炒。

掺药方：陈石灰　血竭各二两　赤石脂一两　没药　白螺壳各五钱　白松香三两生半夏四两　共研末，掺伤处。

麻药方：麻花五钱　川乌　枣肉各四钱　共为末，有力者服八分，不足者服五分，盐汤解。

打瘀血方：黑贝母一两　槟榔七个　为细末，每服七分起，五分止。

洗血迹：葱白头二把　苍树一两　煎浓汤，洗净，一日一次。

绑缚用敷药方：芙蓉叶　水木香　山栀　白面等分，水调敷。

杖疮腐烂方：秋白叶阴干去筋，为细末，临用量加冰片、酒调敷患处，黑者一次，红二次，烂者脱三次，新肉生数日，肉平如旧，福建梨叶更佳。

汤火方：血余　白螺蛳壳　菜油煎发化为度，收贮听用。

杖疮方：风茄　闹羊花　麻花　为末，酒送下。

麻敷药：山芋芳　大半夏　生南星　调敷，刀割不疼。

打伤神效：土鳖虫（不拘多少，用烧酒浸死，每一个入黄雄一分）　朱砂一分　麝香三厘　乳香　没药各六厘　共研为细末，每服一分起，半分止，不可多，酒调送下。如重伤不能自饮，灌入口内，再用好酒尽量而饮，被盖冷睡至醒时，见效如神。如若小儿，六七厘可也。

杖疮方：血竭一两　大黄　紫河车草（即名玉线重楼）　骨碎补各五钱　麝香　冰片分五厘　为细末，鸡子清调敷，用青布扎缚，重者七日全愈，轻者三日如旧。

接骨秘方：叶条太传。黄芩　大黄　陈皮　枳壳各三分　黄柏四两　黄连　山栀　大腹皮各五钱　甘草　木通各一两　黄芪　荆芥（切）　茯苓各二两　防风（共为黄色）二两　川乌　草乌各二两　黄金子（香油炒）　防己（共为黑色）各一两　血竭儿茶　赤石脂各三钱　乳香　没药　龙骨（共为桃色）各五钱　紫荆皮半斤　元胡索紫蒲花根（共为紫色）各三钱　自然铜（醋煅七次）　天雷石各二两　各种为细末，另包，看病轻重，如骨碎，黄药、自然铜多下，每种七八分。如伤轻，随意取用，二服立效。

华佗刮骨仙方：天仙子　胡麻子　天南星　半夏　川乌　草乌（制为末）各五钱加蟾酥五分　麝香五分　共研，蜜丸鸡豆大，每用一丸，酒下，以醉为度，凉水解。

收口药：经年不收口者。薄荷为末，和猪板油共捣烂，塞口内拴住，三日即长满。

杖疮方：大黄一两　生半夏八钱　轻粉八钱　樟脑四钱　共为末，用猪板油捣作膏，贴患处一日，脚布扎紧一日，不疼，色变，体退，再用一个，三日下地行走，七日全愈。

火药烧酒皮肉：宽心馒头煅灰，研碎，菜油调敷立验。

汤火药方：不论新旧，止痛立效。嫩槐皮（切碎研）　绿豆（炒）各一两　轻粉一钱　共为末，香油调。

刀伤方：紫苏叶研烂罨之，刀口自合矣。

疯犬咬方：杨柳树枝皮煎汤服，数次即愈。

火汤方：成骨烧灰存性，研极细末掺之，干用菜油调搽。

各种草名：千年矮　血里梗　仙人紫　大车鸡（又名车乌草叶，如鸡脚，三叶长，二叶短，生在路傍）　小车鸡　大叶若见川（大青叶生在石上，又名羊耳草）　小叶若见川　大金钱（水中生黄花，接拔母）　小金钱　草木大金不换（即土三七）　三白草（又名金星草，又名旱莲草）　血见愁（即红叶草）　独叶金枪　白茯苓一两　当归一两　白芍（炒）一两　熟地二两　杜仲（土水炒）一两五钱　补骨脂　川牛膝一两　薏仁（炒）一两　木瓜二两　肉桂五钱　川草薢一两　党参二两　二蚕沙（炒）二两　川芎一两　白术（炒）八钱　油松节（打碎）一两　红花一两　砂仁末五钱　胡桃肉二两　麻黄五钱　上药用好酒二十斤，浸一日，隔汤煮，半日为度。

眼科方：蔓荆子五钱　蜜蒙花三钱　地骨皮三钱　川羌活五钱　白芷　白蒺藜三钱　荆芥穗三钱　薄荷一钱五分　当归身三钱　木贼　枳实子三钱　蕤生肉一钱五分　蝉蜕五钱　炙甘草四钱　加羌活。

《伤科药方》

后附重要穴道图

据《联目》载，此书系"清和堂"隽之一种。

返魂夺命丹：治跌打接气用此方。青蛙（醋或火酒浸，焙干） 土龙（小酒浸，去土，炒干） 飞虎（即蜘蛛，火焙干） 推车虫（酒浸焙干） 土鳖（酒浸焙干） 韭菜根（醋浸焙干） 人参二分 硼砂一钱 肉桂五分 土虎（即土狗，有翅，飞火，酒浸，焙干，去翅足） 血竭（乳制） 川三七一钱 荷车（水漂去血，火煅）五分 各研为末，磁罐封固，每服二三分，童便、韭菜汁送下。

通关散：北细辛一钱 猪牙皂一钱 麝香三分 三棱八分 鹅不食草（晒炒，俱研末，收存听用）一钱。

上部水药方：羌活 川芎 白芷 乌药 北丰 荆芥 薄荷 桂皮 槟榔 生地 南星 细辛 藁本 然铜 灵仙 归尾 乳香 没药 共入酒炆煨，姜引或童便引食后，耳后有伤加苍耳子、辛夷。胫受伤，加射干；肿加桃仁（去尖）七个。

中部水药方：枳壳 桔梗 青皮 陈皮 红花 苏木 三棱 文木 柴胡 香仁 秦艽 然铜 土鳖 胆草 桃仁 大茴 碎补 续断 槟榔 归尾 生地 乳香 没药 伤手加桂枝、加皮、云藤、淮膝、灵仙、独活；背加乌药、灵仙；腰加杜仲、故纸、山药、大茴；小便不通，加车前、木通；大潮多，下前胡、柴胡。用酒炆，泽兰根为引。气闭童便引，血死苏木、柴胡引，同炆服。

下部水药方：川膝 土膝 木瓜 苡仁 独活 黄柏 五根风 骨风 杜仲 寄生 海桐 然铜 续断 青木香 秦艽 全归身 地骨皮 山甲（炒） 碎补 松节 龟板 乳香 没药 接骨加土鳖、白芷、白米砂（即碗瓦子，火煅醋制）。不接骨，去砂龟者没乳五味煎，以煎毛根为引，炆酒服。

乳香住痛散：治浑身受伤，疼痛不止。乳香一钱 没药一钱 然铜一钱 无名异二钱 木鳖二钱 小茴一钱 血竭一钱 秦艽二钱 青皮三钱 菖蒲二钱 木香二钱 三七一钱 共为细末，酒送下二钱，童便一杯引。

十生接骨丹：土鳖 然铜 土龙 土狗 木鳖 虎骨（酥炙） 龙骨 血竭 六汗 白芷 猫骨各一钱 肉桂 党参二钱 白砂三钱 没药一钱 人中白二钱 各制就依等分，看上下加减，食前食后，每服二钱，酒送下。

没药九仙丹： 没药　土鳖　然铜　血竭　硼砂　紫英石　归尾（酒炒）　碎补　秦艽　丁香　红花　赤芍各一钱　共末，大人二分，小儿分半，酒炆，泽兰根引。

回生再造丹： 治跌打受伤作痛，浑身上下皆用。金毛狗二钱　川芎一钱　碎补一钱　归身一钱　螵蛸一钱　升麻一钱　山甲一钱　臭梧桐二钱　红桂皮三钱　然铜二钱　秦艽一钱　土鳖一钱　全蝎二钱　海马（土包制研）　石燕二个　磁朴二钱　没药二钱　丁香一钱　乳香二钱　肉桂五分　六汗一钱　共为末，每服一钱，酒送下，千里马为引（即草鞋根，烧灰）。

如意金黄散： 治跌打受伤，死血作痛，不思饮食。羌活　生地　槟榔　桔梗　石蒲　柴胡　前胡　枳壳　三棱　莪术　红花　桃仁　紫草　乌药　青皮　白芥　胆草　木香　大茴　元胡　乳香　桂皮　没药　肉桂各等分　为末，每服三钱，酒送下，姜葱引，有湿，泽兰根引。

十香散： 治跌打后服，内气不和作痛，胎妇不宜服。沉香　丁香　檀香　小茴香　大茴　西香　寸香　红花　然铜　厚朴　甘松　犀角　薄荷　槟榔　秦艽　灵仙　斑蝥　首乌　石蒲　为末，每服五六分，好酒送下，甚，艾叶炆酒服。

鬼代丹： 治气闭不能言语，能活血通气。紫河衣一钱　发灰一钱　桂花树皮四钱　槟榔一钱　马前子（土炒）四钱　贝母一钱　无名异二钱　土鳖一钱　莪术一钱　虎骨一钱　细辛一钱　乳香一钱　没药一钱　法制为末，每服八分，罗白兜烧灰，引酒送下。

远年老损奇方： 不拘远年近日，受伤男女只用一次皆效。马前子（炒）五分　川乌三钱　草乌三钱　穿山甲二钱　羌活二钱　姜虫二钱　南星一钱　秦艽一钱　六汗一钱　虎骨二钱　牛膝二钱　桂枝二钱　桔梗一钱　乌药一钱　然铜二钱　乳香一钱　没药一钱　生半夏三钱　共为末，每服一钱二，姜葱汁半杯，入生酒送下。

跌打伤眼破耳歌： 先沾后草药数剂。借问伤目如何医，出外行药内不治，石螺蛳入片取水，扫上自进不须宜。问君耳破怎生沾，须要紧记寒热时，又恐失意伤得多，当时托整就原位，少伤必用好金枪，伤多土鳖生碎补。

破伤风歌： 头顶若破多伤风，失身让水两相同，去医须要看伤口，口闭甘草煎水洗，先吃久制庄黄末，防风南星敷眩上。

断腰失腰跌伤歌： 自古断腰有口传，绳绑两肋脚跟悬，头低必要深施礼，外损须要势打惊，先把接骨药方进，收功龟末有威灵。

接骨敷药方（连续五方）： 此方夏秋二季不用，冬天神效。小鸡一只　土鳖（生末）一钱　活血丹　接骨丹　古月　共槌烂，三日敷开解。

又敷药： 嫩松苗（春生二、三寸可用）　土鳖二对　生碎补一块　共槌烂，和酒糟敷患处。

又敷药方： 枕枫树皮　泽兰根　江枯藤皮　佛支夹根　共槌酒糟敷。

又敷药方： 酒药（为末） 半边莲 糖眼兜皮 同早米饭槌烂，敷患处。

马前急救方： 专治对节及腰损，凤翅膝头皆敷效。生栀子 土鳖 古月 草乌 生姜 葱白 共为末，同姜葱面粉槌烂，烧酒调成饼，敷患处立效。

九龙针诀： 专治风损，用此针草。川乌 草乌 硫黄 细辛 牙皂 闹羊花 附子 肉桂 樟脑 艾叶 共为细末，放纸上调，隔纸或新布数层，火燃烧患处，一痛离开，外贴膏药一张，永不发。

常用跌打药方： 马料草（苗根） 半边莲 桃米树根 乳香 没药 木香 共为末，好酒送下，泽兰汁一杯引，听用。

刀枪药方： 木耳（烧灰） 棉子（同木耳烧灰） 百草霜 石脂（煅） 龙骨 乳香 松香 血竭 共为末，收口所用。

刀枪顶上药方： 水银草（水洗尽槌烂，七晒七露） 寄柴花（同上制） 樟树芷（火酒七蒸七晒） 百草霜 鸟山花（七晒七露） 肉桂（火酒蒸七次） 龙骨（煅） 乳香（去油） 血竭 共为末，磁罐收固，听用。

跌打全方： 归尾 三棱 法夏 桃仁 灵仙 西木香 独活 川膝 茯神 赤芍 紫草 川乌 斑蝥 柴胡 红花 枳实 乌药 禾木 草乌 红娘 三七 槟榔 广香 香附 淮膝 南木香 庄黄 生地 莪术 钩藤 羌活 桂枝 淮通 木瓜 加皮 防己 南藤 细辛 古月 血竭。

跌打论引在歌诀内

夫跌打损伤者，此血在身不能流行，因此或血死如作痛，或昏闷不醒人事，或寒热往来，或失身体变症，变作多端，医者各审原因，不可忘记，究问必宜细详，用药不可一例而行，妄投药误死于人。又有跌打带发寒感，宜忌油腻之类。若是牙关紧闭，急用通关散，细辛、牙皂、寸香、鹅不食草，细末吹入鼻中，男左女右，次用返魂夺命丹进之，服药时不可失破受寒，用药不效，恐有变症受害。如头顶受伤，须用川芎、白芷、藁本、辛夷、苍耳子、防风，可医。咽头若伤重者，射干可用。胸膛受伤，石菖蒲、桔梗、枳壳。如胸胁，男左者气门、血门，男顺女右是也。女右者血仓、血海。要辨男左女右，能通五脏。伤重落大穴，不服药损寿，伤贯通六腑，受胎难获延年，分阴阳顺逆，发药不可误人，相故变挫药则人受康宁。其脏者乃心、肝、脾、肺、肾也，六腑者，大肠、小肠、三焦、膀胱、胃、胆是也。伤于心则眼目青红，不省人事。伤于肝则面黑赤，形如壁土。伤于脾则饮食呕吐回转，服药不入咽喉。伤于肺则咳嗽，不睡不止。伤于肾其人形死而还生。八样宜理五脏六腑原因，分派各肢穴道，如行之，此乃医不误人。但断骨也，有手足肢节筋骨痹是也，医传者无害也。先须要接正骨，不宜裹痛惊吓。骨接未定，则误人一也；小儿及年老人者服药无功，气血未上，老气血衰败，力不瞻，则痛难当，先服五虎闭任接不通心无宜乎。手者以豆骨不相同而行接骨者，整顿要等未悉一样，可用敷药外上，后进十生接骨丹，其骨自正，方效济医者，暖筋活血药服之是也。伤筋须要伸，血死当要活。急着摸单医活行血，先要照五色审生死虚实。寻穴道看形是何伤，看形何辨也。棍打伤似一条线，棍头点一团红青。跌打定碎骨，皮外一条龙。拳伤甲是三粒米，跌致平肿青，又有绽破皮。刀枪伤如何辨，横上端正是真形，或有失跌石瓦缸上，割开口歪斜样。头上不宜破皮，止血切忌滚水，脸上未恐有多少，破伤风，防风、南星为细末。十分重者不退潮，九制庄黄末来合，闭口肿法眼不开，甘草肉温洗好，先把防风、南星末酒调，住四眩金疮末治口。上部见血用黄连，中部血死宜当活，须用桃仁、红花、苏木、紫草治之。气闭当要三七、莪术、菖蒲、青闭二皮。下部鱼口血不医，血流不止命归阴。十不治：说眼目不正斜，伤肝，不治；面脸红如血不止，原不治；口似鱼口合水缠风，不治；言语乱唤，此乃人字口伤心经，不治；五肋受伤，上下气不接，日久未服药，病症过度，不治；肚破膜肠通气出外，不治；未破膜者，用金枪药摊上可救；如刀斧伤断脉筋，血不止，日久而死不治，血住可医；小肠胃脘受伤，呕吐黄水不止，药不入喉不治；肾子入于六腑肠内不治；小肋受伤断，气血不周接还原，人事昏迷，此难救之，不治；气口受殃，气血不通，实要闭死，不治；腰眼气尾跌打，子午不还阳，不治；且如跌番肺血裹心不治。

医者详其血穴，通察其精灵，务要细审三十六大穴，乃伤命也；七十二小穴者，服药延年，医方无差错，无有不效，乃百草之苗，形穴观真，药性先识，各宜变换看得清，须要问得实详其穴形药，要真细药量剂，但行医者无误乃效也。

因伤对药歌

归尾和生地　槟榔只几居　四味堪为主　加减任改移　头上加川芎　白芷青皮宜胸加枳实桔　中脘石蒲随　两胁加柴胡　胆草继青皮　腰上加杜仲　故纸并大茴　背上加乌药　灵仙效不虚　肚角如有患　青皮白芷齐　粪门如伤重　木香不可离　若是伤两胁　桃仁红花济　子肋伤得重　接来气药治　红肿加泽兰　桃仁相同医　小便用东全　木通荔枝核　大便若不通　大黄芒硝治　两手桂枝进　又有五加皮　遍身肢节痛　秦艽不可离　若是伤得久　红花槟榔持　下部伤两腿　牛膝木瓜皮　独活薏苡仁并及海桐皮　苍术能治湿　龟板走脚底　咳嗽五味子　天冬末冬是　若里大汗出　黄花末芽宜　痛甚不得住　乳香没药齐　呕吐若不止　豆蔻山楂曲　诸泻如水泄　朱芩白术泽　活血用当归　川芎白芍药　通气有三棱　莪术香附米　暖筋用蜜芪　兼有白术药　补血为熟地　可同当归身　潮热若往来　柴胡前胡宜　心忡加琥珀　朱砂炒灸得　肾经好肉桂　香附五灵芝　宁麻一钱足　烧灰存性宜　一茎葱为引　童便对一杯

好酒一瓶服　热吃不须迟　依方无差错　妙处少人知。

跌打接骨止痛秘授妙方（千金不换）： 广木香七钱　生地黄一两五钱　骨碎补一两　青木香五钱　熟地黄（用糖头炒）一两五钱　上肉桂五钱　海南香五钱　观百合二两　杜仲（盐水炒）一两五钱　真寸香一钱　嫩桂枝（生用）二两　观土鳖（土炒）二对　丹丁香五钱　尖杏仁（去油）一两五钱　白茯神二两　老虎骨（醋炙）三两　鲜红花二两　小茴香八钱　川然铜（醋煅）三两　苏血竭一两　当归身二两　寻骨风一两　花槟榔一两　伸筋草一两五钱　北丰一两　川牛膝一两五钱　以上各味制过，共为细末，用磁罐收贮，如遇跌打损伤并断骨者，寸步难履，面无润色，即取三钱，用好酒调服可好，百发百中，无有不效。

金枪脚烂奇方： 炉甘石一两　赤石脂七钱　土龙骨一两　紫石英四钱　白石英（此五味俱用火煅，三黄水淬）　磁器石（火煅，三黄水淬）四钱　乳香（去油）五钱　没药（去油）五钱　樟黄丹四钱　熟石膏三钱　枯矾二钱　上白蜡（水飞过）　金泊三十张　各味制末，应用立效如神。

接骨没药方： 白朱砂五钱　上白蜡二钱　观土鳖十六只　无名异一两　黑朱砂五钱　当归身五钱　母丁香二钱　乳香三钱　川三七三钱　川然铜一两　川六汗五钱　没药三钱　海南香三钱　凤凰子二只　熟地黄五钱　肉桂三钱　海马四只　地龙五钱　地虎五钱　硫黄三钱　杜仲五钱　虎骨一两　用各处引药。

接骨敷药方： 山甲珠五钱　北芥子五钱　白芷梢三钱　内红硝三钱　北细辛二两　生草乌二钱　共研为末，用鸡子、面粉、小酒调敷。又换药敷方：姜黄五钱　防己五钱　黄栀子（去壳）十五个　共研为末，用如粉酒调敷上，见效。

手上接骨酒药方： 桂枝五钱　象皮五钱　前草五钱　六汗五钱　杜仲五钱　黄芪五钱　寸支一两　附片五钱　当归一两　毛狗一两　年健五钱　巴戟一两　羊藿二钱　各味制过　包员四两为引，煮酒服。

脚上接骨酒药方： 牛膝五钱　加皮五钱　木瓜三钱　防己二钱　米仁三钱　芡实三钱　独活三钱　杜仲五钱　六汗五钱　黄芪五钱　当归一两　寸香一两　熟附五钱　巴戟一两　年健五钱　毛狗一两　羊藿三钱　包员四两为引，煮酒服。

合口止血方： 仙掌五钱　人霜五钱　秋霜一钱　黄连一钱　三七二钱　松香四钱　血竭五钱　冰片五分　雄黄一钱　枯矾一钱　乳香三钱　白及四钱　没药三钱　白蜡三钱　共研为末，加花蕊石。

又刀枪敷药方： 白芷三钱　芥子三钱　甲珠五钱　内红硝三钱　共研末，用葱煎水调敷。

洗刀口药方： 条芩三钱　川柏三钱　白芷三钱　银花二钱　炙草二钱　共煎水，用鸭毛洗。

又伤刀枪吃药方： 防风一钱　羌活二钱　白芷二钱　黄花二钱　当归五钱　枣仁

三钱　远志三钱　茯神三钱　白党三钱　广皮二钱　包员、红枣引，水煎服。

疯损膏药方： 生川乌三钱　生草乌三钱　生南星三钱　生半夏三钱　山甲珠三钱　北芥子三钱　白芷三钱　内红硝三钱　茄椒七只　北细辛三钱　姜黄　用麻油可调黄丹六两。

上部损药方： 六汗五钱　桐皮三钱　桂枝三钱　前草三钱　羌活二钱　当归五钱　生地三钱　碎补三钱　乳香三钱　没药三钱　广皮二钱　白芷二钱　千金二钱　用白蜡、木耳为引，煮酒服。

中部损药方： 兔药三钱　杜仲二钱　故纸三钱　黄芪三钱　生地三钱　当归二钱　香附二钱　灵仙二钱　红花二钱　枳壳二钱　广皮二钱　碎补三钱　千金二钱　乌药三钱　白芷二钱。

下部损药方： 牛膝五钱　木瓜三钱　加皮三钱　独活二钱　米仁三钱　红花二钱　芡实三钱　防己二钱　碎补三钱　年健三钱　毛狗五钱　归尾三钱　六汗五钱　杜仲三钱　灵仙三钱　中下部损药方引药同前。

穴脉受伤奇方： 真麝香三钱　三七一钱　生干地一两　当归一两　红花五钱　油菜子五钱　木紫树根灵皮五钱　禾木五钱　干漆楂五钱　生大黄三钱　共为末，每服三钱。

初学药酒方： 象皮三钱　桂枝二钱　芡实二钱　故纸三钱　杜仲二钱　兔药二钱　千金二钱　当归五钱　黄芪三钱　牛膝五钱　加皮三钱　碎补三钱　六汗五钱　广皮三钱　乳香二钱　没药二钱　香附二钱　小茴三钱　茯神三钱　枣仁三钱　远志三钱　生地二钱　用包员为引，酒煮服。

又初学没药： 木香五钱　南香五钱　丁香五钱　炙花二两　当归三两　杜仲一两　兔药一两　上桂三钱　牛膝一两　年健一两　巴戟二两　羊藿五钱　仙毛五钱　毛狗一两　六汗五钱　碎补五钱　香附五钱　小茴三钱　白糖为引，酒调服。

又药方： 然铜二两　虎骨（制）三两　无名异二两　上桂五钱　巴戟二两　货阳二两　海马四对　土鳖十只　朱砂五钱　南香五钱　黄芪三钱　六汗一两　丁香五钱　桂枝一两　兔药一两　杜仲二两　当归五钱　广皮一两　枸杞五钱　沙七厘二两　次七厘二两　鱼鳔二钱　羊藿二钱　水红一两　金钱草一两　白矾五钱　各味炮制，共研为末，炼蜜作丸，每服三钱，用荔枝煮酒送下。

跌打止痛奇方： 白水粉一钱　白硼砂一钱半　当归一钱　共为末，每服一钱，用苏木煎汤送下。

洗手奇方： 大黄五钱　黄芩五钱　黄柏五钱　半夏四两　干姜四两　川乌三两　草乌三两　细辛五钱　皮硝二两　内红硝一斤　盐二斤　醋二壶　用水煮洗。

打板子吃药方： 制草乌三钱　白木耳五钱　生干地五钱　上白蜡二钱　当归尾五钱　硫黄二钱　鲜红花三钱　乳香五钱　明没药五钱　川六汗三钱　共研为末，每服三钱，用包员煮酒送下。

又杖敷药方：防己五钱　姜黄三钱　黄柏三钱　共研末，水豆腐三块，调敷立消。

贝官定心丹（名五虎丹）：大苓五分　当归五钱　镜砂五钱　虎威一对　远志五钱　共为末，每服三钱，用雄鸡煮汤送下。

凡跌打大小便闭奇方：芫花五钱　甘遂五钱　共为末，用早米饭作丸，浓茶送下，每服二十一粒。

打通止住方：用早米一盏　莲子七粒　红枣七粒　包员一粒　煮服送下。

气痛奇方：海南香三钱　上桂二钱　母丁香一钱　观百合三钱　广皮五钱　共为末，每服用姜汤送下。

疯脚方：米仁一两　芡实一两　牛膝一两　加皮五钱　六汗五钱　归身二两　巴戟二两　毛狗三钱　羊藿三钱　年健五钱　附片五钱　生地二两　仙毛五钱　黄芪一两　地风五钱　上桂（去皮）二钱　煮酒炮员为引。

此方能治跌打重伤，不醒人事，以及五痨七伤，平常筋骨痛者皆胀，如神：人参一钱　防风一两　羌活一两　牛膝一两　三七五钱　土鳖十对　当归一两　然铜一两　赤芍一两　秦芃一两　川芎一两　白蜡一两　地龙五钱　辰砂五钱　朱砂五钱　鹿茸一两　虎骨一两　附片五钱　碎补五钱　青木香五钱　广木香五钱　沉香五钱　丁香五钱　甘草五钱　细辛五钱　陈皮五钱　寸香二厘　无名异五钱　共为末，每过盛伤，不醒人事，跌打失气，取出三钱，用冷水和匀，滚酒送下。

吐血吐药方（名为八定止血丹）：川滕一两　血竭一两　红花五钱　归尾五钱　川朴一钱　南香一两　藕节二两　沉香五钱　以上药用童便浸一七，瓦焙干研末，用水调服。

血胀受伤食药方：生大黄二钱　三七三钱　人霜三钱　仙掌三钱　然铜五钱　寸香三分　白朱砂二钱　土鳖十只　共研为末，每服一钱，用葱白煎汤送下。

接骨食药方：白朱砂五钱　无名异一两　川然铜一两　上桂二钱　当门子二分　地龙五钱　虎骨二两　地虎五钱　人参五分　乳香五钱　没药五钱　共为末，磁罐收贮谨封，每遇断骨服三钱，用各处米引。

急救通关散：寸香二分　牙皂二钱　细辛一钱　薄荷八分　石菖蒲八分　共为末，吹入鼻中即醒，男左女右。

六味大成汤：通关吃。沉香五分　木香五分　全归三钱　红花二钱　乌药一钱　杜仲二钱　用酒一半、水一半煮服即应，若后还厉害者，加制然铜二钱、虎骨二钱、血竭一钱，为九味当归汤。

七星丹：上桂三钱　当归五钱　附片二钱　人参三钱　土鳖一对　乳香一两　没药一两　为末，酒调服。

五秀丹：血竭一两　然铜二钱　猴骨五钱　地龙五钱　地虎五钱　为末，酒调服。

书馆打卯子袋消肿方：香附三钱　陈细茶三钱　甘草二钱　小茴三钱　防己二钱　半夏一钱　白芷一钱　共研为末，用烧酒调敷。

又吃药方：香附一钱　小茴一钱　木通一钱　前子一钱　当归二钱　元支一钱　陈皮一钱　甘草五分　用抱员七粒为引，煮酒服。

治远年跌打腹内有血方：茶子树根（取皮）五钱　酒浸吴黄二钱　童便浸香菇三钱　共研末，酒相童便对吃，有血不化再照服。

治积血腹内作痛方：血竭三钱　红花五钱　紫金皮一两　然铜一两　乳香三钱　归尾五钱　以上俱要生药为末，每服三钱，用五加皮为引，煮酒服。

打伤眼珠敷药方：生大黄三钱　黄柏二钱　黄芩二钱　防己二钱　含水石二钱　明矾一分　共研，水调敷。

跌打敷药方：甲珠三钱　芥子三钱　上桂一钱　白芷二钱　生南星三钱　北细辛一钱　黄栀子二钱　共研为末，葱根煎水调敷。

跌脚吃药方：木瓜二钱　牛膝二钱　归尾三钱　加皮二钱　独活一钱　炙芪二钱　生地二钱　灵仙一钱　碎补二钱　甘草五分　用木耳白蜡为引。

无名肿毒敷方：南星五钱　半夏五钱　薄荷三钱　皂角三钱　归尾五钱　细辛二钱　黄芩二钱　黄柏二钱　黄连二钱　乳香三钱　没药三钱　大黄三钱　生地五钱　栀子五钱　木鳖三钱　山甲三钱　川乌五钱　草乌五钱　为末，用葱头煎水调敷。

不拘远年血胀受伤吃药方：生大黄二钱　三七二钱　无名异五钱　当门子三厘　土鳖十六只　川然铜五钱　上桂二钱　仙人掌五钱　老人霜五钱　虎骨五钱　共为细末，葱白煎酒送下。

跌打手上吃药方：桐皮　前草　紫荆　青皮　羌活　独活　灵仙　淮膝　碎补　生地　乳香　没药　陈皮　甘草　桂枝　象皮　寻风　用果子、白蜡为引，煮酒服。

打伤穴脏方：刘寄奴三钱　生赤芍二钱　归身一钱　川芎三钱　熟地二钱　羌活一钱　独活一钱　上桂五钱　乳香二钱　没药二钱　用泽兰擂酒服。

回生丹：千年健五钱　北细辛三钱　石菖蒲五钱　公丁香五钱　青木香三钱　上蒙桂二钱　秦艽三钱　茯神五钱　寸香三分　防风二钱　三七三钱　土鳖十只　净朱砂五钱　乌药三钱　黄芪一两　当归一两　党参一钱　陈皮三钱　共为末，井水调均后，滚酒对服。

通开接气方：木香一两　沉香一钱　石蒲三钱　北辛一钱　寸香三分　三七二钱五分　土鳖七个　伏毛二钱　共为细末，清水调服。

跌打常用方：生地三钱　红花二钱　归尾三钱　广皮二钱　枳壳二钱　桃仁二钱　寄生三钱　寄奴三钱　灵仙二钱　莪术二钱　六汗三钱　乌药二钱　白芷一钱五分　北风一钱五分　白木耳引，煎酒服。

脚上接骨药酒方：牛膝一两　木瓜三钱　加皮五钱　防风五钱　苡仁三钱　芡实

三钱　南星三钱　苍耳三钱　仙毛五钱　灵仙三钱　碎补三钱　乌药三钱　千金三钱
羌活三钱　独活三钱　熟地一两　附片五钱　黄芪一两　当归一两　杞子一两　茯神
五钱　年健五钱　毛狗一两　秦艽五钱　恒山一两　远志一两　白党一两　寄生五钱
寄奴五钱　陈皮三钱　甘草二钱　包员肉、白矾为引。

跌打接骨方：志肉　甘草　生黄　然铜（童便制七次）　三七　骨碎补　共为末，用鸡一只约十二两重，缢死去毛肠，不可落水，同药槌烂，用好酒炒熟，取汁先饮，以渣敷患处，用杉木皮夹定，至对时去药，尚肿不消，即用消肿散，若对时不除药，则骨长大矣。

消肿散：生栀子一两　木耳一两　用料酒浸炒干，共为末，用灰面三合和均，生姜、生葱各四两，槌烂和均，入些蔗汁，若无蔗汁，即用片糖亦可，炒热分作二次敷之。

红丸子方：不论跌打损伤俱效。螃蟹（烧酒蜡淬）七只　无毛老鼠（炕干烧酒淬）不拘多少　推车子（麻油醋制）五分　蜈蚣（麻油浸去毒）一条　水爬虫（瓦炒干）三十只　蜗牛（烧酒炕干）四十只　土蝎子（烧酒浸，火坑醋淬）七只　地龙（去土，红颈者瓦炕干）一只　灶鸡子（瓦炒干）二十只　鸡脚爪（打碎瓦焙干，用蜜糖淬三四次）二对　沙树节（蜜水炒）二三个　松树节（蜜水炒）二三个　血竭二钱　三七二钱　乳香五钱　没药五钱　虎骨三钱　上桂二钱　秦艽三钱　六汗三钱　灵仙三钱　白芷二钱　古月二钱　白木耳二钱　内红硝三钱　茜草三钱　寄奴三钱　然铜三钱　当归三钱　碎补一钱　故纸二钱　青香二钱　南香二钱　龙骨二钱　朱砂一钱辰砂一钱　金箔一钱　银箔一钱　千年健三钱　白蜡三钱　儿骨三钱　以上各制为末，米糊为丸，好酒化下。

则脚痛方：生地一两　独活一钱　秦艽五钱　防风三钱　松节一钱　伸行五钱甘草一钱　归身一两　双参八钱　必大五钱　年健三钱　白术一钱　寻桂五钱　南星三钱　川膝一钱　北辛三钱　杜仲一钱　毛狗五钱　蚕砂二钱　附子五钱　丹参（煮酒服）三钱　打伤八味　当归二钱　乳香四钱　没药四钱　秦艽三钱　牛膝三钱　六汗三钱　茜草三钱　内红硝三钱　酒煮，加千年健为引。

家传跌打末药方：马前子（童便浸四十九日，取出去砖土，炒为末）　川乌五钱草乌五钱　枳壳（醋炒）四两　乳香　没药各三钱　为末，酒调服五分，老人加上桂五分。

跌打有血在内用此方治之：桃仁　红花　苏木　紫草　归尾　古铜（火淬）　大黄芒硝　斑蝥　红娘　牛膝　寸香　三棱　莪术　茯神　通草　甘草　水炮　水酒煮。

打伤青红紫肿敷药方：海螵蛸一钱　韭菜根不拘多少　芙蓉叶　共研烂敷上，随手随换，三次后再换敷上：乌药三钱　枳壳三钱　归尾三钱　为末，同酒汁糟槌烂，敷上立消。

麻药方：接骨先服，令人不痛。生川乌一钱　生南星一钱　闹羊花一钱　血精虫（即红蚯蚓，焙干）　过山龙（即蜗牛角）一钱　天药草（即瓦上青苔）　隔山叫（即虫退）各一钱　若要解，用姜汤水亦可。

醒麻药方：甘草　葛花　荷花　山豆根　共晒干为末，每服一钱，好酒服。

又麻药方：牙皂　木鳖　白芷　半夏　乌药　当归　川芎　川乌　紫荆皮各五两　草乌　小茴各二两　木香三钱　为末，每服三钱，好酒调下，甚者加坐拿草　曼陀罗花各五钱　接上后，用盐汤与服立醒。

凡患破伤风症，非此不除，全蝎梢七个为末，酒调服。

不俱远近，用后上中下三部引药方调服：全当归（酒洗去土）二两　川朴（姜汁炒）二两　碎补（酒炒）五钱　乌药（醋炒）一两　枳壳（面粉炒）二两　丁香一钱　槟榔一两　广香三钱　西香三钱　怀香子（酒炒）五钱　大茴（酒炒）五钱　石蒲三钱　大活一两　川芎（酒炒）一钱五分　郁金三钱　红花五钱　木瓜八钱　川七二钱　赤芩八钱　青皮（醋炒）八钱　广皮（去白酒汁，炒）八钱　乳香（去油）五钱　没药（去油）五钱　南星一两　灵仙五钱　寄生一两　香附（醋炒）一两　角茴一钱　上紫沉三钱　加皮一两　朴桂五钱　枫行一两　米仁一两　北辛三钱　前胡八钱　金沙一两　木通一两　土鳖二对　朱砂三钱　辰砂三钱　共为末，每服三钱，重者五钱，加各处引药，或牙关紧闭，立有砍法，牙皂二条、北辛二钱、生半夏一两、石蒲一钱、木香少许，共为末，吹入鼻中。

接骨神方：土鳖一对　巴豆（去壳）一个　生半夏一个　乳香半分　明没半分　自然铜（制）半分　木香一分　制法，五月初五日午时静室中，勿令人鸡犬，包为末听用，每服一厘，和入前草药三钱调服，每日三次。

铁布衫：重刑难免，当预先服之。归身（酒洗捣膏）　无名异（酒去浮土）　乳香（生）　没药（生）　木鳖子（香油搽壳，灰炉用油）　地龙（去头晒干）　苏木　自然铜（醋煅七次）上八味等分为细末，炼蜜为丸，如黄梧子大，每服三丸，预用白汤送下，可保无虞。

四珍散：乳香（炙）五钱　没药（炙）五钱　面朱砂五钱　三七一钱　为末，酒调服后，用一方收功。黑丑（焙用）　石蒲　北辛　乳香（炙）　没药（炙）　赤芍　小茴（炒）　苏木　姜黄　归尾　川活　紫沉香　为末，姜葱酒调服。

跌打全身方：然铜一两　脆蛇（醋）五钱　桃仁二十粒　广香三钱　虎骨（醋）五钱　海马三对　牛膝一两　归尾五钱　三棱五钱　公丁香五钱　狲骨五钱　金海五钱　石脂五钱　莪术五钱　寸香五分　生地五钱　礞石五钱　防己一两　台乌一两　丹皮五钱　秦艽一两　故纸一两　血竭五钱　南星五钱　杜仲五钱　青木香五钱　骨补一两　香附一两　木瓜八钱　川七三钱　乳香五钱　川活五钱　大活五钱　紫草五钱　丹参五钱　红花五钱　大茴五钱　畀大五钱　荆皮五钱　川乌五钱　米仁一两

川芎八钱　粉草五钱　寻尾行一两　六汗一两　明没五钱　为末，用引药。

伤喉咙用青凉散、青鱼胆。伤肝用黄柏、石膏。伤胆用柏子仁。伤心用远志、菖蒲。伤肺用核桃肉。伤肾用猪苓、泽兰根。伤气门用广皮、香附、乌药、小茴、大茴。伤腿用木瓜、虎骨、牛膝、然铜。伤小肚用碎补、小茴。伤膀胱用泽泻、木通、前子、猪苓。伤天门用玄胡、川芎、藁本。伤大肠用白芷、防风、细辛。伤大阴用薄荷、荆芥、羌活。伤人中用石脂、射干、赤芍。伤眼珠用七厘、蒙花、青葙子、京子、甘石、白菊花，又用白及擂汁点眼即消肿。伤耳背用麝香、菖蒲、北辛。伤牙齿用北辛、七厘、防风，外用白七厘根烧灰为末，搽之即好。伤手用桂枝、升麻、桔梗，加白姜黄、卜桂。伤心头用朱砂、神砂。伤燕尾用桃仁、赤芍、乌药。伤肚子用乌药、灵仙、灵芝、大茴。伤腰子用杜仲、故纸、乌药。伤脐带用防己、米仁、寄生。伤鬼眼用牛膝、木瓜、加皮。伤作吐用藿香、陈皮、砂仁。伤作眼用槟榔、茯毛、桔梗。伤口渴用花粉、乌梅。伤咳嗽用半夏、苏子。伤作寒用桂枝、羌活。伤有潮用黄芩、黄柏、柴胡。伤发强用远志、神砂、朱砂。伤作痛用乳香、没药。伤作闭用防风、苏木、细辛，不知人事加皂角灰、麝香。伤出屎用滑石、猪苓、泽泻，小便不通加木通、前子。伤出尿用大连子，大便不通加大黄、黄连、巴戟。伤无气用人中白、童便、通关散。伤昏沉用人参、茯神、半夏。伤骨碎用然铜、土鳖、儿骨。

头上打跌方：当归　黄芪　白术　白芩　陈皮　山楂　神曲　远志　升麻少许　甘草少许。

脑上跌肿方：藁本　元胡　川芎各三钱　白芷四钱　乳香三钱　没药三钱。

又方：防风五钱　羌活三钱　荆芥一钱　北辛三钱　薄荷五钱　赤芍三分　广皮三钱　归尾三钱　姜虫五钱　全虫五钱　红花六钱　灵仙五钱　姜三片为引，打破，用鲜猪油捣艾叶敷口上，后用合口药。

跌打胸前方：归尾　赤芍　红花　桃仁　广皮　碎补　青皮　杜仲　故纸　大茴　木香　香附　乌药　红硝　木通　牛膝　然铜　乳香　没药　甘草。

跌打奶旁下方：羌活一钱　独活一钱　碎补一钱　乌药一钱　枳壳七分　赤芍七分　槟榔七分　乳香七分　没药七分　香附七分　木通八分　甘草七分。

又方：防风一钱　归尾八分　独活八分　畀大碎补一钱　六汗一钱　秦艽一钱　木通一钱　木香七分　虎骨一钱　甘草八分　姜酒炆服。

打伤肚痛法：羌活　陈皮　青皮　香附　灵芝　碎补　藿香　官桂　小茴　乳香　没药　乌药　郁金　松香　苍术　甘草　朴桂。

打伤心前方：远志三钱　菖蒲三钱　郁金三钱　乌药三钱　神金三十张　甘草二钱　碎补三钱　朱砂一钱　神砂一钱。

打伤背心作冷方：陈皮　川朴　枳壳　螵蛸　胡椒七粒。

背上跌打方（又方）：赤芍　槟榔　知母　山楂　丹皮　神曲　茯神　麦冬　甘草

远志　灯心为引。

两肋骨跌打方：男妇皆服。乌药　枳壳　碎补　马前子一个　葱引，切戒油气之类。

打伤两肋方：归尾二钱　桃仁三钱　红花二钱　花粉三钱　三棱二钱　莪术二钱。

打伤胸膈作胀方：广皮　赤芍　香附　川朴　半夏　前胡　山楂　槟榔　斑蝥　桔梗　枳壳　胸膈作胀的。

打伤气门方：防风三钱　赤芍三钱　木通二钱　小茴三钱　北辛三钱　乌药三钱　甘草三钱　泽泻三钱　槟榔三钱　独活三钱　上桂一钱　乳香三钱　没药三钱。

打伤眼珠方：防风　荆芥　赤芍　连翘　蚕退　红花　白菊　谷精　甘草　羌活　灯心为引。

打伤三星燕尾方：生地　丹皮　小茴　赤芍　莲肉　木通　然铜　山甲（炒）各三钱。

跌打盆弦方：母丁香三钱　地肤子（即铁扫帚）五个　小茴四两　硫黄（用公乌猪尾结一个，硫黄溶化成水，结不用）一个。

跌打琵琶方：秦艽　故纸　杜仲　槟榔　小茴　六汗　杏仁　葱为引。

跌打手上方：当归一钱　川芎五钱　六汗三钱　秦艽五钱　碎补三钱　川椒目五钱　灵仙五钱　川附三钱　香附五钱　南星三钱　寄生五钱　台乌五钱　小茴（炒）三钱　羌活三钱　白芷三钱　姜黄三钱　丁香一钱　桂心五钱　泽兰叶五钱　乳香三钱　透骨风二钱　寻骨风二钱　淫羊藿三钱　甘草三钱　三棱三钱　阿羔五钱　没药三钱　共为末，酒调饭后服。

打伤下阴方：滑石三钱　丑牛三钱　小茴三钱　木通五钱　前子五钱　猪苓六钱　泽泻六钱　甘草三钱。又方：归尾一钱　广皮一钱　赤芍一钱　元参一钱三分　生地一钱五分　红花一钱五分　乳香一钱　没药一钱。

打吐血方：京墨二钱　血竭三钱　桔梗三钱　乌药五钱　栀子仁三钱　川七一钱　藿香五钱　童便精二两　枳实三钱　用七岁童便为引。

打伤破血方：归尾三钱　莪术三钱　三棱三钱　禾木三钱　桃仁三钱　红花一钱五分　甘草二钱　血竭一钱　紫草三钱　赤芍三钱　姜黄五钱　生地二钱　川七二钱　先服三四剂，童便引，后水煎服。

打血落肚方：生庄黄五钱　归尾一两　木通六钱　车前六钱　红花四钱　三棱五钱　莪术五钱　牛膝六钱　川芎五钱　木香五钱　用好酒浸一日一夜，起红炕干擂烂作饼，阴干为末，调酒服。手上加桂枝为引。老人加肉桂、地黄、木香各三钱。

凡左边扣拿方：末牙　山楂　木香各一钱　鸡子二钱　放在锅内煎水一碗，用成墨擂水一碗，同对水吃，鸡子不可吃。

打拿心方：朱砂三钱　神金七张　桔梗五分　川芎五分　苏木一钱五分　用梅灰

泉调服，白果三粒为引。

两边扣拿方： 伏毛一钱五分　耳香二分　神金三张　春莱子一钱六分　陈皮一钱　川芎一个　同水酒吃，桃仁七个为引。

洞鼓滴漏方： 车前子二钱五分　木通一钱八分　大黄一钱　芒硝二钱　木瓜一钱　牛膝一钱　水煎煮，小便对吃。

背心打伤方： 妇人头发烧灰五钱　加皮一钱　桂枝一钱　石蒲一钱　京子一钱　大茴一钱　煮酒吃。

打伤耳崇背方： 儿茶　银珠　小茴　桃树根皮　葱头札烂，敷上立效。

扣拿一身总方： 丁香一钱五分　麝香六分　三七三钱　血竭一钱　川芎一钱　白芷一钱　当归一钱　制猫儿骨一只　用酒糊放在罐中，不论大小各一只，全身骨一同制，用白炭火煅过炒切，共药研为细末，不论通身扣拿，可吃一服，可用八分。

凡两边胁方： 玄胡五钱　碎补五钱　石蒲一钱　灵仙一钱二分　乌药二钱　红花五分　桃仁五钱　桂枝一钱　三棱一钱　莪术一钱　煮酒后加没药五分、公丁香四粒，二味一同煮酒，又桂花树皮为引。

操药单： 白术五钱　云苓五钱　熟地一两　枣仁（炒去壳）五钱　鹿胶（蒲黄炒）五钱　远志（甘草煮）五钱　加皮（酒炒）八钱　枣皮（酒调瓦焙）五钱　香附（童便姜酒醋烧酒）五钱　木瓜（酒炒）一两　首乌（乌豆酒煮）一两　杜仲（盐水炒）一两　菟丝一两（盐水炒）　故纸（盐水炒）八钱　枸杞一两　六汗（酒炒）八钱　淮山（乳蒸）一两　川膝（酒炒）八钱　鹿茸（羊猪油炙）　茴香（盐水炒）五钱　公丁香三钱　巴戟（盐水炒）八钱　石斛（盐水炒）五钱　羌活五钱　绵芪一两　虎骨（醋烧酒炙）一两　酒芍八钱　归身（酒洗）一两　川铜（醋烧酒煅）一两　沙七厘（盐水炒）五钱　上桂五钱　覆盆（盐水炒）五钱　碎补（蜜水炒）一两　楮实子（盐水炒）五钱　鱼鳔（瓦焙干）一两　硫黄土（水豆腐煮）一两　年健（牛乳制）一两　丹面一两　朱砂（飞过）三钱　为末炼蜜丸，或为末，酒调服。

两边奶旁穴方： 归尾一钱　生地一钱　桃仁三粒　红花八分　三棱五分　莪术五分　川朴一钱　香附一钱　独活一钱　紫草八分　法夏八分　牵牛一钱　槟榔一钱　枳实一钱　三七八分　牛膝一钱　胆草一钱　上力一钱　柴胡一钱　葶苈一钱　斑蝥三只　红娘三只　白木耳为引。重伤加川乌八分、草乌五分。此单治跌伤肝经，黑眼归与眼角，呕屎呕血之重伤应急妙方，人参五分，龙衣、拂脂甲、银戒，服金子为引。

水药： 当归二钱　乌药一钱　菖蒲一钱五分　大茴一钱五分　青皮一钱　吴萸一钱　香附　牵牛一钱　砂仁一钱　白及二钱　白芷二钱　豆蔻六分　槟榔五分　小茴一钱　金银龙衣为引。

又方： 生地一钱五分　当归一钱五分　三棱五分　莪术五分　羌活　荆芥一钱　三七一钱　上桂五分　天麻八分　藁本一钱　秦艽一钱　白芷一钱五分　青皮一钱五

分　胆草五分　琥珀六分　柴胡八分　香附一钱　广香一钱　甘草五分　麝香二厘
葱为引。

　　打伤胸前作胀方：桔梗二钱　枳实二钱　青皮　陈皮各三钱　乌药三钱　甘草一
钱　伏毛三钱　楂肉三钱　神曲三钱　麦芽三钱　百味三钱　姜引。

　　打伤后生眼朱，面红色，小肚痛药方：附片　香附　上桂　川芎　茯苓　山药
人参　北味　归尾　白术　甘草　灯心为引。

　　打伤心头，用镇心散：朱砂　辰砂（飞过）各一钱　郁金　志肉　菖蒲各三钱
神金三十张　乌药三钱　碎补三钱　甘草二钱　姜引。

　　起死回生救命丹：牙皂　细辛　麝香　上桂　枳实　厚朴　三七　血竭　母丁香。

　　头上受伤：肉桂二钱　大白一钱　荆芥一钱　独活一钱　白芷一钱　丹皮一钱
故纸一钱　归尾二钱　川乌二钱　牛膝一钱四分　香附二钱　红硝二钱　青皮一钱
陈皮一钱　石大公二钱　碎补二钱　菖蒲一钱　桔梗一钱　红花五分　桃仁一钱　木
瓜一钱　木香一钱　桑寄生一钱　木通一钱　甘草五分。

　　铁打背脊受伤：生地二钱　石大公二钱　广木香一钱　故纸二钱　归尾二钱　淮
通一钱　牛膝一钱　菖蒲二钱　甘草一钱　枣皮二钱　桔梗一钱　红花一钱　杜仲一
钱　槟榔一钱　续断二钱　南星一钱　红硝二钱　独活二钱　伸筋草二钱　虎骨二钱
血竭一钱　土鳖一钱　母丁香四个　寸香一分　然铜一钱　三七一钱　洋木一钱　酒
煎服。

　　铁打右边身伤：六断一钱　红花一钱　木通一钱　山羊血一钱　乳香二钱　槟榔
一钱　桃仁一钱　然铜二钱　红硝一钱　肉桂一钱　碎补二钱　石大公二钱　白芍
一钱　草乌一钱　生地三钱　丹皮一钱　三七一钱　麝香一分　土鳖四个　加皮一钱
归尾二钱　白芷一钱。

　　铁打右边身碎伤：石大公一钱　红花五分　碎补二钱　川乌一钱五分　杜仲二钱
内红硝三钱　白芷一钱　桔梗一钱　故纸一钱　久子皮一钱　木瓜一钱　三七一钱
淮通一钱　乳香二钱　没药二钱　虎骨二钱　丹皮一钱　母丁三个　菖蒲一钱　桃仁
一钱　血竭一钱　土鳖一钱　寸香一分　洋木　水煎服。

　　铁打右边手甲骨：独活一钱　桔梗一钱　木瓜一钱　桃仁一钱　洋木一钱　南星
一钱　杜仲一钱　久子皮一钱　白芷一钱　然铜一钱五分　故纸二钱　血竭二钱　红
硝二钱　碎补一钱　虎骨二钱　三七一钱　母丁三个　山羊血二钱　乳香二钱　没药
二钱　归尾一钱　红花一钱五分　牛膝二钱　土鳖一钱　天白一钱　水酒服。

　　铁打左边手甲骨：归尾　川乌　然铜　故纸　白芷　木通　红花　石大公　羌活
红硝　血竭　桔梗　鱼子皮　青皮　桃仁　肉桂　乳香　没药　杜仲　甘草　羊血
菖蒲　土鳖　木香　虎骨　伸筋草　细辛　生地　酒煎服。

　　铁打胃腕中：南星　续汗　淮通　红花　归尾　石大公　细辛　桃仁　菖蒲　杜

仲　牛膝　洋木　故纸　三七　虎骨　土鳖　母丁　红硝　木香　酒煎服。

　　铁打左边乳旁受伤： 白芷　杜仲　红硝　归尾　牛膝　桃仁　山羊血　木通　故纸　桔梗　大白　六汗　南星　久子皮　独活　丹皮　菖蒲　碎补　石大公　虎骨　然铜　乌药　木瓜　木香　乳香　没药　土鳖　母丁　麝香　水酒兑服。

　　跌打右边乳旁受伤： 羌活　归尾　红硝　山羊血　血竭　红花　碎补　三七　故纸　牛膝　杜仲　久子皮　乳香　没药　肉桂　细辛　木通　生地　虎骨　然铜　母丁　川乌　桃仁　寸香　青皮　羊木　灯心、生姜为引。

　　跌打右边尾夕骨： 川乌　红花　三七　木瓜　红硝　白芷　桔更　牛膝　独活　鱼子皮　然铜　虎骨　归尾　生地　菖蒲　碎补　桃仁　元胡　乳香　没药　土鳖　山羊血　陈皮　寸香　火麻　杜仲　母丁　茯苓　酒煎服。

　　跌打左边尾夕骨： 然铜二钱　石大公三钱　杜仲二钱　桃仁三钱　上桂一钱　菖蒲八分　红硝三钱　血竭八分　牛膝一钱　木瓜一钱　归尾三钱　生地三钱　碎补二钱　乳香二钱　没药二钱　山羊血一钱　故纸一钱　草乌一钱　羌活一钱　洋木一钱　虎骨一钱　寸香一分　水煎，煨姜为引。

　　跌打左右盆贤受伤： 兰田七　虎骨　乳香　没药　寸香　象皮　红花　伸筋草　细辛　洋木　红硝　石大公　碎补　杜仲　然铜　土鳖　白芷　木通　石蒲　生地　羌活　母丁　归尾　桃仁　肉桂　水酒兑服。

　　跌打前面一身碎伤： 寸香　碎补　六汗　牛膝　石大公　羌活　象皮　红硝　加皮　木瓜　南星　没药　桔梗　法夏　火麻　丹皮　肉桂　玄胡　淮通　故纸　三七　白芷　山羊血　土鳖　伸筋草　红花　乳香　灵仙　桃仁　杜仲　八能麻　青皮　甘草　川乌　洋木　血竭　茯苓　细辛　槟榔　独活　虎骨　丁香　归尾　山药　生地　车前。

　　跌打第一右边肋骨： 羌活一钱　红花五分　碎补一钱　然铜二钱　灵仙一钱　细辛三分　桃仁一钱　红硝一钱　牛膝一钱　川乌一钱　血竭一钱　桔梗一钱　大公二钱　土鳖　丹皮一钱　白芍一钱　鱼子皮一钱　羊血一钱　故纸　生地二钱　寸香一分　大白　虎骨二钱　陈皮一钱　乳香一钱　母丁三四个　归尾　洋木一钱　肉桂二钱　甘草五分　草乌一钱　木瓜一钱　三七一钱　六汗一钱　木通一钱　广香一钱。

　　跌打第二右边肋肢骨： 淮通　桃仁　红花　木香　碎补　生地　归尾　木瓜　然铜　乳香　淮药　牛膝　鱼子皮　麝香　山羊血　香附　土鳖　灵仙　红硝　杜仲　白芷　桔梗　虎骨　石蒲　母丁　甘草　故纸　青皮　三七　南星　酒煎服。

　　跌打右边第三根肋肢骨： 木通　红花　土鳖　归尾　川乌　杜仲　血竭　牛膝　桃仁　红硝　石大公　木香　生地　骨风　然铜　故纸　桔梗　六汗　碎补　母丁　麝香　丹皮　三七　独活　茯苓　细辛　木瓜　山羊血　酒为引。

　　跌打右边第四根肋肢骨： 红硝　杜仲　木香　加皮　牛膝　山羊血　肉桂　鱼皮

甘草　白芷　桔梗　三七　乳香　没药　槟榔　灵仙　羌活　故纸　然铜　虎骨　归尾　生地　淮通　石蒲　土鳖　碎补　麝香　丁香　川乌　桃仁　细辛　血竭　石大公　伸筋草。

跌打右边第五根肋肢骨：独活　青皮　红花　归尾　甘草　然铜　菖蒲　白芷　杜仲　木香　山羊血　土鳖　生地　鱼子皮　木瓜　母丁　乳香　石大公　细辛　加皮　虎骨　灵仙　川乌　寸香　碎补　三七　桔梗　肉桂　红硝　陈皮　丹皮　桃仁　槟榔　伸筋草。

跌打右边第六根肋肢骨：虎骨　木通　肉桂　南星　川膝　六汗　鱼子皮　红硝　母丁　桔梗　然铜　细辛　桃仁　全当　熟地　寸香　红花　山羊血　三七　故纸　洋木　大白　石大公　土鳖　碎补　加皮　为细末，对酒吃。

跌打右边第七根肋肢骨：土鳖　桃仁　寸香　细辛　归尾　生地　红硝　南星　肉桂　母丁　血竭　桔梗　然铜　山羊血　甘草　草乌　木瓜　杜仲　香附　洋木　好酒兑服。

跌打左边第一肋肢骨：白芷　木通　红花　三七　碎补　丹皮　羌活　虎骨　广木香　故纸　牛膝　鱼子皮　乳香　血竭　没药　青皮　洋木　独活　山药　玄胡　酒为引。

跌打左边第二根肋肢骨：木通　槟榔　杜仲　红花　故纸　南星　木香　红硝　土鳖　加皮　久子皮　虎骨　归尾　生地　三七　母丁　石蒲　木瓜　然铜　碎补　石大公　寸香　川香　桃仁　归尾　虎骨　青皮　牛膝　山药　白芷　细辛　乳香　没药　丹皮　独活　六断　肉桂　羊木　参须　土龙　八棱麻。

跌打左边第三根肋肢骨：细辛　木通　白芷　槟榔　牛膝　乳香　红花　桔梗　羌活　六汗　血竭　归尾　灵仙　红硝　石蒲　丹皮　川乌　生地　杜仲　虎骨　木瓜　独活　石大公　寸香　没药　酒为引。

跌打左边第四根肋肢骨：青皮　肉桂　山羊血　木通　枣皮　山药　桃仁　归尾　羌活　牛膝　生地　南星　木香　红花　洋木　土鳖　红硝　川乌　碎补　血竭　三七　虎骨　然铜　灵仙　丁香　石大公　伸筋草　独活　茯苓　石蒲　杜仲　寸香　甘草　香附　酒为引。

跌打左边第五根肋肢骨：红花　血竭　虎骨　杜仲　加皮　母丁　故纸　桃仁　槟榔　鱼子皮　牛膝　土鳖　木通　归尾　生地　桔梗　灵仙　陈皮　乳香　石蒲　羌活　然铜　六汗　三七　麝香　禾木　没药　青皮　前子　石大公　川乌　白芍　红硝　酒为引。

跌打左边第六根肋肢骨：全归　虎骨　石蒲　火麻　乳香　细辛　桃仁　木香　血竭　鱼子皮　石大公　灵仙　牛膝　白芷　红硝　然铜　淮通　槟榔　土鳖　三七　丁香　真洋木　生地　独活　故纸　草乌　甘草　青皮　木瓜　龙骨　小便为引。

跌打左边第七根肋肢骨：上桂　归尾　然铜　木通　细辛　陈皮　故纸　碎补
血竭　牛膝　内硝　久子皮　虎骨　杜仲　三七　山羊血　石大公　南星　木瓜　乳
香　六汗　八棱麻　寸香　洋木　木香　山药　川乌　丁香　土鳖　红花　桔梗　没
药　槟榔　加皮　丹皮　枣皮　酒为引。

受伤肚痛：小茴　大茴　厚朴　广皮　香附　乌药　槟榔　赤芍　生地　当归
白芍　川芎　山楂　神曲　青皮　青木香　元胡　三七　乳香　没药　母丁　红花
桃仁　郁金。

打伤小肚小便：川练　小茴　橘核　车前　木通　猪苓　泽泻　乌药　三七　土
鳖　麝香　三棱　莪术　槟榔　赤芍　乳香　没药　土蚯蚓四五条。

腰受伤跌打：杜仲　故纸　元胡　乌药　乳香　没药　花粉　木香　三棱　莪术
然铜　丑牛　肉桂　当归　生地　三七　麝香　土鳖　龙骨　虎骨　狲骨　儿骨　独
活　寄生　小茴　香附　牛膝　细辛　沙参　秦艽　灵仙　禾木。

大便不通：归尾　红花　禾木　三棱　莪术　枳实　厚朴　大黄　芒硝　麝香
桃仁　水酒煎服。

小便不通：猪苓　宅夏　车前　木通　丑牛　麝香　蚯蚓（尾上烧灰）。

双脚受伤：川膝　木瓜　香附　加皮　六汗　秦艽　当归　上桂　虎骨　然铜
生地　寄生　乳香　没药　巴戟　锁阳　川三七　小茴　土鳖　千年健　白芷　白芍
青皮　甘草　酒为引。

急救命方：儿茶三钱　血竭一钱　土鳖三钱　川三七三分　人中白一钱　人参一
分　上桂一钱　北细辛三分　儿骨三分　共为末，水兑服。

久年老损药方：乳香　没药　虎骨　当归　生地　六汗　秦艽　寄生　桂枝　桔
梗　血竭　朱砂　然铜　碎补　白虫　加皮　南川　枸杞　米仁　川膝　石耳　寸香
故纸　杜仲　酒对服。

打死回生千金还魂丹：沉香二钱　母丁香十个　附片二钱　海马二十个　细辛二
钱　百子一钱　山奈一钱　佛手片一个　上桂二钱　玛瑙二钱　珊瑚一钱　琥珀五厘
朱砂二钱　肉蔻一个　上麝香　伏神一钱　共为细末，酒对童便引。用蛇蜕（用阴阳
瓦合火上焙干）一条、海金沙，二味共为末，水酒兑服。流用乾坤叶皮煎水酒吃，怀
精用地色姜擂水酒兑吃。

大力丸药方：黄芪八两　当归八两　枸杞八两　巴戟八两　锁阳八两　鱼鳔八两
沙七厘八两　次七厘八两　冬朱制过，芝研末，蜜丸，每早开酒送下三钱。

健步骨痛方：羊藿三钱　年健三钱　毛狗五钱　五铢二钱　仙毛三钱　桐皮三钱
桂枝二钱　故纸三钱　杜仲二钱　木瓜三钱　牛膝二钱　米仁三钱　芡实三钱　炙芪
五钱　杞子五钱　当归五钱　川芎三钱　附片二钱　元寸五钱　淮山五钱　远志五钱
白术二钱　白芍三钱　枣仁五钱　茯神五钱　上桂二钱　陈皮二钱　甘草一钱　包贡

荔枝为引。血竭四钱　羌活四钱　独活四钱　木泽四钱　麦冬四钱　加皮三钱　肉桂三钱　木瓜三钱　川芎五钱　寄生五钱　内硝三钱　朱砂四钱　苍砂四钱　地龙四钱　生地五钱　草乌六钱　桃仁六钱　青皮六钱　土鳖四对　碎补六钱　灵仙六钱　加皮六钱　乌药七钱　牛膝八钱　乳香一两　没药一两　然铜四钱　虎骨二两　甘草二钱　归尾五钱　川乌五钱　杜仲五钱　故纸五钱　栗香三钱　细辛二钱　锁阳五钱　青木香三钱　沉香三钱　丁香三钱　寸香三分　象皮五钱　鹿茸五钱　附片五钱　白芍四钱　白术五钱　杞子五分　仙毛一两　海马三对　三棱四钱　莪术四钱　黑朱砂四钱　白朱砂四钱　上树拐二对　矮脚桃一两　共为末，早米打糊为丸，朱砂为衣，每遇损，鳔用引药，煮酒调丸服效。

健步单：治远行腿脚酸痛神效。羌活二两　独活一两　川郁金五钱　全归一两　木瓜五钱　川膝一两　小茴（炒）五钱　然铜（制）一两　血竭五钱　碎补五钱　杜仲（炒）一两　川芎一两　北辛五钱　川七五钱　寸香三分　加皮五钱　六汗一两　木通五钱　虎骨（制）一两　上桂三钱　赤芩一两　故纸（炒）一两　共为末，酒调服。

金枪神方：老松香一两　枯白矾五钱　雄鸡堇皮　手指爪（烧灰为末）　真三七　足指爪（烧灰为末）　当归（酒炒）六两　牛膝（酒炒）四两　续断（酒炒）四两　杜仲（酒炒）四两　杜药四两　鱼鳔（牡蛎粉炒）一斤　故纸六两　黄柏浸七日　吴茱黄浸七日　盐水浸七日　炼蜜为丸，善，特补先天。

跌打损伤药方：张性。当归　川芎　续断　三棱　莪术　升麻　红硝　山药　鹿香　陈皮　青皮　赤芍　槟榔　桃仁　血竭　北辛　荆芥　红花　归尾　苏木　川膝　秦艽　乌药　三七　然铜　虎骨　碎补　杜仲　骨风　清香　生地　后服，外加上下三步引。上步加玄胡、桂枝；中步加小茴、故纸、木通；下步加五蒲、木瓜、米仁、炙灵仙、海同皮、金沸草、五加皮、独活、肉桂、细辛。

操四支胫力真方：虎膝　鹿膝　獐膝　雄膝　猴膝　猪膝　牛膝　羊膝　鸡膝　犬膝　每一对　当归二钱　共烹，羊油炙三次，醋炙七次，共为细末，对酒服三服后，不许偏筋紧札，四肢自然力足如山。

损药方：木香　归尾　南星　卑大　秦艽　续断　羌活　川芎　杜仲　茯苓　槟榔　香附　乌药　木瓜　桃仁　红花　牛膝　上桂　独活　故纸　小茴　大茴　乳香（去油）　没药（去油）　南星　半夏　柏心　然铜　灵仙　乔子　桂枝　海砂　青盐　白芷　三棱　莪术　甘草　血竭　川七　虎骨（火炒）　麝香　广皮　石蒲　香皮　碎补　荆芥　防风　细辛　紫金皮　鱼子皮　海桐皮　五加皮。

做酒药方：当归　小茴　北辛　石交（热天）　川芎　大茴　麻黄　白芍　甘松　柴胡　茯苓　三棱　山栀子　良姜　竹叶　连翘　黄柏　郁金　滑石　寒天　肉桂　黄芩　丁香　乌药　甘草。

打损药：乳香　槟榔　没药　羌活　独活　杜仲　故纸　小茴　加皮　碎补　南星　虎骨　土鳖　然铜　血竭　川膝　木瓜　枳壳　川朴　过山龙（草药）　木香　上部用、川芎、细辛；中部用红花、苏木；下部用海马、寸香；左手用桂枝；右手用桂皮、甘草、山楂。

十大功劳：枳壳　生地　灵芝　桔梗　头痛加菖蒲、红花；手痛加桂枝、寄生；气痛加沉香、乌药；胁痛加柴胡、广西荔枝；背痛加杏仁、贝母；腰痛加杜仲、故纸；胸痛加枳实、半夏；肚痛加槟榔；小肠痛加前胡、赤芍；大肠痛加大黄、桃仁；肺口痛加灵芝、龙骨；卵痛加青硝、石乳；血痛加小茴、良姜；颈痛加川芎、白及；公水不通加南星。

天心穴：寸香二分　三棱三钱　欠术三钱　红娘三个　薄荷二钱　白芷二钱　川芎二钱　细辛二钱　羌活三钱　归尾三钱　藁本三钱　元胡二钱　灵仙三钱　香附三钱　赤芍二钱　荆芥二钱　上桂二钱　三七二钱　甘草二钱　防风三钱　斑蝥三钱　生地三钱　血竭二钱　然铜二钱　熟军四钱　枳壳四钱　螵蛸三钱　煮酒服，煨姜引。

天门穴：三棱四钱　当归五钱　京子四钱　茯神三钱　玄参四钱　麝香二分　庄黄五钱　枳实五钱　斑蝥四个　玄胡三钱　白芷三钱　地黄八钱　莪术四钱　广香三钱　神砂二钱　广皮三钱　北辛四钱　白蜡三钱　石蒲五钱　甘草二钱　红娘四钱　蚕子三钱　红花四钱　柴胡三钱　煮酒服，加羌活、北风，姜引。

天廷穴：白芷二钱　然铜二钱　血竭二钱　朱砂一钱　细辛二钱　天麻三钱　三七二钱　苏木二钱　枳壳二钱　碎补二钱　青香一钱　文术二钱　斑蝥三只　红娘三只　羌活二钱　上桂一钱　葶苈三钱　川乌一钱　藁本二钱　丁香一钱　红花三钱　西香二钱　秦艽二钱　槟榔三个　上力三钱　为末，生酒下，葱姜引。

顶心穴：当归　白芍　黄芩　赤芍　茯苓　北退　防风　凉粉　白芷　川芎　羌活　天麻　甘草一钱　细辛一钱五分　三棱一钱五分　文术一钱五分　生地三钱　斑蝥三个　红娘三个　郁金　石蒲　红花二钱　川朴二钱　丁香一钱　南木香二钱　大黄三钱　螵蛸三钱　枳实三钱　槟榔二钱　香附　京子各二钱　为末，酒送下，葱姜引。

架梁穴：香附三钱　西香二十　大黄四钱　白菊二钱　甘草二钱　槟榔四钱　寸香二分　细辛二钱　上桂二钱　草乌二钱　川乌二钱　血竭四钱　生地三钱　川芎四钱　白芷四钱　莪术二钱　天麻四钱　防风四钱　当归五钱　三棱二钱　三七三钱　为末，酒下姜葱引。

眉心穴：藁本三钱　当归五钱　三七二钱五分　斑蝥三只　红娘三个　三棱三钱　文术三钱　羌活四钱　升麻三钱　茜草三钱　茴草三钱　天麻二钱　白芷三钱　甘草一钱　乌药四钱　元胡二钱　槟榔四钱　苏木四分　红花三钱　紫草三钱　丁香五分　南香三钱　赤芍四钱　生地四钱　细辛三钱　葶苈三钱　石菖三钱　胆草三钱　牵牛

三钱　为末，生酒送下，葱姜引。

鼻梁穴：荆芥三十　羌活三钱　白芷三钱　薄荷三钱　元胡三钱　藁本三钱　归尾四钱　菖蒲四钱　寸香三分　北风三钱　北辛三钱　皂角三钱　赤芍三钱　灵仙三钱　甘草三钱　三棱三钱　莪术三钱　斑蝥三个　红娘三个　禾木三钱　槟榔四钱　枳实四钱　熟军五钱　广皮三钱　为末，酒下，葱姜引。

山根穴：生地四钱　陈皮三钱　北风四钱　白及三钱　川芎三钱　茯苓四钱　虎骨三钱　当归五钱　血竭四钱　斑蝥三个　红娘三个　升麻三钱　白芷三钱　西香三钱　茜草三钱　寸香二分　桂枝四钱　槟榔四钱　大黄四钱　南香三钱　枳壳五钱　然铜四钱　红花四钱　桃仁三钱　甘草二钱　为末，酒下，葱姜引。

人中穴、七孔穴：赤芍三钱　射干三钱　上桂二钱　然铜四钱　三棱二钱　莪术三钱　血竭三钱　白芷三钱　冰片三分　甘草二钱　北辛三钱　乌药四钱　厚朴四钱　枳壳五钱　大黄五钱　青香三钱　川七三十　石蜡三钱。

鲤腮穴：天麻三钱　白芷三钱　羌活三钱　生地四钱　藕根二钱　桂枝二钱　细辛三钱　西香三钱　茜草二钱　草乌二钱　甘草一钱　归尾四钱　槟榔三钱　赤芍三钱　三棱三钱　文术三钱　三七二钱　血竭二钱　牵牛四钱　枳实四钱　马前子（炒）五钱。

左太阳穴、右太阳穴共一方：粉草一钱　人中白五分　山羊血一钱　银砂一钱　桔梗一钱　广皮一钱　槟榔一钱　枳实一钱　白芷一钱　元寸二分　细辛一钱　防风一钱　广香一钱　三七一钱　川朴一钱　碎补一钱　红娘三个　斑蝥三个　尾庄二钱　乌药一钱　羌活八分　当归五分　柴胡一钱　木香一钱　红花一钱　没药一钱　朱砂一钱　血竭一钱　虎骨一钱　然铜一钱　三棱一钱　文术一钱。

两耳背穴：茜草　寸香　黄芪　通草　防风　槟榔　赤芍　菖蒲　北辛　归尾　生地　桃仁　红花　三棱　莪术　川芎　香附　羌活　紫草　枳实　三七　大黄　螵蛸　斑蝥　红娘　粉草　白芷　为末，姜葱引。

两耳关：京子　枳实　熟军　甘草　红花　桃仁　生地　归尾　川芎　天麻　玄胡　寸香　香附　寄奴　槟榔　北风　全蝎　白附子　红娘　斑蝥　文术　三棱　伏神　远志　青木香　菖蒲　北辛　为末，酒服，姜葱引。

左右两眉穴：三棱　文术　川朴　草乌　枳实　大黄　螵蛸　姜黄　荆芥　生地　京子　香附　乌药　北辛　羌活　川芎　白芷　茯苓　白芍　归尾　郁金　北退　前胡　升麻　藁本　甘草　碎补　水酒煎服，葱引。

左右眼前穴：土鳖　甘草　川乌　茯苓　当归　三七　肉桂　青木香　茜草　藁本　升麻　虫退　川芎　白芷　荆芥　羌活　北辛　碎补　三棱　文术　红花　桃仁　牵牛　上力　葶苈　寸香　枳实　共为末，酒煎服，葱引。

眼角二穴：虫退　白芍　荆芥　羌活　川芎　白芷　薄荷　元胡　藁本　归尾

防风　赤芍　香附　灵仙　甘草　七厘　蒙花　青葙子　京子　甘石　红花　桃仁　三棱　文术　为末，酒服葱引。又用白及擂汁，点眼即消肿。

　　上下河路穴：姜黄　枳壳　陈皮　赤芍　茜草　归尾　生地　红花　桃仁　没药　槟榔　小茴　木香　碎补　秦艽　肉桂　孩骨　然铜　莪术　寸香　甘草　良姜　大黄　白芷　玄胡　香附　川朴　藁本　三棱　乌药　为末，酒下五分，葱引。

　　枕骨穴：土鳖　莪术　三棱　木香　生地　归尾　各茴　陈皮　金狗　枳实　川朴　木鳖子　五灵芝　龙骨　青皮　六汗　灵仙　大黄　草乌　全蝎　然铜　地龙　乌药　白蜡　升麻　白芷　碎补　为末，酒下，葱引。

　　元神穴：荆芥　羌活　白芷　天麻　藁本　寸香　三七　血竭　红花　甘草　归尾　生地　桃仁　草乌　三棱　文术　川朴　香附　紫草　牵牛　槟榔　枳实　胆草　上桂　柴胡　葶苈　川乌　共末，酒下，葱姜为引。

　　两肩有穴：升麻　天麻　白芷　当归　藁本　羌活　茜草　甘草　草乌　灵仙　细辛　桂枝　丁香　柴胡　郁金　胆草　广香　大黄　槟榔　枳实　乌药　三棱　文术　红花　紫草　川乌　上力　为末，酒下，葱引。

　　两牙红穴：藁本　当归　白芷　天麻　升麻　羌活　茜草　甘草　草乌　红花　血竭　三七　白附　桃仁　三棱　文术　紫草　槟榔　北风　北辛　寸香　六汗　秦艽　枳实　大黄　乌药　香附　为末，酒下五分，葱姜引。

　　口角二穴：法夏　活血丹　荆芥　防风　寸香　南星　六汗　秦艽　甘草　归尾　生地　桃仁　红花　三棱　文术　川朴　枳实　胆草　熟军　三七。

　　牙齿唇口四穴：外用白七厘根烧灰为末擦之，即好。归尾　生地　桃仁　红花　三棱　莪术　赤芍　陈皮　门冬　神曲　连翘　白芷　七厘　槟榔　防风　五味　细辛　胆草　上力　葶苈　枳实　三七　为末，酒下五分引。

　　咽喉穴：雄胆　三七　广香　陈皮　桃仁　红花　白芷　当归　斑蝥　红娘　寸香　上桂　甘草　葶苈　枳实　上力　槟榔　川朴　乌药　土鳖　西香　共入酒炆煨姜引。

　　左右长穴：赤芍　槟榔　生地　归尾　元参　桔梗　甘草　红花　枳实　茯苓　甘松　细辛　血竭　三棱　文术　寸香　草乌　川乌　大黄　螵蛸　共入酒炆姜引。

　　左右罗头穴：细辛　碎补　文术　三棱　灵仙　紫草　陈皮　归尾　甘松　茯苓　枳实　红花　甘草　元参　大黄　木通　前子　南星　羌活　川芎　射干　辛夷　然铜　荆芥　北风　生地　桂皮　共入，酒炆，煨姜引。

　　左右罗头穴：茜草　乌药　香附　川朴　枳实　槟榔　射干　辛夷　上桂　胡椒　独话　郁金　生地　白芷　当归　甘草　红花　马前子（炒制）一两　碎补　秦艽　前胡　北风　然铜　厚朴　斑蝥　石蒲　葶苈。

　　连气穴：红娘　斑蝥各三钱　文术　三棱　当归　黄芪　羌活　红花　生地　桃

仁　桔梗　枳壳　三七　槟榔　桂枝（活血）茯神　白芷　京子　细辛　射干　辛夷　甘草　为末，酒煎煨，姜为引。

双田穴：熟军　归尾　茯神　茯毛　枳壳　槟榔　广皮　桃仁　红花　三棱　莪术　川三七　火麻仁　川朴　广香　青香　血竭　细辛　前胡　生地　柴胡　赤芍　灵仙　桂枝。

华盖穴：苏木　紫草　上力　短脚樟　柴胡　胆草　川芎　淮膝　灵仙　细辛　沙参　西香　南香（活血）三棱　文术　红花　枳壳　桔梗　故纸　小茴　前胡　香附　牵牛　草乌　甘草。

龙遇二泉穴：寸香　三七　人参　归身　桃仁　琥珀　上桂　木香　灵仙　红花　血竭　土鳖　沉香　西香　紫草　三棱　文术　熟军　槟榔　枳实　川乌　草乌　细辛　桂枝　前胡　香附。

心窝穴：川芎三钱　桔梗一钱　广皮三钱　枳实四钱　白蜡五钱　丁香三钱　槟榔四钱　广香三钱　青皮四钱　陈皮三钱　金箔三十　朱砂二钱　神砂三钱　茯神五钱　三七五钱　上力五钱　为末，用水调服，以猪心一个，洗去血水，合朱砂煮吃。

一关穴：归尾　小茴　淮膝　枳壳　桂枝　青皮　熟军　石蒲　镜面砂　川乌　南香　槟榔　西香　生地　柴胡　年健　红花　秦艽　乌药　草乌　灵芝　南星　细辛　胆草　三七　公丁香　土鳖　上桂　煮酒服。

中高穴：桔梗　柴胡　泽兰　三棱　文术　牡蛎　羌活　车前　碎补　生地　三七　木香　六汗　赤芍　胆草　大茴　陈皮　灵仙　红花　丁香　寸香　血竭　川芎　庄黄　归尾　木通　枳壳　厚朴　甘草。

二关穴：茯毛　乳香　陈皮　川芎　神金　广香　赤芍　莪术　枳壳　生地　苏木　桃仁　红花　甘草　血竭　紫草　归尾　木香　姜黄　三棱　三七　葶苈　北辛　北结　草乌　槟榔　黑丑　煮酒服，紫曲引。

手针穴：归尾　赤芍　红花　桃仁　广皮　青皮　碎补　杜仲　故纸　大茴　木香　香附　乌药　淮膝　木通　然铜　乳香　没药　甘草　灵仙　熟军　三棱　文术　紫草　苏木　红硝。

三关穴：桃仁　红花　苏木　紫草　归尾　古铜　大黄　螵蛸　斑蝥　红娘　灵仙　淮膝　桂枝　细辛　寸香　花粉　茜草　南香　西香　枳壳　元参　柴胡　香附　石蒲　血竭　煮酒服，姜葱引。

金穴：细辛　木通　柴胡　桂枝　甘草　陈皮　生地　山甲　寸香　丁香　土鳖　血竭　寄生　川七　上桂　然铜　久子　短脚樟　七厘　青草　秦艽　三棱　莪术　川朴　乌药　神金　归尾　大黄　枳实　槟榔。

盆弦穴：归尾　陈皮　生地　虎骨　乳香　没药　骨风　续断　上桂　三七　母丁香　小茴　地覆子　玄胡　碎补　石蒲　灵仙　乌药　红花　桃仁　桂枝　文术

甘草。

岐鲁穴：羌活　生地　故纸　川芎　当归　甘草　红花　广香　沉香　白术　三棱　文术　川朴　乳香　没药　虎骨　龙骨　杨花　碎补　海马　神金　小茴　牛膝　防风　乌药　槟榔　良姜　石蒲　牵牛。

气眼穴：杜仲　故纸　川芎　泽泻　生地　白术　川朴　细辛　红花　菖蒲　桃仁　甘草　元胡　三棱　文术　南香　西香　灵芝　小茴　枳壳　胆草　桂枝　灵仙　香附　柴胡　槟榔　草乌　熟军　川乌　国老　酒下，童便引。

小肚脉穴：小茴　碎补　上桂　山药　木通　归尾　车前　丹皮　青皮　大黄　香附　丁香　寸香　南香　三七　西香　乳香　没药　良姜　槟榔　枳实　乌药　三棱　文术　大黄　为末，酒下五分，马边草引。

丹田穴：矮脚樟　通草　生地　前子　归尾　血竭　三七　青皮　木通　化石　故纸　小茴　三棱　文术　苏木　红花　乌药　石蒲　川楝子　槟榔　良姜　京皮　桐皮　年健　桃仁　然铜　西木香　虎骨　细辛　南星　碎补　泽泻　同前引。

里忠穴：归尾　三棱　茯神　枳实　广香　淮膝　法夏　赤芍　乌药　香附　红花　桃仁　紫草　禾木　槟榔　灵仁　川乌　草乌　南木香　莪术　西木香　斑蝥　红娘　庄黄　螵蛸　独活　柴胡　三七　甘草　马边草　煮酒服。

龙窝、凤海二穴：碎补　三七　灵芝　丁香　川乌　三棱　甘草　生地　槟榔　枳壳　桔梗　骨风　归尾　力子　血竭　细辛　乌药　古月　桃仁　红花　草乌　文术　灵仙　山甲　淮膝　牵牛　上力　柴胡　胆草　南香　甘草　加皮　引同前。

龙西穴：续断　故纸　南星　元胡　螵蛸　三七　木香　三棱　地龙　红花　斑蝥　寸香　生地　骨风　广皮　杜仲　秦艽　枳壳　大黄　血竭　菖蒲　归尾　莪术　虎骨　红娘　碎补寄生　细辛　甘草　煮酒服，童便引。

脏红穴：灵芝　小茴　文术　斑蝥　寸香　香附　柴胡　丹参　桃仁　栗香　虎骨　碎补　骨风　灵仙　杏仁　法夏　力子　南星　三棱　槟榔　菖蒲　胆草　赤芍　枳壳　龙骨　然铜　归尾　红娘。

移连穴：细辛　秦艽　归尾　三棱　独活　没药　红娘　葶苈　甘草　菖蒲　血竭　文术　红花　乳香　小茴　桂枝　生地　郁金　三七　桃仁　斑蝥　台乌　虎骨　牵牛　元胡　引同前。

分金穴：六汗　腹皮　广香　桃仁　大黄　螵蛸　枳壳　厚朴　甘草　八月风　然铜　三棱　文术　龙骨　桃仁　寄生　没药　乳香　血竭　三七　菖蒲　独活　寸香　归尾　生地　碎补　秦艽　引同前。

两手脉关穴：勾恒　灵仙　羌活　独活　桂枝　淮膝　红花　虎骨　川附　碎补　秦艽　柴胡　胆草　加皮　香附　南星　甘草　北辛　五味　川芎　淮木香　陈皮　丁香　没药　土鳖　升麻　钻地风　淫羊藿　阿胶　乳香。

肩顶穴：杏仁　然铜　土鳖　碎补　归尾　生地　红花　三七　秦艽　故纸　杜仲　槟榔　小茴　六汗　桃仁　丁香　勾恒　灵仙　羌活　独活　桂枝　淮膝　柴胡　北辛。

两手七里穴：勾恒　灵仙　羌活　独活　桂枝　淮膝　乳香　没药　加皮　桔梗　乌药　然铜　虎骨　南星　秦艽　六汗　山甲　姜虫　马钱子　三棱　文术　草乌　川乌　甘草。

两手曲池穴：勾恒　灵仙　羌活　独活　淮膝　当归　川芎　六汗　秦艽　碎补　川椒　香附　南星　寄生　台乌　小茴　阿羔　白芷　姜黄　泽兰　乳香　透骨风　三棱　淫羊藿　没药　桂枝　丁香。

两手精灵穴：桂枝　淮膝　羌活　独活　灵仙　勾恒　碎补　柴胡　胆草　加皮　北辛　五味　川芎　血竭　木香　陈皮　丁香　红花　虎骨　土鳖　龙骨　甘草　当归　桔梗　三七　南星　红硝　活血草。

两手虎口穴：灵仙　勾恒　羌活　独活　桂枝　淮膝　甘草　川椒　丁香　柴胡　胆草　加皮　北辛　五味　川芎　秦艽　三棱　狲骨　木香　陈皮　丁香　红花　虎骨　土鳖　碎补　川附　寻骨风。

仙桃穴：丹皮　泽泻　车前子　木通　化石　京首子　赤芍　寸香　茯苓　斑蝥　红娘　红花　甘草　牵牛　猪苓　大黄　芒硝　木瓜　牛膝　三棱　文术　木通　童便对泽兰根引。

阴囊穴：生蒲黄　苡仁　前子　木通　滑石　猪苓　宅夏　赤芍　橘核　智仁　地南蛇　天心行　全皮根　甘草　煮酒服，荔枝核烧灰存性，桃仁七个同引。

三星穴：木瓜　虎骨　牛膝　然铜　加皮　归尾　防己　米仁　寄生　南星　桂枝　生地　丹皮　小茴　赤芍　连肉　木通　西木香　三棱　文术　南木香　枳实　熟军　槟榔　甘草　京毛根为引，煮酒服。

骑裆穴：木瓜　虎骨　牛膝　然铜　加皮　归尾　防己　米仁　寄生　南星　桂枝　生地　丹皮　小茴　赤芍　上桂　八棱麻　过江龙　川芎　槟榔　红花　茜草　桃仁　骨风　苏木　荆皮　北辛　葶苈　牵牛　车全仁　引同前。

鬼眼穴：牛膝　归尾　熟地各三钱　矮脚樟　八棱麻　桂皮　土鳖　木瓜　虎骨　金毛狗　然铜　防己　米仁　寄生　南星　白芷　甘草　加皮各二钱　丹皮　菖蒲　上桂　为末，酒下七分，葱引。

童肚穴：桂枝　归尾　生地　白芍　苏梗　然铜各二钱　淮膝三钱　加皮一钱共为末，酒下五分，葱引。木瓜　虎骨　牛膝　然铜　防己　米仁　寄生　南星　丹皮　苏梗　松节　金芍　年健　必大　秦艽　独活　双参　三棱　文术　伸筋藤。

相眼穴：木瓜　虎骨　牛膝　然铜　加皮　归尾　防己　米仁　寄生　南星　桂枝　生地　丹皮　白芍　红花　川朴　枳实　赤芩　陈皮　青皮　槟榔　文术　三棱

蚯蚓　上桂　血竭。

扁池腿眼穴：牛膝　木瓜　苡仁　加皮　虎膝　乳香各二钱　没药　归尾　车前甘草　南星　共为末，酒下四分，姜引。桂枝　生地　淮膝　西香　羌活　虎骨　然铜　防己　寄生　寸香　骨风　伸筋藤　活血膝　川乌。

河路穴：木瓜　虎骨　牛膝　然铜　加皮　归尾　防己　米仁　寄生　南星　桂枝　生地　丹皮　三棱　莪术　桃仁　红花　茜草　赤芍　陈皮　枳实　槟榔　小茴木香　碎补　香附　良姜　西木香　甘草。

骨只穴：独活　寄生　川膝　苡仁　木瓜　菖蒲　加皮　紫荆皮　海桐皮　寻骨风　生地　茜草　红花　秦艽　续断　碎补　防己　卑大　山甲　川乌　寸香　香加乳香　没药　然铜　上桂　水酒煎服，立验。

寸斤穴：木瓜　虎骨　牛膝　然铜　加皮　归尾　防己　米仁　寄生　南星　桂枝　生地　丹皮　三棱　大黄　漆查　独活　碎补　年健　毛狗　红花　禾木　寸香三七　文术　甘草。

昆仑穴：川芎　槟榔　牛膝　然铜　加皮　归尾　防己　米仁　寄生　羌活　南星　桂枝　生地　丹皮　三七　白芍　苏木　古铜　防风　甘草　木瓜　虎骨　红花三棱　文术　寄奴　血竭　香附　桃仁。

子母二穴：五加皮　青皮　丹皮各三钱　活血五钱　内红硝　川牛膝　虎骨　然铜　木瓜各四钱　甘草　共为末，酒送下八分，葱引。香附　大黄　归尾　米仁　防己　寄生　南星　桂枝　生地　文术　三棱　槟榔　枳实　桃仁　红花　血竭　甘草。

罗远穴：钻地风　寸香　丹参　伸筋藤　双参　归尾　卑大　木瓜　羌活　北辛枳实　三棱　寻桂　寄生　川膝　秦艽　年健　米仁　加皮　槟榔　文术　南星　白术　独活　生地　杜仲　防己。

外廉穴：木瓜　虎骨　牛膝　然铜　加皮　归尾　米仁　防己　白芷　大黄　寄生　南星　上桂　生地　青皮　陈皮　红花　羌活　文术　甘草　三七　茜草　红硝花粉　血竭　桃仁　三棱　丹皮。

则足穴：蚕砂　山甲　三棱　甘草三钱　文术　淮膝五钱　桃仁　归尾五钱　西香五钱　大黄三钱　南香　木通　灵芝　车前三钱　虎骨　五味三钱　防己　三七三钱　加皮　细辛三钱　牛膝　白芷三钱　木瓜　红花　然铜　共为末，酒下五分。

涌泉穴：丁香　防己　牛膝　木瓜　西香　南香　苡仁　加皮　青皮　丹皮　硼砂　大黄　归尾　车前　细辛　羌活　独活　南星　矮脚樟　八棱麻各五钱　为末，酒下。

左凤翅穴：贝母　羊蝎　赤芍　槟榔　知母　楂肉　丹皮　神金　茯神　远志麦冬　甘草　桂枝　当归　三七　独活　川乌　生地　草乌　活血　细辛　灵仙　三棱　文术　牵牛　上力　枳实。

右凤翅穴：归尾　生地　贝母　羊蝎　桃仁　红花　防风　花粉　槟榔　丹皮　三棱　文术　乌药　碎补　灵仙　寄生　丁香　寸香　血竭　桂枝　石蒲　大茴　京子　西木香　细辛　母丁　川芎　熟军　甘草　三七。

肝肺俞穴：防风　石膏　核桃肉　通草　广皮　桔梗　骨风　碎补　川七　灵草　丁香　川贝　桑皮　荔枝　血竭　细辛　乌药　古铜　桃仁　白芷　草乌　川芎　甘草　瓜蒌　款冬花　橘红　花红　郁金　甘草　苏叶　薄荷　杏仁　百合　芥子　砂参　云皮。

背心穴：陈皮　川朴　枳壳　胡椒　赤芍　槟榔　知母　山楂　丹皮　神曲　茯神　远志　灵仙　细辛　生地　五味　桂枝　砂生　独活　广香　乳香　川贝　羊蝎　三七　桃仁　红花　三棱　文术　甘草。

上发穴：川朴　陈皮　赤芍　槟榔　知母　楂肉　贝母　神曲　茯神　远志　灵仙　川贝　次七厘　元胡　枳壳　甘草　通草　紫草　苏木　红花　桃仁　归尾　古铜　大黄　螵蛸　川乌　茜草　羊蝎。

中发穴：前胡　香附　乌药　生地　田七　大茴　小茴　青香　莪术　三棱　荆芥　玄胡　灵仙　碎补　川贝　秦艽　陈皮　川朴　枳壳　漂术　赤芍　茯神　生地　金狗　然铜　红硝　当归　葶苈　活血　甘草。

肾俞穴：独活　五灵脂　生地　故纸　枳实　年健　菖蒲　丁香　西木香　秦艽　三棱　文术　川朴　桃仁　甘草　杜仲　故纸。

内盆核穴：当归五钱　桃仁　陈皮五钱　生地五钱　虎骨五钱　乳香一钱　没药一钱　寻骨风五钱　续断五钱　上桂一钱　玄胡　三七一钱　酒服五钱，葱为引，后加：川芎　寸香一分　末芽　桂枝　独活　木通　三棱　山楂　红花　文术　牛膝　灵仙　伏毛　神金　山楂　活血　庄黄　车前。

下发穴：碎补　石蒲　京子　大茴　当归　羊蝎　陈皮　川朴　枳壳　漂苍术　赤芍　槟榔　知母　小茴　灵仙　神曲　茯神　三七　上桂　红花　西木香　南木香　乳香　没药　白蜡　然铜　生地　桔梗　熟军　川乌。

归尾穴：陈皮　川膝　枳壳　漂术　赤芍　槟榔　知母　丹皮　神曲　茯神　川贝　羊蝎　黑丑　石蒲　北辛　乳香　没药　西香　小茴　苏木　姜黄　归尾　川活　沉香　三七　朱砂　三棱　文术　血竭　大黄　厚朴　甘草　灵仙。

其梁穴：大黄（生）　归尾　木通　车前　红曲　三棱　文术　牛膝　木香　川贝　羊蝎　陈皮　川朴　枳壳　漂术　赤芍　槟榔　知母　山楂　丹皮　神曲　茯神。

紧急穴：大便不通故名。大黄　黑牵牛　白牵　乳香　木香　沉香　枳壳　厚朴　槟榔（忌甘草，不用）　三棱　文术　山楂　没药（去油）　北辛　赤芍　川活　芒硝　黄连　碎补　知母　三七　上桂　神曲　血竭。

中年穴：赤芍　灵仙　山楂　玄胡　青皮　陈皮　川乌　草乌　茯毛　当归　伸

筋　柴胡　胆草　青皮　加皮　桂枝　石蒲　京子　庄黄　归尾　木通　车前　红花　三棱　枳壳　桃仁　牛膝　南木香。

上年穴：乌药　灵仙　大茴　甘草　三七　玄胡　碎补　石蒲　红花　桂枝　三棱　桃仁　柴胡　胆草　青皮　上桂　香附　土鳖　陈皮　川乌　草乌　茯毛　乳香　伸筋　公丁香　牵牛　荸荠　文术　同煮酒，桂花树皮为引。

腰子穴：杜仲　故纸　乌药　三七　短樟　细辛　白术　灵芝　大茴　胆草　血竭　寸香　上桂　灵仙　桂枝　前胡　玄胡　香附　山药　归尾　莪术　三棱　桃仁　红花　血竭　紫草　赤芍　姜黄　生地　甘草。

下年穴：乌药　川乌　草乌　大茴　灵仙　甘草　三七　上桂　土鳖　陈皮　伏毛　当归　伸筋　柴胡　胆草　杜仲　归尾　桃仁　红花　花粉　三棱　文术　川芎　碎补　马前子（制）　丑牛　川膝　山楂炭　荸荠　生地　寸香　没药。

《伤疡屡效方》

清·洞庭严敬味芹辑

光绪丙子春镌　苏城得见斋藏板

序

人皆言千方易得，一效难求，不知效方犹易得，特患秘而不宣，专利而不肯利人，安得如味芹先生，年逾八旬，深思其方之湮没，急于传世，以为他日得瞑目也。同治庚午，余馆东山，适以跌伤左肋，痛苦异常，敷其药一宿而痛若失，后问用何药物，先生曰：此方虽断骨可接，余此等方甚多，将付剞劂氏，因抄其方，质诸高明皆曰：疡科等方虽佳，尚有刊在他书者，至其伤科真秘方也，苟有力者，合药贮送，虽穷乡僻壤缓急可求，盖方之公于世，犹需惠药之，施于人有实功。余曰：药出于方，有方不患无药，爰为之代集刻资而序，其缘起如此。

光绪三年岁次丙子仲春之月　华亭马金藻谨序

伤疡屡效方目录

气穴　肾经穴　命门穴　海底穴　左右鹳口穴　左右涌泉穴

毒　疮

芙蓉膏围药　紫金箍围药　神灯照法　灸发背　移骨接疮敷药　敷鲫鱼方　敷咬头去腐针头散　咬头点药　敷如意金黄散　敷痛疽四虎散　敷贴骨疽　敷脚了疽　敷悬痈　敷双黄散　敷化腐紫霞散　敷流火　掺贴退毒丹　掺贴消毒散　掺贴化毒回生丹　掺贴立消散　掺贴乳香定痛散　掺贴拔毒药　掺贴拔毒方　掺贴千金拔毒方　掺贴八将散　掺贴大疮黑虎丹　掺贴拔毒黑虎丹　掺贴拔毒生肌乌龙丹　掺贴十宝丹　掺贴八宝丹　掺贴金蟾化管丸　硇砂膏　巴膏　大蒜膏　万捶青云膏　收口膏药　五虎下西川煎方　又煎方　内托煎方兼敷　卫生汤煎方　活命饮煎方　消毒万应汤　瓜子汤　冲服泻毒会脓散　冲服排脓散　冲服会脓散　冲服推车散　肺痈冲服　肺痈食方　冲服兼敷嵌救苦方　冲服兼敷蜗牛紫金锭　狗宝丸　头胎男乳　蟾酥丸　大金丹丸方　丸方兼插消散红宝丹　飞龙夺命丹丸方　心漏丸方　移要穴疮丸方　伤寒变流注先煎煎方　接前敷

疔　疮

治疗疮药方　敷当归膏　掺贴拔疗　掺贴拔疗倒走散　猪胆膏　千捶膏　七星剑煎方　回疗汤　救疗汤　拔疗丸　耳内黑疗冲服

面　部

洗烂眼皮　敷眼癣　点耳鼻硇砂散　耳内出脓吹药　敷瘿瘤　敷羊须疮

咽　喉

吹喉六仙丹　吹喉壁钱散　吹喉雷祖丹　吹清喉散　吹喉金锁匙　吹喉玉锁匙　吹喉碧雪散　吹喉戍雪都天散　吹喉巳雪金锁匙　吹喉辛雪追风散　卷喉甘桔散　吹鼻元雪大卧龙丹　塞鼻夺命红枣丹　金银花甘草汤　灌鼻芥乳饮子　擦牙冰梅丸　救喉扎穴药　吹喉神功丹　吹喉冰硼散　吹双单乳蛾重舌　吹喉风乳蛾　吹喉十宣散　吹喉六宝丹　吹喉珠黄散　吹烂喉　吹喉玉咽丹　吹喉生肌散　吹喉万一丹　吹喉癣　喉癣煎方　阴虚喉癣冲服　喉症煎方　烂喉痧煎方　冲服金锁匙　喉症丸方　先捞走马牙疳　接前吹　吹文蛤散　吹走马牙疳　吹人中白散　吹牙疳　又　芦荟消疳饮　常擦牙兼洗眼　擦牙痛　擦牙痛兼搐鼻　牙痛漱口咽下　牙痛煎方　独活加减煎方　髓溢煎方　敷槟榔竹叶散

瘰 疬

地龙丹　夏枯草汤　敷溃疬收口　绿云膏　雄鼠绿云膏　痰疬膏药　枣角糯米丸
消未溃疬丸　王母献桃丸　蹲鸥丸

乳 疮

敷乳癣乳岩　乳中结核乳癣煎方　乳疖煎方　乳疖内吹煎方　乳痈初起消膏　乳
痈初起煎方

胎 毒

掺小儿初生无皮　捞雪口　捞鹅口　敷赤游风　敷烂皮赤游风　化毒丹丸方

湿 毒

敷龙砂膏　敷湿热毒　敷石珍散　掺敷宫蛤散　掺敷胡粉散　掺松风散　掺鹅黄
散　掺湿热疮　湿热疮膏药　千捶膏　乌龙膏　红膏药　白膏药　疥疮擦嗅药

腿 臁

敷烂腿　敷桃花散　扎皮蛀烂腿　烂腿膏药　绿油膏　烂腿夹膏　先洗臁疮　接
前掺扎　先敷臁疮　又　接前敷淘铜散　敷臁疮　臁疮膏药　黄连解毒膏　七星膏
臁疮夹膏　又　又

烂 脚

敷烂脚　掺烂脚　掺妇人烂脚　熏嵌脚底漏眼

痔 疮

敷痔疮　痔漏丸方

隐 疮

洗绣球风　绣球风煎服兼洗　掺贴横疮　敷玉红膏　掺下疳　又　敷鹅黄散　敷
红粉霜　敷银青散　先熏洗蜡烛泻　接前掺　洗敷蜡烛泻　洗毒散　掺敷一抹散　掺
敷妒精阴蚀　先煎服防风通圣散　接前煎七贤过关　梅疮受轻粉毒煎方　冲服五宝丹
年久梅疮冲服　梅疮药酒

毒　咬

敷毒咬　敷狗咬　敷蜗铅丹　蛇疮虫毒散　敷红蛇缠　敷白蛇缠

汤　火

掺敷清凉散　敷火汤未烂　敷已烂

癣　斑

敷咬发癣　敷五美散　擦癣　拍汗斑　敷紫白点风　擦痔

杂　症

痫症冲服　惊极不语冲服　气颈药酒　消喉间碗磁　救误吃铜钱　狐臭方

附内症屡效方

痰　咳

冲服止咳散　冲服宁嗽膏　咳嗽丸方　冲服浮石化痰丸

时　疫

鼻嗅痧药　鼻嗅人马平安散　冲服立效散　冲服涂抹金液丹　通灵万应丹丸方
寸金丹丸方　蟾酥丸　全生丸　代天宣化丸　伤寒发斑内陷扎药

疟　疾

掺贴双单疟　疟痢三奇煎　掺贴三疟　截三疟贴眉　贴疟痞　冲服青黄散　久疟
全消丸　三疟药酒　敷胎疟　胎疟喂服

痢　疾

红白痢初起煎方　半月痢加减煎方　久痢补理煎方　熟军丸　噤口痢贴脐　血痢
煎方　休息痢丸方　不服水土水泻丸方

风　湿

洗诸风　敷寻风散　掺贴风湿　史国公药酒　加减史国公药酒　一埽方药酒　驱
风药酒　又　又

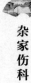

头　面

掺贴头风　敷偏正头风　偏头风药筒　头痛煎方　脑漏煎方　鼻红煎方

肝　胃

胃痛煎方　冲服温胃散　胃痛冲服　新旧翻胃冲服　附治隔食法　大士救苦丹丸
方　七厘散丸方　简便丸方　胃痛丸方　冲服加减逍遥散　腹痛冲服

痞　块

掺贴痞块　先贴夹膏　接服煎方

膨　胀

水臌扎脐　便食方

黄　疸

扎心窝

脚　气

敷脚气　又　脚气煎方　软脚丸方

疝　气

疝气煎方　疝气冲服　又　疝气丸方

肠　红

肠红煎方　肠红冲服　敷脱肛

淋　浊

膏淋白浊煎方　白浊煎方　白浊冲服

女　科

痛经煎方　白带煎方　白带冲服　孕妇水肿煎方　救误服坠胎药冲服　难产煎方
难产丸方　鼠肾丸　下死胎冲服　生化汤　天浆散煎方

幼　科

敷惊风　惊风鼻嗅通关散　平痰利气丸　兑金丸　抱龙丸　加减抱龙丸　至宝镇心丸　小儿伤食丸方　健脾丸　小儿诸病丸方　拌食香蟾散　小儿虫厥冲服　断乳书眉膏

眼　科

点眼药　点七十二眼症百花膏　鼻嗅药　桑杏叶洗眼日期　瞽目重开洗药　洗眼翳三针丹　点腐肉障翳　点眼翳珍珠碧云散　吹耳紫龙丹　痘后眼翳吹耳药　眼星寒鼻药　眼星煎方

伤疡屡效方

洞庭严敬味芹辑

伤　科

水金枪敷药：治跌打断骨及刀斧碎损。雄猪油（去衣）一斤四两　黄蜡　松香各六两　宫粉（炒筛）四两　樟脑三两　乳香　没药　血竭　儿茶各一两　麝香　冰片各六分　八味研。熬化油蜡松滤净，待冷搅和各末用。乳香没药俱去油，下同方。

吊伤敷药：治皮肉未破，筋骨受伤。乳香　没药　赤芍各二钱　酒药十丸　麝香二分　研末，糯米饭烧酒打和。

吊新旧伤敷药：蓖麻仁四十九粒　鲜栀仁（去皮）二十粒　鲜栀肉（去皮）七粒　嫩松香八钱　东丹（漂）五钱　乳香　没药各三钱　研烂成膏。

接骨敷药：雄地鳖（生捣）　形扁色黑而亮，背有横楞，前窄后宽，须大如大指头，切断越宿能自走接为佳，预养器内先喂三棱、蓬术，后喂赤芍、红花、当归、糯米，至长足可用下方同。

又：活石蟹（出涧）　古钱末（捣和）。

又：连骨生鸡（童鸡）　陈米烂饭（热捣和）。

敷扎头额伤：受伤感冒，头大如斗，名破脑伤风，缓治不救。宠鸡（捣）。

掺扎旱金枪：虽断指可续。降香（去油锉）　荔枝核　血竭（俱研）各等分。

又：炙象皮一两　降香末五钱　陈石灰（俱研）三钱。

掺扎止血定痛药：黑丑三合　白石脂一两　儿茶五钱　血竭（俱研）二钱。

红膏药：治内伤兼毒疮。松香二两半　蓖麻仁一百四十粒　樟脑八钱　大黄末半两　银珠　乳香　没药各一钱　铜绿五分　葱汁童便　制松香　并各药千槌，固封瓦罐内，隔汤煮一枝香，摊。

新旧内伤膏药：兼治骨节疼痛，闪气挫腰。麻油五斤　当归　川芎　川乌　草乌　大黄　黄芩　黄柏　白芷　连翘　防风　荆芥　羌活　独活　赤芍　杜仲　角刺　管仲　银花　龟板　山甲（炒）　僵蚕　蝉衣各一两　蜈蚣五条　蛇蜕半条　五倍子　党参各半两　焦淘丹二斤（下各研）　丁香　樟脑各一两　乳香　没药各半两　蟾酥三钱　肉桂二钱半　麻油二十七味煎枯去渣，再煎至滴水不散，搅淘丹等末摊。

捉虎膏：贴伤兼寒湿痛。麻油　四斤　巴豆仁　蓖麻仁　杏仁（打）　番木鳖各四两　柳枝　槐枝各八十寸　生地　赤芍　天葵子　当归各二两　山甲　白芷（先入）各两半　东丹（下各研）一斤　乳香　没药　煅龙骨　炒五灵脂（次入）各两半　肉桂八两　麝香（临摊入）四钱　麻油十三味煎枯去渣，再煎至滴水成珠，两次搅入下末摊。

熏诸伤：蕉蒲包煎汤。

十三味煎方：治重伤。元胡索二钱　归尾（酒炒）　五加皮各钱半　广皮钱二分　刘寄奴　肉桂　香附　杜仲　炒枳壳　蒲黄　五灵脂各一钱　红花　炒砂仁（研冲）各五分　陈酒煎。

加减十三味：归尾　归身　元胡索　赤芍（各酒炒）　三棱　骨碎补（去皮毛）　香附各钱半　尖桃仁（煮）　红花　苏木　蓬术　乌药　青皮　木香各一钱　对河水、陈酒煎，大便不通，加大黄三钱、炒砂仁末五分。

重伤全料煎方：骨碎补（去皮毛）　香附各二钱　当归　三棱　陈皮　尖桃仁　五加皮　蒲黄　五灵脂（炒）各钱半　续断　威灵仙　白芷各钱二分　元胡索　丹皮　姜黄　川芎　羌活　生地　乳香　没药　苏木各一钱　红花　木通　木香　厚朴　白芍　柴胡　桔梗各八分　枳壳　甘草各五分　对河水、陈酒煎，砂仁末（冲）一钱。

重伤吐血煎方：生地　地榆　茅根各一钱　黄芩（酒炒）　元参　侧柏　山栀各八分

又：阿胶　山栀　茯苓各二钱　元参　桔梗　百合　归尾　贝母　地骨皮　山药　蒲黄各一钱（炒）　藕节两个　山茶花　两朵　麦冬一钱　气急加木香，肋痛加青皮、橘红，咳嗽加红枣，多血加茅根，各五分。

先服和伤活血汤：急救重伤，气闭腹胀昏晕。生大黄　三钱　炒山甲　归尾　苏木　生地　红花　五加皮各二钱　乳香　没药　川芎　天花粉各五分　血竭　甘草各三分　桃仁（研）四十九粒　对水酒煎，童便一杯冲服，俟泻出瘀血，接服下活血丹。

接前冲服调理活血丹：大黄八两（酒煮焙）　五加皮　山楂　桃仁　雄地鳖（酒炒晒）　刘寄奴各四两　红花　当归（酒洗）　丹皮　牛膝（酒洗）　元胡索（醋煮）　香附（童便炒）各三两　苏木　三棱（醋炒）　蓬术（醋炒）　降香末　川芎　凌霄花　枳实　赤芍　威灵仙　青皮　槟榔各二两　乳香　没药各一两　研末，胡桃陈酒下二钱，健体三钱。

小柴胡发表汤：治受伤后外感。木通　花粉各钱半　柴胡　葛根　黄芩　广皮　连翘各一钱　桔梗八分　灯草十茎　砂仁末（冲）五分。

止血煎方：丹参　沙参　知母　云苓　当归　生地各二钱　白芍　麦冬　桔梗各八分　甘草三分。

接骨煎服兼敷：嫩五加皮（用根叶）一两　陈酒煎服，捣渣敷。

诸伤煎方：旧蒲包（剪）　酒浸生军（绞汁中）各三钱　甘草（炙）一钱　桃仁（去皮尖）四十九粒　发团（鸡蛋大）　胭脂（手掌大）　旧蒸糕布一块　水两碗　陈酒童便各一杯，分作两服煎。

又：乳香　没药　骨碎补　续断　紫荆皮　红花　杜仲　赤芍　归尾各一钱　伤头加川芎三钱、广木香五分，胸背羌活钱半，手桂枝二钱，膝足牛膝二钱，小便不通车前子二钱半　对　水酒煎。

内宿伤煎方：骨碎补（酒炒）四钱　白归身　补骨脂　落得打（洗）　续断　生香附各三钱　独活　赤芍　乳香　没药　制然铜（须烧红淬醋，再烧再淬七次，锉细末）各钱半　山甲（杵）　胡桃格各一钱　甘草（水飞）八分　陈酒煎。甘草。

又：五加皮　青皮　虎骨各三钱　杜仲　乳香　没药　当归　刘寄奴　郁金　制然铜（醋淬七次，锉细末）　独活　羌活　苏木各二钱　红花　紫草各钱半　川乌　木香各一钱　丁香五分　河水陈酒　各半煎，弱躯酌减。

冲灌急救方：跌打压破，刀斧重伤，微有气息，可救。全当归（酒炒）一两　雄地鳖（炙）五钱　制然铜三钱　乳香　陈血竭　辰砂各二钱　麝香一钱　研细，分两俱系净末，黄酒或烧酒冲一分五厘，小儿七厘。

又：治跌打迷闷及瘀血攻心如死，兼接断骨。归尾（酒焙）　红花　桃仁（去皮尖）　制然铜各七钱　雄地鳖（烧酒炙）五钱　陈麻皮（焙）三钱　大黄（酒炒晒）　骨碎补（酒洗蒸）各二钱　乳香　没药　蝼蛄　血竭　飞朱砂　雄黄　麝香各五分研末，迷闷淡酒调三厘，血攻心八厘。预养蝼蛄法同地鳖，见前。

吹鼻急救通关药：治受伤气阻迷闷及中风惊风。牙皂（去皮筋）一两　细辛　半夏　藜芦各三钱　麝香少许。

冲服地鳖紫金丹：治重伤。炙地鳖三钱　漂朱砂二钱半　制然铜　乳香　没药　雄黄　硼砂　木香　血竭　参三七　生半夏　炙蝼蛄各二钱　巴豆霜（去油）　炙蜣螂　蚯蚓（酒焙）　炒当归　甜瓜子（烘）　桃仁（去油）　生大黄　砂仁各钱半　麝香六分研细，陈酒下，一分。

冲服飞龙夺命丹：治重伤。炙地鳖八钱　炙蝼蛄　生大黄各六钱　五灵脂（飞）　蓬术　三棱　红花　木香各五钱　五加皮　苏木　广皮各四钱　归（酒炒）尾三钱半　肉桂　青皮　巴豆霜（去油）　乌药　赤芍　枳壳　蒲黄（三味炒）各三钱　麝香（晒）

研）一钱二分　陈酒下一分，多至二分。

冲服七厘散：可与飞龙夺命丹合成一方，大小伤并治。炙石蟹（出山涧）五钱　飞朱砂四钱　焙蚯蚓二钱　血竭　硼砂各分八　研末，陈酒下一分。

冲服紫金箍：炙地鳖　制然铜　骨碎补（酒浸烘）　乳香　没药　归尾（酒炒）生大黄　血竭　硼砂各等分　研末，陈酒下七厘。

定痛冲服：当归（酒炒）　白术各二钱　乳香　没药　党参　白芷　红花　甘草各一钱　羌活八分　研末，陈酒下一钱。

冲服麻药：筋骨断损服此，麻不知痛，方可缝割。牙皂　番木鳖　紫荆皮　白芷半夏　乌药　川乌　草乌　川芎　土当归　小茴香　坐掌草各五分　木香少许　研细，陈酒下二钱。

接骨冲服：生半夏　雄地鳖（炙灰）各一个　制然铜三分　乳香　没药各五厘避铁器研末，陈酒下七厘。

接骨冲服紫金丹：生大黄（切晒）　炙地鳖　制然铜　乳香　没药　补骨脂　归尾硼砂各等分　研末，陈酒下八厘。

接骨冲服兼敷：鲜旋覆根　多备捣汁，陈酒冲一两，渣敷数次。

诸伤冲服兼擦：乳香　没药　麻黄各六钱　地鳖　古钱末（醋煅）各五钱　制然铜　生大黄（切晒）　尖桃仁（略去油）　赤芍（焙）　骨碎补（洗切焙）　红花（晒）当归（酒炒）　血竭各四钱　麝香一钱　研细，醋对旱莲草汁，拌晒再研，陈酒下五分，外干擦至现青色。

冲服透骨丹：治内宿伤。闹羊花子一两　血竭三钱　乳香　没药各一钱　麝香一分　烧酒浸炒闹羊花三次、童便两次，并各药研末，空腹陈酒下三分，壮体五分，间数日服，忌酸冷。

冲服黑龙散：治内宿伤。桃仁泥三钱　粉丹皮　赤小豆各二钱　归尾　乌药　黑丑　苏梗　宣木瓜　赤芍　骨碎补　五加皮　乳香　没药　蚯蚓（酒炙）各一钱　雄地鳖（炙）七个　白芷　木通各八分　广木香　沉香各四分　研末，陈酒下三钱。

冲服诸伤圣药：蟋蟀（炙）　血竭　三棱　续断　蓬术（三味炒）　归尾　地鳖（炙）　五灵脂　生大黄　红花　木香各五钱　苏木　五加皮（六味烘）　朱砂　广皮（炒）各四钱　赤芍（炒）　青皮（酒炒）　硼砂　乌药（烘）　蒲黄　枳实（面炒）　肉桂各三钱　巴豆二钱（去油）　麝香一钱　研细，陈酒下七厘。

冲服万金不换方：治胸口作痛，遇寒即发。川芎　当归　白芷各一两　肉桂　木瓜　天花粉各七钱　乳香　没药　血竭　甘草　南木香各五钱　草乌（去皮脐）　沉香各三钱　研末，陈酒下四钱。

二十四味药酒：治大伤。核桃肉二两　油松节半两　牛膝三钱半　五加皮三钱生地　熟地各二钱半　苏木　虎骨　广木香　杜仲各二钱　当归　秦艽　茯苓　刘寄

奴　川芎　青皮　续断　桃仁　羌活　防风各钱半　乳香　红花　大腹皮　前胡各一钱　陈酒（封浸一宿）五斤　隔水煮三枝香，温服。

华盖穴：心窝上一寸三分，中直拳血迷心窍，一月死，三日内可治，治不断根，拳发十月死。十三味煎方加枳实钱半、良姜八分、七厘散二分、夺命丹两服。

肺底穴：脑后第七骨节下，中插拳鼻出血，九日死，拳发一年死。十三味煎方加桑皮一钱、百部八分、七厘散二分、夺命丹、紫金丹各三服。

上气穴：左乳上一寸三分，中金枪拳，三十二日发冷死，拳发百一六十日死。沉香一钱　肉桂（煎服）四分　七厘散二分　夺命丹三服。

正气穴：左乳下一分，中冲拳，十二日死，拳发一百八十日死。陈皮　乳香各一钱　七厘散二分半　夺命丹三服。

上血海穴：右乳上一寸三分，中金枪拳，十六日吐血死，拳发九十日死。郁金沉香　山羊血各一钱　七厘散二分　夺命丹三服。

正血海穴：右乳下一分，中劈拳，十八日吐血死，拳发六十日死。郁金　刘寄奴各钱半　七厘散二分七厘　十三味煎一服。

下血海穴：右乳下一寸四分，中直拳，三十六日死，拳发一百五十四日死。十三味煎加五灵脂一钱二分、蒲黄（炒黑）一钱、七厘散二分七厘、夺命丹三服。

三侠穴：左乳左傍一寸三分，中直拳，伤心肺肝，为一计害三侠，七日死，拳发，五十六日死。十三味煎加枳壳钱半、石菖蒲一钱、七厘散三分、夺命丹三服。

中庭穴：即中心中上，插拳为黑虎偷心，眼花不省人事，拳发一百二十日死。十三味煎加肉桂一钱、丁香七分、七厘散三分、夺命丹、紫金丹各三服。

霍肺穴：心下一寸三分，中拳迷闷，如死急，向肺底下半分劈拳一把便醒，拳发一百二十日死。十三味煎加贝母一钱、桂枝八分、七厘散三分、夺命丹三服。

翻肚穴：霍肺穴下一寸三分，左右偏一分，俱名翻肚，中冲天炮上插拳一日死，拳发一百七十日死。加减十三味加红豆蔻、木香各钱半，再敷吊伤药，七厘散三分、夺命丹三服。

气海穴：脐为气海中，磕膝二十八日死，拳发九十日死。十三味煎加杏仁、元胡索各一钱、七厘散二分七厘、夺命丹三服。

丹田精海穴：脐下一寸三分，中拳十九日死，拳发一百六十四日死。加减十三味加三棱钱半、木通一钱、七厘散二分半。

分水穴：丹田穴下一寸三分，踢中大便不通，十三日死，拳发一百六十四日死。十三味煎加生大黄三钱、三棱钱半、蓬术一钱、七厘散二分七厘、紫金丹三服。

关元穴：分水穴下一寸三分，中拳五日死。十三味煎加车前子、青皮各一钱，拳发时再服七厘散二分七厘，夺命丹、紫金丹各三服。

气血门：左肋毛际，中拳半年死。十三味煎加五加皮、羌活各一钱、七厘散二分半、夺命丹三四服。

血海门：右肋毛际，点中五月死。十三味煎加元胡索、当归各钱二，夺命丹三服、二十四味酒一斗。

章门穴：左肋下第末条软肋骨，中拳一百五十四日死。十三味煎加归尾、木香各一钱，夺命丹、紫金丹各三四服。

地门穴：右肋第末条软肋骨，中拳十六日死。十三味煎加红花钱半、丹皮一钱、夺命丹三四服。

血囊穴：地门穴下一分，中拳四十日死。十三味煎加韭菜子（炒）钱半、蒲黄一钱、夺命丹三服、二十四味酒一斗。

泥丸宫：即头顶心，中重拳两日死，轻拳头晕耳聋，六十四日死。十三味煎加苍术钱半、羌活一钱、夺命丹三服、二十四味酒一斗。

左右听耳虫穴：两耳下半分，空陷处点中二十四日死。十三味煎加川芎、细辛各一钱、夺命丹三四服。

脑后四穴：伤高骨下穴一年死，下寸三分一穴，二穴二年，三穴三年，至第四～八节穴，六年吐痰血死。十三味煎加千年运根二钱，归身、红花各一钱，七厘散三分、紫金丹三服、二十四味酒一斗。

二百劳穴：脊骨第七节下，比连并列二穴，中拳吐痰血十月死。十三味煎加杜仲、骨碎补各一钱，夺命丹三服。

后气穴：百劳穴下一寸一分，中拳一日死。十三味煎加乌药钱半、补骨脂一钱、七厘散二分、紫金丹三服、二十四味酒一斗。

肾经穴：左腰眼中拳，狂笑三日死。十三味煎加桃仁钱半、红花一钱、夺命丹三四服。

命门穴：右腰眼中拳日半死。十三味煎加桃仁钱半、前胡一钱、夺命丹三四服、二十四味酒一斗。

海底穴：尾稍尽处，中拳七日死。十三味煎加生大黄、朴硝各一钱、夺命丹三四服、紫金丹三四服。

左右鹤口穴：两膝盖内外两旁，中拳一年死。十三味煎加牛膝、苡仁各一钱、紫金丹三四服、二十四味酒一斗。

左右涌泉穴：两脚底心，中拳十四月死。十三味煎加木瓜、牛膝各一钱，夺命丹三四服、二十四味酒一斗。

毒 疮

芙蓉膏围药：治痈疽发背疔疮无名肿毒。痈属阳毒，出六腑，红肿高起，乃气血实热所致，较疽易治。疽属阴毒，出五脏，初起不肿不痛，皮色不变，宽大平坦，根盘散漫，色不明亮，乃气血虚寒所致，与痈相反较重。发背生背之中，高对心肺，低对脐腹，乃痈疽中大疮，惟红肿痛甚，为背痈，犹属阳分易治，色白肿痛，治当与流注同，最忌平坦不痛。芙蓉叶 菊叶 生香附 白及（俱烘） 赤小豆（炒）各四两 麝香（俱研）二分 初起菊叶汁，未溃醋，延烂鸡蛋白，疮疔盐水，痰核葱汁，调敷俱留头孔出气。

紫金箍围药： 治同上。东丹四两 芙蓉叶（初秋采） 生半夏 陈小粉（炒黑）各二两 五倍子两半 研细，醋煎四两 牛皮胶二两 拌作锭，醋或淡冷茶磨敷四围。

神灯照法： 能令阴毒初起平塌色白等疮变阳分，高起红活而易治，小毒便消。雄黄 朱砂 血竭 没药各三钱 麝香五分 研细，绵纸条紧裹，三分浸麻油，点熏四围。

灸发背： 朱砂 硫黄（俱研）各五钱 艾绒（拌上）三钱 此系预备分两，临用只须二三厘一壮，灸三壮，凡艾灸，一灼为一壮。

移骨节疮敷药： 疮生要害处，移开免残疾。白及一两六钱 紫花地丁八钱 五倍子（焙） 大黄各二钱 乌骨鸡骨（煅） 朱砂 雄黄 轻粉各一钱 牙皂八分 研末，醋调敷，再服消散等药。

敷鲫鱼方： 治阴毒初起，对口乳痈瘰疬，凡起白色等疮，对口生后颈正中，与前面口对稍偏，名偏对口。活鲫鱼 生山药（如鱼长） 白糖二三钱 捣敷，乳痈再加腊糟。

敷咬头去腐针头散： 治肿毒结核淤肉脓管。赤石脂五钱 乳香 白丁香各三钱 生白砒 黄丹各一钱 轻粉 麝香各五分 炙蜈蚣（俱研）一大条 大疮，蟾酥水；小疮，冷茶调敷，如疮口小，作条插入。

咬头点药： 兼去疔根。白醋一斤 东丹半斤 炒矿灰一两 白丁香（炒）三钱 白硇砂（俱研）二钱 淋醋水五碗，煎膏调四味。

敷如意金黄散： 治痈疽火燉等疮。火燉有十种，皆由湿热化火而成，痛痒俱全，流走无定，红白不一，如瘰粒云片等形，亦血风流火类。天花粉十两 大黄 姜黄 黄柏 白芷各五两 天南星 苍术 厚朴 陈皮 甘草（俱研）各二两 痈疽，菊药汁；余蜜水调。

敷痈疽四虎散： 治皮厚不能透脓。狼毒 草乌 生南星 生半夏各等分 研末，蜜水或鸡蛋清调。

敷贴骨疽： 一名缩脚疽，又名附骨疽，生大腿外侧，初起皮色不变，渐至不能曲伸，寒热作痛，外见红亮，内脓已成，忌刀开恐成缩脚，损疾大腿内侧，名咬骨疽治同。角刺 白芥子各等分 研末，葱姜汁、米醋调敷三日，如痛不可忍，洗去再敷。

敷脚了疽： 瓦花 食盐（同捣）。

敷悬痈： 又名骑马痈，生肛门前、肾囊后，俗名偷粪老鼠，忌房事，须早治，恐穿难愈。猪蹄精肉（煅灰）三钱　滑石　银珠各一钱　琥珀五分　冰片（俱研）三厘　饱食鲜蹄，留汤洗疮，麻油调敷。

敷双簧散：治大小疮。硫黄一两　雄黄三钱　白芷三钱　研细，下二味，化硫黄搅和，埋潮湿地三日，去火再研，用时麻油煎透，鸡蛋取油调敷。

敷化腐紫霞膏：治毒疮顽硬肉。螺蛳肉（晒）二两　白巴豆仁五钱　轻粉三钱　血竭二钱　樟脑一钱　白矾五分　研末，麻油调盖敷膏或绵纸盖。

敷流火：红肿热痛不烂无块，病属纯阳，甚于火疽。雄木鳖一个　新汲水，磨偏涂红肿处，惟指探最痛处，为头勿涂，留出火气，戒猪羊肉。木鳖入药皆雌形圆，雄长不可用。

掺贴退毒丹：治无名肿毒初起。雄黄　僵蚕（洗晒炒）　蜂房　全蝎　蜈蚣（三味炙）各一钱　麝香（俱研）三分。

掺贴消毒散：治肿毒初起。雄黄　炒火硝各一两　炒东丹四钱　朱砂三钱　麝香三分　冰片（俱研）二分　去朱砂，改射冰各一钱，名退消五龙丹主治同。

掺贴化毒回生丹：治无名肿毒，上下眼疔。眼疔红肿，上下眼皮重于偷针眼。铝粉二两　轻粉　银珠　雄黄　乳香　没药各五分　研细掺，猪腰子片　贴俟腰子热即换。

掺贴立消散：治发背疔疮，对口无名肿毒，能吊出黄水。制斑蝥八钱　乳香　没药各钱一分　前胡　元参　雄黄　冰片　麝香（俱研）各四分　初起，膏药中心少置蒜泥，掺上药一二厘，贴已穿，视破烂大小，酌掺盖膏。

掺贴乳香定痛散：治诸毒溃烂，疼痛难忍。寒水石　滑石（俱不煅）　乳香　没药　冰片（俱研）一分。

掺贴拔毒药：治大小疮。寒水石（煅）四钱　焙黄柏　雄黄　大黄　乳香　没药各三钱　炙蜈蚣一条　麝香　冰片（俱研）各三分。

掺贴拔毒方：治无名红肿诸疮。元参　白芍　柴胡　当归　血竭　斑蝥（去头足）各八分　麝香　冰片各三厘　端午研合，掺贴半日，如仍肿痛，系不对经络，另药治。

掺贴千金拔毒方：治大疮。千金子霜　山慈菇各三两　雄黄　朱砂　炙指甲各三钱　麝香（俱研）一钱。

掺贴八将散：治痈疽发背，疔疮无名肿毒。文蛤（洗晒）一两六钱　炙山甲　蝉蜕（去头足）各五钱　雄黄四钱　蜈蚣（去头炙）三钱　全蝎（漂炙）二钱　麝香　冰片（俱净末）各五分。

掺贴大疮黑虎丹：消散溃脓拔毒，去腐生肌，愈大愈效，惟疔忌用。活磁石钱半　公丁香　母丁香　麝香　冰片　灯煤各一钱　山甲（炙）七片　全蝎（漂炙）七个　白僵蚕（炙）　全蜈蚣（炙）各七条　硼砂　牛黄各五分　珠粉少许　端午研配，用时加珠，怕痛去蚣蝎，小疮除射冰。除灯煤，增磁石三钱，加百草霜一钱，名加减黑虎，主治同。

掺贴拔毒黑虎丹：治同八将。胡桃壳灰九钱　乳香　没药各五钱　蓖麻霜（俱研）一钱。

掺贴拔毒生肌乌龙丹：治同八将兼贴乳疮。益母草梗　飞朱砂　乳香　没药（俱研）打通草梗装满朱砂，烧存性，每两配乳没末各四钱。

掺贴十宝丹：治一切大疮及杨梅下疳，生肌收口。乳香　没药　象皮（炙）　龙骨　朱砂（飞）　轻粉　儿茶　白螺蛳壳（煅）各一钱　冰片二分　炙指甲（俱研）不拘数。

掺贴八宝丹：脓尽生肌。炉甘石　石膏　赤石脂各三两　蚕吐残丝（各煅）　儿茶各一两　左蚌壳（煅）六钱　血竭三钱　黄连二钱　先将黄连煎甘石至干，煅石并各药研末，每五钱配冰片一分。

掺贴金蟾化管丸：治一切疮管。蟾蜍一只　水银三钱　雄黄　风化硝各一两　白矾（三味研）两半　先煮烧酒二斤，渐投入银黄煮干研末，另剖蟾去肠留肺肝，将药末装入蟾腹，密缝同硝矾入锅，覆碗固封，文火渐至，稍武升三枝香，恐水银先升，故火勿太猛，待冷刮下研细，用人乳化蟾酥，糊芥菜子丸，置膏药心贴七日，多至两丸除根，再用生肌散收功。

硇砂膏：治痈疽大毒及瘰疬痰核。麻油五斤　杏枝　桃枝　柳枝　桑枝槐枝（初次入）各五七寸　山栀百个　羌活　防风　川乌　白芥子　壮人发（洗去油）　穿山甲（炙）各一两　象皮（炙）六钱　大蛇蜕（二次入）一条　焦东丹（三次入）硇砂（下俱研）五钱　血竭　儿茶（末入）各三钱　麻油先煎枯五枝，捞出再煎枯山栀九味，新布滤去，煎至滴水不散，每油一斤，用丹六两，收膏离火，入硇砂三味，冷水浸硬炖化，摊，愈陈愈妙。

巴膏：治大小已未成疮，初起能消溃，后能敛。麻油六斤　杏枝　桃枝　柳枝桑枝　槐枝各五寸　生栀子八十个　血余八两　焦东丹三斤　炙山甲　炙象皮　血竭儿茶各一两　硇砂五钱　照上少五味，煎法同。

大蒜膏：治已未成肿毒。麻油五斤　蒜头　生姜　槐枝（向阳树）各一斤　葱白半斤　花椒二两　淘丹二斤　文武火煎麻油六味，炖柳枝搅去枯渣，至滴水不散，入丹收膏。

万捶青云膏：已未成肿毒，及三疰痞块俱贴。白松香一斤　蓖麻肉　尖杏仁各三百粒　铜青三两　乳香　没药各两半　轻粉二钱　少加麻油捣，隔水炖软摊，去轻粉亦名千捶膏，治同。三疰贴大椎及身柱穴。

收口膏药：麻油十二两　当归　白及　白蔹　白芷　木鳖子（去壳）黄柏各五钱　黄丹半斤　乳香末　芸香末各五钱　麻油煎枯六味去渣，至滴水成珠，黄丹收膏搅和，乳云摊。

五虎下西川煎方：治肿毒初起。茵陈　陈茶叶各四钱　当归　儿茶各三钱　山甲二钱　上部加川芎二钱，中部续断五钱，下部牛膝五钱，俱对水酒煎。

又煎方：治贫人大小肿毒初起。泽兰一两　黄明胶　白及各五钱　上部加白芷，下部牛膝各四钱，酒三四，水六七煎。

内托煎方兼敷：治未溃肿毒。银花　花粉　制半夏　川贝　知母　白及　乳香　角刺　山甲各一钱　对水酒煎空腹服，捣渣加秋芙蓉叶一两，细末，白蜜五匙调敷。

卫生汤煎方：治炭疽发背、对口疔疮等症，能宣热散风，行淤活血，消肿解毒，疏通脏腑。大黄（酒炒）二钱　归尾　角刺　花粉　银花　甘草节各一钱　羌活八分　防风　白芷　连翘　石决明　沉香　红花　炒山甲各六分　乳香五分　病在上部，先饮酒一杯，后服药，下部先药后酒。

活命饮煎方：治已未成阴阳大小毒疮，能散淤消肿，化脓生肌。银花二钱　炒山甲三大片　陈皮　归尾各钱半　花粉　贝母去心　白芷　甘草节各一钱　防风七分　角刺　赤芍　乳香　没药各五分　陈酒煎服，后饮热酒，尽醉取汁。

消毒万应汤：治已未溃对口落头颈等疮。鲜首乌一两　鲜茄蒂七个。

瓜子汤：治肠腹痛疽，凡产血凝滞，每易成此。瓜蒌子　去尖桃仁（俱捶）　苡仁　丹皮各三钱。

冲服泻毒化脓散：治未溃痈疽发背，不在四肢等疮，能使脓出，大便溃后忌。山甲　五灵脂　归尾　木香　杏仁　羌活　独活各五钱　乳香　没药　僵蚕　甘草各三钱　研末，陈酒空腹下五钱，或滚水冲服，再饮热酒取汗。

冲服排脓散：治阴阳肿毒，虽紫血已成，可从大便泻出。生大黄六两　白芷二两　炒山甲一两　炒僵蚕　归尾　木瓜各五钱　蜈蚣（酒炒）　雄黄各三钱　轻粉一钱　研末，陈酒下三钱。

冲服会脓散：治同上。大黄四两　白芷　炒山甲各二两　炒僵蚕　甘草节各两半　乳香　没药（俱研）各一两　去甘草，加川芎一两，名万金散，治同，俱对水酒煎，蹄尾汤下四钱，胃弱三钱，忌生冷油腻。

冲服推车散：消一切毒疮。煨大黄三钱　炙蜣螂二钱　川贝（去心）钱半　研末，陈酒下一钱。蜣螂黑甲翅在甲下，喜瞰粪，常将干土和粪为丸，光滑圆正，两足推行如车，故名。

肺痈冲服：此疮独在肺中，初起难知，或脚骨痛，或舌下生细粒，或心口上微痛，或痛两腋及咳嗽，口渴喉干，先试甘草、桔梗各三钱，服下稍安方是，倘因口吐臭痰，胸中发腥作痛，始知肺痈已迟。又用棉花卷竹片，淬油点火，病人见两个火头是肺痈，一头是肠痈。

白及末：滚汤下三四钱。

肺痈食方：鲜白果　连硬壳浸菜油数年，饭蒸食。

冲服兼服嵌救苦方：发背疔疮并治。青桑皮二两　蟾酥　飞雄黄（捣烂桑、蟾，拌雄黄作锭，约重六分衣）各二钱　发背加朱砂　冷葱汤磨冲一分，鸡毛涂二分，疗疮挑破填一分，中服一分，俱蒙被取汗。

冲服兼敷蜗牛紫金锭：治乳疬无名诸肿毒。草乌　生南星　白及　白蔹　藤黄各五钱　郁金　蟾酥各三钱　闹扬花（俱研）一钱　蜗牛（捣药为锭）　烧酒（磨敷又冲）　陈酒服四五分。

狗宝丸：治痈疽发背，疗疮起初，重寒壮热，四肢无力，能定痛护心，使毒外违。雄精　血竭　朱砂　硼砂　葶苈　乳香　没药各六钱　沉香（俱燥）三钱　西黄　冰片　珍珠（豆腐煮）　狗宝（俱研）各二钱　熊胆一钱八分。

头胎男乳：化熊胆捣药糊一分重丸，金箔为衣，陈酒化下一丸。

蟾酥丸：治痈疽发背，疗疮形未成，麻木不痛，呕吐神昏等症，能消能溃。蟾酥（酒化）二钱　蜗牛（连壳）二十一个　雄黄（下俱研）二钱　寒水石（煅）　轻粉　枯矾　胆矾　铜绿　麝香　乳香　没药各一钱　端午捣蟾、蜗入药，末丸绿豆大，漂朱砂三钱为衣，并葱白五寸，嚼三丸，热陈酒下取汗。

大金丹丸方：治大小肿毒，能消能溃。飞雄黄　飞朱砂　硼砂　血竭　炒葶苈　沉香（晒忌火）　乳香　没药各八钱　麝香　冰片　牛黄　珍珠（腐煮）　熊胆　蟾酥（俱研）各二钱四　人乳浸蟾酥，微火炙化，捣药糊桐子丸，金箔为衣，噙一丸，暖酒取汗，发背捣，连根葱白，包二三丸酒下。

丸方兼插消散红宝丹：痈疽疔疮，疟疾牙痛并治。乳香　没药各钱半　飞朱砂　飞雄黄各一钱　冰片五分　麝香（俱研）一分　人乳浸蟾酥五分，糊葡萄子丸，朱砂为衣，葱管细嚼，烧酒下九丸，小儿葱汤下四五丸，又捻作条，插疮口盖膏。

飞龙夺命丹丸方：治中下部毒疮。蟾酥（酒化）二钱四　飞雄黄二钱　血竭　铜绿　胆矾　乳香　没药　寒水石（煅）各钱二　麝香五分　飞朱砂钱五分　冰片　轻粉各八分　蜈蚣（去头）两条　研末，捣烂蜒蚰丸桐子大，捣葱白包五丸陈酒下。

心漏丸方：心口患疽溃久不敛。多成怯症。附子（去皮脐）　鹿茸（油酥炙）　食盐各等分　研细，黑枣肉丸梧肉大，空腹陈酒下三十丸，服二十日勿辍。

移要穴疮丸方：移开不致伤命。蚯蚓　老丝瓜（经霜打）　雄黄一钱　乳香　没药各五分　麝香一分　蚯蚓装入丝瓜煨灰，研细三钱，并下四味，捣入黄蜡一两、蟾酥一分，糊米粒丸，陈酒下三分。

伤寒变流注先服煎方：发无定处，如块如核，不堪坠，硬漫肿无头，皮色不变，或痛或不痛，积久而破，流走遍身体，由痰寒清道，气血虚寒，凝结乃阴分之症，若忽然身生疙瘩，红肿游走，名游风丹毒，与此不同。山甲五片　僵蚕八条　蝉蜕十个　防风　桔梗　白芷　银花　甘草各一钱　当归　赤芍各八分　上部加杜仲，下部加牛膝各一钱，煎搀入浓热陈酒，随量畅饮取汗，倘不会饮酒，煎菖蒲汤热冲。

接前敷：贝母　乳香　没药各等分　研细，陈酒调。

疗　疮

贴疗疮起初，能吊出黄水，止痛消肿。如非疗，便粘不牢，轻重不等，来势最速甚，有寒热，麻木呕吐烦躁，头晕眼花，舌硬口干，手足青黑，心腹胀闷，精神恍惚等象，大小长圆不一形，黄白红紫不一色，红丝刀镰羊毛不一名，最怕走黄，宜急治。

治疗疮药方：麻油六两　松香二两　黄蜡一两　白占二钱　乳香　没药各三钱铜绿　百草霜各五钱　煎滚麻油，依次渐入至数沸，候冷作四钱重，铜钱饼呵热贴，忌腥膻荤辣生冷。

敷当归膏：治疗初起。麻油一斤　当归四两　紫花地丁二两　五倍子一两　黄蜡四两　蟾酥五钱　先日陈酒浸当归，端阳置方砖地，将泥鞋脚踏烂，麻油煎归丁倍，一枝香去渣，入蟾酥取膏，挑疗头贴鞋底泥，名千里沙，入药品。

掺贴拔疗：及诸红肿热毒。凡疗有根不拔尽，恐疗根愈深，后发难治。苍耳竹虫（在梗内）。菜油浸死，少捣贴盖膏。

掺贴拔疗倒走散：治红丝疗。此疗流走最快，如生足上，红丝不可至脐，及生手至心，生唇面至喉，皆不救，惟手足两处，急用头鬓离丝一二寸紧紧扎住，挑破丝头，一面点油灯草，或艾围烧挑处，不可停手，以丝退为度，急急用药。百草霜五钱　银珠　倭铅各三钱　铝粉　轻粉　雄精　水银各一钱　麝香五分　研细，挑破疗头，掺少许盖膏，倭铅一名青铅，出洋货店，凡捆原匹新呢哔叽，用此作钮。

猪胆膏：治疗疮及一切热毒。猪胆六十个　生姜汁四两　松香两半　乳香　没药牛皮胶各九钱　伏天晒，姜汁日滴数，胆汁至足数，研细，松乳没搅入再晒，胆汁化皮胶摊。

千捶膏：治疗疮及小儿瘰疬、颈疬，一切热毒。嫩松香五两　蓖麻肉（研炖化）二两二　乳香　没药各二钱　朱砂一两　麝香　冰片（五味研）各三分　葱姜汤煮透松香，待温，用力扯拔至香陈汤底为度，捣入草麻肉，次用乳没，次朱麝冰摊，朱砂改银珠亦可。

七星剑煎方：治疗疮初起，寒热恶心呕吐，肢体麻木，痒痛心烦，甚至昏厥。苍耳子　猪荙草　地丁草　野菊嫩头　半支莲（名钱梗）各三钱　紫河车二钱　麻黄一钱　陈酒煎服，蒙被取汗。

回疗汤：白菊花四两　甘草四钱。

救疗汤：治疗疮走黄，满地打滚，眼见黄白火光危症。银花一两　栀子　瓜蒌地骨皮各二钱　乳香　没药各钱半　生大黄　牛蒡子　连翘　木香　牡蛎各一钱　角刺五分　对水酒煎。

拔疗丸：白丁香　朱砂　雄黄　月石　轻粉　蜈蚣（炙）各二钱　乳香六分　麝

香　白砒各五分　明矾（俱研）三分　酒化蟾酥二钱，糊米粒丸，滚汤或陈酒下六七丸。

耳内黑疔冲服：明矾钱四分　雄黄　木香各一钱二分　朱砂一分　研细，陈酒下。

面　部

洗烂眼皮：明矾六钱　铜绿　赤砂糖各四钱　红枣（去核）十个　共捣丸，芡实大，阴干，滚水泡化水面浮棉纸隔纸取，水频洗。

敷眼癣：胆矾　黄柏各六分　铜绿（俱研）五分　熟鸡蛋黄（熬出）数个　黑油调擦眼皮。

点耳鼻硇砂散：治耳痔耳菌鼻息肉。耳痔形如樱桃，或如羊乳，耳菌如出生蘑菇，头大蒂小，乃肝经怒火，肾经相火凝结而成，微肿闷痛，色红皮破，触之痛引头顶，鼻息肉块名息。硇砂一钱　轻粉　雄黄各三分　冰片五厘　研末，水调，咬破稻柴细梗点。

耳内出脓吹药：帽纬灰二钱　枯矾二分　冰片（俱研）少许。

敷瘿瘤：治初起形如圆眼者，能使缩小焦枯，大恐其匦紧裂开，故血瘤不可治。甘草（熬膏）一两　甘遂　大戟　芫花（俱研）各等分　甘草膏涂四周三次，俟干，醋调药末涂中间，须分清外圈甘草涂痕，因药性相反，切勿逼近搅和。

敷羊鬓疮：旧棉絮烧灰，麻油调。

咽　喉

吹喉六仙丹：治喉症初起。明矾四两　巴豆肉（去油）一两　胆矾　黄柏各一钱　轻粉五分　麝香三厘　巴豆半两　同明矾熬至矾色干白，半两，另器炒，同各药研。

吹喉壁钱散：功能退肿。壁喜两个　有子喜窠七个　明矾（研）一钱　六月取喜巢，内每层掺矾一分，头鬓扎紧，再同矾三分入倾银罐，微火煅枯用。

吹喉雷祖丹：喉症俱治。月石二钱　黄连　青黛（飞）　元胡粉　人中白　雄精　橄榄核（煅灰）各五分　冰片　朱砂（飞）各三分　铜绿　灯草灰（俱研）各二分火重烂喉，加珠黄二分、牛黄半分。

吹清喉散：亦名玉锁匙喉症，俱治。牙硝五钱　雄黄（飞）　月石　青黛（漂）苦参各三钱　儿茶　黄柏　僵蚕（酒洗）　人中白（煅）各三钱　蒲公英　薄荷叶各钱半　川连　冰片各一钱　朱砂五分　麝香三分（俱研）。

吹喉金锁匙：治喉痹。喉痹，咽喉左右形如小棋，甚至破碎如海蜇，或痛或痒，鲜红而亮，为酒毒肿，为风热，皆郁火所致，痹者不仁之谓，亦双单乳蛾内外喉缠锁喉之类，《内经》云：骤起非火，缓起非寒，审之。熘硝两半　月石五钱　僵蚕（洗）三钱　雄黄二钱　冰片五分（俱研）。

吹喉玉锁匙：治顽痰。明矾一两　巴豆肉（去油）二十一粒　同煎至矾枯，去豆研矾用。装瓶勿紧，恐巴豆性烈，涨碎瓶。

吹喉碧雪散：治咽喉顽痰急症。大青鱼胆　胆矾四两　硼砂三两　冰片二钱（俱研）　每日滴胆拌矾阴干，研入硼水。

吹喉戊雪都天散：功能吊痰，治内外缠喉风、锁喉风，蛾吞咽、闭气喘、鼻响痰如拉锯，喉痹、喉痈，及走马、牙疳，风热酒霉诸毒。外缠喉，喉痰热结，喉外涨大，麻木奇痒，如蛇缠颈，头目肿痛，身发寒热，宜急治。内缠喉，内外无形，鼻息短促，胸前红肿沉闷，恶热两足，恶寒乃肾经畜热，水枯不能上润所致，阴症也，治同外缠。锁喉风，无蛾无痰，惟气急不通，宛如锁住。咽闭亦积热风所致，喉生血泡如樱桃，急宜刺破，流出涎水乃安。双乳蛾生咽喉两旁，形如桃李、樱桃不等，关上轻，关下重。单乳娥在一旁，重于双蛾，因双蛾两面合拢，中间尚可出气，单娥塞住，难下水谷。喉痈生颔下，结喉骨上，为结喉痈，结喉两旁为夹结喉痈，乃七情郁结所致，防穿烂见喉，或成冷瘘，尤难治。胆矾一两　焙藜芦（去泥毛）　甜瓜蒂（晒忌烘）　火硝（炒）　炒僵蚕（去口足）　飞雄精　硼砂　炒牙皂　壁钱散（见上）　玉锁匙散（见下）各五钱　牛黄　麝香　冰片　研细，上十味每钱一分，配牛、射、冰一分，先灌淡盐汤盏许，吹药如不效，用元雪取嚏，轻症对巳雪，重对车雪吹。

吹喉巳雪金锁匙：治同上，虚体溃烂忌用。炒焰硝一两半　硼砂五钱　雄黄（飞）二钱　炒僵蚕（去口足）一钱　冰片一分（俱研）。

吹喉辛雪追风散：治同上，轻症忌用。川乌尖　草乌尖　北细辛　高良姜　淮牛膝　猪牙皂各等分　麝香减半（俱研）。

卷喉柑桔散：治喉间痰涎壅塞。赤芍　草乌　紫荆皮各一两　甘草　桔梗　北细辛（洗）　牙皂　荆芥　生地　柴胡　连翘各五钱　俱晒勿烘，研细，井水调鸡毛卷喉取痰，或吹，或井水调敷皆可。

吹鼻元雪大卧龙丹：通窍降火，疏风定痛，消痰为戊辛巳等方向导。灯草灰一钱　黄踯躅四分　鹅不食草　荆芥（三味晒）　牙皂　西黄　沉香（锉）　蟾酥　麝香　冰片　硼砂　火硝各二分（俱研）　除硝硼治砂胀。灯草紧塞，竹管煨红，速闷瓷内，可得黑灰。黄踯躅花叶七单叶，杜鹃稍大却无香。

塞鼻夺命红枣丹：治双单乳蛾，喉痹喉风。红枣一个　蟾酥（切晒）　巴豆仁（去油）　麝香　冰片各一钱　山豆根五分　硼砂　姜汁粉各三分（俱研）　切干枣蒂，去核装药，左乳蛾塞左鼻，右塞右双蛾，拔此塞彼避风、闭口、目，俟得嚏，喉间通快吐脓用。

金银花甘草汤：漱口重症再易枣，孕妇及阴虚体忌。

灌鼻芥乳饮子：治喉痹阻食，木舌强硬，腮颔颈项肩脊肿胀。舌尖肿大，塞满口中，舌硬如木，不能转动为木舌。又中木瓜毒，亦能舌大满口，与此不同。野芥菜

（搅汁）人乳各半杯　用鹅翎管灌两鼻，徐徐吸进，吊吐厚痰，重症灌数次。

擦牙冰梅丸：治喉痹，乳蛾牙关不开及中风痰厥。大青梅二十个　食盐十二两　明矾　白芷　防风各二两　牙皂（四味研）七钱　酽梅五日，取汁拌下四末，擦牙吊痰，或糊丸噙咽。

救喉扎穴药：吹药不能，入煎剂不能服，命在顷刻，用此药治牙痛。轻粉一钱　冰片一分　独头蒜一小个（俱研）　捣和装蚬壳，扎男左女右手背外侧高骨陷处，俟起泡解。牙痛扎大指相叉虎口、指尖尽处穴。

吹喉神功丹：治风火喉痛兼走马牙疳。人中白（煅）二两　儿茶一两　黄柏（盐水炒）青黛（飞）薄荷叶（晒）各六钱　冰片五分（俱研）。

吹喉冰硼散：治咽喉闭塞，疏风祛痰并走马牙疳。冰片六厘　硼砂一钱　牙硝（童便制）三分　麝香四厘（俱研）毒肿渐消，及刀开后去硝，体虚头晕去麝。

吹双单乳蛾重舌：舌根肉坠肿迸出，宛如舌下重生小舌，为重舌，乃心火所致。胡黄连　柴胡　连翘　月石各一钱　青黛（漂）七分　朱砂（漂）冰片各五厘（俱研）。

吹喉风乳蛾：硼砂　冰片各一钱　青黛七分　儿茶六分　川连　薄荷叶各五分（俱研）。

吹喉十宣散：治烂喉痧。此因肝胃热毒外感时邪而发，频频身热，唇若涂朱，口内杂裂，患处形如花瓣，肿烂白癍，痛叫不食，目睛上泛，六脉洪大，速治之。黄连　黄柏　黄芩各一钱　苦参　儿茶　雄黄（飞）各五分　元胡粉　硼砂各三分　乳香一分　冰片少许（俱研）每吹半分。

吹喉六宝丹：治烂喉痧。石钟乳　人中白（漂煅）儿茶各一钱　珍珠（腐煮）冰片　西黄各五分（俱研）。

吹喉珠黄散：治烂喉痧急症。石钟乳六钱　西瓜霜三钱　冰片六分　珍珠（腐煮）牛黄各三分（俱研）西瓜开孔装硝，悬风口，霜自皮外透出。

吹烂喉：梅矾　霜荷叶各六分　硼砂　生甘草　冰片　百草霜各一分　灯草灰四厘　大青梅（去核）拌矾末煅枯，同各药研，重症加牛黄半分。

吹喉玉咽丹：治烂喉痧喉、痹喉疳喉癣、口舌腐烂，兼治杨梅。人中白四钱　甘草（制）青黛（飞）二钱半　天竺黄钱半　西牛黄　炉甘石（三黄制）硼砂　珍珠（腐煮）儿茶　生蒲黄各一钱　薄荷叶　冰片各五分（俱研）梅毒、烂喉，加石钟乳一钱，乳浸煅研。

吹喉生肌散：治刀开后溃烂。龙骨（醋煅）赤石（煅）脂一两　乳香　没药各三钱　轻粉　儿茶各二钱半　硼砂二钱　冰片一分（俱研）。

吹喉万一丹：治喉间误用刀开流血不止。乳香　没药　血竭　硼砂各一钱（俱研）。

吹喉癣：喉生苔癣，色暗如虾皮，不红不肿，气出如常，微微痛痒，有碍饮食，发热咳嗽，面赤声嘶，乃阴虚忧郁所致，上半月痛甚，为血虚，下半月痛甚，为气虚，淹缠难愈。生五倍　山豆根　雄黄　胆矾　青黛各一钱　珍珠（腐煮）　冰片各三分（俱研）　先用马兰头根汁漱口。

喉癣煎方：嫩笋箨（去毛）　盐水（洒箨晒干剪细煎）

阴虚喉癣冲服：肉皮五斤　白蜜一斤　水煎皮至腻，去渣入蜜收膏，开水冲服一二调羹。

喉症煎方：治时邪乳蛾喉风等症。土贝（去心研）三钱　牛蒡子（炒研）二钱　元参　连翘各钱二　白前胡　防风　荆芥　马勃各八分　甘草六分　茅紫根一两（去心皮）　煎汤代水。

烂喉痧煎方：母猪粪（晒炒焦）　土牛膝　木通　胆星　黑山栀　生甘草　桔梗　连翘　夏枯草　射干各等分　井水煎。

冲服金锁匙：治喉症肿胀风痰涌塞。川乌（去芦）一两　淮乌（去皮）二钱　薄荷一钱　研末，食后热水调服二钱，忌生冷。

喉症丸方：月石二钱　雄黄　黄漂　射干　榴树虫巢（烘脆）　山豆根各五分　冰片二分　牛黄一分　研细，乌梅肉五钱，打和丸桐子大，嚼化咽。

先捞走马牙疳：多由大人热病后，小儿痘后，火毒流入脾胃经，以致牙根腐烂，甚有落牙穿腮透鼻，一二日即死，快如走马，故名。金银花　地骨皮各三钱　米泔（煎汤捞）　凡吹牙疳，皆宜先用此捞净。

接前吹：薄荷叶三分　人中白（煅）　天竺黄　朱砂（飞）　黄柏各二分　青黛（漂）　川连　灯草灰各一分　冰片五厘（俱研）。

吹文蛤散：治牙龈臭烂出血。文蛤二钱　退蚕纸（烧灰）一钱　雄黄　枯矾各五分（俱研）　米泔（洗口，日三四吹）。

吹走马牙疳：牙龈烂至黑色可治。煅人中白（便壶中）二两　儿茶一两　黄柏　青黛（漂）　薄荷各六钱　冰片一钱（俱研）　温汤漱口，日六七次，毒涎勿使咽下。

吹人中白散：人中白（漂煅）五分　土贝母（晒）四分　青黛（漂）三分　薄荷叶　射干（切晒）各二分　人中黄（甘草制）一分半　冰片五厘（俱研）　捞疳至血出，吹。

吹牙疳：硼砂　青黛（漂）各五分　儿茶　人中白（煅）　芦荟各三钱　胆矾二钱　珍珠（腐煮）　冰片　川连各五分（俱研）

又：人中白（煅）五钱　儿茶二钱半　黄柏　青黛　薄荷叶各钱半　黄连五分　冰片二分半（俱研）。

芦荟消疳饮：治走马牙疳，身热气粗，牙龈臭烂，穿腮破唇。芦荟　紫胡　胡黄连　元参　桔梗　黑山栀　川连　石膏　薄荷　牛蒡子　羚羊角　升麻　甘草各等分

淡竹叶十片　胃热加犀角、生地、白芍、丹皮各五分，饱肚服。

常擦牙兼洗眼：能补腰肾清肺胃，杀虫驱寒除口臭。破故纸二两　生杜仲　熟杜仲　生石膏各一两　明矾　防风　荆芥　细辛　细叶薄荷　花椒各五钱　归身　川芎　白芍各三钱　青盐二钱（俱研）　每日洗脸时，指染药擦过即洗，抹片刻，火重，加冰片少许。

擦牙痛：治虚火痛。锦纹大黄（炒）一两　杜仲（炒黑）　青盐各五分（俱研）

擦牙痛兼搐臭：治寒痛。荜茇　良姜　胡椒　雄精　乳香　麝香各等分。

牙痛漱口咽下：治热痛。石膏钱半　升麻　细辛各八分　元参六分。

牙痛煎方：熟石膏二钱　防风　荆芥各七分　小青皮六分　粉丹皮　升麻　甘草各五分　生姜一片　上四正牙痛属心，加麦冬八分、黄连五分；下四正属肾，加黄柏一钱、知母八分，俱盐水炒；四正左上下属脾，加白芍、白术各八分；四正右上下属胃，加川芎一钱、白芷八分；上左盘属胆加羌活一钱，龙胆草七分，下左磐属肝，加柴胡、栀子各八分，上右磐大肠，加生大黄一钱；下右盘属肺，加黄芩一钱、桔梗七分；饱食后服，含漱口冷咽一二剂。

独活加减煎方：治风火牙疳初起，盘牙根肿痛，防成牙痛，牙根破烂红肿痛，甚至有牙体骨全圈脱落为牙痛。小生地　石斛各三钱　牛蒡子（炒研）二钱　白芷　黄芩　元参各钱半　防风　荆芥　羌活　独活　薄荷各一钱　细辛八分　芦根一尺。

髓溢煎方：牙齿日长渐至难食。白术　漱服，或研末，用人乳拌蒸冲服。

敷槟榔竹药散：治两腮肿痛，溃脓口如含物，俗呼槟榔包。槟榔一个　竹叶一握炙灰麻油调。

瘰疬

地龙丹：治疬串，小者为瘰，大者为疬，即疬子也，共有十二种。项前为痰疬，项后为湿疬，连绵如贯珠为瘰疬，坚破不移筋脈，牵缩为肉疬筋疬，惟生左右两侧而软遇怒，即发为气疬，宜用灸法。又有疮口已合后，从旁眼出脓为鼠疬，甚有复生脚底，俗谓鼠子打洞，尤难治。总由痰湿风热与忿怒忧郁所致。韭园蚓粪　冰片一分。

夏枯草汤：洗疮捣敷，或加黄蜜尤润。

敷溃疬收口：松香　龟板　装香滿版仰置，炭火炙燥共研，麻油调。

绿云膏：治痰疬并兼疮诸肿毒。麻油四两　当归　白芷　赤芍　地黄各一两　杏仁　蓖麻仁各百粒　松香一斤　铜绿（醋浸，研）一两　麻油熬当归六味，至枯去渣，略熬松香离火，拌铜绿，倾水内，扯匀摊。

雄鼠绿云膏：治痰疬兼湿疮热疥。麻油一斤　大雄鼠两只　血余　菜、葱各半斤　蓖麻肉　松香各四两　铜绿（研）三钱　麻油煎雄鼠四味数沸去渣，熬化松香，揉扯铜绿，如生漆浸水，退火摊雄鼠，换初生鼠更妙。

痰疬膏药：猪胆汁　南星末　熬摊久贴。

枣角濡米丸：治初起疬。黑枣（去皮核）　皂角（去筋研）各一斤　糯米粉一升捣和水丸桐子大，空腹开水下三钱。

消未溃疬丸：煅牡蛎　元参　川贝各一两　研末，水糊绿豆大，食后清茶下三钱，一两月。

王母献桃丸：治痰疬。人参　黄芩　当归　川芎　芍药　白芷　肉桂　贝母　防风　橘红　银花　天花粉　甘草　乳香　没药　山甲　阿胶各等分　研末，蜜丸桐子大，款冬花汤下二三钱。

蹲鸱丸：新旧结核并治。香梗芋（去皮）一斤　切片，晒干研末，水糊绿豆丸，早晚甜酒下三四钱，或干片下酒亦可。

乳　疮

敷乳癖乳岩：未成为癖，已成如包石为岩。男女皆有，初如豆不痒痛，迟至二三年，大如象棋，日渐肿痛，烂成一孔，亦有初起色白，坚硬作痛，此系阴症尤险恶，皆由哀郁惊恐所致，速治。香附一两　麝香二分（俱研）　酒煎蒲公英二两，去渣调二末，热敷数次。

乳中结核乳癖煎方：大生地　钩藤钩（迟入）　石决明（煅）　象牙屑各三钱　土贝母（杵）　炒橘核　胡芦巴各二钱　归身（酒炒）钱半　白芍一钱　郁金八分　十剂，虚体酌减分量。

乳疬煎方：瓜蒌　陈皮　橘核（三味炭）　蒲公英各四钱　银花三钱　当归二钱制半夏钱半　川芎　青木香　甘草各一钱　对水酒煎，身热加苏梗二钱、荆芥一钱；出脓加丹皮钱半、炒枳壳一钱。

乳疬内吹煎方：儿在腹中，气吹母乳，为内吹；母抱儿眠，乳对儿鼻，为外吹。生麦芽五钱　茯苓三钱　丹皮　当归各钱半　白芍（炒）　生香附各一钱　柴胡　炙甘草各五分　竹叶二十片　外吹加小青皮钱半。

乳痈初起消膏：红肿痛甚为痈，色白照流注，治法男女皆有。陈牛皮胶　米醋雄黄末少许　胶醋隔水炖化，入雄黄摊热贴。

乳痈初起煎方：鲜首乌（捣忌铁器）二两　葛根六钱　虚体减半。

胎　毒

掺小儿出生无皮：糯米粉　或绢包拍。

捞雪口：初生口中白腐。黄连　甘草各一分（俱研）。

捞鹅口：口中黄腐，重于雪口，二方名桑黄散。桑树脂（刀砍取）。

敷赤游风：炉甘石　儿茶各二钱半　朱砂　冰片各五分（俱研）　先煎黄连，水温洗，麻油调敷。

敷烂皮赤游风：尖苦杏仁（去油）　雄黄　轻粉　元明粉各等分　研末，猪胆汁调。

化毒丹丸方：治胎毒。头面忽生热疮，渐遍及身，初生至一二岁皆有。元参　赤苓　桔梗各二两　黄连　龙胆草　青黛　牙硝各一两　甘草五钱　党参　朱砂各三钱　冰片五分　研细，蜜丸芡实大，金箔二十贴为衣，灯心汤下一丸，如口齿臭腻，鲜生地汁或竹药汤下。

湿　毒

敷龙砂膏：治天泡黄水湿瘰等疮。天泡疮白头红根，形如水泡。黄水疮初如米粒，又痒又痛，流出黄水，蔓延成片，乃脾胃湿热，外受风邪所致，怕发至心口，毒气内攻慎之。猪油一斤　麻油四两　升麻二两　苦参　番木鳖（切）　大枫肉（去油）　独活　蛇床子　蕲蛇皮各一两　黄占二两　雄黄　硫黄　花椒　乳香　没药　轻粉　樟脑各三钱（七味研）　熬化猪油并麻油，熬枯前七味，去渣，搅入后八味。

敷湿热毒：治黄水天泡等疮年久滋蔓，兼治毒湿疥。苍术　黄柏五钱　烟胶　赤石脂　煅石膏　铅粉各三钱　飞滑石二钱　胆矾　桔矾　生甘草各一钱　轻粉　铜绿各五分　研细，柏油或麻油调，烟胶出硝皮坊，各皮内层。

敷石珍散：治天泡疮日久延烂，疼痛多脓及小儿肥疮。煅石膏　轻粉　漂青黛各一两　黄柏三钱　研末，麻油调。

掺敷宫蛤散：黄水天泡疮。煅蛤粉　熟石膏各一两　轻粉八钱　铅粉　生黄柏各五钱　漂青黛三钱　研细，掺烂疮，麻油调敷干疮。

掺敷胡粉散：治小儿黄水天泡等疮，红肿胀痛，甚至身热。蛤粉　铅粉　青黛各五钱　研细，银针挑破，干掺，麻油调敷。

掺松风散：长幼肥疮，并治又名肥疳疮，生头上，亦黄水天泡头。松香　明矾　胡黄连各二钱　雄黄一钱　青黛六七分（俱研）。

掺鹅黄散：治黄水疮及痤痱细碎瘰头，搔穿痒痛。痤，音徂，江东人呼痤子为痧子，字书无痧字。痱，音沸，俗以触热肤疹如沸者为痱子。绿豆粉一两　滑石五钱　黄柏三钱　轻粉二钱（俱研）。

掺湿热疮：兼胎毒。炙黄柏　伏龙等分（俱研）。

湿热疮膏药：治黄水天泡疮，疝积胎痘等毒并臁疮。麻油四两　哺鸡蛋壳十五个　松香（研）一两　铜绿三钱　麻油煎枯，蛋壳去渣，入松绿扯拔成膏摊。

千捶膏：贴疝积头同类疮。小儿发内生白脓块，系阴寒虚弱，勿误用凉药。松香一斤　蓖麻肉八两　炒东丹一两　水煮松香，捣下二味摊。

乌龙膏：专治热疖，又名百疖，坚硬色红作痛，又有软疖，长幼皆有。陈小粉

米醋　炒黄小粉，内调醋冷摊。

红膏药：治长幼诸疖。麻油　蓖麻肉各四两　扯熟松香（葱汤制）一斤　樟脑（研）二两　银珠二两半　麻油煎枯蓖麻，去渣下松香，至半老离火，入樟倾钵内搅朱摊。

白膏药：贴热疖兼治胎毒杖疮。鸡蛋黄油十六个　麻油一斤　铅粉半斤　熬老二油，铅粉收膏摊。

疥疮擦嗅药：疥有干、湿、虫、灰、脓五种，各经蕴毒，兼受风湿所致，最易传染。大枫子（去壳）四十粒　蛇床子（焙）四钱　樟脑　雄黄　尖桃仁各二钱　水银钱二分　炒花椒一钱　水银、松萝茶同研，余俱研细，陈烛油糊团，空腹手擦鼻嗅七日。

腿　臁

敷烂腿：龙骨　蛤粉　血竭　儿茶　焦丹东　松香各等分　麝香　冰片各少许研细，棉线包，浸麻油半月，烧滴药油，连敷数次。

敷桃花散：治烂皮血风疮，两腿作痒，搔破见血，或在遍身。生石膏　东丹各一两　研和桐油调。

扎皮蛀烂腿：又名涎皮蛀，初起细，瘰渐大渐湿，皮内有虫，宜断根。樟脑三钱　烟胶（煅）二钱　铜绿（俱研）　白占（刮末）各钱半　柏油一两（调摊油纸）。

烂腿膏药：麻油　壮人发（洗）各一斤　片黄柏一两　硼砂　炉甘石（三黄制）各六钱　轻粉四钱　白占　黄占各二钱　麻油先煎发，后入柏，俱枯去渣，再入硼、甘粉，待腻，入二占收膏，浸水退火，捏成薄片，较患处稍大，反正可贴。

绿油膏：治烂腿作痒。猪油二两　白占　嫩松香　铜绿（研）各一两　熬油化占、松，离火搅绿，摊油纸。

烂腿夹膏：白占八钱　炉甘石（童便制）四钱　龙骨　乳香　没药各二钱　轻粉一钱　冰片一分　研末，生猪油捣摊，油纸夹层，内刺孔贴。

先洗臁疮：多生小腿前面及两旁，间生后面，乃湿热所致，或因搔碎，湿热从此泄泻，日渐破烂，淋漓绵延不已，指爪最毒，切宜戒之。晚蚕沙五钱　银花　柑橘各一钱　煎汤洗去腐，糁下方。

接前糁扎：乳香　没药　赤石脂（煅）各五钱　血竭　龙骨各三钱　轻粉一钱研末，糁盖膏，扎紧，日换一次。

先敷臁疮：治腿上搔碎，新变臁疮。菊花叶　金黄散（见前）。

甘草汤：先洗捣叶，和散做饼，敷一宿，接下药。

接前敷淘铜散：熟矾二两半　淘丹东一两七钱　铜绿七钱　轻粉钱半　研末，麻油调摊老油纸，刺孔扎干，即换四五次。

敷臁疮：石膏　寒水石（俱煅）各一两　炉甘石（三黄制）　龙骨各三钱　白占（刮末）二钱　轻粉钱半　黄连（去芦）五分　冰片一分　研细，雄猪油捣摊。

臁疮膏药：菜油斤半　当归　生地　黄柏各四两　雌木鳖五个　猪胆四个　黄蜡　密陀僧（下俱研）各四两　黄丹二两　乳香　没药各一两　轻粉　血竭各五钱　油煎枯当归、五味，去渣，至滴水不散，徐掺入腊陀丹，搅至半老嫩，下四味收膏，摊草纸上，每日盐汤洗，换膏扎。

黄连解毒膏：治热毒臁疮。麻油六两　黄连　黄柏　番木鳖　天花粉各五钱　当归　生地　元参　黄芩　甘草各三钱　黄蜡二两半　麻油煎枯黄连九味，去渣至滴水不散，入腊摊。

七星膏：治积年臁毒。轻粉　铅粉各四钱　炉甘石二钱　乳香　樟脑各钱半　猪油两八钱　研细，五味猪油熬摊。

臁疮夹膏：轻粉　铅粉各五钱　白占（刮粉）四钱　象皮（沙炒）　血竭　赤石脂　淘东丹各三钱　煅龙骨二钱　胆矾一钱　乌梅炭一个　猪油一斤　研细，十味猪油熬摊夹层油纸内，刺孔贴。

又：菜油三斤　麻油二斤　蓖麻肉四两　白占一斤四两　黄占十两　陈烛油（熬渣）一斤　甘末（三黄制）二斤　熬菜麻油至滴水成珠，下蓖麻熬成枯去渣，搅入占、烛，摊油纸夹层内。

又：治臁疮发痒。麻油六两　白占（切）二两　漂铜绿（研）一两二钱　樟脑（研）四钱　熬油将老，入占至滴水成珠，入铜樟做夹纸膏。

烂　脚

敷烂脚：滑石五钱　白蜡二钱　轻粉一钱　冰片五厘　研细，麻油调。

掺烂脚：五倍子　明矾　滑石二钱　白芷　黄柏各一钱　五倍挖孔填满矾，纸包煨枯，去矾并三味，研用。

掺妇人烂脚：治风湿下流脚底，湾脚了先痒后湿。滑石一两　煨石膏　枯矾各五钱　飞黄丹三钱　轻粉一钱　研末，滚水温洗掺。

熏嵌脚底漏眼：活小龟一个　麝香　扎龟，盐泥涂封，炭煅至烟尽，每钱加麝三分，研末，另用瓦罐炖滚童便，熏出毒水，揩干，填药满眼，扎七日贴膏。

痔　疮

敷痔疮：炉甘石（三黄制）二钱　冰片一分　研末，田螺水调。

痔漏丸方：未穿为痔，已穿为漏。棉花核（炒）一升　血余　狗骨（炙）各四两

山甲十三斤　僵蚕　地榆　槐花　连翘　山栀（五味炒）　黄连各二两　雄黄　青黛（飞）各一两　研末，饭糊米粒丸，滚水下，第一日八分，三日后加至三钱，初起服四两，连年酌加。

隐　疮

洗绣球风：阴囊不破但奇痒，又名肾囊风。蛇床子一两　地夫子　苍耳各三钱　苍术　归尾各二钱　白芷钱半。

绣球风煎服兼洗：蛇床子一个　归尾二钱　苦参钱半　威灵仙　朴硝各一钱　煎服，再煎渣熏洗。

掺贴横痃：并横痃同类疮，提脓拔毒。横痃又名鱼口便毒，又名外疝，生小腹两旁大腿缝中，形如腰子，皮色不变，坚硬微痛，大忌刀开出白浆致死。栗壳刺灰　石灰水（去灰）刺灰，浸灰水三日，烘干研掺盖膏，或调膏药肉内。

敷玉红膏：治下疳，阴头生疮为下疳。熟猪油一两　淘东丹（下俱研）　炉甘石各二钱　龙骨　赤石脂（三味煅）　漂青黛　黄连　血竭　轻粉　乳香　没药各一钱　麝香　冰片各一分　猪油搅匀，摊油纸或旧绢。

掺下疳：五倍子（煅灰）二钱半　朱砂钱半　赤石脂　儿茶各一钱　轻粉五分　冰片一分　研末掺，偏烂加狗骨灰，周围烂加鳖甲灰，各二分。

又：漂青黛　蛤壳粉　熟石膏各五钱　炉甘石（三黄制）四钱　轻粉钱半　冰片三分　研细掺或麻油调敷。

敷鹅黄散：治梅疮等。尖杏仁三十粒　雄黄钱半　轻粉一钱　研细，雄猪油胆汁调。

敷红粉霜：治梅疮，面鼻下部俱用。轻粉二钱　三仙丹　儿茶　乳香　没药各一钱　冰片三分　研细，猪胆汁调。

敷银青散：男妇杨梅及病后余毒，小儿翻痘巴、天泡黄水等疮俱治。白螺蛳壳（炒）　橄榄核（烧灰）各一两　寒水石二钱　冰片　研细，每二钱加冰片一分，麻油调敷。一方，橄榄灰用五钱。

先熏洗蜡烛泻：阳物渐烂渐短，宛如烛泻。防风　荆芥　薄荷　黄芩　黄柏各三钱　甘草二钱　黄连一钱。

接前掺：炉甘石（三黄制）二钱　儿茶六分　海螵蛸（米泔浸）四分　轻粉　心、红各二分　琥珀　珠黄（铜器炒）　冰片各一分　乳香　没药　麝香各六厘　研末，日掺两三次，忌靛气蓝衣。

洗敷蜡烛泻：下疳并治。陈田螺壳（煅灰）一钱　冰片三分　轻粉一分　研细，先用熟米泔洗，麻油调敷。

洗毒散：治女阴毒烂及风湿等疮。防风　荆芥　麻黄　蛇床子　地骨皮　花椒　明矾各三钱　葱白三个（同煎）。

掺敷一抹散：女阴诸疮并治。黄连　儿茶　鹿角　鸡内金各一钱　帽纬绒（三味煅）七分　轻粉　珠粉　冰片各五分　麝香三分　研末掺，或麻油敷调。

掺敷妒精阴蚀：妓女配偶太杂，毒发渐烂如虫食，亦杨梅之类。油发灰　青黛等分　麝香少许　研末掺，或口涎调敷。

先煎服防风通圣散：治梅疮。防风　枳壳　前胡　赤芍　连翘　木通　黄芩　黄柏　银花　车前子各二钱　甘草三分　如毒重，芒硝五钱、大黄四钱，服三四剂。

接前煎七贤过关：防己　苦参各三钱　牛膝　角刺　蝉蜕各二钱　胡黄连一钱　尖杏仁七粒　加土茯苓二两，空腹服十剂。

梅疮受轻粉毒煎方：日久致有口齿肿烂、筋骨疼痛、拘挛耳聋等象。白萆薢四两　皂角刺　黑牵牛各一钱　俱捣碎煎，晨服，耳聋，卧服七八剂。

冲服五宝丹：治下疳杨梅疮。石钟乳四钱　琥珀　朱砂各二钱　珠粉　冰片各一钱　研细，每一钱加飞面四钱，土茯苓汤下，日三服，每服一分。

年久梅疮冲服：龟板（酒灸）二两　石决明（童便制）　朱砂（飞）各二钱　研末，土茯苓汤下一钱。

梅疮药酒：治年久沼烂。土茯苓一斤　当归六两　五加皮　地骨皮各四两　虎骨二两　烧酒五斤　陈酒十五斤　文武火煮一枝香，隔七日饮，日进三次，勿间。

毒　咬

敷毒咬：治蛇狗蜈蝎毒。细辛　白芷各二钱　雄黄一钱　麝香少许　研细，陈酒调。

敷狗咬：笋箨　木鳖灰　赤砂糖各等分（俱捣）。

敷蜗铅丹：治蜈蚣咬。蜗牛　铅粉　捣作墨锭，水磨。

蛇疮虫毒散：解红白蛇缠蛇窠，蜈蚣蜘蛛毒，蛇缠生腰下，细碎如米线，红肿坚硬，初起长一二寸，即用灯草火烧其两头，再用药。蛇窠形如蛇，长数寸。飞雄黄　马齿苋（捣汁）　烧酒少许　调敷，无苋，麻油调。

敷红蛇缠：腰起红点。银珠　麻油。

敷白蛇缠：腰起白点。机上乱丝（烧灰）　麻油。

汤　火

掺敷清凉散：治汤火伤。荷蒂灰　陈松萝茶等分　研末干掺，未烂，麻油调敷。

敷火烫未烂：地榆炭（研）　麻油　如近破烂，先擦油，次掺榆炭或下方。

敷已烂：伏龙肝（研）　人乳。

癣　斑

敷咬鬓癣：菜油四两　木鳖子　花椒（去核）各五钱　蓖麻仁　巴豆肉各二钱　白芷三钱　樟脑　铜绿（三味研）各二钱　菜油先浸木鳖四味六日，再煎去渣，入白芷三末用。

敷五美散：治牛皮癣风等癣；血风癣极痒，重搔常出血；牛皮癣极坚厚，癣皮而痒。白及　土槿皮各一两　生大黄五钱　生南星　槟榔各三钱　切晒，研细，醋调。

擦癣：三仙丹一两　铁屑粉四钱　雄黄　胆矾　花椒末各三钱　樟脑钱半　麝香四分　灯草（擦碎）。

拍汗斑：密陀僧　硫黄　铅粉　东丹各一钱　研细，绢包拍。

敷紫白点风：大贝母　醋磨，日数敷。

擦痔：饭粒肉痔，名千日疮。鲜芝麻叶（捣）。

杂　症

癫症冲服：治颠扑直视，口作羊鸣，吐痰沫。半夏　天麻　天竺黄　天南星　飞朱砂　礞石（硝煅）　蛇含石各等分　麝香少许　研末，姜汁、竹沥、蜂蜜丸龙眼大，童便磨滚汤下半丸。

惊极不语冲服：惊入心络，口不能言。密陀僧（研）　松萝茶　研细，调下五分，三服。

气颈药酒：黄药子（蒸熟）半斤　陈酒（浸数日沾唇，但弗绝酒气，觉稍消即停饮，否则反使颈细）五斤。

消喉间碗磁：鲜麻梗　点着当烟筒呼。

救误吃铜钱：韭菜十数茬　泡软团吞韭，自穿钱解下。

狐臭方：热馒头一个　密陀僧（研）一钱　剖馒头，掺末夹两肋，麻油调陀僧敷亦可。

附内症屡效方

痰　咳

冲服止咳散：治伤风不醒，脉非细，数未成痨，怯弱症邪，郁外感诸嗽。桔梗　荆芥　紫菀　白前　百部（三味蒸）各八两　橘红四两　甘草三两　炒研，临卧服，初起姜汤，久病滚汤下，如煎服，两改作分。

冲服宁嗽膏：治咳呛痰喘。胡桃肉二两　杏仁（去皮尖）一两　贝母（去心）三钱　白蜜三两　老姜汁两茶匙　盐水浸胡桃，去皮、炒，并杏贝研，蜜、姜同炖，每晨滚水下三钱，计二十一日一料，久病接一料。

咳嗽丸方：治痰鸣火升面鼻俱赤。青黛三四钱　蛤粉三钱　细研蜜丸，樱桃大，夜卧嚼三丸。

冲服浮石化痰丸：治痰喘及天哮。浮石　滑石　杏仁（去皮尖）各四钱　薄荷二钱　研细，百部汤下二钱，数服。

时　疫

鼻嗅痧药：治风寒痧暑，头痛胸腹胀，满转筋霍乱。川芎　白芷　细辛　黎芦　元胡索各四钱　雄黄　牙皂各三钱　朱砂　麝香七分　琥珀六分　端午研合。

鼻嗅人马平安散：飞朱砂三钱　硼砂钱半　雄黄一钱　麝香　冰片各二分　牛黄蟾酥各五厘　金箔（俱研）十张　一方，硼砂加五分，雄黄加五倍，麝冰加两倍，牛蟾金加倍，帷朱砂减两倍。

冲服立效散：治痧暑脘闷，二便不通。细辛三两　荆芥六钱　降香三钱　郁金一钱　研末，冷茶下一茶匙，忌姜。

冲服涂抹金液丹：治危急痧胀、心痛、腰痛、烂喉、乳蛾、无名肿、毒蛇蝎毒、眼赤、眼花等症。火硝八两　黄丹　皂矾各二两　雄黄五分　朱砂三分　研细，铜锅烹炼，不停扇搅至金色，花纹起渐白，如水银出速，抄入酒盅底为锭，迟即药硬。痧胀及心腰等痛，刮少许，纳男左女右眼角，吊泪出。吼症，消水磨冲灌。毒咬，消水磨涂。目疾，将锭揩，抹眼缝眼角。

通灵万应丹丸方：即塘西痧药，治痧暑，孕妇忌。大黄六两　天麻（焙）　麻黄（去节焙）　飞雄黄　飞朱砂各三两　茅术（泔浸，烘）三两　去皮甘草（微炒）二两四　蟾酥九钱　丁香（公母同）六钱　麝香三钱　研细，糯粥汤丸莱菔子大，衣朱砂，滚水下。

寸金丹丸方：治中寒中暑，头痛身热，恶寒霍乱，转筋吐泻，积食停痰，吞痧犯痒，咳呛胀闷，嗳气咽酸，红白痢疾，急慢惊风，孕妇忌。厚朴（姜制）　苍术（米泔浸）　枳壳（麦炒）　前胡　羌活　木香　藿香　香附　赤苓　砂仁　防风　陈皮　薄荷　紫苏各三两　白蔻仁二两　草果仁　甘草各两半　同神麦二十八两　研细，姜汁三斤，丸黄豆大，朱砂八钱为衣，姜汤化下二三丸，小儿减半。

蟾酥丸：治食冷阴症。飞雄黄　丁香各七钱半　朱砂（飞）七钱　陈石灰（飞）　苍术　麝香各三钱　研细，男胎乳化蟾酥一两二钱，丸芥子大，温汤下，视症轻重，三丸至二十五丸。

全生丸：治暑湿腹痛，霍乱吐泻痢疾。郁金　降香　荆芥各五钱　广藿香三钱　研细，水丸绿豆大，温汤下六七分。

代天宣化丸：治斑疹疫疠。甘草（甲己岁）　黄芩（乙庚）　黄柏（丙辛）　山栀（丁壬）　黄连（戊癸）　连翘　牛蒡子　山豆根　以岁所属为君药，如甲己岁甘草若干，黄芩等四味为臣减半，连翘三味为佐，又半研末，冬至后用雪水煎升麻，调面丸樱桃大，朱砂为衣，竹叶汤下一丸。

伤寒发斑内陷扎药：斤余鲤鱼一个　麝香（研）一分　剖鱼背，去骨血及腹中物，糁射扎心口一时许，如臭不可忍，病当减，否即不治。

疟　疾

糁贴双单疟：白胡椒　荜茇等分　辰砂少许　研糁膏药，贴脑后第三骨珠下。

疟痢三奇煎：广藿香二钱　制半夏　槟榔片　厚朴各钱半　青皮一钱　炙甘草三分　红枣三个　生姜三片　久疟加当归、首乌各五钱，病前一二时，饱食服三四剂，红白痢加赤芍五钱。

糁贴三疟：白胡椒二钱　肉桂　桂枝　麻黄（微炒）各一钱　研细，病前一二时糁膏药，贴脊骨第七节下陷中，对前心窝处。

截三疟贴眉：白砒一钱　巴豆（去油）四粒　粽角尖　端午捣烂做芥子丸，大丸朱砂为衣，病日晨向东，捏扁两丸，贴眉中心，四日揭去。

贴疟痞：川芎　北白及子各二两　麝香六分　研细，醋搅膏摊密布，黎明勿令病人知觉，贴一昼夜揭去，忌酽鲜半月。

冲服青黄散：治疟母。青黛（去泥）　飞雄黄各等分　研末，病人一岁一分，早夜空腹，淡醋汤下，块消七八即止，勿过服。

久疟全消丸：生首乌二两　威灵仙　蓬术　麦芽　山药末各一两　狗脊八钱　穿山甲　鳖甲　青蒿子　黄丹各五钱　饴糖一两，滚水一盅捣匀，丸绿豆大，半饥时，姜枣汤化下三钱，如小儿，加炙炖皮五钱。

三疟药酒：常山一两　象贝　槟榔　茯苓　知母　陈皮各五钱　丁香　甘草各三钱　大枣二两　生姜半两　陈酒二斤半　浸月余，病日先时服，不病日临睡服，俱尽量。

敷胎疟：黄丹五钱　明矾三钱　胡椒二钱半　麝香少许　研末，醋调敷，男左女右，手心绢包，药发得汗愈。

胎疟喂服：治未进谷食小儿。冰糖五钱　浓煎喂。

痢 疾

红白痢初起煎方：川连（去芦）　条芩　白芍　山楂肉各钱二　桃仁泥（去皮尖）一钱　厚朴（姜汁炒）　陈枳壳　槟榔　青皮各八分　当归　地榆　甘草各五分　红花（酒炒）三分　南木香二分　白痢去桃仁、地榆，加橘红四分，滞涩加大黄二钱，幼弱酌减，孕妇去桃仁、槟榔、红花，俱空心服。

半月痢加减煎方：山楂肉一钱　川连　条芩　白芍（各酒炒）　桃仁泥各六分　当归五分　橘红　青皮　槟榔　地榆各四分　炙甘草　红花各三分　南木香二分　连、芩、芍，如生用，只四分，空心服。

久痢补理煎方：党参一钱　川连（酒炒）　条芩（酒炒）　橘红各六分　当归　白术（土炒）　甘草各五分　白芍（酒炒）四分　空心服。

熟军丸：治初起红白痢。大黄五两　木香末一两　大黄酒醋浸，饭蒸各九次，入木香丸龙眼大，每服一丸，小儿减半，白痢淡姜汤、红痢山楂汤下。

噤口痢贴脐：带壳田螺一个　麝香五厘　先螺后麝，捣摊。

血痢煎方：臭椿根皮（向阳树）一两　西洋参五钱　陈砖茶三钱　桂圆肉　红枣各七个　久病数剂。

休息痢丸方：腹不痛者宜之。椿根白皮（向阳树）三钱　白占五钱　红枣（去皮核）二十个　捣丸桐子大，空心米饮汤下二钱。

不服水土水泻丸方：马料豆（炒）八两　金银花（晒）　甘草各四两　净黄土三两　研细，蜜丸桂元大，淡盐汤下一丸。

风 湿

洗诸风：附子　官桂　红花　当归各五钱　陈酒两罐煎，轮接热洗十余次。

敷寻风散：治筋骨疼痛漏肩风寒入骨。老姜汁四两　生附子　肉桂　半夏　南星各五钱（俱研）　伴和熏热，连敷三次。

掺贴风湿：治风湿疼痛兼跌打损伤。丁香（晒）四两　乳香　没药各三两　肉桂一两　研末掺膏药。

史国公药酒：治筋骨疼痛诸风。白茄根四两　枸杞子二两半　苍耳子　秦艽各二两　羌活　防风　杜仲　野拎术　当归　川牛膝　草薢　松节　晚蚕沙　虎胫骨（酒炙）　鳖甲各一两（炙）　陈酒十五斤煎，藏七日热饮。

加减史国公药酒：治筋骨及诸伤痛。苍术　防风　独活　油松节各二两　生地　牛膝　杜仲　枸杞　虎骨　晚蚕沙各一两　五加皮　苍耳子　柑橘　骨碎补　红花　秦艽　当归　川续断各五钱　刘寄奴　海桐皮　防己　丹皮各四钱　陈酒十六斤，浸数日煎，临卧饮。

一塆方药酒：痛风手足不仁，卧休声喊等症。红花　海桐皮　钻地风　淫羊藿　千年健各五钱　当归四钱　川乌头　草乌头　桂枝　山茅　牛膝各三钱　肉桂　川续断　宣木瓜各二钱　油松节半两　胡桃十个　蟠桃十四个　黑枣二十个　火刀一块　先煎红花十四味三次，第一次陈酒斤半、水三斤，二三次酒水俱各十二两，再并松、桃、枣、刀煮三支香，约成一碗，另加陈酒三斤，七日内晨服毕，重症三料。

驱风药酒：治臂腿风湿，半身不遂，偏中等症。老鹳草三两　大熟地　全当归（酒炒）　虎骨粉（羊油炙）　嫩桑枝（酒炒）各二两　西党参（片炒）　钻地风　千年健　过岗龙　耳挖草　白头翁　川红花　厚杜仲　淮牛膝　威灵仙各一两　金石斛五钱　制川附　川桂枝各二钱　装绢袋，陈酒四斤煮三枝香，再浸烧酒十斤，七日后临卧热饮。

又：治筋骨风寒暑湿痛。归身　生地　威灵仙　透骨风　桑寄生　五加皮各一两　牛膝八钱　千年健　钻地风各五钱　上部加葛根、川芎各一钱；手臂桑枝钱半、桂枝五分；足膝鳖甲、韭菜根各二钱，虎膝骨、地龙、黄柏各一钱；骨节松节二钱；寒重附子、肉桂各五分。对水酒煎，寒重浸烧酒三斤，余症陈酒浸，煎剂照分两三折。

又：治臂腿骱骨风湿鹤膝等症。千年健　耳挖草　钻地风　白头翁　金石斛　过山龙各一两　川乌　草乌各半两　先将二乌入绿豆煮数十沸，去豆，同上药装下布袋，浸烧酒十斤，须二十一日服毕。

头　面

掺贴头风：制斑蝥三十六个　麝香　冰片各一分　研细，烧酒糊绿豆大丸，置膏药，贴两太阳一昼夜，吊出黄水，换贴清凉膏。

敷偏正头风：独活（去节炒）三两　赤芍（炒）　白芷　菖蒲各一两　紫荆皮（炒）半两　研细，葱头汤调。

偏头风药筒：黄蜡　蕲艾绒　溶腊摊纸，薄铺艾绒，卷为筒，插所偏耳内，火烧筒端，令烟透脑。

头痛煎方：白芥子　归尾各三钱　白芷　藁本　南星　天麻　防风　僵蚕（炒去丝）各一钱　川芎　制半夏　羌活各七分　升麻　柴胡各三分　葱头七个　生姜一片。

脑漏煎方：又名鼻渊，发时脑顶一股酸气，直灌鼻中，流出黄水，臭不可闻。藁本九分　天麻六分　细辛　辛夷　附子　蔓荆子　防风　僵蚕各五分　升麻四分　川芎三分　羌活　薄荷各三分　如火重，去附子。

鼻红煎方：白茅根（去须）七钱　细生地四钱　女贞子三钱　元参　黑山栀　丹皮　麦冬　泽泻各钱半。

肝　胃

胃痛煎方：香附（杵）　青皮　五灵脂　元胡索各一钱　良姜　藿香　丁香各五分。

冲服温胃散：治胃中受寒作痛，真心痛不治。良姜二钱　五灵脂　广皮　白豆蔻　没药各一钱　广木香　砂仁各五分　乳香三分　研末，淡姜汤下三茶匙。

胃痛冲服：即时疫门，沙暑药分两加减。细辛四钱　荆芥（炒黑）三钱　郁金二钱　降香一钱　研末，温茶下四茶匙。

新旧翻胃冲服：治胸口噎嗝呕吐，滴水不下。荞麦（烧灰）五斤　白蜜五钱　冰片一分　滚水一斗淋麦灰汤，熬成一碗，加蜜再熬至一茶杯，候冷，调入冰片，烧酒调服七八匙，迟进汤水，忌发物。

附治隔食法：力按男左女右寸关尺，自能进食，食后不便放松，盖肝旺脾衰以致隔食，按以抑肝，放即腹胀，必致吐出。

大士救苦丹丸方：治胃痛。杏霜两半　干姜（炒）　良姜　白豆蔻　木香　延胡索　五灵脂（醋炒）各一两　乳香　没药各五钱　巴豆霜三钱　研细，蜜丸桐子大，朱砂为衣，撮盐拌药，男左女右手心，砂仁汤下一丸。

七厘散丸方：治胃脘痛。陈枳壳（炒）一两　良姜　木香　胡椒　母丁香　巴豆霜　雄黄各半两　红花　五灵脂各三钱　端午研末，烧酒丸芥子大，置男左女右手心，口津咽七厘，孕妇忌。

简便丸方：治同前。生矾　熟矾等分　研细，清水或粥汤糊绿豆大丸，热陈酒或烧酒下三丸。

胃痛丸方：胡椒十粒　乌梅　黑枣各八个　捣烂，丸绿豆大，空腹烧酒或葱汤下三钱。

冲服加减逍遥散：功能舒肝。茯苓三钱　当归二钱　丹皮钱半　白芍（炒）　制香附（杵）　制半夏各一钱　紫胡五分　炙甘草四分。

腹痛冲服：元明粉　红釉各三钱（俱研）。

痞　块

掺贴痞块：松香（水煮）一斤　蓖麻肉八两　东丹（炒）一两　阿魏三分　研末，捣上三味，摊膏掺。

先贴夹膏：白砒五分　雨膏夹砒膏，背贴痞半消即去，接服下方。

接服煎方：山楂二钱　香附钱半　厚朴钱二分　大腹皮（盐炒）　青皮　枳壳　苏梗　莪术各八分　乌药六分　缩砂仁五分　广木香三分　空腹服三四剂。

膨 胀

水膨扎脐：指按下陷不起为水膨，随按随起为气膨。巴豆肉四钱　轻粉二钱　硫黄一钱　研打作饼，衬新棉花扎脐，俟泻出黄水四五次解去，重症迟解。

便食方：饭赤豆　连汤淡吃。

黄 疸

扎心窝：疸有阴阳五种，或兼肿胀呕吐，分别治之。白芥子三钱　鲜栀子（去皮）四钱　研细，水调飞面四钱，团小馒头式，扎片时再团再扎，勿粘别处，重症分两酌加。

脚 气

敷脚气：治足膝光浮红肿，疼痛发热恶寒。朴硝　大黄　寒水石　牙皂各等分研末，鸡蛋白调。

又：人中黄　研末，芭蕉汁调。

脚气煎方：苍术　黄柏　牛膝　木通　木瓜　赤苓　黄连　乌药　防风　甘草各二钱　空腹服。

软脚丸方：治湿侵下体，足膝无力。茅术一斤　老韭菜根半斤　捣糊丸，空腹开水下二钱。

疝 气

疝气煎方：丁香　茴香　陈皮　青皮　益智仁　川椒各一钱　防风　荆芥　山栀各八分　荔枝核（研）二个　生姜两片。

疝气冲服：香橼一只　砂仁末　赤砂糖各一两　香橼去蒂装二味，饭蒸捣，临卧陈酒下三钱。

又：青皮　茴香　荔枝核各等分　研炒，陈酒下二钱。

又：兼治偏坠。胡芦豆　小茴香　陈香椒　橘核各一两　炒研，每晨陈酒下三钱。

又：荔枝核　橘核等分　研炒，陈酒下。

疝气丸方：治下淋下寒。柴胡　补骨脂　大茴香　小茴香　龙眼核　荔枝核　橘核各等分　研末，陈酒和丸，空腹陈酒下三钱，连服二十一日。

肠 红

肠红煎方：白术（炒）二钱　黄芩　茯苓　木瓜各钱半　升麻　当归各一钱　甘

草五分　肉桂四分　向阳臭椿树根皮一两，捣汁冲。

肠红冲服：青皮楝根（向阳树）　鲜地骨皮各五钱　扦扦活一尺　捣汁，热陈酒冲。扦扦活，本名七叶黄荆梗。

敷脱肛：鳖头骨（煅灰）一个　冰片少许　研末，田螺涎水或蚌水调。

淋　浊

膏淋白浊煎方：淋有劳、气、热、血、石五种。牛舌草根六钱　草一名秃菜根，即土大黄。

白浊煎方：马鞭草三钱　薄荷（嫩叶）八分　灯草二十茎。

白浊冲服：番鳖灰（研）三厘　封鸡蛋内蒸熟，空腹甜白酒下四五服。

女　科

痛经煎方：蕲艾　红花　当归　益母草各三钱　熟鸡蛋（刺孔）一个　陈酒煎，并蛋经前服。

白带煎方：熟地一钱二分　香附　归身（盐水炒）　杜仲（炒）　牛膝　益母草各一钱　川芎　白芍（酒炒）　丹皮　条芩　茯苓各八分　川断肉七分　手足心热加地骨皮五分，六剂后加潞党参五分，服十剂。

白带冲服：香附（醋炒）四两　臭椿皮（盐水炒）　砂仁（炒）各二两　棉花仁三钱　辰砂二钱　研末，每晨开水冲三钱，忌生冷。

孕妇水肿煎方：两足出水，渐至喘闷，此风湿所致，不作水肿治。木瓜　紫苏各三分　生姜三片　香附（炒）　陈皮　天仙藤（微炒）　乌药　甘草等分（五味研）煎上三味，冲下五味末三钱，空腹日三服，至肿消尽。

救误服坠胎药冲服：白扁豆（去皮）　生捣，粥汤冲三钱。

难产煎方：露陈麦柴（寸断）一两。

难产丸方：治横生、倒产、子死腹中，并小儿惊风。松香一钱　乳香五分　麝香一分（俱研）　鼠肾一对，捣三味糊八丸，朱砂为衣，陈酒下一丸。

鼠肾丸：难产惊风并治。鼠肾　朱砂三分　朱拌，肾阴干，开水下。

下死胎冲服：灶心土（研）三钱。

生化汤：治产后血晕。当归七钱　川芎三钱　桃仁泥（去皮尖）十粒　甘草五分　炮姜四分。

天浆散煎方：引乳。黄芥子五钱　茯苓三钱　花粉二钱　七孔前脚一只，或两小只。

幼　科

敷惊风：急惊属阳，乃实热之症，其发甚速，身热面赤，搐搦上视，牙关紧硬，痰涎潮涌，口鼻冲出热气，皆因痰盛生热，热极生风，不必定因，为惊而起，不可抱紧，治宜清凉。慢惊属阴，乃虚寒之症，其势甚缓，有身热不退，神昏气喘，痰鸣腹响，眼开惊搐，角弓反张，乍热乍寒，三阳暗晦，面色淡白青黄不等，或其泻利完谷不化，口出冷气，四肢冷汗，唇裂出血等象，皆因风寒积食，每在吐泻、下痢、痘疹之后，治宜温补，急慢二病相去，天渊之因并见，惊搐人多混视，急宜辨之。山栀　杏仁　尖桃仁　红枣肉各七枚　飞面　烧酒少许　打烂，扎两脚跟周时。

惊风鼻嗅通关散：兼治中风。生南星　生半夏　猪牙皂等分（俱研）。

平痰利气丸：治急惊风。陈胆星四钱　天竺黄二钱　雄黄　朱砂各四分　麝香二分　研细，蜜丸黄豆大，金箔为衣，荆芥汤化下一丸，寒热时作，或二三丸，薄荷汤化服。

兑金丸：治惊风痰喘。陈胆星一两　全蝎（酒浸培）四钱　僵蚕（泔浸炒）　白附子（制）　防风　白芷　归尾　雄精　朱砂各三钱　巴豆霜　牛黄　麝香各三分　研细，饭丸萝卜子大，朱砂一钱为衣，薄荷钩藤汤下，量儿大小一二丸。

抱龙丸：治惊风身热防厥。陈胆星二两　天麻两半　羌活一两　天竺黄五钱　雄黄三钱　朱砂（另研）二钱　麝香一分　研细，甘草汤丸黄豆大，朱砂为衣，灯心薄荷汤化下一丸，量儿强弱大小加减。

加减抱龙丸：治急惊兼消痰核。陈胆星一两四钱　防风一两　钩藤一钱六　桔梗　薄荷叶　陈皮　枳壳　天竺黄各六钱　茯苓四钱　天麻　川贝各三钱四　赤芍二钱　研细，蜜丸芡实大，朱砂为衣，钩藤橘红汤下，视儿强弱大小，服一丸至三丸。

至宝镇心丸：治急惊。天花粉两半　飞滑石　白附子各一两　天麻八钱　青礞石（硝煅）　紫石英　煨石膏　寒水石　去嘴僵蚕（微炒）　牛胆星　甘草　朱砂（另研）各五钱　天竺黄一钱　珍珠（腐煮）　麝香各五分　牛黄四分　漂全蝎（去头尾）十个　金箔　银箔各五页（俱另研）　研末，甘草汤和面丸桐子大，朱金银为衣，灯心薄荷汤下一二丸。肚泻，车前子汤下。

小儿伤食丸：肉果炭面（危炙）　蝉衣（去泥）　山楂肉各五分　川朴　白术　枳壳　枳实　石决明　薄荷叶各三分（俱研）　砂糖六分　雄鸡软肝（生熟一片，不净）前丸味分两，俱系净末，打和糖、肝，丸龙眼大，蒸熟嚼吃，须一日毕，次晨有厚泪，甘菊汤洗去，戒鸡百日。

健脾丸：老幼皆宜。鸡内金（炙）二两　陈皮（炒）　苍术（泔浸炒）各五钱　研细，饭丸龙眼大，晒研砂糖，炒米粉拌化一丸。

小儿诸病丸方：治惊风泄泻，寒热呕吐积食，误食炭纸等物，兼治痰核及痰凝生疽、肺痈等症。陈胆星　两六钱　川贝　天竺黄各八钱　僵蚕　羌活　天麻　全蝎（漂净）　防风　雄黄　煨蛇寒石（醋浸七日）各三钱四分　白附子二钱　牛黄　钱六　麝香　冰片各六分　晒干研末，钩藤、甘草各八（钱），白蜜四钱，浓煎，糊二分重丸，朱砂二钱四分为衣，每服一丸。惊风泄泻寒热，呕吐痰喘，钩藤薄荷汤下；食积，山楂麦芽汤；误食诸物，使君子五枚汤；痰核，橘红汤；痰疽肺痈，陈皮制半夏汤下。

　　伴食香蟾散：治食积面黄腹硬，耳后青筋。蟾酥炭　砂仁（微研）　端午扎活蟾，包湿草纸，脚炉火煨，研末，每钱加砂仁一分，砂糖伴服。

　　小儿虫厥冲服：兼治腹内应声虫。雷丸（研）一两　菜油一杯　和匀蒸熟，分三次开水冲。

　　断乳画眉膏：山栀一个　朱砂　麝香　雄黄　雌黄各二分　轻粉一分　研末，趁儿熟睡，麻油调涂两眉。

眼　科

　　点眼药：炉甘石（三黄制）一两　硼砂二钱半　石蟹（煅）　朱砂二钱　野荸荠（晒研）　桃仁（去油）各一钱　冰片六分　轻粉四分　麝香三分　研细，白蜜丸黄豆大，人乳或冷茶调。

　　点七十二眼症白花膏：羊胆一个　蜂蜜一钱　刺胆孔，入蜜扎住，揉匀煮熟，冷浸半日点。

　　鼻嗅药：治风寒，火眼红肿偷针，并风浸头痛。鹅不食草二钱　川芎　青黛（漂）各一钱　研细，含水满口，左眼右鼻嗅，右眼左鼻嗅，少许泪出为度，勿误入眼，头痛加细辛、辛夷各一钱二分。

　　桑杏叶洗眼日期：桑叶七叶　霜降采，正月初八，二初十，三初五，四初一，五初五，六初七，七初八，八初八，九初十，十初十，十一初九，十二二十，闰同前，或端阳午时采杏叶，每期无根水煎十片洗。

　　瞽目重开洗药：乌梅一两半　铜青　明矾　胆矾　草决明　花椒　杏仁各一两二分　砂仁一两　青盐六钱　白蔹　红铜屑各三钱　井水浸七日，隔汤煮一枝香，候冷，取汁频擦眼皮。

　　洗眼翳三针丹：新久并治。新针三枚　乌梅　胆矾各三钱　花椒二钱　白矾　青盐　砂仁　古钱末各一钱　杏仁七粒　雄鸡胆三个　春秋用温，夏冷冬滚，水一茶杯浸药，瓦罐固封六七日，俟针化无形，日洗一二次。雏胆鸡肛中红色块如桃，非苦胆。

　　点腐肉障翳：制甘石　石蟹（煅）各二钱　夜明沙（漂）　苏仁（去油）　天花粉各一钱　冰片四分　珍珠（腐煮）少许　研细，人乳或清茶调。

点眼翳珍珠碧云散：熊胆　龙骨　赤石脂　硼砂　硇砂　珍珠（腐煮）各一钱　九制甘石（童便煅）　黄丹　胆矾　枯矾　麝香各五分　冰片三分　牛黄二分　轻粉少许　研细，蜜丸清水化。

吹耳紫龙丹：治眼翳。漂东丹（炒）三钱　轻粉二钱　麝香五分　冰片二分半研细，左目吹右耳，右吹左，棉塞周时再吹。

痘后眼翳吹耳药：轻粉　黄丹各五分　研细，左眼吹右耳，右吹左。

眼星塞鼻药：丁香　细辛各二分　白蔻肉一粒　研细，绢包，左眼塞右，右塞左，吊清水。

眼星煎方：防风　荆芥　羌活　山栀　柑橘　赤芍　黄芩　当归　藁本　白芷　乳香　没药　甘草各一钱　全蝎三个。

饮助刻资姓氏

征榴书屋四元　徐芝卿二元　叶季卿三元　叶颖生一元　朱稚村三元　叶琴初一元　叶慕周三元。

《加减回生第一仙丹经验良方》

清·彭竹楼

加减回生第一仙丹经验良方

统治跌伤，压伤，打伤，刀伤，铳伤，割喉，吊死，冻死，惊死，溺水死，雷震死。凡一切火器伤，铁器伤，木器伤，虽遍体鳞伤，骨折筋断，肠出脑流，即死已气绝，只要身体稍软，用此丹灌服，少刻即有微气，再服一次即活。至重之伤不过三五服，大便如下紫血更宜。秘方辑要：惟体已僵硬者难救。

活大土鳖虫（秘方辑要：身小而带长者为雄，洗净焙干五钱，研细净末）五钱此虫豫省极多，他处米坊囤底、屋角墙根亦时有之，须择活大而公者（公者尾尖，母者尾圆），用快刀截为两段，每个用磁碗盖，放潮地土上一宿，次日开看，自能接成行走者方为力大。去足，放瓦上，木炭少火焙黄，研末。

自然铜（研细净末）三钱　此药须拣地道真材，放瓦上，木炭火烧红，入好醋内，淬半厘，在沙锅内同炒枯，与灯草灰同研，吹去灯草灰，另研细。

真陈竭（研细飞净）二钱　此药须拣味，甜稍带咸味。色赤，抹指上能染透者为真。若味太咸、带腥气者，是海母血假充，有毒，切不可用。

真辰砂（研细飞净二钱）　此药须拣真辰砂，川砂不可用。

全当归（研细净末）一两　此药用陈酒泡透，砂锅炒干，研细。

真正当门麝（研细净末）一钱　此药必须真正当门子。

以上七味，务须亲拣地道药材，如法炮制，称准分量，共研细末。药不真不效，制不透不效，分两不准不效。用小瓶盛入，每瓶一分五厘为一服，用蜡封口，切勿泄气。遇受伤人，即用一瓶，以好黄酒冲服（无好酒，寻常黄酒亦可，能饮酒者，多饮尤妙，使瘀血下行）。小儿减半，伤重者三五服，伤轻者一二服，立效。倘致命重伤，酌以数瓶敷之，其效尤速。伤非致命，即不可用敷。割喉者（将头扶正，合住刀口，用生松香一钱，熟松香一钱，生半夏一钱，共研极细末，在伤口周遭厚厚敷紧，外用膏药，周围连好肉，一并裹住，再用布条围裹，用线封好，一月平复如初）、肠出者（用好醋一盆煎热，不可太热，尤不可凉，托肠入盆洗之，随洗随收，收入用寻常膏药，加此丹贴伤口），以上均即服药，一切活后以及伤愈切宜避风，尤忌房事气恼。如伤后心腹疼痛，乃瘀血未净，务用上白沙糖一二两，水冲，时时代茶饮之。若受伤人牙关紧闭，须用生乌梅擦牙即开，用生半夏擦两腮亦开。倘气已绝，必须打落一齿，灌之起死回生，功难尽述。

"查原方载《验方新编》内，有巴豆霜二钱，无全当归一味，又麝香只用三分。后经名医精心思索，恐巴霜性热，且系峻下之品，身弱以及伤重出血多者不甚相宜，是以减去巴霜，增入全当归一两，又以麝香力轻，加重一钱，较原方尤为神效。"（重刊者郎炳勋注）

天下第一金疮药

凡刀斧损伤，跌扑打碎，敷上即时止痛止血，更不作脓，胜于他药矣（忌伤口见水）。

雄猪油一斤四两　松香六两　面粉（炒筛）四两　麝香六分　黄蜡六两　樟脑（研极细）三两　冰片六分　血竭一两　儿茶一两　乳香（皮上烘去油）一两　没药（皮上烘去油）一两　以上药研极细，先将猪油、松香、黄蜡三味熬化，滤去渣，待将冷，再入药末搅匀，用磁器收贮，不可泄气。

《金疮铁扇散秘方》

清乾隆·沈平

金疮铁扇散序

乾隆丙子岁十月既望，阳曲县民张成喜刃伤李登云左耳根，深八寸余；又伤项颈，横长三寸，血涌仆地气绝。邑令杨公验毕将去，或曰：胸微温。令乃顾众曰：谁能为余救治者。时有韩士勇曰：能，但治法与人异，敷药后必扇之。邑令乃忆太谷县民有剐伤，肠出数寸者，医士卢福尧治而愈，其法亦如之。乃问曰：汝系得非卢医所传否？士勇曰：然。遂令敷药扇之，须臾血止，俄而苏，呻吟有声，越日痂结，霍然愈。余闻之，喜甚，因念小民斗狠裂卢事所时有，若疗以良药，则所全实多是以。

钦颁《洗冤录》载有良方，仰见。圣主怜恤民命，无微不至，余应简命，职在抚绥，凡可登民衽席者，敢弗仰体，圣慈多方补救。今卢医方药，起死回生，屡效于世，则流播岂容或缓。因招之，喻以故渠以托业于此靳，弗与余曰：苟可拯民之厄，虽酬尔，多金不惜也。伊乃喜诺且曰：雍正年间得之塞外神僧，年来救治良多，因令照方修制，遇伤辄试，皆效，爰厚赠卢医，刊其方以广救济云。

时乾隆二十一年仲冬，谷旦山西巡抚兼管提督兵部右侍郎，都察院右副都御史明德识

金疮铁扇散药方

象皮（切薄片，用小锅焙黄色，以干为度，勿令焦）五钱　龙骨（用上白者生研）五钱　老材香（山陕等省无漆，民间棺殓俱用松香、黄蜡涂于棺内，数十年后有迁葬者，棺朽另易新棺，其朽棺内之香蜡即谓之老材香。东南各省无老材香，即以数百年陈石灰一两代之，其效验与老材香同）一两　寸柏香（即松香中之黑色者）一两　松香（与寸柏香一同溶化，搅匀，倾入冷水，取出晾干）一两　飞矾（将白矾入锅内熬透便是）一两

以上六味，共为细末，贮瓷瓶中，遇有刀石破伤者，用药敷伤口，以扇向伤处扇之，立愈。忌卧热处，如伤处发肿，煎黄连水，用翎毛醮涂之，即消。

抚晋使者长白明德再识

金疮铁扇散跋

余于庚辰岁，秉臬金城，每见愚氓忘身逞忿，自蹈法纲，迨至对簿之时，莫不追悔靡及，余恻然怜之，尝谓人当受伤危急之顷，若得良药救治，则所全实多。会明大中丞驻节兰泉，即以其铁扇散授余，并言效验之奇。惟药中老材香者产于晋，颇不易得，岁壬午，明大中丞重抚三晋，而余亦奉命屏翰此邦，勤宣德化之余，每制良药，以备不时救济，而老材香终不易购也。癸未秋，有绍协把总沈大润，字雨苍者，探亲至山右，自言昔年因公来晋，于明大中丞署得此方，并药以归，适余杭有争斗刿伤者，治之即愈，于是款门求药者踵相接未，一年前药用尽而求者日众，雨苍无以应，欲照方重制，而浙省苦无老材香，不得已，试以数百年陈石灰代之，而奏效神速，竟与老材香相类，实能起死回生，数年来救治不下数百人，皆历历可指。余复诘以伤处，皆忌冒风，而此方独用扇扇伤口，人不能无疑焉。雨苍云：前人虽未阐明，然医者意也，当伤口初破，热血并流，势若泉涌，殆不可遏，苟敷药而不扇，必随血流涌，即无以见药之功，故必藉扇力使血稍凉，乃能凝结，譬之治河之横决者，必先杀其水势，乃可于决口壅土，使水循故道，不致冲刷，复决也。余韪之，试以问老医，所论亦同，爰令举述已验医案数则，附刻于后，以为治法指掌，而明大中丞仰体圣慈，购求方药，济世之心愈以垂之不朽矣。

时乾隆二十八年七月，谷旦三晋旬宣使者长白文缓跋

附 金疮铁扇医案 余杭沈大润雨苍述

乾隆二十二年五月间，沈雨苍至晋，得金疮铁扇散旋浙，适有仁和县民蒋姓，因口角用刀自刿，伤长二寸余，食喉半断，伤口冒血，痛甚，在地滚跌，不能敷药。因缚其手足，令卧凉地，用枕垫其首，使伤口渐合，即敷药扇之，少顷血凝，半日后汤饮如常，三日之后全愈。

又于六月间，有钱塘民，因口角忿急，用剃刀自刿，食喉半断，喘气，伤口俱有血泡，盖喉间之气已通于伤口也。用药敷之，扇少顷，血即凝，两日全愈。

又于十月内，杭州城守营兵沈姓，因操演，被藤牌兵用腰刀误戳鼻梁，山根俱断，斜伤眼角，深入寸余，痛昏卧地。敷药扇之，血凝，两日而愈。

乾隆二十三年四月内，杭城义乌寺僧人以巨斧斫柴，误劈脚背，深入寸许，伤长三寸，足背几若两半分裂，其师夜半款门，求药敷之，三日而愈。

又于五月间，有山西僧人孤身朝天台山行至嵊县，中途有贼尾至山僻处，持石击其脑后，僧人转身回拒，贼复击其额角，面颧、头颅等处骨亦有损者，昏晕半日后渐醒，赴县喊禀，因距被伤之时已经一日，伤处冒风，头面肿大如斗。雨苍趋往救治，

先用黄连煎水，洗去血迹，以药敷之，因不流血，未曾用扇，两日伤口结痂而愈。

以上俱系老材香所制之药救治全愈者，至乾隆二十三年五月前，药已用完，而求者日众，浙省素无老材香，因即以数百年陈石灰代老材香配药试之，其效亦同，所有应验医案附列于后。

乾隆二十三年七月，有绍协右营兵丁，因操演马惊，被踢下颏，其齿牙半脱，并于颏下能见齿骨，晕绝卧地，见者以为必死。雨苍将药敷后扇之，血凝，两日而愈。

又于十月间，有杭城凤山门门军计姓向雨苍求药，自言六月间堕城，跌石上，划开左腿，已烂百余日。视其伤口长三寸余，溃烂有脓血，即用黄连煎汤，洗去脓血，用药敷之。因不流血，未曾用扇。其时天气渐寒，收效尤速，一日而愈。

乾隆二十四年九月，杭城羊市街有孀妇，因口角，用瓷碗锋自划其面，伤十余条，长俱四五寸，流血发肿，因即以黄连煎水，洗去血迹，用药敷之，一日而愈。

乾隆二十五年七月间，绍协把总王九龄因救火，误踏橼木上，长钉穿过靴底，从脚心透出脚背，伤势甚重，其时雨苍同在救火，即用药敷之，一日而愈。

乾隆二十六年五月，杭城大街名世坊前，有杨姓锉马草，误断左手食指，因甫经切下，断指尚温，即令将断指接连，四面敷药，扇之少顷，伤口血凝，两日后屈伸如旧。

乾隆二十七年六月，杭城有王姓者，因争斗，被人将刀刺面，从左颊透出右颊，血涌不止，敷药扇之，血凝，一日而愈。

乾隆二十八年正月间，路经大街，见有十三四岁幼孩，从高墙失足堕地，将自佩烟筒误戳入左肠，深五寸许，死地下。雨苍一手按伤口，一手拔出烟袋，以药敷之，血即凝，一日而愈。

乾隆二十二年二月间，杭城名世坊项姓，因修屋倒塌，被压者十九人，内头面手足破伤者十二人，时雨苍将有山右之行，罄瓶与之，一日俱愈。

以上虽治法略有不同，而其大旨则伤处喜凉恶热，夏月宜卧冷地，冬月忌卧热处。伤口不必用布包裹，以致过暖，难于结痂。并忌饮酒，以致血热妄行。设遇伤处发肿，总以鸡鹅翎毛醮黄连水涂之，可以立愈。至于敷药之时，若血流，乃用扇扇之，倘不流血，即不必扇矣。其余效验，医案甚多，不能殚述，即此以例其余。

《伤科参究·伤科诸方》

跌打损伤诸般接骨入骱刀斧损内伤诸药方摘要

光绪十七年岁次辛卯桂秋月浣

抄版，汾溪夏镐谨录

跌打损伤穴道总列

囟门：即天庭，骨碎髓出不治。截梁：即鼻梁两眼相对处，打断不能治。两太阳重伤者不治。突：即结喉，打断不治。塞：结喉下横骨上尖潭处，打伤不治。胸前：塞下横骨一植至人字骨，每悬一寸三分为一节，人字骨上一节伤，一年死，二节伤二年死，三节伤三年要死。心坎：即人字骨处，打伤登时晕闷，久后血汶。食肚：即心坎下，打伤后成番胃。丹田：脐下一寸三分，内即膀胱，倒掠打伤一月而即死亡。已上前穴部，脑后碎与囟门同。天柱骨与穴骨对看两肾：在背脊左右与脐对处，若打碎，或哭或笑不治。尾闾突打伤，当时尿出后成脾泄病。海底穴：大小两便界处，若重伤不治。气门：左乳脉动处，一动即气塞，过不得三个时辰，必须急救。痰门：右乳上，属痰。血海：右乳下数肋，属血。两乳，左伤发嗽，右伤发呃。小腿打伤必黄病无力，口前背后相应伤久，要成痰火劳怯。向上打为顺气，平打为塞气，掠为逆气最凶，各样内伤总怕倒掠，盖血随气转，倒插则气逆而为患不愈也。

五绝症

两眼白睛上血筋多，内有瘀血不少，如直视神无不治；扳击中指，放手稍停还原者，可治，否则难治；或紫黑者亦不治；口色指甲与手指同，阳物缩者难治；脚底色黄如腊者难治。以上五症内有一款不犯者，亦或可治。

治　法

囟门及两太阳伤服麻黄丸，截梁不断服紫金丹，结喉伤服紫金丹，喉咙气管在外、食管在内，凡割喉，以右手持刀者易治，左手者难治，食管断不治。气管断，先用麻药生半夏研细掺上，后用青鹊尾下绒，佐以人参青药敷之，桑皮纸缝其皮筋上，先用麻药，然后缝之，再用血竭膏敷护其外，如无青鹊毛，用茅针花亦可。内服甘结汤，再紫金丹酒下一二次，逐时抄进缝伤皮，忌用丝线缝。伤眼皮麻苧丸。下颌落以大指控中，用食指向其口捏着髎，掇上，服紫金丹。两耳打伤闷晕及脑后破损，立服紫金丹、麻苧丸。胸前横骨下三节伤，必吐血红痰，服紫金丹，以童便冲老酒下，再用胜金散助之，以煎剂收功。心坎下伤，必然口噤闷忌，行药宜服紫金丹。心坎以下至小便伤可用行药，先服虻虫散二三服，次用行药，如腹中不痛不必行。膀胱伤，小便必结，用灸脐法即通，若喷嚏不止，其肋膀胱碎坏不治。食肚伤，煎剂下之。阴囊破碎，用参末封药并鸡毛敷之则合，或用竹条夹之，后用油稠线缝，如不便用夹，竟缝之亦可，内服麻苧丸。左乳伤必发嗽，先服紫金丹，助以胜金散，次以六味地黄丸，加止嗽药。右乳上下伤，先服夺命丹、虻虫散助之，再服煎剂，内加引经药，左右皆用柴胡。脑前背后用桔梗、青皮等。伤手，用落得打草煎汤洗净。伤腿骨，用头尖头草膏敷之。伤腰脊，用麸皮炒匀，服药即用止痛方。跌伤海底穴必上冲，即时耳内大震一声，心昏麻晕，先宜服护心丸止痛，此症伤虽在下，为患在上，须用活血煎剂。若便结，用熨脐法。外肾伤，治与上同，但肾恐其上升，须一人靠其背后，用两手从小腹两旁从上压下，不用热水浴。尾闾大伤，服车前子末七钱，米汤下，或先熨后服汗药。小腿打伤紫金丹，次服煎剂，加入茵陈等治黄病。痰门伤，口噤反身强，绝症有三不犯，在七日内先服夺命丹，七日后要用煎剂下之，如在上部忌服行药，先服紫金丹起下之，其血后用煎剂行药。血海伤，久则成血痞，用朴硝熨法，不必吃没药，次用胡桃酒方服，贴千槌膏，其痞即消，先服夺命丹，后贴膏，再服虻虫散一料，以愈为度。上部等症以散血为主，用夺命丹，日进三服，忌红花、当归等丸。小儿伤以常洗为主，药次之；老人力怯，药宜减少。凡服药之日，忌食猪羊鸡肉等及恼怒房事。凡去宿食，用虻虫散，吐血用紫金丹，危急用夺命丹，发表东瓜散，调理用边成十三方。重伤，牙关紧闭，先用吹鼻散少许，以芦管吹入，男左女右，鼻内无嚏，并吹右鼻，若再无，将灯心寸许，沾唾蘸药，探入鼻内，如有嚏并痰唾出者为妙，否则凶症，不可用药。气门受伤必气塞目反，口噤身强，直如死人，遇此急症过不得三个时辰，如迟救，其气下降，浊气上升，则无救矣。此时不可慌张，先将耳侧在患人口上，候其气息有无，如无气者必为倒掠拳所伤，速揪其发，伏在腿上，将患人背上摩运轻敲，病人气从口出复醒，不必用药，左右部位受打闷晕俱不宜服表汗药，在左服紫金丹，右服夺命丹，甚有至三日后热者乃服发汗药，以去其风。凡七日内血未归经，只用九厘散；如七日外再用行药下之。骨折先用瓜皮散贴绿豆膏药，上用运法，其骨自接。凡有不肖之人故意用怯药，不过是生半夏、草乌两味，治未遇紫者，过三张药毒自解，还必用解药四法，运熏灸倒最轻：运先服瓜皮散，次用运法，有宿伤在皮内膜外，面皮浮肿，色黄用不得行药，先服瓜皮散，然后用熏法。要知宿伤可熏，如新伤未归经，不可熏洗，恐其攻心也。重症用灸，如瘀血久宿，非服药可疗，尚行不得者，或在骨节，恐其发毒，先服瓜皮散，次用灸法。最重方用倒患人，口不能食者，必使其吐出恶物，先服硫黄散，然后倒之恶物，吐出后可服虻虫散。三倒法，将患卧在被上，用三四人或五六人，两边牵被，滚来滚去，使其淤毒自然吐出，不然不治。

各症秘方

紫金丹：专治跌打损伤，骨断可接，又治吐血如神。硼砂　地鳖虫　乳香　没药　血竭　归尾　大黄　骨碎补　乌药　自然铜　木耳炭（烧过不可存性）　黄麻皮（烧过不可存性）　麝香（少许）　各味等分，共为细末，每用一分酒下，其骨自接，吐血者，酒冲童便服，余打伤损折，俱用七八厘酒下，看病轻重，每日一服，可服三四日，不可多吃。

夺命接骨丹：治跌打损伤，临危略有正气不绝，看五绝内有一二不犯者，服之神效。地鳖虫（炒研）三钱　红花二钱　桃仁二钱　大黄二钱　孩儿茶二钱　黄麻皮根（烧灰）三钱　血竭（透明者用）二钱　自然铜（醋浸，煅七次，研）一钱　古钱（醋浸七次，研）一个　乳香二钱　没药（去油）二钱　朱砂二钱　雄黄一分　骨碎补（去花毛，酒蒸）二钱　麝香五分（有孕忌服）　共为细末，磁器收储，锡罐更妙，不泄气，临危时每用一分二厘，老酒灌下即活，即思饮食，乃血散青夹之验。或一日一夜，可进二三服。若牙关紧闭，先用吹鼻散，必然打嚏，使其开关，然后进药，又恐吐出，须用手指抬其唇下二颌，逐点抄进，倘不受药，便是凶症。

虻虫散：治跌打扑伤，瘀血凝滞，如骨折及孕妇忌服。牛虻蝇（饱血者良，晒干去羽）二十四个　牡丹皮一两　二味共研细末，酒服方得瘀血化为水，若有宿血流入骨节中，用二味各等分。

开关散：将乌梅嚼烂，涂在患者牙关上开，必然渐开，然后即可进药。

吹鼻散：牙皂（切碎烘干）一斤　白芷（炒研）等分　细辛（炒研）等分　千年霜（俗云倒头羹饭）等分　共为细末，置木瓶中听用。

冬瓜散：治跌打损伤，发汗如神。冬瓜皮（晒干）一两　牛皮胶一两　同入勺内炒，挨胶软即切小块，再炒发松，如珠圆为度，待冷脆研末，用五钱，好熟酒送下，再饮几杯微醉，厚被盖取汗。过一宿痛止，再服他药，但此药腥气难服，必先用厚砂糖过，若危及脑症，不可轻用，并忌摩运，必须先服护心散，然后用之。

麦壳散：此乃秘传神妙绝方，匪人者莫与他说，专治越墙走马诸般跌伤损折，若打伤不用。乳香等分　全蝎等分　血竭等分　草乌等分　自然铜等分　共为细末，每用七厘，不可多吃，在蚊帐内酒下，伤下部食前服，上部食后服，即睡一觉。用麸皮熨运，故云麦壳散。

桃仁水气汤： 即行药，伤在血海下部，七日前不论新旧皆服，别处不必用。桃仁（去皮尖）一钱半　归尾（酒洗）一钱二分　红花一钱　厚朴一钱　乌梅一钱　苏木一钱　广皮一钱　青皮一钱　肉桂一钱　水三碗，煎至约一碗满许，强壮者，加大黄末八分，再煎两滚，临起加朴硝分半，虚弱者加大黄四钱、朴硝三钱，服后将渣加水两碗，再煎六分，熟催之即下，不必止，以尽为度。

麻芎丸： 明天麻（湿纸包，微火煨，急取起，切片，炒）五钱　川芎二两　共研细末，炼蜜为丸弹子大，每服一丸，好温茶或老酒下。

行药丸： 巴霜（小头）等分　滑石等分　大黄等分　共细末，端午日棕角为丸，重一厘，每服七粒，酒下，不必止。

封药： 治刀枪伤，血流不止，取效如神。乳香等分　没药等分　轻粉等分　雄黄少许　共研细末，菜油调，倘遇，先用香灰敷，绢扎，或进风作脓，揭取疼痛，先将甘草汤待冷缓洗，俟绢软轻揭，将药敷上，用黑伞纸盖绢扎，其疼立止。又方：五倍子（分两随宜酌用）　降香（分两随宜酌用）　共研末，或加入人参末少许敷上，如血不止，以青皮掩之，其血即止。

接骨膏： 鼠粪（两头尖曲者佳，晒干研）　绿豆粉（炒黄）　同猪板油捣烂，略炒热敷患处，以线切紧裹好，再用糕匣木片夹之，骨内谷谷响声即愈。或不用猪油，飞油亦可。

升药： 治打伤穿破，作脓及发背疔疮诸症皆效。花蕊石（水飞，分两随宜配之）金骨（即胎骨或火烧人骨）　搽面粉（分两随宜配用）　共为末，加冰片少许，敷之甚效。

去伤痕： 九月九，收黄老茄，炙存性为末，每服一分，老酒送下，遍身痕自然尽去矣。

治血痕： 每岁用胡桃一个，敲损老酒浸，每个加朴硝一二分，入锅内同煎，酒干为度，其桃又须老酒过下。

灸脐法： 治膀胱受伤，小便秘结，其法神效。用麝香一分，先置脐内，将丸盐盖上，如钱厚薄大小，以艾火盐上灸三次即通，通即去之。

射慰法： 专治血痞神效。用干正量痞大小，四围作圈，圈内铺朴硝，外以布绸起，再衬纸二三十重，炭火熨之，腹中有响，乃痞消之验，然朴硝易烊，须炒芒硝不烊。

运法： 麸皮一升　陈壁泥半升　葱白一把　白酒药（醋炒）十丸　香附末　五味子（二味用药随宜配兑用之）　同入白捣烂炒热，用社醋沃之取起，布包运患处。

熏法： 落得打草　陈小麦柴　艾叶分两随宜配兑之　共入大锅内煎浓，滚水倾入小小缸内，横一板片，令病人坐上，其汗立出，不可着寒以凛动之，恐汗止而病根不出耳。若手足落骱，用汤入髭内，以手足浸熏，绵絮裹髭口，使不泄气。

倒法： 生硫黄一钱　麝香一分　共研均，作十服，每服一分，吐出恶物为度。

灸法： 用炭烧红，以好醋沃之，薄铺稻柴上，放单被，令患者卧上，以厚被盖暖，其汗如雨，再服胜金散三四次。

跌打损伤没药： 广皮（酒炒）五钱　当归（酒炒）五钱　秦艽四钱　加皮一两乳香四钱　没药四钱　血竭三钱　毛姜一两　自然铜（醋煅）六钱　玉别虫不拘　山羊血一钱　共研细末，每服三钱，加砂仁末，陈酒下。

边城十三方： 凡服没药后，调理用之。归尾一钱五分　红花一钱　丹皮一钱　桃仁一钱　苏木一钱　广皮一钱　羌活一钱　乌药一钱　五加皮一钱五分　自然铜五分服七厘散，不用方。酒煎，临起加麝香少许服。

神仙打伤方： 不可传。刘寄奴一钱　苏木二钱　木通一钱　金银花一钱　石斛一钱　红花二钱　陈皮一钱　当归一钱　南木香一钱　蒲黄一钱　甘草一钱　羌活一钱大黄一钱五分　用陈酒二斛，河水一大碗，煎至一碗服。

神仙没药： 不可传。丁香五分　胡椒五分　陈皮二钱　青梅二钱　乳香一钱五分没药一钱　苏木一钱五分　乌梅五分　莱菔子一钱五分　红花一钱五分　木香一钱五分　共制为细末，每用五钱，陈酒冲服，若见红，用童便冲服。

治接骨膏： 验过。地鳖虫（不拘多少，瓦上炙灰）　自然铜（醋炙研末）　骨碎补（砂伴）五钱　大黄五钱　血竭四钱　归尾八钱　没药三钱　乳香三钱　硼砂三钱　共为末，服一钱热酒冲下，其骨自接。

乳没散： 跌打损伤痛不忍者。白术三钱　当归三钱　甘草梢三钱　白芷三钱　没药三钱　乳香（另研）三钱　肉桂二钱　为细末和匀，再研极细，每服三钱，温酒下。

东垣当归导滞汤： 治跌打损伤瘀血不行。大黄五钱　当归（在上中下部，用头、身、尾，酒浸洗，焙干）五钱　用酒煎服。

丹溪接骨散： 没药二钱　乳香二钱　自然铜（醋淬七次）五钱　滑石一两　龙骨三钱　赤石脂三钱　白石脂三钱　共细末，以好醋浸煮，临服加麝香少许，小茶匙挖匙在舌上，温酒送下，如骨已接而痛犹不止者，去龙骨、石脂再服效。

接骨紫金丹： 治跌打损伤骨折瘀血攻心，发热昏晕不省人事，此药神效。土鳖虫（不拘多少，焙干去头足，净末）一钱　乳香一钱　没药一钱　骨碎补一钱　大黄一钱血竭一钱　硼砂一钱　归梢一钱　自然铜（醋煅七次）一钱　为细末，磁罐收贮，每用七八厘，好酒调下，其骨自接。又方加红花一钱。

接骨如神丹： 半夏（每一枚对土鳖虫一个，同捣烂，锅内炒黄用）一两　自然铜二钱　古铜钱（同上烧红，醋淬三次）三钱　乳香五钱　骨碎补（去皮）七钱　共为细末，每用三分，加导滞散二钱，搅匀热酒冲服，药到患，其痛即止，次日照前再进一服，重者三服，轻者一二服，痊愈。

接骨九炼丹：治手足骨折，取粪坑内多年瓦片，常流水洗净，炭火煅通红，好米醋内淬九次，碗覆于地去火毒，研末一两，加五加皮末、男子发灰、麻皮灰各五钱，用好醋调匀，每岁一分，好酒送下，以身之上下分食之，前后患处用竹四片，竹青向肉夹定，勿令擅动，若皮破者宜用掺药。

人中白散：治闪挫跌扑伤骨极重者，以人中白火煅醋淬为末，每用五分，酒调服。

鸡鸣散：治从高坠下及木石所压，瘀血凝积，痛不可忍并用（用杏仁者，因血入气故也，用此妙处）。大黄一两　杏仁（去皮尖及石仁，另研）二十一粒　为末，去渣，酒煎，鸡鸣时服，至晚夜瘀血而愈。

失笑散：治瘀血在内用。蒲黄（隔纸炒）五钱　五灵脂（研去砂）五钱　酒煎二沸服。

接骨丹：没药一钱　乳香一钱　当归一钱　川椒一钱　龙骨一钱　自然铜（火煅醋淬三次）一钱　千金藤（即郁至仁）一钱　川芎一钱　赤芍一钱　骨碎补（酒炙）一钱　败龟板（酥炙）一钱　白芷一钱　共研细末，熔黄蜡五钱为丸，弹子大，每用一丸，以好酒一碗向东化开，搅散热服。

跌扑损伤：雄黄二钱　地鳖虫半斤　共捣烂，加鳝血少许，酒服极醉，即卧一觉，筋骨续完矣。

跌打损伤百服百效：先将藕节同细生地汁、童便冲服。当归一钱五分　川芎一钱　防风一钱　苏木一钱　没药一钱　乳香一钱　桔梗一钱　红花一钱　参三七一钱　紫草一钱　真广皮一钱　大苏梗一钱　甘草五分　陈酒煎服。又方：用老鸦眼藤根，洗净捣碎，好酒糟和成膏，先患处，汤拿数次，然后涂上布裹，若干无根水润之。如不愈，照前再搽立效。

跌损手足：生地（拣鲜者妙）一斤　生姜四两　共捣烂，入糟一斤炒匀，乘热以布裹罨伤处，冷即易，止痛后能整骨，大有神效。（跌扑瘀血冲心，欲死者，多服童便即愈）

骨伤碎折：地鳖虫（炙干研）一钱　自然铜（火锻醋淬）五分　乳香五分　没药五分　共为末，酒调服。

打伤欲死：蚯蚓二十条，捣如泥，煮酒一斤，煎数沸，沥去渣，再加三白酒一斤同服，以醉为度。后以重棉被盖睡一觉，立愈也。

草乌散：治伤骨下不归窝者，用此麻之。白芷二两　川芎二两　木鳖子二两　牙皂二两　乌药二两　半夏二两　紫金皮二两　当归二两　川乌二两　茴香一两　草乌一两　木香五钱　为末，诸骨碎折出白者，每用一钱，好酒下，即麻倒，然后开皮剪骨，整顿安平，用夹板束缚，然后医治。或入不出，亦用此麻之，庶可钳出箭。若欲麻醒，用盐汤灌之即解。

麻药：牙皂五钱　木鳖子五钱　紫金皮五钱　白芷五钱　半夏五钱　乌药五钱　土当归五钱　川芎五钱　川乌五钱　草乌一钱　小茴香一钱　坐拿草一钱　木香三分　为末，凡遇跌闪骨碎折出窝，近手不得怕痛者，每用二钱，好酒调下，即麻倒不晓痛，解灌盐汤醒。

整骨麻药：草乌三钱　当归二钱五分　白芷二钱五分　为末，用热酒调下，即麻木不知痛，然后动手。

跌磕面伤青肿：用通黄老茄，切作一指厚片，新瓦上焙干，为末，临卧酒调二钱服之，一夜消尽无痕。

畜血：地鳖虫（炒）四十个　斑蝥（去翅足炒）　水蛭（炒）四十个　牡牛膝各一两　当归三钱　红花三钱　滑石三钱　为细末，每用一钱，加生桃仁七个，研入酒调服，如血不下再服，以通为度。

打扑有伤瘀血流注：半夏为末，调敷伤处一宿，不见痕迹。

经验方：治瘀血作痛及筋骨痛。黄柏一两　半夏五钱　为末，姜汁调涂，患上纸盖，如干以姜汁润之，日一易，瘀血冲心，用豆豉汤，如牙紧闭，以童便灌下，即活。

清毒定痛散：治跌扑肿痛。无名异五分　木耳五分　大黄五分　俱炒为末，蜜水调敷，若腐处，周当膏敷之。

观音救苦丹：治跌伤疼痛。硫黄五钱　乌药尖（研）五分　朱砂（研）五分　麝香（研）一分　先将硫黄熔化，离火待定，入后三味，每用此须灸患处，即愈。又方：蝴蝶花根，捣汁冲酒服，或酒磨服亦可。

接骨丹：天南星　木鳖子各四两　没药　乳香　官桂各一两　为末，姜一片去皮捣烂，取自然汁加米醋少许，白面调糊，摊纸贴伤处，帛缠，用杉木片夹定缚之。

紫金膏：治肿赤焮热。白芙蓉叶二两　紫金皮一两　入生地黄同捣敷，或为末，鸡子清和蜜调匀，入生地黄捣敷之。

截血膏：治刀斧伤，能化血破淤，退肿止疼痛。天花粉　姜黄　赤芍　白芷各一两　为末，清茶调敷疮口四边，伤手敷臂，伤足敷腿，伤各处敷创口周围，能截住其血，令不潮来。若创口肉硬不消者，乃被风所袭也，加独活，热酒调服，如仍不消，此风毒以感，肌肉结实，加紫金皮和敷必消。

没药散：治刀箭伤，止血定痛。淀粉一两　风化石一两　枯矾三钱　乳香五分　没药一钱　各另研为末，和匀掺。

芙蓉膏：治跌打损伤，肿痛紫黑。紫金皮一两　南星二两　芙蓉叶二两　独活五钱　白芷五线　赤芍五钱　为末，生姜汁清宠调温贴，紫黑色不退，加肉桂五钱。

理伤膏：治刀扑斧伤。黄蜡　黄丹　密陀僧各四两　乳香　没药各一两　松节

麻油各一斤　先用杨柳皮一两捣碎，入油煎数沸，沥去渣，入密陀僧、黄丹，慢火熬成膏，次入松蜡溶化，再熬滴水成珠，离火入乳没、自然铜末，搅匀摊贴。

接骨丹：活牛角末一两　酒小米二两　榆树皮末二两　用陈醋二大壶熬滚，先下牛角末化开后，入二味，以槐条搅匀，摊布上，贴患处。

折伤筋骨：用路上墙脚下往来人便溺处，取久碎瓦片，洗净，煅，醋淬五次，黄色为度，刀刮细末三钱，好酒调服，在上食后服，在下食前服，累验，不可轻意而贱之，神方也。

跌扑伤骨损：用蟹捣烂，滚酒冲服神效，连下数碗，渣敷患上，半日渐渐有声，筋骨完矣。

跌打损伤接骨：用蟹，男雄女雌，麦裹煅灰存性，每服三钱，酒下，其骨自接。一方以生蟹肉焙黄为末，掺伤处妙。

花蕊石散：治一切金刃箭镞、打扑重伤，死血瘀伤处，以药掺之，其血化为水，再掺血便活，痛止。如肉损，血入脏腑，煎童便加酒少许，调一大盏服之立效。及一切牛抵伤肠出者，急纳肠，桑皮缝好，不得封裹创口，恐作脓也。如头干，以津润，然后掺药。产后败血不尽，血迷血晕，急以童便调一盏，取下恶物如肝片状，自后不犯血风血气等症，若膈上有血，化为黄水，即时吐出而愈。石硫黄四两　花蕊石二两共合一处，先用纸筋和盐泥封固坛子，一时候干，入药于内，再用泥封口，候干，放在砖上，上书八卦及五行等字，用炭一秤，笼迭周匝，自己午着火，渐渐上彻，直至经缩，火尽又放一宿，取出细研罗净，瓷罐收贮。

生肌止血神效：石灰（捣地黄、青蒿汁作饼，或围火煅赤，研细）三斤　狗头灰苄蒡　艾叶　地松　黄丹　密陀僧　血竭　共为末，遇伤敷之。

封口药：乳香　没药　儿茶　当归　杉木皮灰各一钱　麝香五厘　片脑一分　虎苓叶（如无，以葛叶代之）一钱　各研细末和匀，入麝，次入脑，研匀，磁器收贮，治一应耳断唇缺，俱可随方施补，用此掺之，每日温水洗去，搽油换药。

跌伤夹伤：即取地中大葱头，火内煅热，劈开敷伤处，频易之，仍用有涎葱裹之，神效。

伤落耳鼻：急用头发入瓦罐内，盐泥封固，煅为末，以所落耳、鼻蘸此灰掇上，用软绢缚定，甚效。

麦斗金接骨：其效如神。古老钱（背上有字者佳）二十个　好朱砂一钱　自然铜五分　乳香　没药各三分　先将钱烧红，擂碎为极细末，以后药研细箩净，和匀，再用甜瓜子炒去壳，研细，酒送下一麦斗，又用酒送下一麦斗，良久不见响声，再服甜瓜，一麦斗酒下催之，不可多服，一麦斗即今之菜匙也。

接骨：用大虾蟹生研，以泥敷，缚定，其骨自瘥。

折伤骨损：用阡阡活、老鸦眼藤同煎浓，洗之其骨自上。

枪刀斫伤：用匾柏捣烂，加白蜜和匀，敷患处，缚紧，干自愈矣。又方：用何首乌捣烂，加糟少许，敷骨折处缚定。

一切损伤：用盐藏杨梅和核捣如泥，做成挺子，以竹筒收之，遇伤研末敷，神圣绝妙。

一切刀斧伤：古石灰　何首乌　龙骨　没药　乳香各等分　共研细，掺破处，其口自合，更不发疼。又方：用未出毛老鼠同陈石灰、楝树根上白皮、车前子捣烂作饼，阴干为末，掺立效。又方：用石灰浸醋内一宿，滤去，入黄牛胆中阴干，取出研敷。又方：用图书石末或青石末敷之，不可见水。又方：牡蛎　滑石　飞丹　为末，掺之有效。

金疮跌扑伤：端午日，以韭菜同风化石，捣成饼，贴壁上，阴干，取为末，敷伤处。又方：用沥青末敷之，其血即止，自愈。

金疮妙药：血竭二两　生半夏　轻粉　白占各一两　共研细，如飞飞灰掺上，妙不可言。又方：刘寄奴为末，先用糯米浆，鸡翎扫润伤处后，掺没药，不痛无痕。又方：文蛤　真降香　为末之，急掺。又方：用古石灰、新石灰、新出丝瓜两片叶、老韭菜根各等分，捣千下作饼，阴干为末，掺之其效如神。

生肌刀尖散：松香六钱　半夏四钱　为细末掺患处。又方：用圆眼核黑皮研末掺患处，止血收口。又方：柳絮敷之无痕。

金疮刀斧伤：即用白占为细末，掺伤处，以白布裹定，二三日痊愈。

抓破面：取生姜汁调轻粉，搽之无痕。

孕妇跌扑伤胎；用真阿胶、陈蕲艾各二钱　酒煎服。

治闪挫腰痛：取橙子核炒，研细，酒服三钱愈。

担伤肩皮：煎猫头上毛，睡醒时以不语唾粘之，即愈。

行路脚上起泡：用白麦水调敷之，过夜即消。

腰痛：杜仲　补骨脂　凤凰衣　共为末，取猪腰子，用竹刀切开，入前末，内绵扎入锅内，盐老酒煮热，连汁一并食之。

治寒湿气：先服瓜皮散一剂表汗，次用白盐三斤炒黄色，用布包裹患处，甚妙。

箭头并针刃入内：用酸枣仁捣烂，敷之即出。又方：用陈葛肉骨炭火上汁出油，擦患处即出，用金疮药收口。又方：治针刺入肉，用瓜蒌根捣，敷之易出。又方：以蓖麻子去壳一两，先用帛衬伤处缚之，频看若见针去，即拔去，恐药系出好肉，或加白梅肉同研，尤妙。

竹木屑刺入肉：用蓖麻子捣碎，涂之即出。又方：竹木丝屑入肉而不能出者，用生粟子嚼烂裹定，一夜自出。

凡物刺肿痛：用松脂为末掺上，将布缚定，其肿即消。

杖疮丹方：皮不破，紫血在内。黄丹　黄芩　黄柏　三节草各二钱　乳香一钱　樟脑五分　冰片五厘　共研末，蜜调敷，饮酒大醉，恶血即散，不必开刀。

神仙一把渣：治夹棍板子伤。大黄一两　庄冰五钱　银珠一钱　黄丹二钱　南星五钱　半夏五钱　乳香一钱　没药一钱　共研细，生蜜调敷，绵纸盖。

护心丹：又名铁布衫，任打不伤。当归　生地　无名异各二钱　自然铜（醋煅七次）一钱　木鳖　砂仁　乳香　没药各五分　地鳖虫五个　白头颈蚯蚓（瓦上煅）十条　共为细末，炼蜜为丸，如圆眼大，朱砂为衣。每未打，先服一丸，好酒下，打后用甘草一碗解之。

英雄丸：乳香　没药　密陀僧　自然铜（醋煅七次）　地龙（焙干）　木鳖子（去壳）　花椒各等分　为末蜜丸弹子大，临刑时用一丸，好酒化服，任打不疼，血不侵心，甚妙。

治打不痛方：无名异　地龙（去土）　土木鳖（去壳）各等分　为细末，炼蜜成丸，弹子大，温酒下一丸，即打不痛。

杖疮丹方：兼治汤火所伤，再不肿烂，甚妙。石灰（澄清水一盏，去上油衣）　麻油一盏　樟脑三分　为末，银簪脚搅匀，如鸡子黄色，成膏敷伤处，绵纸裹数层，其毒水自流去，立效。杖伤，食童便，免血攻心，热豆腐铺上，其敷即紫俟，尽转红色为度。

杖丹：大黄一两　白芷五钱　半夏五钱　冰片三分　共为细末，姜汁调敷神效。

一切金疮：五倍子　真降香　等分为末，敷之即愈。

金疮出血不止：以五倍子为末敷之，若闭气者，以五倍子末二钱，入龙骨少许，汤服即效。

解颧脱臼不能收上：用天南星末，姜汁调涂两颊，一夜即上。

疮伤刺骨：以酱瓣草捣烂，罨之自出。

内伤：跌打损伤方煎服。桃仁（去皮尖研）十粒　红花一钱　川贝母一钱　赤芍一钱　桔梗二钱　当归二钱　乌姜二钱　木香（磨）二钱　五加皮一钱二分　生地一钱二分　生姜三片　水、酒各一大碗，煎至八分服，服后再以热酒尽量饮之，被盖出汗即愈。

没药方：川芎　延胡索　苏木　枳壳　红花　青皮　白芷　香附（盐炒）　赤芍　刘寄奴　泽兰　牛膝　杜仲（盐炒）　丹皮　桃仁各一两　生地二两　归尾二两　陈皮五钱　木香七钱　桂枝七钱　共为末，酒服二三钱即愈。

内伤丹方：凡打伤跌伤虽死，灌下即活，永不发。五龙草　活血丹　金钱落得打　半株莲　吉祥草等分　虎尾草（即九花）用少许　共捣汁，热煮酒冲服，以醉被盖出汗为度，此方不可轻易传人。

刀斧伤：绵烧灰　又用五倍子刺空，入轻粉在内，泥包火煅，去泥研末，敷患处。

金疮出血：用三七草嚼烂，敷之立效

刀斧金疮：以生姜嚼敷勿动，次日即生肉，甚妙。

金刀伤：五倍子（打碎）八两　真降香一两半　生红铜末一两　和匀为末，敷患处。

金疮收口：用鸡内金焙干，敷之立效。又方：用藤黄一两　白占二钱五分　麻油三两　同煎，化去渣收入瓶内，用极妙。又方：用古石灰、新石灰等分、丝瓜根叶、韭菜根捣汁作饼，阴干为末，敷之神效。

折伤：用土鳖炒存性为末，每服二钱，酒下，生者搗汁酒服妙。又方：用白及末二钱亦妙。

洗疮膏：麻油三两　黄蜡一两　东丹五钱　乳香三钱　先将油煎滚，下腊，又煎滚，次下东丹，离火，下乳香调和。若冬天，用麻油四两。

千槌膏：蓖麻子（去壳）　松香（生用不可制）　同捣烂摊贴，甚妙。

下颌脱：有人把下颌一笑而脱，接不用药，密令人口含冷水，对彼面上喷，其人一个冷噤，下颌往上一凑，平复如初矣。

骨节离脱：生蟹捣烂，以热酒倾入，连饮数碗，其渣涂之，十日内内骨泪泪有声即好。干蟹烧灰酒服亦妙。

骨节入骱丹方（程氏书）：用乌骨鸡一只，约重一斤，用五加皮六两，去鸡中肚肠杂碎，共毛骨捣烂，将青布摊于患处，一周时即骨入骱矣。多贴时刻即生多骨肉，切记其患处先用葱头擦过后，将熨斗火熨热，然后贴好扎紧为度。

桃仁承气汤（程氏方）：跌打损伤，瘀血作痛。厚朴一钱五分　枳实一钱五分　当归一钱　苏木一钱　红花　钱　桃仁九粒　大黄三钱　水、酒各一盏，煎七分，入童便少许服。

刀斧伤（程氏书）：百草霜等分　飞麦等分　研极细末，敷上即生肌。

生肌散（程氏书）：乳香　没药　血竭　全蝎　轻粉　黄丹　龙骨　明矾　海螵蛸　朱砂　赤石脂　凤凰衣各等分　为细末掺。

八宝丹：龙骨（煅，粘舌者真）二钱　药珠二分　冰片儿茶二钱　东丹二钱　象皮（瓦上焙炒）三钱　海螵蛸二钱　乳香（用烧红砖夹之，即脚踏住，待干取出）一钱　没药一钱　共研细，听用。

加味川芎当归汤（程氏书）：治跌打伤，败血入胃，呕吐黑血如豆汁者。川芎　当归　百合（水浸）　白芍（水浸）　荆芥各二钱　水、酒各一盏，煎八分服。

乳香定痛散（程氏书）：治跌打损伤、落马坠车，一切疼痛。乳香　没药　川芎

白芷　芍药　甘草　丹皮各等分　生地等分　各为末，每服二钱，温酒童便不拘时服。

接骨方（程氏方）：柞树皮　桑树皮　麻油　老姜各四两　共捣如泥，遇伤处敷上，神效，对日取去药。

治诸般内伤煎方（程氏书）：归身　红花　苏木　桃仁　赤芍　五灵脂　甘草　羌活　枳壳　香附各等分　水酒煎服。

治劳伤药酒神方（程氏书）：当归一两　红花一两　苏木一两　桃仁（去皮尖）一两　松节一两　地鳖虫不拘　胡桃肉四两　用好陈酒浸，锅内煎透，每日空心随意服。

治脱力黄胖方（程氏书）：苍术末（米泔炒）　厚朴（姜汁炒）　甘草　陈皮　绿矾（火煅炒）各一两　为末，黑枣肉为丸，空心白汤下。

治四肢无力腿脚酸软方（程氏书）：当归　川芎　生地　牛膝　五加皮各等分　为末，枣肉为丸，空心白汤下。

《全形保生方》

清·叙村藏书

序

良医良相通人道也，人一小天地，通医通天道也。故医道通仙，医书在人间汗牛充栋，其中有精其术活人而证果仙籍者，遍考之于外科之跌打损伤，总未试有奇验。芳于三十岁时临阵，左膝盖曾为贼矛戳透，愈后偶有闪挫为跛，痛楚一半月不定。历二十五年，始蒙叙寸兄谋得外科藏方，用左脚受伤方，服一贴而痛止，三服后发出积久瘀血，只于膝盖红肿数日，并无痛楚，肿消而愈，今已十五年矣。谨按原本刻之公诸世，诚村杨芳识。

满身受伤方： 当归尾二钱　血竭二钱　自然铜五钱　三七一钱　乳香一钱　没药一钱　木香八分　陈皮二钱　枳壳一钱　杜仲二钱　故纸二钱　郁金一钱　三棱二钱　莪术二钱　菖蒲一钱　肉桂一钱　元胡一钱　台乌一钱　甘草八分　红花一钱　桃仁（去皮尖）十个　水煨浓冲酒服。

两脚受伤： 木瓜三钱　防己三钱　牛膝二钱　加皮二钱　菖蒲一钱　乳香一钱　没药一钱　三七一钱　秦艽二钱　续断二钱　草乌八分　甘草八分　碎补一钱　川乌一钱　归尾二钱　酒煨服。

两胁受伤血气不和： 柴胡一钱　槟榔八分　胆草一钱　枳壳八分　青皮一钱　桔梗一钱　陈皮五分　台乌一钱　苏木八分　腹毛五分　川芎八分　红花三分　香附八分　桃仁（去皮尖）七个　水酒煨服二服，加升麻八分、乳香八分、没药八分、松子三钱。

左手受伤： 升麻一钱二分　灵仙一钱　碎补一钱　羌活八分　独活八分　细辛八分　桂枝一钱二分　白芷八分　乳香一钱　没药一钱　牛膝八分　自然铜一钱　红花三分　土鳖四个　川乌五分　甘草五分　三七一钱　酒煨服二次，加千年健一钱、秦艽一钱、川芎一钱、薏苡仁一钱、虎骨二钱、巴戟一钱、人骨（用醋酥，如无人骨亦可）二钱，仍用酒煎服。

右手受伤： 柴胡八分　升麻八分　灵仙一钱　桂枝一钱　碎补一钱五分　川乌五分　草乌五分　土鳖四个　自然铜一钱　生地八分　细辛五分　续断一钱　乳香一钱

没药一钱　秦艽八分　苡仁一钱　巴戟一钱　木瓜一钱　千年健一钱　三七一钱　白芷一钱　共研末　水调一分，服第二次加马骨（醋炒）二钱、人骨（醋酥）二钱、猴骨（醋炙）一分，共为末，含群药，仍用酒调服一分。

左胁受伤：青皮一钱　胆草一钱　桑寄生一钱　广皮八分　槟榔八分　枳壳五分　伏毛五分　广木香五分　木通五分　生地五分　大茴五分　香附一钱　乌药一钱　自然铜五分　三棱五分　莪术五分　桃仁（去皮尖）七个　初服用水煎二服，用酒煨。

右胁受伤：柴胡一钱　青皮八分　广皮五分　枳壳五分　香附一钱　红花三分　碎补一钱　台乌五分　木香五分　寄生一钱　三七五分　檀香三分　麝香二分　没药一钱　乳香一钱　初服用水煨，二服用酒煨。

左脚受伤：牛膝二钱　木瓜二钱　松节一钱　加皮一钱　八棱麻三钱　独活一钱　官桂五分　穿山甲一钱　秦艽一钱五分　土鳖五个　生地八分　红花二分　归尾八分　碎补一钱　三七五分　续断一钱　苡米仁二钱　巴戟一钱　乳香一钱　没药一钱　虎骨一钱　自然铜（醋煅七次）一钱　苎麻根引，酒煨服。

右脚受伤：接骨丹一钱五分　牛膝三钱　木瓜二钱　八棱麻四钱　羌活一钱　千年健一钱　生地一钱　归尾一钱　红花五分　碎补一钱　自然铜二钱　官桂一钱　秦艽一钱五分　猫骨一钱　乳香一钱　没药一钱　苎麻根引，酒煨服。

腰上受伤：杜仲（炒）二钱　故纸（盐水炒）二钱　羌活一钱　法夏一钱五分　当归二钱　茯苓一钱五分　乌药一钱　细辛一钱五分　大茴一钱五分　陈皮一钱　青皮一钱　枳壳一钱五分　三棱一钱　莪术一钱五分　碎补（酒炒）一钱　九节石菖蒲一钱五分　甘草八分　酒煨服。

小便受伤：细辛一钱　山奈一钱　车前一钱五分　木通一钱五分　生地一钱　乌药一钱　枳壳一钱　厚朴一钱　赤芍一钱　枸杞一钱　菟丝一钱　甘草八分　淡盐为引，水煎服。

肚角存疑受伤：小茴二钱　附子二钱　麝香三分　肉桂八分　木香六分　良姜一钱　故纸一钱　白术二钱　紫草一钱　青皮二钱　枳实一钱　红花一钱　甘草三分　棉花蒂三个　姜引，酒煨服。

再服后方：黄芩一钱　赤芍一钱　台乌一钱　山药一钱　白术一钱　乳香一钱　红花一钱　甘草五分　藕节二个　酒煨服。

头上受伤：防风一钱　白芷一钱　川芎一钱　藁本一钱　陈皮一钱　赤芍一钱　白矾一钱　细辛一钱　碎补一钱　南星一钱　羌活一钱　虫退一钱　菊花一钱　酒煨服，加麻黄、升麻。

眼珠受伤：生地二钱　碎补二钱　三七一钱　枳壳一钱五分　红花八分　桃仁七个　羌活一钱五分　归尾一钱五分　丹皮二钱　秦艽八分　槟榔一钱　金箔四张　胆草一钱　朱砂三分　辰砂三分　酒煨服二服，加乳香、没药。

夺命还魂：牙皂八分　僵虫五个　细辛五分　羌活一钱　生地八分　防风五分　碎补五分　白芷一钱　天麻五分　南星五分　桔梗八分　三七三分　川芎八分　甘草五分　铁篱笆两个　陈蒲扇（烧灰）一钱　又加黄牛粪灰二钱、麝香一钱　共为细末，童便调下，或烧酒调下。凡跌打垂危，不省人事，可救回生。

打伤吐血：郁金三钱　三七二钱　地榆三钱　元胡三钱　丹皮二钱　红花一钱　甘草八分　酒煎，加韭菜挤汁冲服。

打伤敷药：生大黄二钱　黄柏二钱　姜黄二钱　南星二钱　生半夏二钱　白芷二钱　青黛二钱　甘草八分　共为末，烧酒调敷。

又敷药：生川乌三钱　生草乌三钱　肉桂二钱　细辛二钱　乳香二钱　没药二钱　菖蒲二钱　甘草一钱　白芥子五钱　共为末，烧酒调敷。

两臂水药方：当归一钱　茯苓一钱　红花八分　归尾一钱　三七一钱　莪术一钱　羌活一钱五分　丹皮一钱　白芍一钱　青皮一钱　生地一钱　陈皮一钱　枳壳一钱　北细辛一钱　乌药一钱五分　甘草八分　胆星一钱　蕲艾一钱　桃仁（去皮尖）八分　水煎服。

手上水药方：桂枝一钱五分　灵仙一钱五分　乌药二钱　生地一钱　当归一钱　茯苓一钱　陈皮一钱　枳壳一钱　秦艽一钱　续断二钱　北细辛一钱　栀子一钱　羌活一钱五分　大茴一钱　甘草八分。

脚上水药方：牛膝二钱　木瓜二钱　加皮一钱五分　薏苡仁一钱　慈姑一钱　乌药二钱　羌活　钱　细辛一钱　碎补一钱五分　泽兰一钱　虎骨一钱　伸筋草一钱　陈皮一钱　枳壳一钱　甘草八分。

米结跌伤，名铜壶滴漏，大穴也。伤重者大便不通，小便长流不止，腹中疼痛。熟地一钱　黄芪二钱　当归三钱　茯苓一钱　茯神一钱　白芍二钱　血竭二钱　沉香二钱　乳香五分　没药五分　升麻二钱　牛子二分　元胡一钱　小茴二钱　红枣三个　酒煨服，看病略轻再服酒方，若伤重者，血入小便，不必服药，若大便已通，小便已收回，再服。酒药方：故纸二钱　猪苓二钱　车前二钱　桂枝二钱　丹皮一钱　甘草六分　淮乌二钱　自然铜二钱　小茴二钱　泽兰三钱　化石二钱　乳香五分　广香五分　白蜡二钱　红花二分　沉香五分。飞燕入洞大穴受伤难治之症，致命重伤，看左右轻重若何，伤重者四肢无力，半身不遂，血步存疑于七孔，快服药：陈皮二钱　桂枝二钱　紫苏二钱　青皮三钱　半夏一钱　羌活二钱　腹毛二钱　甘草三钱　茯苓二钱　桑皮二钱二分　酒煎，童便生姜为引，病略轻再服后方：肉桂六分　花红二钱　丹皮二钱　腹毛二钱　桑皮二钱　陈皮二钱　乳香二钱　红花一钱五分　桃仁七个　木香一钱　没药一钱　桂枝一钱　人交（或秦艽存疑）一钱　半夏一钱　赤芍一钱　柴胡二钱　鳖甲二钱　茯苓一钱五分　圆肉五个　酒煨服。

跌打手脚敷药方：生川乌三钱　生草乌三钱　肉桂二钱　细辛三钱　乳香二钱

没药三钱　甘草二钱　白芥子五钱　九节石菖蒲二钱　共末，烧酒调敷。

打伤手方：桂枝三钱　灵仙二钱　桔梗二钱　淮膝二钱　秦艽二钱　三七二钱　续断一钱　虎骨五钱　泽兰一钱　没药八分　归尾二钱　甘草五分　九节石菖蒲一钱　酒冲服。

金枪药方：大茴一两　海螵蛸三钱　上片二分　头须芥（即血余也）烧灰同为末，敷伤处神效。

止痛方：松节　竹节　黄牛粪　三味酒炒过为末，酒下即刻愈。

跌打丸药方：广皮五钱　当归五钱　枳壳五钱　天麻五钱　白附五钱　僵蚕五钱　全蝎五钱　礞石五钱　红花五钱　沉香五钱　麝香三分　丁香五钱　川芎四钱　云苓三钱　甘草一钱　猴骨五钱　虎骨五钱　共末为丸，朱砂滚酒下。

跌打药方：白芥子五钱　肉桂三钱　干姜三钱　细辛三钱　乳香三钱　自然铜三钱　没药三钱　土鳖五六个　川乌三钱　草乌三钱　九节石菖蒲三钱　共研末，火酒调敷伤处。

跌打末药方：醉仙桃（为君，若不发二次，又加）五钱　三七三钱　自然铜三钱　土鳖七八个　乳香三钱　没药三钱　肉桂三钱　木香二钱　沉香三钱　丁香二钱　川乌三钱　草乌三钱　孩儿骨三钱　虎骨三钱　甘草二钱　朱砂三钱　土狗子（即蝼蛄）五六个　服之即效。

跌打大小便不通：用酒曲子十个，糯谷茎（即糯谷稻草梗也），烧灰调敷脐下即通。又方：葱一把，用蜂糖捶烂，敷脐下即通。

打死血方：朴硝　甘草　陈皮　大黄　莪术　归尾　红花　桃仁　木通　枳壳　厚朴　木香　酒引。

治全身受伤末药方：北防风（瓦焙）三钱　北细辛（瓦焙）三钱　南星（炒）三钱　穿山甲（土炒）三钱　自然铜（醋制）一两　白芥子（炒）三钱　土丁（或即土鳖，俗呼地牯牛者，土人取而生嚼咽之长力，瓦焙）十一个　公丁香（生用）一钱　红花（炒）三钱　虎骨（醋制）二两　广木香（生用）二钱　乳香（纸包，烧红，砖压，去油）一两五钱　没药（纸包，烧红，砖压，去油）一两五钱　上桂（生用）二钱　豆朱砂一钱五分　银朱（烧红，砖压，去油）二钱　马钱子（去皮，切片，香油炒）一两　川乌（炒）五钱　乌药（醋炒）三钱　共为末，酒冲服。

强身壮力方：骨碎补一钱　云苓三钱　甘葛二钱　龟胶二钱　广胶二钱　附子炙三钱　蒺藜二钱　木通三钱　玉竹二钱　熟地三钱　全归二钱　肉蔻两个　纹党炙二钱　砂仁三钱　广皮三钱　菟丝二钱　枸杞三钱　赤芍二钱　腹毛二钱　桂枝二钱　甘草一钱　上官桂二钱　公丁香二钱　虎骨（醋炙）二两　用双料酒浸过，每日煨此药酒，早夜吃。

《跌扑损伤》

清·王锡琳

武林三衢开阳祥山邵育贤，秘传济世灵丹，专理跌打内外损伤，新旧积血，续骨接筋，诸般吐血，破损伤风，变易难症，功效若神。今将编次汤散丸见歌诀，并增补者一百零八，分为十三篇，以注患之轻重，分汇各症各治之法，悉录于左：

外伤第一

夫跌扑者，有内伤外伤之别，有瘀血积血之故，且如外伤肌肉有损，或紫、或青、或肿痛不可忍，轻者预用先锋散，先散血以散血汤；若心闷，以心闷红花苏木散；又有心中闭闷，以心中闭闷汤；重者先服护心散。第外伤无论轻重，次随服保合太和汤。若全身受伤，此汤服之更效，倘若全身疼痛，以悦乐汤。头上受伤，以保元汤；腹里受伤，以护腹汤；小腹受伤细腹汤；腰上受伤护腰汤；手上受伤股肱汤；下身受伤季休汤。又跌损并风气以双理汤；又损伤心之以下，常用以护体汤；最轻者护身汤。若统用保合太和汤，尤妙，盖以保合太和汤在损伤称为独品，诚谓最稳，此真治跌扑之良药也。又损跌心中极热，以六一散或用甘草汤俱可。又有内伤致命，续骨接筋，骨伤骨碎，新旧积血，破损伤风，诸般吐血，变易难症。各汇分列俱录于下，此未及详注也。

先锋散： 治外伤平常用。歌曰：先锋散内用灵仙，茜草光鸟必占前，更加荆红共研末，方知服药最为先。上用：灵仙 茜草 加皮 荆皮各一两 光鸟（姜汁炒）三两 红花五钱 上药共为细末，体厚者每服一钱，体薄者每服四五分。

散血汤： 治损伤先散血。歌曰：散瘀活血红苏木，枳壳归尾最思慕，再加牛膝生地随，伤损散血何须卜。上用：红花 苏木各六钱 枳壳 牛膝各一两一钱 归尾 生地各八钱 上药分作六剂，好酒煎服。

心闷红花苏木散： 治心闷。歌曰：红花苏木散最灵，牛膝枳壳归尾成，生地木通共研末，温酒调服即安宁。上用：红花 苏木 川牛膝 枳壳各五钱 归尾四钱 生地三两木通八钱 上药共为细末，每服二钱，温酒调下。

开心中闭闷汤： 治心中闭闷。歌曰：归尾荆桔真苏木，木通枳壳赤芍足，牛膝红桃和酒饮，心中闭闷消除速。上用：归尾 枳壳 川牛膝各一两 荆芥 土木通各八

钱　桔梗　苏木　赤芍　红花各五钱　桃仁（去皮尖）一钱　倘痰起加滑石一两，痰闭加前胡五钱。上药分作六帖，加灯心引，酒煎服。

护心散：治内外重伤，先服此，勿令毒气攻心与瘀内攻，又理疔毒发背等疮，初起必热者，先用此药亦能即退。歌曰：护心散中豆粉佳，乳香甘草共朱砂，每服二钱平送下，敢交呕吐自无他。上用：绿豆粉（去壳）一两　乳香（去油）三钱　朱砂（水飞三次）一钱　甘草（生用晒干研末）一钱　上药共为末，每服二钱，白汤送下。

保合太和汤：治内外损伤统用此汤，若全身受伤更效。歌曰：保合太和荆枳防，红甘三附茜桔帮，乳没地丁加丹芷，前随增补合全方。上用：防风　荆芥　枳壳（面炒）　茜草　紫花地丁草　加皮　丹皮　白芷各四钱　红花　香附　前胡　乳香（去油）　没药（去油）　桔梗各三钱　三七五分　甘草（炙）一钱　上药分作四剂，好酒煎服外，以随患增补合用。倘若唤气不来加橘红、黄芩；脚腿受伤加木瓜、牛膝、米仁；头上受伤加川芎、羌活；手上受伤加桂枝、木瓜；腹内受伤加桃仁（去皮尖）、桔梗；若胃口不开加枳实（面炒）、郁金；小腹内受伤加萹蓄、木通、通草、黄柏、生蚯蚓，又加数百年古松节，每剂一钱，入前药同煎更妙。

悦乐汤：治全身受伤疼痛不止，宜用此增补合全效。歌曰：悦乐汤中甘防荆，三红前桔乳没丁，再加丹壳白芷熟，随时增补合全神。上用：防风　荆芥各一钱　甘草（炙）一两　红花八分　三七一钱一分　前胡八分　桔梗八分　乳香（去油）　没药（去油）各八分　丹皮　加皮　白芷各一钱　枳壳（面炒）一钱　熟地八分　紫花地丁草一两　上药用好酒煎服。

保元活血汤：治头上受伤无不应效。歌曰：保元活血用防荆，羌红丹甘患渐轻，木瓜瓜皮荆皮桔，白枳灵三要诀精。上用：防风　荆芥　甘草　红花　羌活　丹皮　瓜皮　桔梗　荆皮　木瓜　白芷　枳壳　灵仙　三七　上药用好酒煎服。

护腹汤：治腹里受伤效。歌曰：护腹前桔防红荆，丹皮甘芷胜似金，三桃枳共宜煎起，增补服之病即轻。上用：防风　荆芥　甘草　红花　前胡　桔梗　瓜皮　丹皮　桃仁　白芷　枳壳　三七　上药用好酒煎服。

护腰汤：治腰上受伤效。歌曰：治腰素用芷荆瓜，杜仲故纸与红花，枳防三归丹桔木，前乌赤芍效功夸。上用：防风　荆芥　杜仲　红花　故纸　归身　三七　木瓜　乌药　赤芍　前胡　桔梗　丹皮　瓜皮　白芷　枳壳　上药用好酒煎服，凡用故纸，不用甘草，故纸乃忌甘草。

细腹汤：治小腹受伤效。歌曰：细腹塘塞不通流，要用萹木蚓通由，加荆丹红防三青，通草王黄乌药求。上用：荆芥　防风　加皮　丹皮　红花　萹蓄　三七　黄柏　木瓜　木通　通草　王不留行　蚯蚓　青木香　乌药。上药各等分，用好酒煎服。

股肱汤：治手上受伤效。歌曰：丹治股肱桂枝先，秦艽二活兼灵仙，桂皮三棱防归尾，分作四剂酒和煎。上用：桂枝（酒浸炒）四钱　独活一钱　灵仙（姜汁炒）归

尾各四钱　秦艽（酒炒）桂皮　羌活（炒）各二钱　防风（炒）一钱　荆三棱（炒）二钱　上药用好酒煎服。

季体汤：治下身受伤效。歌曰：季体汤中用木牛，荆防红甘桔前留，米仁赤芍荆皮药，瓜皮丹皮尽处求。上用：防风　荆芥　甘草　红花　前胡　桔梗　木瓜　牛膝　米仁　赤芍　荆皮　乌药　瓜皮　丹皮　上药以好酒煎服。

双理汤：治跌打损伤并风气并效。歌曰：赤尾苍活（独活、羌活）续杜荆，芎桂（肉桂、桂枝）牛（川牛膝、土牛膝）生枸红金，茯槟戟加防枳虎，桑海木（木香、木瓜）乌川草薄甘秦。上用：归尾　赤芍　苍术　续断　独活　川芎　杜仲　荆芥　肉桂　川牛膝　生地　枸杞子　五加皮　槟榔　茯苓　防风　巴戟天　桂枝　虎掌骨　桑寄生　木香　海风藤　真川乌　土牛膝　甘草　秦艽　草乌　红花　木瓜　紫荆皮　羌活　薄荷　白芷　上药等分，用好酒煎服。若四肢疼痛，除肉桂、槟榔、木香、白芷不用。

护体汤：治损伤心之以下常用。歌曰：护体汤中丹红花，归尾荆皮羌活瓜，再加独活并牛芷，灵仙用之效益佳。上用：归尾一钱　红花八分　羌活　丹皮　紫荆皮　牛膝　木瓜各一钱　加皮一钱一分　灵仙一钱五分　白芷　独活各一钱　上药用好酒煎服。若四肢伤痛，加桂枝一钱五分，除白芷不用。

护身汤：治损伤心之以下最轻者用此。歌曰：枳甘牛尾薏苡仁，薄荷赤芍木瓜成，川芎好酒和前服，饮服斯汤保安宁。上用：川芎二两　牛膝一钱　枳壳二两　归尾一钱　甘草一两　薏苡仁一钱一分　薄荷五分　赤芍八分　木瓜八分　上药用好酒煎服。

六一散：治跌打心中极热难抵，不得已用此散，解热如可抵时不擅用。歌曰：六两滑石一两甘，朱砂二钱配研丹，心中极热难抵时，泉水调饮药可堪。上用：滑石六两　甘草一两　朱砂二钱　上药用以泉水调饮服。

甘草汤：治跌打心中热，服此汤最稳。歌曰：甘草汤用可解渴，未制六一口甚渴，只便生甘和水煎，俟冷服之永不渴。上用：甘草一味，只以泉水煎服。

内伤第二

予思外伤既以鲜明，而内伤岂不细说，故又既内而言之，其伤有拳打棍戳，有手指点戳，又有戤子稍点戳者，此等不一之伤，未可概论，若此者，俱为内伤。有致命之处，又有偏者，皆宜速治，不可稍缓。就拳打而论，亦有偏正轻重之殊，拳骨点打正者重，平拳打偏者轻，轻者预服先锋散与克敌散，或保合太和汤，外用伤损寒痛丸等。重者先服护心散与克敌散，外用取内伤散瘀血法，随服御侮散。内吐其损伤大小之形核，必服羽林散，使去其核，令不疼痛而愈。又有棍戳及手指点挫至戤子稍挫，并新旧损伤积血者，俱为重伤。然亦有偏正之易，正者更重，尤宜仔细，俱宜先服护心散，再服克敌散，外用取内伤散瘀血法，或用雌雄火，或使雷火针，因患而施，令内吐其核，将火针法消去其核，凡吐有核者，俱用此针刺出瘀血。至若新旧损伤积血，治法同此，虽无形核，亦宜刺出瘀血更好。如果重者，用回生膏盖贴，轻者，用太乙膏盖之，或轻重者，用增补红毛膏贴之，亦可最轻者不用膏贴亦可。无论轻重，外俱用绵包裹为佳，随服羽林、护卫、鹰扬等散，使得全愈无误。或全身偏打伤内者，必服保合太和汤为始，再以冲和为终，冲服此前，载羽林等散最稳。且如从高坠堕而未经损破皮肉者，必有瘀血流入脏腑，人必昏沉不醒者，二便必难，先以护心、镇心二散，随即飞敛，又当速以大成汤通二便，护服重伤汤亦可，其人自醒，如不醒，独参汤救之。寻常坠堕轻者，以复元活血汤，如此等症，既服通利药，随当俱服以调中二成汤调之。或有骨硬不软活者，动多制肘，当服软骨散，或以保合、太和、冲和等汤择而用之可也。理治者，当随机应变，切勿偏执，用之谨之慎之，毋忽。

克敌散：专治内伤。歌曰：金丝钓鳖克敌神，光乌草乌百草成，乳香没药金沸草，研末和匀服最灵。上用：金丝钓鳖　金沸草各一两　光乌　草乌（俱姜汁炒）各五分　乳香（去油）没药（去油）百草霜　上药共为细末，每服四五分，酒服。

伤损寒痛丸：治伤损寒痛，用葱白握，余入盐数两炒，执揉之自愈。歌曰：伤损寒痛不堪言，用葱根烂入盐绵，炒热续换贴痛处，认尔愁眉转笑颜。上用：葱白握，余入盐数两炒热，揉之即愈。

取内伤散瘀法：治内伤。歌曰：预用葱醋浸浓随，即寻伤处指合同。绘墨为记葱包起，再加火熨散疏通。上用：葱白四两，浸米醋中捣烂，入盐少许，用青袋预之缝密，安患上，外用熨斗放火熨之，使其不冷不热，得中而揉之，可其瘀自散。

御侮散：治内损用。歌曰：御侮之中乳没成，川乌草乌药最灵，朱砂血竭兼猴骨，再将百草效覆旋。上用：乳香（去油）三钱　没药（去油）一钱　川乌（姜汁炒）五钱　草乌四钱　朱砂（水飞三次）一钱　百草霜三钱　血竭一钱　猴骨（火煅）五钱　旋覆花一两五钱　上药共为细末，每服一钱。体薄者每服四五分。

羽林散：治内伤损骨重者。歌曰：三千羽林护主君，冰麝川乌血竭朱，乳没猴骨自然异，金沸接骨百草春。上用：自然铜　无名异（俱醋制）各八钱　乳香　没药（俱去油）各五钱　麝香　冰片各二两　川乌一两　血竭　朱砂（水洗三次）各三钱　猴骨五钱　百草霜二两　金沸草（无亦可）一两五钱　接骨木（干者，倘若伤筋伤骨，外加接骨木一两）一两　上药共为细末，每服四五分。

护卫散：治内伤损筋并损骨用。歌曰：护卫散中自然异，乳没冰麝百草戏，光乌草乌血舌朱，金沸接骨猴着意。上用：自然铜　无名异各八钱　乳香　没药各五钱　麝香　冰片各二两　尖乌　草乌各一两　血竭二钱　朱砂三钱　猴骨五钱　百草霜一两　金沸草（无亦可）一两五钱　接骨木（干者）一两　上药共为细末，每服三四分。倘猴骨缺时，以大鳗骨代之可也。

鹰扬散：治伤损骨致命重伤神效。歌曰：奉天代暴旧鹰扬，济困扶危亦自然，三七乳没朱光草，冰麝霜异治为良。上用：乳香一两　没药八钱　自然铜　无名异各五钱　冰片　麝香各二两　光乌　草乌　三七　百草霜各一两　朱砂三钱　上药当炮制者，悉如羽林同护卫散炮炙，亦如羽林散法，前药共为细末，每服二三分，服二三次即愈。若不用光乌，须用川乌更妙。

雌雄霹雳火：治损伤一点积血。歌曰：雌雄霹雳火纯阳，蕲艾双黄丁麝香，阴损阴伤阴积血，逢之一灸自回阳。上用：艾茸　丁香二钱　麝香　雌黄　雄黄各二钱　上下四味共研末，并麝搓入艾中，作安豆大丸，放于患上灸之，无论痛痒，以肉焦为度，痛则至痒，痒则至痛为妙。

雷火针：治损伤并风寒湿气袭于经络，筋骨疼痛，起坐艰难，不得安卧者，用此针之。歌曰：雷火神针真罕稀，丁香蕲艾麝香依，风寒湿气损伤病，针之患上效堪医。上用：蕲艾三钱　丁香五分　麝香二分　上药与蕲艾揉和，先将夹纸作筒，如指粗大，用艾叶同药叠实收用，临用以纸六七层平放患上，针药点着一头，对患向纸擦实，待不痛方起针药。患甚者再复一次，日后火疮大发，自取功效矣。

火针法：治损伤一点积血。歌曰：火针之法独称雄，破核消瘀最无穷，灯草桐油相协力，当头一点破凡笼。右行不得内消者，用粗线针一条，将竹箸一头劈开，将针离分半许，夹在箸头内，以线扎紧，用桐油灯盏内贮之，灯草五根排入油内点着，用针照油烧红，向患顶重手刺入五六分，随出瘀血，以膏盖贴，即得轻便，以后渐愈。

回生膏：治棍挫、棍打、跌损、凝滞死血、紫黑相接、肉皮不破，多致内烂，此膏能化死血为黄水，拔出于流，真回生之膏也。歌曰：回生膏中麝冰奇，乳没轻粉樟脑齐，加上血竭并黄蜡，化瘀为水亦奚疑。上用：乳香（去油）没药（去油）各一钱五分　轻粉　樟脑各三钱　血竭三钱　黄蜡一两　麝香一分　冰片三分　上药共为细末，先将雄猪板油一两二钱熬去渣，次下黄蜡，再下末药，以文武火三落下住手，用柳枝二茎搅捞约一茶匙，倾入少许于水中，不软不硬如金丝之状，始得成膏，任贴神效，妙在冰片一味。

加味太乙膏：治损伤兼外科一切等症，无不作效，但制此膏法正宗注详。歌曰：太乙膏中桂枝归，乳没丹参地芍魏，将君木鳖兼轻粉，血余槐柳独兼魁。上用：肉桂　白芷　当归　乳香　没药　丹皮　人参　生地　芍药　阿魏　将君　木鳖　轻粉　血余　槐枝　柳枝　上药。

冲和汤：治损伤兼内损冷症效。歌曰：冲和汤内紫荆皮，独活菖蒲赤芍宜，白芷随方加减法，诸般百症共称奇。上用：紫荆皮（炒）五钱　独活（炒）三钱　赤芍（炒）二钱　白芷一钱　石菖蒲一钱五分　上药酒煎服，外合研末，或葱汤，或热酒，俱可调敷肿伤痛处。药中紫荆皮乃木之精，能破气逐血消肿；独活，土之精，动荡凝滞血脉，散骨中冷痛，去麻痹湿；石菖蒲，水之精，善破坚硬生血，止痛，破风消肿；白芷，金之精，能去风生肌定痛；赤芍药，火之精，能生血活血，散瘀除痛。盖血生，则肌肉不死，血则经络流通，故肌活不致烂痛，经通不致壅肿，此为散风、行气、活血、消肿、祛冷、软坚之良药也，其中五行相配用者，再无不效之理，茅内损冷症尤效。

镇心散：治心上受伤。歌曰：镇心散内用辰砂，青白红花菖只差，归黄香附桃仁没，三七和配更效夸。上用：辰砂（水飞三次）七钱　白蜡（上二味共研末，和后煎药调服）三钱　大黄四钱　红花三钱　桃仁（去皮尖）三钱　归尾四钱　香附三钱　青木香三钱　石菖蒲三钱　三七二钱　枳壳三分　没药四分　上药分作十剂，好酒煎服。

飞敛散：治从高坠堕效。歌曰：飞敛散中土鳖奇，乳没雄黄朱砂提，麝香金珠研极细，服之永愈自与疑。上用：土鳖十个　乳香（去油）没药（去油）各二钱　雄黄一钱五分　朱砂五分　麝香二分　珍珠（豆腐内煮数滚，布包槌碎）六分　上药共为细末，每服一二分，多至七八分止，用好酒调服。

大成汤：治从高坠下，跌扑损伤，以致瘀血流入脏腑，昏沉不醒，大小便闭，及木杖后瘀血内攻肚腹，膨胀结胸不食，恶血，干呕，大便燥结者并服之。歌曰：大成汤内朴硝黄，苏木归和甘草傍，陈皮厚朴红花等，木通枳壳急煎忙。上用：陈皮　当归　苏木　木通　红花　厚朴　甘草各一钱　枳壳二钱　大黄三钱　朴硝二钱　上药用水煎，不拘时服，服后二时不行渣，再煎，临服入蜜三匙亦妙。

重伤汤：治法类大成汤。歌曰：重伤汤内用当归，黄药陈皮枳壳魁，再加甘草红花杏，苏木厚黄岂让推。上用：当归　黄药　陈皮　枳壳各一钱　甘草二分　红花　杏仁（去皮尖）各八分　苏木六分　大黄（体厚者五分，体薄者三分）上药用好酒煎服。

独参汤：治理跌扑损伤，或金疮出血过多，昏沉不醒人事。歌曰：独参汤力最专功，金疮出血尽无穷，昏沉不省人事者，灌之入腹起疲癃。上用：人参一两　切片，水二碗煎一半，不拘通口服之，渣再煎服，其人自苏，又加大米一合，和渣煎汤，温服更妙。

复元活血汤：兵治从高坠堕，恶血流于肠胃，两胁痛不可忍。歌曰：逐瘀散血最复元，柴胡花粉当归权，红甘桃黄川山甲，煎酒服之福绵绵。上用：柴胡　花粉　当归　红花　甘草　大黄　桃仁（去皮尖）　川山甲各等分　上药用好酒煎服，以利为度。

调中二陈汤：治前症已服，行药之后，当适此药二三服调之。歌曰：调中二陈甘茯苓，壳实大红芎归吟，防芍芪槟青桔药，木香二苏调以成。上用：陈皮　半夏　甘

草　茯苓各八分　黄芩六分　枳实六分　大腹皮　红花　川芎　当归各八分　枳壳　防风各六分　白芍八分　黄芪　槟榔　青皮　桔梗　乌药各六分　木香二分　苏木　紫苏各六分　二陈乃陈皮、半夏；二苏苏木、紫苏是也。上药水二盅、姜三片、枣二枚，煎八分，不拘时服。

软骨散： 治骨硬如绵并诸效。歌曰：方用缩砂威灵仙，随即砂糖冷水煎，汝遭时若进一服，唤尔诸骨软如绵。上用：灵仙一味为末，每服三钱，酒下。

续骨第三

尝谓跌扑者，不可不分内外，而内外既以分之，则又当辨其续骨之礼。故就续骨者，先服宽筋散，随将手足跌碎处，倘有碎细曲骨，触在肉内外，必用铁城散涂搽，然后动手，用以钳箝去碎骨，可将骨扶正，敷以关圣散，或以如圣金刀散，即用杉树皮夹上；或以回生、正副、玉真、理风等散，速服华佗神散而愈。若骨节出臼者，必使归原，外以绵包裹，内预服宽筋散，随服华佗神散效。如指骨受伤，痛不可忍，内服理风等散，外以裂痛丸。至若骨伤能伸不能屈，初服宽筋，次以羽林、护卫、鹰扬等散，重者附骠神散，最重者以华佗神散，最重倘骨碎者，用正理骨碎神散，或副理骨碎神散，俱可得愈。然而又有礼说也。大凡治跌扑续骨等伤症者，用药其性多热，当以强固精神，无使走泄，早得康健，必服固精散为要，然后究续骨等伤之症调理为妥，后之学者，当细详而熟玩之，不可造次而混使也。

宽筋散： 治续骨损筋效。歌曰：宽筋内药最有灵，损骨损筋首隧人，荆防当归五钱各，木瓜一两即安宁。上用：防风　荆芥　当归各五钱　木瓜一两　上药共为细末，每服二钱，温酒调下。

铁成散： 即名曰麻药。歌曰：铁城散内用南星，半胡川草石藏精，引入胡桃和水垔，肌肤痹痛任人针。上用：天南星　半夏　胡桃　草乌　川乌　石藏花（即阳花）上药等分，共为细末，用胡桃水调和涂上。

关圣散： 治跌扑破损，并刀斧所伤，头上打破神效。歌曰：关圣散中乳没朱，象龙苏血冰儿需，更加赤芍共研末，济世奇功果有如。上用：乳香（去油）　没药（去油）　象皮（炒）各一钱　珍珠（豆腐内煮数沸，布包，槌碎研末）三分　龙骨（火煅）一钱　苏木二钱　血竭五分　儿茶一钱　冰片一分半　赤石脂（童便浸煅七次）二钱　上药共为细末，用法以破损初时，随用冷水洗之，挹干敷此散于患处，以至二三日之后，即用祛毒散，其散以滚汤泡之，或以水煎沸滚，俱候冷即洗之，掺干敷药，倘未用药时，俱开作脓，亦宜祛毒散洗敷同前。

如圣金刀散： 治刀斧所伤，皮破筋断飞，血不止者。歌曰：如圣金刀用二矾，松香细末实非丹，刀伤损破肌流血，掺上肌生如屏藩。上用：松香（净末）七两　枯矾一两五钱　生矾一两五钱　上药共为细末，掺伤处，若作脓，洗敷同前。

回生散：治跌扑损伤，瘀血攻心，不省人事，口出白涎，遍身冷，但心头微热，气未绝者。歌曰：回生散内用南星，防风白芷要研精，各等分明有定准，瘀血攻心风可清。上用：天南星　防风　白芷等分　上药共为细末，每服二钱，童便调之，或滚汤，或热酒亦可。

正玉真散：治破伤风，牙关紧急，角弓反张，甚则咬牙缩舌。歌曰：正玉真散用南星，白芷防风羌活灵，天麻还兼白附子，破伤风症凑功成。上用：南星　防风　白芷　天麻　羌活　白附子　上药等分，为细末，每服二钱，热酒一盏，调服更敷伤处。若牙关紧急，腰背反张者，每服三钱，用热童便调服，虽内有瘀血亦愈。至于昏闷，心腹尚温者，连进二服亦可保全。如疯犬咬，便用嗽口水洗净，掺咬伤处亦效。

副玉真散：治破伤风，牙关紧急，角弓反张，殴打将毙者，倘以昏闷，心口尚温者。歌曰：副玉真散最去风，专理伤风并胃风，只取南防二味末，可敷可服可成功。上用：天南星　防风等分　然南星、防风所制，故服之不麻。上共为细末。若破伤风以此敷疮口，每服一钱，温酒调下。如牙关紧急，角弓反张，以二钱调下。殴打欲死，及内损，连进二服即苏，以金疮冒风，并跌打去风立效。

理风散：狂治跌损去风要药，兼理破伤风。歌曰：理风散内药疏通，防风南星分两公，惟有白芷减半少，用之理风上散空。上用：防风　天南星各一两　白芷五钱　共为细末，每服一钱三分。

华佗神散：治续骨、骨伤、骨碎等症神效。歌曰：华佗神散天自然，乳没土鳖三七研，苏霜朱血接骨异，冰麝光草蜡方全。上用：天雷石　自然铜　无名异（俱醋浸、火煅七次，研末）各一两　川三七一两　乳香（去油）没药（去油）各八钱　真苏木（槌碎）一两　土鳖（火酒浸一夜，瓦上炙干，研末）十个　朱砂（水飞三次）三钱　血竭三钱　接骨木（干者研末）一两　百草霜一两　冰片　麝香各三分　光乌（亦可姜汁炒）一两或五钱　草乌（姜汁炒）五钱　白蜡八钱　上药十七味，有孩儿骨更好，但伤天理功不可用，若以猴骨代之，五钱亦可。俱研极细末，大人每服一钱，小儿每服三五分，以好酒调之，倘有千年古松节，加入一两，捣细末更妙。倘有大鳗骨，加一两亦好。若手足跌碎，先将杉树皮夹上，再服此药。或有未碎出臼者，必使归原。至若骨伤并骨碎者，此处俱以绵包裹，亦皆服此药，十日之间悉以全愈。

裂痛丸：治骨受伤痛不可忍。歌曰：裂痛指甲不可忍，葱炮灰火中奇景，劈破取其中有涕，罨痛续换遂可寝。上用：葱根患灰火中，炮去皮捣烂，入盐少许再捣，安患上，痛甚者再复一次。

附骥神散：治续骨、骨伤、骨碎等同效。歌曰：附骥神散亚华佗，猴骨乳没天蜡和，精研共制自然异，救尽人间受遭磨。上用：自然铜一两二钱　无名异六钱　天雷石（俱醋煅七次，研末）一两二钱　乳香　没药（俱去油）各四钱　白蜡八钱　猴骨八钱　又有用虾蟆（焙干研，可代天雷石者亦妙）三只　上药共为细末，每服六七分，每至八九分，好酒调之。

正理骨碎神散：治头骨打碎破，并骨头跌破俱好。歌曰：正理骨碎神散奇，白蜡核肉羡堪医，蜡二肉三作分两，分作七次酒烹之。上用：白蜡二两　核桃肉三两　上二味分作七次，好酒煎服即愈。

副理神散：治骨头打碎，并骨头跌破同前。歌曰：副理神散最通灵，甘麝加皮肉桂真，川乌草乌共土鳖，醋制和碾病自轻。上用：甘草　麝香　加皮各二分　川乌草乌各三钱　川土鳖三个　肉桂五钱　上药俱用醋制，焙干研末，每用一茶匙，好酒调服。

固精散：治跌扑续骨等伤者用药，其性多热，当以强固精神，无使走泄，早得康健，必服固精散为要。歌曰：固精散用保无阳，白莲蕊须助精强，再加芡实和龙骨，永固精神寿绵长。上用：白莲蕊须　芡实米　龙骨（酒浸一夜，水飞三次，用好酒炙，火炙酥，研末）上药等分，焙干研末，每服一钱，或酒，或滚汤，俱可调服，或煎亦可。

破损第四

破损者，乃刀斧所伤，有深浅之不同，迨至血流不已。深者先服理风、脑风、回生、玉宝、正副、玉真等散及镇险保元汤，随用冷水洗，法次以桃花散掺之，其血自止，或止血散，或以两全散，或关圣散、锋芒散敷之。若以冷水洗时，独用关圣散敷更效，至二三日后，若洗以祛毒散。或脓多以豆腐膏帖，再以关圣锋芒等散敷之。如头面打破，将收口时，使其无疤，敷以无瑕散。若出血过多，昏沉不省人事，以独参汤，以八珍汤补助为要。若浅者，先以理风，随以冷水洗，次用桃花散掺之，或止血散，或以关圣散敷，至二三日间，洗以祛毒散，绵挹干，仍敷关圣散收敛，此乃深浅之法，而外无余秘矣。

脑风散：治头脑打破，去风兼破脑伤风者。歌曰：或问何治脑风灵，防风白芷各三分，南星独三钱用主，每服大匙效如神。上用：防风　白芷各三分　南星三钱　上药焙干为末，每服一钱，用滚汤调之。

玉宝丹：治跌扑损伤，当昏去不还魂。歌曰：玉宝丹中专郁金，预服回生即转轻。连忙此药先研末，调服一匙病自轻。上用：郁金一味研末，每服一二茶匙，温调服，先服回生，若转魂随即用此药服，不可停留，须记。

镇险保元汤：治头顶打破，并跌损恶兽等咬伤者。歌曰：镇险保元汤最灵，枳荆防蜕活功成，前赤木加丹全桔，芷归地补效如神。上用：防风　荆芥　枳壳　蝉蜕　灵仙　羌活　加皮　丹皮　前胡　桔梗　全蝎　赤芍　木瓜　白芷　归头　生地　骨碎补　上药各等分，用好酒煎服。若出血，不用酒水煎为妙。

冷水洗法：歌曰：损破之初血淋淋，临时之用冷水呈，随即软绵浸洗刷，干绵拭干敷药灵。

桃花散：治金疮出血不止。歌曰：桃花散制治金疮，止血消瘀用可藏，大黄宜与石灰炒，时来掺患胜禅怠。上用：石灰半斤　大黄（切片）一两五钱　上药二项同炒，但看石灰变红色为度，去大黄筛细掺损上。倘有脓，洗以祛毒散，或以葱汤洗，挹干敷，以关圣散等长肌生敛，兼戒发气、口味、房事为效。

止血散：治刀伤破损，血流不止效。歌曰：止血散中最便宜，单用旧毡炼灰奇，刀伤破损血流出，敷之遂止又奚疑。又用：人戴过多年旧毡帽，烧炼为灰，敷上其血即止，神效。

两全散：治刀斧所伤，并破利害者，能止血止痛效。歌曰：两全散中止血疼，乳香没药气腾腾，胎发炼灰和研末，敷之即便凑功能。上用乳香　没药（俱去油）胎发　上等分为末，敷患上立止血定痛，又用两全散更妙。

锋芒散：治刀斧破伤者。歌曰：锋芒散用次关神，赤血冰珠龙海匀，乳没儿茶麝象等，共研为末效如金。上用：乳香（去油）　没药（去油）各五钱　珍珠（豆腐内煮数滚，研细末）三钱　海螵蛸（热灰煅）五钱　冰片　麝香三分　象皮（炒或麻油酥炒亦可）五钱　龙骨（火煅）五钱　儿茶一两　血竭一钱　赤石脂（火煅童便浸）七次　上药共为末，敷患上效。

祛毒散：治损破腐烂作脓者。歌曰：祛毒散设去恶脓，银花甘草和水溶，频将汤洗金疮处，切忌风吹气血雄。上用：银花一两　甘草五钱　上二味为末，或滚汤泡，或煎俱可，必候冷以绵浸洗，又以燥绵挹干，再用敷药效。

豆腐膏：治破损俱开作脓者。歌曰：豆腐膏中甘芷连，黄柏银花全蝎恬，更加蝉蜕同煎煮，去脓去恶效堪全。上用：白豆腐（干者切薄片）　甘草二钱　白芷　连翘　黄柏　金银花各三钱　全蝎五分　蝉蜕二钱　上药和豆腐同煮，贴患处，去深厚恶脓，再用敷药敛口效。

无瑕散：治刀伤破损，愈后无疤痕者。歌曰：无瑕美玉实堪夸，童男幼女损容花，若得丰姿呈艳丽，麸醋调匀缚着疤。上用：小麦麸（以绢罗细末）　真米醋　上二味谅用若许调匀，以或布、或绢摊上，醋拌麦麸，盖包贴缚，着破损患处，将敛口过一二日之间解开，仍以米醋浸绵洗洁净，以干绵挹干，再敷关圣散，愈后自然无瑕矣。

八珍汤：治出血过多，调和荣卫，顺理阴阳，滋养气血，进美饮食，和表里，退虚热，为气血俱虚之大药也。歌曰：八珍汤擅理阴阳，芎芍当归熟地良，还要相兼四君子，何愁虚弱不复强。上用：四君子（乃人参　白术　茯苓　甘草是也）川芎　白芍　当归　熟地各等分　但甘草（炙）五分　上药水二盅、姜三片、枣二枚，煎八分，食前服。

刎颈第五

夫刎颈者，乃迅速之变，须救在早，迟则额冷气绝，则难救矣，初刎时，气未绝，身未冷，急用丝线缝合刀口，敷以关圣桃花等散，此乃重伤，多敷为要。以绵纸四五层盖刀口上，遂以女人缠足旧布裹脚包之，将患人头抬起，旋绕五六转，三日后宜解开，预煎以祛毒散，候冷多浸透，布包上四五次，然后再解开，用此法洗，不粘脓血，自然不痛。若作脓者，洗法如之。凡用布包者，三日后，亦宜解开，此法最稳，挹干敷以关圣散，洗敷夏月二日一次，冬月三日一次，轻者不用缝合包裹，临以冷水洗，再敷关圣桃花等散。或是血流不已，无论轻重，用以如圣金刀止血、两全等散敷之，内用服以正副玉真、回生、理风等散，至二三日洗，以祛毒，敷之以关圣。若冒风高肿，敷以正副玉真为妙，然调养斯患者，仰卧以高枕，枕在脑后，使项郁而不直，刀口不开，冬夏避风，衣被覆暖，待患人气从口鼻通出，以姜五片，人参二钱，用米一合煎汤，或稀粥，每日随便食之，接补元气。如出血过多，服以八珍汤，调理月余，而四十日必收功完口矣。此篇内应用汤散，前患放悉以载明，第各篇中凡有应用方者，列方之处，有未录者，此前皆已。等登明后，皆仿此，因是特华笔，使学者玩而知之。

接筋第六

夫筋断者，血飞如射，其势不止，予知其筋已断矣，急服回生理风、正副玉真等散，临洗以冷水挹干，以桃花如圣金刀，后又流血，速以玉红膏、关圣、锋芒、花蕊、珍珠等散，活而用之。至若骨伤出血，以贴、服膏、汤。倘伤手足，有能屈不能伸者，而亦知筋断，破伤腐烂，敷服洗药，此仍照前，又加服以保合太和汤增减，或以股肱汤。若出血过多，以独参汤，其人面色必黄，外宜避风寒，内要忌冷物，而终保无虞矣。

生肌玉红膏：治跌损破伤，断筋损骨者，已经血止，至若俱开作脓，宜用祛毒散法洗之，此膏盖贴，或挑膏掌中，搽化搽之亦妙，内兼服大补脾胃暖药，其腐烂易脱而新，即生疮口自敛，此乃收功敛口药中之宝灵丹也。歌曰：生肌玉红最占魁，淡中有味少人催，芷草归身轻粉䗬，白占紫草效堪推。上用：白芷五钱　甘草一两二钱

归身二两　瓜儿　血竭各四钱　白占二两　紫草二钱　轻粉四钱　麻油一分　上药各研细末，先用当归、甘草、紫草、白芷四味入油内浸三日，再于杓内慢火熬药微枯色，细绢滤清，将油复入杓内煎滚，先下血竭化尽，次下白占，微火亦化，先用茶盅四枚，预顿水中，将膏分作四处，顿入盅内，候片时方下，研细轻粉，每盅内和投一钱，搅匀，候至一伏时取起，不得加减，方有大效。

花蕊石散：治跌扑损伤及金疮、刀箭、兵刃所伤，断筋损骨，疼痛不止，新肉不生者并效。歌曰：花蕊石紫麝云香，乳没辛苏乌朴羌，龙当白芷蛇含石，轻粉南星与降香。上用：花蕊石（童便浸七次，火煅）五钱　紫苏二钱　麝香三分　云香二钱　乳香　没药（俱去油）细辛　苏木　草乌　厚朴　羌活　龙骨（酒浸一夜，水飞三次，火煅）　当归　白芷　蛇含石（童便煅三次）轻粉　南星　降香各二钱　上药为细末，罐收听用，葱汤洗净，用此掺之，一日敷换一次效。

珍珠散：治皮损腐烂，痛极难忍者，及诸疮新肉已满，不能生皮，疼痛不止者。歌曰：珍珠之效实堪夸，轻粉还兼缸子花，诸损诸疮诸痛疾，用之一掺复荣华。上用：珍珠（不论大小，以新白为上，入豆腐内煮数沸，研末，无声可用）一钱　真轻粉一两　青缸花（如无，用头刀靛花轻虚色翠者代之，终不及缸花为妙）五分　上共为细末，如损不生皮者，此干掺即生皮。杖疮已经长肉平满，惟不生皮，亦此上掺即愈，腐烂疼痛者祛毒散洗，或以甘草煎汤洗净挹干，用猪脊髓调和此散搽之。又妇人阴蚀疮，或新嫁内伤痛甚者，亦可此搽极妙效。

贴服膏汤：治伤骨出血者。歌曰：益元散配人参汤，内服外贴两相帮，姜汁一盅米醋合，配皂牛胶煎膏当。上用内服者，乃益元散，即甘草、活石是也，等分，再以人参加入，调和服之甚妙，外以膏贴者，以生姜、自然汁一盅、米醋一盅、独核肥皂四个，敲破入姜汁米醋中，纱片滤过，去渣入牛皮胶，煎成膏药贴之。

破伤风第七（略）

轻重刑伤第八

当思圣王之设刑，因愚顽之民，不导化导，屡行不轨，以致屈辱公庭，争辨是非，曲直难判，不得已而制其轻重之刑，然犹恐善恶紊施，故书云有火炎昆冈，玉石俱焚之语，因是为善者，行不由己出，不虞受害，难免重刑，特制救世仙丹，名曰铁布衣衫丸，当预服之，以济危急，而受刑不痛，亦且保命。轻者乃制杖刑，未杖之先，当预服铁衫散；既杖之后，乃良肉受伤，有已破、未破之分。已破者，肌肉损伤，随杖后，以清凉拈痛膏，或以如意黄金散敷之，疼肿即消；未破，瘀血内攻者，又有杖方，用针放出内蓄瘀血，再以大成汤下之，便通自愈。如伤处瘀腐已作疼痛者，玉红膏搽之，自然腐化，生新而痊。如斯而治，方得全身保命，济世灵丹之法也。

铁布衣衫丸：治情不由己出，不虞受害，难免一身重刑，当预服，受刑不痛。歌曰：铁布衫丸乳没魁，地龙苏木自然归，木鳖再加无名异，救尽人间若杖推。上用：乳香　没药（俱去油）　地龙（去土，焙干，研末）　苏木（槌捣碎，筛细）　自然铜（火煅红醋浸七次）　当归（酒洗捣膏）　木鳖子（香油搽壳，炙干用肉）　无名异（制法同自然铜）　上药八味，等分为末，炼蜜为丸，如鸡头实大，名曰铁布衫丸，预用白汤送下，纵有非刑可保虞。

铁衫散：治刑竖牌房，并贬害并效。歌曰：铁衫散中白蜡通，光草乳没止定痛，木耳冰麝无名异，朱砂地龙自然铜。上用：白蜡五钱　光乌　草乌（俱姜汁炒）各五钱　乳香　没药（俱去油）各三钱　土木耳（焙干研末）一两　麝香三分　冰片五分　无名异（火煅醋浸七次，研末）五钱　朱砂（水飞三次）五分　地龙（去土焙干）五钱　自然铜（制法与名异同）五钱　上药共为末，每服四五分，好酒调下，白汤亦可。

散瘀拈痛膏：治杖后皮肉损破，红紫青斑，焮肿疼痛豆坠者。歌曰：散瘀拈痛真罕稀，麻油石灰水共齐，加上樟冰金黄散，杖疮敷上笑嘻嘻。上用：如意黄金散一两加樟冰三钱　研匀石灰一升，水二碗和匀，候一伏时，以灰上面清水倾入碗内，加麻油对浸和水，用竹筋搅百转自成，调膏，调前药稀匀得所听用，杖后带血，不用汤洗，将药便通敷之，盖布扎，夏月一日，冬月二日，方用葱汤淋洗净，仍再敷之，痛止肿消，青紫即退。重伤者，另搽玉红膏完口。

如意黄金散：治肿红跌扑损伤，及一切诸般顽恶肿毒，随手用无不应效，诚为良便方也。歌曰：如意黄金散大黄，黄柏苍芷陈姜黄，南星厚朴天花草，敷肿即消勿彷徨。上用：天花粉（上白者）十斤　大黄　黄柏（色黄者）　姜黄　白芷各五分　紫厚朴　陈皮　甘草　苍术　天南星各二分　上药等分，共为粗片，晒干，磨为细末，用磁坛收贮，勿令泄气，凡遇破烂，敷之作效，或用麻油调敷亦妙。

又杖方：治杖后皮肉未打破，瘀血不散作痛者。歌曰：杖刑之肉未破科，瘀血攻疼咬着戈，将针点刺流脓血，唤汝随行连唱歌。上用：针刺其杖疮积血紫黑之处，取出瘀血，自宽即愈。

咬伤第九（略）

炮伤第十

夫炮伤有三：曰皮外伤；曰入腹伤；曰入肉伤。盖入肉者，因炮枪打损，并铁子锡弹入肉，而以金丝钓鳖汤；入腹者，则打枪失火，硝气入之，以油菜法，皮外伤者，以鲜柏膏，如此三伤之治，则无误矣。

金丝钓鳖汤：治炮枪打损，并铁子锡弹入肉者。歌曰：金丝钓鳖独专功，预用瓜瓢气拔通，嫩虫焙干将愈用，铁子铅弹悉如空。上用：外使南瓜瓢贴伤处，抽出热气，续续换之，其伤肌肉，自转白矣，内服金丝钓鳖二三茎，煎酒服，或研末，用一二茶匙调服，酒下。其金丝钓鳖有雌雄二种，雌者叶尖，雄者叶圆，男服雄，女用雌。若无瓜瓢时，单服此亦得全愈，多多服之更妙。其患将愈之时，再用烂稻稿内白嫩虫，取而焙干研末，用好酒调服数次即愈。

鲜柏膏：治炮竹打并硝黄烧皮肤者。歌曰：皮外烧之触爆硝，要用鲜柏捣汁超，麻油调和涂患上，若逢伤处自然消。上用鲜柏捣汁，麻油和匀搽伤处。

油菜法：治打枪失火，硝气入肚者。歌曰：硝气入肚如真哑，油菜磨搽腹上下，蒙盖发汗青肿吐，神精气夹心清雅。上用：以油菜叶，先将肚上捻起，然后遍身磨搽及头面四肢，再以絮被满身蒙盖，使汗略走，其硝毒自然发散于外，必至遍身青肿，毒气吐出，自无虞矣。如青肿不出，复加以菜油法搽之，自然发散，无不见效矣。

诸般吐血第十一

歌曰：诸般吐血可堪医，当究其源理治之，果知何伤何经络，治之了然掌握中。

假如吐血者，必以用损经络汤，或以犀角地黄汤，止血回生汤，又用以血闭心凝欲吐汤。若以恶血攻心，以恶血上攻汤；出血不止，又法出血止血汤。且如鼻出血，乃肺经火旺，逼血妄行，而从鼻窍出也，外用紫土散敷囟顶上。内服羚羊清肺汤自止；牙缝出血，阳明胃经实火上攻而出也。又有胃虚火动，腐烂牙根，以致淡血常常渗流不已。实火，清胃散楝果袭塞之；虚火，芦荟丸、人中白散服搽自愈。血箭、血痣，血箭出于心经火盛，逼从毛窍出也；血痣由于肝经怒火郁结，其形初起色红如痣，渐大如豆，揩之流血。治血箭以桃花散凉血调敷，或金墨涂自止；血痣须用冰蛳散枯去本痣，以珍珠散搽之，生皮乃愈。血甚者，内服凉血地黄汤，俱戒口，忌房事，始痊。

若治诸般吐血，不过如斯而已，学者尚其审诸。

内损经络吐血汤：治跌打损伤，内损经络，吐血不止者。歌曰：独研白及是灵丹，童便和饮未可堪，借问君家果何采，碧云霄广一枝攀。上用：白及，不诸多少，研为细末，童便调服。

犀角地黄汤：治阳明积热，牙根腐烂，出血不止，及诸吐血、衄血、呕血，通治之无有不妙。歌曰：犀角地黄芍药奇，更兼一味牡丹皮，阳明积热皆堪服，止血还须用此医。上用：犀角（镑）　生地　白芍　牡丹皮各等分　上药每剂五钱，水二盅，煎八分，不拘时服。面色痿黄，大便黑者，宜服之。又牙缝中无辜出血者亦妙。

止血四生汤：治吐血不止效。歌曰：止血四生汤荷叶，生艾柏枝地黄列，用水同煎饮一盅，诸般血症等时截。上用：生荷叶　生柏枝　生地黄各三钱　上药以水二盅，煎一盅，食后服，临入童便一杯，冲服更妙。

血闭心凝欲吐汤：治打后血闭心凝欲吐者。歌曰：此汤原用瘀血散，川芎川归生地吉，更加荆芍与砂仁，水煎一服永无缺。上用：川芎　川归　生地　荆皮　白芍　砂仁各等分　上药用水煎一服愈。

恶血上攻汤：治恶血上攻，兼各色吐血者。歌曰：恶血攻心韭汁灵，临时只用三匙盈，冲和童便空心服，一时血止自安宁。上用：韭菜捣汁，和童便饮半杯，或每服各三匙，一日空心服三四次作效。

又法出血止血汤：治止血。歌曰：或问如何治止血，吕祖艺授一人说，姜汁香油各四两，和酒调服自然辍。上用：生姜（捣汁）四两　香油四两　以好酒和匀服．

紫土散：治鼻中无辜出血不止者。歌曰：紫土散须从治法，更兼火酒要稠作，将药敷如囟顶上，自然血止不走撒。上用：以倾银紫土，新罐研细，以火酒调敷于囟门上，其血自止，此从治之法也。

羚羊清肺汤：治鼻无故出血不止，及成吐血咳血者。歌曰：羚羊清肺柴芍奇，甘藕蒲黄地骨皮，玄地芎归石膏等，栀连芦荟白茅宜。上用：羚羊角（镑）　银柴胡　黄连　玄参　石膏　川芎　白芍　当归身　生地　蒲黄　地骨皮　山栀各一钱　芦荟甘草各五分　藕节三个　白茅根不拘多少　上以茅根捣汁一大碗，煎八分，入药同煎，加童便一杯，食后服。

清胃散：治胃经有热，牙齿或牙根作肿，出血不止者。歌曰：阳明清胃用石膏，芩连生地力最高，丹皮加上升麻好，胃热能消我持操。上用：石膏　黄芩　黄连　生地　丹皮　升麻各一钱　上药以水二盅，煎八分，食远服。

栋果裘：治阳明胃经实火上攻，血从牙缝流出者。歌曰：栋果裘中止牙血，栋树果二连肉核，捣烂丝绵包裹缚，温汤漱口塞牙缺。上用：栋树果二个，连肉捣烂，丝绵包裹，先用温汤漱净瘀血，塞于牙缝内，其血自止。

芦荟丸：治口鼻生疮，牙龈蚀烂流血等症。歌曰：芦荟丸中二连先，芜荑鹤虱雷丸兼，青皮再加木香麝，饼糊丸来共此全。上用：芦荟　胡黄连　黄连　青皮　白芜荑　鹤虱草　白雷丸各一两　木香三钱　麝香一钱　上药共为末，蒸饼糊为丸如麻子大，每服一钱，空心清米汤送下。

人中白散：治牙龈腐烂，黑鼻牙缝流血者。歌曰：人中白散功奇绝，黄柏儿茶青黛接，薄荷冰片要精研，口疳掺上汽沃雪。上用：人中白（溺乎者佳，煅红）二两　孩儿茶一两　黄柏　薄荷　青黛各六钱　冰片五分　上为细末，先用温汤漱净吹药，日用六七次。

金墨膏：治血箭出血不止者。歌曰：借问如何治血箭，血流不已无息相，独用金墨研磨涂，此血自止舞且唱。上用：金墨研磨，涂出血处，其血自止效。

冰蛳散：治血箭、血痣，点落枯去本痣。歌曰：冰蛳散内用田螺，砒块将来纸面摩，龙脑硇砂为细末，总将津拌患头和。上用：大田螺（去壳，日中晒干）五个　白砒（即砒块，面裹煨熟）一钱二分　龙脑（即冰片）一分　硇砂二分　上药共为细末，以罐蜜收，凡用时，将药一二厘津踇调成饼，贴顶上，用绵纸以厚糊封，以关圣珍珠等散敛口收功矣。

凉血地黄汤：治血箭，血痣内热甚而逼血妄行，出血如飞者。歌曰：凉血地黄汤黄连，当归甘草山栀全，加上玄参效更添，无故出血即安然。上用：生地黄　黄连当归　甘草　山栀　玄参等分　上药水二杯，煎八分，上下服之。

健步第十二

予尝稽左而知人之生，有事于上下四方者也，故生辰所以取义而称之曰：悬弧令旦。然既称之，而行走人之所难免，或行至数日之间，神气倦劳，步履难移，当以千里健步散。若平好饮，多酒少食，以伤脾胃，膝中无力，伸不能屈，屈不能伸，膝脊腿脚沉重而举趾艰辛，当以健步丸。又有行走脚气痛者，当以独甘健步汤，如斯调理，皆为有效。

千里健步散：治还行两足肿痛，若用之，可行千里，轻便甚妙。歌曰：千里健步散奇功，细辛防风白芷同，加上草乌细末研，长安瞬息即时通。上用：细辛　防风白芷　草乌（若姜汁炒）各等分　上共为细末，放在鞋底内，如底干，即以水微湿过再放。若行远路，脚不缺力，再不肿痛效。

健步丸：治生平好饮，多酒少食粥饭，伤于脾胃，膝中无力者。歌曰：健步丸中用苦参，防己防风柴泽增，滑石羌活瓜蒌等，甘草川乌肉桂生。上用：苦参（酒洗）防己（酒浸微妙）　羌活　柴胡　滑石（炒）瓜蒌根　甘草各五钱　防风　肉桂各三钱

泽泻一两一钱　川乌（泡）二钱　上为末，酒糊为丸，如梧子大，每服三十丸，空心酒送下。

独甘健步汤：治走路脚疯痛者。歌曰：脚痛连心真难抵，炙草研末酒调起，涂搽足心绵包裹，车细驷马随登跻。上用：炙甘草研末，用好热酒调搽脚心上，绵包，又有用并花水调，随患而引可。

补助第十三

当谓千伤百损，患有易痊、难痊者，亦有而神不清，气不爽者，皆因脾胃虚弱也，故设以阳春酒、八仙糕、十全大补汤、八味丸、独参汤补助为要，此汤散法等，择而用之，切勿偏急。

阳春酒：治损伤腐烂脓流，肌肉生迟，脾胃虚弱，服此强脾健胃，滋润皮肤，美悦颜色，亦且延寿。歌曰：一杯阳春酒罕稀，天门冬杞术地奇，人参柏子归远志，百补方中让此医。上用：人参（切片）白术　熟地各五钱　归身（切片）天门冬　枸杞各三钱　柏子仁　远志各二钱五分　上药用绢袋宽贮，以好酒五斤，罐内浸至一伏时，每早、午、晚各饮一杯，热服。如夏月天炎，易坏，不堪久服，将药分作五分，每次用酒一斤，随便浸服亦效。如酒将完，药尚有味，添酒浸，饮之一次为妙。

八仙糕：治跌损，脾胃虚弱，精神短少，饮食无味，食不作饥兼呕泄者。歌曰：八仙糕为何因设，健脾养胃并止泄，参苓山药芡实连，白糖米粉延生说。上用：人参（炙）山药　茯苓　芡实　莲肉各六两　糯粳米三七升　白糖霜二斤　白蜜一分　上五味，各为细末，又将糯粳米为粉，与上药和匀，将糖蜜汤中顿化，随将粉药乘热和匀，摊铺笼内，功成条糕蒸熟，火上烘干，瓷器蜜贮，每日清早用白汤泡用数条，或干亦可。但遇知觉饥时，随用数条，其便服至百日，轻身耐老，壮助元阳，培养脾胃，妙难尽述。

十全大补汤：治损伤腐烂，发热，盗汗，虚弱之极，气血不足，难以收敛。歌曰：十全大补参芪芍，熟地川芎肉桂削，归术茯苓甘草炙，枣姜和煎渐吞嚼。上用：人参　黄芪　白芍　熟地　川芎　肉桂　当归　白术　茯苓各一钱　甘草五分　上药以水二杯，姜三片，枣二枚，煎八分，食远服。

八味丸：治损伤口干作渴，舌燥黄硬，兼壮元阳，益精髓，活血驻颜，强志轻身者。歌曰：八味丸中丹皮桂，山药山萸五味配，茯苓泽泻地黄同，生津止渴如干需。上用：茯苓　山药　丹皮各四两　山萸肉五两　泽泻（蒸）三两　五味子（炒）三两　肉桂六钱　熟地（捣膏酒煮）八两　上药共为末，炼蜜为丸，如梧桐子大，每服二钱，空心服，盐汤送下，寻常酒温服亦可，此又渗湿润燥药也。

六味丸：治损伤愈后，血气不足，则髓不满骨而肾虚肢体软弱效。歌曰：六味丸中山药皮，萸肉茯苓泽泻奇，再加熟地丸炼蜜，空心频服最相宜。上用：熟地八钱　山萸肉　山药各四钱　丹皮二钱　泽泻二钱　白茯苓三钱　上药共为末，炼蜜为丸，如梧子大，每服三钱，白汤送下。若赖行趾加鹿茸、牛膝各四钱，入前六味丸为妙。

　　人参养荣汤：治金疮并损伤等，发热恶寒，或四肢倦怠，肌肉消瘦，面色萎黄，吸吸短气，饮食无味，但损伤既已，逐去瘀血，并金疮疮口不能收敛，因气血不足，当服此愈。歌曰：人参养荣参术奇，陈皮白芍桂心芪，甘草地黄并五味，茯苓还枣姜宜稀。上用：白芍一钱五分　人参　陈皮　桂心　黄芪　当归　白术　甘草各一钱　熟地黄　五味子　茯苓各八分　远志五分　上姜三片、枣二枚，水二杯煎，食远服。

　　香砂六君子汤：治损伤及金疮，脾胃虚弱，恶心呕吐，或饮食不思等症。歌曰：记得香砂六君子，参苓白术陈皮如，砂仁半夏藿香同，枣姜甘草同煎此。上用：人参　白术　茯苓　陈皮　半夏各一钱　甘草　藿香　砂仁各五分　上药姜三片、枣二枚，水二杯煎，食远服。

　　肠风下血：用槐角仁，每日清晨服十五粒，白汤送下一二七即止。香附（姜汁炒）四两　老鹤草三钱　白芥子八两　白术一两　千年健三钱　砂仁五钱　陈皮四两　杏仁三钱　没药（去油）二钱　赞地蜂三钱　佛手八钱　当归一两　上上血竭二钱　川牛膝三钱　木香三钱　秦艽三钱　大活血三钱　三棱三钱　木瓜三钱　海风藤三钱　莪术三钱　青皮一两　官桂五钱　桂枝三钱　乳香（去油）三钱。

《伤部秘诀》

清·揆之瀍

氏　蒋瀍抄录

大清光绪丁酉年甲辰月中旬　吴郡蒋瀍抄录

~~~~~~

续录十二时犯及手掌全图论断

子时

子时穴在正朝心，人睡如同去归阴。肺乃相传知观遇，以行诸脏知气精。

丑时

天心穴在正当中，只怕头破伤了风。若然伤风身寒了，纵是妙方难见功。

寅时

天丁穴在边当中，受伤不宜寅时宫。穴出长彪如射箭，心惊肉跳要送终。

卯时

穴海转流在卯时，不宜此刻破了皮。人事昏迷穴似箭，烧红金银即可退。

辰时

辰时穴在耳鬓中，此时伤受七孔通。鼻流鲜血牙关闭，纵有妙方要归宗。

巳时

巳时穴在班兰中，五劳七伤尽皆通。此时若然受了打，损后成劳血成功。

午时

通脉轮流在午时，不宜掌心破了皮。人事昏迷血似箭，血似莲花不可医。

未时

未时穴海在尾通，二十五节气皆通。受伤两腿俱难坐，通气下血大便中。

申时

申时穴海在胰连，内有缠宫两相连。此时若人受了打，纵是妙方不能救。

酉时

酉时穴海在北统，涌上穴精不知痛。死去莫把药急救，总要金银烧得红。

戌时

铜壶滴漏在戌时，就如淋证小肠经。受了不宜先服药，炒热早谷暖小阴。

亥时

涌泉穴上马戎装，受伤之人面带黄。踏行一步俱难走，十二经中用妙方。

手掌全图（略）

论证手图决断于后

盖损痨一症，其渊源奥义，非浅常者之所得而知也。今世之医者，仅从人之病症虚弱、寒热往来、咳嗽诸般，加减而治之耳。岂知损劳一症，从伤而发，致五脏六腑有虚，气血渐渐衰弱，因此吐血痰涌而痨益甚矣。吾姑聊备手图之穴道，根源之向背，使后之学者览之，而了知矣。然其中之理趣，医者当细心领会，不可视为虚文，而轻忽之也。故就手图中之各穴，从而分辨之。今有病人做此，若男则观左手，女看右手，必细心久玩，而后察色断病，庶无差误。若是伤损成痨，掌心必有痕迹现出，如梅花一般，有红丝，或圆、或扁、或半边上下左右，分别观之。如半边而未圆满，此病方发不过半载，以四五个月断之。若圆满者，以一年断之症。如圆满而圈内半边有点者，以有一年半断症。如圈内黑点皆满者，以两年断之。如左丝走右穴，右丝走左穴，则曰过关，以三年断之。如过关而穴处痕迹亦有圆扁半边，加之三年起而数之，然后伤之圆缺，痕之点数，有依前法加以三断之，无不应耳。盖损后成痨，虽有可治，而不可治者，又不得不明辨之矣。其可治者，若何，左边班兰穴受伤处，有丝射入左乳旁气胁，或丹田金锁入中胃脘内腹等处，其丝或顺行逆行，俱可治。如若乳旁穴受伤处，有丝射入还魂肚角，或内腹金锁胃脘入中班等处，其丝或顺行逆行，俱可治。其不可治者，如肚角穴现伤，丝入丹田还魂穴现伤，丝入气胁右乳旁现伤，丝入左乳旁至左边穴现伤，丝入右边穴者，可以类推。此为过关，其症难治。总之左右各穴位虽则现伤，必须左穴受伤丝透左边诸穴，右边受伤丝走右边各穴。左右穴，丝轻澈而不紊乱者，故可治也。如左右穴紊乱交错者，难治也。后之学者观症，当辩明而熟习之，然后按病之阴阳虚实，分药之温凉寒热次序而用之，岂有不验也哉。盖恐语多而后人难知，有一字决，乃火字也。但欲细思之，白轮红赤，火乘肺也。内轮眼色赤重，火乘脾也。黑轮上翳，虚火也。目前生花，肝乘火也。赤黑久，目涩痛，火心甚也。统而言之，实亦火也，虚亦火也，只是实的气有余之病，虚的血不足之病。何以知之，实者，眼色必热，脉必火，实有力，小便赤涩，大便硬炼，舌紫唇红赤，血实目涩痛，此乃热火，眼宜用清凉药。虚者，眼色必不热，脉必微细无力无底，小便必清白，大便必稀必白，胎唇必淡，眼必有蓝白，翳必半痒半痛，纵然有红，宜用养阴。

见血封喉秘法

鲜草乌捣汁罐藏，用五罐才作柴火烧煎成膏，再用筊籖一个，上起二针，将针用膏数次浸之，候干又浸，如出远行，以防反人，针见血即刻封喉，若解，用松毛煎水洗之即解，或烧烟熏亦可。

跌打损伤图穴

正面图（略）

背面图（略）

左侧图（略）

右侧图（略）

一天庭穴受伤，名天空穴，乃是上窍，俱看轻重。若打破天庭血流不止骨碎，外用珍珠桃花散，内服追风败毒散：羌活一钱　防风钱半　荆芥一钱　白芷一钱　银花二钱　虫退（去头足）二钱　川芎钱半　金毛狗脊（去毛，切片）三钱　乳香（去油）一钱　没药（去油）三钱　当归三钱　甘草一钱　姜引，酒煎，熬后服，如若日久，内作成脓，用淡肉汤将前敷药洗净，依然用桃花散罨患处，外用小鸡去净肚上毛，切去头足，将肚破开，肚内对象除去，趁滚气敷于患处，用布捆扎三日后，打开看伤处，若还未愈，依然用肉汤洗去前药，若未曾收口，只用桃花散罨，不用鸡，只用膏药盖之收口。每日内服前方，避风，忌发物、煎炒等物，若为打出脑浆，不能治矣。

珍珠桃花散：珍珠（用药珠要先用豆腐煮一炷香为度，取起，去豆腐，用细筛过之，以极细为度）二钱　血竭三钱　老木香（研为末）一两　磁石（火内烧红，次再烧，再次十多回，再研烂，用细筛过之，又砸数万下为度）五钱　花乳石（同上一样制）五钱　鸡肫皮（微炒为末）三钱　生半夏（研为细末）一两　真降香（锉为末）五钱　芦甘石一两　赤石脂（药味用银锅，梓放入内，烧红，用药水煅）一两二钱水药方列后。

制芦甘石水药方：防风　荆芥　银花　虫退　红花　黄芩　连翘　黄柏　生甘草　大黄　黄连以上各三钱　煎得浓浓，去渣存水，以制前二味，芦甘石烧得红红，将此药水煅之，再烧再煅，十多回为度。千百年陈石灰（研为末）四五钱　头垢（焙干为末）二两　将炉甘石、老松香、半夏、陈石灰、头垢共六味搅均，将连根韭菜（洗去泥土）一二斤　再添野苎根叶一二斤　将前六味并此二味，用斧头捶数万下，阴干，研为细末，筛过又筛，研过又筛，又将珍珠、磁石、花乳石、鸡肫皮、真降香、血竭等分　共搅和匀，用磁器罐收藏，临用之日，加冰片少许。此药无论刀斧、金枪、竹木等伤，破肉、血出不止、肿痛，罨上，效之如神。

脑顶穴图（略）

一脑顶受伤，或棍伤、石伤、跌伤、刀伤，看其轻重，未破皮、出血轻者，用敷药敷于伤处，内服乳香定痛散；如破皮、出血重者，用桃花散罨之，内服追风败毒散。二方俱见天庭穴。

敷药方： 碎补一两　大黄一两　栀子一两　老姜一两　葱白三十根　共捣如泥，和灰面调匀，敷于伤处，其痛即止，其肿即消，内服水药方。

乳香定痛散： 羌活一钱　防风钱半　升麻一钱　白芷五钱　柴胡二钱　川芎二钱　当归三钱　碎补（去毛）四钱　泽兰三钱　青木香二钱　红花二钱　乳香（去油）三钱　没药（去油，二味另研末，另包，后药滚冲服，痛即止）三钱　以上共用水煎，甘草五分引，童便对冲服，服药之后，酒要尽醉，用棉被盖，出汗为度。

太阳穴图（略）

一太阳穴受伤，重者不能治，轻者可治，打破者照天庭穴用药捆扎，内服追风败毒散，方见天庭穴；若未破者，服后方：川芎一钱五分　羌活一钱　防风一钱　白芷一钱　炙芪三钱　当归三钱　茯苓二钱　白芍一钱　白术一钱　升麻一钱　熟地二钱　炙草一钱　老姜三片　枣子三枚　以上各味用水煎，食后服；若太阴受伤，除升麻、白芷，加藁本、党参各二钱。

鼻梁穴图（略）

一鼻梁受伤重者即死，轻者可治，用药列后：当归二钱　生地二钱　红花三钱　宁麻根四钱　土鳖十个　仙茅一钱　栀子二钱　甘草三钱　水煎，食后服，先服此药，再用吹药止血为要，血不止者不能治矣。

吹药方： 乱发（烧灰）二钱　京墨（用刀刮下，再研细末）二钱　黄连（切薄片，研极细末）二钱　冰片五分　共为细末，吹入患人鼻内即止。此药不拘平常人鼻内出血，吹入鼻内即止。如若血止，再服归芍地黄数剂　当归二钱　白芍二钱　熟地三钱　云苓二钱　萸肉一钱五分　山药一钱五分　泽泻二钱　丹皮三钱　川芎二钱　炙草二钱　用水煎，灯心引，空心服。

虎耳穴图（略）

一虎耳受伤，又耳鬓穴重者，乃至命之所即死，轻者昏倒在地，乃是闭气于肺经，要用推拿回转，将患人轻轻朝天睡，将手紧紧按住胸前，用通关散一个，向患人左鼻用力一吹，将患人轻轻扑转，在背心胸前之处，轻轻用手往上推之即转。

通关散方： 细辛一钱　牙皂一钱　菖蒲一钱　明雄一钱　朱砂五分　牛黄五分　冰片三分　麝香三分　以上共为细末，用小竹筒一根，长五六寸，吹之。内服水药：云苓二钱　川芎二钱　广木香（为末，另包）三钱　五灵脂二钱　当归三钱　杏仁（去皮尖）一钱五分　麦冬（去心）二钱　条参二钱　柴胡一钱五分　甘草五分　川贝母二钱　水煎服，服而不纳，又服后方：煨姜一钱　香附一钱　西砂仁二钱　藿香一钱　陈皮一钱五分　枳壳八个　厚朴一钱　甘草五分　不用引，水煎服，服此药之后，呕止气平，患处不痛，再服十全大补汤数剂调理。

　　十全大补汤： 洋参三钱　当归三钱　熟地二钱　川芎二钱　白芍二钱　炙芪三钱　白术二钱　寻桂一钱　云苓二钱　炙草一钱　以上水煎，龙眼十枚引，空心服，十数剂痊愈。

　　上下腮图（略）

　　一牙腮受伤，乃此二穴也。如若打脱腕者，要用移掇，左脱往右掇上，右脱往左掇上，如若两边俱脱，将患人头拎得平平，将牙腮骨往下一压，往上一挂，外用黄枝、灰面、竹节烧灰为末，葱白数根，以上四味共捣如泥，敷两边患处，用手而兜定，患人不可发笑，宜上床静睡，内服水药：钱马鞭一两　八楞麻一两　骨碎补一两　五加皮一两　刘寄奴一两　土牛膝一两　泽兰根一两　矮脚樟一两　金不换一两　血见愁一两　活血丹一两　白马骨一两　以上之味，酒温服之，常服数次。

　　咽喉穴图（略）

　　一咽喉受伤，乃性命所关之穴，饮食不能进，血气不能行，此是闭了关节，宜用通关散向患人左鼻用力一吹即转。方见虎耳穴，内服甘桔汤：桔梗三钱　甘草一钱五分　陈皮二钱　广木香（另研，入药冲服）二钱　再服羌活一钱　防风一钱　牛子一钱　桔梗二钱五分　川芎二钱　广木香（另研，冲服）二钱　白芷一钱　陈皮二钱　泽兰二钱　半夏一钱　甘草一钱　姜引，食后服。

　　对口穴图（略）

　　一对口受伤，乃后头窝之穴，须看其轻重，有舌失吐出，饮食不进，字语不清，抬头不起，伤人筋骨，外用敷药捆扎，内加蓖麻子十粒捣烂，加麝香二分，搅匀同敷。药方见脑顶穴，在服水药方列后：寻桂（锉末，冲服）一钱　云苓二钱　白芷二钱　青皮四钱　熟地二钱　枳实一钱　桂枝一钱　甘草一钱　红花二钱五分　当归二钱　桔梗二钱　龙眼十枚　麝香五分　广木香（锉末，同寻桂、麝香，后滚药冲服）一钱　以上水煎服，服药之后，舌头如若能收，用好米醋口内衔之，内再服前药数剂，除去桂枝、红花、枳实、木香等，加白术、炙芪、川芎、白芍各二钱，龙眼十枚为引，水煎，每日空心服，常服数剂痊愈。

颈筋穴图（略）

一颈筋受伤，或伤筋或脱腕，如若脱腕者，要用移掇，头往左者往右移掇，头往右者往左移掇，此二穴用药照对口穴上同治敷药，服药一样。

图（略）

一两膊受伤，上连两肩，下连两肘，威灵、脉门、虎口、手背、十指等处，上下用药并皆一样治之，如打伤肿痛者，内服水药，外用敷药。

水药方： 归尾三钱　赤芍一钱　丹皮一钱　厚朴一钱　丹参二钱　莬间子五钱　寄奴二钱　茜草二钱　川牛膝五分　红花五钱　桂枝钱半　丹皮重　加皮二钱　碎补（去毛切片）四钱　杜仲一钱　故芷一钱　木瓜八分　三棱一钱　莪术一钱　土鳖十个　六汗（即川续断）一钱　骨风一钱五分　独活二钱　蒲黄二钱　小茴五分　泽兰三钱　延胡索五分　乳香（去油）二钱　没药（去油，候药煎数滚放下，煎一沸服）二钱　广三七（切片，用茶盅一个，着水半盆，将三七放内，外用纸放中口上，放锅烧出浓汁，连渣对前水药同服）二钱　葱白三根　以上用生水酒煎，童便一碗，对水药冲入八仙保身丹二钱，食后服酒，要尽醉，棉被盖出汗为度。

敷药方： 红曲五钱　龙须草五钱　凤尾草五钱　马蓼草五钱　红内硝五钱　肥皂（去毛）一个　老姜五钱　三七草五钱　葱白十根　碎补五钱　金不换五钱　嫩粽树皮一两　以上同捣如泥，用糯米饭一碗，共捣和匀，敷于患处，用布包扎。如若脱腕，将骨移掇原处，外用此敷药敷于患处，外用杉木皮两块夹定，用布捆扎，内服水药末药，照前治。如若伤破皮肉，用桃花散罨之，外用敷药捆扎，桃花散见天庭穴，八仙保身丹见将台穴。如若骨头打碎，皮肉未破，先将麻药服三分，用龙眼肉色佳白，水吞下，外用一服敷于患处，约一个时辰，用锋刀割开患处，将碎骨用铁钳钳去，速将桃花散罨之，外用小鸡皮盖于患处，又用前敷药敷于鸡皮上面，再用杉木板四块夹定，用裹脚捆扎紧，用黄豆一把煎水服，解去麻药，次服水药，冲八厘散二钱，方见心窝穴，服药之后，酒要尽醉，棉被盖出汗为度，以前敷药，只敷对日，患处内有响声，略挨半时，就要将此敷药解开，如若挨迟，恐伤好骨，侵上调理及肉，其骨按上，倘有微痛，多用几服水药末药，调理收功。

麻药方： 顶好蟾酥四钱　朱砂三钱　明雄三钱　西红柿子三钱　扬花二钱　醉仙桃二个　生草乌二钱　生川乌一钱　生南星二钱　以上为极细末，内服三分，龙眼肉色佳外敷，看伤处大小，用药若干，同蜜糖调敷患处。方好，用刀割开皮肉，若无碎骨，不可用此麻药，亦不可用刀割，专服八厘散，前水药加土鳖十个。此麻药，肿毒初起，敷上即消，出头者敷上即溃。刀针吸筒药方：防风一钱　荆芥一钱　银花三钱

虫退三钱　川红花三钱　连翘二钱　黄柏四钱　黄芩二钱　生大黄三钱　生川乌二钱　生草乌二钱　生南星二钱　生半夏三钱　独脚莲五钱　黄连二钱　生甘草四钱　以上将刀针煮吸筒内，放蟾酥一钱，同药放于瓦罐内同煮，将泥封密罐口，煎干水为度。如刀针吸筒未曾煮过，切不可用，恐毒入内，俱前症俱要戒煎炒发物等件为要紧。

胃脘图（略）

一胃脘穴受伤，又名肺俞穴，在背心之间，内通食管，下连凤尾，前通于心窝等大穴。重者即时食血并出。昏死在地。出血不止。气往上冲。实难救矣；轻者当时昏蒙，如治者撞两家之缘，先服此药：藿香一钱　西砂仁（捣末）一钱　广木香（捣末）一钱　茯苓二钱　煨姜一钱五分　枳壳一钱　厚朴一钱五分　朱砂（研极细末，同木香、西砂仁二味，候药滚，冲服）一钱　以上共用水酒煎服，服此药之后，吐止气平，再服童便数碗可治，后服破血散，方见血海穴，内加苎麻根、细茅根、苏木各一两煎水，去渣存水，将前破血散同煎服，大便即通，死血即从此出，后服木香分气散、八仙保身丹数服，痊愈后再服归芍地黄汤十余剂调理，木香分气散、八仙保身丹二方，俱见将台穴，归芍地黄汤方见鼻梁穴。

背筋穴图（略）

一背筋受伤，在胃脘穴之下，凤尾穴之上，名背筋穴。受伤者腰不能起，四肢无力，初然咳嗽，日久黄痰成痨，此是惊肺气之故，故此子午时作潮，寒热往来，治宜用此方：当归二钱　泽兰二钱　乌药二钱　灵仙二钱　寄奴二钱　地榆二钱　狗脊二钱　碎补（去毛）四钱　川芎二钱　茜草二钱　槟榔一钱　郁金一钱　澄茄一钱　红花二钱　苍术一钱　乳香（去油）二钱　没药（去油，二味候药滚，冲服）三钱　甘草五分　龙眼五个　以上共用水煎，生水酒对冲服，酒要尽醉，棉被盖出汗为度。此伤未曾愈，再服木香分气散，水煎冲末药、八仙保身丹二钱，此二方俱见将台穴。每日空心常服，自己小便，百日永保无忧矣。

将台穴图（略）

将台穴受伤，乃在肩下乳生之间，离乳一寸六分之处是一穴也。受此伤者，十有九人忍瞒，不肯医治，轻者忍痛一日，未免得好；重者若不早治，不满三年，人见瘦黄，饮食不进，或烧热四肢无力，或吐血，错请内科调治，不知此是受伤，内积死血，误做虚损或伤寒，此医法十有九死，或者治之，务要认伤在何处，不可问症发药，免受阴阳之怨，若真是此伤，用水药末药治之。

水药方（木香分气散）：归尾二钱　生地二钱　碎补四钱　茯苓二钱　枳壳二钱　菖蒲一钱　红花三钱　赤芍二钱　广木香（锉、末）二钱　莪茼子五钱　土鳖二十个

桔梗二钱　　泽兰三钱　　香附二钱　　陈皮二钱　　神曲二钱　　乳香（去油）二钱　　没药（去油，二味候药滚，同木香末冲服）三钱　　以上共煎，生水酒一壶，对童便冲后末药二钱，此药不但上中二部俱可以服。

末药方（八仙保身丹）：红花一两　　全当归（酒洗、晒干、微炒）三钱　　白蜡（放锅内煮过摊冷，又煮又摊冷，研为极细末入药）二两　　三棱一两　　莪术一两　　马钱子（先用洗米水浸三日取起，用小刀割去皮毛，切片晒干，用童便浸四十九日，连药连童便晒干，酒炒为极细末）一两　　枳壳（先用洗米水浸三日取起，刮空，切片晒干，童便浸七日，连童便、枳壳晒干）四两　　草乌（二味用药豆水煎过数滚，去豆不用存药，将川乌另在一处晒干，童便浸）一两　　川乌（酒洗，切片晒干）一两　　自然铜（用银锅，放火烧红，上用瓦片盖住，烧红取起，用醋淬，又烧又淬，十数次为度，研为极细末，又杵数万下，用甘草水飞过用）二两　　青皮（酒洗晒干）一两　　乳香（去油）六两　　没药（去油，二味共捣一处，用新瓦数块，将药放瓦上，又连药放火上炙去油，将此一块放火上炙，又放地下碎此数装药之瓦，碎完又换新瓦，照前烧去净油）八两　　生地（切片，酒洗，晒干）一两　　碎补（刮去毛，切片晒干，用童便浸七日，连药、童便一齐晒干，酒炒）八两　　青木香（锉为末）一两　　厚朴（用姜汁浸两日，连姜汁晒干）四两　　丁香（不见火）一两　　桃仁（捣去皮尖，微炒为末）一两　　川芎（酒浸一夕，连酒晒干）一两　　土鳖（微炒为末）四两　　寻骨风（酒浸，连酒晒干）一两　　生半夏（不见火）一两　　生南星（不见火）一两　　血竭（不见火）四两　　月石（用香油放铜锅内炒，去青烟黄色取起，摊冷，另研细末）一两　　生麝香（不见火，另研细末入药）五钱　　广三七五钱　　川三七（二味切薄片，微炒，另研细末）一两　　神曲（微炒）一两　　朱砂（研为极细末，用水飞过，晒干入药）一两　　神金（另研细末入药）三百张　　净巴霜（用棉花一块包，用斧头捶油入棉上，又用一块，又捶又换，又用表心纸数层包，用滚茶壶一面尽滚，候油入纸，又荡又换纸十数回，去净油为度，研末）四两　　以上俱味依法炮制，共研为极细末，用前水药冲服二钱，酒要尽醉，棉被盖出汗为度。但配此药不可省俭银钱，俱要依法，买药不可以贱当贵，务宜依法炮制，要在静室诚心专致修合此药。不俱远年近日伤损，用木香分气散，每服二钱。伤在上，食后服，伤在下，食前服。量人身体厚薄，厚者服三钱，薄者服二钱，孕妇勿服。俱服此药要避风，内有川乌、草乌，如不避风，即时昏蒙癫狂，此言切记。

臂骨穴图（略）

臂骨受伤，又名饭匙骨，此左右二穴受伤，即时手不能起，背不能伸，此穴须是硬处，不知其内作善，或拳打尤可者，还是铁器石头棍伤者，内积死血，日久咳嗽气喘，或痰内带血，或生肿毒，或作寒热。不知此穴上连对口，下连胃脘，前通气门、血海、血仓、心窝等处，大火伤于五脏六腑，此是气血两闭之故也。治宜水药木香分气散，内加乌药二钱、灵仙二钱，冲八仙保身丹二钱、生木酒一壶、童便一碗，冲末药服，服药之后，酒要尽醉，棉被盖出汗为度。此药数服即愈，木香分气散、八仙保身丹二方俱见将台穴。

飞燕入洞穴图（略）

胁下受伤，乃名双燕入洞之穴，在夹缝之间，又名海底穴，伤者看其左右轻重，若左边受伤，则四肢无力，口吐鲜血；若右边受伤，则半身不遂，血走七孔。此二穴受伤，百中无一可救，重者三朝一七即死，再延不过半月一月；轻者不早治，勉强过年半载而死。如治者撞两家之造化，治宜水药破血散一剂，方见穴海穴，八厘散二钱，方见心窝穴，童便引，次服水药木香分气散，童便引，冲八仙保身丹，数服痊愈，此二方俱见将台穴。

双乳穴图（略）

乳房受伤，在两边正乳之间，又名二仙转道之穴，此处若还彼人放点伤者，即时七孔流出鲜血，轻者闷死在地，忍血在内，如不速治，腹内死血成块，四肢麻木，饮食不思，人渐渐而瘦，不到周年半载就死。起初一月二月还可治，日久则不能治，如要早治者，宜用水药调理，水药木香分气散内加苏木一两，煎出浓汁，将此服煎水药童便一碗、生水酒一壶，冲入八仙保身丹二钱，服药后要尽醉，棉被盖出汗为度，次服不用苏木，只用末水药调理，自己小便，每日若常，有童便更妙，水药木香分气散，末药八仙保身丹，二方俱见将台穴。

上焦穴图（略）

上焦受伤，在头颈骨之下，在中腕穴上，在胸前离心窝三寸之间，此伤者饮食不纳，人常咳嗽，四肢无力，人渐渐黄瘦，口中常吐痰水。治宜用此药调理：枳壳一钱 桔梗一钱五分 半夏二钱 陈皮一钱五分 川芎一钱 厚朴一钱二分 茯苓二钱 西砂仁（捣末）一钱 前胡一钱五分 良姜一钱 芦草五分 广木香（锉末，候药滚，同西砂仁冲服）二钱 用红枣二枚 共煎，空心服，避风出汗为度，此药服三四剂，再服木香分气散，冲入八仙保身丹二钱，童便生水酒对冲服，要尽醉，棉被盖出汗为度，此二方俱见将台穴。

中腕穴图（略）

中腕受伤，在心之上，乃是大穴，能翻肠肚，饮食不纳，气往上冲，大小二便闭而不通，先用此方：枳壳一钱五分 桔梗一钱 陈皮一钱五分 川芎一钱 厚朴一钱

五分　茯苓二钱　西砂仁（另研末）一钱　广木香（锉末，同砂仁候药滚冲服）一钱　前胡二钱　甘草五分　姜煨五分　水煎，空心服，次用童便一碗，冲入八厘散二钱，方见心窝穴。酒要尽醉，棉被盖，出汗为度，后服水药木香分气散，冲末药八仙保身丹二钱，此二方俱见将台穴，调理痛止后，再服十全大补汤数剂痊愈，方见气门穴。

血仓穴图（略）

血仓受伤，乃在乳下一寸三分之间，左为血仓，右为血海，此二穴受伤重者，三朝一七即死，轻者，过年半载必口吐鲜血，四肢无力，两气不接，饮食不思。若去医者，必先要说明此乃是死症，如要治者，宜服破血散：归尾三钱　生地三钱　红花三钱　枳壳一钱　桔梗一钱　菖蒲一钱　赤芍二钱　加皮三钱　桃仁（去皮尖）二十粒　生水酒煎童便一碗对冲，空心服一剂，次服加大黄、枳实各二钱，共煎服，打下死血后，换水药调理，一日一剂。水药方：陈皮二钱　广木香（研为末）二钱　乳香二钱　没药（二味去油为末，同乳香、木香二味，候药滚冲服）三钱　枳壳一钱五分　桔梗一钱　菖蒲八分　良姜八分　生地二钱　当归二钱　菴闾子五钱　红花一钱　苏木四钱　加皮二钱　土鳖廿个　碎补（去毛）三钱　以上用生水药煎童便一碗，候药数滚，将乳香、没药、木香、童便放下后，煎一滚服，服后再用童便冲八离散二钱，酒要尽醉，棉被盖出汗为度，次换水药木香分气散，冲末药八仙保身丹二钱数服，再用十全大补汤煎服调理，八厘散见心窝穴，木香分气散、八仙保身丹此二方，俱见将台穴。

心窝穴图（略）

心窝穴受伤，乃是天平针，诚为大穴，盖心者二身之主，受伤者口吐鲜血，心如刀割，饮食不进，冷汗淋漓，此伤十有九死之症，俱要治者，撞两家之造化，先用通关散向患人左鼻用力一吹，此方见虎耳穴；次用推拿，自用左手患人小肚者，力往上推至心窝按止，切不可松手，将患人轻轻扑在右腿上，右手在背心一抬，轻轻将他坐于怀内，次将茶水以接起气，再服八厘散一钱五分，生水酒一杯、童便一杯冲此末药服之，看伤轻重若何，重者回他另请高明调治，不可自误其命，伤此百中无一活耳。轻者用水药调治：陈皮二钱　广木香（另研）二钱　乳香（去油）二钱　没药（二味去油，同木香冲水药服）三钱　枳壳一钱　桔梗一钱　菖蒲八分　良姜八分　生地二钱　菴闾子五钱　当归二钱　红花一钱　苏木（锉末）二钱　加皮二钱　土鳖廿个　碎补（去毛）三钱　以上水煎，冲八厘散一钱五分，未愈，再服一次。

八厘散方：土鳖五十个　乳香（去油）五钱　没药（去油）七钱　生半夏一钱　当归（酒炒为末）三钱　麝香二钱　巴霜（用草纸包五层，捶去油又换纸，又换又捶又换）一钱　西砂仁（炒为末）二钱　明雄（研细末，用水飞过）一钱　朱砂（春细末，用水飞过）一钱　寻桂（切片，不见火）三钱　草乌（用绿豆同煮，去豆切片晒干）一钱　厚朴（姜汁拌炒）三钱　孩儿骨（放火炙，用醋米制炙，又制又炙，十多回为度）二钱　自然铜（用银锅樟，放火上烧红，用醋火又烧又淬，十多回为度）五钱　碎补（去毛，切片，晒干）五钱　甜瓜子（微炒）五钱　人参三七（切片，微炒为度）三钱　血竭三钱　广木香（锉细末为度）二钱　共为极细末，用前水药冲一钱五分，童便引，棉被盖出汗为度。

气门穴图（略）

气门受伤，在乳下一寸六分之间，又名血海穴，如受此伤者，即时闷死在地，要用通关散吹入患人鼻内，有泪者可治，无泪者即死，有汗者不治，遗小便者不治，心头冷者不治，吃药之后，即用推拿，自己将左手在患人胸前着力按住小肚，又将右手右小肚推往胸前，两手紧紧按之，候患人回转，慢慢松手，内服末药八厘散二钱，又将佛手五钱、广木香二钱二味，共用水煎得浓浓，去渣存水，用童便一碗往水酒一碗对匀后，放上烧一滚，冲入八厘散服，酒要尽醉，棉被盖，出汗为度。服此药之后，看伤若何，如伤患处通身疼痛不止，再换水药木香分气散煎数滚，又用童便一碗、生水酒一碗，又复煎一滚，冲末药八仙保身丹二钱五分，服后酒要尽醉，棉被盖，出汗为度。若还未愈，每日用此水药调治数日，再用水药调理。

水药方： 当归三钱　熟地二钱　白芍三钱　川芎二钱　黄芪二钱　白术二钱　茯苓二钱　萸肉一钱　党参二钱　甘草一钱　龙眼十枚　水煎，空心服十数剂调理，八厘散见心窝穴，通关散见虎耳穴，木香分气散、八仙保身丹，此二方俱见将台穴。

仙人夺印穴图（略）

仙人夺印受伤，看其左右，如在左边，即时吐血，如右边受伤，即时气闭而死，此穴在飞燕入洞之下，如左边受伤，用破血散冲八厘散二钱、童便一碗、苏木水一碗、生水酒一壶引，酒要尽醉，棉被盖，出汗为度，次用水药木香分气散冲八厘散一钱，数服痊愈。破血散见血海穴，八厘散见心窝穴。如右边受伤，先用通关散一筒，向患人左鼻用力一吹即醒，此时闭气之故，用木香分气散冲八仙保身丹二钱、童便一碗、生水酒一壶引，酒要尽醉，棉被盖出汗为度，数服即愈。木香分气散、八仙保身丹此二方俱见将台穴，通关散见虎耳穴，两边受伤，照下边治之。

挂膀穴图（略）

挂膀受伤，乃是大穴，在仙人夺印穴之下，两边受伤者，通身麻痹，寒热往来，此是气血在内停积之故也。如若不早治，三年之间即死。治宜用破血散两剂冲八厘散二钱，童便、生水酒冲服，次服水药、木香分气散，冲末药八仙保身丹二钱调理，数服即愈，俱用童便、生水酒冲服，酒要尽醉，棉被盖，出汗为度。破血散见穴海穴，八厘散见心窝穴，木香分气散、八仙保身丹此二方俱见将台穴。

凤翅穴图（略）

凤翅受伤，是血肱之穴，在挂膀穴之下，盆穴相连之间，左为血肱，右为命宫之穴。此穴受伤者，寒热往来，四肢无力，口吐鲜血，口中无味，通身麻痹，此是轻者，不过一年之间即死，此是内积气血成害。如要治者，一二三月可治，年深月久实难治矣，宜照挂膀穴治之。重者当时即死，身体厚者，纵然挨过三朝一七，吐血而亡。

盆元穴图（略）

盆元受伤，乃是子筋穴，在凤翅穴之下，心窝穴之侧，受此伤者当时即死，不倘是打或跌，自己平日遇物撞之此穴，即当时昏蒙，此穴近心之所，真乃致命之火穴也。轻者一连数穴，速宜治之，不然气血在内日久成害，难治矣。或吐血，或时时咳嗽，四肢寒热往来，口中无味，饮食不思，常惊悸，犹如痰迷心窍之状，治宜照心窝穴调理。如挨日久，必成真结，万中无一救也，不过周年半载，即时就死了。

净瓶穴图（略）

净瓶受伤，在盆元穴之下，肚角穴之上，乃血路之大穴也。此穴伤者，口吐鲜血，大便出血，即时就死；轻者咳嗽，四肢无力，气血不行之故也。如不医治，则不过三年两载即死。治宜用此方调理：寻桂二钱　青皮二钱　白芍二钱　西砂仁一钱　红花二钱　丹皮二钱　茯苓二钱　五灵脂一钱　大黄二钱　健莲子（捶碎）三个　甘草五分　乳香（去油）二钱　没药（去油）二钱　广木香（锉末，同乳香、没药、寻桂，候药滚冲服）一钱　水煎，空心服二剂，又换后方调理：当归二钱　白芍二钱　青皮一钱五分　茯苓二钱　白芷一钱　陈皮一钱五分　加皮二钱　五灵脂一钱　碎补（切片，去毛）五钱　乌药一钱五分　茜草一钱五分　红花二钱　甘草五分　生地黄二钱　熟附子二钱　藕节（捣碎）两个　以上共烹生水酒煎数滚，加童便一二碗，对冲后末药服二钱，酒要尽醉，棉被盖，出汗为度。

末药方：朱砂（舂极细末，水飞过用）二钱　广木香（不见火，研为末）二钱寻桂（不见火，研为末）二钱　乳香（去油）一两　没药（去油）一两五钱　血竭（不见火，研为末）三钱　西砂仁（不见火，研为末）五钱　土鳖（微炒为末）一两麝香（不见火，研为极细末）一钱　自然铜（用银锅樟放火上烧红，用米醋淬，又烧又淬，七八回为度）一两　以上共为极细末，将煎水药冲服三钱，酒要尽醉，棉被盖，出汗为度。

肚脐穴图（略）

肚脐受伤，乃六公之穴，看症如何，若有暴汗淋漓，四肢作痹，腹中疼痛，上呕下泻，两气不接者，此是伤于五脏，万中无一救也，不必医治。如轻者，再腹内疼痛者，可治，用药内服外敷。

水药方： 当归三钱　生地二钱　红花二钱　车前一钱　桔梗一钱　乌药一钱　故芷一钱　五灵脂一钱　云皮二钱　茯苓一钱　前胡一钱　地榆一钱　紫荆皮二钱　甘草五分　乳香（去油）二钱　没药（去油，二味候药滚冲服）二钱　以上水煎，童便一碗、生水酒一壶，滚冲末药三钱。

末药方： 龙骨（火烧童便淬，又烧又淬，七八次为度，研为细末）二钱　自然铜（用银锅樟放火上烧红醋淬，又烧又淬，七八次为度，研为细末）二钱　小茴一钱　广木香（不见火，锉末）二钱　红花二钱　血竭（不见火，锉末）二钱　广三七（不见火，锉末）三钱　人中白五钱　沉香（不见火，锉末）二钱　丁香（不见火）二钱　茯苓二钱　麝香（不见火）一钱　白蜡（放锅内用水煮化，摊冷，又煮又摊冷，七八次为度，研为极细末）二钱　以上共为细末，用前水药冲服三钱，服后酒要尽醉，棉被盖，出汗为度。

外用敷药方： 碎补五钱　大黄五钱　红曲五钱　栀子三钱　老姜三钱　葱白二十根　以上共捣如泥，用小鸡一只，将肚破开，切去头足，将腹内等物除去，连毛不要，下水将敷药于患处，将鸡扑于药上，用布捆扎，其痛即止。

肚角穴图（略）

肚角受伤，乃在净瓶穴之下左右两边，此穴受伤，饮食不纳，食往上冲，腹中疼痛，冷汗不止，此伤者撞二家之造化，治宜用推拿后掇，若小肚往左，则从右边移掇；若小肚往右，则从左边移掇，掇正之后，宜用水药末药服之，如正肚小肚受伤，并宜此药治之。

水药方： 小茴二钱　青皮二钱　白芍二钱　熟附子二钱　紫草茸二钱　良姜一钱　桔梗一钱　苡仁二钱　枳壳一钱　甘草五分　乳香（去油）二钱　没药（去油）二钱　寻桂（锉末，同乳香、没药候为滚冲服）一钱　以上共用水煎，空心服二剂，调理后方：柴胡二钱　茯苓二钱　云皮一钱　枳壳八分　广木香二钱　川朴二钱　熟附四钱　鹿角胶（用山药研末，将鹿角胶炒成珠，将山药除去，再将鹿角胶研末，同木香和末，将水药冲服）二钱　丹皮二钱　甘草五分　以上共用水煎，童便一碗、生水酒一壶，烧滚候，前水药数滚对冲服，服药之后，酒要尽醉，棉被盖出汗为度。如疼痛未止，再用后方调治：炙芪二钱　赤芍二钱　当归二钱　生地二钱　厚朴二钱　碎补（去毛切片）五钱　黄芩三钱　山药一钱　红花一钱　甘草五分　姜二片　藕节（捣碎）两个　乳香　没药（去油，候药数滚，将此二味放下煎服）各三钱　以上共享生水酒煎数滚，加童便一碗同煎一滚，冲末药八仙保身丹二钱，方见前，每日一服调理。

凤尾穴图（略）

凤尾受伤，在背梁之下，近腰之间，乃上身之柱。若伤者，真乃是大穴也。若是拳伤跌伤，轻者犹可治；若是铁器棍伤者难治。此三穴受伤，即时发笑，将他扶起，在他背心上尽力拍一掌，若是腰椎断者即死，实难治矣。若微伤两边腰眼，并天柱三穴，用药并皆一样治之。

水药方：归尾二钱　生地二钱　碎补四钱　乌药二钱　灵仙一钱　杜仲二钱　断续二钱　红花二钱五分　故芷二钱　加皮二钱　小茴一钱　赤芍一钱　土鳖五个　莬闾子三钱　寻桂（锉末，候药滚冲服）一钱　乳香、没药（去油另包，候药数滚，将此二味放入前药内，同煎一滚服）各三钱　以上共享生水酒煎数滚，加童便一碗，与药共煎一滚，冲八仙保身丹二钱，方见将台穴。服药之后，酒要尽醉，棉被盖出汗为度。

外用敷药方：红曲三钱　碎补五钱　土鳖二十个　生附子五钱　栀子、黄柏各三钱　大黄三钱　蓖麻子（去壳）十粒　老姜一两　葱白三十根　以上共捣如泥，用糯米饭一碗，将前药和匀，又捣如糍粑一样，又加麝香二分敷于患处，再将敷药盖上，外用布捆扎，再服前水药末药调理，此药不但是打伤跌伤者，平日诸般腰痛，照此内服外敷，无不效也。

铜壶滴漏穴图（略）

铜壶滴漏受伤，又名结骨穴，在粪门之上，凤尾之下，或因跌伤，或打伤，惟此穴受伤者，痛苦难言，即大便不通，小便直出，腹中疼痛，腰不能起，脚不能移，此是气血两闭之故也。若不早治，恐后气血成祸，实难治矣。治宜服此药：枳实一钱　升麻二钱　赤芍一钱　熟附子一钱五分　当归二钱　茯苓二钱　陈皮二钱　熟大黄二钱　甘草五分　乳香（去油）二钱　没药（去油）三钱　广木香（锉末，候药滚，同乳香、没药放入煎沸）一钱　以上水煎，空心服，若大便通，只服此一贴，如若未通，再服一贴此药之后，疼痛未止，调木香分气散服，加杜仲、故芷各二钱共煎，葱白引，冲末药八仙保身丹二钱，此二方俱见将台穴。此伤如若疼痛不止，大便不通，不必再治，必死症也。

偷桃穴图（略）

偷桃受伤，乃是阳物，此穴受伤，乃是急速之症，重者即死。看伤何处，若伤两子，即时串心，万中无一救也。若两子在小肚，或脐间，用手在患人肚上按紧，缓缓推送归原处，用丝绵一张，连阳物捆扎，内服水药木香分气散，加小茴二钱、川楝子二个，捣碎同煎，冲服八仙保身丹二钱调理。若阳物疼痛不忍，速用寻桂、白芷、黄柏、黄芩、大黄、黄连各一钱，共为极细末，加冰片三分和匀，用鸭蛋一个，去黄存白，调药敷于患处，其痛即止。若肾囊破，肾子流出，先用桃花散罨上，外用小鸡一只，将毛退去，用皮一块盖于患处，外再加敷阳之药敷于鸡皮上，外再用丝绵捆扎紧，紧半日后，将此捆扎之绵些微放松，以好小便。三日后解开，用葱白数十根、银花一两、蕲艾一两、桑叶一两、虫退五钱、陈茶叶五钱，共煎浓汁，洗净手污血等物，看患处好坏，若未好，仍照前用药捆扎，内服此方。

荆防败毒散：羌活一钱　独活一钱　柴胡八分　前胡八分　枳壳五分　桔梗五分防风一钱　荆芥二钱　紫苏八分　陈皮五分　连翘（去心）一钱　银花三钱　虫退（去头足）一钱　乳香（去油）二钱　没药（去油，二味候药煎数滚，放下煎一沸服）三钱　茴香一钱　车前子二钱　木通二钱　滑石二钱　甘草一钱　以上共同煎数滚，空心送下，若还未愈，依然用药水洗，只用桃花散罨，不用鸡皮，用皮纸盖定，用丝绵轻轻捆扎，戒食煎炒发物等。桃花散方见天庭穴，木香分气散、八仙保身丹，此二方俱见将台穴。但此患处切不可用膏药盖之，紧记紧记。

双脚穴图（略）

双脚受伤，腿缝腿心、客膝脚弯、臁骨脚肚、螺狮骨、脚背、昆人、涌泉等穴受伤，用药并皆一样治之如是。失脱腕者，先将脱处移掇原位，外此敷药用之：碎补五钱　葱白十根　老姜五钱　肥皂（去子）一个　红内硝五钱　红曲五钱　马蓼草（连根叶）五钱　凤尾草（连根叶）五钱　龙须草（连根叶）五钱　金不换（连根叶）五钱　三七草五（连根叶）钱　白芥子（研末）五钱　嫩棕树皮一两　米饭一碗　以上之药共享斧头搥烂如泥，再将糯米饭和匀，又搥如糍粑样敷于患处，用布包扎，内服水药末药。

水药方：归尾三钱　生地二钱　赤芍一钱　丹皮一钱　厚朴一钱　丹参三钱　菴䕡子五钱　牛膝二钱　茜草二钱　防风二钱　加皮二钱　杜仲一钱　碎补（去毛切片）四钱　木瓜二钱　苡仁一钱　三棱一钱　莪术一钱　土鳖五个　骨风二钱　独活三钱蒲黄二钱　青木香二钱　泽兰二钱　寄奴二钱　葱白三根　八棱麻二钱　乳香（去油）二钱　没药（去油，二味候药煎滚，放下煎滚一沸服）三钱　广三七（切片，用茶盅一个，将三七放茶盅内，着滚水半盅，用纸盖定盅口，放锅内烧定，用铜物压定，铁器不用，文火烧滚锅内之水，数滚略歇一下，又烧数滚，烧出浓汁，连渣连汁对水药并服）二钱。以上用水酒煎数滚，童便一碗同煎一沸，冲八厘散二钱五分食前服，服药之后，酒要尽醉，棉被盖，出汗为度。但前敷药只敷对日，骨内有响声，即将此药解除。如或跌伤，或伤肿痛难忍，用此敷药照样捆扎，内服此水药冲八仙保身丹二钱，其痛即止。如若上破皮肉者，用桃花散罨上，用敷药盖之，用布捆扎，水药末照前一样服。或跌断骨打碎骨，先将麻药用蜜调匀敷于患处，内服三分，用龙眼肉色贮白水送下，略俟一时，不知疼痛，用刀割开患处，用钳钳去碎骨，速将桃花散罨之，外用小鸡一只，去毛不下水，将鸡皮剥下盖于患处，又将前敷药敷鸡皮上，一面再用杉木皮四块上下夹定，长裹脚紧紧捆扎，勿另摇动，速将黄豆一把煎水服，解去麻药，次用前水药冲入八厘散三钱，空心服，酒要尽醉，棉被盖，出汗为度。服药之后，又用童便一碗冲八厘散三钱，再将前水药复渣，用生水酒煎。看患人如何，若还疼痛未止，前水药内加乳香、没药、土鳖，用童便、生水酒煎，再冲八厘散二钱五分服。但此敷药只敷对日，骨内有响声，略俟半时，就要将此敷药解去，如若俟迟，恐伤好骨，慢慢调理皮肉。八仙保身丹见将台穴，桃花散见天庭穴，八厘散见心窝穴，麻药方见两膊穴。此方一部，是唐模许心泉祖传，于咸丰八年十月汪秀升抄录。

跌打末药方：归尾五钱　牛膝三钱　自然铜三钱　木通四钱　川乌五钱　官桂三钱　红花二钱　杜仲三钱　无名异四钱　南星三钱　草乌五钱　安桂一钱　川芎三钱　扬花八分　碎补五钱　黑丑二钱　五加皮五钱　龙骨三钱　乳香（去油）二钱　土鳖二十个　桂枝三钱　三奈六钱　虎骨三钱　没药（去油）三钱　参三七三钱　麝香五分　依古法制研末，每服五分，重者一钱，酒冲服。

大力丸方：膳鱼（一斤者佳）一条　鱼鳔二两　白茯苓二两　归身二两　生地二两　苁蓉二两　杜仲二两　沙蒺藜二两　虎掌（羊油炙 NFC38）四两五钱　枭瓜九个　无肠公子十只　地龙二两　火精（豆腐煮三枝香）三两　土鳖三两　故纸二两　小茴二两　枸杞二两　条参二两　牛角霜一两　大力骨髓（黑牛者佳）一付　共药十八味，各依法制共研细末，将骨髓同捣入药，做成荔枝大，每服一丸，酒下。

七厘散方（名十八罗汉丹）：马钱子（童便浸七日，香油炙酥）　土鳖七个　名异（醋炙）五钱　良石二钱　自然铜一钱五分　牙皂七分　磁石（五色，拌炒醋炙）七分　白灵七分　辰砂（生用）七分　琥珀（豆腐煮）七分　川乌（童便炒）七分　草乌（童便炒）七分　血竭（生用）七分　寸香五分　熊胆（生用）三分　南藤（生用）七分　木香五分　朱砂（水飞过）七分　共为细末，童便、酒送服。

功力散方：秦艽五钱　沉香四钱　大茴六钱　丁香二钱　桂枝五钱　当归一两　土鳖五钱　清木香五钱　车前四钱　朱砂三钱　川芎五钱　灵脂五钱　香附一两　虎

骨一两　小茴五钱　木通三钱　玄胡五钱　血竭八钱　碎补一两五钱　白芷六钱　明雄五钱　六汗六钱　然铜八钱　菖蒲五钱　乳香五钱　没药五钱　共为细末，每服一钱，好酒下。

镇心末药方：白鳖虫二两　西茸二两　血力一两五钱　朱砂一两五钱　辰砂一钱金箔二十张　银箔二十张　灶马四十个　土狗二十个　地龙（焙干）一两　共为细末，好酒送下。

镇心水药方：远志一钱　菖蒲一钱　朱砂一钱　山羊血五分　琥珀五分　三七八分　肉桂八分　桔梗一钱　归尾一钱　生地一钱　赤芍一钱　槟榔一钱　公丁香一钱碎补一钱　广木香八分　用生水酒、童便对服。

一蓬风：百人头上显神通，铁尺把棍任你攻。临刑之时三杯酒，不怕黄昏打到明。上肉桂一钱　天雄（一斤重）四两　马钱子（去油土炒）四两　西洋火把（生用）三两　火精（豆腐煮过三支香）二两　红地龙二两　子鸡肠（土炒）一付　共为末，姜汁为丸，梧桐子大，每服三五分，酒下。

功力洗手方：山甲片五钱　象皮五钱五分　麻黄根五钱　茯苓五钱　川乌三钱五分　草乌三钱五分　生半夏一钱五分　碎补一两　地骨皮五钱　七厘根五钱　防风二钱　没药一钱五分　六汗（即续断）五钱　白蔻一钱三分　丹皮五钱五分　石榴皮八钱　螵蛸五钱　黄柏五钱　大黄五钱　红花五钱　白凤仙花根一两　核桃皮一两　醋七斤　水二碗　共煎一支香，洗手七次，用布褙裤装小铁子二斤在内，洗手后任打，手肿又洗，洗了又打，七日双手如铁一般。

七厘散（少林寺传）：珍珠五分　玛瑙二分　琥珀三分　人参二分　川山七三分山羊血三分　活血丹三分　寸香二分　乳香（去油）五分　没药（去油）五分　大朱砂二分　虎骨四钱　川牛膝五钱　然铜二钱五分　碎补四钱　孩儿骨一钱五分　猴骨一钱五分　枳壳一钱　地龙二对　灵仙二钱　杜仲二钱　故芷二钱　木瓜五钱　当归一两　共为末，服八分，酒下。

大神沙

凡人出外只身，此沙便带在身，倘遇小徒害，能保全自己性命为妙。蛇首一个白蝎五只　金头蜈蚣五条　巴豆（生用）十粒　牙皂一两　细辛一两　大椒末一两石灰五两　硼砂五钱　以上九味，研细末，瓷瓶收藏，用时用纱一块做成香包大，入此药在香包内，挂在本人身边，本人务记抢占上风，将手用香包一打开，此药漂去他人身上，得药性而退。

龙须针（杜长老传）：倘遇强人，全身满擒者，拳棍打他不痛，用此针破之，用戒指一个，上生两须，入罐内同药煮三枝香为度，黄酒半斤，水二合，入罐黄泥封口。孔雀血三分　蛇交五钱　金蜈蚣七条　黄蜂尾十个　全蝎（全）七个　牙皂二钱　细辛五钱　硼砂五钱　桂枝三钱　巴豆五粒　以上共十味，照法制用，解用甘草、黄柏煎水洗。

双龙丹： 洗臂，使两臂如铁坚硬，打之不痛，打人有力。当归　桔梗　草乌　象皮　川乌各一两　青盐（不见火）　食盐（炒）　落得打　寄奴各四两　金凤花（全红、全白）各一棵　先将花绞汁，将醋调匀，斟酌加水药为末，不切入砂锅煮药，水洗加花汁、醋水，用盖布洗两只手臂，忌铁器，切记切记。

三阴春雷丸： 青黛五钱　生矾五钱　白芷三钱　巴霜五钱　雄黄五钱　生硫黄五钱　制香附五钱　漂朱砂五钱　当门子四分　官桂五钱　药十味，计重四两二钱四分，共研细末，糯米粽为丸，如相子大为度。倘用者来时早一个时辰，男左女右塞鼻子，管内用新棉花包好。

大清光绪戊子年乙丑月除夕抄，至丁酉年三月下旬重订

吴郡蒋瀔氏

《伤部秘诀》

391

《捏骨秘法》

清·刘闻一

绪 言

人身内有脏腑，外缚肌肉为之枢柚，间架者，筋骨也。周身筋骨各有职司，部位一错，运动不灵。本书自头项肩臂，以至脊胁手足，凡属筋骨病症，或专用手捏，或兼用药疗，因症施术，随时斟酌，一切贴药、服药、抹药、诸方附于篇末焉。

捏头项法（二条）

凡脖错揆（伤跌），俱是向后错头，必俯而不直。治法：用左手托住前边，右手向疼处略稍按，按左手稍有知觉即止。此症不治，饮食难下。若用力太大，手按太重，使后边之骨将咽喉填满，恐更碍饮食，或至伤生，治者慎之。

凡嘴巴骨落，无论左右，皆不能言语，不能饮食。治法：用左手托住后脑，右手大指伸入嘴中，按住尽头牙下，四指搦住嘴巴骨，大指用力往下一按，遂即往外侧一端，向上一托，便上去矣。

捏脊骨法（二条）

凡脊骨疼，何处疼，必定何处高。治法：用大指向脊骨高处略略一按，与上下脊骨相平，即愈。

凡因仆，坐于地，将尻骨（脊骨尽处）坐歪者，必向里歪，虽能行走，殊觉疼痛，容有大便不能便净者。治法：自病人侧面用左手扳住身前，右手扣住尻骨，往下一按，遂即往外一扳，则尻骨仍然直上直下，即愈。

捏肋骨法（一条）

凡肋骨塌陷及挤断者，多在中间，平时不甚疼痛，到睡时难以入睡，起时难以起身。治法：用手按住肋骨两头，两手用意，是欲肋骨中间皆向外撑胀，盖肋骨个个相连，肋骨向外撑胀，则塌陷及挤断之肋骨自随着向外撑胀，与他肋骨平矣，再用宽带捆身之周围，以防伤骨内，过数日即愈。

捏手骨法（六条）

凡手指骨节或向左歪，或向右歪，不能伸正，此是骨凹错。治法：用左手搦病人之指，以右手捏正，对准骨凹，用高粱杆瓤镶住左右，以线捆之，数日即愈。

凡手指骨节或向下弯不能伸直，此是骨有坏处；或向上弯不能伸直，此是将骨折断。治法：用手捏直，裹以膏药，用高粱杆穰四面镶住，以线捆之，数日即愈，膏药方见后。

凡手指中间骨折断者，必细审断处，且细审上下左右，上面若是凹，下面必是凸；下面若是凹，上面必是凸。至于左右，亦是如此。治法：无论齐槎、斜槎，必将手指略略分开，使骨对准，然后四面捏，捏令贴皮贴骨，内用膏药裹住，外用杨树皮四条，周围镶住，以带捆之，数日即愈，膏药方见后。

凡手脖骨节错凹者，手必不能扬起。治法：用左手搦住手腕骨（掌后高骨）之左右，以右手搦住手梢，向左右活动，再用左手搦住手脖，上下以右手搦住手梢向上下活动，活动使骨凹对准即愈。若肿胀太甚，用药抹之，药方见后。

凡手脖或向外歪，或向内歪，此必手腕骨坏也，手必往下搐。如错凹者，更不能扬起。

治法：如外腕骨坏，将外腕骨托起向外，务使与内腕骨相齐。手脖向外歪者，往内扶正；向内歪者，往外扶正，贴以膏药，用杨树皮二条两边镶住，以带捆之，数日即愈，治内腕骨仿此，药方见后。

凡手脖扭筋，必有筋高起，不能著槽，以手捻之往往内里作声。治法：用大指按住疼处，或向内旋，或向外旋，使高起之筋归了本槽，以带捆之即愈。

捏胳膊法（二条）

凡胳膊肘错凹，肘必向里去，手必向外歪，而肘两边之骨仍然外现。治法：左手搦住胳膊，上截右手，搦住胳膊，下截将肘扶正，使入凹内即愈。若肿胀太甚，用药抹之，药方见后。

凡胳膊内边之骨向下陷去，隐而不现，此是骨坏。肘之形象大约与错凹同。治法：左手将内边之骨托出，顺着胳膊肘拔伸，与外边之骨比齐，右手搦住手脖，将肘扶正，使入凹内，内用膏药裹住，外用杨树皮半寸，宽六七寸，左右镶住，以带捆之即愈，药方见后。

捏肩臂法（一条）

凡肩臂错凹，胳膊一定落下，不能扬起。治法：用单桌一张，使病人坐在低处，将胳膊放在桌上，用大带捆住胳膊上截，一人隔桌搦住带捆之处，往外牵拉，数人隔桌挽住大带往外拔伸，俱是温温用力，切莫损坏胳膊下截。治者用两手挨着病人身子，下手将胳肢窝两条大筋四指扣住，向两边撕开，往上托两大指，按住肩尖往下按，看乍肩凹对准否，肩凹对准臂者，手一松，胳膊即上去矣，上去即愈。例如右臂落下，先用单桌一张，南北竖搁，病人挨着东边南面而坐，如法治之。胳膊不捆带，恐病人汗出多者，手滑，治者不撕开两条大筋，恐填实碍路，亦上不去，尤必陷者。治者一齐用力，才能对笋适合。所以用单桌者，恐一牵胳膊，病人因疼，身子容易摇动，一动便拔不开矣。若使病人坐车箱中，亦可意与此同。

捏足骨法（五条）

凡足指疼，皆是骨凹错。治法：只将足指骨节略稍按捏顺正，对凹即愈。凡脚面疼，皆是脚面之骨有高张。治法：只就脚面疼处用手略稍按按，使疼处之骨与他骨平即愈。

凡闪着脚脖，脚脖之骨必有高张者。治法：亦就脚脖疼处用手略稍按按，使疼处之骨与他骨平即愈。

凡脚后跟疼，皆是下面之肉与上面之肉离而不连。治法：用带勒住后跟，上系脚脖即愈。若天热，有西瓜皮搁在鞋后跟内一块，常常换之即愈，不必用带矣。

凡脚踝骨坏，内边之骨坏，内边往后搐；外边之骨坏，外边往后搐。治法：如外骨坏，用手从后边推到前边，与内边骨齐，裹以膏药，以杨皮镶住，防其再往后搐，以带捆之即愈，内骨坏者仿此，药方见后。

捏膝盖法（三条）

凡膝盖坏，竖坏则竖开一道缝，横坏则横开一道缝。治法：无论竖坏、横坏，皆用手将膝盖捏严，裹以膏药，左右镶以杨皮，长约三指，宽约二指，以细布捆之，使不能还，数日即愈，药方见后。

凡膝盖开，不治必不能愈，日久不治，则开缝愈大，腿必屈而不伸。治法：同前，但将膝盖缝渐渐合住，莫要心急。迟四五天，渐渐再合三四次，始能合严。以后迟四五天，用手在膝盖周围轻轻的按按，使腿之屈者直些。迟四五天，再轻轻的按按，使腿之屈者又直些，三四次始能伸直。若偶不小心，用力太猛，必致腿弯处皮面横裂，流血不止，筋骨全露。势如至此，莫要心慌，急取白糖一两，大葱二颗，捣如泥涂之，千万莫动，俟缝长严，药自落下。若不小心将药动落，再用此方，便觉不效，可将此药洗净，另用香油熬黄蜡涂之，即愈。

凡膝盖活移，是膝盖扣不住下边之骨，行走不甚得力，以指弹之，中间空虚，仿佛作小鼓声。治法：取土鳖子七个，焙干为末，香油调抹，以细布捆住，静睡莫动，速者一晌，迟者一日即愈。

捏胯骨法（一条）

凡胯落，身必不能反转。胯向内落者，内边有处疙瘩；胯向外落者，外边有个疙瘩。治法：使病人侧身而卧，如胯向内落者，上使人按着他的身子，下使人握着他的腿，治者扣住内边疙瘩往上搬，与上边骨凹对准，数日即愈。胯向外落者仿此。凡胯落者，病腿必短，若病腿较长些，必是上凹，坏不易治矣。

捏筋口法（一条）

凡筋口筋转，行走必不便利，腿盘上下，筋有两条。下筋向上转者，行走时脚尖往外撑；上筋向下转者，脚尖往内撑，在病人背后从腿前插手，扣住大筋往上搬，使筋归本位即愈。

捏产妇交骨法（一条）

凡妇人生子，交骨必开，子落草后，设上床太早，交骨不及转回，必阴户上骨与他骨凹相错。左疼是左错；右疼是右错。容有不能行走者，即能行走，疼痛亦觉不堪。治法：使病人穿裹衣，仰面而卧，两腿弓起，使人搬住裹腿，治者搬外腿，俱向两边搬病人，自然撑开，用右手隔着裹衣，按病人阴户横骨，向疼处略稍按按，使与他骨凹相对即愈。倘肿胀过甚，及诸小症，必须服药者，宜用生化汤，药方见后。治时如疼痛不堪，使人不敢触手，先用参三七五钱，煎水洗之疼止，然后如法治之。

补遗（三条　系采取传闻之方）

捏落下颏法

凡落下颏者，皆虚不能收束关节之故，落则偏而下垂。治法：患者平身正坐，医者以两手托住下颏，左右大指入口内，纳牙槽上，扣压下颏，用力往肩下捺开关节，向脑后送上，即投入，随用绢条兜颏于顶上，半时许去之即愈。卷首所载，系治初犯者之法，此系治习犯者之法，可参用。

治落枕脖法

凡落枕脖者，多系枕砖木等物，寒气伤筋所致，左右无定。治法：将沙土炒热，用布包好，向扭捩处敷之即愈。

治跌打眼睛凸出法

凡跌打伤及眼睛，突出眶外者，若瞳人未破，仍可施治。治法：用南瓜瓤捣烂，厚封眼上，外用布包好，勿动，乾则再换，渐即肿消疼定。

《伤科秘诀》

庞招德书

不有一番寒入骨　怎得梅花扑鼻香

跌打有十不治之症

颠扑损伤入于肺者，从不即死，二七难过；左胁下伤透至内者；肠伤断者；小腹下伤内者；症候繁多者；伤破阴子者；老人左肢压碎者；血出尽者；肩内耳后伤透于内者；脉不实重者，已上皆不治，不必用药。

药性行四肢

乳香（去油，止痛）　当归（身养血，尾破血生血）　川芎（顺气，治头痛）　陈皮（行气，化痰）　没药（去油，止痛）　桔梗　土鳖（盐水炙，火烧，可用象皮收口长肉）　枳壳（宽气，顺气，化痰）　灵仙（止损，散痰）　薄荷（表里）　乌药（顺气，治虫，补中）　生地（生血，行血，尾破血）　甘草（下气通关，利节骨）　桃仁（炒热能破血化痰）　青皮（行气消食）　胆草（顺气血，能止胁痛）　牛膝（通关节，下部用）　泽兰（补损行气）　白芍（止损通血，散死血，生新血）　丹皮（行气，泄脾火）　人参（止渴生津化痰，明目开心补气）　香附（破气血）　神曲（消气）　荆芥（表里去风，散血分热）　虎骨（醋炙炒，能理骨）　柴胡（止胁痛，退烧）　车前（利小便，除精明红眼）　木香（顺气，入脾）　麻黄（发表）　羌活（发散风气，明目，止牙痛）　赤芍（活血络，消积热）　血竭（活血）　附子（补药固精，明目壮阳）　干姜（止吐血，腹冷痛，破血消肿，通利肢节）　大黄（是下药，能退消血，治痰，通血脉，除诸疮疤）　丹参（补损疾）　木通（通大小气，入去小肠火）　木瓜（通下气）　山楂（消食化精）　鲜鲫鱼（能引油）　八棱麻（止损复步）　金银花（止痛）。

八处用药

头上：升麻　白芷　川芎　腰上：故纸　杜仲　小茴　手上：桂枝　羌活　北辛

背上：川断　木瓜　胁上：木香　青香　陈皮　左柴胡　右赤芍　防风　心上：元胡　蒲黄　枳实　肾上：菊核　荔枝核　石榴皮　脚上：川膝　木瓜　灵仙　加皮。

跌打上部水药：天麻　白芷　南星　活血丹　当归　羌活　生地　赤芍　续断　乌药　木香　柴胡　枳壳　郁金　青皮　乳香　没药　桂枝　防风　酒引。

跌打中部水药：故纸　郁金　半夏　玄胡　木香　血丹　六汗　青皮　碎补　香草　三棱　莪术　枳壳　生地　归尾　内消　乌药　杜仲　左加柴胡，右加赤芍。

跌打下部水药：乌药　玄胡　木瓜　归尾　生地　小茴　牛膝　乳香　没药　枳壳　杜仲　木香　续断　连翘　三棱　莪术　血丹。

桃红散刀口药方：白石灰一斤　当归二两　大黄五两　放在锅内，七燥七蒸，用浓茶喷在药上，药转红色可用。

生肌散八宝丹：龙骨（用火烧过）一两　象皮八分　虎骨一两　寸香七分　冰片七分　血竭一两　浮水石一两　共为末，破皮伤内、伤骨节，将此药包上，即效。

治跌打部用引歌诀

归尾与生地，槟榔赤苓桂。四味犹为主，加减任尔移。头痛加羌活，防风白芷随。背上加乌药，灵仙最为奇。两胁用柴胡，鳖甲与加皮。两手桂枝用，内添五加皮。腹须枳壳并，桔梗不可离。更有良姜在，两味可兼施。若痛加杜仲，故纸并大茴。肚痛加如患，青皮白芷宜。若是伤乃久，桃仁七粒医。两腿不能移，牛膝木瓜皮。若是红实至，泽叶效可奇。不通在小便，车前又加应。不通在大便，大黄正用时。假若伤粪门，木香即便医。此是如部药，医者与功记。此方无差错，未有不效应。

治血散：草芎三两　参三七一两　松木炭一两　柳木炭一两。

虎龙方：阳起石二两　北细辛三钱　瓜花桃三两　净江子二两　大桃三两　铜砂二两　朱砂六两　习义五两　牙皂三两　银义三两　合治为末。

门手散：三棱　莪术　桂枝　桃仁　红花　归尾　赤芍　羌活　独活　白芍　甘草　乳香　没药　然铜　毛姜　寄奴　白蜡　紫苏　酒引带汗。

酒药方：熟地六钱　香附三钱　川芎一钱四分　川乌一钱　川羌二钱　故纸二钱　青皮一钱　川膝二钱　杜仲一钱　甘草一钱　寄生二钱　白术一钱四分　桂枝一钱　风藤三钱　苍术三钱　枸杞一钱五分　马骨二钱五分　肉桂二钱　防风一钱　独活二钱　草乌二钱（醋炒）　龟板二钱。

会友仙丹八厘散：乳香二钱　没药三钱　当归三钱　月石八分　巴霜（去油）八分　土鳖一钱四分　原麝四分。

又一护心散：干姜三两　人中白三两　神曲三两　血竭一两　然铜三两　月石（去油）一两　白蜡一两　大黄一两　乳香一两　没药（去油）二两　归尾一两　碎补

一两　桂花一两　积麻花一两　土鳖一两　共为末，药酒冲带汗。

盖打损伤是不因气而动，病生如外，外受有形之物，所以筋骨皮肉受伤，非七情六淫所为，两其有气分血分之殊，所以损伤一证，专从血论，须分其有气瘀血停积，或出血过多，两症而已。如或坠堕梯木撞石所压，皮虽未破而内损者，必有瘀血，有瘀血者，必攻利之。若金刃棒石，皮破血出，亡血过多，非兼补之而不可也。治法原自不同，义当察其上下、轻重、浅深之实，经络气血多寡之殊，必先驱瘀血，通经络，和血止痛，然后养血调气，补益胃气，有不效矣。

跌打之症，观伤轻重掇移揸拿，贵于久经，药有分两，方有更改。五脏六腑是为内症，似此大穴，亦宜斟酌；手足四肢乃系各症，亦是小洞穴，敷而平。若是七孔大穴，当慎，用药仔细。三折其肱，上焦受伤，饮食不甘；中焦受伤，饮食不纳；下焦受伤，大小便不止，此乃一身之病症也。大抵用药以温热为主，若寒凉，功不可妄投。

人有十八大穴，三十六小穴，共计五十四穴。何大，那是小着，他受伤，或棍、或石、或刀、或斧、或拳，如棍打伤天庭，乃为死穴，口中吐血，血出七孔，如要医治，先用鲜鸡汤洗净血水，即将马啼子挡末敷之，乃用八宝丹敷上。

右头伤者敷药：防风二钱　马蹄二钱　川星二钱　半夏二钱　天台乌三钱　金毛狗二钱　为末敷上。再吃药：当归二钱四分　川芎　乳香一钱四分　没药二钱　白术二钱　陈皮一钱四分　桔梗一钱四分　砂仁一钱　红花一钱　碎补二钱　金毛狗二钱　白芷二钱　甘草八分　童便引好酒温服，忌风。如吃药不纳。又方：当归二钱　砂仁八分　赤芍三钱　乌药一钱四分　丹皮二钱　红花一钱　枣皮一钱　麦冬二钱　红枣二枚引。

刀斧伤敷药菜根：半夏（俱生）　龙骨（煅）　马蹄子　川星　陈皮　酒　各等分，为研极细末，敷之。

太阳受伤两窍，两目晕死在地，日中出血，用七厘散。

七厘散：儿骨一钱　神砂八分　三七一钱　山羊血　土鳖　琥珀八分　血竭一钱　然铜一钱四分　沉香一钱四分　红花一钱五分　人中白一钱　紫金锭二钱　陈皮二钱　大力四钱　研为细末，每用三分，看轻重虚实，用好水酒化下。后用眼药八宝丹：珍珠一钱　玛瑙一钱　滑石一钱　甘草一钱　寸香一钱　硼砂一钱　乳香一钱　齐粉二钱　一起制过，点之即愈。

服药用：香附一钱四分　红花一钱四分　桂枝一钱　藕根一钱四分　泽兰一钱四分　半夏二钱　升麻一钱四分　白芷二钱　陈皮　甘草一钱　灯心引，好水酒温服。

治跌打损伤下身：制甘石　血竭　儿茶　神曲　寄奴　白蜡　胡桃　土鳖虫三个　红花　生酒为引，叩汗解闲，甘草、淡竹叶煎水服。

麻药神效方：川乌　草乌　细辛　军叶　胡桃　南星　共研为末，用干烧酒调搽患处，不痛。如伤上者用此方：当归二钱　赤芍二钱四分　茯神二钱四分　黄芪二钱

香附二钱　管仲　红花一钱　木香一钱　甘草六分　灯心引。

　　牙腮牙背受伤，此乃小穴者，看他在左、在右。左移右边移左掇上；右移左边移右掇上，仍然用药：铁马鞭一把　碎补一钱四分　加皮一钱四分　刘寄奴一钱四分　金不换七分　棱麻一钱　活血丹一钱　麻骨一钱　牛膝一钱四分　泽兰二钱　白牙丹一钱四分　血见愁八分　脚樟一钱　生酒温服。

　　烟空穴服：杜仲一钱四分　白术一钱四分　红花　柏叶（生的）一钱　连翘一钱四分　葱引酒温。

　　烟空穴血不住急服药：血竭一钱　茜草一钱　桔梗一钱四分　独活二钱。

　　大中穴服：香附一钱四分　红花二钱　桂枝一钱　藕根一钱　泽兰一钱四分　半夏二钱　升麻一钱四分　白芷二钱　甘草八分　用葱引，好水酒温服。

　　服药：土鳖三个　栀子一钱　花椒二分　加皮二钱　韭叶根一把　酒药葱一根　老姜一片　胡椒一分　红花一钱　入灰酒调敷。再吃药：土鳖一钱　红花一钱四分　没药二钱　木香一钱四分　马骨一钱四分　廉筋（炒包）一钱　甲珠一钱　红曲一钱　乳香一钱　龙骨二钱　酒温，红枣引。

　　五马下西川末药：寸香一钱　元参一钱　青木香一钱四分　半夏一钱　山楂二钱　母竹根一钱　木通一钱四分　共为末，酒化服之。服后看他轻重加不纳，再服千金分气散：木通二钱　半夏一钱四分　桂枝一钱　赤芍二钱　云苓二钱　川羌二钱　广皮一钱四分　桑白皮二钱　陈皮二钱　红花一钱四分　紫苏一分　乳香二钱　没药二钱　腹皮　钱　酒温服后，看他血气如何，倘不明，再服：寸香二分　木香一钱四分　羌活二钱　桃仁七粒　云苓一钱四分　苓皮二钱　木通一钱四分　生地四钱　活血丹一钱　三七一钱四分　独活二钱　甘草四分　藕节引，酒温调服。

　　连骨受伤药：加皮二钱　牛膝一钱四分　骨风二钱四分　千年健二钱　地风一钱四分　肉桂一钱　附子一钱　人中白二钱　打不死三钱　甘草一钱　骨碎补二钱　八棱麻二钱四分　枳壳二钱　风藤二钱　血竭　土鳖八只　乳香二钱　没药　寸香二钱　泽兰二钱　外用，服药在后，藕节为引。

　　跌打损伤于两耳，人名黄风，服药：灵脂一钱　马刺一钱　脚樟一钱　白及　腹皮一钱　甘草　当归一钱　山药　木香一钱四分　木通一钱四分　童便引，用水酒熬服。

　　跌打伤耳中穴，此为死穴，用药：桂枝　苏根二钱　泽兰二钱　法交二钱　升麻一钱　红花一钱　白术二钱四分　陈皮二钱　香附二钱　甘草一分　葱一根为引酒温。

　　对口穴受伤二重舌出在外，饮食不能，伤如筋骨，拿封门穴，服药：肉桂一钱　云苓一钱四分　白芷二钱　云皮二钱　红花一钱四分　熟地四钱　麝香二分　枳实二钱　木香一钱　甘草一钱　福元引酒温服，后舌不能愈，再服药，服汤即好。如舌尖不收，研顶上冰片敷舌尖上，即缩，煎药服，汤服之亦愈。

舌咽受伤此乃小穴，服平胃散：苍术一钱　陈皮二钱　川朴一钱　甘草一钱　加皮一钱　香附二钱　砂仁一钱　水酒温服。

人空穴此乃大穴，胸骨、背膈受伤系人空，此乃大穴，半年一载，咳嗽黄肿，四肢无力，子午潮热，必要服药：当归二钱　泽兰二钱　碎补一钱　寄生二钱　川芎二钱　地榆一钱　菟丝子一钱四分　梁隔（即移桃夹隔）一钱　金毛狗一钱四分　木香二钱　槟榔二钱　没药二钱　苍术二钱　广皮二钱　甘草二钱　红花八分　元肉引，酒温服。后看他轻重，重者再服：梁隔二钱　桃仁七粒　归身一钱四分　红花一钱　乳香一钱　没药　秦艽二钱　续断二钱　紫苏一钱　枸杞一钱　黑枣引酒温。再服平胃散：苍术一钱四分　陈皮二钱　川朴一钱　黄芪一钱四分　砂仁一钱　枸杞一钱　香附二钱　菟丝子一钱　黄芩二钱　加皮二钱　甘草一分　炼蜜为丸，如梧桐子大，每服三钱，忌葱。

髀骨受伤，或拳打，或棍伤。如棍伤者，看他轻重，重有伤骨、伤血，急宜服药：木香二钱　灵仙一钱　茯神一钱四分　花粉一钱　龙骨（煅）一钱　丹皮　红花一钱　然铜一钱　川乌一钱　脚樟一钱　独活一钱　牛膝一钱　乳香一钱四分　没药二钱　桃仁七粒　甘草一钱　共为引，酒温服。同敷药：栀子仁十个　花椒一钱　葱地上蚯蚓五条　土鳖一钱　寸香二钱　酒药二钱　一起擂烂，酒酿、麻油调服。再服七厘散：当归一钱四分　然铜一钱四分　云皮一钱　生地一钱四分　儿骨一钱　人中白一钱　血竭一钱四分　三七一钱四分　乳香一钱四分　没药一钱四分　朱砂一钱　石耳一钱四分　柏叶一钱四分　木香　研末，为内汤化服之。看病症何如，身热又服，服药开后：紫河车十个　乌药一钱　白芷一钱四分　神曲一钱　枳实一钱四分　砂仁一钱四分　连翘一钱四分　肉桂一钱四分　菊红一钱　熟地一钱　云苓一钱四分　茜草一钱　云皮一钱　研末，内汤化服。

左将台穴，右将台穴，此伤血气，三年必吐血。忍血者，看此伤于二阴阳胃脘之气，为三焦不足，用药方：肉桂一钱　桔梗二钱四分　云皮二钱　郁金一钱　青皮一钱四分　沉香一钱　砂仁一钱四分　朱砂一钱　红花二钱四分　木香一钱四分　香附二钱　甘草一钱　陈皮二钱　酒温，童便引对服之。若轻，再服：朱砂一钱　红花一钱四分　神曲一钱四分　七厘散一钱四分　乌药一钱四分　枳壳一钱四分　三七一钱　川朴一钱　菟丝子一钱四分　川芎一钱四分　酒温姜汁为引，服此药，伤重必即愈。再服沉香顺气丸：沉香一钱　云苓二钱　赤芍二钱　乌药二钱　血竭二钱　木香二钱　红花一钱　三七一钱　熟地四钱　紫草绒一钱四分　神曲一钱四分　白芍一钱四分　木通一钱四分　乳香二钱　没药二钱　白芷二钱　甘草一钱　糯煎合炒为末，炼蜜为丸，如梧桐子。又服：肉桂一钱　龙骨　红花　栀子　加皮三钱四分　土鳖一钱四分　肥皂一个　乳香二钱　共研为末，用小鸡二只，全捣如泥敷上，外用杉木皮夹住，慎勿移动。内服接骨神丹：鹿筋二钱　白芷二钱　土鳖二钱　龙骨二钱　猴骨二钱　然

铜二钱　原同一钱　上桂一钱　乳香二钱　没药二钱　甘草一分　藕节为引，好酒温服。再服：剪草二钱　金毛狗二钱　广皮一钱四分　木通　丹皮　龙骨二钱　广木香五分　童便一杯为引，好酒温服。

倘跌于抱骨节，气血两接续，要用移掇，掇后看他肿与不肿，肿者用针放出瘀血，再酒药：碎补三钱　当归三钱　马骨二钱　脚樟一钱　川芎二钱　金毛狗　寄奴一钱　腹皮一钱　红花一钱　甘草一分　童便半杯，酒同温服。

胁下受伤，此乃飞燕入洞，在左。四肢无力，血气走于七孔，伤者，百日出血，此乃大穴，急宜服药：桂枝八分　腹皮一钱　紫苏一钱　青皮一钱　陈皮二钱　半夏一钱四分　桑白皮一钱　川羌三钱　去皮芩二钱　木通一钱　柴胡　赤芍一钱四分　甘草一分　生姜引，酒温童便小碗对服。又再：肉桂一钱　菊红一钱　丹皮一钱　桑白皮一钱四分　青皮二钱　陈皮二钱　木香二钱　红花二钱　桃仁七粒　云苓二钱　乳香（去油）二钱　没药（去油）二钱　云皮一钱四分　再服福建引酒（温）：人参八分　云苓一钱四分　银花一钱　香附一钱四分　红花一钱　苍术二钱　三七一钱。

背脊项梁之穴受伤，此乃大穴，此穴受伤者，身体无力，头昏不起，瘀痛难当，咳嗽血伤，如伤肺心，要服药：地榆一钱四分　桃仁七粒　红花二钱　儿骨一钱　马骨一钱　寄奴二钱　粟壳一分　梁隔一钱　木香一分　土鳖十个　碎补一钱四分　龙骨二钱　甘草一钱　红枣五枚，童便引，酒温。用敷药：金毛狗　地榆　茅根　没药　红花　共捣烂敷。再服药：熟地四钱　云苓二钱　白芷二钱　秦艽二钱　沉香一钱　桔梗　羌活二钱　杜仲一钱四分　六汗一钱　甘草一钱　龙骨一钱四分　梁隔一钱　续断一钱四分　泽兰引。

飞燕入洞，胁下受伤者，半身不遂也，是血气走于七孔，急宜服药：当归二钱四分　秦艽二钱　木香一钱　血竭一钱　朱砂六分　甘草一钱　用童便引，好水酒温服。

伤连骨服药方：酒曲一钱　糯米饭　接骨　韭菜一把　红色地龙七个　韭菜母上药合治，同服。

胃脘受伤，此乃人空穴，为死穴。血气并出，晕死在地，看他吐血不住，气往上逼，要用拿药：灵砂一钱　山羊血一钱　三七一钱　木香一钱四分　陈皮一钱四分　桂枝一钱　桔梗二钱　黑羊肝一两五钱　半夏一钱四分　青皮一钱　石指一钱　甘草一钱　酒温，童便引。

二仙传道受伤，若重，四肢麻困，急宜服药：当归二钱　桂枝一钱　川羌二钱　红花一钱四分　细辛一钱　射干一钱四分　木香一钱四分　猴骨一钱四分　乳香二钱　没药一钱四分　牛蒡子一钱　灯心土二钱　水药温，再服如神。又：川芎二钱　三七三钱　沉香一钱　云皮一钱四分　红花二钱　杏仁一钱　当归三钱　菟丝子一钱四分　半夏二钱　甘草一钱　枣皮一钱四分　大枣肉，童便引，酒温。

左边气门血脘大穴，右边气门血痰大穴，三朝一七吐血而亡血，乃养身之原，四肢不动，上下不接，急宜服药：苍术二钱　川朴一钱　陈皮二钱　枳壳二钱　香附二钱　砂仁一钱四分　木香一钱四分　神曲一钱四分　加皮一钱　菟丝子二钱　甘草一钱　灯心引酒温，又用金银花温内吃。再服通行打血汤：大黄一钱　朴硝一钱　苏木一钱四分　红花一钱四分　桃仁七粒　小茴一钱　牛膝二钱　寄生一钱四分　风藤一钱四分　甘草一钱　酒温服后，看他气紫血黑，如此中者，再服药：朱砂一分　三七一钱四分　故纸二钱　桔梗二钱　赤芍二钱　云苓二钱　乌药一钱　独活二钱　当归二钱　甘草一钱　红枣引，酒温服后，如有红肿，再服：人参二分　熟地四钱　赤芍二钱　山药二钱　当归二钱五分　白芍二钱　肉桂一钱四分　黄芪二钱　乌药二钱　甘草一钱　元肉十枚为引，酒温服，救命不得有误。又服：当归三钱　熟地三钱　枸杞二钱　桂枝二钱　茯苓三钱　陈皮三钱　加皮三钱　金钗（即石斛）三钱　续断三钱　芙蓉二钱　薏仁三钱　首乌一两　甘草二钱　灵仙二钱　故纸二钱　牛膝三钱　秦艽三钱　杜仲三钱。

为酒药单

心窝受伤，此乃天平真实之大穴，人必为主，口中吐血，心中刀割，不食不寝，冷汗不止，夜间烦躁，此命在旦夕，看他家之缘不可包，但仔细用药：金沙三分　银砂三分　马骨一钱　血竭　山羊血一钱　然铜一钱四分　人中白一钱　三七一钱　甘草一钱　上力一钱　灶心土为引，酒温，服药每效。心略止痛，再服：朱砂五分　沉香五分　当归二钱　红花一钱　莪术二钱　官桂八分　麦冬一钱　枳壳一钱　神曲二钱　桔梗一钱　甘草一钱　龙骨二钱　姜为引，酒温。再服：当归二钱　生地四钱　杜仲二钱　良姜二钱　腹皮　桂皮二钱　木香二钱　甘草一钱　半夏一钱四分　酒温，细马蓼一把，重五分，为引。

胸中受伤，此乃大穴，与肠肚饮食不纳，气往上逼，两便不通，服药：朱砂一钱　乳石一钱　枳壳二钱　厚朴二钱四分　砂仁一钱　白芷二钱　云苓二钱　云皮一钱四分　故纸二钱　黄芪二钱　甘草一钱　人参一钱　元肉五枚为引，酒温。再服：白蜡一钱　白术三钱　管仲一钱　柴胡一分　薄荷一钱　大茴一钱　小茄一钱　木通一钱　甘草一钱　红枣引，酒温服后，看他呕不呕，如有效，再服：黄芪二钱　桔梗二钱　木香二钱　粟壳一钱　附子一钱　茯苓二钱　丁香　龙骨二钱　枳实一钱四分　甘草一钱四分　姜一片　此药用水酒温。如不呕，再服：香附一钱四分　木香一钱　连翘二钱　加皮二钱　红花一钱　乳香二钱　没药二钱　广皮二钱　故纸二钱　甘草一钱　用童便为引，好水酒温服之，好效。

仙人夺印，飞燕入洞下为仙人夺印穴：青皮一钱　鳖甲一钱四分　柴胡　红花　苏木一钱　乳香一钱　没药一钱四分　土鳖一钱　陈皮一钱　半夏一钱四分　槟榔一

钱四分　当归二钱　生地四钱　童便、藕节引，酒温服。再服：儿骨　七厘散　重则四服，轻则二服，痊愈。

左边乳下二指，右边乳下二指，气门穴受伤，此乃大穴，闷死在地，用手拿沟子穴，急宜服药：木通二钱　桂枝一分　赤芍二钱　半夏二钱　甘草一分　红花一钱　青皮二钱　陈皮二钱　川羌二钱　苏叶二钱　桑白皮二钱　腹皮　茯苓二钱　葱引，酒温。再服：桃仁二钱　红花一钱四分　乳香一钱四分　没药二钱　当归三钱　半夏二钱　苡仁二钱　木通一钱四分　甘草一钱　麻骨二钱　葱引，酒温服。

净瓶穴受伤，此乃大穴，作寒作热，一年咳嗽不住，血潮热不退，必要服药：三七二钱　木香二钱　桃仁七粒　红花一钱　乳香二钱　没药二钱　生地四钱　血竭二钱　苍术二钱　升麻一钱四分　苡仁二钱　脚樟一钱　紫草一钱　甘草一钱　上大力一钱四分　藕节引，酒温。敷药：水银五钱　栀子二钱　红花二钱　加皮　四味为末，用小鸡一只，捣烂敷上。再服：木香八分　云苓二钱　白术二钱　官桂一钱　地榆一钱　干葛一钱　生地四钱　桑白皮二钱　莪术二钱　甘草一钱七厘　藕节引，水酒温服。

跌打净瓶之穴，此乃大穴，血路大穴伤重，咳嗽不已，不过三年，气血两亏，渐成弱虚，宜服酒药：灵脂一钱　上桂一钱　云苓二钱　苡仁二钱　红花一钱　加皮一钱　乳香二钱　没药二钱　丹皮二钱　腹皮二钱　赤芍二钱　碎补二钱　甘草一钱四分　藕节为引，好水酒温服。

挂膀受伤用，此乃大穴，伤者，通身麻困，或寒、或热，伤子肠，内积血成块，四肢无力，必须紧服药：大黄八分　红花一钱　苏木八分　泽兰一钱四分　陈皮二钱　桃仁七粒　当归二钱　土鳖一钱四分　寄生二钱　木通一钱四分　寻风骨一钱　苡仁二钱　甘草八分　木香一钱　姜引温服。再服：生地四钱　砂仁一钱　黄芪二钱　赤芍二钱　红花一钱　肉桂一钱　白芍二钱　云苓二钱　山药二钱　乳香二钱　没药二钱　甘草　元肉五枚，酒温服。

腰骨腰眼受伤，此乃大穴，棍或拳伤棍打，不必服药。拳伤者，方医治腰上穴，每背筋腰不能起，服药用：肉桂八分　龙骨二钱　鹿筋一钱　枣仁二钱　加皮二钱　红花一钱　马骨一钱四分　土鳖一钱　木香一钱　甘草一钱　乌药二钱　鱼骨珍二钱　故纸一钱四分　杜仲一钱四分　棱麻一钱　藕节引，酒温服。外用敷药：肉桂八分　苏子一钱　乳香二钱　没药二钱　共为末，鸡蛋清调敷。再服：茜草二钱　桂枝一钱　云苓二钱　丹皮二钱　碎补二钱　寄奴一钱四分　故纸二钱　甘草一钱　酒温，童便引服。

凤翅盆受伤，此乃大穴，三朝一七不食，气往上逼，口中无味，软似麻糖，心中烦躁，吃饭不下，必须服药：川羌二钱　乌药二钱　半夏一钱四分　木通一钱　乳石一钱　红花一钱　桃仁七粒　血竭一钱四分　丹皮一钱四分　槟榔二钱　木香一钱

升麻一钱四分　故纸二钱　小茴一钱　神曲一钱　古月　大力一钱　生姜、童便引，酒温服。再服：肉桂一钱　红花二钱　三七一钱四分　陈皮二钱　枳壳二钱　川朴一钱　加皮二钱　杏仁一钱　牛膝二钱　君子二钱　青皮一钱　甘草四分　红枣引，酒温服，后看他轻重如何，重，再服：黄芪（炙）二钱　云苓二钱　当归二钱四分　故纸二钱　砂仁一钱　乳香二钱　没药二钱　红花一钱　桂枝一钱　桔梗二钱　木通一钱　黄柏八分　连翘二钱　木香二钱　甘草一钱　童便引，好水酒温服送下。

命空穴受伤，此乃大穴，呼吸疼痛，咳嗽带血，久则成劳，吐血而亡，必须服药：枳壳二钱　川朴一钱　红花一钱四分　麦冬二钱　菟丝子二钱　血竭一钱　细辛一钱　砂仁二钱　当归三钱　然铜一钱　七厘散一钱　灵脂一钱　大力一钱四分　生姜童便引，酒温服。再服：川芎二钱　七厘散一钱　独活二钱　白芷二钱　瓜蒌（去油）二钱　栀子一钱　桔梗一钱四分　升麻一钱　附子八分　白蜡一钱　红花一钱　甘草一钱　姜引，酒温服。

肚角受伤，此乃大穴，饮食不进，食往上涌，肠中疼痛，冷汗不止，食伤不服，急宜服药：小茴一钱　附子一钱　石乳一钱　肉桂八分　木香八分　良姜一钱　白芍一钱　故纸一钱　杏仁七粒　枳实一钱四分　红花一钱四分　甘草一钱　紫草茸一钱　青皮一钱　柿花蒂为引，酒温服。再服：肉桂一钱　云苓二钱　柴胡一钱　腹皮一钱　枳壳一钱　厚朴一钱　熟地四钱　丹皮二钱　木香八分　甘草一钱　姜为引，此酒温服后，看他轻重如何，若重，再服几味：黄芩一钱　赤芍二钱　乳香二钱　没药二钱　白术二钱　红花二钱　甘草一钱　淮乌二钱　藕节引，酒温服。

肚脐六宫之穴受伤，看他轻重如何，汗如不止，四肢麻木，腹中瘀痛，于五脏六腑重者，上吐下泄，而气不接，不可乱医，急宜服药：人参一钱　生地二钱四分　红花一钱　薄荷四分　桔梗二钱　乳香二钱　没药二钱　故纸二钱　白蜡一钱　龙骨一钱　甘草一钱　乌药一钱四分　姜引，水温服。重者，再服：槐角一钱　元胡一钱四分　当归二钱　地榆一钱　小茴一钱　云皮一钱四分　伏毛一钱　灵仙二钱　白蜡一钱　血竭一钱四分　紫金皮一钱　乳香二钱　没药二钱　龙骨二钱　三七二钱　寸香六分　然铜一钱　人中白一钱　木香一钱　红花一钱四分　腹皮一钱四分　甘草一钱　共为末，酒化服五分。又再敷药：寸香一钱　红花一钱四分　白蜡一钱　银珠一钱　苍术二钱　当归三钱　小鸡一只，合药捣烂，敷肚皮上。再服药：灵砂一钱　白蜡三钱　小茴三钱　大力一钱　荆皮　川朴二钱　乳香二钱　没药二钱　龙骨二钱　三七一钱　木香一钱　丁香一钱　然铜二钱　人中白三钱　红花一钱　茯苓二钱　甘草一钱　共为末，酒冲服，每服一钱。

左右凤尾受伤，此乃大穴，血气不通，腰眼瘀痛，又肿又黄，必定打断凤翅，积血有害，大便不通，身体不和，急用服药：寄生一钱　干葛　防风二钱　半夏二钱　故纸二钱　加皮二钱　红花一钱　木香一钱　升麻八分　肉桂一钱　木通一钱　土鳖

一钱　山甲一钱　乳香二钱　没药二钱　五龙草一把　马骨一钱　甘草一钱　藕节引，酒温服。下用敷药：没药二钱　乳香二钱　红曲二钱　土鳖十个　五龙草一把　生姜、葱头、麻根、糯米饭一碗，一起敷。再服药：秦艽二钱　土鳖二钱　红花一钱　麻骨一钱　木香二钱　续断一钱四分　肉桂八分　生地四钱　加皮二钱　马油一钱　甘草一钱　童便引，酒温服。

米结骨和铜壶滴漏，此乃大穴，受伤大便不通，小便长流，腹内疼痛，用药：附子一钱　陈皮一钱　乳香二钱　没药一钱　升麻一钱　元胡一钱　小茴一钱四分　甘草一钱　炙芪一钱四分　红枣引，酒温服后，看他轻重如何。若重，血入小便，不必再服。大便如何，若已收，小便略愈，再服药：故纸一钱　猪苓一钱四分　车前二钱　桂枝一钱　丹皮二钱　然铜八分　泽兰一钱　滑石二钱　沉香五分　木香一钱　乌药一钱四分　白蜡一钱　甘草一钱　小茴一钱　红枣引，酒温。

下窍封门，此乃大穴，伤者看他轻重，昏死在地，肾子入腹，即用手往下插：鸡子十个　灶心土几钱　烧红锅，放灶心土上鸡子内捻淬，即取起，入酒罐吊子下，用手拿定，未活，到沟子穴一点即活，用药。再服药：琥珀一钱　乳香二钱　没药二钱　牡蛎（煅）一钱　五味一钱　禹余粮一钱　艾叶八分　故纸二钱　木通一钱　肉桂一钱　丹皮一钱四分　覆盆子一钱　红花一钱　茯苓二钱　木香一钱四分　大茴一钱四分　独活　甘草一钱　灶心土引，酒温服。再服：滑石一钱　龙骨一钱　乌药一钱四分　云皮二钱　朱砂五分　人中白一钱四分　白茯神二钱　莲须一钱　秦艽二钱　续断二钱　紫金皮二钱　厚朴一钱　云苓二钱　甘草一钱　故纸二钱　酒温童便引。

膝盖膝眼受伤，或跌伤打跌者，要移掇，先用敷药在酒，又用服药在酒吃：当归二钱　脚樟一钱　牛膝一钱四分　马骨二钱　乳香二钱　生地四钱　南蛇一钱　木瓜一钱　槟榔二钱　赤芍二钱　白茄根为引，水酒温服：加皮二钱　红曲一钱四分　栀子二钱　番桃一钱　古月二钱　花桃二钱　紫奚芷根二钱　五瓜龙二钱　捣烂敷上。又服：加皮一钱四分　牛膝二钱　升麻二钱　苍术二钱　脚樟一钱　独脚莲一钱　地鳖二钱　白茄根引，酒温。如棍伤者胜，疼痛难当，用敷药：土鳖二钱　神曲二钱　栀子仁二钱　乳香、没药、桃核引，并老姜共捣烂敷上。

膀胱受伤，肚膨不消，小便不通，要服药：猪苓二钱　泽泻二钱　车前二钱　槟榔二钱　小茴二钱　木通　桔梗二钱　陈皮二钱　青皮二钱　杜仲二钱　良姜一钱四分　姜黄一钱　寄生二钱　半夏二钱　甘草六分　灯心、生姜引，水酒温服。

接气通肝散：白细辛一钱　枇牙皂　香白芷二钱　原寸二分　合治为药，倘再昏死在地，将此药引入鼻中即效。

脚痛，此乃大穴，若肿者不宜打针，只用敷药：红花二钱　肥皂一钱　乳香二钱　没药二钱　共研为末，用鸡蛋清调敷。服药用：升麻八分　元胡一钱　当归二钱　没药二钱　苏木二钱　红花一钱　加皮一钱　乌药二钱　灵仙二钱　脚樟一钱　血竭一

钱　牛膝二钱　木通一钱四分　甘草一钱　藕节为引，好水酒温服。

片雪散：黄芩二钱　朴硝一钱　大黄二钱　黄连一分　黄柏二钱　芙蓉叶一钱共为末，治刀口伤，血不散者，蜜调贴四周，或蛋清亦可。伤口若未合，厌热，再一剂，上骨丹：朴硝　赤豆　碎补　治伤损未破皮者，用姜、葱、韭芋根捣汁，用酒和上药，调贴患处。

舒筋散治骨筋

或拳、或棍、或跌断，看他断与不断，倘断，必须服药。

吊筋受伤乃小穴用：丹皮二钱　香附子三钱　毛姜三钱　秦艽二钱　猴骨二钱马骨二钱　然铜七分　乌姜三钱　乳香三钱　没药二钱　白蜡三钱　红枣三枚为引，酒敷药。

春受伤杉木皮；夏受伤苦楝皮；秋受伤杉木皮；冬受伤棉绒包，加杉木皮四块。

药方：松香八两　贝庶子三两　乳香五钱　没药五钱　银珠二钱　东丹四分　樟脑四分　麝香三分　冰片四分　阿魏四钱　珍珠四分　犀黄三分。

缩不能伸者方：住痛散　二十四气方　七厘散　通身跌打损伤末药方　腰痛水药方　中部破血水药方　大力丸　洗手丸。

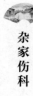

《小儿产妇跌打杂症》

撰人不详

大良笔街，玉恫心简斋，潘蕭云刊印

内外科药方总目

小儿内治方

小儿急惊两目向上服方　小儿慢惊服方　小儿寒痰闭塞服方　小儿咳嗽有血服方　小儿遍身寒冷服方　小儿抽搐服方　小儿肚痛面色青黄服方　小儿肚实如石服方　小儿昼夜发热不止服方　小儿吐乳双睛忽定服方　小儿燥结服方　小儿肝热遍身发烧昼夜不止服方　小儿腹如雷鸣服方　小儿胸翳服方　小儿便血服方　小儿风痰服方　小儿呕吐服方　小儿肝经积热服方　小儿发冷服方　小儿发瘕服方　小儿吐乳不食服方　小儿耳孔流血服方　小儿乳积不思饮食服方　小儿咳嗽竟至气绝服方　小儿寒滞中周服方　小儿忽然遍身寒冷手足僵硬服方　小儿疳积服方　小儿腮烂服方　小儿口烂服方　小儿风痰闭塞胸中喉中有声服方　小儿二便秘结服方　小儿感暑遍身发热服方　小儿寒滞发冷服方　小儿胎元受淫服方　小儿气虚不思饮食服方　小儿便后赤方　小儿忽然肚痛遍身寒冷服方　小儿吐泻两目向上服方　小儿血衄服方　小儿吐泻不止服方　小儿夜睡不宁服方　小儿二便短小服方　小儿风痰服方　小儿咳痰有血服方　小儿在地误服毒物及蜘蛛泥沙等服方　小儿伤寒发热服方　小儿初起疳积不思饮食服方　小儿白痢服方　小儿外感传黑舌危急服方　小儿蹶跌受惊服方　小儿腭喉音哑服方

杂症内治方

心气痛至若死方　绞肠痧方　气虚中满方　耳鸣不闻物声方　跌打重伤吐血不止方　遍身麻木方　牙痛方　半身不遂方　酒风脚方　眼热方　虚眼方　发大热出癍方　吐血不止方　头痛异常方　血龟方　久咳不止方　中酒误伤方　中痰方　遍身浮肿方　骨痛不止方　耳脓方　地雷风方　吐血方　误服信石急救方　咽食方　大热发狂方　咽喉肿痛方　瘀血冲心方　发热发狂方　喉烂不思饮食方　误饮百足尿方　虚汗不止方　心医方　卒然吐血服方　白喉良方　误吞竹物急救方　纵血而口无血服方

胸膈翳方　从高落下蹶跌良方　误吞铁器方　热毒攻喉方　误吞瓦器方　手足麻木半身不遂服方　吐泻不止方　误吞诸般毒物服方　气结不舒遍身浮肿方

眼科方

两目不红不肿不痛，而迎风下泪，此五脏皆虚服方　远年目疾，几至瞳人反背方　两目红肿下泪服方　风弦烂眼方　风火眼痛服方　两目刺痛不红不肿服方　左目红肿痛连右目方　两眼昏花服方　两目肿痛不见一物服方　年老气血衰弱两眼昏蒙方　两眼刺痛难视太阳方　气血两耗双睛昏眊服方　双睛刺痛服方　眼痛起膜日久失明方　双目刺痛年久不止方

产妇内治方

产妇血虚两眼起膜方　产妇血晕不省人事方　久产不下服方　产妇头痛服方　产妇久咳不止服方　产后不思饮食服方　产后终夜不寐服方　产后血虚惊恐服方　产后心气痛服方　产后目眩眼花服方　产后呕吐服方　产后欲睡昏迷不醒服方　产后四肢困倦服方　产后恶露不止服方　产后遍身寒冷服方　产后目痛服方　产后心神警惕服方　产妇音哑服方　产妇儿枕服方　产妇口枯舌燥服方　产后两目昏蒙服方　产后咳嗽见血服方　产后两目如血刺痛方　产后肚痛不止服方　产后鼻不闻香臭服方　产妇肚胀服方　产妇神昏气散服方

小儿外施方

小儿急慢惊风敷方　小儿两腮肿烂敷方　小儿初生马牙外施方　小儿遍身血热洗方　小儿木舌塞满喉中外施方　小儿皮肤尽烂洗方　小儿封脐不密肚常作痛敷方　小儿人中肿大　小儿口烂洗方　小儿皮肤洗方　小儿风淫遍身浮肿洗方　小儿火疔疮敷方　小儿肾囊肿大洗方　小儿周身风毒洗方　小儿飞癣搽方　小儿两额起乳癣搽方　小儿跌打敷方

杂症外施方

飞丝入目神方　风淫脚痛洗方　无名肿毒两腿红肿洗方　妇人头痛敷方　远年顽癣方　受地雷风敷方　毒蛇咬指方　抽筋症方　臭耳脓方　中风不醒　身受刀伤流血不止方　长寒发冷方　误服砒霜及洋烟等物方　乳痛外敷方　止血神方　偏正头风方　刀伤流血不止方　鼻渊方　中血神方　缠身蛇绕方　风火牙痛方　天泡疮洗方　远年烂肉方　误服洋烟妙方　走马牙疳方　酒风脚洗方　中风良方　染受邪风遍身不遂方　发羊吊方　风淫手足肿痛洗方　鹅掌疮方　中风不语方　鼠咬伤方　毒蛇咬指遍身红肿方　干淫癞洗方　颠犬咬伤方　雷头风方　眼蒙洗方　两眼起膜不见洗方

鼠偷粪方　舌吐不能入方　眼受邪风不能旋转方　耳烂耳痛方　手受邪风不能转动洗方　长寒发冷方　身受风淫洗方　两手不举洗方　双单鹅喉方　远年虚实风热患眼洗方　风弦烂眼洗方

外科良方

无名肿毒阴阳大疮方　恶核恶毒大疮敷方　该核已溃毒水已清用埋口方　无名肿毒五指肿痛方　远年烂脚洗方　远年毒疬久而不散服方　毒疬敷方　风淫脚肿洗方　风淫脚肿服方　阴疽敷方　乳痈乳岩敷方　脚气冲心服方　挂马疽敷方　斩腰痈服方　斩腰痈敷方　走马牙疳方　穿心疽方　穿心疽穿后敷方　断头疽方　斩腰疽方　臁鱼疮方　臁鱼疮服方　耳后疽敷方　锁喉疽方　锁喉疽敷方　手心疽方　断腕疽方　脱足疽方　脱腕疽方　贯乳疽方　鹅掌疽方　丹田疽方　会阴疽方

跌打良方

从高坠下昏迷不醒方　止痛散　刀伤入肉重至见骨驳骨方　炮火重伤服方　炮火重伤敷方　跌打碎骨五窍不出血方　炮火热毒攻心方　跌打失音兼且中风服方　跌打重伤兼地雷风服方　跌打筋骨拘挛药酒方　跌打遍身骨碎方　刀伤见骨敷方　跌打重伤头破敷方　跌打伤督脉敷方　跌打两手不动服方　跌打重伤口吐鲜血方　从高坠下感冒寒邪服方　忽然蹶跌不醒人事服方　跌打鼻梁破不犯脑敷方　刀伤深入寸余敷方　跌打重伤口鼻出血服方　刀伤流血不止中风敷方　跌打刀伤通用敷方　刀伤流血不止药酒服方

产妇外施方

产后遍身浮肿洗方　产妇虚汗不止方　产后偏正头风方　产后筋骨不舒方　产后手足浮肿方　产后面肿洗方

小儿内治方

小儿急惊两目向上服方：小儿急惊，两目向上，此为危症。金漆龙眼核壳四十枚　细茶一钱五分　青盐一撮　煎服。

小儿慢惊服方：熟地五分　白术七分　全归五分　浙贝一钱五分　酒芍一钱　焦楂肉一钱五分　茯神一钱　甘草二分　煎服。

小儿寒痰闭塞服方：牛黄七分　辰砂二分　浙贝一钱五分　青皮二分　赤芍一钱　北杏（打）钱半　甘草二分　煎服。

小儿咳嗽有血服方：枳实二分　梨干一钱五分　北杏（打）一钱　生白芍一钱　土茯一钱五分　甘草三分　煎服。

小儿遍身寒冷服方：桂心一分　北味一钱　淡当归一钱五分　熟桑寄一钱　生白芍一钱五分　甘草二分　煎服。

小儿抽搐服方：赤芍一钱五分　桑白皮二钱　柳寄七分　绛纬一钱　槐花二分　甘草二分　煎服。

小儿肚痛面色青黄服方：元胡七分　浙贝一钱五分　茵陈二钱　焦楂肉一钱五分　白檀香二分　甘草二分　煎服。

小儿肚实如石服方：浮萍二钱　枳壳一钱五分　川朴（冲）七分　陈皮二分　李仁一钱五分　白芍一钱　煎服。

小儿昼夜发热不止服方：西河柳二钱　七夕秧二钱五分　连翘一钱　枳实一钱五分　桑白二钱　甘草二分　煎服。

小儿吐乳双睛忽定服方：楂肉一钱　桔梗一钱五分　北杏钱半打　枳壳一钱　煎服。

小儿燥结服方：通草一钱　生灯心八条　李仁七分　楂肉一钱五分　煎服。

小儿肝热遍身发烧昼夜不止服方：山栀一钱五分　桔梗一钱五分　赤芍一钱　白桂木一钱五分　土茯一钱　甘草二分　煎服。

小儿腹如雷鸣服方：砂仁（打）二钱五分　浙贝一钱五分　陈皮二分　桑白一钱五分　川朴二分　甘草二分　煎服。

小儿胸臀服方：楂肉二钱　蝉蜕七分　川朴三分　甘草二分　煎服。

小儿便血服方：白头翁一钱　焦楂肉一钱五分　黑枝一钱　赤芍一钱五分　甘草二分。

小儿风痰服方：秋石一钱　陈皮二分　童便一盅，冲服。

小儿呕吐服方：乌梅（打）一个　枳实二分　煎服。

小儿肝经积热（俗名热哮症）服方：青霜子二分　秋石七分　连翘一钱　旧清远茶二钱五分　枳实一钱　竹蜂一只　煎服。

小儿发冷服方：常山五分　连翘二钱　川朴二分　柴胡五分　陈皮二分　条芩二分　炙草三分　煎服。

小儿发癫服方：夏枯二钱　山栀一钱五分　条芩二分　云连一钱　黄柏一钱五分　银花一钱　鲜竹茹三钱　甘草二分　煎服。

小儿吐乳不食服方：焦楂肉一钱五分　用阴阳水煎服。

小儿耳孔流血服方：黑荆芥一钱　赤芍一钱五分　北杏二钱　银花一钱五分　蜜糖二分　冲服。

小儿乳积不思饮食服方：枳实二钱　桔梗一钱五分　焦楂肉三钱　陈皮二分　甜橙皮一钱　砂仁党二分　甘草二分　煎服。

小儿咳嗽竟至气绝服方：京柿（切片）一枚　北杏二钱　桑白一钱五分　白桂木

一钱　白榴皮七分　桔梗一钱五分　甘草二分　煎服。

小儿寒滞中周服方：枳实一钱　吴萸二分　焦楂肉二钱五分　赤芍二钱　胡麻二分　甘草二分　煎服。

小儿忽然遍身寒冷手足僵硬服方：附子二分　泡姜一分　党参一钱五分　桂心（冲）二分　川芎一钱　赤芍一钱五分　甘草二分　煎服。

小儿疳积服方：茵陈一钱五分　北杏一钱　使君子一钱五分　赤芍二钱　木眼核（打煅）十二枚　用白粥冲服。

小儿腮烂服方：莲心一钱五分　麦冬一钱　瓜子肉（杵）钱半　香附七分　梨干二钱　甘草二分　煎服。

小儿口烂（此乃泛火）服方：竹茹（炙）一钱　沙参一钱五分　元参一钱　麦冬一钱五分　梨干二钱　甘草二分　煎服。

小儿风痰闭塞胸中喉中有声服方：法夏七分　秋石五分　浙贝一钱五分　枳壳一钱　冬瓜仁一钱五分　甘草二分　煎服。

小儿二便秘结服方：砂仁七分　连翘一钱五分　白莲心一钱　秦艽一钱　赤芍一钱半　土茯二钱　甘草二分　煎服。

小儿感暑遍身发热服方：栀子一钱　香薷七分　西瓜皮二钱五分　旧清远茶二钱　青蒻一片　滑石一钱　煎服。

小儿寒滞发冷服方：北杏一钱五分　柴胡一钱　苏叶七分　川朴五分　川连一钱　甘草二分　煎服。

小儿胎元受淫（面色青黄）服方：桔梗一钱　白榴皮一钱五分　茵陈二钱　银杏二钱五分　甘菊一钱　煎服。

小儿气虚不思饮食（此乃先天不足）服方：党参一钱五分　陈皮二分　煎茶服。

小儿便后赤方：榆白皮一钱　玉蓉一钱五分　槐花寄一钱　白糖三分　冲服。

小儿忽然肚痛遍身寒冷服方：香附一钱　枳实一钱五分　白芍一钱五分　桂花寄一钱　茵陈一钱　土茯一钱五分　甘草二分　煎服。

小儿吐泻两目向上服方：（湿滞乃可服，慢脾泄泻不可服）枳实一钱五分　防风一钱五分　李仁五分　赤芍一钱　北杏一钱五分　秋石一钱　陈皮七分　煎服。

小儿血衄服方：黑芥穗一钱　赤芍一钱　槐米三分　煎服。

小儿吐泻不止服方：花粉五分　赤茯一钱　黄土一钱　藿香一钱　陈皮五分　煎服。

小儿夜睡不宁服方：真茯神一钱　大枣二枚　清煎。

小儿二便短小（先天不足）服方：首乌一钱五分　茯神一钱　杷叶一钱　淡当归一钱　熟枣仁一钱五分　大枣一枚　煎服。

小儿风痰服方：秋石一钱五分　陈皮五分　冬桑远一钱　川朴（姜制）七分　赤

苓一钱五分　酒草三分　煎服。

小儿咳痰有血服方：丝子一钱　川贝母一钱五分　生桑寄一钱　赤苓一钱五分　土苓一钱　甘草二分　煎服。

小儿在地误服毒物及蜘蛛泥沙等服方：青铜钱三枚　白糖少许　冲滚水服。

小儿伤寒发热服方：前胡七分　榴皮一钱　枳实一钱五分　楂肉二钱　条芩一钱　杷叶一钱五分　甘草二分　煎服。

小儿初起疳积不思饮食服方：连食酸杨桃二枚，自愈。

小儿白痢服方：枳实一钱　白头翁一钱五分　赤芍一钱　楂肉一钱五分　条芩一钱　桑白一钱五分　川朴七分　甘草二分　煎服。

小儿外感传里舌黑危急服方：前胡七分　果仔四枚　赤芍一钱　酒芩一钱五分　北杏一钱五分　山栀一钱　胡巴二分　甘草二分　煎服。

小儿蹶跌受惊服方：辰砂一钱五分　用蜜糖冲服。

小儿腭喉音哑服方：灯草（煅）一钱　梅片三分　吹入喉内。

杂症内治方

心气痛至若死方：五灵脂一钱　杷叶二钱五分　桔梗一钱　沉香五分　丁香（打）五分　木香一钱　乳香七分　香附二钱五分　元胡二钱　当归一钱　甘草三分　用阴阳水二碗煎至一碗，服之其效如神。

绞肠痧方：枳实三钱　香附二钱五分　桂寄一钱　北杏（打）二钱五分　藿香一钱　霹雳木一钱五分　甘草三分　煎服。

气虚中满方：桂寄二钱　杷叶一钱　熟桑寄二钱　生灯心二钱五分　白党二钱　蒌仁一钱五分　紫苏三分　煎服。

耳鸣不闻物声方：泡术七分　辛夷五分　浙贝一钱五分　藿香七分　白榴皮一钱　通草二钱　木通二钱五分　桔梗一钱　绛纬二钱五分　煎服。

跌打重伤吐血不止方：乳香三钱　没药二钱五分　牛膝五钱　酒芍一钱五分　血竭二钱　红花二钱　归尾一钱五分　桃仁三分　土苓一钱五分　煎服。

遍身麻木方：海桐皮二钱　柳寄一钱五分　赤芍二钱　蛇退一钱　虎骨二钱五分　木瓜三钱　蕲艾七分　煎服。

牙痛方：熟地一钱　石膏一钱五分　牛膝二钱　栀子一钱　益母草一钱五分　生盐五分　细辛三分　煎服。

半身不遂方：桂枝二钱　虎骨三钱　木瓜二钱五分　蒌皮二钱　菖蒲一钱五分　甘草三分　酒水同煎。

酒风脚方：吴黄七分　槟尖三分　桑寄二钱五分　北杏（打）一钱　葛花二钱　秦艽一钱　甘草三分　煎服。

眼热方：竹茹二钱　枳实一钱五分　茅根二钱　梨干二钱五分　生白芍二钱　木通二钱　蝉蜕一钱　甘草三分　煎服。

虚眼方：党参二钱　玉蓉二钱　珠末三分　防风一钱五分　蔻花二分　谷精二钱五分　蝉花二钱　蕤仁一钱五分　甘草三分　煎服。

发大热出瘢方：黄花母二钱五分　赤芍一钱　茅根二钱　浮萍三钱　芦荟一钱五分　青黛二钱　柳兜节一钱　生桑枝一两　条芩三钱　知母二钱五分　淡豆豉七分　银花一钱五分　甘草二分　煎服。

吐血不止方：槐花寄二钱　煎服。

头痛异常方：桔梗一钱五分　辛夷二分　桂花寄一钱　赤茯二钱五分　北杏一钱五分　浮麦一钱　甘草三分　煎服。

血龟方：苏木一钱五分　紫苏二钱　三棱一钱　莪术一钱五分　香附二钱五分　台乌七分　甘草二分　煎服。

久咳不止方：桔梗二钱五分　桑白二钱　兜铃五分　五倍子七分　北味一钱　白桂木三钱　甘草二分　煎服。

中酒误伤方：葛花二钱五分　梨皮二钱　丝瓜络一钱　苏叶二分　陈皮二分　条芩二钱五分　甘草二分　煎服。

中痰方：秋石二钱五分　桔梗一钱　浙贝一钱　杷叶二钱五分　陈皮七分　香薷五分　西藏花二分　牛黄五分　煎服。

遍身浮肿方：木瓜二钱　直杉木二钱　鬼羽箭一钱　防风一钱五分　荆芥二钱　桃仁（炒）一钱　雷丸一钱五分　天仙藤五钱　酒芍一钱五分　草节一钱　煎服。

骨痛不止方：老桑枝五钱　赤芍一钱五分　枳实二钱　杷叶二钱五分　香附一钱　条芩一钱五分　甘草三分　煎服。

耳脓方：鬼羽箭一钱　北味一钱五分　玉竹一钱　白榴皮一钱　赤芍一钱半　土茯一钱　通草一钱五分　煎服。

地雷风方：防风一钱五分　霹雳木一钱　沙参二钱　川贝一钱五分　辰砂五分　血珀一钱　血竭一钱五分　甘草二分　煎服。

吐血方：黑荆芥二钱　香附（炒）一钱五分　冬虫草二钱　南杏（打）一钱五分　北味一钱　牡蛎二钱　酒草三分　煎服。

误服信石急救：生鱼血三钱　清水冲服。

咽食方：柳寄二钱五分　桑白二钱　桔梗一钱五分　羽箭二钱　当归一钱五分。

大热发狂方：西河柳二钱五分　生白芍二钱　知母三钱　防风一钱五分　藿香七分　茅根二两　王柏二钱五分　路兜勒一两　银花一钱　草节一钱五分。

咽喉肿痛方：诃子一钱　木瓜一钱五分　赤芍二钱　牛子一钱　射干一钱五分　甘草三分　煎服。

瘀血冲心方：红花一钱　归尾一钱五分　赤芍二钱　大生地一钱五分　南杏（打）一钱　刘寄奴一钱　甘草三分　煎服。

发热发狂方：北味二钱五分　青黛一钱　沙参一钱　知母一钱五分　连翘二钱　生竹茹一钱半　甘草二分　煎服。

喉烂不思饮食方：诃子二钱　栀子一钱　连翘一钱五分　原麦冬二钱　桔梗一钱　焦楂肉二钱五分　甘草二分　煎服。

误饮百足尿方：皂角一钱五分　吴萸二钱　煎服。

虚汗不止方：五倍子二钱　桔梗一钱五分　白芍一钱　防风一钱五分　桃仁七分　甘草二分　煎服。

心医方：枳实二钱　通草二钱五分　川朴（后下）一钱　浙贝二钱五分　蓖麻子二分　甘草二分　煎服。

卒然吐血服方：正槐寄二两　用急流水二盅，煎服。

白喉良方：焦楂肉二钱　桑白一钱五分　牛子二钱　赤芍一钱　连翘三钱　桃仁二分　浙贝一钱五分　甘草三分　煎服。

误吞竹物急救方：酸杨桃二个，磨汁服。

纵血而口无血者，将此方救：西藏花三分　煎服。

胸膈翳方：灶心坭一钱五分　青盐三分　黑香附一钱五分　煎服。

从高落下蹾跌良方：乳香二钱　桃仁三钱　象皮（煅）一钱　黑鬼血一钱五分　防风二钱　续断二钱五分　甘草三分。

误吞铁器方：白醋三两　片糖少许　冲服。

热毒攻喉方：牛子一钱　砂参一钱五分　玉竹二钱　焦楂肉二钱五分　枯芩一钱　茵陈一钱五分　甘草三分　煎服。

误吞瓦器方：青盐一撮　白醋一小杯服。

手足麻木半身不遂服方：李仁一钱　宽筋藤一钱五分　香荑五分　防风二钱　赤芍一钱　焦楂肉一钱五分　瓜络二钱　绛纬一钱　虎骨一钱　木瓜五钱　龙骨一钱　甘草一钱　煎服。

吐泻不止方：黄土一撮　生盐一撮　用阴阳水冲服。

误吞诸般毒物服方：生银花蕊　在冬至日晒干　用蜜糖煎服。

气结不舒，遍身浮肿方：楂肉一钱　全归七分　川朴五分　元胡一钱五分　沙参二钱　浙贝一钱五分　甘草二分　煎服。

眼科方

两目不红不肿不痛，而迎风下泪，此五脏皆虚，慎勿用清散：川芎二钱　白芷二钱　丝子三钱　阿胶一钱五分　青霜子二钱　磁石一钱　防风二钱五分　当归二钱

杞子一钱　茯神钱半　煎服。

远年目疾，几至瞳人反背，服方： 青霜子一钱五分　柏子仁（去油）七分　全归一钱　首乌一钱五分　赤芍二钱　甘菊二钱五分　明砂一钱　酒草三分　煎服。

两目忽然红肿，下泪不止，此皆湿热所致： 防风三钱五分　茵陈二钱　白芷二钱　川芎七分　甘菊二钱五分　沙苑一钱　茯神一钱　通草一钱　煎服。

风弦烂眼，如遇眼痛，见风而痕及红肿者，宜服此方： 桔梗二钱　防风三钱　木贼二钱五分　蝉花一钱　谷精一钱五分　土茯二钱　甘草二分　煎服。

风火眼痛，两目红肿服方： 薄荷七分　赤芍二钱　生地一钱五分　防风一钱　槐角七分　青霜子一钱五分　茯苓二钱　甘草二分　煎服。

两目刺痛，不红不肿，此为肝虚木动之症： 杜仲二钱　玉蓉三钱　赤芍一钱　全归二钱五分　阿胶一钱　浙贝一钱五分　北味一钱　甘草二分　煎服。

左目红肿，痛连右目，此为积热之症： 山栀一钱　淡当归一钱五分　杷叶二钱　秦皮一钱　首乌一钱五分　牛膝二钱　甘菊二钱五分　赤茯二钱　炙草三分　煎服。

两眼昏花，此名肾亏： 丝子二钱　茯神一钱五分　熟枣仁七分　白僵蚕一钱　玉蓉一钱五分　明砂二钱　木贼一钱五分　炙草三分　煎服。

两目肿痛，不见一物，此乃心肾不交： 川芎一钱　明砂二钱　磁石一钱　苏仁一钱五分　秦皮一钱　杞子一钱　土茯一钱五分　甘草五分　煎服。

年老气血衰弱，两眼昏蒙服方： 大熟地（酒洗）二钱　浙贝一钱　明砂五钱　黑枣六枚　丝子二钱五分　蒙花一钱　煎服。

两眼刺痛，难视太阳，服方： 谷精二钱　木贼一钱五分　乌豆衣二　元肉一钱　沙参一钱五分　玄参二钱　蒙花一钱　甘草二分　煎服。

气血两耗，双睛昏眊服方： 当归二钱　杷叶一钱五分　赤芍二钱　玉竹二钱五分　丝子三钱　槐角五分　川芎一钱五分　土茯二钱　甘草三分　煎服。

双睛刺痛服方： 苏叶七分　连翘一钱五分　桔梗一钱　牛膝一钱五分　当归一钱　土茯一钱五分　甘草二分　煎服。

眼痛起膜，日久失明，服方： 木贼七钱　白蒺藜一钱五分　桑白二钱　归身一钱　赤芍一五分　杭菊二钱　土茯一钱五分　甘草二分　煎服。

双目刺痛，年久不止，服方： 牛膝二钱　丹参一钱　赤芍一钱五分　柳寄二钱　桑寄一钱半　蕤仁一钱　胡桃肉一钱五分　炙草三分　煎服。

产妇内治方

产妇血虚，两眼起膜服方： 蕤仁二钱五分　磁石一钱五分　全归二钱　高丽参一钱　鹿角胶一钱五分　秦皮一钱　炙草五分　煎服。

产妇血晕，不省人事服方： 黑荆芥一钱　泡姜五分　台党一钱　当归一钱五分

桃仁五分　炙草三分　煎服。

久产不下服方：当归三钱　龟板二钱　川芎三钱　煎服。

产妇头痛服方（如有外感，照后加减）：北杏二钱　川芎三钱　防风一钱五分　玉竹一钱　浮小麦五分　酒芍一钱五分　白术一钱　煎服。如有外感寒邪，减去玉竹，加生姜一片、红枣一枚，煎服。

产妇久咳不止服方：北杏二钱五分　杷叶二钱　浙贝一钱　洋参四分　桃仁七分　款冬花一钱五分　土茯一钱　甘草二分　煎服。

产后不思饮食服方：枳实一钱　连翘一钱半　台党二钱　浙贝一钱　川芎二钱五分　赤芍二钱　茯神一钱　甘草三分。

产后终夜不寐服方：熟桑寄二钱　大当归一钱　北味一钱五分　熟地七分　土茯二钱　甘草二分　煎服。

产后血虚惊恐服方：柏子仁（去油）一钱　苏梗七分　北味一钱五分　益智仁一钱　当归二钱　台党一钱　白茯一钱五分　甘草二分　煎服。

产后心气痛服方：良姜一钱　丁香（打）一钱　沉香七分　乳香一钱　北杏二钱五分　台乌一钱　大归身一钱五分　土茯二钱五分　甘草二分　煎服。

产后目眩眼花服方：大当归二钱　沙苑一钱　酒芍一钱五分　赤茯二钱　川芎一钱　浙贝一钱五分　炙草三分　煎服。

产后呕吐服方：乌梅二个　熟桑寄二钱五分　木香二分　藿香一钱　砂仁壳五分　浙贝一钱半　甘草二分。

产后欲睡，昏迷不醒服方：茯神一钱　生枣仁一钱　浙贝一钱五分　辰砂二分　枳实一钱　土茯二钱五分　甘草三分　煎服。

产后四肢困倦服方：牡蛎一钱　砂参一钱五分　桔梗一钱　川芎二钱　当归一钱　茯神一钱五分　甘草二分　煎服。

产后恶露不止服方：桃仁一钱　红花五分　栀子一钱五分　赤茯二钱　北味一钱　甘草二分　煎服。

产后遍身寒冷服方：吴萸二分　北芪二钱　酒芩一钱　防风二钱五分　浙贝二钱　川芎二钱五分　茯神一钱　甘草二分　煎服。

产后目痛服方：淡当归一钱　蕤仁一钱五分　赤芍二钱　杷叶二钱五分　川芎一钱　云苓一钱五分　甘草二分　煎服。

产后心神惊惕服方：五倍子七分　莲肉二钱　茯神三钱　当归一钱五分　沙苑一钱　甘草二分　煎服。

产妇音哑服方：栀子一钱　马兜铃五分　生白芍一钱五分　酒芩二钱　赤茯一钱　云苓一钱五分　甘草二分　煎服。

产妇儿枕服方：苏木一钱　紫苏五分　沉香一钱五分　莪术一钱　紫菀七分　茯

神一钱五分　甘草二分　煎服。

产妇口枯舌燥服方：洋参一钱　五味子一钱五分　北杏一钱　桂寄一钱　土茯一钱五分　甘草二分　煎服。

产后两目昏蒙服方：沙苑二钱五分　明砂二钱　蕤仁一钱　台党一钱五分　北味一钱　炙草三分　煎服。

产后咳嗽见血服方：黑栀一钱　枇杷果干五钱　北杏二钱五分　防风一钱　当归二钱五分　赤芍二钱　甘草二分　煎服。

产后两目如血刺痛服方：栀子一钱　浙贝二钱　桂枝一分　甘草二分　煎服。

产后肚痛不止服方：元胡一钱　红花七分　莲心一钱五分　浙贝二钱　乳香一钱　甘草二分。

产后鼻不闻香臭服方：绛纬一钱　沙参一钱五分　通草二钱　露蜂房一钱　土茯二钱五分　甘草二分　煎服。

产妇肚胀服方：泡术五分　浙贝一钱　沙参一钱五分　玉竹二钱　海桐皮一钱五分　甘草二分　煎服。

产妇神昏气散或见神鬼服方：辰砂七分　香附五分　连翘一钱五分　玄参一钱　熟枣仁一钱五分　赤芍五分　甘草二分　煎服。

小儿外施方

小儿急慢惊风敷方：生浮萍一两　辰砂一钱　枚片三分　各药捣烂，敷手足心，候三时辰，去此药，验其手足心，内有蓝色者，无妨。

小儿两腮肿烂敷方：赤小豆二两　生银花二钱　蜜糖钱半　杵敷。

小儿初生马牙最堪足虑，只用银针三寸，蜜糖少许，放在针内，连挑三次后，用枚片少许，放在伤口。

小儿偏身血热洗方：槐花二钱　枳实一钱　连翘钱半　夏枯草二钱　大桔梗二钱半　大生地二钱　草节钱半。

小儿木舌塞满喉中，滴水不下，即用：蓖麻子二钱　杵碎研末，包在纸内，用火燃着，将此烟熏其舌。

小儿皮肤尽烂洗方：大枫子钱半　五倍子一钱　防风二钱半　桔梗一钱　杨桃树薯二钱半　苹婆叶二钱　草节二钱　煎洗。

小儿封脐不密，肚常作痛，敷方：沙苑一钱　辰砂七分　玉竹钱半　石脂二分　乳香五分　冰片二分　共研末敷。

小儿人中肿大，滴水不入，敷方：雄黄二钱　硫黄一钱　蜘蛛四只（去头足）　藿香一钱　甘草二分　各药研末，吹入患处。

小儿口烂洗方：武夷茶二钱　草节五分　洗患处。

小儿皮肤洗方：栀子钱半　白榴皮二钱　夏枯草二钱半　桑白二钱　赤芍一钱　草节二分　煎洗。

小儿风湿，遍身浮肿洗方：樟木一钱　柳木一钱　杉木一钱　海桐皮钱半　沙姜一两　白榴皮二钱半　同煎洗。

小儿火疗疮敷方：生猪胆一个　入枚片五分　开搽患处。

小儿肾囊肿大洗方：防风钱半　黑荆芥一钱　栀子钱半　蝉蜕五钱　夏枯二钱　草节一钱　救必应钱半，同煎洗。

小儿周身风毒洗方：赤芍二钱　桃仁五分　防风三钱　青苔钱半　芥穗二两　苏叶一钱　银花二钱半　草节一钱　同煎洗。

小儿飞癣搽方：海金沙一钱　海桐皮二钱半　研末，用浙醋开搽患处。

小儿两额起乳癣搽方：百步坭钱半　冰片一钱　雄黄精末一钱　用双蒸酒开搽。

小儿跌打敷方：乳香一钱　没药一两　浙贝一钱半　枳实一钱　驳骨丹一钱半　归尾一两　用双蒸酒同敷。

杂症外施方

飞丝入目神方：金银花二钱半　煎水候其水温时，将此水向患处搽眼内，搽至见眼水为止。

风湿脚痛洗方：川木瓜二钱　酒芍三钱　鸡屎藤头二钱　黑米醋一两　海桐皮五钱　直杉木二钱半　沙姜一钱　菖蒲二钱半　防风三两　黑荆芥二钱　南蛇皮一两　加青肉鸟荳二钱　酒水同煎洗。

无名肿毒，两腿红肿洗方：蝉蜕五钱　白菊二钱半　浮萍二钱　川椒五分　直杉木二两　泡术钱半　桔梗一两半　石菖蒲二钱半　全蝎（去头足）二钱　草节二钱　银花三钱　酒水煎洗。

妇人头痛敷方：浮麦一两　牛膝二钱　生姜一片　蕲艾一两半　黑米醋二钱　酒煮敷，每日敷三次，连敷三日，疾自愈矣。

远年顽癣方：海金沙二钱　铁锡粉二钱半　青代二钱　良姜一两　硫黄五分　用浙醋开搽患处。

受地雷风敷方：霹雳木二两　柱头泥一两　杵烂，敷前后心。

毒蛇咬指方：吴萸三钱　防风二钱半　雷丸一两　银花二钱半　山甲（打）二两　巴豆一钱　用羊胆一个，将此末用，用羊胆汁开搽患处。

抽筋症方：吴萸二钱半　南木香一两　正藿香钱半　宽筋藤二钱　研末，用炭烧熏鼻孔。

臭耳脓方：桃叶七片　紫背天葵一两　紫背浮萍一两半　杵汁滴在耳内。

中风不醒方：防风五钱　荆芥（煅）二钱半　朱砂一钱　茄楠香五分　北细辛二

钱半　碱螺虫二钱　浮萍三钱　生葱五条　杵烂，用酒煮，温敷两手足心。

身受刀伤流血不止方：乳香二钱　象皮（煅存性）二条　木眼核二钱半　红花二钱　赤石脂二钱半　牛膝二钱　珠末三分　研末敷患处。

长寒发冷方：川椒七粒　研末敷脐中。

误服砒霜及洋烟等物方：羊血一盅　白及二钱　生菖蒲二钱半　研末灌入口内，俟其吐出痰涎自愈，此方慎勿乱用。

乳痈外敷方：银珠三钱　茶仔末二钱半　生葱二条　黑米醋一两　同煮温敷。

止血神方：血见愁二钱半　白菊花二钱　乳香一两半　没药一钱　赤石脂三钱研末，敷患处。

偏正头风方：浮麦二钱　枳实二钱　牛膝三钱　防风五钱　桂枝二钱半　辛夷二钱　鸡屎藤二钱　研末，用黑米醋、双蒸酒少许，同煮温敷。

刀伤流血不止：血见愁二钱　鬼羽箭一两　血竭二钱　青黛一两半　黑鬼血一钱半　沙苑七分　赤石脂一钱半　研末敷患处。

鼻渊方：桔梗一钱半　辛夷二钱　生桂花二钱半　石菖蒲二钱　研末杵敷。

中血神方，虽死能救：冷饭四两　陈皮（炒）三钱　吴芋二钱　同炒热，遍身熨，至血止为度，另用清水拍其前后心。

缠身蛇绕方：吴萸一钱半　藿香一钱　雷丸一钱半　硫黄二钱　共研末，用双蒸酒开搽患处。

风火牙痛方：朱砂七分　和艾绒炙患处。

天泡疮洗方：防风一两　枳实一钱半　桂枝尖七分　梨皮二钱　绛纬一两　枯桐泪一钱半　大枫子一钱　草节二钱　同煎洗。

远年烂肉方：防风一钱半　赤石脂二钱　石榴皮二钱半　紫苏七分　雷丸一钱　使君子一钱半　甘草一钱半　共研末，用蜜糖敷患处。

误服洋烟妙方：杨桃枝二两　煎水，和羊、鸭血各一盅，冲在喉内。

走马牙疳方：久制人言二分　赤芍一钱半　老鼠屎二钱　苏木二钱半　海螵蛸一钱　研末敷患处。

酒风脚洗方：鸡屎藤头二钱半　海桐皮二钱　干葛一两　苏枝二钱　螵蛸一钱半槟榔二钱　用双蒸酒煎洗。

中风良方：防风一两　枳实一钱半　生盐四两　冷饭四两　炒热遍身熨。

染受邪风遍身不遂方：大柳枝一两　神砂二钱　霹雳木一钱半　菖蒲二钱　杵敷前后心。

发羊吊方：青草四两　清水一碗　先将此草放在其人发内，后将此清水照面一喷，便醒。

风湿手足肿痛洗方：桂枝一两　梨干二钱半　南蛇皮二钱　赤芍二钱半　黑鸡屎

藤头二钱　黑米醋二两　同煎洗。

鹅掌疮方： 大生地二钱　杷叶二钱半　银花五钱　全蝎（去头足）二钱　蜈蚣二条　杵烂敷患处。

中风不语方： 防风一钱半　枳实一钱半　艾叶二钱　桂皮三两　用热饭和药，炒熨。

鼠咬伤方： 雄黄一钱半　藿香三分　共研末，搽患处。

毒蛇咬指遍身红肿方： 良姜一钱　沙参一钱半　吴萸二钱　牛膝一钱半　蛇颠角三钱　木虱十二粒　白檀香一钱半　研末敷患处。

干湿癞洗方： 栀子一钱　木香一钱半　防风二钱　芥穗二钱半　蓖麻子一钱　银花三钱　煎洗。

癫犬咬伤方： 胡桃肉二钱　银花二钱半　苍术一钱　生枸杞头二钱半　杵烂敷伤处。

雷头风方： 黑鬼血一钱半　朱砂七分　川芎五钱　防风二钱半　辛夷一钱　细辛一钱　研末敷患处。

眼蒙洗方： 甘菊一钱半　明砂二钱　木贼三钱　野菊花一钱半　甘草二分　同煎洗。

两眼起膜不见洗方： 木贼一两　甘菊二两五钱　明砂一两　同煎洗。

鼠偷粪方： 苦果仔二钱　苦参二钱半　银花二钱　大生地二钱半　知母一两　桃仁钱半　归尾二钱　红花一钱　蜜糖三钱　共捣烂敷患处。

舌吐不能入方： 用乌梅一枚　和猪胆汁一点在舌内，自愈。

眼受邪风不能旋转方： 用菖蒲　柳枝　向其双目内顺手打七七四十九遍，自愈。

耳烂耳痛方： 紫背芙蓉一两　生大黄一钱半　生菊花叶二钱　香草一钱半　各药杵烂，入枚片少许，和蜜糖敷。

手受邪风不能转动洗方： 吴萸一钱　艾叶二钱　香附一钱半　公英二钱　防风三钱　霹雳木二钱半　酒水煎洗。

长寒发冷方： 川椒三分　灵仙一钱半　敷前后心。

身受风湿洗方： 天仙藤二钱　海风藤三两　霹雳木五钱　雷丸一钱半　黑荆芥二钱　蕲艾七分　酒水煎洗。

两手不举洗方： 茵陈二钱　木通二钱半　霹雳木一钱　宽筋藤二钱半　苍术二钱　桂枝七分　防风三钱　甘草二分　同煎洗。

双单鹅喉方： 原人手甲　生灯草　煅灰，另加枚片二分，吹入喉内。

远年虚实患风热患眼洗方： 甘菊二两　磁石一两　木贼二两　同煎洗，每日洗三次，连洗九日，两目复明，惟瞳人反背者，则不可治。

风弦烂眼，如遇眼痛，见风而泪及红肿洗方： 防风二钱半　生地一钱　白菊二钱

明砂一两　薄荷五分　同煎洗。

外科良方

无名肿毒阴阳大疮方：大皂角二钱　生南星二钱　生银花二钱半　生大黄二钱　生浮萍三钱　生杨桃叶二两　生川连五钱　生蜜糖二两　红花二钱　归尾一钱半　将各药杵烂，另入生菖蒲头三钱同杵，入冰片五分，敷患处，连敷三服自愈。

恶核及恶毒大疮敷方：山慈菇三钱半　青黛二钱　生银花四钱　生公英三钱　漏芦五钱　山甲（打）七片　生川连二钱半　生浮萍三钱　加香草蜜糖杵敷，如无生川连、生浮萍，则改用大黄二钱半、田七三两、梅片二钱、川连末一钱，同杵敷。

该核已溃，毒水已清，则改用埋口方：归尾二钱　银花一钱　红花一钱　乳香一钱半　血竭一钱　大生地一两半　珠末二分　川芎一钱　白芷钱半　甘草一钱　雄黄精一钱　梅片一钱　共研末，干敷。

无名肿毒五指肿痛洗方：防风二钱半　蝉蜕二钱　全蝎一钱　地龙一钱半　银花五钱　蜘蛛（去头足）四只　酒水同煎洗。

远年烂脚洗方：野菊花二钱半　银花二钱　归尾一两　防风一钱半　同煎洗。

远年毒疬久而不散先服方：牡蛎二钱半　秋石二钱　陈皮五分　白附子三片　花粉二钱　浙贝五钱　台党二钱半　枳实二钱　酒草五分　煎服。

毒疬敷方：松香（泡七次）一两　黄腊一两　牡蛎二两　桃仁二两　银花五两　菊花叶一钱半　紫背天葵一钱　紫花地丁三两　全蝎二两半　龙骨二两　将各药制炼成膏，用麝香一厘作膏药心，贴患处。

风湿脚肿洗方：川木瓜一两　川破石二两　泡术一两　海桐皮五钱　桑白皮二钱半　川加皮一钱　直杉木五钱　荆芥二钱半　鸡屎藤头二钱　用双蒸酒同煎洗，如遇风湿脚气，先将此方洗后，用服方，如洗后肿痛更甚，加另南蛇皮四两同洗。

风湿脚肿服方：北杏一钱半　杞子一钱　浙贝二钱　白术一钱　海桐皮二钱半　五加皮一两　枳实二钱　大腹皮三钱　牛膝二钱半　同煎服。

阴疽为外科之最忌，亦当首辨色泽，其色红而润者，虽患无碍，其色黑而燥者，难免性命之虑。治法：用太和小剑脊草二两，杵烂，再将猪胆一个取汁，同敷患处，五日自愈。

乳痈乳岩敷方：茶仔末三两　银珠一两　梅片一钱　研末，用双蒸酒煮热，温敷。

脚气冲心服方：槟尖五片　秦艽二钱　牛膝五钱　泡术一钱　苡仁二钱半　生白芍二钱　海桐皮三钱　白术一钱半　将此药用水三碗煎至一碗，空心服，连服三剂。

挂马疽敷方：此疽生于粪门之上，一月内性命难保。救必应三钱　雷丸一钱　防风二钱半　归尾一两　没药二钱　蜈蚣（去头足）三条　银花五钱　生大黄一两　蜘蛛七只　共研末，加入冰、麝各一分，敷患处。

斩腰痛服方：此痈生在背上，要内外兼施，其色红赤者可治，其色与肉不能分者难治。川连一钱半　当参一两　首乌一钱半　熟地一钱　知母一钱半　乳香二钱　银花蕊一两　蜜糖一钱冲服　同煎服。

斩腰痛敷方：火秧勒头一两　生大黄一两　生川连二两　红花七钱　归尾二钱半　陈皮一两　生银花三两　倒挂草叶二两　将各药杵敷，入梅片一两、麝香五厘，敷患处。

走马牙疳方：此疳生在两腮之下，亦可致命，慎勿用刀针伤其患处，不可不慎。雷丸一钱　牛膝五钱　川破石二分　归尾五钱　银花一两　金黄散二钱　白麻薳五钱　青蒟二钱半　将各药杵烂，用梅片七分，敷患处。

穿心疽方：此疽生在心口之下，若不早治，七日殆矣。孩儿菊一两　生银花二钱　生大黄二钱　生浮萍二两半　三黄散一两　白麻薳二两半　红花三钱　归尾三钱　草节一钱　将各药研末，入麝香二厘，敷患处。

穿心疽穿后敷方：珠末二钱　赤石脂三钱　香信三钱　银珠二钱　松香（连泡十七次）一两　红花三钱　归尾一钱半　将此药熬膏，敷患处。

断颈疽生在颈三节骨下，其疽初起如豆，渐久渐大，此乃性命交关，非药石所能治，惟用生蛆数条，放在疮口，使其尽吸毒气，渐吸渐消，惟此一法最妙。

斩腰疽方：此疽生在腰上，固为人生之最忌，疮科之最毒，其始细如豆，渐大如碗，经溃烂，五脏皆现，此是本身之恶孽所至，如遇是症，必须着本人多行善果，敷药有济。蜘蛛（去头足，煅）十六只　蜈蚣（去头足，煅）二条　红色花一两　归尾一两　乳香二两　香信一两　生银花三两　生蜜二钱　共研末，加冰片七分、麝香三厘，同敷患处。

臁鱼疮方：此疮生在胁下。丝子三钱　赤芍二钱　枳实一钱　生大黄二钱　生银花一两　归尾一钱　香信五两　孩儿菊二两　蜜糖一钱　杵敷。

臁鱼疮服方：鬼羽箭二钱半　孩儿菊二钱　蜜糖二钱半　银花二钱　赤芍一钱半　蛇颠角一钱半　红花二钱　归尾一钱半　草节二分　煎服。

耳后疽敷方：此疽生在两耳之旁，初起时不甚肿痛，勿谓以小而忽之。淡全蝎（去头足）二两　生大黄五钱　菊花叶二钱半　生川连三钱　生浮萍二两半　用猪胆一个取汁，同药末，入梅片七分，敷患处。

锁喉疽方：此疽生在颈下。台乌一钱　枳壳二钱半　山栀一钱　川连一钱半　卷柏一钱　银花一钱半　煎服。

锁喉疽敷方：生地三钱　赤芍二钱半　血竭一钱　香信五钱　蜜糖二钱半　生大黄二钱　共研末，入金黄散二钱，同敷患处。

手心疽方：此疽生在掌心。白鸡屎藤头二钱　香信三钱　海风藤钱半　白麻薳二钱　生川连二钱半　生浮萍二钱　生银花五钱　研末，加猪胆一个，入梅片七分，同敷患处。

断腕疽方：此疽生在手腕内。香信二两　数十年旧槟榔灰二钱　同杵敷。

脱足疽方：此疽生在脚跟下。生浮萍三钱　生大黄二钱　孩儿菊五钱　赤石脂一钱半　白麻蕻二钱　香信七钱　香草五钱　蜜糖钱半　杵敷患处。

脱腕疽方：此疽生在手下。大生地七钱　火麻仁二钱半　蕉树枝二钱　巴蕉根三钱　生银花五钱　用蜜糖杵敷。

贯乳疽方：此疽生在乳旁。威灵仙二钱　葛花二钱半　银珠二钱　鸟荳衣二钱半　茶仔三钱　白麻蕻一两　生半夏两半　研末，入冰片七分，敷患处。

鹅掌疽方：此疽生在掌上。乳香一钱　生大黄二钱半　玉竹二钱　地骨两半　野菊花二钱　生浮萍二钱半　香信五钱　黑芝麻四钱　大麝香　冰片少许　同敷。

丹田疽方：此疽生在丹田下。归尾一钱　川椒五分　柏叶钱半　北味一钱　牛子二钱　麝香一厘　研末敷患处。

会阴疽方：此疽生在会阴穴，色白不赤，最为阴恶。生栀子二钱半　生大黄二钱半　白附子三钱　香信二两　蜜蜂八只　淡全蝎（去头足）二钱　研末敷。

跌打良方

从高坠下昏迷不醒方：先用鲜童便少许灌入口内，次用冷水向面一喷，醒时再服止痛散。

止痛散：桃仁钱半　牛膝五钱　续断三钱　归尾钱半　血竭一钱　黑荆芥五钱　研末，用陈酒开服。

次敷方：白鸡屎藤头五钱　远魂驳骨丹一两　牛膝二钱　续断二钱　乳香五钱　没药三钱半　山栀二钱　红花五钱　大归身钱半　象皮（煅，存性）二条　以上各药研末，用双蒸酒煮，温敷患处。

刀伤入肉，重至见骨驳骨方：还魂驳骨丹二两　续断五两　牛皮胶三钱　杜仲二两　生田七二两　桃仁三钱　归尾钱半　各药生杵，双蒸酒煮，敷患处。

炮火重伤服方：银花五钱　桃仁七分　生浮萍（杵汁冲）三钱半　生梨（杵汁冲）二枚　生地三两半　乳香一两　没药一两　加片糖六枚　冲服。

炮火重伤敷方：生鸡蛋四只　旧槟榔灰三钱　银花五钱　生菊花叶二两　将槟榔灰同鸡蛋搅至溶化后，和各药敷伤处，三日自愈。

跌打碎骨，五窍不出血方：驳骨丹五两　杜仲二两五钱　山甲（炒）一两　宽筋藤二两　乳香三钱　没药钱半　血竭五钱　小剑脊草二两半　各药杵烂，用三蒸酒敷在患处，用布带扎至紧为要，三日一换。

受炮火之毒，几至炮火热毒攻心昏迷不醒方：生浮萍（杵汁）一两　生银花（杵汁）一两　蜜糖一两　用顺流水二盅，和匀全饮。

跌打失音兼且中风服方：乳香二钱　血竭一两　牛膝二钱半　赤茯二钱　防风钱半　蕲艾一钱　桃仁一两　续断（酒洗）五钱　同煎，双蒸酒冲服。

跌打重伤兼地雷风服方：霹雳木一钱　续断一两　熊胆七分　苏叶五分　紫菀一钱　牛膝五钱　大生地二钱半　苏木一钱　酒草三分　同煎服。

跌打后，筋骨拘挛，将此药浸酒搽：宽筋藤五两　杜仲一斤二两　田七二两　木瓜三两　驳骨丹一斤　血竭一斤　赤石脂二两　乳香二两　没药二两　将各药先用水酒湿透，炖一枝脚香，内候药气冷透，用双蒸酒一坛，浸一月内取用。

跌打遍身骨碎方：赤石脂一两　驳骨丹五两　生猪腰一对　象皮（煅存性）二条　红花二钱　桃仁三分　将各药杵烂，用布扎实伤口，三日一换。

刀伤见骨敷方：赤石脂三钱　乳香三钱　香信钱半　驳骨丹一两　补骨脂三钱　将各药研末，用双蒸酒煮熟，温敷。

跌打重伤头颅，虽破而未犯脑，敷方：银杏三钱　香信钱半　乳香三钱　防风二钱半　黑鬼血二钱　南星一钱　象皮（煅存性）一两　共研末，向伤口敷，用布扎紧，两日一换。

跌打伤督脉敷方：大生地五钱半　红花七分　金线芙蓉二两　乳香一两　驳骨丹二两　将各药杵烂，用双蒸酒四两煮热，温敷。

跌打两手忽然不动，筋骨拘挛，服方：续断三钱　杜仲五钱　大生地二钱　赤芍一两　生公英钱半　归尾一钱　乳香三钱　甘草二分　同煎服。

跌打重伤，昏迷不醒，口吐鲜血方：生田七头五钱　杵烂，用童便、双蒸酒煮热，灌在喉中。

从高坠下，感冒寒邪服方：雷丸二分　黑荆芥（乌醋炒）五钱　生田七二钱半　乳香一钱　同煎，用童便、陈酒冲服。

忽然蹶跌不醒人事服方：砂仁（打）二分　玉蓉一钱　桃仁七分　知母一钱　黑京芥钱半　牛膝一钱　田七钱半　同煎，用双蒸酒冲。

跌打鼻梁破不犯脑敷方：吴萸一钱　驳骨丹钱半　乳香二钱　蕉树根二钱半　赤芍一钱　牛膝二钱　生芙蓉钱半　将此药用双蒸酒煮热敷。

刀伤深入寸余敷方：青草一两　银花二钱　归尾一两　血见愁三钱　刘寄奴二钱半　共研末，敷患处。

跌打重伤口鼻出血服方：牛膝五钱　丹参钱半　辰砂七分　乳香二钱　归尾钱半　红花五分　浙贝一钱　土茯苓钱半　甘草三分　童便冲服。

刀伤流血不止中风敷方：青黛一钱　沙苑钱半　象皮（煅存性）二钱　山药一钱　乳香二钱半　牛膝三钱　共研末，入冰片七分，敷患处。

跌打刀伤通用敷方：桂尖二钱　黑鬼血一钱　莲干二两半　乳香七钱　没药二钱　驳骨丹二钱半　大生地二钱　共研末，敷患处。

刀伤流血不止药酒服方：黑鬼血二钱半　牛膝三钱　红花一钱　血竭两半　玄参二钱　海风藤一钱　将此药先用旧酒一斤半湿透，后入双蒸酒三斤浸月余，取用。

产妇外施方

产后遍身浮肿洗方：直杉木二两　归尾一两　蕲艾一两　泡术一两　陈皮五钱酒水煎洗。

产妇虚汗不止方：吴萸一两　蕲艾一两　生盐一两　猪糠四两　冷饭二两　各物炒热，遍身熨。

产后偏正头风方：浮小麦五钱　枳实一钱　冷饭四两　炒热熨患处。

产后筋骨不舒方：宽筋藤二钱　胡椒七分　大生地一钱　海桐皮二钱半　用双蒸酒煮热熨。

产后手足浮肿方：川椒一两　防风五钱　北味二钱半　直杉木二钱　蕲艾一钱用双蒸酒煎洗。

产后面肿洗方：香薷一两　直杉木二钱半　生白芍二钱　苍术一钱　柏子仁五分酒水煎洗。

《论跌打损伤症》（之一）

清·不著撰人

凡跌打伤，内伤、外伤，内伤筋骨，外伤皮肉，又重伤脏腑瘀血，皆其症也。血肉筋骨受病，不在气分，专从血分，大要宜分血之虚实。如皮破损骨而亡血，虚也，治宜补血而和之；如皮不破而内伤瘀血者，血实也，宜破血和伤矣。切脉，亡血之脉，宜虚细，不宜浮大，浮大数者死，损伤瘀血作痛，其脉又要实，强者生，小弱者死，俗医惟虚论，瘀血浮滞者，二症并而论之，即误矣。

身伤汤药方：当归尾二钱　柴胡、玄胡索各二钱　炙乳香二钱　赤芍药二钱　上桂肉二钱　苏木末二钱　真川芎二钱　炙没药二钱　台乌二钱　红花二钱　陈枳壳二钱　槟榔二钱　母丁香二钱　陈桃仁二钱　陈皮二钱　总论：吐加半夏、沉香；热加独活、羌活、蝉蜕；风加防风、荆芥；气加木香；左手加桂枝；左脚加牛膝、灵仙；嗽加芥子、青皮；痛加乳没；小便秘加小茴、木通；左上加童便、韭汁少许；初胀倍桃仁、苏木；如出血甚，补血；瘀血作胀，宜破血和伤加减。在此合或贴，水或吴陈酒中服生大黄二钱，第三贴即愈。大便不通，大黄三钱、萝卜子（炒，去壳）一钱五分，煮服。

如头打破，出血损骨，恐防破伤，凡为重破，写立此方，以补血发散为主：白菊花一钱五分　香白芷一钱　当归（头带身）二钱　酒熟地二钱　赤芍药一钱　炙乳香一钱　秦艽肉一钱　鲜红花五分　软防风一钱　牡丹皮一钱四分　真川芎一钱　炙没药一钱　淮生地一钱　净藁本一钱　何首乌二钱　生甘草三分　如出血过多肿者，加羌活一钱，水服，陈酒冲服，饱吃。如破口，当用人参八宝丹敷之，无不效。头破损，六腑之气上翻，呕吐不止，加参一钱即止矣。

又如疼痛不已，开定痛乳香散服，立即痛止，名八宝丹：炙乳香五钱　炙没药五钱　香白芷五钱　赤芍药五钱　真川芎五钱　牡丹皮五钱　小生地五钱　生甘草五钱　外加虎骨（醋炙）五钱　川山甲（火炮醋淬更效）一钱五分　骨碎补一钱　共为末，每服二钱，定痛去肿之神方。

如小腹受伤，诚恐小便不出，煎汤药饥服，水煎，故立此方：鲜小茴根　陈枳壳　香白芷　当归尾　橘子仁　炙乳香　真川芎　鲜红花　炙没药　赤芍药　荔枝核　小木通　真花粉　青木香　生大黄　外用朝天子，此人年为双年，十四粒，如单年，用十三粒，冲碎和煎。

又如腰间受伤，汤药。食小者，加楂榔、半夏；发热者，加柴胡、蝉蜕、秦艽：牛膝三钱　母丁香五分　炙芍药一钱　当归尾一钱五分　上桂肉五分　紫荆皮一钱　赤芍药二钱　参三七一钱　小茴香一钱　真川芎一钱　炙乳香一钱　乌药三钱　威灵仙一钱　玄胡索一钱　陈枳壳一钱五分　先水煎好，用陈酒冲服，半饱半饥，吃二贴愈。

如脚腿下步受伤汤药：牛膝二钱　威灵仙二钱　没药二钱　赤芍二钱　川芎二钱　木瓜一钱　白芷一钱　红花五分　加皮二钱　乳香二钱　归尾（后面当用归身）二钱　防己（可用防风）二钱　秦艽一钱　独活一钱　先用水煎，不用酒，饥服。

腋胁伤痛方：青皮二钱　白芥一钱　玄胡一钱　当归尾一钱五分　红花八分　乳香一钱　荆皮一钱五分　桃仁（去尖）一钱五分　丁香五分　川芎一钱　郁金一钱　赤药一钱　没药一钱　枳壳一钱　外加金不换，用麻油炒过同煎，每服二钱，效。

如背上受伤方：炙鳖甲一钱五分　鲜红花六分　赤芍药一钱五分　川芎一钱五分　紫荆皮二钱　香白芷一钱　三七一钱　上桂肉五分　草乌三分　独活一钱　芍药一钱　炙乳香一钱　藁本二钱　净川乌三分　先用水煎，酒冲此药，饱服。

如手上受伤方开手用：桂枝一钱　当归身一钱　独活八分　白芷一钱五分　川芎一钱五分　红花三分　防风八分　赤芍一钱　威灵仙一钱五分　加皮一钱　防己八分　生地（炒）一钱　牡丹皮一钱　炙乳香二钱　炙没药一钱　何首乌一钱　生甘草三分　先水煎，后用陈酒，饱服；外用后敷八宝丹帖膏药，不可经风。手足肿者，可用白矾一两，煎洗即退。

如身上破，或刀伤，或打破：当归身一钱五分　半夏八分　没药一钱　广皮一钱　乳香一钱　赤首乌三钱　赤茯苓一钱　生甘草三分　楂榔一钱　生地（酒炒）一钱五分　川芎一钱　炙黄芪六分　白芍一钱　防风一钱　白芷一钱五分　丹皮一钱　白术（炒）五分　水煎酒冲，半饥吃，八宝丹敷膏药贴，发热加羌活；气加木香；上加沉香。

接气药：地龙一钱　珍珠一钱　麝香五分　三七五钱　地鳖三对　藤黄一两　木香一钱　量病轻重，或一二钱，用好陈酒送下。大棍棒伤临时可用，奇效如神。

专医穴道损伤：当归尾一钱　丁香五分　荆皮一钱　川芎一钱　乌药一钱　郁金一钱　玄胡一钱　炙乳香一钱　威灵一钱　赤芍一钱　炙没药一钱　酒炙土鳖五对　麝香三分　鲜红花三分　炒川乌三分　肉桂八分　炙然铜一钱　白芷一钱　木香一钱　枳壳一钱　桃仁一钱　青香一钱　炒草乌三分　外加草药二味，名金不换（炙）、一寸金；背上受伤，不用此二味，当加朝天子根，每贴加在内。

肚腹受伤，瘀血不利：未展青荷叶（阴干研末）三钱　童便调下，瘀血者自痢，如不痢，再服破血丹、透骨丹。

损伤深入骨髓，隐隐疼痛，或下阴则痛，或年远，四肢沉重无力，此方主之如神：

闹羊花子（火酒浸炒三次，童便浸二次，焙干）二两　乳香（不去油）　没药（不去油）　上血竭各三钱　俱和匀，外加麝香一分，瓷瓶叠，每服三分，壮者五分，不必吃，夜饭睡时方吃，酒可，甚重荤肉付口，豆腐亦可吃，后忌房事，酸寒、茶血等物。弱者五日一服；壮者三日一服。

脚上服验：麝香一两　牛膝二两　灵仙一钱五分　肉桂八两　红花二两　当归尾一钱五分　地鳖二两　桃仁二两　小茴二两　一帖效。

拟此方专治点穴：沉香二分　麻根一钱九分　虎次根皮二两七钱三分　红地龙一钱　砂仁四个　红木九钱一分　酸枝草汁少许　毛草根一两　先煎水，后入各药。人弱者，用酒二茶盅、尿二盅。重者只加方吃接骨红丹：炙乳香一两　炙没药一两　北细辛五钱　儿茶五钱　青礞石（火煅炒）五钱　白蜡五钱　朱砂五钱　炙黄芪五钱　醋炙无名异五钱　丁香五钱　麝香五钱　肉桂五钱　沉香一钱　斑蝥五钱　青木香五钱　猴儿骨一两　真神金五钱　土鳖一两　珍珠五钱　龙骨五钱　血竭一两　木香五钱　羊油炙虎骨一两　生川乌五钱　然铜一两　人参三钱　炙三七五钱　生草乌五钱　白术五钱　研细末，每五分，陈酒送下。

接骨不知痛又方：用白凤仙根，酒磨服半寸，最多服一寸为极，用多要伤人的，用金樱子根，酒煎服，渣敷患处即愈。

接骨消肿止痛方：得事陕西羊皮否童乡。苏木（为末）一两　好麻（剪碎入锅内炒盖灰）五钱　炙没药三钱　炙乳香三钱　又将苏木、麻灰煎熟去渣，冲入服乳香、没药，纳碗合少时，温服出汗效。后又将乌骨鸡一只，乌鸡亦可去头爪、去肠等物，装胡椒末四钱，连鸡捣碎，抹在青布上，裹在患处。如今日卯时上药，须于明日午时去药，后用鸡子清扫患处。后又内服酒炙大黄三钱　红花三分　酒洗当归尾三钱　炙乳香五钱　竹叶二十片　炙没药五分　用黄酒、童便煎服。

折骨七厘散：灶鸡五只　地龙五钱　水狗三钱　地鳖（焙）五钱　没药（炙）　蜒虎（末）　闹羊花（去心）　然铜（醋炙七次）　生大黄　元麝香　炙乳香　每服七厘，冲服。

折骨丹神方：折骨断用此方，不可用各骨，再所断者用此方。灶鸡末　地龙末　地鳖末　麝香　炙乳香　水狗末　蜒虎末　然铜（火醋炼九次）　生大黄　炙没药　俱研末，每服二分或一分，陈酒送下。

接骨麻药：炙乳香三钱　炙没药三钱　南星五钱　川乌五钱　闷头花五钱　每服八分或一钱，酒冲服，骨不痛。

跌打损伤折骨末药：江西黎先生传授，共计廿五味，用效。麝香七分　肉桂五钱　礞石二钱五分　骨补（醋）五钱　炙乳香一两　羌活一两　熟地一两　血竭一两　白木香五钱　独活一两　制川乌五钱　白术五钱　沉青香五钱　细辛一钱五分　熟附五钱　三七五钱　朱砂五钱　黄芪五钱　土鳖十三个　全当归一两　硼砂三钱五分　茯

苓五钱　然铜（醋淬九次）一两　炙没药一两　桃仁五钱　俱研末，每服二钱或一钱，或五分，陈酒送下。手上受伤加秦艽、麻黄节佐；左胁加柴胡（去皮）；右胁杏仁、白芥；定上伤，牛膝、木瓜煎酒送下。

损伤：瑞香花（上身用叶，下身用根，煎酒送下）　马前子（用童便浸数十日，剥出皮毛，炙燥研末）四两　陈枳壳（干水浸三日，陈壁炒，研末）二两半　两味和匀，每服四分，酒送下。

总伤药：川乌　草乌　广木香　肉桂　牛膝　大茴　小茴　五加皮　甘草　每各一钱，研末，用酒冲服。此方系罗汉寺竹笠和尚传教，应效如神。

跌打骨断：绿铜（煎汤）一斤　粗纸浸透，裹伤处，手执灯心燃火，不住纸上灸，纸上瘟即易，火熄换燃再灸，二者相际效速，断骨处用竹片绑扎七日即愈。

夏月接骨丹扎药：生大黄五钱　天花粉六钱　生南星七钱　生半夏七钱　川草乌七钱　用淡醋调敷碎骨，皮外棉花包定裹脚，裹好七日即愈。

夏月接骨末药：麝香一分　虎骨一钱　然铜五钱　枳壳一两　乳香二钱　猴骨五钱　红花二钱　朱砂二钱　沉粉二钱　土鳖二钱　中白五钱　没药二钱　三七五钱　上竭二钱　前子二钱　桃仁　每服三分，酒送下。

夏月接骨末药：麝香一钱　没药三钱　琥珀一钱　三七五钱　然铜四钱　沉香五钱　血竭四钱　土鳖四钱　硼砂一钱　乳香三钱　朱砂五钱　礞石二钱　杜仲二钱　加木香三钱　地龙三钱　丁香三钱更效，每服三分，陈酒送下。

八大金刚丹：真铅（铅烧烊，就下硫黄，放锅罐烧过，要碎米样方可好）四两　硫黄四两　血竭五钱　去油巴霜三钱　玄胡三钱　壁虎（骨断要药）五对　朱砂三钱　硼砂（笋上煅）二钱　半夏三钱　白蜡三钱　西香五钱　自然铜五钱　上牙骨（煅）三钱　棕榈根煎水，打糊为丸，丸如弹子大，每服一丸，童便冲酒下，能破肚内死血。

七厘丹：永康方岩程宅折骨方。土斑蝥一个　自然铜一钱　红地龙七条　大地虎鳖七个　灶鸡七个　大黄一钱　水狗七个　闹羊花七分　无名异（火酸没三次）三钱　每服七厘，陈酒送下。

强筋壮骨丹：香油炙老鹰爪一对　母丁香三钱　炙乳香五钱　白术（炒）五钱　参胡漆五钱　羊油虎掌骨一两　鳝鱼骨一两　大土鳖五钱　酒炙猴甲骨一两　自然铜一两　炙大龟板一两　红地龙五钱　上肉桂三钱　上血竭五钱　白蜡五钱　炙没药五钱　无名异一两　当归全身一两　何首乌一两　炙黄芪一两　朱砂三钱　儿茶三钱　灶鸡三钱　熟地一两　附片三钱　每服二钱或一钱五分，或一钱，陈酒送下。

永康程宅七厘丹：合前方永康。头破受风肿痛用皮，即愈风散，每服一钱五分，山楂（煎酒送下）　制南星　软防风　炙乳香　炙没药　白芷梢　各等分，共研末，每服一钱五分。

八宝丹：敷患处长肉拔毒。龙骨五钱　赤石脂五钱　血竭五钱　没药（末）五钱

琥珀五钱　冰片五钱　儿茶五钱　乳香五钱　共研末。

八宝丹：即定痛乳香散。炙乳香五钱　炙没药五钱　败龟板一两　琥珀骨五钱　川山甲（火炮）一钱　紫荆皮二两　半两钱（醋淬）五枝　骨碎补五钱　共研末，酒送下。

五虎八宝丹：行步损伤吃。地龙（水洗酒焙）一两　灶鸡（去长足）五钱　水狗（酒焙）五钱　蝇虎二十四个　地虎（酒焙）五钱　炙然铜五钱　炙没药五钱　麝香三分　生大黄三钱　炙乳香五钱　外加龙制十二个，占米炒，共研末，每服二分，陈酒送下。

五宝丹：去肉生肌，此方有者先用。珊瑚一钱　人参一钱　龙骨一钱　珍珠一钱　玛瑙一钱　麝香三分　血竭一钱五分　石脂一钱五分　炙乳香一钱　此方效极。

八宝丹：此方施之于结痂生皮时，此方收口生皮甚效。炙乳香三钱　炙没药三钱　象皮一钱五分　龙骨三钱　血竭三钱　儿茶三钱　琥珀三钱　冰片五分　麝香三分　共研细末。

七厘丹：此方为妥，专以损伤服之，不用在折骨，其折骨后再有一方，金疮应名定痛乳香散。生大黄三钱　地龙（先水洗，酒淬，焙）三钱　斑蝥（糯米炒）二十四个　土狗（酒浸焙）三钱　炙乳香（去油）三钱　灶鸡（焙，去头足）三钱　血竭三钱　然铜七钱　没药（炙去油）三钱　地虎（先用红花食三日，酒淬）五钱　闹羊花（阴干去心）二钱　生半夏三个　元麝香一钱　蝇虎二十四个　朱砂（腐煮）三钱　丫蟆（火酒浸，用山上青皮丫蟆更妙）三个　每服七厘，陈酒送下，外加儿茶一钱五分，折骨应用。

七厘丹：苍蝇虎七个　地龙七条　麝香一分　地虎七个　炙乳香一钱　煅然铜七分　炙没药七分　每服七分，陈酒送下。

八宝丹：此方江西离先生传授。人参一两　琥珀一两　炙明乳香（去油）一两　鲜血竭一两　龙骨（燥）一两　炙没药（去油）一两　赤石脂一两　如筋断、肉破、皮破，用此方敷之神。如加珍珠更好，腐煮研末。

伤服八仙丹：川羌活一钱五分　肉桂一钱五分　炙乳香四钱　丁香二钱　地虎五对　炙虎骨一两　朱砂（会煎飞）四钱　神砂四钱　金星石五钱　杞子七钱　然铜（煅七次）五钱　三七四钱　血竭一两　寸香二钱　桂枝五分　炙没药四钱　牛膝（酒浸）七钱　外加更妙：桃仁七钱　灵仙五钱　红花三分　归尾一两　共研末，每服一钱，酒送下。

七厘丹：红地龙（去泥，酒淬死，末）五钱　大地虎（红花食五日，酒淬死）三钱　真麝香一钱五分　真辰砂一钱五分　苍蝇虎二十四个　丫蟆（酒淬末）三个　自然铜（酒淬七次，研末）五钱　儿茶一钱五分　赤灶鸡（瓦焙）五钱　真雄胆（炙过）三钱　上血竭五钱　花大黄三钱　土斑蝥（占米炒）十四个　闹羊花（阴干）七分生半夏（火研末）三个　炙乳香一钱五分　车水狗（瓦焙）三钱　巴豆霜八分　飞朱砂（腐煮）三钱　炙没药三钱　共研细末，每服七钱，陈酒送下。

只马二仙丹损伤： 陈枳壳四两　马前子（童便浸，春七日，夏秋五日，冬六日）四两共炒研末，每服一钱，陈酒送下。

只马三仙丹： 枳壳四两　马前子（制同）四两　儿茶（醋炙七次）一两　细辛（晒干）一两　共研末，陈酒送下，每服三分。

七厘丹： 斑蝥十个　地虎二十个　金虾蟆五个　三漆一钱　炙然铜二钱　水狗十个　地龙六钱　上肉桂一钱　麝香二分　飞朱砂一钱　共为研末。

七宝丹： 即九宝丹，损伤专治头昏风痛，跌打失气痛，折骨。马前子（童便炙）八钱　地虎八钱　枳壳（炒）二两　三七七钱　闹羊花（火酒炒）八钱　血竭八钱　麝香二分　然铜八钱　每服三分，陈酒送下。

又方八仙丹： 下步此方不入。草乌八钱　广皮二钱　菖蒲一钱　牛膝二钱　小茴二钱　天麻二钱　红花二钱　共为研末，每服四分，弱者二三分，陈酒送下。

又方八仙丹： 上步。马前子（童便炙）一两　枳壳一两　三七四钱　上竭四钱　闹羊花（火酒炒）六钱　朱砂三钱　麝香四分　地虎一两　然铜三钱　每服二三分，陈酒送下。

又方夺命丹： 三漆一钱　琥珀一钱　红花一钱　泽兰一钱　麝香五分　乳香一钱　共为研末，每服一钱，陈酒送下，内有回生之妙。

又方一粒丹： 乳香五钱　龙骨（煅）五钱　地虎五对　没药五钱　麝香二分　虎骨五钱　白蜡一两　朱砂五钱　丁香五钱　猴骨一两　血竭三钱　上桂三钱　然铜三两　海金沙三钱　共研末，每服三分，陈酒送下。

又方一时风： 朱砂一钱　棕树根四两　乳香二钱　马子十个　白蜡二钱　天花粉四两　没药二钱　共研末，每服五分，陈酒送下。

又方万应丹： 麝香五分　地虎十个　川芎五分　儿茶五分　乳香一钱二分　血竭五分　归尾一钱二分　朱砂五分　金虫五分　然铜五分　共为研末，每服八分，陈酒送下。

七厘丹： 地虎五钱　灶鸡五钱　乳香三钱　没药三钱　地龙五钱　然铜五钱　儿茶五钱　血竭五钱　共研末，酒服。

八宝丹： 龙骨五钱　珍珠（腐煮）一钱五分　儿茶五钱　炙乳香五钱　琥珀五钱　没药五钱　赤石脂（末）五钱　能止血，折筋去肉收口，诸疮内可用。如破风肿，可用陈藕节一两，葱头七个，蝉蜕一钱五分　去头足，共研末，酒煎冲服。八宝丹五分，饱吃，其肿自退。此方又加地虎（陈酒食醉，焙燥研末）五钱　地龙（鲜）一两　闹羊花（瓦上焙干，研末并入）三钱　每服三分，损伤效。

不痛丸： 挟打验。无名异（酒淬三次）五钱　明炙乳香五钱　红地龙（酒焙）五

钱　地虎（酒浸）五钱　炙没药五钱　麝香少许　净南星五钱　软防风五钱　醋淬自然铜五钱　共为研末，炼蜜如丸弹子，式在陈酒送下，每服一丸。

　　周名大钱末药： 冰片一钱　白及五钱　草麻（去油）五钱　轻粉四钱　马屁（黄）二钱　麝香五分　升麻五钱　血竭一钱五分　炙明没药三钱　明雄黄八钱　儿茶二钱五分　炙明乳香三钱　共十二味研末，就效膏药内用，垒毒打伤，红肿腐烂，用此药粉敷膏上贴，可能呼脓去肉。

　　膏药内用折骨破瘀血止痛： 炙没药二钱　荜茇三钱　山柰三钱　细辛　干松三钱　皂角一钱五分　肉桂五钱　麝香一钱　丁香三钱　炙乳香三钱　共研细末，伤如受痛，调入膏药内做成贴之，折骨正痛。

　　拔箭方： 巴豆肉（微炒）五个　蜣螂虫（即推车虫）五个　麝香小少许　外加韭菜根、葱头，共为烤烂贴上，其箭刺自出。

　　名神仙活命散： 净羌活一两　青木香五钱　然铜（用金黄炙七次，飞过）一两　净独活一两　当归尾一两　炙黄芪五钱　草乌（炒炭）三钱　白术（炒）五钱　燥附片三钱五分　细辛（尖底）三钱五分　赤芍一两　白芷五钱　真川芎一两　明乳香（炙去油）一两　血竭五钱　明没药（炙出油）一两　枯木香（不见火）五钱　上沉香五钱　丁香（鲜黄）三钱　上安桂五钱　骨补（切片醋炒）五钱　炒川乌五钱　金礞石（醋炙七次）五钱　镜面朱砂（腐煮）三钱　元麝香（不见火）七分　三七五钱　桃仁（去皮尖燥焙）五钱　鲜红花（酒焙）五钱　烧灰木耳一两　大土鳖（食红花三月酒淬）　新伤重者每服二钱或一钱；小儿或五分，酒送下去，木耳一味，另加红地龙，酒洗焙干，研末入更效，价五十三。

　　刀伤金疮散： 赤石脂五钱　炙乳香五钱　炙没药五钱　银珠二钱　象皮（砂炒）五钱　甘石一两　白独五钱　冰片三分　竹青四对　硼砂五钱　麝香二分　琥珀五钱　用竹青不如用名异，刀伤敷上，能生肌。又方：白矾（半生熟）一两　龙骨二钱　五倍子（半生熟）二两　乳香三钱　没药三钱　无名异一两　共研末，敷上止血、止痛、生肌如神。

　　定痛乳香散： 乳香一两　炙没药一两　川芎五钱　白芷五钱　赤芍五钱　甘草五钱　丹皮五钱　生地五钱　共研末，每服二钱，童便半酒送下，不俱时服，各等分亦可。

　　神仙五香散： 如受伤处，用破血散和膏药内做成，贴患处即愈。麝香三分　净然铜五钱　酒焙地虎五钱　丁香一钱　琥珀一钱　灶鸡三钱　沉粉二钱　血竭三钱　地龙五钱　木香二钱　肉桂二钱　炙熊胆一钱　乳香三钱　炙没药三钱　朱砂一钱　当归尾五钱　神金沙　赤芍五钱　附片三钱　川芎五钱　草乌（炒黄用）二钱　酒炒红花三钱　川乌二钱　礞石五钱　独活五钱　黄芪三钱　羌活五钱　白术三钱　加细辛三钱　每服一钱，陈酒送下，或八分，或五分，量人服，虚弱者大小不拘二分。

跌打损伤五灰散： 炙然铜（醋炙七次）五钱　蒲壳灰（久陈蒲壳烧灰）八钱　真云耳（烧灰）八钱　铁荔枝（用子白酒娘炒灰）五钱　红地龙（每洗酒醋焙干）三钱　炙乳香　炙没药三钱　大土鳖三钱　每服三分，陈酒送下，破血损伤方，此方极验，大损二钱，或一钱，或五分，或八分，陈酒送下。

金疮损伤，应名定痛乳香散： 七宝丹外用　炙乳香五钱　炙没药五钱　败龟板一两　川山甲（炮）三钱　紫荆皮二两　碎骨补五钱　虎骨（醋炙）五钱　半两钱（火煅醋淬）五枚　共研末，每服七分，陈酒送下。

打伤散寄杖方，用弄之时先吞一丸，打之不痛： 乳香一钱五分　没药一钱二分　木鳖一两　马钱子一两　然铜一两　山甲一钱五分　炙名异一两　地龙一两　炼蜜为丸，如弹子大，服丸酒下，忌熟物、生血。

杖疮敷药散： 白蜡　血竭　轻粉　乳香　大黄　龙骨　冰片　石脂　没药　黄芩黄柏汤淬冻七次，调敷患处即愈。

和伤万全散： 参三七三钱　地虎四对　然铜八钱　血竭五钱　炙乳香三钱　鹿茸（油炒）三钱　肉桂三钱　西香四钱　炙没药三钱　丁香三钱　桔梗三钱　当归五钱　猴骨（醋炙）五钱　加皮五钱　米仁五钱　木瓜三钱　炙龙骨五钱　独活五钱　神砂（飞）五钱（除一钱）　牛膝五钱　虎骨（醋炙）八钱　羌活五钱　红花五钱　杜仲四钱　广皮五钱　防己四钱　防风四钱　细辛三钱　赤芍四钱　麝香一钱　桂枝五钱　朱砂四钱　生地（醋炒）五钱　秦艽五钱　枳壳四钱　乌药四钱　天麻三钱　此方头昏风痛，跌打失气痛，折骨，每服酒炮二钱，一口送下。

七厘散上步： 马前子六钱　地虎（炒）一两　血竭五钱　朱砂三钱　古铜钱三钱　郁金五钱　麝香一钱　三七三钱　枳壳一钱二分　山羊血五分　如无羊血，即用红花共研末，每服四分，酒送下。

损伤散： 麝香二分　木香一钱一分　上肉桂一钱　神金十张　沉香五分　朱砂地虎一钱五分　血竭三钱　丁香一钱二分　然铜三钱　琥珀一钱　三七一钱　乳香一钱五分　没药一钱五分　熊胆五分　外加红地龙末五钱　闹羊花一钱　儿茶一钱五分每服八分，姜煎酒下。

当用名太师散大全末药： 琥珀五分　朱砂一钱　地虎三对　麝香二分　丁香四分上肉桂六分　沉香五分　熊胆五分　神金二十张　乳香二钱　没药二钱　木香八分然铜一钱五分　三七五分　血竭六分　地龙末二钱　外加川乌一钱　草乌一钱　红花二钱　川芎二钱　每服八分，陈酒送下。

五虎西川散： 川乌　草乌　郁金　上桂　地虎各等分，生酒送下。

七厘散： 子草绒四钱　龙骨（烧）三钱　然铜一两　地虎五对　青木香四钱　麝香五分　上竭三钱　朱砂二钱　山羊血一钱　乳香三钱　白蜡三钱　没药三钱　神金二十张　儿茶二钱　红花二钱　三七一钱　每服三分，童便酒下。

玉真愈片散： 受伤破气所肿服。制南星五钱　软防风五钱　白芷梢五钱　明天麻五钱　白附子五钱　川芎五钱　酒浸研末敷亦效，每服五分，或八分，酒冲服。如打伤欲死者勿温，热酒童便灌下二钱。破风牙关紧闭，腰背反转，咬牙缩舌，用童便调服三钱即效。

驱风散： 生川乌八钱　炙没药五钱　大茴香八钱　枯郁二钱五分　金礞石五钱　然铜一两　生草乌六钱　炙乳香五钱　牙硝二钱五分　闹羊花六钱　香白芷八钱　血竭八钱　生半夏六钱　每服二分四分或三分，酒送下。

铁粒散： 五倍子五钱　芙蓉一两　大黄一两　活石二两　枯矾三钱　黄丹五钱　樟冰三钱。

紫荆皮散： 紫荆皮一味，酒浸三日，晒干研末，损伤疼痛，每服酒送下。

神仙五虎五香散： 元麝香一钱　母丁香三钱　上沉香三钱　广木香三钱　上肉桂三钱　生大黄三钱　炙乌药三钱　川羌活五钱　自然铜五钱　红地龙五钱　飞青礞石五钱　朱砂五钱　水狗三钱　灶鸡三钱　壁虎十五个　附片三分　草乌（外黄用）二钱　参三七三钱　桃仁五钱　地虎五钱　炙乳香三钱　川独活五钱　虾蟆子（苔）三钱　无名异三钱　共研末，每服二钱，陈酒送下。

金疮损伤应名定痛乳香散： 炙乳香五钱　炙没药五钱　败龟板一两　紫荆皮（同前七厘丹）二两　碎骨补五钱　醋炙虎骨五钱　炮川山甲三钱　半两钱（火炼醋淬）五个　共研末，每服七厘，陈酒送下。

新打伤汤药，肚腹作胀，服此方： 乳香一钱　没药一钱　川芎三钱　三棱一钱　朴硝三钱　莪术四钱　红花一钱　归尾三钱　苏木一钱　红花一钱　赤芍一钱　枳壳三钱　大黄三钱　酒煎。

损伤江西离先生传： 上血竭一两三钱　乳香（炙）一两二钱　参三七三钱　真寸香六分　朱砂一两七钱　真熊胆六分　猴骨三钱　炙没药一两二钱　加川芎更效，伤时每服三钱，陈酒送下。

夹棍药方： 人参二钱　壁虎五钱　䗪虫一两　小刺树连根一两　赤金一张　神砂五钱　炙乳香一两　无名异（醋炼七次）一两　炙没药一两　用油麻子研细做胶丸，如弹子大，每服一丸，先服酒下。

夹棍药方： 用胎骨研末，鸡子去青留黄在内。胎骨一两　麝香一钱（入子内，口角用青纸封口，煮熟去壳）瓦（炙干）一钱　炼蜜为丸，如绿豆大，每服七厘，先吃酒下。

内服麻药方： 此药取箭捺正，骨折伤不痛。麻黄　草乌　老茄子　姜黄　川乌各等分，外加闹羊花焙用，又研为末，和解用甘草，服之即苏。

太保红药方打伤用： 琥珀四钱　血竭四钱　朱砂五钱　三七三钱　银朱一钱　然铜五钱　赤金一钱　乳香三钱　没药三钱　土鳖五钱　儿茶五钱　巴冬草三钱　五铢

钱三钱　研末每服酒下。

和伤一阵风，先服打前不知痛：朱砂一钱五分　虎骨（羊油炙）一钱二分　白蜡一钱　皂荚（去子肉烧灰）二钱　胡椒三钱　然铜三钱　糯米二钱　灶鸡（酒炙）五分　土鳖二钱　地龙末五分　又加山上地蛛十二个和入，将药浸透为末，每服二分，生酒送下。

挫接损伤跌打，石压疼痛将死，心头上有气者，遂将此药入口即醒，半日立愈。凡将所颜，只用二味：臭梧桐树根皮（生为末，其根之皮用白不用红的。如用红，即伤人）五钱　冬黄茄皮（生为末）五分　二味和匀，每服三分，黄酒冲服。俱此之药，虽折骨不可多服，如其多服，恐其骨突出，如突出者，用草鞋底烘熨之，即其骨自平。此方乃孙思邈龙宫中三十六方之一，得之都门季嘉泰先生所传，不费分文，又不误人，活人气血，宜秘之，不可轻视。此方得自吴元升号店，熙吕兄亲次。

又方七厘丹：邹方破肚内瘀血，后桃仁承气汤菜汁送。地虎十三个　血竭三钱　儿茶三钱　炙乳香三钱　归尾三钱　红花三钱　去油巴豆一钱　麝香五分　三七一钱　骨补（童便炒三次）五钱　半夏（姜炙）三钱　然铜（醋煅九次）七钱　花蕊石五钱　外加枳壳五钱　桃仁炭五钱更效　共研为末，每服七厘，陈酒送下。

挟棍药：然铜　胎骨　乳香　没药　无名异　共研末，为丸如弹子大，每服一丸，陈酒送下。

炼狗胎方：专治损伤打不痛。小狗未生之时，先将好泥做成小棺材一样，阴燥无破，待狗生时，雄的将刀割一孔，每个入朱砂七钱，真金箔五张、麝香一钱在内，用白炭将泥棺材炼红，无烟为度，取出研碎，入酒糊为丸，如梧桐子大，每服五丸，不俱酒水，俱可服之。

又方：金疮敷效。儿茶三钱　白蜡一两　天萝叶一两　血竭三钱　共研为末敷，能止血，或用麻油调敷。

夹棍药：用草蟋蟀大腿七对，焙研末，加麝香五分，将腐皮浸胀，包好，填在舌下，灵时吞下。

专用膏药：治一切损伤湿痛、痈疽，皆贴患处，心腹痛贴太阳穴，及一切无名肿毒，长煨脓止，痛不可甚，损伤亦贴患处。川乌六钱　草乌六钱　大黄六钱　归身五钱　赤芍五钱　白芷五钱　连翘五钱　白及五钱　白蔹五钱　乌药五钱　官桂五钱　木鳖八分　苦参五钱　皂角五钱　每用麻油二斤，浸药时外用槐、柳、桃、枣、桑红枝和浸，文武火熬至滴水成珠，再用飞过黄丹十六两，收后又用炙乳香二钱，没药二钱，苏油二钱，阿魏二钱，每生油炼，用末炒过黄丹粉，又用水飞下丹，渐渐而下妥，必有余下，多必硬丹，下六两半光景，共油膏滴水，内候为太软嫩，再加丹不可多，亦不可少，盖要候定天气，夏日丹宜多下，冬日丹宜少下，油煎过亦滴水面上成珠，带黑色方可，去药渣净，然后下丹为丸。各破伤风，其破处，口必干燥，此为内肿破风，风入筋骨，此症生人之虚弱，为气血强者，用万灵丹丸一个，葱白下，取汗为度，如外肿并治，如虚人服此丸，用陈酒送下。

又破风方：用露天千年果烧灰，老人每服酒下二钱，少年每服一钱五分，壮筋骨，补原气，施之于吐血之后更效，此服一生筋骨强壮。当归身（净）一两　真川芎（用陈酒入一个瓦瓿研煮）六钱　白芍药（炒）六钱　金银花（净）六钱　北土枣六钱　去心莲子肉一两　龙眼肉（连壳冲）六两　净岩冬（岩天冬，天山上采成先者）。

大力方：白秋梨八两　续断一两　木瓜二两　生地二两　虎掌骨二两　牛膝二两　龟板一两　茯苓一两　当归身二两　熟地一两　杜仲二两　甜瓜子一两　共研末，每服三钱，陈酒送下。

蔓荆散：即麻药方，治一切肿毒，开针不痛。蟾酥一钱　半夏六分　闹羊花六分　胡椒一钱八分　荜茇一钱　川乌一钱　川椒一钱　共研末，每服五厘，陈酒送下。

止血神方：不论金刀木石，已破而流血不止。此药撒上应效，且自破至好，皆不疼痛。冰片三分　麝香四分　轻粉一两　儿茶一两　血竭八钱　琥珀二钱　共六味研末，固收不可走气，临用加白糖一撮拌入，匀敷上，即血流如箭，无不立止，跌打外肿，筋挛骨药方之方，如跌打伤血出第一方，即不可用。

挟棍方：即铁布衫，此方和七厘用。丫蟆苔子一两　陈酸醋一两　用锅炒醋淬，待燥捞起，加麝香五分　共三味研末，每服三分，酒送下。

五虎五香散丹：大地虎（烧酒淬焙）五钱　元麝香一钱　血竭三钱　生礞石（飞过）三钱　丁香二钱　然铜五钱　红地龙（水洗去土，酒淬焙）三钱　炒红花（酒）三钱　苍蝇虎（炒焙）二十四个　木香（不见火）二钱　白蜡三钱　炒松木三钱　水狗（瓦焙）三钱　沉香二钱　三七三钱　桃仁泥（去皮尖）五钱　斑蝥（占米炒黄，去米用）二十四个　乳香五钱　细辛（去土净）二钱　花蕊石（火煅）三钱　赤灶鸡（瓦焙）三钱　上桂（不见火）三钱　当归尾五钱　无名异（醋淬三次）三钱　熊胆（去正尖去油）一钱五分　朱砂二钱　赤芍五钱　炙没药三钱　川芎五钱　川羌活五钱　独活五钱　炙黄芪三钱　川乌二钱　草乌（炒黄）一钱五分　附片（制）三钱　共三十五味研末，每服三钱，或一钱五分，或一钱，或六分，此乃神仙活命丹，子于何处受伤，量人大小虚实服。

损伤小便不利方：只可一二剂。汉归身一钱　枳壳一钱　桃仁一钱　乳香一钱　赤芍一钱　猪苓一钱　木通一钱　没药一钱　羌活一钱　泽泻一钱　车前一钱　甘草四分　共十二味服。

挟棍及穴道方：飞朱砂三分　白蜡三钱　二味共研末，冲酒服。

折骨外药方：扎缚作饼贴上，扎定可验。将糯米十斤，交四月，放清水内浸十日，将水换净，浸满服，去水，捞起晒干研末，醋调作饼，贴上扎定，服七厘丹，每日一服，四十九日全愈。

秘传正膏丹：治跌打损伤，骨折血瘀而伤重者，用此可续筋骨。降真香一两　乳香一两　没药一两　苏木一两　松节一两　自然铜（醋煅七次）一两　川乌（炮）一两　真血竭一两　地龙（去土，酒浸烘干）一钱　生龙骨一钱　土狗（浸没内苑烘干）十个　共十二味，计重八两八钱，同研末，每服五钱，随病上下酒调服药，自顶门而至遍身，搜至病则飘飘者，有飞而筋骨渐渐愈，人自知之。服药后仍服：人参　黄芪　川芎　甘草　白米　当归　肉桂　白芷　厚朴，调补元气。

本事接骨方：接骨木半两　当归一两　乳香五钱　赤芍药一两　自然铜（炒醋淬）一两　共研末，用黄占四两，熔化入前药，拷匀一盏，平丸龙眼大。如打伤筋骨及闪痛，不堪忍者，用一丸，热酒浸开，乘热饮之，痛即止也。

没药降圣丹：治跌打损伤，续筋骨。当归（酒炒）一两　白芍药一两　川芎一两　苏木一两　川乌头（炮焙）一两　生地黄一两　骨碎补（炙）一两　乳香（另研）一两　没药（另研）一两　自然铜（火炙醋淬十次，研末）一两　共为末，生姜汁共蜜和丸，每合四丸，每服一丸，用米后水半盏，煎至八分，空心热服。主久日脾主肉，肝主筋，若脾肝气血亏损，或血虚有热而不愈者，当求其本而治之。

十味没药丸：治打扑，损伤筋骨疼痛，或气虚血晕，或瘀血内停，肚腹作痛，或胸胀闷。没药一两　乳香一两　川芎一两　川椒一两　当归一两　芍药一两　红花一两　桃仁一两　血竭一两　自然铜（火煅七次醋淬）四钱　共研末，同黄脂四两，溶化入前末，搅匀，制丸如弹子大，每服一丸，酒化下。立名曰：接骨散、没药丸，唯元气亏损者宜用。若肾气素虚或高年虚弱者必用地黄丸，或补中益气汤，以固根本为善。

花蕊石散：治打扑损伤服，伤痛血胀痛欲死服之。硫黄（明者）四两　花蕊石一两　研末和匀，先用纸筋和盐泥固剂，瓦罐一个，候干入药，再用泥封口，安在砖上，用炭三十斤煅之，候罐冷取出，每服一钱，童便调下，立用前方。若被伤已甚，元气亏损，内有瘀血，不胜疏遵者，前药一服，其血内化，又不动脏腑，甚妙。

治打重伤方：先用旧蒲包，烧灰，用砂糖调下，送服可好。

损伤方：上安桂三钱　全当归一两　上田七三钱　秦艽六钱　寸香八分　血竭四钱　自然铜四钱　地虎十个　虎骨六钱　乳香六钱　没药六钱　红花五钱　芍药八钱。

七厘散：磊泥八分　红花八钱　麝香一分　当归尾二两　没药二钱四分　乳香一钱四分　雄黄八钱　血竭二钱四分　儿茶一钱八厘　朱砂二钱四分　共研末，内伤用烧酒送下调服；外伤敷患处，奇效如神。

《论跌打损伤症》（之二）

宣统元年　撰人不详

凡跌打伤，内伤外伤，内筋骨，外皮肉，又重伤脏腑瘀血，皆其症也。血肉筋骨受病不在气分，专从血分。大要宜分血之虚实，如及被损骨而亡血虚也，治宜补血而和之。如皮不破而内伤瘀血者，血实也，宜破血和伤矣。切脉，亡血之脉，宜虚细，不宜浮大数实，浮大数实者死。损伤瘀血作胈，其脉又要坚强，坚强者生，小弱者死。俗医惟虚实、瘀血、浮滞者，三症故并而治之，即误矣。

损伤汤药药末总方（开后，方上有圈子验）

总论，吐加半夏、沉香，热加独活、羌活、蝉蜕，风加防风、荆芥，气加木香，左手加桂枝，左脚加牛膝、灵仙，嗽加芥子、青皮，痛加乳没，小便秘加小茴、木通，左上加童便、韭汁少许，初胀桃仁、禾木，如出血宜补血，瘀血作胀，宜破血和伤，加减在此。合二帖，水与陈酒冲服生大黄三钱。第三帖，如大便不通，生大黄三钱、萝卜子（炒去壳）八钱、倍加枳壳一钱五分，煮服。

身伤汤药方：当归尾一钱五分　炙乳香一钱　柴玄胡索一钱　赤芍药一钱　上桂肉五分　苏木末一钱　真川芎一钱五分　炙没药一钱　台乌一钱　红花八分　陈枳壳一钱五分　焦楂一钱　母丁香五分　楝桃仁一钱　陈皮一钱。

如头打破出血损骨，恐防破伤。凡为重破，宜立此方，以补血发散为主。白菊花一钱五分　香白芷一钱　当归头带身二钱　酒熟地二钱　赤芍药一钱　炙乳香一钱　秦艽肉一钱　鲜红花五分　软防风一钱　牡丹皮一钱五分　真川芎一钱　炙没药一钱　涯生地一钱　净藁本一钱　何首乌二钱　生甘草三分。

如出血过多肿者，加羌活一钱，水服，陈酒冲服，饱吃。如破口，当用人参八宝丹敷之，无不效。头破损，六腑之气上翻，呕吐不止，加人参一钱即止矣。

又如疼痛不已，开定痛乳香散服，立即痛止，名八宝丹：炙乳香五钱　炙没药五钱　香白芷五钱　赤芍药五钱　真川芎五钱　牡丹皮五钱　小生地五钱　生甘草五钱外加虎骨（醋炙）五钱　穿山甲（火炮醋淬更效）二钱五分　骨碎补一钱　共为末，每服二钱，定痛去肿之神方。

如小腹受伤，诚恐小便不出，故立此方。煎汤药，饥（即空腹）服水煎。鲜小茴

根　陈枳壳　香白芷　当归尾　橘子仁　炙乳香　真川芎　鲜红花　炙没药　赤芍药　荔枝核　小木通　真花粉　青木香　生大黄；外加用朝天子根，若此人年如双年，投十四粒，如单年，用十三粒，冲碎和煎。

又如腰间受伤（汤药，食小者，加焦楂、半夏，发热者加柴胡、蝉蜕、秦艽）：牛膝肉三钱　母丁香五分　炙芍药一钱　当归尾一钱五分　上桂肉五分　紫荆皮一钱　赤芍药二钱　参三七一钱　小茴香一钱　真川芎一钱　炙乳香一钱　台乌药三钱　威灵仙一钱　玄胡索一钱　陈枳壳一钱五分　先水煎好，用陈酒冲服，半饱半饥吃二帖愈。

如脚腿下部受伤（汤药）：牛膝二钱　威灵仙二钱　没药二钱　赤芍二钱　川芎二钱　木瓜一钱　白芷一钱　红花五分　加皮二钱　乳香二钱　归尾（后面当用归身）二钱　防己（亦可用防风）二钱　秦艽一钱　独活一钱　先用水煎，不用酒，饥服。

如腋胁伤痛方：青皮二钱　白芥一钱　玄胡一钱　当归尾一钱五分　红花八分　乳香一钱　荆皮一钱五分　桃仁（去尖）一钱五分　丁香五分　川芎一钱　郁金一钱　赤药一钱　没药一钱　枳壳一钱　外加金不换，用猪油炒过同煎，每服二钱效。

如背上受伤方：炙鳖甲一钱五分　鲜红花六分　赤芍药一钱五分　川芎一钱五分　紫荆皮二钱　香白芷一钱　三七一钱　上桂肉五分　草乌三分　独活一钱　炙芍药一钱　炙乳香一钱　藁本二钱　净川乌三分　先用水煎酒冲，此药饱（食后）服，外加钩摘刺根五钱，同煎。

如手上受伤方（开手用）：桂枝一钱　当归身一钱　独活八分　白芷一钱五分　川芎一钱五分　红花三分　防风八分　赤芍一钱　威灵仙一钱五分　加皮一钱　防己八分　生地（酒炒）一钱　牡丹皮一钱　炙乳香二钱　炙没药一钱　何首乌一钱　生甘草三分　先水煎，后用陈酒饱服。外用后敷八宝丹帖膏药，不可经风，手足肿者可用白矾五钱，煎洗即退。

如身上破，或刀伤或打破：当归身一钱五分　半夏八分　没药一钱　广皮一钱　乳香一钱　赤首乌三钱　赤茯苓一钱　生甘草三分　焦楂一钱　怀地（酒炒）一钱五分　川芎一钱　炙黄芪六分　白芍一钱　防风一钱　白芷一钱五分　丹皮一钱　白术（炒）五分　水煎酒冲，半饥吃，外八宝丹敷膏药贴，发热加羌活，气虚加木香、上沉香。

接气药：地龙一钱　珍珠一钱　麝香五分　三七五钱　地鳖三对　膝黄六分　木香一钱　视病轻重，或一二钱，用好陈酒送下。大棍棒伤可用，临时奇效如神。

专医穴道损伤：当归尾一钱　丁香五分　荆皮一钱　川芎一钱　乌药一钱　郁金一钱　玄胡一钱　炙乳香一钱　威灵一钱　赤芍一钱　炙没药一钱　土鳖（酒炙）八对　麝香一分八厘　鲜红花三分　炒川乌三分　肉桂八分　炙然铜一钱　白芷一钱　木香一钱　枳壳一钱　桃仁一钱　青香一钱　炒草乌三分　外加草药二味，名金不换

（炙）、一寸金。如背上受伤，不用此二味，当加朝天子根，每贴加在内。

肚腹受伤，瘀血不利：未展青荷叶（阴干，研末）三钱，童便调下，恶血自痢。如不痢，再服破血丹、透骨丹。损伤深入骨髓，隐隐疼痛，或天阴则痛，或年远四肢沉重无力，此方主之，如神。闹羊花子（火酒浸炒之，次童便浸，次焙干）二两　乳香（不去油）　没药（不去油）　上血竭各三钱　俱和匀，外加麝香一分，磁罐迭盛，每服三分，壮者五分，不必吃夜饭，睡时才吃酒，荤肉可过口，豆腐亦可吃，后忌房事、酸寒茶血等物，弱者五日一服，壮者三日一服，脚上服验。麝香一两　牛膝二两　灵仙一钱五分　肉桂八两　红花二两　当归尾一钱五分　地鳖二两　桃仁二两　黄苗二两　一帖效。

据此方专治点穴：沉香二分　麻根一钱至九钱　虎次根皮一两或七钱或三钱　红地龙一钱　砂仁四个　红木一钱至九钱　酸肢草汁小许　毛草根一两　先煎水，后入各药。人弱者，用酒二茶盅、尿二盅，重者照加方吃。

接骨红丹：炙乳香一两　炙没药一两　北细辛五钱　儿茶五钱　青紫石（不必煅炒）五钱　白蜡五钱　朱砂五钱　炙黄芪五钱　醋炙无名异五钱　丁香五钱　麝香五钱　肉桂五分　沉香一钱　斑蝥五分　青木香五钱　猴儿骨一两　真神金（百张）五钱　土鳖一两　珍珠五钱　龙骨五钱　血竭一两　木香五钱　羊油炙虎骨一两　生川乌五钱　炙然铜一两　人参三钱　三七五钱　生草乌五钱　白术五钱　研细末，每五分，陈酒送下。

接骨不知痛（又方）：用白凤仙根，酒磨服，最多服半寸，一寸为极，最多要伤人的，用金樱子根酒煎服，渣敷患处即愈。

接骨消肿止痛方（此方得自陕西羊皮）：苏木（为末）一两　好麻（剪碎，入锅内炒成灰）五钱　炙没药三钱　炙乳香三钱　又将苏木、麻灰煎熟去渣，冲入乳香、没药内碗，合少时温服，出汗效。后又将乌骨鸡一只，乌鸡亦可，去头爪、去肚内肠等物，装胡椒末四两，连鸡捣碎，抹在扣青布上，裹在患处，如今日卯时上药，须于明日午时去药，后用鸡子清扫患处。后又内服：酒炙大黄三钱　红花三分　酒炙当归尾一钱五分　炙乳香五钱　竹叶二十片　炙没药五钱　用黄酒、童便煎服。

折骨七厘散：灶鸡五只　地龙五钱　水狗三钱　焙地鳖五钱　炙没药　壁虎末　闹羊花（去心）　然铜（醋炙七次）　生大黄　元麝香　炙乳香　每服七厘，冲服。

折骨丹神方：折骨断用此方。灶鸡末　地龙末　地鳖末　麝香　炙乳香　水狗末　壁虎末　然铜（火醋炼九次）　生大黄　炙没药　俱研末，每服二分或一分，陈酒送下。

接骨麻药：炙乳香三钱　炙没药三钱　南星五钱　川乌五钱　闷头花五钱　每服八分或一钱，酒冲服，取骨不痛。

跌打损伤折骨末药：江西黎先生传授，共计念五味，用效。麝香七分八厘　肉桂五钱　蒙石二钱五分　骨补（醋炒）五钱　炙乳香一两　羌活一两　熟地一两　血竭

一两　白木香五钱　独活一两　制川乌五钱　白术五钱　沉青香五钱　细辛一钱五分　熟附片五钱　三七五钱　朱砂五钱　黄芪五钱　土鳖十三个　全当归一两　硼砂三钱五分　茯苓一钱　然铜（醋淬九次）一两　炙没药一两　桃仁五钱　俱研末，每服二钱，或一钱，或五分，陈酒送下。手上受伤加秦芄、麻黄节，伤左肋柴胡、青皮，右肋杏仁、白芥，足上伤牛膝、木瓜，煎酒送下。

损伤：服用瑞香花，上身用叶，下身用根，煎酒送下。马钱子（用童便浸数十日，剥出毛，炙燥研末）四两　陈枳壳（半泔水浸三日，陈壁土炒研末）二两　两味和匀，每服四分，酒送下。

总伤药：川乌　草乌　广木香　肉桂　牛膝　大茴　小茴　五加皮　甘草　每服各一钱，研末，用酒冲服。此方系罗汉寺巳笠和尚传教，应效如神。

跌打骨断：绿矾一斤煎汤，粗纸浸透裹伤处，手执灯心燃火，不住纸上炙，纸上温即易，火熄换燃再炙，二者相际效速。断骨处用竹片绑扎，七日痊愈。

夏月接骨丹（扎药）：生大黄五钱　天花粉六钱　生南星七钱　生半夏七钱　川草乌七钱　用淡醋调敷碎骨，皮外棉花包定，裹脚好，七日即愈。

夏月接骨末药：麝香一分五厘　虎骨二钱　然铜五钱　枳壳一两　乳香二钱　猴骨五钱　红花二钱　朱砂二钱　沉粉二钱　土鳖二钱　中白五钱　没药二钱　三七五钱　上竭二钱　前子二钱　桃仁二钱　每服三分，酒送下。

夏月接骨末药：麝香一钱　没药三钱　琥珀四钱　三七五钱　然铜四钱　沉香五钱　血竭四钱　土鳖四钱　硼砂一钱　乳香三钱　朱砂五钱　蒙石二钱　杜仲二钱　外加木香三钱、地龙三钱、丁香三钱，更效。每服三分，陈酒送下。

八大金刚丹：真铅（铅烧烊，就下硫黄，放锅罐烧过，要碎米样方好）四两　硫黄四两　血竭五钱　巴霜（去油）三钱　玄胡三钱　壁虎（骨断要药）五对　朱砂三钱　硼砂（笋箬上煅）二钱　乳香五钱　金蒙石五钱　桃仁（酒炒炭）五钱　当归尾五钱　没药五钱　半夏三钱　白蜡三钱　西香五钱　自然铜五钱　上牙骨（煅）三钱　棕树根煎水，打糊为丸，丸如弹子大，每服一丸，童便冲酒下，能破肚肉死血。

七厘丹（永康方岩程宅折骨方）：土斑蝥竹二十四个　自然铜一钱　红地龙十二条　大地虎（鳖）七个　灶鸡七个　大黄一钱　水狗七个　闹羊花七分　无名异（火酸浸三次）三钱　每服七厘，陈酒送下。

强筋壮骨丹：老鸢瓜（香油炙）一对　母丁香三钱　炙乳香五钱　榆木（炒）五钱　参三七五钱　虎掌骨（羊油炙）一两　鳝鱼骨（酒炒）一两　大土鳖五钱　猴申骨（酒炙）一两　自然铜一两　炙大龟板一两　红地龙五钱　上肉桂三钱　上血竭五钱　白蜡五钱　炙没药五钱　无名异一两　当归全身一两　何首乌一两　炙黄芪一两　朱砂二钱　儿茶三钱　灶鸡三钱　熟地一两　附片三钱　每服二钱，或一钱五分，或一钱，陈酒送下。

永康程宅七厘丹：照前方，头破受风肿痛，用此即愈，风散每服一钱五分，山楂煎酒送下。制南星　软防风　炙乳香　炙没药　白芷梢各等分　共研末，每服一钱五分。

八宝丹：敷患处，长肉拔毒。龙骨五钱　赤石五钱　血竭五钱　没药五钱　琥珀二钱　冰片五钱　儿茶五钱　乳香五钱　共研末。

八宝丹（即定痛乳香散）：炙乳香五钱　炙没药五钱　败龟板一对　琥珀骨五钱　穿山甲（火炮）二钱　紫荆皮二两　半两钱（醋醉）五枚　骨碎补五钱　共研末，酒送下。

五虎八宝丹：行骨损伤吃。地龙（水洗酒焙）一两　灶鸡（去长足）五钱　水狗（酒焙）五钱　蝇虎二十四个　地虎（酒焙）五钱　炙然铜五钱　炙没药五钱　麝香三分　生大黄三钱　炙乳香五钱　外加龙制（占米炒）十二个　共研末，每服二分，陈酒送下。

五宝丹：去肉生肌，此方有者先用。珊瑚一钱　人参一钱　龙骨一钱　珍珠一钱　玛瑙一钱　麝香三分　血竭一钱五分　石脂一钱五分　琥珀一钱　冰片五分　儿茶一钱　无名异一钱　炙没药一钱　炙乳香一钱　此方效极。

八宝丹：此方施之于结痂生皮时，此方收口生皮甚效。炙乳香三钱　炙没药三钱　象皮一钱五分　龙骨三钱　血竭三钱　儿茶三钱　琥珀三钱　冰片五分　麝香三分　共研细末。

七厘丹：此方专以损伤服之为妥，不用在折骨，其折骨后，再有一方，用于金疮，应名定痛乳香散。生大黄三钱　地龙（先水洗，酒醉焙）三钱　斑蝥（糯米炒）二十四个　土狗（酒浸焙）三钱　炙乳香（去油）三钱　灶鸡（焙去头足）三钱　血竭三钱　然铜七钱　没药（炙去油）三钱　地虎（先用红花食三日酒醉）五钱　闹羊花二钱　生半夏一个　元麝香一钱　蝇虎二十四个　朱砂（腐煮）三钱　丫蟆（火酒浸用，山七、青皮、丫蟆更炒）三个　每服七厘，陈酒送下，外加儿茶一钱五分，折骨应用。

七厘丹：苍蝇虎七个　地龙七条　麝香一分　地虎七个　炙乳香一钱　煅然铜七分　炙没药七分　每服七厘，陈酒送下。

八宝丹：此方江西离先生传授。人参一两　琥珀一两　炙明乳香（去油）一两　鲜血竭一两　龙骨（燥）一两　明没药（去油）一两　赤石脂一两　如筋断肉破皮破，用此方敷之，神效，外加珍珠更好，腐煮研末。

伤服八仙丹：川羌活二钱五分　肉桂二钱五分　炙乳香一钱　丁香二钱　地虎五对　炙虎骨一两　朱砂（豆腐煎飞）一钱　神砂一钱　金星石五钱　杞子（枸杞）七钱　然铜（煅七次）五钱　三七一钱　血竭一两　寸香二钱　桂枝五分　炙没药四钱　牛膝（酒浸）七钱　外加桃仁七钱、灵仙五钱、红花三分、归尾更妙，共研末，每服一钱，酒送下。

七厘丹：红地龙（去泥，酒醉死，研末）五钱　大地虎（红花食五日，酒醉死）三钱　真麝香一钱五分　真辰砂一钱五分　苍蝇虎二十四个　丫蟆（酒醉末）三个　自然铜（醋淬七次，研末）五钱　儿茶一钱五分　赤灶鸡（瓦焙）五钱　真熊胆（炙过）三钱　上血竭五钱　花大黄三钱　上斑蝥（占米炒）十四个　闹羊花（阴干）七分　生半夏（大研末）一个　炙乳香一钱五分　车水狗（瓦焙）三钱　巴豆霜八分　飞朱砂（付煮）三钱　炙没药三钱　共研细末，每服七厘，陈酒送下。

只马二仙丹（损伤）：陈枳壳四两　马钱子四两（童便浸，春七日，夏秋五日，冬六日）　共炒研末，每服一钱，陈酒送下。

只马三仙丹：枳壳四两　马钱子（制同前）四两　儿角（醋炙七次）一两　细辛（晒干）一两　共研末，陈酒送下，每服一分。

七厘丹：斑蝥十个　地虎二十个　金虾蟆五个　三七一钱　炙然铜二钱　水狗十个　地龙六钱　上肉桂一钱　麝香二分　飞朱砂一钱　共为研末。

七宝丹（即九宝丹，损伤专治头昏、风痛、跌打、失气、痛折骨）：马钱子（童便炙）八钱　地虎八钱　枳壳（炒）二两　三七七钱　闹羊花（火酒炒）八钱　血竭八钱　麝香一分　然铜八钱　每服三分，陈酒送下。

又方八仙丹（下步此方不入）：草乌八钱　广皮二钱　菖蒲一钱　牛膝二钱　小茴二钱　天召二钱　红花二钱　共为研末，每服四分，弱者二分，陈酒送下。

又方八仙丹（上步）：马钱子（童便炙）一两　枳壳一两　三七四钱　上竭四钱　闹羊花（火酒炒）六钱　朱砂三钱　麝香四分　地虎一两　然铜三钱　每服二三分，陈酒送下。

又方夺命丹：三七一钱　琥珀一钱　红花一钱　泽南一钱　麝香一分　乳香一钱　共为研末，每服一钱，陈酒送下，内有回生之妙。

又方一粒：乳香五钱　龙骨（煅）五钱　地虎五对　没药五钱　麝香二分　虎骨五钱　白蜡一两　朱砂五钱　丁香五钱　猴骨一两　血竭三钱　上桂三钱　自然铜三两　海金沙三钱　共研末，每服三分，陈酒送下。

又方一时风：朱砂一钱　棕树根四两　乳香二钱　马前子十个　白蜡二钱　天花粉四两　没药二钱　共研末，每服一分，陈酒送下。

又方万应丹：麝香五分　地虎十个　川芎五分　儿茶五分　乳香一钱二分　血竭五分　归尾一钱二分　朱砂五分　全虫五分　然铜五分　共为研末，每服八分，陈酒送下。

七厘丹：地虎五钱　灶鸡五钱　乳香三钱　没药三钱　地龙五钱　然铜五钱　儿茶五钱　血竭五钱　共研末，酒服。

八宝丹：龙骨五钱　珍珠（腐煮）一钱五分　儿茶五钱　炙乳香五钱　琥珀五钱　没药五钱　赤石脂五钱　能止血，折筋去肉，收口，诸疮内可用，如破风肿，可用陈藕节一两、葱头七个、蝉蜕（去头足）一钱五钱，共研末，酒煎冲服。八宝丹五分，饱吃，其肿自退。此方又加地虎（陈酒食醉，焙燥研末）五钱、地龙鲜一两、闹羊花（瓦上焙干，研末并入）三钱，每服三分，损伤效。

不痛丸（挟打验）：无名异（酒淬三次）五钱　炙明乳香五钱　红地龙（酒焙）五钱　地虎（酒浸）五钱　炙没药五钱　麝香少许　净南星五钱　软防风五钱　自然铜（醋淬）五钱　共为研末，炼蜜如丸，弹子式大，陈酒送下，每服一丸。

周各大全末药：冰片一钱　白及一钱　草麻（去油）五钱　轻粉四钱　黄马屁二钱　麝香五分　升麻五钱　血竭一钱五分　炙明没药三钱　明雄黄八钱　儿茶一钱五分　炙明乳香三钱　共十二味研末，应效，膏药内用。累毒打伤，红肿腐烂，用此药粉敷膏上帖可，能吸脓去肉。

膏药内用：折骨、破瘀血、止痛。炙没药二钱　荜茇三钱　山柰三钱　细辛（干松）三钱　皂角一钱五分　肉桂五钱　麝香一钱　丁香三钱　炙乳香三钱　共研细末，伤如受痛，调入膏药内，做成贴之，折骨止痛。

拔箭方：巴豆肉（微炒）五个　蜣螂虫（即车翼）五个　麝香小许　外加韭菜根、葱头，共为烤烂，贴上其箭刺自出。

名神仙活命散：净羌活一两　青木香五钱　自然铜（用金黄炙七次，飞过）一两　净独活一两　当归尾一两　炙黄芪五钱　草乌（炒灰）三钱　白术（炒）五钱　燥附片三钱五分　细辛（尖底）三钱五分　赤芍一两　白芷五钱　真川芎一两　明乳香（炙去油）一两　鲜上竭五钱　明没药（炙出油）一两　枯木香（不见火）五钱　上沉香五钱　丁香（鲜黄）三钱　上安桂五钱　骨补（切片醋炒）五钱　炒川乌五钱　金蒙石（醋炙七次）五钱　镜面朱砂（腐煮）三钱　元麝香（不见火）七分半　三七五钱　桃仁（去皮尖）五钱　鲜红花（酒焙）五钱　烧灰木耳一两　大土鳖（食红花三月酒碎）　新伤重者，每服二钱或一钱，小儿或五分，酒送下，去木耳一味，另加红地龙，酒洗焙干研末，入更效。

刀伤金疮散：赤石脂五钱　炙乳香五钱　炙没药五钱　银朱二钱　象皮（砂炒）五钱　炉甘石一两　白蜡五钱　冰片三分　竹青四两　硼砂五钱　麝香二分　琥珀五钱　用竹青不如用名异，刀伤敷上能生肌。

又方：白矾（半生熟）一两　龙骨二钱　五倍子（半生熟）二两　乳香三钱　没药三钱　无名异一两　共研末，敷上止血止痛，生肌如神。

定痛乳香散：乳香一两　炙没药一两　川芎五钱　白芷五钱　赤芍五钱　甘草五钱　丹皮五钱　生地五钱　共研末，每服二钱，童便一份、酒半份送下，不俱时服，各等分亦可。

神仙五香散：如受伤处，用破血散和膏药内做成，贴患处即愈。麝香三分五厘　净然铜五钱　地虎（酒焙）五钱　丁香一钱　琥珀一钱　灶鸡三钱　沉粉二钱　血竭三钱　地龙五钱　木香二钱　肉桂二钱　炙熊胆一钱　乳香三钱　炙没药三钱　朱砂

一钱　当归尾五钱　神金二十张　赤芍五钱　附片三钱　川芎五钱　草乌（炒黄用）二钱　红花（酒炒）三钱　川乌二钱　礞石五钱　独活五钱　黄芪三钱　羌活五钱白术三钱　加细参三钱　每服一钱，陈酒送下，或八分或五分，量人服，虚弱者大小不拘，二分。

跌打损伤五灰散：炙然铜（醋炙七次飞）五钱　莆壳灰（久陈莆壳烧灰）八钱真云耳（烧灰）八钱　铁荔枝（用子白酒酿炒灰）五钱　红地龙（每洗酒醋焙干）三钱　炙明乳香三钱　炙没药三钱　大土鳖三钱　每服三分，陈酒送下。

破血损伤方，此方极验，大损二钱，或一钱，或五分，或八分，陈酒送下。

金疮损伤，应名定痛乳香散（七厘丹同用）：炙乳香五钱　炙没药五钱　败龟板一两　穿山甲（炮）三钱　紫荆皮二两　骨碎补五钱　虎骨（醋炙）五钱　半两钱（火炼醋淬）五枚　共研末，每服七厘，陈酒送下。

打伤散寄杖方：用刑之时，先吞一丸，打之不痛。乳香一钱五分　没药一钱二分土鳖一两　马前子一两　然铜一两　山甲一钱五分　无名异一两　地龙一两　炼蜜为丸，如弹子大，服一丸酒下，忌热物生血。

杖疮敷药散：白蜡　血竭　轻粉　乳香　大黄　龙骨　冰片　石脂　没药　黄芩黄柏　汤淬冻七次，调敷患处，即愈。

和伤万全散：参三七三钱　地虎四对　然铜八钱　血竭五钱　炙乳香三钱　鹿茸（油炒）三钱　肉桂三钱　西香四钱　炙没药二钱　丁香三钱　桔梗三钱　当归五钱猴骨（醋炙）五钱　加皮五钱　米仁五钱　木瓜三钱　炙龙骨五钱　独活五钱　神砂五钱　牛膝五钱　虎骨（醋炙）八钱　羌活五钱　红花五钱　杜仲四钱　广皮五钱防己四钱　防风四钱　细辛三钱　赤芍四钱　麝香一钱　桂枝五钱　朱砂四钱　生地（醋炒）五钱　秦芜五钱　枳壳四钱　乌药四钱　天召三钱　此方头昏风痛，跌打失气，痛折骨，每服酒炮二钱，一日送下。

七厘散：马前子六钱　地虎（炒）一两　血竭五钱　朱砂三钱　古铜钱三钱　郁金五钱　麝香一钱　三七三钱　枳壳一钱二分　山羊血五分　如无羊血，即用红花。共研末，每服四分，酒送下。

损伤散：麝香二分　木香一钱二分　上肉桂一钱　神金十张　沉香五分　朱砂一钱　地虎一钱五分　血竭三钱　丁香一钱二分　然铜三钱　琥珀一钱　三七一钱　乳香一钱五分　没药一钱五分　熊胆五分　外加红地龙末五钱、闹羊花一钱、儿茶一钱五分，每服八分，姜煎酒下。

当用名太师散（十全末药）：琥珀五分　朱砂一钱　地虎三对　麝香二分　丁香四分　上肉桂六分　沉香五分　熊胆五分　神金二十张　乳香二钱　没药二钱　木香八分　然铜一钱五分　三七五分　血竭六分　地龙末二钱　外加川乌一钱、草乌一钱、红花二钱、川芎二钱，每服八分，陈酒送下。

五虎西川散：川乌　草乌　郁金　上桂　地虎各等分　生酒送下。

七厘散：子草绒四钱　龙骨（烧）三钱　然铜一两　地虎五对　青木香四钱　麝香五分　上竭三钱　朱砂二钱　山羊血一钱　乳香三钱　白蜡三钱　没药三钱　神金二十张　儿茶二钱　红花二钱　三七一钱　每服三分，童便酒下。

玉真愈片散：受伤破气而肿服。制南星五钱　软防风五钱　白芷梢五钱　明天麻五钱　白附子五钱　川芎（酒浸研末，敷亦效）五钱　每服五分或八分，酒冲服。如打伤欲死者，勿温热酒，童便灌下二钱，破伤牙关紧闭，腰背反转，咬牙缩舌，用童便调服三钱，即效。

挟风散：生川乌八钱　炙没药五钱　大茴香八钱　枯矾一钱五分　金蒙石五钱　然铜一两　生草乌六钱　炙乳香五钱　牙硝一钱五分　闹羊花六钱　香白芷八钱　血竭八钱　生半夏六钱　每服二分四厘，或三分，酒送下。

铁立散：五倍子五钱　弹底一两　芙蓉一两　大黄一两　滑石二两　枯矾三钱　黄丹五钱　梓冰三钱。

紫荆皮散：紫荆皮一味，酒浸三日，晒干研末，损伤疼痛，每服酒下。

神仙五虎五香散：元麝香一钱　母丁香三钱　上沉香三钱　广木香三钱上肉桂三钱　生大黄三钱　炙乌药三钱　川羌活五钱　自然铜五钱　红地龙五钱　青蒙石（飞）五钱　朱砂五钱　水狗三钱　灶鸡三钱　壁虎十五个　附片三分　草乌（外黄用）二钱　参三七三钱　桃仁五钱　地虎五钱　炙乳香三钱　川独活五钱　虾蟆苔子三钱　无名异三钱　共研末，每服二钱，陈酒送下。

金疮损伤应名定痛乳香散：炙乳香五钱　炙没药五钱　败龟板一两　紫荆皮二两　骨碎补（醋炙）五钱　虎骨（炮）五钱　穿山甲三钱　半两钱（火炼醋淬）五枚　共研末，每服七厘，陈酒送下。

新打伤汤药：肚腹作胀，服此方。乳香一钱　没药一钱　川芎三钱　三棱一钱　螵蛸三钱　莪术一钱　红花一钱　归尾三钱　苏木一钱　桃仁一钱　赤芍一钱　枳壳三钱　大黄三钱　酒煎。

损伤（江西离先生传）：上血竭一两三钱　乳香（炙）一两二钱　参三七三钱　真寸香六分　朱砂一两七钱　真熊胆六分　猴骨三钱　炙没药一两二钱　加川芎更效伤时每服两钱，陈酒送下。

夹棍药方：人参二钱　书龙五钱　岩虫一两　小拱树连根一两　赤金五张　神砂五钱　炙乳香一两　无名异（醋炼七次）一两　炙没药一两　用油麻子研细，做交丸，如弹子大，每服一丸，先酒下。

夹棍药方：用胎骨研末，鸡子去青留黄在内，胎骨一两、麝香一钱，入鸡子内，口用青纸封口，煮熟去壳，瓦上炙干，炼蜜为丸，如黄豆大，每服七粒，先吃酒下。

内服麻药方：此药取箭，按正骨折伤不痛。麻黄　草乌　头茄子　麦黄　川乌

各等分　外加闹羊花（焙用），研为末，每服五分，茶酒送下。欲解，用甘草服之，即苏。

太保红药方：打伤用。琥珀四钱　血竭四钱　朱砂五钱　三七三钱　银分一钱　然铜五钱　赤金一钱　乳香三钱　没药三钱　土鳖五钱　儿茶五钱　巴冬草三钱　五铢钱三钱　研末，每服酒下。

和伤一阵风：打前先服，不知痛。朱砂一钱五分　虎骨（羊油炙）一钱二分　白蜡一钱　皂夹（去子肉烧灰）二钱　胡椒三钱　然铜三钱　糯米二钱　灶鸡（酒炙）五分　土鳖二钱　地龙（末）五分　又加山上地蛛虫十二个和入，将虫浸透为末，每服二分，生酒送下。

挫接损伤跌打，石压疼痛将死，心头上有气者，遂将此药入口即醒，半日立愈。伤只用二味，一味用臭梧桐树根皮，生为末，其根之皮用白不用红的五钱，如用红即伤人，二味用冬黄加皮，生为末，只用五分，二味和匀，每服三分，黄酒冲服。俱此之药，虽折骨不可多服，如其多服，恐其骨突出，如突出，再用草鞋底烘热熨之，即其骨自平。此方乃孙思邈龙宫中三十六方之一，得之都门李嘉泰先生所传，不费分文，又不误人，活人无数，宜秘藏之，不可轻视。此方得自吴元升号店，熙吕兄亲次。

又方七厘丹：邹方，破肚内瘀血后，桃仁承气汤菜汁送。地虎十三个　血竭三钱　儿茶三钱　炙乳香三钱　归尾三钱　红花三钱　巴豆（去油）一钱　麝香五分　三七一钱　骨碎补（童便炒三次）五钱　半夏（姜炙）三钱　然铜（醋炼九次）七钱　花蕊石五钱　外加枳壳五钱、桃仁灰五钱，更效。共研为末，每服七厘，陈酒送下。

挟棍药：然铜　胎骨　乳香　没药　无名异　共研末，为丸，如弹子大，每服一丸，陈酒送下。

炼狗胎方：专治损伤打扑痛。小狗未生之时，先将好泥做成小棺材一样，阴燥无破，待狗生时，雄的将刀割一孔，每个入朱砂七钱、真金五张、麝香一钱在内，用白灰将泥棺材炼红，无烟为度，取出研碎，入酒糊为丸，如梧桐子大，每服五丸，不俱酒水，俱可服之。

又方：金疮敷效。儿茶三钱　白蜡一两　天萝叶一两　血竭三钱　共研为末，敷及能止血，内或用麻油调敷。

夹棍药：用蟋头蟋大腿七对，焙研末，加麝香五厘，将腐皮浸胀包好，填在舌下，灵时吞下。

专用膏药方：治一切跌打损伤、湿疼痛疽，皆贴患处，心腹痛贴太阳穴，及一切无名肿毒，煨脓止痛，不可甚述，损伤亦贴患处。川乌六钱　草乌六钱　大黄六钱　归身五钱　赤芍五钱　白芷五钱　连翘五钱　白及五钱　白薇五钱　乌药五钱　官桂五钱　木鳖八分　苦参五钱　皂角五钱　每单用麻油二斤，浸药时，外用槐、柳、桃、枣、桑红枝和浸，文武火熬至滴水成珠，再用飞过黄丹十六两，收后又加炙香二钱、没药二钱、酥油二钱、阿魏二钱，每以生油用末炒过黄丹五钱，又用水飞下丹，渐渐而下妥，必有余下，多必硬丹，下六两半光景，其油膏滴水内候，如太软嫩，再加丹，不可多亦不可少，盖要候定天气。夏日丹宜多下，冬日丹宜少下。油煎过亦滴水面上成珠，带黑色方可，去药渣净，然后下丹。如内肿破伤风，其破处口必干燥，此为内肿破风，风入筋骨。此症视人之虚实，如气血强者，用万灵丹丸一个，葱白下，取汗为度，如外肿并治，如虚人服此丸，用陈酒送下。

又破风方： 用露天干蚝草烧灰，老人每服酒下二钱，少年每服一钱五分，壮筋骨，补原气，施之于吐血之后更效，此服一生，筋骨强壮。当归身（净）一两 真川芎（用陈酒一斤，盛用瓦罐煮）六钱 白芍药（炒）六钱 金银花（净）六钱 北大枣半斤 去心莲子肉四两 龙眼肉（连壳冲）六两 净岩天（岩天冬天山上采成者佳）。

大力方： 白实梨八两 续断一两 木瓜二两 生地二两 虎掌骨二两 牛膝二两 龟板一两 茯苓一两 当归身二两 熟地一两 杜仲二两 甜瓜子一两 共研末，每服三钱，陈酒送下。

蟾酥散： 即麻药方，治一切肿毒，开针不痛。蟾酥一钱 半夏六分 闹羊花六分 胡椒一钱八分 荜茇一钱 川乌一钱 川椒一钱 共研末，每服五厘，陈酒送下。

止血神方： 不论金刀木石，已破而流血不止，此药撒上应效，且自破至好，皆不疼痛。冰片三分 麝香四分 轻粉一两 儿茶一两 血竭八钱 琥珀二钱 共六味，研末固收，不可走气，临用加白糖一撮，拌入匀敷上，即血流如箭，无不立止。跌打外损，肿筋挛骨，药方三方。如跌打伤血出，第一方即不可用。

秘传正膏丹： 治跌打损伤，骨折血瘀，未成就不抄。降真香一两 乳香一两 松节一两 炮川乌一两 没药一两 苏木一两 自然铜（醋煅七次）一两 真血竭一两 地龙（去土，酒浸烘干）一钱 生龙骨一钱 土狗（浸油内死，烘干）十个

挟棍方： 即铁布衫，此方和七厘用。用虾蟆苔子一两 陈酸醋一两 用锅炒醋淬，用燥捞起，加麝香五分，共三味研末，每服三分，酒送下。

五虎五香丹： 大地虎五钱 元麝香一钱 血竭三钱 青蒙石（飞过）三钱 丁香二钱 然铜五钱 红地龙（水洗去土，酒醉焙）三钱 红花（酒炒）三钱 苍蝇虎（炒焙）二十四个 木香（不见火）二钱 白蜡三钱 炒榆术三钱 水狗（瓦焙）三钱 沉香二钱 三七三钱 桃仁泥（去皮尖）五钱 斑蝥（占米炒黄，去米用）二十四个 乳香五钱 细辛（去土净）二钱 花蕊石（火煅）三钱 赤灶鸡（瓦焙）三钱 上桂（不见火）三钱 当归尾五钱 无名异（醋淬三次）三钱 熊胆（箬心炙去油）一钱五分 朱砂二钱 赤芍五钱 炙没药三钱 川芎五钱 川羌活五钱 独活五钱 炙黄芪三钱 川乌二钱 草乌（炒黄）一钱五分 附片制三钱 共三十五味，研末，每服三钱，或一钱五分，或一钱或六分，此乃神仙活命丹，不拘何处受伤，量人大小虚实服。

损伤小便不利方： 只可服一二剂。当归身一钱 枳壳一钱 桃仁一钱 乳香一钱

赤芍一钱　茯苓一钱　木通一钱　没药一钱　羌活一钱　泽泻一钱　车前一钱　甘草四分　共十二味服。

挟棍及穴道方： 飞朱砂三分　白蜡三钱　二味共研末，冲酒服。

折骨外药方： 扎抟作饼贴上，扎定可验，将糯米十斤，于四月放清水内浸十日，将水换净浸满，服去水捞起晒干，研末，醋调作饼，贴上扎定。服七厘丹，每日一服，四十九日痊愈。外用扣青布裹占米，粽青松毛拷细，又用杉树皮挟在外，缚好平正，一日一开。又服大全药末、五虎五香散，过七日方松。另服汤药，又炒铁荔枝，用陈酒炒成炭，研末，每服一分，陈酒调服。又制铁荔枝花，用人乳蒸熟，每服七厘，陈酒送下。

伤筋： 白芥子二钱五分　生栀子二钱五分　生半夏二钱五分　草乌二钱五分　共四味研末，加酒糟四两炒熟，和末贴患处。

跌死可以复活： 用干荷叶，或用莲房煅灰，小儿用乳汁送下，大人用酒送下，遍身痛者，次日即可行动。

风气跌打膏药： 古月粉（留五钱后用）一两　川乌五钱　血余一两　研末后入，亦有油内熬者，草乌五钱、麻油二斤，炒丹如片煎日才入血，后搅，收贮听用。

秘传正膏丹： 治跌打损伤，骨折血瘀，而重伤者用此可续筋骨。降真香一两　乳香一两　没药一两　苏木一两　松节一两　自然铜（醋煅七次）一两　川乌（炮）一两　真血竭一两　地龙（去土，酒浸，烘干）一钱　生龙骨一钱　土狗十个（浸油内死，烘干）　共十二味，计重八两八钱，同研末，每服五钱，随病上卜，酒调服。觉药自顶门而至遍身，搜至病则飘飘者有飞意，而筋骨渐渐愈，人自知之。服药后，仍服人参、黄芪、川芎、甘草、占米、当归、肉桂、白芷、厚朴，调补元气。

本事接骨方： 接骨木一寸半　当归一两　乳香五钱　赤芍药一两　自然铜（炒醋淬）一两　共研末，用黄占一两溶化，入前药搅匀，众手制丸，龙眼大。如打伤筋骨及闪痛不堪忍者，用一丸，热酒浸开，乘热饮之，痛即止也。

没药降圣丹： 治跌打损伤，接续筋骨。当归（酒炒）一两　白芍药一两　川芎一两　苏木一两　川乌头（炮脐）一两　生地黄一两　骨碎补（炙）一两　乳香（另研）一两　没药（另研）一两　自然铜（火炙醋淬十次，研末）一两　共为末，生姜汁共蜜和丸，每两合四丸，每服一丸，用米泔水半盏，煎至八分，空心热服。主斋日，脾主肉，肝主筋，若脾肝气血亏损，或血虚有热而不愈者，当求其本而治之。

十味没药丸： 治打扑损伤筋，骨疼痛，或气闷血晕，或瘀血内停，肚腹作痛，或胸胀闷。没药一两　乳香一两　川芎一两　川椒一两　当归一两　芍药一两　红花一两　桃仁一两　血竭一两　自然铜（火煅七次，醋淬）四钱　共研末，同黄脂四两溶化，入前末搅匀，众手丸弹子大，每服一丸，酒化下。立斋日，用接骨散、没药丸，唯元气泄亏者宜用，若肾气素怯或高年虚弱者，必用地黄丸或补中益气汤，以固根本为善。

花蕊石散：治打扑损伤，腹中疼，血胀痛欲死，服之血化为水，其功不能尽述。硫黄（明者）四两　花蕊石一两　研末和匀，先用纸筋和盐泥固剂，瓦罐一个，候干入药，再用泥封口，安在砖上，虚书八卦方位，用炭三十斤煅之，候罐冷取出，每服一钱，童便调下。立斋曰前方，若被伤已甚，元气亏损，内有瘀血，不胜疏通者，前药一服，其血内化，又不动脏腑，甚妙。

治打重伤方：先用旧蒲包烧灰，用砂糖调下，送服可好。

损伤方：上好桂三钱　全当归一两　上田七三钱　秦艽六钱　寸香八分　血竭四钱　自然铜四钱　地虎十个　虎骨六钱　乳香六钱　没药六钱　红花五钱　芍药八钱。

七厘散：大泥二分五厘　红花八钱　麝香二分五厘　当归尾二两　没药二钱四分　乳香二钱四分　雄黄八钱　血竭二钱四分　儿茶一钱另八厘　朱砂二钱四分　共研末，内伤用烧酒送下调服，外伤敷患处，奇效如神。

《秘本跌打科》

成五氏手抄

头痛加羌活，身穿白芷精；二手柴胡进，不离牛膝、木瓜皮；二手加桂枝，杜仲与神奇；胸前加枳壳，白芷不能离；背上加乌药，故纸太绍新；歼角如有怀，大黄至及时；若不通小便，车前至吉时；二脚不能移，不离牛膝、木瓜皮；打伤头顶银井口，好比太阳落山东，不救；打伤架梁鼻不通，好比金宝在手中，不救；打伤尔情银井者，好比孔明借东风，不救；打伤咽喉气不通，黄泉路上好相逢，不救；打伤光会二手匀，三个容你在路头，不救；打伤心中血闭门，见了言罢万事空，不救；打伤将台劈面风，圣人一抚大路通；打伤凤羽真难忘，匀子穴上酒要好；打伤海银血气相，快马加鞭得功劳；打伤海宴脚不移，人马全上旺上题；打伤海堂笑哈哈，双手中俏是好衣；打伤肚子贞吐路，八马全上总太平；打伤铜壶不见了，匀子穴上扶气清；铁指伤同全路回，去当堂在中央四，止抬头仁见大风；大雨打一仗，双手不离逢；油酒四去当堂在，下头双手斗要全带动；四十八抚在中央，左五右六当中坐；前七后七出了空，大开小门二边分；二手带动双金带，背上大路在朝中；二手少开风不溜，匀子穴上有来头；八马至上走大路，四去当堂天地人；天空日月常见面，四水朝阳十二公；一百零八路来走，二百六十骨节一路行；四去当堂血作至，日出辰时在天空；过了巳时咽喉走，过了午时在手中；过了未时曲尺穴，过了申时在锅中；过了酉时圣人穴，好比金土二相逢；过了戌时血平排，过了亥时转背心；名目教得对心穴，过了子时肚心穴；过了丑时心对心，名教得肚银里存；过了寅时下了马，下马走了二边分；过了卯时在边行，寅风一走出卯水；水水当寅入中央，铜壶穴上好商量；双手分开金玉带，一见哥姐打一仗；天地交界在铜绍，三百零六系大穴，一百零八穴小穴，大穴三十六分全；天地人交介肚肠，二边分心肝肺腑；人中坐心对午久，三边二腋肺叶安；肝心一见大肠通，天海大肠五尺五寸二三分；三弯入路通大海，斗角水穴二边分；小肠归入当中坐，一丈五尺穴三分；食肠通如大海路，小肠通如右手提；食气通如左手地，水路路在当中坐；铜壶穴上二边分，寅卯二时见双情。

打伤天空穴，在头顶上血旺之处，麻油间断把在头顶，辰时天大穴过能波，头须不离见好，煎水洗上好治，可好双至顶，弯如风背手。

打伤天空穴方： 当归　羌活　杏仁　香附　田七　白芷　乳香　没药　丁香　土鳖　麻油为引。又方：白芷　甘草　熟地　茯苓　当归　防风　木瓜　香附　荷叶茎为引。

打伤咽喉大穴，桎椒树梗敷上可好，巳时咽喉大穴，锉肉皮煎水洗，尚可能收口。

打伤咽喉大穴方： 当归　苍术　杏仁　田七　海马　血竭　甘草　白芷　加皮　香附　木瓜　苏木　红枣为引；又方：桃仁　桂枝　海马　乳香　没药　血竭　香附　田七　甘草　红豆为引。

打伤左手应心穴，苏梗敷上可好收口，午时应心穴打伤，此穴满身发烧，用甘草水洗上，服下方妙。

打伤应心穴方： 当归　桂枝　牛膝　木瓜　血竭　加皮　乳香　没药　荆芥　苏木为引。又方：紫草　儿茶　法半夏　熟地　加皮　甘草　伸筋草　苏木　米酒为引。

打伤对心穴，土川龙煎水洗可好收口，未时对心穴，打伤此穴，遍身麻木，而用土川龙煎水洗服。

打伤对心穴方： 过山龙　伸筋草　加皮　牛膝　当归　柴胡　白芷　防风　藕节　米酒为引。又方：土茯苓　甘草　苍术　桂枝　乳香　没药　伸筋草　加皮　花皮　苏木　米酒为引。

打伤人自穴，血出而死，用紫草、糯米敷上可好，入申时心坎人自穴。

打伤人自穴方： 当归　人中白　海马　血竭　山羊血　田七　打马　故纸　陈皮　红枣　米酒为引。又方：桃仁　枳壳　红花　熟地　血竭　沉香　香附　陈皮　红枣　米酒为引。

打伤圣人穴，心经吐水，长流不消至心，香附入子鸡，抚在心上，当时酉时酒入圣人穴。

打伤圣人穴方： 桃仁　枳壳　红花　海马　香附　沉香　人中白　当归　土鳖　田七　藕节　米酒为引。又方：当归　枳壳　海马　红花　香附　伏毛　马踏草　白芷　田七　藕节　米酒为引。打伤穴堂大穴方：槟榔　当归　人中白　陈皮　煎服。戌时至穴堂大穴，系提兰手变成枪背手，下步行上步而去者是。又方：桃仁　红花　枳壳　白芷　海马　乳香　没药　绣蛋　莪术　苏木　土鳖　米酒为引。又方：当归　枳壳　海马　香附　田七　麝香　花皮　白芷　苏木　土鳖　米酒为引。

打伤血入大穴，两脚不能行，二腿肿痛。仙方： 乌药　加皮　故纸　牛膝　土鳖　田七　亥时至血入大穴，虞铁变云五手，走则身而进，上步鱼尾。

打伤血入大穴方： 杜仲　加皮　牛膝　木瓜　乳香　没药　田七　山羊血　过山龙　乌药　松节　米酒为引。又方：当归　伸筋草　乌药　木瓜　土鳖　过山龙　红花　刀豆壳　松节　米酒为引。

打伤血仓大穴，肚心胀痛，血入不通疼痛。

仙方： 红花　白芷　桃仁　绣蛋　红枣为引。子时血仓大血缩忌变如又方：桃仁　红花　绣旦　大黄　荆芥　乳香　没药　血竭　甘草　海马　粟壳　米酒为引。又方：

当归　生地　神曲　乳香　没药　山羊血　海马　大黄　红花　粟壳　米酒为引。

　　打伤血斗大穴，疼痛归经，下步紫血行，如外出不止。

　　仙方：蓖麻子冲水服下，此上系才催变，如抛托红门进弯却风，丑时血斗大穴。又方：威灵仙　当归　田七　香附　海马　红花　打马　丁香　土鳖　米酒为引。又方：桃仁　红花　故纸　杜仲　知母　远志　熟地　乳香　没药　土鳖　米酒为引。

　　打伤海斗大穴，心经发麻，四肢未定，至如过劳。

　　仙方：桂圆肉　刀豆壳服下，寅时海斗大穴，提蓝手变为吉心手。又方：桃仁　故纸　绣旦　人中白　红花　甘草　田七　香附　土鳖　米酒为引。又方：当归　赤芍　槟榔　寸冬　北风草　地丁草　山羊血　甘草　土鳖　米酒为引。

　　打伤海入大穴，大便出血不止，心经进不出，灶马同心经吐出，周身出水而死，出血可治。

　　仙方：灶马研末冲酒服，卯时海入大穴，此手扒兼变杀忌便身进。又方：当归　车前子　灶马七个　香附　打马　海龙　乳香　没药　父手止，米酒为引。又方：桃仁　灶马七个，丁香　车前子　牛子　陈皮　山羊血　熟地　父手止　米酒为引。

　　（附总穴归原共计一百零八穴图，图略）

　　打伤百会方：排草　荔枝肉　乳香　没药　糯米饭共捣烂敷上患处。

　　用方：当归　羌活　白芷　甘草　桃仁　玉竹　田七　乳香　没药　木瓜　苏木　米酒为引。又方：淮芪　紫草　玉竹　田七　打马　血竭　荆芥　桔梗　羌活　白芷　红枣　米酒为引。又方：杜仲　故纸　打马　田七　防风　羌活　乌药　桃仁　红枣　米酒为引。又方：桃仁　熟地　香附　田七　当归　通草　人龙　天龙　土鳖　打马　红枣为引。

　　打伤大阴大穴方：养心草　桂圆肉　地榆（去皮）三味捣烂敷上。

　　用方：当归　淮芪　台党　白芷　桃仁　血竭　桔梗　田七　甘草　加皮　花皮　米酒为引。又方：羌活　血竭　白芷　加皮　田七　乳香　没药　木瓜　常山　赤芍　槟榔　苏木　米酒为引。又方：当归　红花　加皮　常山　羌活　桔梗　血竭　赤芍　木瓜　桂皮　红枣　米酒为引。

　　打伤太阳大穴方：当归　淮芪　甘草　三味研末，用膏贴之。

　　用方：当归　香附　熟地　丁香　羌活　打马　田七　土鳖　何首乌　枳草　苏木　米酒为引。又方：柴胡　花皮　桑枝　桂皮　青皮　白芷　红枣　田七　藕节　米酒为引。又方：桃仁　生地　赤芍　槟榔　打马　田七　山羊血　乳香　没药　加皮　花皮　苏木　米酒为引。

　　打伤架梁大穴方：荔枝肉　红枣肉　当归　共捣烂敷上。

　　用方：桃仁　香附　打马　加皮　田七　生地　木瓜　山羊血　当归　沉香　苏木　米酒为引。又方：象皮　羌活　当归　乳香　没药　熟地　加皮　红枣　米酒为引。又方：归身　杜仲　生地　田七　绣旦　胆草　白芷　甘草　苡仁　荔枝壳　米酒为引。

　　打伤流水穴方：面风草　石尾草　红糖，共敷上。

　　用方：当归　杜仲　莪术　菖蒲　防风　山羊血　土鳖　田七　桃仁　人中白红枣　米酒为引。又方：云茯苓　绣蛋　何首乌　白芷　山羊血　葛草梗　乳香　没药　生地　威灵仙　甘草　红枣　米酒为引。又方：云茯苓　白芷　威灵仙　田七当归　南星半夏　米酒为引。

　　打伤环跳穴方：排缳草　凤尾草　全当归　三味敷上。

　　用方：桃仁　红花　当归　田七　通草　桔梗　防风　柴胡　荆芥　熟地　红枣米酒为引。又方：桃仁　绣旦　云苓　威灵仙　木瓜　田七　香附　土鳖　乳香　没药　打马　红枣　米酒为引。又方：苍术　茯苓　甘草　胆草　麦冬　赤芍花为引。

　　打伤牙关穴方：枸杞　香豆　马路边草　三味煎水服。

　　用方：桃仁　当归　血竭　桔梗　地榆　红枣　胆草　田七　丁香　荆芥　枸杞米酒为引。又方：续断　莪术　防风　苓苓草　紫草　红花　田七　茯苓　红枣为引。又方：当归　枸杞　桂皮　田七　白豆　半夏　甘草　乳香　没药　红枣　米酒为引。

　　打伤牙腮穴救方：金针　当归　荔枝壳　三味煎水服。

　　用方：白芷　红花　枸杞　梯橘皮　威灵仙　党参　甘草　二花　乳香　没药田七　红枣　米酒为引。又方：当归　麦冬　石斛　甘草　田七　乳香　没药　木瓜桑皮　血竭　川芎　红枣　米酒为引。又方：木香　田七　何首乌　赤芍　枸杞　寸香子　乳香　没药　槟榔　红枣　米酒为引。

　　打伤咽喉大穴救方：人中白　打马　田七　煎服。

　　用方：当归　香附　白芷　山羊血　田七　土鳖　川芎　熟地　防风　苏木　米酒为引。又方：淮芪　川蝎　高丽参　甘草　木瓜　远志　杏仁　田七　土鳖　打马苏木　米酒为引。又方：当归　沉香　松香　桑枝　高丽参　田七　打马　生地　苏木　米酒为引。

　　打伤川所穴仙方：乳香　没药　土鳖　牛膝　田七　木瓜　丁香　煎服。

　　用方：桃仁　血竭　赤芍　防风　牛膝　木瓜　桂皮　乳香　没药　田七　土鳖藕节　米酒为引。又方：当归　红花　加皮　白芷　田七　牛膝　桂枝　血竭　土鳖藕节　米酒为引。

　　打伤凤翅穴方：橙子叶　糯米饭　松树毛　黄栀子，敷上。又方：当归　桃仁乳香　没药　田七　牛膝　木瓜　故纸　藕节　米酒为引。又方：当归　桃仁　血竭牛膝　木瓜　田七　乳香　没药　赤芍　白芷　土鳖　松节　米酒为引。又方：红花槟榔　常山　田七　打马　台党　桂枝　加皮　花皮　荆芥　为引。

　　打伤对心穴神方：黄栀子　糯米饭　敷上。

用方：桃仁　白芷　血竭　田七　牛膝　加皮　桂枝　乳香　没药　桔梗　红花　松节　米酒为引。又方：淮芪　伸筋草　牛膝　木瓜　田七　桂枝　土鳖　松节　米酒为引。

　　打伤曲池穴，心麻背不肿痛方：橙子叶　糯米饭　二味敷上。

　　用方：当归　赤芍　桂枝　加皮　牛膝　田七　血竭　土鳖　米酒为引。又方：苍术　莪术　甘草　防风　桂枝　牛膝　田七　土鳖　台党　丁香　虎骨　米酒为引。又方：桃仁　杏仁　田七　肉桂　加皮　牛膝　乳香　没药　过山龙　松节　米酒为引。

　　打伤三里穴，穿心而痛神方：黄栀子　糯米饭　二味敷上。

　　用方：白芷　打马　桂枝　牛膝　田七　土鳖　加皮　藕节　米酒为引。又方：桃仁　血竭　桂枝　加皮　当归　田七　牛膝　苏木　米酒为引。又方：当归　接骨丹　过山龙　虎骨　桂枝　熟地　田七　山羊血　藕节　米酒为引。

　　打伤寸提穴方：桂枝　打马　白芷　土鳖　虎骨　桃仁　人中白　米酒为引。又方：柴胡　桂枝　牛膝　木瓜　虎骨　接骨丹　过山龙　田七　乳香　没药　土鳖　苏木　米酒为引。又方：当归　桃仁　过山龙　田七　乳香　没药　苍术　伸筋草　虎骨　苏木　米酒为引。

　　打伤虎口穴方：叫烧不止，红肿心痛。椰树枝　糯米饭　二味捣烂敷上。

　　用方：桃仁　槟榔　桂枝　田七　打马　乳香　没药　苏木　米酒为引。又方：当归　虎骨　桂枝　加皮　打马　田七　血竭　红花　白芷　桔梗　苏木　米酒为引。又方：柴胡　赤芍　血竭　牛膝　山羊血　桔梗　藕节　米酒为引。

　　打伤咽喉大穴救方：气闭不通，红肿出血不救，吐水有救。荔枝肉　红枣肉　童便对服下。

　　用方：红花　故纸　打马　田七　血竭　桔梗　红枣　米酒为引。又方：柴胡　荆芥　苍术　松香　香附　打马　乌药　土鳖　田七　天龙　苏木　米酒为引。又方：当归　香附　白术　丁香　打马　乳香　没药　土鳖　桔梗　杜仲　知母　苏木　米酒为引。又方：打马　田七　血竭　土鳖　白术　当归　人中白　熟地　苏木　米酒为引。

　　打伤将台穴方：入气不通，先前扳背，血气侵入作胀。黄栀子　橙子叶　糯米饭敷上。

　　用方：当归　红花　乳香　没药　山羊血　打马　田七　枳壳　伏毛　白豆蔻　红枣　米酒为引。又方：桃仁　杜仲　白芷　山羊血　血竭　土鳖　田七　打马　香附　枳壳　红枣　米酒为引。

　　打伤孚膀大穴方：走路不开，血症背入，脑前不开，疼痛入内。小麦面　椰树枝　黄栀子　糯米饭　四味共敷上。

用方：打马　桃仁　田七　伏毛　枳壳　山羊血　白芷　红枣　米酒为引。又方：杜仲　香附　枳壳　白芷　打马　海龙　海马　田七　土鳖　松香　红枣　米酒为引。又方：桃仁　红花　枳壳　故纸　香附　海马　海龙　田七　土鳖　丁香　红枣　米酒为引。

打伤天空大穴神方：黄栀子　蓖麻子　麻油　煎，敷上头顶。

用方：当归　羌活　白芷　赤芍　田七　山羊血　香附　甘草　童便　米酒为引。又方：杜仲　当归　乳香　没药　山羊血　羌活　白芷　桃仁　打马　血竭　桔梗　苏木　米酒为引。又方：当归　防风　甘草　香附　打马　乳香　没药　红花　半夏　熟地　山药　红枣　米酒为引。

打伤面风穴神方：枳壳　白豆蔻　伏毛　三味煎服。

用方：打马　杜仲　故纸　枳壳　海马　海龙　香附　红枣　米酒为引。又方：桃仁　红花　海马　打马　田七　故纸　枳壳　伏毛　土鳖　杜仲　苏木　米酒为引。又方：杜仲　血竭　海马　当归　桃仁　红花　白芷　土鳖　乳香　没药　山羊血　红枣　米酒为引。

打伤圣人大穴救方：血已归心，大气不明，命脉尚有，有救。入心经，血入不化，口不开，难救。子鸡一只　香附　当归　用鸡从肚破开，将此药放在肚内清水蒸熟，放在患处应救。

用方：红花　绣旦　乳香　没药　桃仁　沉香　海马　荔枝壳为引。又方：桃仁　红花　打马　海马　香附　故纸　乳香　没药　土鳖　山羊血　枳壳　冰糖米酒为引。又方：当归　海马　血竭　杜仲　淮芪　故纸　冰糖　米酒为引。叫烧不对，加刀豆壳、丁香、甘草。

打伤凤羽大穴救方：叫烧不对，吐痰见水，水肿死血不开，针入不动，走路即痛，出痰带血并效。黄栀子　糯米饭　松树毛　三味敷上。

用方：故纸　打马　香附　海马　伏毛　绣旦　当归　土鳖　苏木　米酒为引。又方：杜仲　红花　桃仁　白芷　海马　田七　海龙　血竭　香附　沉香　冰糖　米酒为引。又方：当归　红花　赤芍　槟榔　打马　海马　土鳖　香附　丁香　苏木　米酒为引。

打伤血仓大穴救方：要穿血痛，发烧作祟。橙子叶　糯米饭　松树毛　黄栀子共敷上。

用方：桃仁　当归　红花　香附　海马　田七　土鳖　红枣　米酒为引。又方：当归　海马　海龙　桃仁　红花　血竭　地榆　地骨皮　土鳖　杜仲　冰糖　米酒为引。又方：杜仲　红花　故纸　田七　海马　海龙　莪术　熟地　何首乌　土鳖　苏木　米酒为引，加刀豆壳、加皮、花皮。

打伤血气大穴救方：打伤痰痛不消，气口不通，血入不算。糯米饭　黄栀子　松

毛　共敷上。

用方：田七　土鳖　柴胡　红花　桃仁　海马　苏木　米酒为引。又方：当归桃仁　红花　海马　故纸　田七　土鳖　丁香　川莲　血竭　苏木　米酒为引。又方：桃仁　打马　田七　红花　海马　熟地　益母草　过山龙　大黄　加皮　香附　红枣米酒为引。

打伤血堂大穴救方：打伤心中是阴阳不分，血入不消。麦面　当归　荔枝壳　共敷上。

用方：桃仁　海马　红花　白芷　田七　海龙　血竭　冰糖　米酒为引。又方：桃仁　红花　海马　田七　海龙　木瓜　乳香　没药　土鳖　茴香　肉桂　苏木　米酒为引。又方：当归　威灵仙　过山龙　血竭　玉竹　桃仁　田七　海马　陈皮　松香　红枣　米酒为引。

打伤血入大穴救方：打伤心前，津吐不止，叫痛叫烧方。麦面　当归　米酒　共敷上。

用方：故纸　杜仲　赤芍　米仁　远志　田七　红花　苏木　米酒为引。又方：当归　海马　海龙　红花　乳香　没药　黑羊肝　土鳖　过山龙　血竭　苏木　米酒为引。又方：金锦吊尸壳　牙皂　桃仁　远志　生地黄　苍术　地姜　熟地　甘草荆芥　苏木　米酒为引，加白豆蔻、加皮、田七、萆薢。

打伤血斗大穴救方：打伤此穴，血痛不消，气脉串痛，返入肚心并效。当归　松毛　糯米饭　共敷上。禁吃荤油。

用方：杜仲　海马　打马　桃仁　田七　山羊血　乳香　没药　苏木　米酒为引。

前又方：杜仲　海马　红花　白芷　桃仁　香绿　石菖蒲　田七　加皮　香附冰糖　米酒为引。

后又方：杜仲　海马　海龙　红花　牙皂　生地黄　田七　香附　桔梗　土鳖白豆蔻　加皮　香橼　远志　红枣　米酒为引。

打伤血潭大穴救方：心前胀入寸，如背气胀，谓心。当归　米酒　糯米饭　共敷上，禁吃荤油。

用方：香圆　海马　通草　血竭　桃仁　红花　田七　冰糖　米酒为引。又方：当归　海马　田七　红花　皂芽　香附　桃仁　过山龙　绣旦　刀豆壳　土鳖　米酒为引。又方：香圆　菊花　黑羊肝　莪术　旺春子　田七　土鳖　赤芍　苏木　米酒为引，加淮芪、过山龙、熟地。

打伤通气穴救方：疼以腹痛作洛，作月气不消。松毛　白豆蔻　糯米饭　共敷上。
用方：桃仁　木瓜　海马　红花　血竭　田七　土鳖　米酒为引。又方：桃仁海龙　红花　白芷　打马　田七　血竭　人中白　玉竹　熟地　土鳖　米酒为引。又方：当归　海马　红花　桃仁　田七　血竭　人中白　土鳖　加皮　藕节　米酒为引。

打伤凤入大穴救方：打伤此穴，痛至心中，狂重气入不消。橙子叶　黄栀子　糯米饭　共敷上。

用方：田七　当归　台党　桃仁　海马　加皮　香圆　打马　土鳖　米酒为引。又方：桃仁　红花　海马　田七　茴草　当归　桔梗　荆芥　土鳖　川连　苏木　米酒为引。又方：香圆　皂芽　海马　田七　血竭　赤芍　槟榔　白芷　地榆　苏木　米酒为引。

打伤血当大穴救方：打伤此穴，痛者作胀，大便出血而死，气血两亏。香附　当归　糯米饭　共敷上。

用方：远志　白芷　土鳖　当归　桃仁　海马　红花　海龙　苏木　米酒为引。又方：当归　海马　桃仁　白芷　川莲　川芎　丁香　田七　松香　加皮　土鳖　米酒为引。又方：西入经　川莲　红花　田七　皂芽　桃仁　人中白　白芷　花皮　刀豆壳　苏木　米酒为引。

打伤血川大穴救方：打伤此穴，入要心气痰肋，气痛不消。橙子叶　糯米饭　米酒　共敷上。

用方：田七　紫草　熟地　当归　神曲　山楂　桃仁　木香　冰糖　米酒为引。又方：香圆　海马　白芷　桃仁　香附　海龙　皂芽　田七　熟地　松香　苏木　米酒为引。又方：桃仁　人中白　绣旦　川芎　红花　豆蔻　赤芍　荆芥　刀豆壳　花皮　苏木　米酒为引。

打伤血路大穴救方：打伤此穴，吐水作胃，川流不消，气缺。当归　橙子叶　糯米饭　共敷上。

用方：桃仁　海马　打马　田七　皂芽　远志　苏木　米酒为引。又方：桃仁　当归　海马　海龙　田七　香橼　故纸　赤芍　归芷　威灵仙　苏木　米酒为引。又方：桃仁　海马　杏仁　台党　山药　石菖蒲　防风　桔梗　刀豆壳　花皮　加皮　米酒为引。

打伤血环大穴救方：打伤此穴，背气不止，肚角气胀。麦面　当归　米酒　共敷上。

用方：桃仁　海马　海龙　川连　川芎　熟地　土鳖　米酒为引。又方：杜仲　香圆　桃仁　人中白　海马　海龙　血竭　红花　皂芽　川连　苏木　米酒为引。又方：山药　首乌　松香　知母　龙凤银　郁金　归芷　花皮　桂枝　田七　天龙　仁龙　花实　苏木　米酒为引。

打伤血三大穴救方：打伤此穴，先嗽不止，吐血痰不入血路。红糖　米饭　共敷上。

用方：当归　海马　海龙　白芷　桃仁　益母草　冰糖　米酒为引。又方：杜仲　海马　海龙　天龙　桂枝　桃仁　红花　白芷　香橼　刀豆壳　苏木　米酒为引。又方：红花　白芷　大黄　车前子　海马　田七　丁香　柴胡　淮芪　肉桂　苏木　米酒为引。

打伤海银大穴救方：打伤此穴，咳血而生，吐血不止，气胀有血。橙子叶　当归　米酒　共敷上。

用方：桃仁　海马　海龙　田七　广皮　大黄　红枣　米酒为引。又方：杜仲　故纸　海马　海龙　威灵仙　桃仁　红花　田七　过山龙　梯橘皮　苏木　米酒为引。

打伤海心大穴救方：打伤此穴，流血不止，气冲痰痛。当归　肉桂皮　糯米饭共敷上。

用方：虫退　海马　红花　桃仁　首乌　过山龙　苏木　米酒为引。又方：杜仲　海马　红花　白芷　桃仁　皂芽　田七　白术　茴草　过山龙　苏木　米酒为引。又方：威灵仙　海马　归尾　桂枝　柴胡　乳香　没药　川贝母　血竭　佛手　陈皮　土鳖　刀豆壳　茴草　加皮　米酒为引。

打伤血斗大穴救方：打伤此穴，血胀不行，痛与血行，气冲作血。红糖　米饭　米酒共敷上。

用方：香橼　桃仁　海马　威灵仙　伏毛　山药　红枣　米酒为引。又方：当归　海马　山药　红花　桃仁　桂枝　山羊血　黑羊肝　茴草　花皮　土鳖　米酒为引。又方：归尾　过山龙　花椒　桂枝　杜仲　生姜　地龙　甘草　苏木　米酒为引。

打伤海堂大穴方：打伤此穴，血滞不通，寸步难动，气入心经。当归　香附　糯米饭　共敷上。

用方：红花　海马　桃仁　田七　川芎　故纸　大黄　冰糖　米酒为引。又方：桃仁　生地　海马　海龙　人中白　绣旦　山楂　神曲　甘草　田七　苏木　米酒为引。又方：当归　莪术　龙牙　过山龙　防风　荆芥　乳香　没药　苏木　米酒为引。

打伤海入大穴救方：打伤此穴，血入又动川与斗，南气入心经。橙子叶　当归　白蜜　共敷上。

用方：杜仲　海马　打马　大黄　伏毛　血竭　苏木　米酒为引。又方：桂枝　海马　当归　桃仁　桑枝　田七　大黄　花皮　常山　苏木　米酒为引。又方：川芎　甘草　熟地　厚朴　伸筋草　鸭肝　田七　山药　白芷　刀豆壳　琥珀　梯橘皮　苏木　米酒为引。

以后各穴无方，总要自作主之，是何穴伤，用跌打药用之，以前之方要有分两，看伤重伤轻下之，药须数十多味，能治各种伤症，不可冒视此方无用，此真妙方也。

《跌打损伤》

清·不著撰人

序

夫医损科之症，必须先问受伤日时，而后问其病人筋骨疼痛之处，细察望骨，观望肌肤，此为一法。病人观望虚实，如元气虚者，当服补剂、活血养筋之药；如元气实者，或破瘀，或而养筋，此二法。或伤阴处，当以阳药为先。大略医者损科进药，言详细审察，不可总也。至于外科学者，必读十二经络，有要观佳同人全图，虽外科大略，世医以为粗症。某看内外无粗丝，外科不熟五脏六腑之脉，言为蠢医，所合药等情，医家必要当其心、虔其情、观其生熟，倘有猛药，或生而受害，或熟而无力，如有懈怠，误其世人之症，岂无罪乎？某月初，虽亦读《素问》，亦知内外经络，某看大略，医家合药，全无重本，然外科非玉红、八宝之类，焉能去腐生新，可为真医。倘某家后世人如学医者，看我之序而思其意，切不可以懈怠也。

损伤部

接骨丹：治一切损伤出血，掺于伤处，血即化水。如有内伤，血入脏腑，热煎童便，入酒少许，调服一钱。若牛抵肠出不损者，急送入，用桑皮作线缝合，掺药血止。如无桑皮，以生缕亦可，不得封裹疮口，恐伤脓血，以竹夹两边皮起亦好。如疮口干燥，以津润之，然后掺药。妇人产后败血冲心，胎衣不下者，并用童便调服。硫黄四两 花蕊石一两 共研粗末，上药和匀，先用纸筋和盐泥固脐，瓦罐一个，候于入药，再用泥封固，安在砖上，定书八卦方位，用炭三十斤煅之，候罐冷取出，每服一钱，童便调下。若外伤血出欲立止者，以生花蕊一味，研末掺之。

立斋曰：前方若被伤以甚，元气虚损，内有瘀血，不滕疏尊，有用此一服，其血内化，入不动脏腑甚妙。

秘传正骨丹：治跌打损伤，骨折血瘀，而伤之重者，用此可续筋骨，此方宁府六一后先生。降香 乳香 没药 苏木 松节 自然铜（煅） 炮川乌 血竭各一两 地龙（去泥，酒拌浸，焙干） 龙骨一钱 土鳖（浸油内死，焙干，共末） 每服五钱，随病上下，酒调服，觉药自顶门而至遍身，搜至病所，飒飒有声，而筋渐愈，病人自知之。共重八两八钱，服后仍服：人参　白术　黄芪　当归　川芎　甘草　白芷　厚朴　调补元气。

封口丹：治刀斧外伤，见血皮肉破裂者，以此药封之，庸医皆用膏药贴，以致腐烂，不知血出即虚，血虚即熟，反用熟膏盖贴，其可乎？乃用此封之。内药随宜。煅牡蛎　赤石脂（生研）　飞东丹各等分　上为末，麻油调敷疮口。若欲消肿、散血、合口，随宜或内掺桃花散、生肌散、八宝丹可也。

散破殴班痕方（又逐瘀接骨方）：用陈古瓦，入粪池内，年久者佳，取起洗净，炭火煅红，醋淬七次为末，自然三七分，每服五钱，酒吞。去斑，用热麻油、黄酒各二盅同煎数沸服，服毕卧火烧熟地上，一夜疼止肿消无痕。有打伤人者，仇家阴令术士以生治之，次日验伤，即无一毫伤痕，真妙方也。医者亦可往凶手取钱。

接骨丹：名八厘散，宁城王瑞伯秘授。地鳖虫（火酒醉焙干）　自然铜（醋淬七次，火煅）三钱　骨碎补五分　血竭三钱　归尾（酒洗）五分　乳香（去油）三钱　没药（去油）五分　硼砂二钱　大半夏三钱，上药共研细末，每服八厘或一分，生酒调下，加半两钱十文。

又八厘散：治跌打重伤，宁城六士逵秘授。古铜钱（火酒煅炙为末）　香瓜子（炒）　血竭　土鳖虫（火酒醉死，焙干为末），共研细末，每服八厘，生酒调下，如天灵盖或胎骨更妙。

洗药方：凡接破伤者，先用此药煎汤洗，后服麻药，整骨用黑龙散敷四边，用桃花散填疮口，次用油纸包夹缚。赤芍药五钱　元胡五分　归尾三钱　肉桂三钱　外加防风　槐枝　川椒　葱艾　干荷叶三片，煎七分去渣，淋洗患处。

桃花散：古石灰（入牛胆内阴干，取出研末）　大黄四两　二味同入锅炒，看石灰似桃花色，取起放地上，退火气一夜，研末，填疮口四遍。

续金丹：地鳖虫　参三七　血竭　龙骨　共研极细末，唾调搽用。

玉龙散：又名接骨丹。人中白一味，醋煅七次用。

内服麻药方：川乌三钱　草乌三钱　大半夏五钱　南星五钱　黄麻花五钱　蟾酥一钱　闹洋花（醋炙七次）九分　芋艿叶（取叶汁拌前药，晒干，白者佳），上药共为细末，陈酒送下，每服八厘。前服此药麻倒，方可用刀割开患处之肉。若血涌，以桃花散掺之上，其血自止。外用麻药敷之，使患者不知疼痛，方可直割之。损处修骨整齐，次用续筋丹搽割处，又用桃花散敷外，又用收口膏贴之，以淡盐汤服之即醒。

外敷麻药方：名羊花散。南星二钱　半夏二钱　闹羊花三钱　川乌一钱　草乌一钱　上用黄麻汁、蓖麻汁、芋艿叶汁，共拌药，煅干七次，研为细末，醋调敷割肉上，或加蟾酥五分、雄黄少许。

上部末药方：抚芎五分　蔓荆子一钱四分　白芷四钱　归尾八钱　赤芍四钱　上

药为末，每服一钱，加麻油、炒黄荆子三钱。若重伤，加接骨丹三钱，酒调食后下；如不重，只用接骨丹可也。

中部末药方：杜仲（童便酒炒）五分　赤茯苓　生地　秦艽各二分　桃仁　红花各三钱　元胡七钱　归尾八钱　赤芍五钱　紫荆皮（醋炒）一两　上为末，加荆子五分。若伤重，加接骨丹五分；伤轻三分，酒调半饥下。

下部末药方：牛膝　黄荆子（炒）各一两　归尾八分　防己　独活各七分　赤芍六分　紫荆皮一两　秦艽六分　过山龙一两　千年缕一两　姜黄一两　海桐皮八分木瓜五分　上为末，每服钱四。重伤加接骨丹八分，轻者五分。空心酒下。凡骨折碎，方用接骨丹，如不碎不折，只用五龙散加入也。

上部汤药方：川芎　白芷　蔓荆子　当归　赤芍　花粉　防风　陈皮　过山龙茯苓　甘草　五加皮　黄麻花　姜三片，酒煎饱服，或加升麻、藁本、威灵仙、南星、半夏。

中部汤药方：杜仲　红花　防风　官桂　生地　甘草　赤芍　枳壳　归尾　赤苓过山龙　酒水煎，半饥服，或加破脂、桔梗、细辛。

下部汤药方：牛膝　肉桂　生地　五加皮　海桐皮　独活　秦艽　赤芍　防风防己　归尾　酒水煎，空心服，或加厚朴、木瓜、陈皮。

草药方：金雀花根　佛手甲　白马兰　五爪龙　俱连根叶捣汁，酒冲服，渣敷患处。止血草头方：血见愁　参三七　马兰头　旱莲草　共捣敷上。

鸡鸣散　归尾　枳壳　厚朴　丹皮　苏木　红花　桃仁　蒲黄　生姜　大黄　共为末，冲入药汁服。

漏成十八味：归尾三钱　地龙（末）五分　苏木三钱　红花三钱　韭子一钱　桃仁一钱　枳壳一钱　丹皮一钱　赤芍一钱　五灵脂一钱　乌药一钱　乳香一钱　没药一钱　加皮一钱　大黄五分　酒水煎，大黄后入，忌生冷，油腻。

通利汤：治伤后大小便不通。归尾　红花　桃仁　猪苓　泽泻　柏树皮　桔梗赤芍　枳壳　大黄　芒硝　甘草梢　车前，姜三片，酒水煎。

紫荆散：红肉硝　骨碎补　续断　牛膝　桃仁　杜仲　红花　丹皮　无名异　归尾　川芎　苏木　为末，酒服二钱。

清风散：治破伤风牙关紧急。当归　川芎　荟皮　白芷　赤芍各八分　南星　半夏　桔梗各六分　防风五分　羌活一钱　甘草三分，加姜三片，水煎服。

黎洞丹：治跌打损伤神方，宜吉日虔诚修合。牛黄三分　麝香三分　冰片三分乳香（去油）　没药（去油）　血竭三分　阿魏三钱　儿茶三钱　大黄（蒸）三钱　藤黄（羊血浸，打碎）三钱　参三七三钱　天竺黄三钱　雄王三钱。一方有胎骨、山羊血，炼蜜为丸，如豆大，朱砂为衣，一钱，贮藏蜡壳肉，每服五分，酒下。

富灰散：治刀伤。小老鼠、韭菜汁、石灰同捣。

金疮血不止：马齿苋　韭菜根　葱连根　古石灰等分　捣饼子，阴干，研细末，敷刀口，血即止。

金疮肉烂生蛆：用皂凡飞过为末，干掺，其虫即死出。

治杖患一笔消神方：藤黄（水浸研）四两　儿茶二钱　血竭（酒化）　轻粉一钱　赤石脂四钱　三七（水磨）一钱　诸药荆如次麻油绸，每日用羊毛笔蘸患处，上三日即愈。

予家秘方：花蕊石（生）一两　降香三钱　血竭三钱　化龙骨五钱　倍子炭三钱　上药为末，燃艾蘸药搽伤处一时，其血即止。如潮涌者亦能止，生肌如旧，其第一好方也，宜自置。

又止血秘方：花蕊石一两　血竭五分　山羊血五分　龙骨五分　儿茶一钱　为细末收贮。

魏香散：阿魏五分　赤石脂一钱　石灰（炒）一钱　南星一钱　共研末。

五香散：肉桂一两　丁香十钱　木香五分　乳香三钱　沉香三钱　为末。

三香散：小茴一两　大茴五分　木香（或沉香）三钱　为末，可加甘松、三奈，初起阴毒，白色坚硬，流疽，皆用上三方放膏上。

千斤百方（徐民珠先生授）：生地　丹皮　黄芩等分，捣匀作饼，治一切夏月损伤出血，用饼贴之，不痛不肿不烂，真妙药也。

跌伤：活鲫鱼一尾　苎麻根一把　独核肥皂一个　香糟一茶盅　上药同捣烂，炒热敷患处，三日即愈。

刀斧断指方：苏木末敷，蚕茧裹，数日即愈为故。

八厘散：土红花　生虎骨　毛角　血竭　麝香　各等分，共为细末，专治一切跌打损，出血不止，将此药敷之，无不应效验，甚妙。

损伤骨节疼痛，如骨重伤者，要用接骨散：猪毛（煅灰，用锅炒黑如膏药，肉者出地存性，再用）　土红花二分　桂枝四分　陈酒一盅　水一盅，煎至一碗，将猪毛和匀，吞服即愈。

八将散古方：治痈疽大毒，拔脓去腐生肌等症。川五倍（焙研）一两六钱　川雄黄（水飞）三钱　冰片五分　蜈蚣（七条去钳足，炙净）一钱二分　全蝎（十个漂净，去尾，炙末净）七分　麝香五分　山甲（十片炙净）二钱　蝉蜕（二十个，去头足，焙研净）七分　各研细末，和匀再研细末，瓷瓶收贮。

按附录验方，乃敝典施送方药，垂已念余年，颇为灵验，特附于末，以望诸善士广传为幸。升寄居余杭同和典录

《跌打损伤妙方》

撰者不详

走马散：专治接骨。

歌曰：走马散中只四物，土鳖沉香及虎骨。然铜火煅要精微，加减须慎莫恍惚。

虎骨（火煅、醋淬）一两　然铜（醋淬）五钱　土鳖五钱　沉香六钱　共为细末，听用，或用乳香寻痛散亦可，或加铁扫帚根皮，炕研末，用酒调服，走马散只加五分为妙。

千金散：又名千金不易，任是骨断医不效者，一服即效，妙甚。

歌曰：秘授接骨只一方，任是千金我不传。吴萸钱半研为末，捣烂生蟹入砂糖。

用活螃蟹一对，吴萸（炕）一钱五分，和蟹捣烂如泥，入砂糖一小盅，用夏布巾溺去渣，用好酒对服，加走马散五分，亦可同服；外用神圣散敷之，不要三日，其骨即接。

神圣散：

歌曰：神圣散中有淮乌，生姜白芷及芙蓉。沉香小茴及南木，草乌炒制用生姜。有肿便加乌贼骨，敷后方知有神功。

淮乌一个　白芷一两　芙蓉一斤　以生姜汁调敷，有肿，加乌贼骨，敷之即效。

乳香寻痛散：

歌曰：血竭没药及乳香，当归白芷肉桂羌。沉香小茴及南木，草乌炒制用生姜。

乳香　没药　沉香　南木香　羌活各五钱　边桂七分　小茴　血竭　白芷　当归　草乌（姜汁制）　以上各一两，共为细末，每服二钱，好酒送下，即效。

一厘散：治跌打将死，其人心口有点热气，不能进药，用此吹之，再服。

歌曰：一厘散内闹羊花，人参然铜细辛加。牙皂灵仙当门子，一吹即活世堪夸。

人参一钱　闹羊花（酒制，炕）五分　然铜（酒制）五分　细辛一钱　灵仙　牙皂（火焙存性）各二钱　寸香三分　如口不开，将药三五分，用竹管吹入鼻内，或以钳刀顶开口，吹入喉内，如稍开，即将药二三分酒调，灌下口中，医人将大二指紧钳患人牙腮，颐其喉自开，药自然流入喉内，患人即醒后，服单人参汤及前救命丹，加田七在内更效。

离骨散：治接骨日久者，被庸医所误，久接不完其骨，内生涎，必成残疾，必要扯开患处，复接全矣。

歌曰：离骨散内药一宗，玉簪花根最爱红。每服二匙酒送下，离开涎骨有奇功。

用玉簪花根，要红花，极妙，取根，炕研末，每服二匙，放舌尖上，好酒送下，其骨即开后，用手扯开断骨合定，方可用药扎夹，进药自效。

接气救命丹：治跌打极至危笃者，必须服接气药，其气一接，方可用药，攻其伤处，方为良手。

用田三七七分半　狗头盖一个　共为末，又用鸡蛋三个，开一小孔，入前药在内，黄泥封口包定，用火煅七日，取出，加人参一钱、土鳖一钱、血竭一钱、沉香一钱，共为细末，每用三分，入患人口内，童便送下即活。

麻药瞒痛散：治接骨疼痛，必用麻药，方可动手。

歌曰：瞒痛散内用当归，羊花草乌白芷随。每服钱许好酒下，瞒过患者好施为。

用当归五钱　草乌三钱　白芷三钱半　羊花二钱　共为细末，每服一钱，好酒送下，如麻甚不醒，用生姜汤解之即醒，即麻止。

桃花散：治跌打破伤，用此散止血。

歌曰：桃花散内用大黄，石灰黄柏两般黄。慢火炒至桃花色，外加白芷痛乳香。

用石灰（筛过）半斤　大黄四两　生黄柏二两　研末，把石灰炒热，次入大黄，慢火炒至桃花色为度，即入黄柏末，匀炒听用；若止血，加白芷二两；止痛，加乳香、没药各二两。

损下部：制乳没二钱　小茴一钱八分　上力一钱　独活八分　槟榔一钱　木瓜二钱　牛膝一钱五分　碎补二钱　当归一钱三分　细辛八分　甘草一钱。

损下部：当归三钱　上力二钱　独活二钱　槟榔二钱　小茴二钱　赤芍一钱五分　川牛膝一钱　川乌六分　风行一钱五分　秦艽二钱　灵仙二钱　苍术一钱　寸香三分　涪尔五分　明乳没三钱　共为末，加红内硝。

损中部：槟榔一钱五分　枳壳一钱五分　乌药一钱五分　青木香二钱　归尾二钱　赤芍一钱五分　杜仲二钱　故纸二钱　小茴二钱　羌活八分　寄生一钱五分　郁金一钱　石尔一钱五分　制乳没二钱　壁土为引。

下部新损：独活一钱五分　防己二钱　加皮一钱五分　丹皮二钱　归尾二钱　红花一钱　碎补一钱　制乳没二钱　细辛一钱　田七三分　白糖、生姜为引。

损上部：川芎一钱　白芷一钱　归尾一钱　赤芍二钱　生地一钱　南竹一钱　防风一钱五分　桂枝一钱五分　细辛八分　制乳没一钱。

上部新损：归尾二钱　橘红二钱　三棱一钱　川芎一钱　灵仙二钱　玄胡一钱　赤芍一钱　桃仁一钱　碎补一钱五分　细辛一钱　生元枝一钱五分　郁金三钱　石川乌一钱　西木香二钱　寸香一分　此药不论跌打损伤皆可用。

名十八罗汉打血方：归尾二钱　官桂一分　生地二钱　苏木一钱　枳壳一钱　川活二钱　莪术二钱　故纸一钱五分　槟榔二钱　郁金四钱　红花一钱　木香二钱　川

三七一钱五分　制乳没四钱　三棱一钱　俱用生酒擂烂吃，轻者各吃一半分两。

攀肩损： 当归二钱　正川芎二钱　大活二钱　云苓二钱　秦艽二钱　虎骨二钱　升麻二钱　制川乌二钱　川贝母二钱。

腰上方： 血竭　陈皮　土鳖　故纸　红花　芝麻　木香　虎骨　人中白　乌药　金前　小茴　杜仲　贝母　白芷　然铜　丁香　制乳没　各味三钱，为末，用酒吃。

全身打药方： 马钱子一两　枳壳一两　乳香五钱　没药五钱　寸香三分　朱砂三钱　安边桂三钱　土鳖四对　羊花三钱　三棱一钱　燕窝五钱　土荆一对　血竭五钱　三七三钱　槟榔三钱　当归五钱　菟丝子四钱　续断五钱　地龙五钱　儿骨三钱　虎骨三钱　猴骨　地虎五钱　水龙根四钱　半夏三钱　青木香五钱　南木香五钱　金莲六钱　金线吊葫芦三钱　砂鸡母二钱　搜山虎一两　红内硝　倒吊金钟子五钱　鸡官射五钱　白芷五钱（镜将军共三十五味京方）。

风损膏药方： 川乌　草乌　羌活　独活　细辛　上桂　白芷　军姜　乳香　蓖麻子　丁香　杜仲　故纸　大戟　寸香。

起损方： 前胡一钱　细辛八分　防风一钱　川乌一钱　草乌一钱　银花一钱　煮为细末。

圆骨方： 川乌二钱　草乌二钱　乳香二钱　血竭一钱六分　土鳖二十四个　北细辛一钱　用砂糖调敷，作火不用。

接骨方可用： 龙骨三钱　猴骨三钱　寸香二分　然铜五钱　土龙二钱　广血竭二钱　土鳖三对　海马三对　儿骨二钱　虎骨二钱　田七二分　制乳没五钱　芝麻花一两　自然铜（火煅）五钱至七钱　桃仁一两　干土龙（用火酒淬）一两　白蜡一两任凭打不痛。

飞药方： 花椒　信石　川椒　和雀屎　班芽　铳沙　青灰孤（名为一尽风）各味至炒　碎补二钱　乌药三钱　广皮三钱　梧桐油三钱　红花三钱　巴戟二钱　羌活三钱　杏仁二钱　木通二钱　广木香三钱　制乳没四钱　良姜二钱　车前子二钱　炒黄芩三钱　制香附四钱　归尾四钱　即打损伤中，皆用砂糖酒为引。

打破头出血： 三棱一钱五分　三七二钱　莪术一钱　苏木一钱　归尾二钱　山甲一钱五分　血竭二钱　桃仁一钱　红花一钱　赤芍一钱　枳壳二钱　姜黄一钱五分　木通一钱五分　紫草一钱　香附一钱　用水煎，吃二服。

治节骨风散腰痛身痛： 乳香一钱五分　没药一钱五分　西香一钱五分　木香一钱　槟榔一钱五分　川芎一钱五分　白芷一钱五分　防风一钱　灵仙一钱五分　杜仲一钱五分　羌活一钱　独活一钱　血竭二钱　上桂一钱　乌药一钱五分　牛膝一钱　草乌一钱　共为末，好酒送下，外加寸香、朱砂止痛。

打药神方： 上中下可用。生地二钱　乳香二钱　没药二钱　儿茶三钱　虎骨三钱　碎补二钱　归尾二钱　赤芍一钱五分　槟榔二钱　红花一钱五分　白芷一钱五分　防

风一钱　苏木一钱　独活一钱　大茴一钱五分　小茴一钱　牛膝一钱　桃仁二钱　肉桂一钱　甘草一钱　川三七二钱　共为末，酒送下。

接骨丹七厘散： 乳香一钱　竹叶（炒）一钱　没药一钱　血竭一钱　土鳖（焙干）一钱　然铜（用火酒淬至七次）　骨碎补（去毛）一钱　当归（酒洗）一钱　大黄一钱　共为细末，每服吃七厘，人虚吃五厘。

打伤上部，水药煎、火酒对藕粉吃： 川芎一钱　归尾一钱五分　槟榔一钱　赤芍一钱　泽兰一钱五分　川活一钱　独活一钱　桂枝一钱　丹皮一钱　桔梗一钱　条芩一钱　荆皮一钱　桃仁一钱　甘草八分　生姜为引。

打伤中部水药方： 归尾一钱五分　苏木一钱　大茴一钱　生地一钱　莪术一钱二分　玄胡一钱五分　丹皮一钱　红花一钱　台乌一钱　故纸一钱　儿茶一钱　赤芍一钱　川活一钱　荆皮一钱　杜仲一钱　桃仁一钱　小茴一钱五分　甘草八分　不用引。

打伤下部水药方： 川活一钱　独活一钱　碎补一钱二分　归尾一钱　桃仁一钱　赤芍一钱　条芩一钱　丹皮一钱五分　防风一钱　米仁一钱　西香一钱　加皮一钱　木香一钱。

打神方： 上下可用。当归（酒洗）三钱　半夏二钱　荆芥二钱　黄芪药二钱　制乳没四钱　川牛膝二钱　桂枝二钱　杜仲二钱　知母二钱　桃仁三钱　小茴二钱　羌活二钱　独活二钱　木香二钱　土鳖八个　丁香五分　碎补三钱　共为细末，滚水酒送下。

红肿痛药方： 蒜心五钱　象皮五钱　禾梗五钱　薄荷五钱　压黄五钱　煎水冲洗。

全身散痛神方： 归尾三钱　羌活二钱　独活二钱　桃仁二钱　杜仲二钱　没药（去油）　防风二钱　川乌三钱　草乌三钱　荆芥二钱　桂枝二钱　乳香（去油）五钱　小茴三钱　大茴二钱　木香三钱　川牛膝三钱　木瓜三钱　虎骨五钱　血竭五钱　白蜡五钱　然铜（火酒灸）五钱　地骨皮三钱　香附五钱　古月二钱　土鳖（大）五对　无名异三钱　黄芪三钱　川贝母三钱　朱砂三钱　辰砂二钱　上桂三钱　川七二钱　寸香四分　珍珠一钱　玛瑙一钱　虎骨一钱　珊瑚一钱　丁香五分　寸香二分　人参三分　木耳五钱　共四十味，研末，好酒送下，有神，初用白糖为引。

短打初起服药方： 白芷一钱二分　归尾一钱五分　红花一钱　川乌一钱　花粉一钱　白芍五钱　牛膝一钱　枸杞一钱　桂枝一钱　香附一钱　茴香一钱二分　木香二钱　双皮一钱　血竭一钱五分　丁香五分　独活一钱　加皮一钱　青皮一钱　苏木　甘草。

百毒先吃三四服： 白芷一钱　山甲二钱　防风二钱　花粉一钱　赤芍二钱　归尾三钱　乳香二钱　贝母一钱五分　皂刺二钱　银花二钱　甘草一钱。

百毒烂疮可罨： 石蜡（煅过）三钱　龙骨三钱　寒水石二钱　黄丹四钱　轻粉三钱　螃蟹壳三钱　六四二钱　冰片二分　共为细末。

小便头烂疮罨药方：靛花　甘石　青果核　研碎为末。

吃药方：云连六分　小木通二钱　炒赤芍二钱　连须一钱半　焦枝三钱　台乌一钱半　生地一钱半　柏子仁二钱　芡实五钱　连翘二钱　甘草五分　灯心为引。

臁疮烂药方：石蜡二钱　龙骨二钱　寒水石一钱五分　黄丹一钱五分　白蜡一钱五分　轻粉一钱　儿茶一钱　明没药一钱五分　辰砂一钱　明雄黄一钱五分　上血竭二钱　共为细末。洗药：荆芥一两　银花一两　薄荷一两。

退血方：炒知母　炒黄柏　汉黄芪　芽苍术　北防风　生地黄　牡丹皮　净银花　苏苦参　热牛子　青白芷　荆芥穗　真姜虫。

火以杨梅疮百毒可罨，亦可以吃：川蜈蚣三条　穿山甲四片　大黄四钱　全蝎四个　僵虫七只　共为末。

臁疮用蜡烛油调茶敷：寸香三分　冰片三分　轻粉五分　甘石五分　象皮（炒黑可以）五分。

血风疮方一切疥疮脓裹疮用：大风子仁三钱　蛇床二钱五分　硫黄三钱　雄黄三分　轻粉三分　石膏四分　樟脑四分。

口唇舌上火疮方：用西瓜皮阴干，烧灰，麻油调搽。

小肠疝气方用：荔枝核五钱　橘核五钱　阴阳干　研末，冲酒服，吃五次除根。

走马牙疳杨梅疮方用：川芎（炒）五分　白芷五分　花椒五分　枯矾五分　双头五倍子五分　铜绿五分　红信一分　麝香五分　共为末，猪胆调搽。

风气方：羌活二钱　当归一两　白芷五钱　独活二钱　甘草二钱　加皮五钱　升麻二钱　秦艽四钱　藁木五钱　苏叶二钱　苍术二钱　草薢一钱　薄荷二钱　川芎五钱　桑枣二钱　桂枝二钱　防风五钱　灵仙二钱　荆芥五钱　杜仲二钱　虫退二钱　虎骨五钱　天麻二钱　续断一钱　寄生二钱　牛膝四钱　白芍五钱　腹皮五钱。

先方解正：大黄一钱　车前子一钱　瞿麦一钱　萹蓄一钱　山栀一钱　木通一钱　甘草一钱　加滑石二钱。

二方：小生地二钱　甘草二钱　藕节二钱　草薢一钱　牛膝一钱　海金沙一钱　麦冬一钱　茯苓一钱　石菖蒲三钱　萹蓄一钱　生苡仁二钱　车前子一钱。

肋下痛亏：青木香五钱　柴胡一钱　赤芍一钱　防风二钱　川郁金二钱　制香附一钱　制乳香二钱　玄胡索二钱　粉甘草五分　麻木香三分　研末冲服。

上部十三太保丹：归尾　生地　红花　苏木　赤芍　三棱　莪术　青皮　川活　乌药　秦艽　防风　细辛　上药各一两，用小儿童便洗三次，后用好酒洗三次，凡看受伤各处，重则三钱。头上：引川芎、升麻、白芷，胸前：引桔梗、枳壳、桃仁、苏子，手上：引防风、桂枝、白芷，肚上：引凌枝、巴桔子、乌药、玄胡，背上：引月桂、贝母、西香、杜仲、故纸、小茴、菟丝，腰上：引川牛膝、木瓜、碎补、续断、黄芪药，受伤者无汗葱头七个、干葛五个，汗多加泽泻，若吃语加栀子五钱、连翘五钱、辰砂三钱、北金手三钱、金箔三十张、白芷、藿香五钱，若气急加南香五钱、西木香三钱、丁香一钱、槟榔五钱，若红肿加黄芪、红内硝五钱，大便闭加桃仁五钱、大黄五钱、滑石二钱，小便不通加牵牛三钱、车前五钱、瞿麦五钱，气闭闷节加七虎丹、明雄黄五钱、牙皂（制）四钱、寸香一分、北辛八分、良姜一钱半、三奈一钱、人参三分，用小儿童便下去。又方：当归一两　黄芪一两　砂仁六钱　白蜡五钱　鱼口一两　故纸一两　小茴六钱　寸香三分　桂枝一两　鹿茸三钱　上桂二钱　大云五钱　续断一两　杜仲八钱　菟丝八钱　郁金八钱　南香一两　乳香一两六钱　没药一两六钱　血竭一两　虎骨一两　三七二钱　川牛膝八钱　朱砂三钱　辰砂三钱　锁阳四钱　甘竹三钱　半捕半打。

手上药方： 羌活二钱　前胡二钱　珊瑚二钱　灵芝二钱　西香一钱　南仁一钱　故纸二钱　细辛二钱　制乳没四钱　山甲一钱　防风二钱　桂枝二钱　上力二钱　麝香二分。

胁下肺只一服： 青木香五钱　柴胡一钱五分　赤芍一钱　玄胡索二钱　防风二钱　川郁金二钱　制乳没二钱　制香附一钱　粉甘竹五分　广木香（另末）三分　冲服。

心气痛： 白枸杞一钱　当归一钱五分　条芩一钱二分　川郁金一钱二分　扁竹一钱二分　砂仁二钱　香附一钱二分　丁香五分　广木香三分　甘草五分　元明粉二钱　朱砂二钱。

耳方： 麦冬三钱　陈皮三钱　冰片一分　硼砂二钱。

一方： 车前子二钱　木通一钱二分　瞿麦一钱二分　萹蓄一钱　滑石二钱　甘草梢二钱　栀子一钱　大黄一钱　加灯草二钱、加木香一钱　**二方：** 川草薢二钱　石菖蒲二钱　乌药一钱二分　益智仁二钱　川草梢一钱二分　八盐食二钱　**三方：** 茯苓二钱　滑石一钱二分　琥珀一钱　木通一钱二分　萹蓄一钱　木香一钱二分　当归一钱　郁金（炒）一钱。

风气药酒方： 全当归三钱　白茯苓三钱　威灵仙三钱　桂枝三钱　制首乌三钱　虎骨三钱　杜仲三钱　川断二钱　牛膝二钱　苡米仁二钱　木瓜二钱　乌药二钱　红花一钱　甘竹五分　用米烧酒五斤浸服，将药盛。

通乳方： 当归二钱　生黄芪二钱　天通叶二钱　瞿麦一钱五分　木通一钱　王不留行一钱二分　穿山甲二钱　用七星猪蹄一个，煮药汤服。

回乳方： 白芍二钱　川芎二钱　当归二钱　熟地二钱　生癞虾蛙一大个，用力破肚去肠，敷上必痊愈，但虾蛙勿入水，至嘱。

跌打平福仙方神： 红花二钱　灵仙二钱　丁香一钱　桃仁五个　川芎二钱　川乌五分　朱砂五分　故纸二钱　甘草五分　麝香一分　全归身一钱　荆皮一钱　桂枝一钱　川牛膝二钱　海马一对　仙桃一个　木瓜二钱　土鳖六个　上桂五分　脚用木瓜重，膝用牛膝重，腿用归尾重，腰用杜仲重，手用桂枝重，胸用川芎重，头用升麻重。

治秃疮神方：先剃头一日，去火气，用鸡蛋五六个，煮热去白，用蛋黄放锅内炒碎，再用麻油入锅同炒，调蛋黄敷之，用包头。

小儿吞针喉方：用蛤蟆眼珠白，水吞下，其从蛤蟆珠人中出，立愈。

小儿疳癞方：用五谷知了洗净，同研，每日服立愈。

脚膝疯肿痛方：当归八分　狗脊八分　菟丝子一钱　加皮八分　萆薢八分　木瓜五分　海桐皮一钱　威灵仙五分　海钩藤八分　或加虎骨一钱五分　用好酒煎菟丝子，用童便浸制，去毛切丁；另加皮专用壁土炒焦，先去衰切片；海桐皮外用，浸药列后：黄芩　牛膝　归尾　生地　故纸　青皮　青木香　丹皮　杜仲　加皮　木瓜　独活　泽兰　大茴　小茴　细辛　秦艽　苡仁　灵仙　六汗　桔梗　干葛　三凌　莪术　乳香　边桂（另包）　川乌　红花　海马　然铜　虎骨　远志　碎补　续断　乌药　各等分，共药三十八味，煎汁浸枳壳、马钱子二味，九浸九晒，众药汗干为度，专取马钱子、枳壳二味，焙干研末后，加药田七、灵芝，以上各三钱，木香一钱，前胡、桂地各二钱。伤服此断根，永无后患。

《起死回生跌打损伤秘授》

清·黄太琏录

遍身穴图，凡系正伤，不可打中盘。

头顶囟穴：番囟一打立死，可救醒，海底一击，即醒，须要认真，不可忽略。

两太阳穴：太阳边不可打，如重打立死，不救。

两眼穴：两眼打还可，如重点，其伤无救。

鼻梁穴：鼻梁中有一趣骨，如重即断。

两耳穴：耳穴不可重打，重打立死，无救；轻者，地下睡一时还活，只要心中有气，用红纸丁刺鼻，打嚏喷即活矣。

两耳腮穴：耳腮只可用掌，不可用点，若指点腮落，伤重。

项上两颏：左右两颏有小骨，颏边脱捏之可上。

颏边漏气：喉边气筋，如筋上打着立死，无救。食喉无事，要过三日，饮食放心，左收食喉，右收气喉。

颏下穴：在中有小窝，两边是灯盏骨，点之即死，打胸前，尚可活。

两灯盏骨下穴：如重点，要过一七无事。

项下穴：在灯盏骨上筋穴，在肩手连前窝内，有小筋动者，是不可重点，如将两指点小筋，最难活。

乳上穴：无事。

乳下穴：有小筋动者，如点，过二七无事。

心窝穴：在心窝下一分，两边有小趣骨，中筋重点之，即死无救。

两胁筋穴：如点即死无救，不伤血海有救。

两腋穴：轻打无事，重打必死。

两腰眼穴：不可用点，如点无救。若伤腰子，在左为跳，右为动，如伤左边腰子，将右边大腿着力咬一口，即上；右边即咬，左边即活。

阴囊穴：即打即死，不伤卵子可救，伤破不救。

肚下穴：在小肚两边即可打下，不可打上，若打上，即死无救。

脐下穴：离脐一寸二分，即打无救。

两腿总穴：无事。

两里膝穴：即断无事。

472

三生穴：在膝下三寸入腕，即断无事。

两脚总穴：在脚跟边弯处，即弯底内小骨，重打面黄难治。

两俞穴：在背肩边骨下，即打即死。

背上十八俞穴

背心下：在边腰眼上，背下两边，打死无救。

尾闾：即打即死。

屁眼臀：在两臀中两眼支，难开难医。

两肩下胁：重打不通，一七之日便死。

两肩手：即断无事。

两手弯筋：即断无事。

两里总生筋：有小骨，即断无事。

两中指丫：即可扭，如断一七便死。

伤鼻梁　气眼心　腰子　咽喉　食肚　小肚穴（通用通关散吹入鼻内，嚏喷即醒）。

伤五脏穴　食喉穴　断阴囊穴　碎龟头　大便门（伤无救，即用顶末药，可救）。

秘授伤损神书

凡踢打跌扑伤损，男人上部易治，下部难治，以气上升故也。女人伤下部者易治，上部难治，以血下降故也。凡伤须验在何处，按其受伤浅深。其受毒久暴，男子气泛，左转属阳，女子血泛，右转属阴，要分清气血之辨，此谓千万易得，一效难求，以方之所得不精也。此集成内伤一科，既分脏腑脉络，验其死生迟速，百发百效，起死回生，无不应验，非今之依稀仿佛得之，则不具口传耳语者也，有志者幸珍重焉。

四季伤

春伤肝必死　夏伤心必死　秋伤肺必死　冬伤肾总亡。

伤前体者无用，连伤背肩者死。伤左边者，气促面黄浮伤。右边者，气促面白少血。

死　症

疾多者死，眼白者死，唇吊者死，失笑者死，粪黑者死，口臭者死，邪视者死，气响者死，喘急者死，胸高者死，鼻耳赤色者死。

人身不可打处总论

腋下生毛处，前心并后心。肺底拳休打，肺俞总一般。血海拳若重，即刻命赴阴，四弯灯草骨，俞门与肾经。切忌致命穴，丹田两食仓。咽门分水穴，气及腰俞中。天井夹脊穴，玉枕玉阑齐。太阳休点戳，钟鼓一齐鸣。欲如此活命，方保得安宁。师家真妙诀，须传可义人。

不可打处

琼浆倒流（太阳点戳，即死无救），钟鼓齐鸣（即两耳门若一齐打，无救），咽门关蔽（舌下），血海潮升（肠下生毛，打之即死），血迷心窍（不起手打腮腕即死），气通中关（气眼打之即死），血食相裹（食饱打之，三年后翻胃），四灯草骨（打之即断），肺底穴（打即咳嗽吐血凶），肺俞穴（同肺底），肾经（打之顿时即死），命门（同肾经），海底（伤之小便不通，久后必死），斗口（打之吃气难，痛凶即死），分水（打之食不下，凶久后死），藏子（伤之攻入腹内，即死无救），玉枕关（脑后打破，即死无救），隔年伤（男腕肺底不齐，打周年死），半年伤（肺底气眼一齐打，半年死），血海腰俞（一齐打，三年死），泮命穴（如打粪出，腰折见凶），腰俞穴（打之久之伤重，不能举重物）。

凡伤踢打忌食，伤心忌苦，伤肝忌酸，伤脾忌甘，伤肺忌辣，伤肾忌咸。大凡伤忌糯米、面食、生冷、油腻、蛋、细粉等物。

诸方秘授

通圣饮：治伤肠腰，右耳聋，角里面浮白光，常若笑状，先服通圣饮，后服流伤饮。通草一钱　赤面（炒）一钱五分　苍术（炒）一钱　生甘草五分　麦芽（炒）一钱　红花（炒）三钱　香附（便炙）三钱　山楂八个　归尾（酒炒）二钱　丹皮八个　乌药二钱　川山甲（炙末）二钱　胡桃肉五钱　水、酒各两盅，煎服。

大续命汤：治伤心口，食肚阴囊，重者先用流饮、护心汤，然后服此。桔梗八分　乳香一钱　没药八分　山楂八分　麦芽八分　桃仁八分　官桂八分　生地一钱　当归一钱　赤面八分　苏木六分　川山甲（炙）一钱　红花八分　通草八分　丹皮八分　香附（便炙）八分　陈皮六分　乌药八分　生甘草八分　水、酒各一盅，煎一碗服。

续命汤：治小肠伤阴囊，不必用大续命汤，服此。通草一钱　赤面（炒）一钱一分　苏木一钱五分　甘草一钱　麦芽（炒）一钱　山楂二钱　丹皮一钱　当归二钱　乌药二钱　山甲（炙）二钱　香附（便炙）二钱　红花五分　用水、酒各一盅，煎八分。

降气活血汤：治伤胸胁，喘气大痛如刀刺，并伤血海妄行，长吐者服。五加皮一钱　红花八分　苏木八分　官桂八分　杏仁八分　当归二钱　牛膝六分　赤芍二钱　丹皮六分　桃仁一钱　香附八分　乌药八分　河水、童便各一盅，煎一碗服。

中续命汤：治伤肝，面红紫，眼白，气喘，声哑，发热，并小肠气怠作痛，口有酸水，服此。归尾一钱　红花八分　赤芍八分　桃仁一钱　丹皮八分　苏木八分　乌药六分　神曲（炒）六分　麦芽八分　陈皮六分　蓬术（醋炒）六分　官桂六分　赤曲（炒）六分　山甲（炙）一钱　柴胡八分　枳壳六分　木香（如退热，不用）八分　乳香八分　没药八分　陈酒三盅，煎八分。又一方，去木香，加川芎六分，又名续神汤。

护心养元汤：伤损心口发热，面青气少，吐血大痛，或伤阴囊服。红花八分　归尾一钱　川芎一钱　紫苏一钱　赤芍一钱　生甘草六分　香附（便炙）一钱　独活六分　柴胡六分　青皮六分　枳壳六分　木香（如大热不用）八分　水一盅，煎八分。

流伤饮：治小腹大小肠诸处，先服活血汤后，服此。刘寄奴三钱　骨碎补五钱　玄胡索五钱　水酒二盅，煎八分，童便一盅，煎热同服。

和中丸：伤气用此，如小肠食肚肝经，后服。当归一两　红花七钱　桔梗三钱　赤芍三钱　赤曲六钱　山楂六钱　陈皮六钱　香附（便炙）六钱　丹皮八钱　麦芽八钱　青皮六钱　苏木六钱　山甲六钱　半夏（姜汁炒）八钱　乳香三钱　没药二钱　甘草三钱　通草五钱　共为末，蜜丸，空心酒下三钱。

膏药方：屡验神妙。当归二两　川芎二两　苍术二两　赤芍二两　番木鳖二两　大黄二两　川乌二两　草乌二两　肉桂（用官桂二两代之）二两　香油　松香　乳香、药各三钱　以上十味同香油熬去渣，入松香煎后，入乳香、没药，摊贴，先将葱头打烂，麻布包擦患处，后贴此膏。

内伤气食：红花六分　枳壳六分　槟榔八分　厚朴八分　蓬术六分　三棱六分　当归一钱　桃仁一钱　黄芩六分　柴胡八分　青皮一钱　麦芽八分　山楂八分　大黄一钱　次入大黄、朴硝，一沸即起，五更空心服，午后将米粥补之，打伤重，以烧热地土用醋灌上，赤身卧上，伤即散去。

夺命七厘散：麻皮灰五钱　大黄三钱　桃仁（生半熟半）三钱　自然铜（醋煅七次）三钱　骨碎补三钱　乳香一钱　没药一钱　血竭一钱　俱为末，每服一分，空心酒下。

内伤发热：红花六分　当归一钱　川芎六分　赤芍六分　柴胡八分　甘草六分　香附八分　陈皮六分　桃仁八分　苏木八分　连翘八分　牛膝八分　杜仲一钱　独活八分　紫苏六分　枳壳六分　木瓜六分　用水酒煎八分服。

损伤瘀血：大黄（酒浸蒸）一两　杏仁（去皮尖，研末）三十六粒　陈酒一盅，煎八分，早服。

打伤腹中瘀血：当归二两　蒲黄一升　桂心三两　共为末，酒下三钱，日进三服，夜一服。

打伤肿毒痛：无名异为末，好酒服三钱，四肢瘀血皆散。

打伤骨：乳香二钱　没药一钱　龙骨（醋煅存性）二钱　自然铜（醋煅）二钱　麝香一分　地鳖（炙）二钱　共为末，酒下三钱。

打坠腰痛瘀血：破故纸（炒）一钱　大茴香（炒）五钱　肉桂五钱　为末，空心酒下三钱。

内伤药酒方：当归一两　红花七钱　桔梗　山楂　陈皮　香附　丹皮各八钱　麦芽五钱　青皮七钱　赤曲五钱　苏木五钱　山甲五钱　半夏　乳香　没药　甘草各三钱　广通草五钱　沉香一钱　降香三钱　天花粉四钱　俱袋，好酒二十斤浸一七，煮一炷香，退火，一七服。

史国公药酒方：防风　秦艽　当归　羌活　萆薢　川牛膝各一两　虎胫骨（炙）一两二钱　鳖甲（黄酒制）一两　枸杞子（土炒）一两　陈酒二十斤加酒酿，火酒蜜糖虎骨膏。

附七仙散：大黄　熟地　当归　肉桂　生地　桃仁　黄连　为末，服下一钱，五十六般伤通治。

论曰：夫人之跌打损伤皆血壅滞不能行也，死血聚或作痛，或昏迷不醒，或寒热往来，日轻夜重，变症多端，医者不审其原，妄将药剂误人，余深悉临痛之际，贵得其宜。受伤半月后方医，死者多矣。须看仔细，伤轻者，血色活将散。

凡病人牙关紧闭，可用还魂夺命丹，随用正药，不受者难治，要避风坐卧处安，忌食冷物之类。如遇重伤，先观其形色脉气，调和者活，不调和者死。脉细者望山根。伤阴囊，内有子，可治。如肾子在小腹内，不治，急用佛手散入病人口内，药不食，服此方略醒，可救。用凤仙子、沉香磨水吞下，随将护药护之，再服药可治。

凡遇气管断不救，顶门破骨不出可治，食饱跌伤三日不死，可救。

凡耳后受伤者不治，胃痛者青色裹心，可治。

凡心口受伤不治，男子两乳受伤可治，女子两乳受伤不治。

凡气出受伤，眼开者不治。

凡妇人胞胎受伤，不治。

凡肾子伤入小腹者立死，未上小腹者可治。如眼未反，夹脊断者不治。小肠受伤不论阴阳，难治。两腿受伤虽然无事，亦有煎方于右。

跌打损伤

一太阳　二胸头　三心口　四食肚　五腰肚　六小腹　七大肠　八小肠　九膀胱

十阴囊　十一阴户　十二气眼　十三血海　十四两胁　十五背心　十六胸骨　十七脑门　十八肝　十九骨　二十丹田

论：夫医各有术，有先圣传授。惟接骨一症，遍阅诸书，未得其详。余少时遇一异人，自称日本国人，精理此症，上骱有术，接骨有法。余待之以师，待之如父，随从数载，不辞劳苦，得授真传，医之无不效也，以为养生至宝。原伤骨骱论方，肺腑秘之。

凡人首原无骱，亦无损折验之，只有跌扑损伤之症，如脑髓出者难治，骨青者难治，骨碎如黍者可救，大者亦难救。若犯此症，以止血髓散止其不令涌流，然后将生肥散敷之，避风戒欲，小心平性，以疏风旺气汤服之五六贴，其伤平满，服补血顺气汤三四剂而安。至若破伤风，牙关紧闭，角弓反张之凶，速服飞龙夺命丹而愈，此方万应，不可轻视也。若闻伤落珠之症，先将收珠散敷之，用银针蘸生水同药点血筋，以青绢湿水挪上，用还魂汤服二三贴，待伤平后，再用生血散服之而安。若鼻梁骨断之症，先用接骨散敷之，次服生肌散，菜油调敷，再服活血止痛散而安，或用丝线缝其缺亦可。人之一面有下颏一骱，偶然落而不能上，言辞饮食俱不便，此症最多肾虚者，此骱如剪刀，丝相纽，先用宽筋散煎汤熏洗，用棉裹大指头入口，余指抵住下边，擎上下而进推上之，服补肾和气汤即愈。胯骱及诸骱最难，此骱出，则触在股内，使患者侧卧，出内手随内，出外手随外，手抱住其腰下，捧具其弯，将膝鞠其上，出右拔右，拔伸而上也，出左拔左，拔伸而上也，内服生血补髓汤而安，胯骱以为则出左、出右。

骨折，在人两腿伤之，只为两段，医之在为绑缚，将宽筋散煎汤熏洗，使患者侧卧在床，与好足取齐，用接骨散敷之，棉布包裹杉板八块长四寸，绵袋裹红绵纱绳三条，将板齐绑缚，服活血止痛散四贴，再用壮筋续骨丹重服即愈。膝盖骨又名冰骨，此有旧油盏骨对元，其骱有凸出于上，治之必用棉裹，使患者仰卧，一人抬起脚踝，如突出于左，随左而下；出于右，随右而下，医者缓缓双手扶棉，箍在于膝下，上手挽住其膝，下手接住弯，出于左，下手偏于右；出于右，下手偏于左，使其对膝，下手则拴下，抬起即上矣。先用接骨散敷之，次以棉布包裹绵箍按其患处，服生血补髓汤四贴，再服壮筋续骨丹即愈。脚踝骨易出，上亦难，一手抬住其跟，手拔伸。肩骱与膝骱相似，其膝骨凸上，肩骱凸下，有力可上之，先将按住其肩下，按住其手，缓缓转动，使其筋舒，患者坐于低处，一人抱住其身，医者两手叉住其肩，抵住其骨，将其夹住，两手齐力向上也，用绵裹如鹅蛋大置其胯下，外敷接骨散，服生血补髓汤即愈。骱出触于上，一手抬住其腕，一手按住踝，先鞠其上，而后抬其腕，一伸可上也，敷接骨散，棉布包裹，用生血补髓汤。手骱凸出，一手按住其五指，一手按住其腕，手掌鞠上，手骱鞠下，一伸而上也，乃会脉之处，服宽筋活血散，骱出不用绑缚。

如用绑缚，先用接骨散敷之，棉布包裹好，用杉木板一片安在患处，共用杉木板四块，长三寸，缚七日可解。手骱指有三骱，惟中节出者有三，易出易上，但两指捻伸而上也，服活血止痛散，如不然，最痛也。此类者略言其意。骨折大抵在于绑缚，用杉木板取其转垫也，此数方之要药方，全不同折伤，在于此药有制度之法，煎剂在于活法，不可执一。如有染别症而犯此症者，必先药上其骱而后可也。亦有细别其骱伤，碎骨补之。奇域中之大抵筋舒，必用宽筋散，煎汤熏洗为主，手足之筋皆在于动，则此筋也，将此用汤洗，微微缓动伸舒也。失枕，有卧而先有一时之误而失者，使其低处坐定，一手拔其头，一手板其下颏，亦缓缓伸直也。有枪搠者，若伤处命主命，伤口深在不主命处，而不伤命者，亦无害。如伤在腹，则必探其深浅，恐伤在脏者难治。伤口直者，先用止血宽痛散敷之；伤口深者，将棉针缝之，药干掺其口，血水流定，用生肌散封固，服护风托里散。有刀斧砍伤头额者，防其寒热，避风为主，急诊其脉，沉细者生，尤大者难治。伤于硬处者，看其如何，伤在软处者，看内深浅。

若伤骨，先疗其骨，若伤骨肉，用生肌散。刀斧劈伤、搠伤者，不用生肌散，服护风托里散为上。详首原无旧骱，参用之即效。惟人之一身，十指最难，如伤一指，则连心痛难忍。中指比各指不同，尤难医治矣。破伤风用止痛散敷之。如人咬伤者，比刀斧者易治。但龈心者，毒气传内难医，先捏去血水，而上服护心丸而安。其善犯破伤风者，急服飞龙夺命丹，次服退毒定痛散。病人咬者，更似不用难治耳，有人骨碎如粉者，着伤处肉破，则取其碎骨，不破则用钻骨散穿破取出骨来，用生肌散封固，服生血补髓汤，如取碎骨不尽难痊，用心着意取之，自然得出。

夫然铜，接骨之要药，除敷药不用，汤散剂，用川续断、五加皮为主；活血归身、红花为要药；理气青皮、枳壳、麸皮炒用为佳；破血木通、桃仁为君；补血生地、白芍酒炒为最。凡要疏风必先理其气，活血顺气为次。虽余家传用药，亦必灵变制度修合，不可不精也。

止血散上之，即定痛止血。凡遇血水涌流，不可惜药，捧搓上，必止也。白石脂一两　血竭五钱　孩儿茶一钱　黑丑牛三合　各研末，听用。

凡伤背者，左腑皆系于背，虽凶，百日服药为妙。

凡伤胸者，系气血停涵来往之处，如伤必咳嗽，高起迷闷，面赤发热，主三四日死，服七厘散、降气活血汤。

凡伤肝者面红紫，眼白，气喘声哑，发热，主二十一日死，先服续命汤，次服保和中丸。

凡伤心者，面青气少，吐血，呼吸大痛，身体不动，主七日死，先服护心养元汤，次服大续命汤，后服和中丸。

凡伤食肚者，心下促阵而痛，高浮如鼓皮紧，饮食不进，促发热，眼闭口鼻，面多黑色，主七日死，先服大续命汤，后服和中丸。

凡伤腰者，两耳即聋，耳角黑，面浮光白，常若笑状，睡如弓形，主半日死，先服通圣饮，次服流伤饮，再服和中丸。

凡伤小腹者，小便闭塞作痛，用发烧灰四五钱送下，发热口干，面肿，主三日死，先服流伤饮，次服续命汤，再服和中丸。

凡伤大肠者，大便急涩，面赤气滞，主一日死，先服流伤饮，次续命汤，后服和中丸。

凡伤膀胱者，小便作痛涩滞，主半日死，服流伤饮，次续命汤，再服和中丸。

凡伤阴囊阴户者，血水泛，小便出，胀肿痛极，心迷致死，主一日内死，先服护心养元汤，后大续命汤，保和中丸。

凡伤胸背者，面白肉瘦，食少发热咳嗽，主半年死，先服流伤饮，合和中丸。

凡伤气眼者，气喘大痛，痰多，盗汗，身瘦少睡，坐不安，主一日内死，先服流气饮，次服和中丸。

凡伤血海者，血多妄行，口常吐血，胸前板痛，先服活血汤，次服流伤饮，合药酒服，若不即治，主一月死。

凡伤两胁者，喘气大痛，睡如刀刺，面白气虚，先服活血汤，次服续命汤，主三月死。

已上诸伤皆可药疗。

凡断盖心骨者，胸臀穿及阴囊阴户，伤极难忍，大痛，毒血迷心，若不丧命，未之有也。

凡踢打伤重者，用褥子盖身上，扶起烧沉香降鼻边，以降其气。如遍身伤，用热老酒边鼻，以降其伤，用麻黄皮一两，老酒送下。

松江仙民定和伤养血除痛，共十四味药为末，炼蜜为丸，如桐子大，每服三十四丸，午后及临卧服酒汤多少，如浸药酒，再加胡桃肉三十枚。

夺命丹：治跌打损伤，打死可救，用药十五味为末，入罐内，蜡封口，如遇此症，遍身打坏，少有微气，用药一分二厘，酒浆水调，灌下即活。

治打伤肿毒，用药一味为末，好酒送下三钱，四肢出血者效。打坠腰痛瘀血，用三味为末，陈酒空心送下三钱，治打踢伤损，用药一味，七厘散入捣，老酒饮之。

内伤煎药方：归尾二钱　红花二钱　枳壳二钱　蒲黄二钱　青皮二钱　泽兰叶二钱　五加皮二钱　桃仁二钱　乳香（去油）五分　没药（去油）五分　土三七二钱如女子有孕，不用三七，换炙香附子二钱，入药煎。又加胡桃二个，服药用陈黄酒随量服，腰上伤加炙杜仲二钱，煎服。

青田刘基先生秘授万验神书

凡天柱骨折，不治。

凡脑骨伤碎，轻轻用手捺平正，皮不破，用黑龙散二六，如破，用桃花散二五填破口内，包好，忌风。伤在发内，剪去发，敷药自愈。

凡顶门碎，用止血散二四，搽服上部末药。

凡两目有损，可治。

凡目开气出不收，不治。

凡口鱼缠风，不治。

凡伤食喉，不治。若伤喉，急令人扶住头，托凑喉管捻紧，不令气出，大银针穿银线，隔寸许连好，夏天药罨，日换二次，三日内贴膏十八，内服上部汤药自愈。

凡肩骱骨出，先用椅当圈住胁，必用软布衣棉被垫好，又使一人提定，二人拔伸，却坠下手腕，又曲着腕，绢缚之。

凡肩住间骨折，必一头高跷不平正，先用十八膏药贴，后用油纸数重补衬，又用粉匣板以长布缚定紧紧，再服接骨丹六。

凡金井骨在胁下，右损不可夹缚，须捺平正，方用黑龙散二六敷之，两胁骨亦如之。

凡夹脊断，不可治。

凡肩臂脱臼，令人低处坐，自用双手叉定抱膝上，将膝借力着实一衬其手臂，随手直前轻轻放手，就复位，服接骨丹六，贴膏药十八。

凡手腕出臼，用左手仰掌，托捻伤臂，用右手拿定接手近臼处，一把拿定，不可让他缩退，尽力一扯，即入故位，服接骨丹六，贴膏十八。

凡手骨出者，看如何出，如右出则在右边扳左，如左出在左边扳右。

凡指伤断有凑正，用水油烛膜包好，用生肌散贴膏十八。

凡心胞紧痛心里心，不治。

凡正心口青色，不治。

凡男女两乳堂伤，不治。

凡腰伤自叹，不治。

凡腹破大肠出，被风吹涨干，不能收入，用麻油先搽，使肠润，用一人托住，再用一人默含冷水一口，喷患者面，彼必一惊，托肠人乘惊一推，其肠自入，后急捻定患口，用银丝缝好，不可露一毫针孔，先敷止血散，后贴膏十八。上肠试伤法，令伤人饮火酒一小杯与彼饮，后方入。酒气入雅仙难治。

凡小肠不分阴阳，不治。

凡跌打腹痛，可治。

凡小肠未伤者，可治。

凡孕妇小肠伤犯胎，不治。

凡小腹伤吐粪，不治。

凡肾子伤入小腹，不治。

凡胯骨从臀上出，用二人捉定拔伸，方用二足跨入，如跨骨从裆内出，不可理治。

凡脚跌折或骨又出，长短不齐，不能复入，用小铜锯锯齐，然后推入，贴膏十八。外贴棉纸数重，粉匣板夹好骨，过二日膏十八，日进接骨丹六二。若炎天，将清茶净洗，勿令着气，若足胫骨别出在内，难治。用手法推入旧骱，贴膏十八，服末药。

凡人手足伤骨出，皆有一胫断可治，若两胫齐断不治。

凡足膝盖骨，乃另生者，磕碎脱处，治法用篾做一箍，如盖骨长，用带缚定，外在加护缚，服接骨丹六，候全愈，去箍。

凡跌打大小便不通，未可服接骨丹，因药性燥热，又兼酒调，反取其燥矣，先服通利散，再服接骨丹六。

凡食肚或被跌打，不死可治。

凡跌打不治，疼痛兼发战，不治。

凡高处坠下，叫喊汗出如油者，不治。

凡人骨折又出肉两头，必如利锋，治法，平列锉去两头尖按入，方用膏十八，外用笋箬。重如法包好，再服接骨丹六。

凡跌打臃肿处，患者不肯令换药，或肿硬难辨骨碎。治法，医人手缓缓捻肿处，骨内有声，用麻药二十，先服后割开，血涌，用止血散二四，又用麻药二十麻肉，取出碎骨，用别骨接好，贴膏十八，膏外将油纸包扎好，与淡盐汤服，待醒，服接骨丹六。

凡平处骨碎皮不破，用乌龙散二六敷，夹缚，若大概曲处，不可夹缚，愈后不能伸屈，只用乌龙散二六敷贴包好，使好曲转伸屈。

凡损骨碎或断，要看本处平正，如大抵骨不伤，左右着方损处，先拔伸撩正，贴膏十八，夹缚。

凡损重者，大概拔伸撩正，或取开撩正，先用桃花散二五填内，黑龙散二六圈外，再加夹缚。

凡拔伸斜伸要近损处二三分，不可别去第二节骨上。

凡拔伸或用一人，或用三人，看难易。

凡夹缚用杉木板皮，尿浸润，如指大，四边排正。大绳紧缚二三度，绳用苎麻。

凡夏天夹缚二日，冬天五日，解开，热水洗去旧药，洗时不可惊动损处，仍用黑龙散敷，再夹缚。

凡跌成肿，此血瘀也，热汤药二七先洗，外敷黑龙散二六。

凡如闪损，内服中部末药，贴膏十七，重则加地骨皮。

凡伤重，必用药水二七洗后涂，伤肿不必用。

凡夹缚，用木板一片，将油纸以姜汁调黑龙散二六，摊纸上后卷损处。

凡骨未碎，只用膏药贴十七，将中下末药日服二次。

凡血出，用桃花散二五，不止，用山漆塞伤处，外圈桃花散二五。

凡损血出，忌用布包，日后恐布血相胶，难以换药，用油纸伞纸。乡村遇骨折，失带膏药，权用糯米加酒药，姜葱同捣，熨斗热布包好，内服老陈酒，使血不凝，再取药治。

凡服伤药汤散，须得热吃。

凡服药，忌生冷面食。

凡合药，五月不宜合，要防损坏。

凡药用磁瓶收贮，焙过用骨仁子。

论曰：损伤一症皆从血论，则有轻重深浅，不可一概而论也。治法亦然，盖损伤皮不破，血药治之，若皮破，出血过多，兼补而治之。

诗曰：骨损金枪是外伤，折痕轻重细斟量。绵包木夹须仔细，地鳖接骨是神方。末药酒服效非常，血出金枪散更强。三七松香水粉妙，鸡鸣散服自然昌。去血若多应四物，瞑眩参芪急收良。打损内伤气血阻，细心服药少恐丧。

秘传神方三卷（嘉庆十九年甲戌秋八月黄太琏录书）

君臣散：其一。肉桂（童便浸炒）一两　红花（酒洗）　归身（酒洗净）　牛膝（酒浸）　赤芍　丹皮　生地　乌药　玄胡索　桃仁（去皮尖酒浸）三钱　续断　五加皮　防风　羌活　天花粉各三钱　杜仲（酒浸炒）　川芎各三钱　骨碎补（去毛）四钱　甘草梢一钱　共为细末，瓶收贮，临服配姜黄末少许。

紫金散：其二。紫荆皮酒浸一宿，瓦焙末，瓶收用。

黑龙散：其三。黄金子，麻油拌炒黑，瓶收用。

桃花散：其四。乳香（炙）　没药（炙）　血竭（另研）　共为细末，瓶收用。

五龙散：其五。人中白（醋煅七次），瓶收用。

乳香散：其六。乳香（炙）　没药（炙）　半两钱（醋烧七次，用胡桃肉研细）　骨碎补（去毛）　归身（酒浸）　硼砂（煅）　大黄　血竭（另研）　土鳖（火酒醉倒，瓦焙七次）和匀，瓶收用。

一粒金丹：其七。半两钱（醋炒研细）　土鳖（重分者七炙）　八九厘次等分　蒌仁（去油）　上药重一钱，下药重三钱，共饭丸粟米大，上部半钱服，下部酒下空心一粒。

八仙丹：其八。生大黄五钱　巴霜三钱　自然铜（醋煅十四次）　骨碎补（净毛）血竭（另研）各三钱　硼砂（煅）　半夏各二钱　乳香（炙）　没药（炙）　无名异（醋煅七次）各三钱　归尾（酒浸）五钱　共为末，瓶收用。

诗曰：血竭归尾硼砂，乳香巴夏大黄。名异然铜碎补，加酒八厘瘀下。

凡跌打不甚伤骨，亦可用君臣散一八分、紫金丹六六分、黑龙散三三分、桃花散四五分、玉龙散五三分，和匀，麻油姜葱酒调服，外贴麝香膏，服即用酒送下，七日服煎药。

凡跌打伤重骨断，或腹痛，先用八仙丹八五分，酒调下，待瘀血尽，后粥汤止之，将断骨接好，将紫金丹七分，上中下三部酒吞一粒，或用乳香散六八厘、紫金丹二八厘、君臣散一一分、黑龙散三八分、桃花散四五分，酒调，十四日服煎药。

煎方名川芎散：头伤损用，其九。川芎　白芷　川归　赤芍　生地　羌活　陈皮黄荆子　天花粉　五加皮　姜三片，水酒煎，饱服。若喉伤，加桔梗。

桂枝汤：或手或伤臂用，其十。桂枝　枳壳　陈皮　红花　香附　生地　当归防风赤芍　独活　玄胡索　童便酒煎服。

蔓荆散：眼目损用，其十一。蔓荆子　白芷　生地　红花　川当归　白术　川芎酒水煎服。

杜仲散：腰损用，其十二。肉桂　乌药　杜仲　赤芍　丹皮　当归　桃仁　续断玄胡索　童便酒煎，半钱服。

杏仁散：打伤肚腹作痛服，其十三。生大黄五钱　桃仁去皮尖炙　杏仁各三钱归尾一钱　甘草三分　童便酒煎服。

桔梗汤：大小便不通用，其十四。红花　苏木　芒硝各二钱　猪苓　泽泻各二钱桔梗二钱　大黄（煨）七钱　归尾五钱　桃仁二十粒　姜三片，童便酒煎服。

车前汤：大小便不通用，其十五。枳壳　当归　赤芍　车前　木通　大黄　桔梗芒硝　黄药子　树根　童便煎服。

梅桐散：足伤用，其十六。独活　牛膝　秦艽　赤芍　茄皮　续断　肉桂　陈皮生地　防风　海桐皮　当归　丹皮　姜黄　作一服，童便酒煎，空心服下，痛加乳香、没药。

麝香膏：跌打骨碎皮破不可用，其十七。红花　白芷　牛膝各五钱　归尾一两苏木三钱　灵仙三钱　茄皮三钱　防风五钱　荆芥一钱八分　续断五钱　生地五钱麻黄五钱　紫荆皮五钱　黄柏五钱　桃仁五钱　丹皮五钱　肉桂五钱　发灰五钱　大黄一两　苦参五钱　听用。

熬膏法：其十八。麻油一斤，将大黄、红花共药浸油内，夏天一日，冬天一日，浸四日，入铜锅内熬，候药枯黑色，筛去渣，入姜汁各二碗熬，再滤过，入片香二斤，又熬又滤过，加黄占二两，净百草霜二两，同熬膏取起，下细药。

细药方：其十九。麝香一钱　乳香一两　没药（炙）一两　同研，入膏内摊贴。

象皮膏：治跌打损伤皮破骨折用，其二十。大黄　川归　生地各一两　肉桂　红花　甘草　川连　荆芥（俱切片炒）各三钱　白及五钱　白蔹五钱　听用。

先将片香二斤四两熔化，即入药炒，熬滚，柳枝在锅底搅打，待成灰色，再下黄占、白占各三两，及、蔹末并麻油一斤，又同熬滚，滚久，用麻布七尺绞油，入净水缸，内药，倾去绞油完，将膏在水中捻长块，再切块，渐入大锅熔化，膏带水气油花，红黄满锅，待油花红黄色渐渐出尽，其膏如镜面可照人见，方将膏滴水试嫩，若贴手不粘手为度，加麻油、嫩片香，若嫩得宜，以净百草霜收盛，膏配细药摊贴。

细药：其二十一。土鳖末一两　血竭（另研）五钱　龙骨五钱　象皮（炒）五钱　螵蛸（三钱煮净）七分　珍珠药五分　乳香（炙）五分　没药（炙）五分　瓶收用。

药酒方：打伤用，其二十二。当归　川芎　红花　茄皮　防风　独活　赤芍　玄胡索　丹皮　生地　乌药　山漆　肉桂　乳香　牛膝　落得草　杜仲　没药　虎骨　续断　干姜　姜黄　紫荆皮　海铜钱，以上药各五钱，入绢袋，注瓶内，加酒五六斤，隔汤煮三炷香，取出，早晚服二次。

八厘宝：其二十三。川乌　草乌各五钱　黄麻花一钱　闹羊花（醋浸）九分　半夏三钱　南星四钱　蟾酥（酒浸）五分　共为末，苎叶奶绞汁拌末，晒干研末，酒八厘。

阳花散：其二十四。南星二钱　草乌一钱　闹羊花三钱　半夏二钱　共为末用黄麻根、草麻根、苎叶三味绞汁，拌南星，四味晒干，又拌，如此七次，研末用，调擦割开上。

续筋骨丹：其二十五。土鳖　山漆　血竭　龙骨　共为末，唾调搽。

又续筋丹：其二十六。先用筋相对，后将旋覆花汁涂对处。

止血草药：其二十七。血见愁　马兰头　山漆草　旱莲草。

桃花散：其二十八。千年古石灰一斤，入牛胆内，阴干七次，取出，用大黄四两炒为桃花色，去大黄，安在地上，过宿，研末听用。

乌龙散：其二十九。川山甲灰（炒）六两　丁皮六两　枇杷叶（去毛）五钱　百草霜五钱　共焙末用。

洗药方：其三十。艾葱　赤芍　桂皮　防风　荆芥　归尾　槐枝　苍术　玄胡索共切片，要用秤一两，童便水煎服。

阿胶汤丸：凡为损用，其三十一。阿胶　发灰　没药　酒煎，加童便服。

血竭散：血泛口出用，其三十二。发灰　茅根　血竭　韭菜根　童便酒煎服。

凡跌打好后筋不伸服：其三十三。黄荆子一两　续断八钱　独活七钱　秦艽　海桐皮各八钱　鸡骨接　虎骨接　犬骨接　共为末，酒服一钱五分，兼服宽筋汤。

宽筋散：其三十四。牛膝　肉桂　姜黄　黄芪　白茯苓　桐皮　川归　独活　续断 生地　酒煎空心服。

人参散：凡接骨处久后无力，行不动用，其三十五。人参　白术　肉桂　乌药　黄芪　续断肉　当归　同煎服。

桂枝散通用：其三十六。跌打损伤陈赤芍，枳壳丹皮香附生。桂皮归尾桃仁粉，乳香胡儿切不轻。头损川芎为要药，下伤牛膝可加增。大便不通将军用，落水次求自确真。

姜黄散通用：其三十七。桃花兰叶牡丹皮，姜黄苏叶当归医。广皮牛膝川芎地，肉桂乳末并胡儿。童便好酒同煎服，周身伤重立时除。

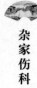

《秘传伤科接骨入骱第一》

清·撰人不详

凡人周身一百零八个穴道，七十二个小穴道，伤丧命；三十六个大穴道份者，尤甚。心为华盖穴：伤者人事不醒，血迷心窍，三日不治，即时用药可治，发者十个月死。背后肺底穴：伤者一年而死，死后两鼻孔必出血。左乳上一寸三分名上气穴：伤者三十二天发寒热而死，又发者二十六日死。左乳下一分名为正气穴：伤者十二日死，右拳泛十八日死。左乳下一寸四分名为下气穴：伤者三十六日死，又发热者一月死。右乳上一寸三分名上血海穴：伤者十六日吐血死，右伤者九十日死。右乳下一分名正气穴：伤者十八日吐血而死，腹伤者六十四日死。右乳下一寸四分名为下血海穴：伤者三十二日吐血死。乳上一寸偏三分，名为一计害三贤，伤者七日死，愈后复发者五十六日死。当中桃心骨名黑虎偷心：拳回气绝，临时救之无妨，服药不除根者，一百二十日死。右下一寸三分名霍肺穴：伤者当时救好无妨，服药不除根者，一百二十日死。下一寸三分偏左边名番肚穴：伤者三日死，服药不除根复发者，一百七十日死。脐为气海穴：伤者二十八日死。右下一寸三分名丹田精穴：伤者十九日死。再下一寸三分名分水穴：伤者大小便不通，十三日死，复发一百六十四日死。又再下一寸三分名关元穴：伤者五日死。左边合筋毛中气穴海门：点伤者六个月死。右边合筋毛中名血海门：点伤者五个月死。右边合稍骨尽处名章门穴：伤者一百五十四日死。再下一分名气郎穴：伤者四十二日死。右边筋稍骨尽处名池门穴：伤者六十日死。下一分名血郎穴：伤者四十日死。头顶心名泥丸宫：伤者二十日死，轻者耳聋头眩，六十四日死。背心第七个节两旁边下一分名百胸穴：伤者中吐血痰，十个月死。又下一寸一分气海穴：伤者一日半死。鸠尾骨尽处下一分名海底穴：头肿者七日死。两腿中名鹤口穴：伤者一年死。足底心名涌泉穴：大凡三十六个大穴道，用药须仔细。华盖穴受伤方组列后。

引经之药：枳实一钱　良姜八分　加十三味煎方，又用七厘散二分五厘。

行心胃上经之瘀血，初过三次，冷粥汤止之。又再用夺命丹一服痊愈。

发后第三骨节底穴：被拳打中，九十四日死。引经之药：加百部一钱、紫金丹三服。

上气穴受伤者，引经之药：加沉香八分、肉桂四分。加煎药内用七厘散二分五厘、夺命丹三服。

正气穴受伤者，引经之药：用青皮一钱、乳香一钱五分，加煎药内用七厘散二分五厘，再用十三味加减药方二帖，又用夺命丹三服。

下气穴受伤者：用乳香五钱、广皮五钱，加煎药内用七厘散二分五厘，又用夺命丹三服。

上海穴门受伤者：用郁金五钱、寄奴五钱、山羊血五钱，加煎药内用七厘散二分五厘，又夺命丹三服。

正血海门受伤者：用郁金五钱、刘寄奴五钱、加煎药内用七厘散二分五厘，又加十三味煎方二贴，又夺命丹三服。

下血海门受伤者：加五灵脂七分、炒蒲黄七分，十三味煎方内用七厘散二分五厘，又夺命丹三服。

乳上一寸二旁三分受伤：石菖蒲一钱、枳壳五分，十三味煎加七厘散三分，夺命丹三服。

黑虎偷心受伤：肉桂一钱、丁香七分，十三味药用七厘散三分，夺命丹三服，又加十味药煎服二帖。

霍肺穴受伤者：桔梗八分、川贝一钱，加煎药十三味，内用七厘散三分，夺命丹三服。

翻肚穴受伤者：红豆女（炙）四钱、木香五钱，煎药十三味内七厘散三分，夺命丹三服，加减十三味药二三帖，紫金锭三钱服。

丹田穴受伤者：木通一钱、三棱一钱，内用七厘散二分，再加十三味药方。

分水穴受伤用：蓬术一钱、三棱一钱，加七厘散二分五厘。

关元穴受伤：五味子一钱、车前一钱、羌活一钱、青皮一钱，加七厘散二分，夺命丹三四服。

气穴受伤：五味子一钱、羌活一钱，加七厘散二分，夺命丹三服。

血海门受伤：柴胡一钱　当归七分　加七厘散二分，夺命丹三服。

章门穴受伤：当归一钱　苏木一钱　地鳖一钱　加紫金锭三钱服。

曲池穴受伤：丹皮一钱　红花五分　夺命丹三服。

血郎穴受伤：蒲黄一钱　韭子一钱　夺命丹三服。

泥丸宫受伤：羌活一钱　苍耳一钱　夺命丹三服。

百胸穴受伤：杜仲一钱　故纸一钱　夺命丹三服。

后气穴受伤：故纸一钱　乌药一钱　地鳖一钱　紫金锭三钱　服。

肾经穴受伤：桃仁一钱　红花一钱　夺命丹三服。

命门穴受伤：桃仁一钱　前胡一钱　夺命丹三服。

海底穴受伤：大黄一钱　朴硝一钱　紫金锭三钱　夺命丹三服。

鹤口穴受伤：牛膝一钱　苡米一钱　紫金锭三钱　服。

涌泉穴受伤：木瓜一钱　牛膝一钱　夺命丹三服。

听耳穴受伤：川芎一钱　细辛一钱　夺命丹三服。

附方加减十三味药方：五加皮五分　砂仁五分　肉桂一钱　五灵脂一钱　刘寄奴一钱　香附五分　杜仲一钱　蒲黄一钱　广皮七分　元胡二钱　归尾五钱　红花五分　葱白酒为引，煎服。

新伤十三味煎方：刘寄奴一钱　青皮一钱　桃仁一钱　香附钱半　红花八分　赤芍钱半　乌药一钱　木香一钱　蓬术一钱　砂仁五分　三棱钱半　苏木一钱　碎补二钱　归尾七分　延胡索二钱　酒煎服出汗，如伤重，大便不通，加大黄三钱，引葱根三个。

飞龙夺命丹：朱砂三钱　蓬术五分　羌活一钱　苏木一钱　韭子三钱　枳实三钱　赤芍三钱　秦艽三钱　灵仙三钱　三棱五钱　归尾五钱　胎骨五钱　肉桂三钱　麝香二钱　自然铜八钱　广皮三钱　青皮三钱　寄奴三钱　土鳖八钱　硼砂八钱　前胡三钱　乌药三钱　葛根二钱　五加皮八钱　香附四钱　川贝母三钱　延胡索四钱　广木香六钱　桂枝三钱　血竭八钱　蒲黄三钱　此药用轻者一二分，重者三分。

紫金丹：地鳖八钱　归尾三钱　朱砂三钱　桂枝三钱　胎骨三钱　赤苓三钱　乌药三钱　月石八钱　麝香二钱　川断三钱　桃仁五钱　杜仲三钱　血竭八钱　延胡索五钱　木通三钱　牛膝三钱　红花三钱　五灵脂五钱　苏木三钱　川贝母三钱　生姜三钱　羌活三钱　青皮三钱　秦艽三钱　青木香三钱　枳壳三钱　故纸四钱　土狗四钱　赤芍三钱　蒲黄三钱　自然铜八钱　广皮三钱　蓬术四钱　香附四钱　肉桂二钱　黄芩三钱　丹皮四钱　韭子二钱　百部五钱　葛根三钱　泽泻五钱　灵仙三钱　山棱四钱　远志肉三钱　枸杞五钱　为细末，每服二分，酒煎下。

七厘散：月石八钱（清心肺之血，化汗去伤）　朱砂四钱（定心正痛，消瘀血，安魂魄）　血竭八钱（去周身穴道之伤）　胎骨四钱（能去周身骨节之痛用）　地鳖八钱（去伤强腰，止痛酒多用）　土狗八钱（去骨肉之伤，伤筋骨之用）　赤芍三钱（鲜烦热，破瘀血，疗腹痛）　归尾五钱（破周身之瘀血，顺肠胃）　红花五钱（多用破血，少用活血）　茄根五钱（坚筋骨，行周身之伤痛）　苏木四钱（理气去伤，助各药之功）　枳实三钱（宽中理气化痰）　木香五钱（调身气去骨肉之伤）　生地六钱（通大便之痛血）　巴豆霜三钱（去伤行气血）　青皮三钱（快膈除膨胀，下气行小便）　乌药三钱（顺气消痰止痛，治冷气）　五灵脂（治胁肋胃之痛，消瘀血）　蒲黄三钱（去瘀血，治胃背之痛）　广皮四钱（开胃消瘀，破壅滞之逆）　三棱五钱（破血中气滞，积收之功）　蓬术五钱（行血中气滞）　肉桂三钱（行血止痛之功）　麝香七分（能通七窍，直达痛所）　上药二十四味，遵法地道炮制，共为细末，收贮勿令泄气，每服二分五厘，轻者一分五厘，年少童子七厘，煎酒送下。

治跌扑打损，伤周身用此药。若伤时照伤添行。血竭五钱　肉桂一钱　真琥珀钱

半 滴乳香二钱 灵仙一钱 彤皮药二钱 归尾一钱 川芎五钱 青木香五钱 活血丹五钱 乌药二钱 生地黄五钱 香白芷一钱 刘寄奴一钱 枳壳一钱 紫金丹五钱。

若伤上胸前，用此十八味，分作两剂，饮酒者用二斤，欠些者出药性存，冷酒半斤，对吃一日一剂，复渣再煎服，身上两服可愈，伤重再吃二服。

引经之药十丸

伤头加防风五钱、羌活一钱、藁本五钱；伤男呕吐加藿香五钱、砂仁五钱、楂肉五钱、黑丑三钱；伤肚腹大便不痛加生军五钱、桃仁二钱；伤小腹小便不通加木通三钱、车前三钱、赤苓五钱；两胁伤加熊胆二钱、茜草三钱；背伤加秦艽三钱、青皮二钱、香附一钱；腰伤加故纸二钱、杜仲五钱、川断五钱；两手伤加桂枝一钱、羌活一钱。春冬加五钱，夏秋用八分。两足伤加牛膝一钱、五加皮五钱、木瓜五钱；两肋加白菊一钱、蔓荆子一钱、白蒺藜一钱。将前十六味共为末，汤下，无不应验。

劳伤药酒方：生地五钱 杜仲五钱 桃仁四钱 秦艽五钱 麦冬五钱 枳壳三钱 远志肉五钱 香附三钱 胡桃肉四钱 当归六钱 故纸三钱 川断三钱 泽泻五钱 丹皮五钱 五加皮五钱 茯苓五钱 枸杞五钱 枣头二两 红花二钱 牛膝五钱 黄芪五钱 乌药五钱 虎骨五钱 桂枝三钱 白金根二两 延胡索四钱 好生酒十斤 煎三炷香，透用退火一二服。

二十气药酒方：当归五钱 防风二钱 甘松三钱 羌活三钱 甘草三钱 白芍二钱 枸杞五钱 虎骨五钱 熟地五钱 秦艽二钱 苍术五钱 生地三钱 川断三钱 黄芪五钱 石斛五钱 川芎五钱 加皮五钱 肉桂二钱五分 没药五钱 麝香一钱 杜仲四钱 海桐皮二钱 金鲜皮五钱 用酒八斤夏布袋盛之，浸之五日，隔水煎三炷香为度，埋土七日，每服一茶勺。

上部伤方：白芷一钱 血竭一钱 青皮一钱 乳香五分 羌活二钱 生地二钱 朱砂三钱 没药五分 归尾五钱 虎骨（羊油炙）一钱 棱麻一钱 桂枝一钱 碎补八分 郁金五钱 川芎一钱 细辛八分 以上用好酒煎，服尽饮醉，临出汗。

中部伤方：生地一钱 血竭一钱 白芷一钱 加皮一钱 秦艽八分 红花一钱 川断一钱 没药五分 乳香五分 土鳖三十八个 甘草八分 用酒煎服，盖暖取汗。

下部伤方：灵脂二钱 汉防风二钱 木瓜一钱 南蛇二钱 秦艽二钱 碎补一钱 五加皮二钱 脚樟一钱 生地一钱 自然铜一钱 归尾一钱 牛膝一钱 川芎一钱 赤芍八分 肉桂五分 杜仲八分 故纸八分 如肿不消加八棱麻，脚下不消加牛膝、五加皮各二钱。

左边伤方：陈皮一钱 红花一钱 灵脂一钱 桃仁一钱 甘草五分 赤芍一钱 郁金二钱 半夏一钱 首乌八分 苏木八分 杏仁八分 三棱八分 龙胆草八分 乳

香五分　赤苓一钱　延胡索一钱　没药五分　菟丝子八分　加红枣两枚为引，用好酒煎服。

右边伤方：苏木一钱　姜黄一钱　红花一钱　蒲公英五分　归尾一钱　丹皮一钱　桃仁二钱　牛膝一钱　赤芍一钱　厚朴一钱　甘草五分　龙骨一钱　活血丹八分　何首乌八分　延胡索一钱　郁金一钱　木香一钱　灵脂一钱　香附二钱　加红枣两枚引，好酒煎服。

治筋骨腰腿疼痛药酒方：全当归一两　五加皮三钱　川芎五钱　独活五钱　桂枝四钱　防风五钱　灵脂四钱　牛膝六钱　川断（铅水炒）一两　制香附六钱　真桂核（炒）二钱　以上药为片，用火酒三斤，煮一炷香，退火三天，日饮卧时一杯，盖暖出汗。

护心丹：黄麻灰一钱　肉桂八分　没药二钱　自然铜七分　木子灰一钱　乳香一钱　杉树七分　共为末，蜜为丸，服时另有口说。

膏药远骨散：牙皂　荜茇　肉桂　熊黄　胡椒　麝香　共为末用。

跌打末药方：大观钢（醋煅）五个　自然铜（煅）二两　当归（醋酒制）四两　地鳖（醋酒炙）四十个　血竭一两　穿山甲（研）五钱　红花五钱　三七一钱　苎麻（烧灰存性）一两　肉桂一钱　蚕窝（烧灰存性）十个　若有人参便妙，以上为末和匀，每服一钱，酒送下。

跌打损伤断骱外敷药方：桑白皮　推车虫（如子芽搨）　苞水虎（水虫去水壁，如土拗之藤捣烂）　韭地中蚯蚓　葱根各等分，共捣烂，敷上伤处，若用生姜　片擦，后将糯米饭和药，捣敷患处，以上新棉花包好。

简便神效方：远年灰砖内外，但黄者佳，以醋煅七次为度，研末，每服三钱送下，盖暖出汗。

种子大力丸：沙蒺藜（去刺）一斤　白蒺藜（去刺炒）一斤　香胡瓜子一斤　炒鱼鳔（蛤粉炒）一斤　淮牛膝（炒）一斤　共为末，蜜丸如圆大，每丸早晚陈酒送下。

跌打方：（张孔照先生）归身一钱　红花三分　虎骨七分　杜仲八分　丹参六分　五加皮八分　秦艽八分　续断八分　紫金皮八分　牛膝一钱　尖阿劳八分　生地一钱　川芎四分　乌药三分　苡米一钱　羌活八分　酒芍六分　官桂四分　外加核桃肉、枣、桂肉，酒煎服。

接骨另伤外敷方：飞罗面七钱　生大黄三钱　樟片三钱　赤芍五钱　山栀仁五钱　麝香五分　用鸡蛋白、烧酒调放敷处。又方：樟片三钱　生军二钱　柏末二钱　当归三钱　红花二钱　五加皮二钱　麝香五分　乳香二钱　没药二钱　赤芍二钱　血竭二钱　为末为丸，糯米饭捣烂，烧酒和匀，涂患处，其伤自然带出。

接骨方：羌活八分　雄小狗（即炮骨）一两　地龙（去头足）七对　土狗（酒煅）十二个　血竭五钱　乳香（去油）五钱　大黄一两　自然铜五钱　桂枝八分　归尾一

两　地虎（烧酒炙）七个　碎补（炙干去皮）一两　胎骨五钱　连翘五钱　没药五钱　白占半斤　为末，炮制地道，每服五钱，酒送下。

　　口疮方：川黄连　北细辛　二味生研，用小管吹入疮上效。

　　牙痛方：菖蒲根　端午日午时，用盐水泡之，晒干贴牙疼处。

　　白蛇缠疮：白及　水龙　粪船板缝烧灰，陈旧者佳，为末炙，盐水调涂。

　　治小儿羊须疮：用红枣七个，烧灰合油调涂。

　　拔疔红膏药：银朱（水飞）三钱　蓖麻肉三钱　嫩木香五钱　黄丹水飞一钱　轻粉五分　捣成膏，以针将疔头挑破，援成一小团安膏药上贴之，痛者不必挑破，即以红药摊贴。

　　治小儿胎毒肥疮方：白芷三钱　铅粉二钱　枯矾二钱　苍椒三钱　黄柏（炒）三钱　为末，麻油调搽。

　　鹅口淋口白炼：薄荷八钱　茨柏五钱　青代（水飞）四分　硼砂三分　朱砂水飞二分　冰片一分　为末吹之，或加枯矾一钱。

　　累成验痔积仙方：黄山栀（去壳焙研）四钱　杏仁（捣烂）三钱　白胡椒（原粒）一钱　丁香（研末）五分　鸡蛋清（去黄）一个　葱头（打烂）七个　凡有五痔、七十二痔，如种症前药，用飞罗面少许，上好高粱酒调匀，荷叶为托贴左右足底心，布带扎紧，勿令足履地，一周时，揭去足心，拔出沉黑色病即脱，一月复原，忌荤腥、生冷、面食，无不效验。

　　治耳流脓血方：陈皮一钱　灯草灰一钱　冰片一分　上药为末，吹耳。

　　治喉闭肿痛效方：巴豆一粒　不拘用何物包好，塞鼻孔，男左女右。

　　治火眼方：黄连三分　黄柏五分　白矾一钱　肉枣一钱　煎浓夜苏露水，抹药自愈。

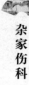

《秘授跌打损伤接骨入骱》

清·不著撰人

治疗神方第一

凡人受跌打踢损伤者，男子伤于上部者易治，如伤中部与下部者难治，何也？因气上升之故也。如妇人伤于下部者易治，伤于上中部则难治，因血下降之故也。观理须验伤在何处，察其浅深。男左转，属阳，如转至右转，属阴。所以伤左者，气促面黄；伤右者，气浊面肿。春伤于肝，夏伤于心，秋伤于肺，冬伤于肾。四季末时十八日，伤于脾必凶之症也。痰多、眼白、口臭、粪黑，必死之症。然医者务要察时按即治之，不可造次耳。

看验损伤第二

夫脑者，诸阳之首。所聚太阳穴、脑门、灵盖等处，须剪去近疮伤痕之发，然后用药。必用灯心、桃花散塞之。疮孔小则不必日日看之。其伤处如若有脓而烂，用辛香散汤洗之，切忌当风。重伤必发寒热，如头面皆肿，用消风散调敷之，又以安髓散、清茶服，皆可愈。

脸面七孔第三

夫面有七孔，眼目居其第一，如受伤者最难治也。倘被打睛出以外，难复入，但此症必以神圣散敷贴之，听其自然。如破，黑睛出水者，其目必难治也。倘任胞内，可轻轻拨转归元，用神圣散贴，外用住痛散、清茶调服。

牙床骨第四

牙床骨被打断，先用二手揣摩，令断骨相接归元，以神圣散敷贴之以外。后用布袋缝好，兜住，缚在鬓下。牙床齿如落，可去之。如未落，可即拨正归元安之。如出血不止者，用桃花散可止。又以白金散米汤调搽，含口内即愈。

续颈骨第五

如跌缩颈骨损伤者，即令仰卧，用绢袋兜其胁下，开其颈骨，用手揪完头发，然后用二足抵其二肩，微微用力拔之，待归元却好，则不可大伸。用神圣散、自然铜、姜汁和酒调贴封固。服乳香神妙散、寻痛散立愈。

咽喉二道第六

咽喉有二道，左为气喉，右为结喉，二者割断三分之一犹可治。法用细绢红线在药内抽过缝好，伤处用止血桃红散搽，疮口用神圣散封贴四旁。然后看病势，若沉重亦难治之。

下井肩第七

医颈下井肩骨被打断，须用夹板，将手揣正归元。用竹一节，量长短阔狭，阓入骨中，绢袋兜其胁下，服乳香对痛散即愈。

饮匙骨第八

饮匙骨被打断跌出，须要伸其两手，揣其骨归元。用神圣散敷贴。后用绢袋泛胁下兜住，缚在搭肩上，服油蚯蚓、住痛散，或酒蚯蚓亦可愈。

腕骨出臼第九

腕骨出者，治法如在肩，拔之归元。神圣散敷贴，后以杉木薄板一片，中一孔，裹夹伤处，对缚四道，令腕骨可以伸舒，绢袋兜悬颈上，日服乳香寻痛散愈矣。

手臂腕第十

手臂骨断，以手揣摩归元，捉正复完，片时，然后放手用神圣散敷贴，后以杉木板二三片，长扳夹在外，短扳夹在内，托之四道，绵帛缚好，使臂可曲。近揣半节渐渐放宽，如肿，原服神圣散加减朴硝，痊。

手掌腕骨第十一

手掌腕骨断脱，法同前。腕骨治无二。

手指骨第十二

手指骨断，治法同井肩骨，治无二。

手掌骨第十三

手掌骨断，揣就归元，用神圣散敷贴。以板量掌为则，一托骨内，一托掌外，麻绳缚好三道。服寻痛散愈。

两胁骨第十四

两胁骨断髂，棉被一床，折铺凳上，令侧卧于被上。如在左，以右卧之，揣骨断处，以手按胁骨尾，则断骨自起相接，用神圣散敷贴。后用杉木板一片，衬患处，以绢缚之，服寻痛渐渐自安妥。如见秽物自上出，则自断骨刺胃矣，不治之。

刀伤肚腹第十五

刀伤或刺肚腹，若腥者肝伤也，涂治疮口，外用洗肝散，木瓜煎汤，酒木香服。咳嗽者，伤肺也，断血桃花散封固四边，疮口勿令冒风，易痊。

肠出在外第十六

破伤肚腹肠出在外，须用心治之。如肠破者，不治。若狂言乱语，神思恍惚，此伤心也。吐呕秽物，伤胃也。面脸红色，皆难治之。

腹破入肚第十七

腹破肠出，以绢袋缚其两手于梁上，以砖一二块衬其两足，令人手托住肠，去足下之砖，则肠于内，如不收入，以手轻轻送入。亦要随即下药调治，如夏日，则用暑药灌之；冬月，亦正气散灌之。除冬暑之气，则用四物汤补其血。如炎热之日，将汲水喷入面，使其忽然惊动，则肠自入矣。速将衣被遮盖患处，勿令生水沾肠。收入内者，以绢线、头发缝之。用桃花散断血散封固。如疮口干燥，乳润之。日服生肌散。疮口断不可金黄散清油调搽。用药必随症加减可也。

腰骨跌出第十八

腰骨跌出，令患人伏卧。以绢袋紧缚两手在凳上，缚足其凳下。医者以手协力压入，使其骨归原。用神圣散敷贴，日后寻痛散立愈。

尾际骨第十九

尾际骨破断，揣合归原。以神圣散敷贴之，以绢袋缚好，日服寻痛散可愈。

阴囊脱肾第二十

阴囊破者，肾子突出在外，俱不伤其总根，可以治之。将手牵住囊皮，纳入肾子。用桃花散搽疮口断血，以药线缝之，毋得缝其筋脉，恐二子不能转运，必以断血药封固。倘疮口干燥，小便流出，用白金散清油调乳润之，自然愈矣。

遍身重伤第二十一

凡有遍身重伤者，以陈酒炖热浴，浴过，将黄麻皮煅过存性，灰一两，酒下即愈。

接骨入骱第二十二

凡接骨入骱，其痛非常，必须先服麻药，使患人不知痛痒，伸拔刀割其患处，医者毋惊，此法必用之不可也。

损伤科目次

总　纲

凡官刑杖打，皮破肉碎，痛苦难忍，先服回生丸一服，八宝丹一服，麦壳散一服。

凡打缩头板，必生杖痛，用小利刀细细割碎，以出毒血，用血竭散干掺，用布卷成一圈。如杖疮大高寸许，将葱白捣碎炒软，略掺血竭散在内，将葱填在圈中，平满为度，用烙铁烧热在葱上熨，肉痛提起，痛止再熨，至三四个时为度，去葱，再厚掺血竭散，油纸盖定，软绢包好。倘有深重出脓水者，用芋革活老鸦眼睛藤煎汤，用川大黄、松香等分为末，掺，包好。

凡棍棒杖打皮不破，血不出，青红肿胀，痛苦难忍，加味四物汤，酒煎服。外用半夏、大黄末、生姜汁调敷，用前葱熨法，再用血竭散、桐油调敷，油纸盖，加绢缚定。再用通血散二三服，童便下。又有熨法，用粗纸卷。如杖疮大，童便浸湿，烙铁火熨干，则再浸至二三个时为度。

凡治筋骨断碎，痛苦难忍，内用加味四物汤二三剂，外用葱熨法。麦壳散三服，三炷香时又用肥皂去毒，火煨去筋，打成饼子，贴在患处，棉花包好，不可开泄，令热暖，再服回生丸一颗，八宝丹一服，麦壳散一服，俱热好酒下。

凡手足骨断痛苦难忍，用回生丹一服，八宝丹一服，麦壳散一服，再用通血散一钱，小便调热服。外用雄鸡一只，杀去血干，去毛，剖去肚食，烘热石臼，将鸡捣烂，做成饼子，用自然铜二钱、附子二钱、血竭散二钱研匀，掺在鸡饼子上，将饼贴在伤处，用薄板皮细绳扎定。夏一日一换，冬二日一换，春秋二日一换。

凡头脑打碎，天灵盖破者，须衣膜不破，脑浆不出可治。先用血竭散掺伤处，将葱白捣碎炒软，掺血竭散在内，贴在伤处一寸厚，熨四炷香为度，去葱，用刀伤药厚掺，软绢包好，不可见风开动。倘有脓血流出，用葱椒汤洗去前药，将老松香、川大黄等分为末，掺在伤处，洗时忌风。若被风进，肿痛，名破伤风，用玉真散、井花水调涂疮口，内服玉真散二钱，好酒下，以愈为度。破伤风初，发热红肿，风邪传沸经络，未深入者，用杏仁去皮尖研细、飞麦等分，新汲水调匀成膏，敷伤处，肿消热退，愈。如伤重，服九味羌活汤取汗。

凡刀伤，肚腹大小肠流出，一人提取病人两手，一人提取两足，其肠自入，用丝线缝好，用血竭散敷，用葱熨法，四炷香为度，去葱，用血竭散厚敷，油纸包好，不可开动见风，自愈。内服回生丸、八宝丹、麦壳散各一钱。

凡高处坠下，伤筋骨，瘀血凝滞，在内发热，胸腹胀痛，用鸡鸣散一剂，老酒煎服，去瘀痛止。若瘀血不尽，再用通血散、通滞散各一服，童便煎服。如身强瘀血重者，可用桃仁承气汤。

凡遍身手足打伤，青红肿胀，皮不破，血不出，痛苦难忍，先服鸡鸣散，再服通血散、通滞散，童便煎服。如重者，用葱熨法以消肿，再用粗纸小便浸湿，熨二炷香为度。再服回生丸八宝丹、麦壳散各一钱。

止血方：毡帽（一个要油腻头垢及瘌痢头者更佳，火上烧过为末） 烟（炒黑）四两　共为末敷之。

又方：文蛤（炒黑）一两　降香（炒黑）一两，共为细末，掺上即止。

生肌散：即前生肌肉方　石膏（火煅）三两　东丹（水飞炒）一两五钱　乳香没药（俱去油）各二钱　共为末敷之。

鬼代丸：治官刑夹打预服不痛。乳香　没药（各去油）　无名异　窖砖（醋煅）土鳖　自然铜（煅）　红花　胆矾　赤芍各一两　古钱（醋煅）　地龙（去土焙三钱）胎骨五钱，用蜜丸似弹子大，每服一丸，临刑细嚼，酒送下。

把　戏

夺命灵丹：治被重伤或受极刑，有起死回生之妙。归尾　桃仁各一钱　黄麻根（烧灰）三钱　土鳖（焙去头足）五钱　大黄（酒蒸）一钱　自然铜（煅）一钱　乳香没药（各去油）二钱　儿茶二钱　五铢钱（煅）二钱　骨碎补　血竭　辰砂　透明雄黄　川断各二钱　麝香四分　苏木一钱　骨灰二钱，共为细末，入磁瓶内封好。如人中死而心尚温者，轻轻扶起，照从高坠下之法，用好酒送下一分二厘，若能入咽，即可不死，连服数日，自愈。

清脓散：治有脓。老松香（炼过）一两　川大黄二两，共为末，干掺，外用膏药盖贴之。

熏洗方：治打伤后遍身脓臭。麻黄　荆芥　白芷　桑皮　赤芍　藿香各二两　橘叶　紫苏　老姜各三两　葱五两　如臭烂，加乌桕树根三两、土乌药二两；骨肿痛，加枳壳二两。共为细末，煎汤乘热熏洗，切忌见风。

鹿灰散：治竹木入肉。鹿角一双，烧灰研末，水调敷上，立出，久者一夕出。

跌打煎方：归尾　五加皮　刘寄奴　乌药　红花　丹参　泽兰　白芷　川断　肉桂　苏木　紫木香　猴姜。上部：羌活、川芎；中部：柴胡、青皮；下部：牛膝、防己、木瓜；手臂：桂枝、灵仙；破伤风：南星、羌活、防风、荆芥；蓄血：大黄、桃仁；胸满：枳壳；小水不利：车前、木通。

归芍汤：治跌打气血凝结。归尾　赤芍　乌药　香附　苏木　红花　桃仁　官桂甘草　腰痛加青皮、木香；胁痛加柴胡、川断，水、酒各半，煎服。

《秘传药书》

清·不著撰人

十八反歌

本草明言十八反，逐一从头说与君，人参芍药与沙参，细辛玄参及紫参，苦参丹参并前药，一见藜芦便杀人，白蔹白及并半夏，瓜蒌贝母五般真，莫见乌头与乌喙，逢之一反疾如神，大戟芫花并海藻，甘遂已上反甘草，若还吐蛊用翻肠，寻常反之都不好，藜芦莫把酒来浸，人若犯之都是苦。

六陈歌

枳壳陈皮并半夏，茱萸狼毒反麻黄，六般之药宜陈久，入用方知功效良。

十九畏歌

硫黄原是火中精，朴硝一见便相争，水银莫与砒霜见，狼毒最怕蜜陀僧，巴豆性裂走为上，偏与牵牛不顺情，丁香莫与郁金见，牙硝难合京三棱，川乌草乌不顺犀，人参最忌五灵脂，官桂善能调冷气，若逢石脂便相欺，大凡修合看顺逆，炮盐炙砖莫相依。

药性歌

甘草味甜本性温，调和诸药可为尊，通经埒味除红肿，下气通关又壮筋。人参甘美有微寒，止渴生津亦利痰，明目开心通血脉，安魂补气解虚烦。茯苓利水能止泻，益气安胎化肾邪，开胃定经暖腰膝。赤苓被气又堪差，白术甘苦温无毒，此汗益精消五谷，利痰遂水治头眩，风寒温气皆宜服。菊花甘平无毒意，除热去风安肠胃，头眩心痛悉能除，宽肠除疼祛热邪。琥珀原来驱鬼妖，治风安魄把瘀除，明目聪去除心痛，疗蛊消膨有大功。菖蒲味辛温中药，驱鬼诛虫暖血宫，风湿痹疮皆可用，开心通窍治耳聋。菟丝甘平其性平，助阳补损又添精，溺血血寒俱可用，腰疼膝冷也应灵。

跌打秘诀

要知跌打治诀，调和气血为先。拳棍交加伤重，周身荣卫不旋。回而父死成殃，昏迷寒热并缠。朝夕多有一症，总由气血作硬。若或妄投他药，必主身命归泉。须知瘀血攻心，吐散方获全愈。如降血积满腹，通利将得安然。受伤半日宜服药，犹恐血死固难行。将伤积寒者，宜散宜表，以后再不可重表。受伤之处，青肿变黄病痊，伤重服药将愈，须知熨法为先。

验伤生死可医歌，百症七十二穴

打破肾囊最苦，血入小肠难行。食管断兮见阎王，青遮口角实难医，黑掩太阳定不祥。如眼未死，纵遗屎亦无妨，脉大而缓难来，四肢多亡，顶门出髓必死，两眼受伤也无妨，乳下青红损血堂，最宜急救。心口青肿不治，不过一七必定亡。两脚有伤犹堪治，胁受伤，只怕瘀血入五脏。

眼前受伤，目前无事，后来必定灾殃。顶门虽破尚可治，骨陷入内恐无妨。食管断兮虽人苦，三日不死也无妨。乳堂受伤男可救，女子受伤命不长。正腰受伤赤可治，若逢自笑魂离阳。小肠受伤并吐粪，神医亦恐没丹方。气出不收与闭眼，此即山上树苍苍。孕妇小肠受伤重，胎死何必道良方。以上神仙真妙药，一日能知短与长。

从吻食管断者，可治，用桑白皮，煮丝线缝密，将鸡袋破开，去尽内食，取膜之定患处，随用敷药敷之，后服药可愈。

食饱受伤者及跌三日不死，可治，宜用□□□散，加用山甲、蒲黄。

从吻气管断者，即死不治。凶门既破，骨未入内者，可治，外用玉真散敷之，稍愈，即以生肌散敷之。

顶门既破骨入肉者，不治。耳聪受伤者，立死，不治。心胸紧痛，青色未肿上心，可治。偏心受伤者，可治，宜用活血止痛，并下血诸方。心胸紧痛，红色既入心者，此心口受伤，不治。女人乳上两处受伤，不治。男人两乳上受伤，可治。正腰伤重，自笑者，立死，不治。耳后受伤者，可治。男子两耳受伤，不治。两乳傍受伤，可治。小肚受伤，吐粪不出，不治。小腹受伤，未伤肠肚者，可治。孕妇小肠受伤，内胎死者，不治。肾囊伤破，肾子未破者，可治。脉大，如胸小肚俱伤，不治。眼未直，虽粪无害，可治。口如鱼口经风，不治。凶门出髓，即死不治。两眼受伤，可治。心口受伤，青肿七日即死，不治。两脚受伤，可治。髀膊断者，可治。小肠受伤，不阴不阳，难治。顶门受伤，不治。两胁胛受重伤，不治。两眼有青肿，虽然无事，不治。

各穴医理，而断生死，刘先生传世人治者，此乃是神效，必须看穴道，方可下药。

生死血道，妙药难医，穴道乃支，皆通血脉之穴。医要分上下中三部，看清。一关、二关、三关、四大关门分清，先看其形，便知其情，先看伤处，再看细详。头、面、四肢、身体，一人全身，七十二穴，共药七十二方，内有四穴无治。鸟鸣症，落地无救。内有一人，打得五劳七伤，黄瘦坐卧难安。五劳者，伤肢之内；七伤者，伤窍之内。仔细详看，有青色道，青、紫、红、黄、黑，真形色。拿清穴道，照色当服药，立时见色。如治红者，血能死也；红黄之色，半死半生之道；墨者死血，用破；红者，用活血。红肿有救，青紫亦亡。红肿加薄荷，风肿加木香。青紫之色，天昏地黑，不知人事，脉又不通，如此甚者，真无妙法可治，快用急救丹。不问其七十二穴，多有救，内有大关门穴，治一关，要想天上月；一关二关，要将龙现身；二关三关要打深山白毛虫；三关四关，未到鬼门关。四门要生，除非龙胆下，日精月华，做仙丹。

伤脑者用白芷、川芎、藁本、天麻；伤鼻用辛夷、伏毛、归尾、枳壳；伤喉用射干、桔梗、玄胡、甘草；伤手用羌活、独活、桂枝、桔梗；左手加金花，右手加银花；伤左胁用山苓、前胡、柴胡、桃仁、红花；伤肚用枳壳、山苓、前胡；伤右胁用青皮、芥子、柴胡、香附、枳壳；伤目用防己、苡仁、泽泻；伤心口用朱砂、苏木、灵芝、菖蒲；伤腰用杜仲、故纸、全当归、菟丝子；伤腿用牛膝、川膝、五味子、木瓜、米仁、防己、槟榔。

看症知伤何处穴法

两目朝上，伤主脑顶穴；两手无力，伤主风池穴；舌尖出外，伤主那关穴；咳嗽不止，伤主气眼穴；两手不起，伤主耳聪穴；面如黄色，伤主上三穴；吃饭作寒，伤主扳山穴；咳嗽不转，伤主背心穴；脑胎不起，伤主大岭穴；呕吐不止，伤主粪门穴；气不相接，伤主后扁穴；两足作闭，伤主鬼眼穴；两脚作烧，伤主童肚穴；举手不转，伤主架梁穴；单脚作闭，伤主龟足穴；因死不转，伤主人空穴；单脚作烧，伤主鬼眼穴；眼目昏花，伤主三更穴；闷心在地，伤主架梁穴；两目不明，伤主眼角穴；牙关作闭，伤主神口穴；气不相接，伤主气眼门海大穴；打死哭死，伤主囟门穴；全身作烧，伤主内盆二穴；吃饭不下，伤主咽喉穴；吐血不止，伤主闭门鲁岐穴；不知人事，伤主高中穴；立时主死，伤在丹田穴；天昏地暗，伤主粪门穴。

打伤各穴用药方

大岭穴：羌活一钱　川朴二钱　骨碎补一钱　三七二钱　麻木香一钱　乳香一钱　没药一钱　当归三钱　柴胡一钱　土鳖二钱　共为细末，每服八分，葱引酒下。
凤翅左右穴：当归一钱　桂枝一钱　山漆三钱　独活二钱　甘草一钱。

大伤右边用：川乌一钱　草乌一钱　生地一钱　活血一钱　为末，酒下。

架梁穴：当归五分　藁本一钱　天麻一钱　白芷一钱　升麻一钱　羌活二钱　茜草五分　甘草五分　共为细末，姜引酒下。

三年穴：乌羔一钱　灵仙二钱　大茴一钱　三七二钱　上桂三钱　草乌三钱　土鳖一钱　甘草一钱　为末，酒下童便引。

背心穴：生地三钱　五味子二钱　桂皮二钱　防己一钱　独活一钱　麻木香二钱　乳香一钱　甘草一钱　没药一钱　为末，酒下，葱引，每服三钱。

二气眼左右穴：三七一钱　矮脚樟二钱　杜仲三钱　故纸五钱　胆草二钱　乌药一钱　灵仙五钱　大茴一钱　青皮三钱　甘草一钱　为末，酒下，童便引。

乔空穴：藁本三钱　天麻三钱　白芷二钱　羌活二钱　荆芥一钱　红花一钱　寸香二分　三七二钱　血竭二钱　甘草五分　为末，酒下，葱引。

甚扁穴：生地一钱　苏梗一钱　桂枝一钱　细辛一钱　小茴五分　西香一钱　茜草一钱　川乌一钱　甘草二钱　共为末，酒下，葱引。

扁池穴：牛膝三钱　木香三钱　川仁五钱　加皮五钱　虎骨二钱　乳香二钱　没药二钱　归尾二钱　车前二钱　甘草五分　为末，酒下姜引。

粪门穴：归尾五钱　大黄五钱　独活一钱　生地一钱　五灵脂三钱　上桂一钱　三七一钱　五味子一钱　甘草五分　共为末，酒下，姜引。

命门穴：寸香一分　上桂一钱　三七一钱　血竭一钱　青皮一钱　丹皮一钱　白术一钱　细辛一钱　甘草一钱　共为细末，酒下姜引。

鬼眼穴：归尾三钱　牛膝三钱　熟地二钱　矮脚樟三钱　八龙麻三钱　白芷二钱　甘草二钱　加皮二钱　桂皮一钱　土鳖二钱　金毛狗三钱　为末，酒下，姜葱引。

三昆童肚穴：桂枝三钱　归尾五钱　生地二钱　白芍一钱　桔梗二钱　川然铜二钱　淮牛膝三钱　加皮二钱　甘草一钱　共为细末，酒下，葱姜引。

则足二穴：归尾五钱　淮膝五钱　大黄二钱　木通五钱　车前三钱　五味子三钱　细辛三钱　白芷三钱　红花三钱　甘草一钱　山漆二钱　为末，酒下，马鞭引。

信门穴：藁本五钱　羌活五钱　赤芍二钱　白芷五钱　川乌二钱　广木香四钱　骨碎补二钱　天麻　红花二钱　甘草二钱　为末，酒下，姜葱引。

架梁穴：归身五钱　生地三钱　天麻二钱　白芷三钱　川芎二钱　三七二钱　上桂二钱　白芍一钱　甘草一钱　共为末，酒下，葱引。

人中穴：白芷五钱　升麻五钱　血竭三钱　川然铜一钱　土鳖三钱　上桂一钱　上片一分　甘草一钱　共为末，酒下，每服二分。

山根二穴：川芎二钱　白皮一钱　细辛一钱　陈皮五钱　生地五钱　茯苓一两　虎骨三钱　当归　甘草一钱　共为末，酒吃，葱引。

眼角穴：天麻四钱　白芷四钱　柴胡二钱　桔梗二钱　川芎二钱　儿茶二钱　三

棱三钱　莪术二钱　独活一钱　甘草一钱　共为末，葱引，酒下。

牙江口角二穴：寸香一分　防风一钱　荆芥三钱　活血一钱　半夏一钱　南星一钱　续断一钱　秦艽一钱　甘草一钱　为末，酒下，葱引。

耳牙关神口四穴：白芷三钱　山药三钱　连翘二钱　神曲一钱　门冬三钱　青皮二钱　五味三钱　上片三分　细辛三钱　陈皮三钱　赤苓一钱　为末，酒下葱引。

咽喉穴：熊胆一钱　山漆一钱　广木香二钱　陈皮一钱　白芷二钱　当归三钱上桂三钱　寸香一分　土鳖五分　甘草五分　为末，酒下，葱引。

井关穴：当归　生地　独活　古月　马前子　上桂　共为末，酒服。

明台穴：归身五钱　川芎一钱　秦艽三钱　续断一两　白术一两　寻骨风八钱黄芪一钱　甘草一钱　为末，每服七分，葱引，酒下。

眉肩二穴：五加皮三钱　桂枝四钱　细辛五分　五味三钱　灵仙三钱　丁香一个独活五钱　柴胡五钱　胆草五钱　丁香一个　独活五钱　麻木香五分　共为末，酒下五分。

曲池二穴：五加皮二钱　淮膝五钱　胆草五钱　柴胡二钱　细辛二钱　三七一钱红花五钱　甘草二钱　桂皮三钱　上桂三钱　丁香八个　共为细末，每服五分，酒下。

脉门穴：桂皮五钱　三七五钱　木香五钱　五味二钱　细辛二钱　柴胡五钱　胆草五钱　丁香一个　陈皮五钱　淮膝五钱　甘草二钱　共为末，酒下，葱引。

虎精口灵二穴：柴胡四钱　胆草四钱　桂枝四钱　五加皮四钱　细辛四钱　虎骨四钱　淮膝四钱　木香四钱　五味四钱　羌活四钱　土鳖四钱　红花四钱　丁香四钱川芎四钱　甘草四钱　为末，酒下，葱引。

窝红穴：柴胡二钱　胆草三钱　川芎五钱　法夏五钱　细辛五钱　五加皮三钱矮脚樟五钱　淮膝五钱　共为末，酒服八分，葱引。

中高穴：生地一两　川芎五钱　三七一钱　木香二钱　续断五钱　熟地一两　当归五钱　白术一两　甘草一钱　共为末，每服五分，酒下，葱引。

鲁岐穴：当归五钱　生地一两　羌活三钱　故纸五钱　川芎五钱　甘草一钱　白术五钱　木香三钱　红花三钱　沉香三钱　共为末，酒下，姜引。

眼角穴：当归五钱　川乌三钱　三七一钱　土鳖一钱　上桂一钱　白茯苓五钱青木香三钱　茜草二钱　甘草一钱　共为末，每服三分，酒下。

龙泉穴：三七二钱　寸香一分　人参二分　土鳖三钱　当归五钱　琥珀三分　上桂五钱　沉香二钱　广木香二分　共为细末，每服三分，酒下。

海顺穴：杜仲　故纸　川芎　白术　生地　赤苓　木香　乳香　没药　共为末，酒下，葱引。

气门穴：杜仲五钱　故纸五钱　川芎五钱　白术一钱　赤苓五钱　生地一两　红花三钱　乳香三钱　没药三钱　木香三钱　共为末，酒下，葱引。

内盆二穴：当归五钱　生地五钱　陈皮五钱　虎骨五钱　乳香三钱　没药三钱　三七一钱　寻骨风五钱　续断五钱　上桂一钱　共为细末，酒下，葱引。

丹田二穴：丹皮五钱　青皮五钱　归尾五钱　车前一钱　木通五钱　寸香一分　三七五钱　上桂三钱　山药三钱　丁香一个　共为末，酒下，马鞭引。

阑马穴：归尾五钱　五加皮五钱　丹皮五钱　三七一钱　上桂一钱　八楞麻五钱　川仁五钱　过江龙五钱　牛膝五钱　淮膝五钱　共为末，酒下。

五脏六腑二穴：归尾五钱　五加皮五钱　桂枝五钱　生地五钱　熟地四两　川芎五钱　槟榔五钱　红花三钱　甘草一钱　共为细末，酒下，葱引。每服八分。

肚角穴：当归五钱　血竭三钱　三七一钱　上桂一钱　五味子三钱　白术二钱　生地五钱　矮脚樟五钱　川芎五钱　丁香一个　共为细末，每服七分，葱引，酒下。

子母二穴：五加皮五钱　青皮三钱　丹皮三钱　活血五钱　红朴硝一钱　牛膝三钱　木香三钱　甘草一钱　共为末，每服八分，葱引，酒下。

内臁二穴：加皮五钱　生地五钱　陈皮五钱　牛膝五钱　白芷五钱　桂皮五钱　青皮五钱　川仁五钱　丹皮五钱　羌活五钱　为末，酒下，八分。

涌泉二穴：加皮五钱　川仁五钱　丹皮五钱　羌活五钱　木香五钱　牛膝五钱　归尾五钱　车前五钱　细辛五钱　独活五钱　青皮五钱　大黄五钱　矮脚樟五钱　八楞麻五钱　共为末，每服酒下。

眉尖穴：加皮五钱　桂枝五钱　荆芥三钱　胆草三钱　柴胡三钱　甘草一钱　陈皮三钱　羌活三钱　共为末，酒下，葱引。

黄蜂耳　又名开空穴。

治诸疮肿痛秘诀

大年五更时，持受此法，或脓午持受。一曰，日出东方，苍苍皎皎，杳杳茫茫，金童玉女，委我收疮。一收不要疼与痛，二收不成脓与血，三收不成疮与疖，急散急消，莫待来朝，急消急散，莫待来旦。神笔到处，万病消汗。吾奉太上老君，急急如律令敕，□□□□□□□□□，将此九字书在疮上即消退也

治诸寒热，疮毒火丹等症

一甲一乙一丙一丁一戊一己一庚一辛一壬一癸，男左女右，叱此随天干日神，每题一字，至验。一曰，火神火神，三昧真火。火罗火铃神，烧砖化为尘，凡病从风散，气病气除根，瘟疫诸毒气，寒热速离身，万病从此散。男女早安宁，一皈诸啼肾，哪吒利急摄。右存想取乌鸦口中气，吸吹人将病除。

《跌打伤科验方》

清·不著撰人

跌打损伤论道

夫跌打损伤，乃血气在身不能流行，因此或成血块；或吐血而死，不能行动；或闷，不醒人事；或寒热往来；或日轻夜重，变化多端，皆由血气不通作梗故也。医者不审原因，要投药剂，枉死者多，予深惜之，当时下药贵得其宜，或受伤半月而痛者，死血已固，然医方但当先疏水道，既表即不可复表，宜思轻重加减，先进千金夺命散。如牙关紧急，投开关散，吹入鼻内，复将还魂丹与夺命丹进之；次用正药，加羌活、防风、延胡、荆芥；如再不纳者，即不可治也。切忌当风处及地下坐卧，并一切冷物、油腻、毒气之类。如遇伤重者，先用令患人解开衣服，遍身一照，看行色何如，又诊脉上下调和否，沉细者生，又用神妙佛手散。如果口内入药不进，可将大鲡鱼煮熟，取脑髓同眼睛调下药，一入复内，略醒可救，再用凤仙子一匙，沉香研末，对开水吞下即愈。如一食管既断不治，用桑白皮取白线缝密，却将鸡肫皮破开，去食取膜，膜定患处，次用玉红膏敷上，服药全愈。头上有伤，须用白芷、白乌、白术、川芎；两耳有伤，加桂枝、枳壳、松节；左乳堂加桃仁，一岁一粒；右乳堂加天台、小茴茴草；正心口加石菖蒲、细辛、川芎、石南藤，方内加减调用立诊。骨肉作烧，加地骨皮；头顶有伤加川芎、白芷；起胡加前胡、柴胡；遍体青肿者加泽兰、骨碎补；通大便用大黄、芒硝；通小便用车前、木通；有痰加活血、贝母、半夏、丹皮、当归、熟地；破血加桃仁、归尾、红花、生地、苏木；破气用三棱、莪术；顺气加五灵脂、玄胡、香附、乌药；呕吐饮食加韭菜汁、童便冲服。凡见目睛斜视，口如鱼口，缠风不治。详审血道，察其受伤处，依书法治，自然有效。

跌打损伤不治论

顶门即破陷嵌入者不治；脑后受伤及跌不治。若胸中紧痛，血色未冲心者，及遍身受伤者可治；男子两乳受伤，可治；妇人两乳受伤，不治；心胸紧痛，红肿冲心者，受伤不治也。正腰受伤，伤重自笑死，立死者不治；小腰受伤重者，吐粪者不治；气也不收，与眼开者不治；小腰受伤，凡未伤肚者可治也；孕妇小腹受伤，伤重者犯胎者不治；肾子受伤，若入小腹者立死不治；破皮未入小腹者可治。如眼未直，虽出何害，脉大而缓，须四至不治。口如鱼口，缠风不治；囟门出即死；两眼有伤可治；正心青，睛肿，一七内致死；两乳有伤，宜急救；两脚有伤可治；夹脊断者不治；小腹有伤，不分阴阳，用药难医；两臂有伤，怕血入五脏四肢，难治；两腿有伤，虽然无事，后必有损。

说讲跌打损伤丹： 按随车前马摸闪肭，剑伤刀破，皆损伤也。看其症，血肉筋骨受病，不在气分，专从血论，大要宜分血之虚实。如皮破而去，血过多者，血虚也，宜兼补而和之；如不破皮实肉坚者，积瘀血者，血实也，宜破血和伤攻利之。脉虚细者生，数实大者死。损伤瘀血胀满，脉坚强者生；小弱者死。俗医损伤惟指瘀血停滞一症，故予并载，和外伤治血损伤。损伤瘀血，腹胀肉壅，红肿暗青，瘀痛又死，伤最重服之。川甲（炒为末）二钱　桃仁（打碎）四十九粒　威灵仙二钱　没药五分归尾二钱　大黄五钱　花粉五分　红花二钱　瓜皮七钱　甘草二钱　苏木二钱　乳香五分　生地一两　血竭二分　用酒水各一碗，同煎，临服时加童便一杯，服后泻出瘀血为妙，后服活血丹调理。若打损气门，先用通关散，后用急救。

开关散方： 半夏一两　细辛一两　荆芥七钱　牙皂三钱　麝香二分　共为极细末，用之吹入鼻内，将入料醒，可救人；睡去不醒，十中不可救，回生散慢服，加药引。

回生散方： 名为回阳丹，又名还魂丹，见穴下药医治。古文钱（火煅醋淬七次）五个　自然铜（火煅醋淬七次）一钱　木香（研末）一钱　麝香三分　共为末，先下，嚼丁香一粒，乳香三分，后进此药丹，和可用回生散方。

跌打急救方： 又名仙人下界丹。十大功劳二钱　土鳖三个　乳香（制）八分　麝香一钱　地苏木一钱　甘草节七个　杜仲一钱　故纸一钱　红花一钱　当归一钱　青木香一钱　三七一钱　然铜（火煅醋淬七次）五钱　酒煎，食前服，内吃一碗即好。

紫金丹： 又名十二同年药方。硼砂三钱　滴乳香三钱　归尾三钱　明没药三钱　土鳖（与红花食之，其大者更妙，焙晒干，用十个）血竭二钱　麝香五分　自然铜（火煅醋淬七次）四钱　古文钱（火煅醋淬）两个　米四十九粒　共为极细末，用磁器瓶收贮，每服用七厘，陈酒送下，其跌打损伤自接。如瘀血攻心发热，又发晕不省人事，此药用红花汤送下。

佛手散： 又名仙人夺命丹。鹿茸一钱五分　苁蓉一钱五分　当归一钱五分　熟地一钱五分　禹余粮四钱五分　白乌六钱　干姜三钱　川芎六钱　覆盆子三钱　菟丝子四钱五分　紫石英三钱　桑螵三钱　共为研细末，酒冲送下五分，随时服内。

七厘散： 又名十三太保大征东丹。血竭一两　乳香一两　川山藤二钱　朱砂一两　然铜一两　龙骨一两　麝香五钱　没药一两　辰砂一两　紫石英一两　土鳖五个　血竭六钱　神金箔一百张　共研为末，酒冲下，每服一分七厘，不可多服也。

化滞丸：制巴霜二钱　广木香二钱五分　凉三棱二钱　川黄连二钱　广陈皮三钱丁香一钱　制半夏二钱五分　蓬莪术二钱　青皮三钱。

治疮方：苍术二钱　赤芍一钱五分　陈皮二钱　防风二钱　秦艽二钱　黄芩一钱白芷一钱五分　羌活一钱五分　服后熏洗二次，外搽水螺散。

心头痛方：香附末二钱五分　广木香一钱　紫叶一钱　黑栀子二钱　川郁金一钱五分　白茯苓一钱　佛手片二钱　法半夏八分　不用引。

折伤骨碎——接骨奇药方：当归一两　草乌一两　白芷一两　各生为末，温酒调下服二钱，一觉身麻，揣正断骨端，随用软米粥砺研，金伤处用活鸡捣烂贴，外用杉木皮夹定绳缚，可稍许移动，则用乳香、没药、白芷、川芎、当归、川椒各五钱，然铜（火煅）三钱，共为末，用黄蜡二钱溶水，入药内搅匀，作丸子大，以好酒煮开热服，随痛处侧卧少时，数进几次大效。如觉破伤风肿，宜用南星及枸杞子，温酒调入姜汁一匙服下，仍用酒并药敷贴患处。

麻药方：牙皂　木鳖子　紫金皮　半夏　川芎　川乌　土当归　各研末。酒燕一两　青皮一两　草乌三钱　白芷一钱　炒草三钱　再加木香三钱。人如伤重不得近者，再加萝卜花五钱　小茴三钱　不可制为末，诸样骨碎折出白窝者，每服二钱，用好酒调送下，将药麻倒，不知人事。有痛处者，用刀将肉割开，或用剪骨锋，或剪浮肉，依手将骨取直端正，将骨接实于原处，再以接骨丹敷上，也外用杉木皮夹定，然后医治。

敷用麻药方：生南星二钱　生半夏二钱　川乌三钱　草乌三钱　凡花二钱　落洋花三钱　乳香三钱　没药三钱　共为细末，敷伤处，将人麻倒，不知痒痛再用，只好割开肉取碎骨，再夹捻接治，精功也。

《外伤验方汇集》

撰人不详

人畜蛇虫咬伤

凡物咬伤日久不愈者，用第方甘草治极效之极效。

人咬伤

凡被人咬伤，其牙最毒，若有牙毒入内，则痛不可忍，咬手指者，指与手掌俱渐渐烂落，年久难愈，重则伤丧命，无论日久初起，虽至肿烂，总宜用童便（或用煎米水洗亦可）洗尽污血，洗时虽病至不省人事，亦须忍若获痛，若获痛洗之不尽，终难愈也，洗尽之后，随用人粪敷之，或用人中。煎汤时洗，较诸治法尤觉神妙，不可嫌污而自误也。又方：照前洗净之后，用甘草自己嚼烂厚敷，干则随嚼随换，日夜不断，一昼夜必愈，屡试神验，并治各物咬伤亦效，有人被鼠咬指，终年不愈，依此法洗尽，净敷治三日收功，真神方也。又方：鳖甲烧灰敷之奇效。又方：先用童便洗净，然后以荔枝核焙研筛细掺之，外用荔枝肉盖贴，虽入水不烂，神效之极。又方：好柿饼一个，令人漱口洁净，将饼嚼烂盛碗内，饭锅上蒸极烂，敷之三日痊愈，治过多人皆效，须先用童便洗污血，方能见效。

虎　伤

凡被虎伤，血必大出，伤口立时溃烂，疼不可当，急用猪肉贴之，随贴随化，随化随换。速用地榆一斤，为细末，加入三七末三两、苦参末四两，和匀掺之，随湿随掺。血即止而痛即定，盖地榆凉血，苦参止痛，三七止血，合三者之长而并用之，故奏效如神。又方：但饮酒令大醉，当吐出毛而愈，或用白砂糖调水，多食极效。又方：嫩松毛捣烂和泥，将伤口内塞满神效。又方：韭菜白捣汁饮之，渣敷伤处。又方：内服生姜汁，外以姜汁洗过，用白矾末敷之。又方：樟树嫩叶嚼食，并令人将此叶嚼烂敷之，绝无后患。

狼　伤

干姜末敷，或胡椒末敷，初觉肿痛，少刻即肿消痛止，三日而安。

癫犬咬伤

此症最怕七日一发，发时天本无风，病者但觉风大入帐，蒙头躲避，此非吉兆，过三七之日，无此畏风情形，方为可治。被咬时，先看头顶，如有红发二三根，赶紧拔去，最为紧要，随于无风处以冷茶洗尽污血，用杏仁捣烂敷之，内服韭菜汁一碗，过七日再服一碗，四十九日共服七碗，伤口上再用煮熟鸡蛋白盖上，用艾绒在上烧数十次。百日内忌盐醋，一年内忌猪肉、鱼腥、酒色，终身忌食犬肉、蚕蛹、红饭豆，方得保全，否则十难活一，此系葛仙妙方。有一疯犬一日咬三人，只一人用此方得活，亲见其效，切不可误吃斑蝥毒药，以致小便疼痛难忍，欲解斑蝥之毒，查解救诸毒门，本方治之。又方：花盆内栽种之万年青，连根捣烂，绞汁灌之，腹内如有小犬，变成血块由大便而出，不论久近皆治，真仙方，忌如前也。又方：从来疯犬咬人，不治必死，投以斑蝥毒药，则小便痛不可忍，百日内忌闻锣炮声，又药中有斑蝥者，终身忌近苎麻处，否则即发。今得一方，服之能消，并不忌金炮之声，以致麻田之类，但半年内要忌酒、色、猪肉、鱼腥、盐醋、葱蒜，藠头一切要紧，方用点铜锡（打碎）三钱、马前子十个、甘草三钱、明雄三钱、长灯心一根，用长流水煎服，屡试如神，切不可终而自误也。又方：初被咬时，即用砂酒壶两个，壶内盛好烧酒，煨极热，去酒，以壶口按住伤口，拔出污黑血水，满则自落，再以一壶去酒，仍拔伤口，轮流提拔，以尽为度，奇效无比。或用癫虾蟆煮食（目红、腹无八字文者不可用），破开，连肠杂敷伤口，一日一换（换过的埋土内），并另取癫虾蟆煮食，最为神妙，仍照前忌食一切，终身忌食虾蟆。又方：被咬时，急用豆豉研末，香油调稠为丸如弹子大，常在伤处时时滚擦，丸内如有茸茸狗毛，此系毒气已出，换丸再擦，至无毛为止，屡试如神，仍照前忌一切，常食杏仁，以防毒攻，或用蚯蚓粪调香油为丸，擦擦亦可。又方：核桃壳半边，将入粪填满，取槐树皮盖伤口，再将核桃仁壳覆上，用艾火在核桃壳上烧之，烧至遍身汗出，其人大困而愈，简便而极神效。或用人粪厚敷伤口，以煮熟鸡蛋白盖之，用艾火烧数十次更佳。又方：龙牙齿（又名马埻草）和荸荠煎水饮之，神效之极。又方：照后毒蛇伤咬伤，服烟油之法治之，烟油味辣，服之味不辣者，即可治，缘犬因嗅蛇毒而疯的，可与蛇咬同治。又方：地骨皮捣烂熬酒服，一二日忌茶饮，永无后患。

家犬咬伤

胡椒研细末敷之，虽伤重亦不过数日收功，惟初敷必痛而且肿，少刻痛止肿消，有人被犬咬伤，血流不止，用此药随敷随流，敷至第三次后血止，数日而愈，其效如神。又方：用木一截，向伤处指定，以火在木尾烧之，问其痛否，痛则多烧数次，不痛乃愈，犬本属土，此木能克土之气也。又方：甘草煎水洗尽毒气，以热牛粪敷之，即时止痛。又方：番木鳖切片，瓦上炙焦存性，研末掺上，三四日收功，破烂日久者，半月必愈。又方：刮肉店屠砧上油腻，拌白糖敷之极效。又方：甜杏仁去皮尖研末，和热饭捣烂为饼贴之效。

马咬伤

白煮猪肉一大片同饭，本人自嚼贴患处，立时止痛。又方：先以艾火灸患处，复用马粪及人粪烧成性，猪油调擦即愈。又方：马齿苋一握煎汤，日日服之，以愈为度，外用栗子嚼烂敷之极效。又方：打马鞭子或笼头索，烧灰成性，研末掺之即愈，其毒入心者，用二方亦效。又方：益母草捣烂，调醋烘热敷之效。又方：鸡冠血涂之，牝马用雌鸡，牡马用雄鸡效。

猪咬伤

生龟板炙研细末，麻油调涂即愈，药店多以熬过龟板假充，必不见效，须用生的自炙为要。又方：熟松香贴伤处自愈。

猿猴抓伤

金毛狗脊一条，焙研末掺之，或用麻油调涂亦妙。

猫咬伤

以薄荷煎水洗之效，或以川椒煎水洗之亦效。又方：陈蓁藄头嚼烂，敷之次日结痂神效。

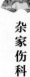

鼠咬伤

荔枝嚼烂敷即愈，或用斑蝥烧灰，加麝香少许，口津调敷愈，或用猫儿口中水擦亦愈。

蛇咬伤

烟精膏：凡遇毒蛇咬伤，恶毒攻心，半日必死，急取竹木杆烟筒内烟油取治之，取法将烟杆劈开，用冷水洗出饮一二碗，受毒重者，其味必甜而不辣，以多饮为佳，伤口痛甚者，内有蛇牙，多用烟油揉擦之必出，此为蛇咬第一仙方，切不可终而自误。道光八九年间，粤西崇善荫地方，有农人被毒蛇咬处，绕缠不放，急取烟油水数碗，并口以烟油漭蛇口内，蛇即松口，落地而死，其人无恙。又方：有人被蛇咬伤，即刻昏死，臂肿如肢，少顷，遍身皮肤变黑色，有一道人以新汲水，调香白芷一斤灌之，觉脐中声响，毒水从伤口流出，良久便愈。又一人蛇伤一足，百药不效，后用新汲水洗尽腐肉，以白芷末加胆矾、麝香各少许掺之，恶水流出，一月平复。又方：川贝母末酒调尽量饮之，少顷酒自伤口流出，候流尽，以渣敷上，虽危至垂死亦效。又方：用两刀在水内扛磨，取水饮之，虽痛苦欲死可救，此蛇医化人，所传方也。又方：以鸡蛋破一孔，对伤口按处，住少刻，蛋肉色即变黑，黑则又换，直换至蛋不变色为止，要鸡蛋不要鸭蛋。又方：凡被蛇咬，伤处必肿，当将肿处，用头发绞成绳捆紧，使毒气不致散开，内服烟油水，外或照上下两方治之，神效之极，真至稳至便，百发百中之奇方也。又方：用虾蟆拔毒散治之（见痈毒诸方门）或用蜘蛛拔毒散治之均效（见手部）。又方：五灵脂一两　雄黄五钱　共为细末，每服二钱，酒调服，不饮酒者，开水调服，并敷伤处，虽至垂危，亦可救也。

毒蛇缠身不脱

蛇缠人身，越缠越紧，最难能脱，急令其人在地遍身转滚，蛇自骨软而能放也，神效。又方：用草刺蛇尾上小眼，亦极神效。

蛇入七窍

取母猪尾血漭入，即出。又方：以胡椒末入蛇尾小眼内，蛇自退出，或用草刺蛇尾小眼亦妙。

蜈蚣咬伤

十指甲磨水敷，立效如神，万无一失。有人被蜈蚣咬伤其股，其色碧绿，肿大如碗，痛不可忍，百药随敷随干，其消不散，后用此方治之，应手而愈，此方最为简便，毋用第二方也，各项毒物，虽未试过，想亦可治。

蝎咬伤

雄者伤人，痛在一处，雌者伤人，痛牵遍体，用井底泥敷之，干则再换，或用新汲水以青布随痛处擦之，温则再换，亦效。又方：用二味拔毒疔散（见痈毒诸方门）更妙。又方：痛牵遍身者，用屋上瓦沟底泥调水敷之极效。又方：画地作十字，取土煎水服少许亦可。又方：用木碗盖于痛处，至半日即愈，神效之至。又方：蜗牛一条捣烂敷之，其痛立止，或照上蜈蚣咬伤方治之。

壁虎咬伤（一名守宫，又名蛇医，又名四脚虫）

桑叶煎浓汁，调白矾末敷之，或照前蜈蚣咬伤方治之。

黄蜂伤

蚯蚓粪井水调敷，其痛立止。又方：芋头叶捣烂敷极效。又方：如伤处麻木难忍，用臭虫血涂之立愈。又方：用二味拔毒散（见痈毒诸方门）敷之最效，或照前蜈蚣咬伤方治之。

毛虫伤

毛虫俗名杨辣子，又名射工，能放毛螫人，先痒后痛，势如火烫，久则外痒内痛，骨肉皆烂，诸药无著效，用豆豉捣烂，酒冲调服，少时则有毛出，去豆豉，用白芷煎汤洗之，如肉已烂，用海螵蛸末掺之即愈。又方：二味拔毒散（见痈毒诸方门）最效，或照前蜈蚣咬伤方治之。又方：先以水洗之，随用马齿苋捣烂敷一二次，或以热蜜搽之亦效。

狗毛沾身

因搔痒而破烂者，用橄榄（即青果）数枚绞汁，搽数次即愈，或照上毛虫伤人各方治之亦效。

蜘蛛伤

有一被蜘蛛伤，咬伤者，腹大如鼓，遍体生丝，饮白羊乳数日而愈。又方：蓝靛汁一碗入雄黄、麝香少许，点患处，神异之至。一人被蜘蛛咬伤其头，而肿痛几至不救，服此而愈。蜘蛛入蓝靛即化为水，故有奇效也。又方：用羊肝遍体擦之极效。又方：饮好酒至醉，则肉中自出小虫而愈。又方：热甜酒洗之即消，或照前蜈蚣咬伤方治之。

蟢蛛伤

此物形似蜘蛛而大，一名壁钱，又名壁镜，又名蟢子，时作白窠如钱大，贴壁上，咬人最毒，不治必死，用桑树枝烧枯煎浓汁，调白矾治，末敷极效。又方：用花盆内铺地锦捶烂敷，或以陈醋捣敷即愈。又方：用刀烧红，置矾于上，汁出乘热漭之立愈，或照蜈蚣咬伤方治之。

多足虫伤

俗名蓑衣虫，藏于壁间，以尿射人，若误中其毒，令人皮肤起燎浆泡，痛如火烙炮，初如饭粒，次如豆大，若不早治，伤处周围交合，则难救矣，急用盐绵蘸热盐水敷数次即消。甚者则毒延及遍身，瘙痒不止，宜用二味拔毒散（见痈毒诸方门）敷之神效，或用大黄末敷亦效，或照前蜈蚣咬伤方治之。

蚯蚓毒

凡受蚯蚓毒，形如麻疯，发眉脱落，或夜间身体作蚯蚓鸣声，急以盐汤，或石灰煎汤，时时洗之，其毒自去，或以白鸭血搽之，或以白鸭粪和鸡蛋清调搽更妙，或照前蜈蚣咬伤方治之。

蚕咬伤

凡蚕咬人，毒入肉中，令人发寒热，以家用苎麻叶捣汁涂之，神效。又方：蜜调麝香敷之亦效，或照前蜈蚣咬伤方治之。

乌龙刺伤

一名火把焦，伏入泥中，若足签踏，比蛇咬更毒，从脚踵肿至大腿，犹然可救，若肿至肚腹则无救也，急用蛔虫捣烂敷之，无则用粪坑蛆虫代之，将蛆虫捣烂数条敷患处，肿消刺出而愈。

狐屎刺毒

一名狐狸刺，即螳螂，盛暑交媾，精汁染与诸物，干久有毒，人之手足误触之，遗害不浅，初起红紫斑点，肌肤干燥，闷肿焮痛不眠，若时至十日后，腐开则疮口日宽，初未溃者，以蒲公英连根煎，浓汤温洗，若得鲜者，捣汁涂之更妙，内服黄连解毒汤即愈，若已溃烂，照前人咬伤甘草诸方治之。又方：如肿痛欲死者，用雄鸡破开敷之，或照前蜈蚣咬伤方治之。

各项毒虫咬伤

用二味拔毒散（见痈毒诸方门）敷之神效，或照前人咬甘草方敷之，亦极神效之至。又方：如毒重者，急照疔疮方内，蜘蛛拔毒法治之（见手部），最最为神效，或照前蜈蚣咬伤方治之。

汤泡火伤

凡汤泡火伤，无论轻重，急用童便灌之，以免火攻于心，或用白砂糖热水调服，或用蜂蜜调热水灌之均可。第一不可用冷水及井泥沟泥等物，即使痛极难受，亦必痛，忍住，倘误用凉水淋之，则热气内逼，轻则烂入筋骨，手足挛缩，缠绵难愈，重则直攻入心，以致难救。宜先用真麻油敷之，再用糯米淘水，去米取汁，加真麻油一茶盅，多加更妙，用筷子搅一二千下，宜顺搅不宜倒搅，直搅至可以挑起成丝，用旧笔蘸油搭上，立刻止痛，愈后并无疤痕，神效无比。又方：以尿桶中尿，或浸或淋，一时之久，再用蜂蜜和真麻油调敷之。又方：先用真麻油敷之，敷后上加食盐少许，再用生大黄研末撒上，立刻清凉止痛，愈后并无疤痕，神验之至。又方：蚯蚓一条，加白糖拌入，用碗盖住，半日即化为水，搽之神效且速。如无蚯蚓，用蜒蚰（俗名鼻涕虫）亦可。又方：鸦片烟敷之，立刻清凉止痛。有一人被火药烧伤，百药不效，痛不能止，后用此方而愈。又方：清凉膏，新出窑石灰，用冷水化开，水宜多不宜少，次日水面上结一层如薄冰样者取起，以真桐油和入，调极浓厚敷之，立刻清凉止痛，日敷三五次，无论初起日久皆效。有人被火烧伤，起泡臭烂，数月不愈，用此敷之五日收功，屡试神效，并治一切游风丹毒，破与不破，皆极效验，真仙方也。又方：先用麻油熬滚，次入白蜡熬数滚，再入白蜜熬匀，放冷水中半日，拔去火气，用鸭毛或旧毡调敷，其痛立止，若伤重者，并可内服，不致攻心。又方：猪毛一篮，入锅内炒之，候猪毛化成黑汁，取起冷定，加大黄末数钱，共研细末，再加冰片一分，或香茶、油茶、蜡烛油、茶油，皆可调搽，神验无比。又方：用蚬子壳（又名瓦楞子）煅枯研末，配冰片少许，湿则干敷，干处用麻油调搽数次收功，真仙方也。又方：汤火伤治不得法，以致焮赤肿痛，毒腐成浓，用麻油四两、当归一两，入麻油内熬枯去渣，再入黄丹一两搅化，隔水拔去火气，以布摊贴，立能止痛生肌，神效之至。又方：人乳和盐敷之，以上各方简便神效，虽伤及遍身，势在垂危，或溃烂已久，均有神效。又方：虫蛀竹灰，平时收存，用时以麻油调涂数次即效。又方：茶叶嚼烂（将口漱净再嚼），敷之立愈。又方：番瓜坛装藏埋土内，数月即化为水，愈陈愈妙，遇有汤火伤者，取水搽之，随手而愈，或用王瓜亦可，屡试如神。又方：葵花浸油搽之，越陈越妙，或用鸡脚葵花浸菜油愈妙。又方：真麻油两斤、生大黄（切片）半斤，铜锅熬至药色焦黑，用瓦罐连渣收藏，遇有汤火伤者，以鸭毛或旧荸蘸油搽之，止痛如止神，二日即愈，平时制就，可备急用。

火爆伤眼

三七叶捣汁，点入数次即愈，或用三七磨水滂入亦可，屡试如神。又上二方，番瓜、水葵花油点入亦可，极其神效。跌打损伤，打伤眼睛，番瓜方亦效。

跌打损伤

损伤诸方

回生第一仙丹：治跌伤、压伤、打伤、刀伤、铳伤、割喉吊死、惊死、溺水死等症（雷击死虽未试遇，想亦可治也），虽遍体重伤，死已数日，只要身体稍软，用此丹灌服，少刻即有微气，再服一次即活。大便如下紫血更妙，惟身体僵硬者难救，此系豫章彭竹楼民部家传秘方。道光初年，民部直隶时，有人被殴，死已三日矣，民部注验，见其肢体尚软，打开一齿，以此丹灌服一分五厘，少刻其尸微动，再灌一分五厘而活。其余甫经殴杀，或殴死一二日者，全活尤多，终岁无病命案。惟时磁州地震，压毙甚众，民部制丹，遣人驰往，救活不下千人，大有起死回生之妙，诚千古第一仙方。如能施药传方，救得一人之生，可活两人之命，造福真无量也。

土鳖虫（又名地鳖虫，以大如大指头者为佳，小者力缓，雄的更好，用刀截为节，两节置地上，以碗盖住过夜，其虫自搂而活，方是雄的，到处皆有，多生在空屋松土之内，寻取活的，去足，放瓦上小火焙黄研细，用净末五钱，死的与干的皆不效。冬天须向灶膛仓底寻）五钱　自然铜（放瓦上，木炭火内烧红，入好醋内淬半刻，取出再烧再淬，连制九次研末，要亲身自制，药店制多不透不效，用净末）三钱　真乳香（以形如乳香，头黄色如胶者为真，不真不效，每一两，用灯草二钱五分同炒枯，与灯草同研细，吹去灯草，用净末）二钱　真陈血竭（飞净）二钱　真朱砂（飞净）二钱巴豆（去壳研，用纸包压数次去净油，用净末）二钱　真麝香（要当门子）二分　以上各药，拣选明净眼，同研极细末，收入小口磁瓶内，口大药易泄气，用蜡封口，不可泄气，大人每服一分五厘，小儿七厘，酒冲服，牙关不开者，打开一齿，灌之必活。药要称准方效，灌时多用水酒，使药下喉为要，乃活后宜避风调养。若伤后受冻而死，须移置暖室中，勿令见火，仍照急救门冻死法参酌治之，如活，转心腹疼痛，此瘀血未尽，服白糖饮自愈（见后）。

玉真散：治跌打损伤已破口者，无论伤口大小，不省人事，或伤口溃烂进风，口眼歪斜，手足扯动，形如弯弓，只要心前微温，用此药敷伤口。如脓多者，用温茶避风洗净再敷；无脓不必洗，另用热酒冲服三钱，不饮酒者，滚水冲服，亦能起死回生，惟呕吐者难治。药虽平淡，效最神奇，功在七厘、铁扇诸方之上，药料易觅无假，其价亦当，或传方或施药，功德亦非浅也。明天麻　羌活　防风　生南星（姜汁炒）　白芷各一两　白附子十二两　以上药料须拣选明净眼，同研极细末，收入小口磁瓶，以蜡封口，不可泄气，如湿入不能收口，用熟石膏二钱、子丹三分，研极细末，加入敷之。

当归汤：治跌打损伤未破口者，功能散瘀活血，虽已气绝，打去一牙，灌之亦活，此少林寺教师方也。当归　泽泻各五钱　川芎　红花　桃仁　丹皮各三钱　好苏木二钱　酒水各一碗，煎六分服。头伤加藁本一钱；手伤加桂枝一钱；腰伤加杜仲一钱；胁伤加白芥子一钱；脚伤加牛膝一钱。

白糖饮：凡跌打损伤，如气已绝，牙关紧闭，先用半夏在两腮边擦之，牙关自开，急用热酒冲白砂糖二三两灌入，不饮酒者，温开水服亦可，愈多愈妙，无论受伤轻重，服之可免瘀血攻心，至稳至灵，不可轻忽。又方：如气绝不省人事者，急用生半夏研末，水调黄豆大一粒塞孔中，立时苏醒，女右男左。醒后鼻痛，用老姜汁搽之，即不痛也。又方：先用活鸡连毛破开，去肠杂，不用着水，敷罨伤处，虽至垂危，只要胸前微温，即时立醒，往后用药治之，仍服白糖饮为要。又方：野菊花连根阴干，每用一两，加酒与童便各一碗煎服，但有一丝之气，无不活也。又方：仙桃连根阴干研末，每服一二钱，开水送下，虽伤重垂危，服之立见功效。江南一盗，身受多伤，躺卧道旁，一人路遇，见而怜之，村中乞水与饮，盗出此药，调水服下，片刻遍身伤处作响，立即起而行矣，询之此草生麦地中，叶小梗红，有子如胡椒大，内有一虫，在小暑节内前后十五日采之，早则虫尚未生，迟则虫早已飞去，无虫则无功效，闻广西阳朔一带亦有此种，名草秆麦秆者，八九月内，方有虫生可采。

跌压伤死

此中急救方也，大有功效，如有口渴者，不可饮水，但食油腻之物，以解其渴，更忌食粥，食则血必涌出而死，或用前玉真散最妙。又方：鱼子兰叶（珠叶兰叶更好）捣烂敷之，立刻收口接骨，伤口宽大者，加白盐少许，第二次敷，即不用盐，其效非常，功在诸方之上。又方：月季花（又名月红）取叶，捣烂敷之，立刻止血消肿，虽断筋亦可速愈。又方：葱　白砂糖等分　捣烂，研如泥，敷伤口，其痛立止，又无疤痕，屡试如神。又方：生半夏研末敷上，立刻止痛，且易收口。又方：生松香，熟松香和匀，敷之立愈，或加生半夏末亦可，此军营急救方也。又方：老姜嚼烂，敷之数日，平服如常，此方屡试屡验，可保不致进风，惟敷时痛极，忍耐片时可耳。又方：胡椒末敷之，不惟速愈，且免缩筋，忍痛必效。又方：端午日采野麻叶，去筋捶融如绵，遇破口敷之，伤敷之，立能止血结痂，又后白灰接骨白灰方，治破口伤亦效。

止血法

瘦猪肉切厚片贴上，无论伤口大小，流血不止者，立效如神，或用猪皮也可，此急救止血第一方也。

凡跌压伤重之人，口耳出血，昏晕不醒，只要身体尚软，皆可救活。切忌人多嘈杂，只令亲人呼而扶之，且就坐于地，紧为抱定，曲其手足，如和尚打坐样，随以热童便灌之，马尿更妙。或用白糖冲热酒灌之，用水调灌亦可，但能强灌得一二杯下喉更好。然后轻移于怀中，抱入室内，如前做法。更以足紧抵粪门，若系妇女，连阴户亦并顶住，恐其气落下泄，以致不救，并将窗帘遮住，以房中黑暗为佳，一面查照前后各方，取简便者用之。伤重者瘀血必多，用前当归汤、白糖饮最为妙，其能简便易得者，不妨兼用，急去不可令出大便，恐其气脱而死，必候其腹中动而有声，上下往来数遍，急不能待，方可使解。所下当是黑血，毒已解下，方可使睡，倘瘀血未尽，当归汤、白糖饮尤宜多服。

又一切扑打，及从高堕下，木石顷压，落马堕车，以致瘀血凝滞，气绝欲死者，仓促无药，急以热小便灌之，免致恶血攻心，然后服白糖饮更佳，再取地上三尺下黄土数升，捣碎，以甄蒸热，旧布重包二包，轮流熨伤处数次，痛止伤消。但不可太热，恐伤皮肉。

破口伤

龙眼核剥去光皮不用，将核研极细，搽疮口，即定痛止血，此西秦巴里坤营。又方：穿山甲片炒枯研末，候冷敷上，此也止血神药。凡身上毛孔，无故血出不止者，此二方俱有神效，平时制出，以备急用最妙，不可泄气。又方：草纸烧灰，候冷敷上亦止。又方：老姜烧灰存性，研末敷之，亦神效也。

跌打吐血不止

干荷花焙干研末，酒调服，一日二三次，数日即愈，其效如神，干荷叶亦可，或多服白糖饮亦妙。

破口伤风

凡破口伤风，寒热交作，闭口咬牙，或吐白沫，手足扯动，或头足扯如弯弓，伤口平塌者，最为险症，用前玉真散可以起死回生，最为神妙，如仓促制药不及，用手指甲、脚趾甲各一钱，香油炒黄为末，热酒调服，汗出即愈，终不如玉真散之妙。

凡治破伤风者，先以自手三指并连，直插入病人之口中，如可插入者，易治，若只能容二指插入者，其症必危。即妇人产后惊风，亦用此法验之，可以预其生死关。

凡人或以烟筒竹等物截伤喉咙，恐呼吸之气出入，亦有风扇，如颈项肿，口张不大，此是内吸，风终不息，无药可治，医者遇此，先须明告病家，庶免归咎。

割颈断喉

急宜早救，迟则额冷气绝，秉乘初割时，轻轻扶住，使正仰睡，将头扶起，合拢刀口，将血拭去，用大雄鸡一只，快手轻去其毛，生剥鸡皮，乘热贴伤口，内服玉真散（见前）自愈之，后皮自落。又方：照前扶正仰卧，合拢刀口，用生松香、熟松香各半，或加生半夏末亦可，将伤口厚厚敷紧，或用葱头和白蜜捣融敷亦可，外用膏药（不论何种膏药），周围连好肉一并粘贴，再用布条围裹，钩线缝好，每日服玉真散三钱（见前），觉伤处生肌即不必服，未生肌则日日常服，无论食嗓气嗓俱断，一月必愈，屡试如神。若食气嗓俱未断，照前伤损各方治之亦可。如气嗓已断气绝，只要身体微软，一面照前敷治，一面以回生丹（见前）服之，亦可活也。

截伤肠出

好醋煮热洗之，不可太热，亦不可冷，随洗随入，外用活剥鸡皮乘热贴上，再服玉真散（见前）自愈。有人肠出三日，势将腐变，如法治之而愈，愈后鸡皮自落。

手指砍断

将指接上，用苏木细粉末敷之，外用蚕茧包缚牢固，数日即愈。又方：老姜嚼烂敷之，旧绵布包裹，简便神效，不可以平淡而轻忽也。

接骨方

杉木炭研极细末，用白砂糖蒸及融化，将炭末和匀，乘热贴摊纸上，乘热贴之，无论破骨、伤筋、断指、损伤、折足，数日可愈，屡试屡验，不可轻忽，忌食生冷发物，无杉木炭，用杉木烧之可也。又方：凡骨断痛极者，先用凤仙花根一寸（要肥大者），磨酒敷之，扑动则不生痛，然后可用药治，或用麻药（见痈毒诸方门）敷之，亦不痛也。又方：当归七钱五分　川芎五钱　乳香　没药各二钱五分　木香一钱　川乌四钱五分　黄香六两　骨碎补五钱　古钱（照后法制）三钱　共为细末，入香油一两五钱，调成膏贴患处，虽筋断骨碎，皆能续之，神效之至。又方：旱公牛角（火上炙干一层刮一层）一个　黄米面（荞面亦可）不拘多少　榆树内白皮不拘多少　川椒六七粒　杨树叶（如无，不用亦可）不拘多少　共研细末，以陈酽醋熬成稀糊，用青布摊贴，再用长薄杉木片缠住，时刻闻骨内响声不绝矣，定即接。如牛马踢伤及树木被风吹折者，以此方治之俱效。又方：古铜钱烧红，淬入好醋内，再烧再淬，连制七次研末，用酒冲服二钱，伤大者用三钱。如无古铜钱，用新铜钱亦可，终不如古钱之妙。有人因鸡足折断，如法试之，果接续如旧，及烹此鸡，验其骨折处，裹铜末，周围续束住。又有人脚骨折断，以铜末冲酒服之即愈，后因病死，十余年后改葬，视其胫骨折处，亦有铜末束之，真神方也。又方：大红月季花，采花瓣阴干为末，一岁一厘，好酒调服，盖被静卧一个时辰，浑身骨响，此是接骨，不必畏惧。又方：雄鸡一只，重十两上下，白毛乌骨者更妙，用手扭断其头，以竹刀割下，不用水，干拔去毛，再以竹刀剖开，去肚脏不用，剥下皮，去骨，将肉放石臼内，加真五加皮二两、骨碎补二钱、桂枝一钱、生大黄三钱、松香一钱，共为细末，同捣极烂，先将伤骨整好，将药敷上，以鸡皮包在药外，再用杉木皮夹定好，定一时取去，久则必生多骨。又方：活螃蟹一二只生捣烂，滚开水冲服，极为神效。又方：取路旁墙脚路人小便处日久碎瓦片，洗净，烧红，淬入好醋内，再烧再淬，连制五次，刀刮为细末，每服三钱，好酒下，虽筋骨断，痛不可忍者，无不神效。

又方： 五加皮四两　小雄鸡一只（去毛连骨，不并肚脏，不去血，不着水洗为妙）同捣极烂，敷断处，骨即发响，听至不响，即将药刮去，迟则多生骨炎。

跌打伤筋

用韭菜捣烂，敷至一夜即愈，或照前，月季花及碎瓦片二方治之亦可。

伤损，缩筋年久不愈：杨梅树皮晒干研末，和顶好烧酒蒸熟调敷，用布缚好，每日一换，不过三五次即愈，屡试如神，不可轻视。又方：见腰部三仙最为神效。

跌打损伤愈后行动不便： 以罐盛小便，火上烧热，时时熏之，熏至数次即愈。有人手足骨跌断，愈后其手直硬，不能活动，照此熏之，平复如常。

脚骨趾割破久不收口，行走不便：鸡脚骨烧枯研末，敷之即愈，极其神效。切勿轻视。

跌打青肿： 整块生大黄，用生姜汁磨融敷之，一夜紫者转黑，黑者即白矣，一日一换神效。又方：生半夏粉捣烂，清水调敷，一夜即消。

跌打青肿内伤： 凡一切跌打损伤，遍体青肿，瘀伤作痛，及随扑内伤者，一服即愈，用白木耳四两（如无白者，黑的亦可）焙干为末，每服一两，麻油拌匀，好酒送下，日服两次，药完即愈，百发百中，神妙非常。

打伤眼睛（火爆伤眼，见汤火伤门）： 凡眼睛打出或损伤，或抠伤，或火爆伤，用番瓜瓢捣烂厚封，外用布包好，勿动，渐即消肿痛定，干则再换。如瞳人未破，仍能视也，瓜以愈老愈好，有鲜地黄处用地黄亦可。又方：生猪肉一片，以当归、赤石脂二味研末，掺肉上贴之，拔出瘀血即愈。

闪跌手足： 用生姜、葱白捣烂，和灰面敷之，或用生大黄和生姜汁磨敷均效。

闪跌伤腰： 方见腰部，查出照方治之。

跌打损伤湿烂不干（并治冻疮湿烂）： 羊皮金纸，以金面贴伤至夜处，至夜即愈，神效之至。又方：寒水石二钱，煅研细末敷之，立见功效。

损伤碎骨在内作脓：田螺捶烂，加酒糟和匀，四围，中留一孔，其骨自出。

跌打损伤，内有积血，大小便不通：归尾二钱　生地　川芎　桃仁　生大黄　红花各一钱　水、酒各半煎服，不饮者无酒也可。

跌打损伤胸膈肚胀痛不食：白砂糖用酒冲服（水冲服也可），以多为妙。

骑马伤股破烂：凤凰衣，新瓦上焙枯研末，麻油调搽即愈，或照跌打破口各方治之。

跌打损伤百药不效：恐是中邪，照邪怪门鬼击伤方治之，内有狗粪烧熏一法，尤为神妙。

旧伤日久作痛，或天阴作痛：治法见腰部闪跌殴打腰痛方。又方：益母草熬老膏（忌铁器）为丸，每服数钱，热酒送下，十日痊愈，神效。

增补止血补被伤方：刀箭伤、马踢伤、跌伤，一切物打伤，无不效验。生白附子十二两　白芷　天麻　生南星　防风　羌活各一两　共研极细末，就破处敷上，伤重者，伤用老酒浸服三钱，青肿者水调敷上，一切破烂皆可敷之，随手而愈。地方官当宜平时预制，以治斗伤，可活两命，价不昂而药易得，亦天致之便除功也。

增补伤科圣药七厘散：上朱砂（水飞净）一钱二厘　真麝香一分二厘　梅花冰片一分二厘　净乳香一钱五分　红花一钱五分　明没药一钱五分　瓜儿血竭一两　粉口儿茶二钱四分　以上药料，务要拣选道地，于五月五日午时共为极细末，磁瓶收藏，黄蜡封口，愈久愈妙，每服七厘，不可多服。孕妇忌服，恐动其胎。上药等，治金疮跌打损伤、骨断、筋节折损，血流不止，先以药七厘，烧酒冲服，后用药，以烧酒调敷伤处。如金刀伤重，食嗓割断，不须鸡皮包扎，急用此药干掺，定痛止血，立时见效。一切无名肿毒，亦用前法调服。得此方者，调治斗殴诸伤，无不应手而愈。

凡受伤之时，或仓促无药，或乡僻无良医，恐伤轻变重，伤重致死者多矣，地方官平日如虔合此药，遇验伤时，随时施用，不独伤重者立愈，伤重者亦可救矣，且救一命即活二命，阴德真无量也。

增被补被殴伤风方：荆芥　黄蜡　鱼瓢（炒变色）三味各五钱　艾叶三斤　入无灰酒一碗　煮一炷香，热饮之，汗出立愈，惟有百日内不得食鸡肉、肉耳。凡被殴后，以伤风致死者，在保辜限内，于律不能不搬，只此一方可活二命，须广布之。

形杖伤

夹棍伤：速用童便一盆，将足浸入，如便冷，烧红砖二块，淬之即热，直浸至童便面上起白沫，其伤尽出矣，再用跌打损伤各方治之自愈，如骨已损，亦照跌打门内接骨方治之，损伤门内接骨诸方治之。

杖伤：血竭一钱　轻粉　黄丹（水净）各二钱　白矾一钱　共为末掺上，忍痛一时，次日其肉四周生起，两日即平，杖伤久烂不愈，中有深眼不能收口，用此治之最效，或照跌打损伤门各方治之亦可。又方：杖后即饮童便一碗，或用酒冲白糖服之，不饮酒者水服亦可，以免瘀血攻心。再用热豆腐敷，铺在杖伤处，其气如蒸，其腐即紫，换腐数次，令紫色散尽，转淡红色为度。若杖后肿疼，用明雄二分、密陀僧一分，水研调敷，极妙。又方：受刑杖极重者，急用白及末，米汤饮下神效。

铜铁竹木杂物入肉

铁针入肉：针入肉内，随气游走，若走至心窝，甚是危险，急用乌翅数根，鸦翅数根，瓦上焙焦黄色，研细末，用酒调服一钱，外用车轮上油垢调真磁石末，摊纸上如钱大，贴之，每日一换出。又方：生磁石一两研末，用菜油敷皮，调敷皮外，离针入处寸许，渐渐移至针口，由受伤原口而出，神效。又方：生癞虾蟆眼睛珠，放针口，半日后自出，神效。

铁针并铜铁锡铅入肉：陈腌肉皮（陈火腿皮更妙），捶烂敷之，即出神效。

铁弹入肉：扁鱼肚胆（俗名边鱼）煮融，和糯米饭捣烂，敷两次，换两三次即出，此在手足及两股用之，若在身上及肚腹之内，用土狗（又名蝼蛄）同扁鱼肚煮融，捣烂敷之，虽不能出，其弹渐落部，不能为害矣。

箭镞铜铁炮子并一切杂物入肉：蜣螂（又名推车虫、推屎虫，以人粪一团，如推车者是）巴豆四五粒　共捣如泥敷伤处，先止痛，后作痒，少刻其物必出，神效之至。

搔蛺子（本名蛸蛺虫，又名偷油婆，江苏人称呼为蜚蠊，有翅能飞，其色紫，灶边及有物之，食物之处最多，其色紫如油）捣烂敷之，一日即出，神。又方：番瓜捣烂，在伤处四周敷之，隔日必出，极效。又方：干笕菜捣烂，和红砂糖敷之，自出，奇效。又方：真象牙刮末，水调敷，干则加水润之，甚验。又方：红膏药（见痈毒诸方）敷之，无不出也。

鱼肉各骨入肉（以上各方通用）

山楂研末敷之，如在口中、牙缝等处，山楂煎浓汁，含一二时自出。

竹木入肉（以上各方通用）

鹿角（烧枯存性研末）以水调治，敷久不出者，不过一夜即出。又方：松香敷上，用布包裹，三日必出，不痛不痒，神异之至。又方：生蒲、公英捣烂敷，纵肿烂日久，伤口已合，刺亦自出，效。又方：鲜牛膝捣烂敷，纵伤口已合，刺亦自出。又方：蓖麻子捣烂敷，痛止即出，神效。

水银入肉

真川椒研末，生鸡蛋白调敷，用布包紧，过夜即出。

铜铁竹木等物入肉，虽已拔去，伤口肿烂不愈。葱头和白砂糖捣烂，敷之极效。如再不愈，用玉真散（见跌打损伤门）治之，无不愈。

药箭入肉，箭已拔出，伤口肿烂不愈：明雄末敷之，有水流出即愈。

铜铁入肉骨

昔邢曹进箭中左目入骨，拔之不出，痛若欲死，其家广修佛事，后梦一僧，告以用寒食饧敷之，俟发痒时，将本人捆缚床柱，用力拔出而愈。见龙威秘书《集异记》，寒食饧即寒食日所做米糖也，如无，即平日所做米糖亦可用。

《接骨论》

清·不著撰者

接骨全书总论

　　夫人之跌打损伤者，此血气壅滞，不能流行之故也。因此聚成血块，死血作痛，或昏迷不省人事，或寒热往来，或日轻夜重，变症多端，医者不审其源，妄投药剂，枉死多矣。故病之际，贵得其宜，或受伤半月才医者，死血已固，疏通求道，但看仔细后受伤处，加减服药，如轻有红色，此血活将痊之兆，复服金不夺散，庶得全愈。凡病人牙关紧闭，可将还魂夺命丹，随用正药，然纳药者不死，如不纳药者难治，要忌当风之处，及地下坐卧，并冷药冷物之类。如遇伤重者，先令人解开衣服，遍身视其形色如何，脉调和者生，不和者死，沉细者生。山根阴囊内尚有子，可治，如肾子在小腰内，不治。急用佛手散入病人口内，服药不进，服此方略醒，可救。凤仙子一匙，沉香磨水吞下，随护药护之，再服药可治。如遇气管断，不死可治；顶门破骨不出可治；食饱受伤，反跌三日不死可治。心痛紧痛，青色裹心，偏可治；心受伤，不治。男子两乳受伤者可治，妇人两乳受伤不治。正腰受伤，自笑立死。小腹受伤，吐粪不止，气出不收，眼开者不治。妇人有胎受伤不治。肾子受伤，入腹者立死，未上小腹可治。如眼未直，吐粪无害，可治；鱼口缠风不治。囟门出髓立死。正心口内青肿，七日内死。夹脊断者不治。小腹受伤，不分阴阳难治。两腿受伤，虽然无事，如有损伤，煎方如左。如打左右三穴，名神腿打伤，毒气入腹，即死无救，真极刑。

　　如打左右二腿膝上两面外侧，伤倒不能好。

　　踢打左右二脚正廉穴，大疼永不愈。

　　踢打左右承筋穴侧，永不痊。

　　打伤左右二脚背，周年愈。

　　如打左右二脚中指，重即倒，一年方好。如打折即落样不好。

　　踢打蹄尾穴下空处，乃坐马粪即出，不能走。

　　医者各设一科，皆赖先圣相传于后世，唯接骨一科书永得其传。予游江湖，遇日本一人，精于此症，上骱有术，换骨有法。予从之，又随走数年，方得传授，屡试屡验。今将原伤骨骱按论诸方，实肺腑不传之妙，至不易得，我后子孙宜珍重之，一字不可轻露也。

接骨论

　　盖人之骨，原无白骱，无有损折，验之一旦，则有跌扑损碎之症，若脑髓出者难治，骨青者难治，骨破如粟米者可取去，大则不可取。若犯此症，先将止血散敷之，使血不涌流，而后生肌散敷之。避风戒欲，自宜慎之。但平，则以疏风理气汤服之，至五六贴，伤口平满，再投补血顺气汤，三四贴而安。若有伤风，牙关紧闭，角弓反张之凶候，再急投飞龙夺命丹可愈。此方万应万效，后人不可忽之也。决观目有斗伤落珠之症，先将收珠散敷之，用银针蘸井水，将珠散点血筋，次用旧青绢温汤挪上，则用还魂汤一二贴，待至平服，再用明目生血饮服之而安。续自鼻梁骨断之症，用接骨散敷之着骨，次用生肌散，菜油调敷，再用活血止痛散，其外自然平服而愈。决有缺唇之症，用代痛散敷之，次将绢线缝合，后将生肌散调敷，用活血止痛散而安，或用绵线缝其缺唇亦可。人之头面，独有下颏一骱，偶然而落不能上，语言饮食皆不便，多因肾虚者得此症。此骱如剪股，连环相纽，先有宽筋散煎汤熏洗，次用绵裹大指入口，余指抵住下边，缓缓捺下，推进而上，再服补肾和气汤而愈。则有天井骨最难折损，人有登高倒跌者，多犯此症，其骨不能绑缚，多有损出在外，须用喘气汤服之，使骨相对，以接骨散敷，用绵布裹包，连肩背络之，又服提气活血汤，三四贴而愈。人之筋骨，多有损折，头不能对，必要吊嗽饮，外用接骨散敷之，内服生血补髓汤，数贴而愈。臀骱比诸骱最难，此曰出，则触在股内，使患人侧卧，出内手随内，出外手随外，上手拿住其腰，下手捧住，挽腿将膝鞠其上，出左拔于右，向右拔伸而上，内服生血补髓汤而安，臀骱以此为则。易折在于人之两腿，伤之则为两段，医者在于绑缚，先用宽筋散煎汤熏洗，使患者侧卧，与患足取齐，次用接骨散敷之，用绵布包裹，必用杉板八片，每长四寸，俱以绵纸裹，外以绵绳三条，与杉板均齐绑缚，内服止痛活血散三四贴，又用壮筋续骨丹，间服而愈。冰骨又名髌骨，此曰油盏骨上盖之，其骱有迭出于上，治之必用必绵箍，使患者仰卧，一人挫起脚骱踝，若突出于左，随左而下；出于右，随右而下。医者缓缓双手扶捺，棉箍至于膝下，上手挽住其膝，下手按住其脚弯。出于右，下手偏于左；出于左，下手偏于右，使曰对膝，上手则捺，下手则抬起，则必上矣。先用接骨散敷之，绵布包裹，箍按其患处，内服生血补髓汤三四贴，次服壮筋续骨丹而安。小膀有二骨，一大一小，一胫折者易治；两筋折者难治。藕臂折者易治；两段折者难治。倘有骨触出皮破之，凶症。若皮不破者，则与大腿同治。若犯此症，骨必在其皮上，用染烂散烂去其肉，而后将骨相对，不可用汤熏洗，恐伤毒入内，次将生肌散敷之。如骨折，皮肉不破，可将接骨散敷之，后照绑缚，用杉板六片，每长三寸五分，上骨断，上板长五分，取其担力，惟此症最难，必先服生血补髓汤三四贴，次服壮筋续骨丹数服而安。脚踝骱易出，上之亦难，一手抬住其脚，一手板住其指，出右手偏于右，出左手偏于左，脚指拦上，脚跟拦下，一伸而一上也，必服宽筋活血散而安。脚骱与膝骱相似，其膝骱送上，肩骱送下，有力可上之，先将一手指，上按住肩，下按住其手，缓缓转动，使其筋舒。患者坐于低处，使一人抱住其身，医者以两手捏住其肩，将膝夹住其手，齐力而上也，用绵裹如鹅蛋大，络其胯下，外用接骨散，次用生血补髓汤而安。手骱送出，一手按住其五指，一手按住其臼，手拿掬起，手骱掬下，一伸而上，此会脉之所，必服宽筋活血汤，骱出不用绑缚，先用接骨散敷之，绵包裹，用杉木板一片，按住患处，用杉木板三四片，长三寸，缚七日可放。手指则用二骱，惟中节出者有之，易出而易上，但二指捻伸而也，服活血止痛散而安，不然，最疼痛也。臂骱出触手上，一手抬其腕，一手按住其，踝先掬其上，而后抬其腕，一伸而上也，敷接骨散，绵包裹，用生血补髓汤。上臂与下伤折，与大小腿同治，惟服下部药加牛膝、木瓜，上部加川续断、桂枝。此说略言其意，学者牢记之。大抵骨折在于绑缚，用杉板，取其轻热，但折伤在于此药有度之法，煎剂在于活，不可执一。有染别病而患此症，必兼而用药，或先用药上其骱，而后服药。其上骱之术，一言而能，亦有细别其骱头术，不可不验也。

外有促筋、失枕、刀斧砍伤、皮破骨损之奇，诚中之亦要细讲，大抵舒筋必用宽筋散，煎汤熏洗为主，手足之筋，皆在于指，指动赖此筋也，就此筋用汤挪洗，微微缓缓动伸舒也。其枕有误而失，有一时之误失，有伤处致命不至命，伤处深浅，至命处而伤不深者，亦无害。若伤其腹，必探其深浅，恐伤内脏也。若伤难治，伤口直者，先取止血定痛散敷之；伤口深者，绵针探之，干掺其口，待其血水流定，再将生肌散敷，封口，服护风托里散而愈。有刀斧伤头额者，防其寒热，避风为上；大指要诊脉，沉细者生，洪大者死；伤于硬处，看其骨损否，伤于软处，看其深浅。损骨疗其骨，伤肉则生肌。刀斧砍伤，与触伤不同，敷用生肌散，服护风托里散为上，更详前论，原系旧骱内参用。有人自以刀勒其咽喉处，看其刀之平不平，有弯者深，无弯者浅；两刀勒者易，一刀勒者难；若破其食喉，先用油线缝合，次将生肌散封固，服护风托里散而安。水喉若穿心者必死，用丝线缝其缺处，麻皮亦可。有腹皮伤而肠出者，此症虽险而无害，医者当剪去指甲，恐破伤其肠而反受其害也，此人必死；但内肠不伤，汤药饮食如常，可保终吉，用纺车一部，对患顺摇，勿使风伤其患处，将温汤揉上，后取油线缝合，将生肌散对外，内服通肠活血汤而安，桑白线亦可，忌房事。人之一身，十指最要紧，使伤一指，则连心之疼难忍，中指比他指又难疗治，况易染破伤风，先将止血散敷之。人咬伤，又毒难治，内服追毒定痛散，如遇病人咬伤者，十有九死，难治之症也。有骨损如碎粉，看其伤处，肉破必去其碎骨，如不破，用钻骨散穿破取出，后将生肌散封固，内服生血补髓汤而愈，若取碎骨不尽者，不愈，用心取尽，自然而安。

接骨药性

自然铜接骨之要药，除敷药不用，其汤剂、盏剂内不忌不忘之，续断、五加皮为佐，活血归身、红花为主，枳壳、青皮利气为佐，破血以桃仁、苏木为君。若要疏风，必先理气，活血要顺气为先，足上必用木瓜，手必用杉板，板方虽在家传，用药亦宜随亦变，制度修合，不可不慎也。

看验损伤

夫头脑，诸阳之首所聚，太阳穴、脑门、灵盖等处，须剪去近疮之发，然后用药。疮口大，用灯心桃花塞之；孔小，则不必用。看他之伤处何如，若浓而烂，用辛香汤洗，切忌当风，恐伤寒热。头面皆肿，用消风散，又以白金散调搽，又以安髓散清油调服，皆可愈也。

夫面有七孔，目居其一，受伤最难治也，若被打，睛出于外，法难复入，但以神圣散敷之，听其自然。若破黑睛，胆水出，其目必坏，尚在肌内，可轻轻拨转归原，用神圣散贴之，又用住痛散，清茶调服。牙根骨被打断，先用两手揣搦，令断骨伸接归原，以神圣散贴于外，后用布缠袋兜住，缚服在舌下。牙龈已落，去之未落，拨正归原安之，出血不止，用桃花散止血，又以白金散，饭汤调，搽噙口内。高处坠下，跌损头骨，令患者仰卧，用绢袋兜其下胁，开其头发，两手揪住，伸两脚抵其两肩，微微用力，拔之归原，恰好为则，不可太伸，用神圣散、自然铜、姜汁和酒调敷，当服乳香寻痛散，立愈。咽喉有二道，右为食喉，左为气喉，二者割断之三分之一二尤可治，法用红绢内药内描过，缝处伤，用断血桃花散搽入疮口，用神圣散封贴四旁，然后看病症若何，重亦难治。头夜下井栏骨被打断，虽然用夹板持手揣正归原，用竹一节，量短长阔狭，阑入骨内，用绢袋兜住在肋下，服乳香寻痛散立愈。饭匙骨被打跌，当须用伸两手揣其骨归原，用神圣散敷贴，后以绢袋从肋兜转，缚搭肩上，服活血止痛散即愈。胲骨出，治法如肩，拔之归原，神圣散敷贴，后以杉板薄板一片，中刻一孔，裹夹伤处，对缚四道，令腕骨可伸舒，绢袋兜抄颈上，日服乳香寻痛散全愈。手骨断，以手揣定归原，神圣散敷贴，杉木薄板二三片，用一片长夹在外，二片在内托之，四道绳线缚，使臂可曲，近身半节以放宽，令血气贯通，则骨自接。日服止痛散，三日一换，夹板削薄，使渐宽，有肿则敷神圣散，加朴硝。掌腕骨断，治法同腕骨。手指骨治法同井栏骨，手掌骨断，揣令归原，用神圣散敷贴，以板晕掌为则，一托骨内，一托掌外，芒绳缚妙之，服寻痛散。两胁骨断，用绵被一条，折铺凳上，令侧卧于上，如在左以右卧之，在右以左卧，揣断起，以手按肋骨尾，则断骨自起相接矣，用神圣散敷贴，用杉木一片，赵患处，以绢袋缚之，日服寻痛散，渐自安妥。若见寒呃及秽物，则断骨突出刺胃矣，不治。刀刺伤胸腹，若醒者，伤肝也，除泊疮口外用洗肝散，木瓜煎酒汤调服。咳嗽者，伤肺也，用桃花散断血，封固四边疮口，勿令冒风，易好。破伤肚肠，肚胀出者，以绢袋缚其两手于梁上，以砖一二块，衬其两足，令手伸直，去足下砖，则肠于内，以手轻轻送入。亦要随时用药调治，如夏月凉药灌之，冬月用正气汤灌之，除寒暑之气，或用四物汤补其血。不然，以新汲井水，喷其面上，使人惊动，则肠自入，必将先用被盖遮患处，勿令生水沾，肠既入，以绢线头发缝之，用桃花散断血封固。倘疮口干燥，乳润之。日服止痛散，疮口不收，合用白金散，清油调搽，用药必随症加减。腰骨迭出，令患者覆卧，以绢袋紧两手凳上，又缠在两脚凳下，医者以用力压入其骨，使归原，用神圣散敷贴，服寻痛散。尾际骨破断，令归原，以神圣散敷贴，绢袋缚，服住痛散愈。阴囊破，肾子突出在外，不伤其总根可治，以手牵内，纳入肾子，用桃花散搽其疮口。断血，以药线缝之，毋缝其筋脉，恐二子不能转进，则阳不举，必以断血药封固。或疮口干燥，或小尿流出，用白金散清油调搽，或乳润。膝盖骨，用手揣其骨归原，以神圣散敷贴，后用布如护膝样，四面兜缚之，日服住痛散可安。膝胫骨出，令患者侧卧登上，软绵被铺患处，向左右卧，医者以手揣骨归原，以扁担揣压之，神圣散敷贴，用板两边夹缚，服住痛散，姜酒下。男女跌打损伤、刀伤，不省人事，先饮木香汤，使神气可定，下手用药。男女跌扑损伤，腰痛腹胀，满身刺痛不止，大小便闭急，用豆痛散下之，通后，服乳香寻痛散。四肢痛疼，腹内气促不安，筋骨打断，急将止血药调护服，徐徐拔伸，夹处不宽不紧，宽则骨动，紧则气血不通，又服住痛散，去腐肉，生新肉，散血消肿，止痛活血，无如此药，每服或午后，或卧时，酒调下。疮口干燥，以姜汁润之，二七日即愈。刀斧伤，入水浮肿，潮热，不省人事，饮食少进，朝轻暮重，四肢不举，呕恶逆急，用活血止痛散，每服一杯，煎二三沸，加酒中，去渣，温服。如疼痛寒热，不时心神烦闷，除厚桂二味，水煎，空心服，一日四进，渣再煎汤。伤处生浓腐烂恶臭，以辛香散入盐撮许，煎水洗。手足骨折断，经久无力，举止不便，行走疼痛，服寻痛散，加走马散治之。打扑伤，小便不通，以通关散炒热，敷小腹上即通。打伤腰脊骨，二三日大小便不通，是血入肚内，兼发寒热，以五通丸服之，后服活血住痛散。若走症发大热，兼气迷心，则服清风散，后加寻痛散，再加走马散，一七可行，二七便好，用神圣散、万应膏贴患处，多保养为妙。男妇打扑损伤，皮骨紫色，用半夏末，清油调患处，待还本色，以神圣散敷贴患处，服活血汤、住痛散平。足筋断骨折，宜回春再造饮、没香降气饮、百日选方。筋骨折断，金疮伤重，将死者，用神效佛手散、鸡鸣散。筋骨折断，疼痛不止，宜服续命丹、乳香寻痛散，外用葱白捣烂炒热，敷患处，冷则易之，其痛立止，大行气血尤妙。十指断折，或刀割断，急用苏木散敷之，外用蚕茧包紧，数日加放。损伤后，倘或举发疼痛，用姜乌散敷之。夹骨入骺，其痛非常，用药方。割去阳物，取以所割者，火煅为末，老酒调服，久久此出如故。被牛挑出肚肠，急用手送入，用麻线缝之，外敷芷石散，勿包，恐作脓。

诗 曰

破伤诸损眼睛昏，定主身亡难救命。

若遇气喘与寒呃，且看一七内中应。

治法并药方

如遇损伤，煎药备，痛不可忍，先服乳香寻痛散，专治跌扑损伤，手足折断，腰脊疼痛，日夜不安。

止血定痛散：如遇血水涌，不可惜药，药多敷上，再无不止。血竭五钱 儿茶一钱 黑豆三合 白石脂一两 各为末，掺之。

生肌散：血竭五钱 乳香 没药各二钱 寒水石（煅）一两 赤石脂三钱 小肉鼠浸石灰一两 肉鼠二个 水浸花为末，或干掺，或菜油调敷。

疏风理气汤：防风 荆芥 独活各八分 羌活 枳壳 灵仙 细辛各七分 川芎白芷各六分 当归一钱 红花 黄芩。